Hohmann/Hielscher

Lehrbuch der Zahntechnik
Band 3

Arnold Hohmann/Werner Hielscher

Lehrbuch der Zahntechnik
Band 3

Werkstofftechnik

5., vollständig überarbeitete und erweiterte Auflage

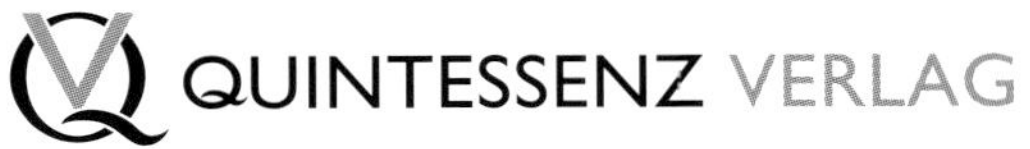

Quintessenz Verlags-GmbH
Berlin, Chicago, Tokio, Barcelona, Istanbul, London, Mailand, Moskau,
Neu-Delhi, Paris, Peking, Prag, São Paulo, Seoul, Singapur und Warschau

Bibliografische Information der Deutschen Nationalbibliothek

Die Deutsche Nationalbibliothek verzeichnet diese Publikation in der Deutschen Nationalbibliografie; detaillierte bibliografische Daten sind im Internet über <http://dnb.ddb.de> abrufbar.

ISBN 978-3-86867-132-2

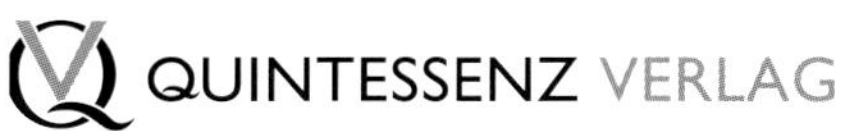

5., vollständig überarbeitete und erweiterte Auflage,
durchgesehener Nachdruck

Satz, Layout: Arnold Hohmann
Abbildungen, wenn nicht anders gekennzeichnet: Arnold Hohmann, Arnold Kai Hohmann, Werner Hielscher
Umschlaggestaltung: Arnold Kai Hohmann

Inhaltsverzeichnis

Vorwort zur 5. Auflage

Seit mehr als dreißig Jahren ist das Lehrbuch der Zahntechnik auf dem Markt und hat seinen Wert als anschauliches Unterrichtsmittel, solides Nachschlagewerk und systematische Lektüre für unterschiedliche Prüfungsvorbereitungen bewiesen. Es wurde in den Jahren mehrfach überarbeitet und aktualisiert, was bei einem solchen Kompendium ebenso selbstverständlich wie unerlässlich ist. An den anatomisch-medizinischen Grundlagen hat sich seit der Erstauflage nichts Wesentliches verändert, wohl aber bei den Werkstoffen und ihren Verarbeitungsverfahren. Daneben hat sich der Anspruch an die Darstellungsqualität verändert, und dem ist mit der Überarbeitung vor über zehn Jahren Rechnung getragen worden.

Noch etwas anderes hat sich verändert: Vor dreißig Jahren galt der Inhaltsumfang des Lehrbuches als Luxuswissen. Es wurde angezweifelt, ob z.B. die detaillierten Kenntnisse über Form und Funktion des Zahnhalteapparates, der Kaumuskeln oder der perioralen mimischen Muskeln für die Ausübung des Zahntechniker-Handwerkes nötig seien. Es wurde vor dreißig Jahren von ganz unterschiedlicher Seite vorgebracht, ein Zahntechniker müsse sein Werkzeug und seine Werkstoffe kennen und die Anweisungen des Behandlers verstehen, dann würde er sein Handwerk schon zufriedenstellend ausführen. Damit stand das Lehrbuch immerwährend unter Rechtfertigungsdruck, weil ihm nachgesagt wurde, es läge „in Sprache und Inhalt über dem Niveau der Berufsanfänger". Aber damals wie heute gehören die in den Lehrbüchern dargestellten Fakten zum notwendigen Wissen der Zahntechniker.

Die Diskussionen über den Umfang des zu vermittelnden Wissens waren niemals überflüssig, haben sie doch dazu beigetragen, die Inhalte und Darstellungsformen sowie den Umfang der Überarbeitungen zu präzisieren. Heute zweifelt niemand an, dass die in den Lehrbüchern gebotenen Fakten notwendig sind. Mehr noch, die Lehrbücher der Zahntechnik haben Maßstäbe gesetzt, was die Systematik der Darstellung, die Visualisierung der Zusammenhänge und die didaktische Aufbereitung der Inhalte betrifft.

Das gilt auch für die CAD-CAM-Technologien, die noch nicht zum Ausbildungsstandard der Zahntechnik gehören und doch in ihren theoretischen Grundzügen im dritten Band des Lehrbuches der Zahnntechnik abgehandelt und für diese Auflage erheblich erweitert worden sind. Denn es steht zu erwarten, dass sich wegen der universellen Anwendungsbreite die CAD-CAM-Technologien durchsetzen und die zahntechnischen Herstellungsgänge revolutionieren werden.

Obgleich die gültige Verordnung über die Berufsausbildung in der Zahntechnik diesen Ausbildungsbereich nicht vorsieht und in den Rahmenplänen der Berufsschulen nur die Grundbildung in elektronischer Datenverarbeitung vorgesehen ist, so aggregiert dieses Lehrbuch die Ausbildung in den CAD und CAM-Technologien doch zum festen Bestandteil des zahntechnischen Curriculums.

Die Lehrbücher integrieren damit ganz unterschiedliche Ansprüche und besitzen keine festen Grenzen, weder zum Einsatz im Unterricht, wozu sie primär geschrieben wurden, noch zur Nutzung beim Selbststudium noch als didaktischer Leitfaden. Auch abstrakte Form-Funktions-Bezüge mit hohem Anspruch an die kognitive Leistung sind methodisch aufbereitet, damit sie sich im selbstgesteuerten Lernprozess erschließen und ein überlegtes Verantwortungsbewusstsein entwickeln.

Die Vermittlung dieser Fähigkeit entwickelt sich nicht beiläufig neben der Fachausbildung, sondern nur über die Sensibilisierung zur Verantwortungsübernahme für die Gesundheit, indem der Zahntechniker Position bezieht und sich zum Vertreter der Bedürfnisse des leidenden Patienten macht und in dem Sinne für die sachliche Weiterentwicklung des Berufes eintritt.

Auch für diese fünfte Auflage gilt mein Dank dem Quintessenz-Verlag, im Besonderen Herrn Wolters, dem Verlagsleiter des Quintessenz-Verlags, für seine sehr angenehme, motivierende und freundliche Zusammenarbeit.

Arnold Hohmann 2012

Vorwort zur 3. Auflage

Die handwerklichen Fertigkeiten des Zahntechnikers können daran gemessen werden, inwieweit er in der Lage ist, die verschiedenen Werkstoffe und Hilfswerkstoffe für die zahnärztliche Prothetik korrekt zu verarbeiten. Der exklusive Bereich der Herstellung von keramischen Verblendflächen auf Metallgerüsten für einzelne Zähne oder Brücken ist ja nur deswegen so exklusiv, weil hier der Zahntechniker neben der genauen Kenntnis der Zahnformen vor allem den keramischen Werkstoff sicher und sauber zu verarbeiten weiß. Der Zahntechniker wird hier also für die Leistung honoriert, dass er den Werkstoff beherrscht.

Nun wird in der Regel nahezu jeder handwerkliche Beruf davon geprägt, spezifische Werkstoffe zu ver- und bearbeiten. Deswegen unterscheidet man bei der Einteilung artspezifischer Berufe u. a. auch zwischen metallverarbeitenden oder holzverarbeitenden Berufen. Die Handwerksberufe des Baugewerbes könnte man danach auch als „steinverarbeitende" Berufe bezeichnen und hätten annähernd deren Hauptwerkstoff beschrieben.

Der Beruf des Zahntechnikers lässt sich nun nicht so einfach festlegen auf eine Werkstoffgruppe, denn die zahntechnischen Produkte können gleichermaßen aus Metall, aus Kunststoff, aus Keramik und natürlich aus den Kombinationen dieser Werkstoffe bestehen; im Ausnahmefall kann eine Prothese noch aus Kautschuk gefertigt werden. Aber auch damit ist die Vielzahl der unterschiedlichen Werkstoffe, mit denen ein Zahntechniker umzugehen hat, noch nicht beschrieben.

Ein Goldschmied muss sich üblicherweise mit der Bearbeitung von Edelmetallen und deren Legierungen befassen; ein Schlosser hat es hauptsächlich mit Eisenwerkstoffen zu tun; der Zahntechniker aber muss sowohl mit Edelmetallegierungen als auch mit Stählen oder stahlähnlichen Werkstoffen arbeiten. So ähnlich steht es auch mit den Verarbeitungstechniken. In den metallverarbeitenden Berufen erfolgt eine Spezialisierung gemäß der Verarbeitungstechnik; so gibt es den „Dreher", der metallene Halbfertigteile mit Werkzeugmaschinen spanabhebend bearbeitet, und da gibt es den Gießereifacharbeiter, der das Metall im flüssigen Zustand verarbeitet. Der Zahntechniker muss beide Verarbeitungstechniken beherrschen.

Es ist also unbestritten ein wichtiges Ausbildungsziel, die Vielzahl der Werkstoffe und deren Verarbeitungstechniken intensiv zu erlernen. Werkstoffkunde ist Hauptfach.

Viele Wege können beschritten werden, um sich Kenntnisse über die Werkstoffe anzueignen. Eine Möglichkeit ist, die zahntechnischen Werkstoffe und Hilfswerkstoffe lexikalisch zu ordnen und nach einem festen Schema vorzustellen wie etwa: chemische und physikalische Eigenschaften, zahntechnischer Einsatz, Verarbeitungstechniken und Besonderheiten. Dieses Vorgehen erinnert an das alchimistische Arbeits- und Ordnungsprinzip.

Ein anderer Weg, zur umfassenden Kenntnis zu gelangen, geht über die Erarbeitung der Fakten und Zusammenhänge, die allen Werkstoffen gemeinsam sind. Es gibt universelle Grundkenntnisse, die bei der Besprechung der Werkstoffe und Elemente sowie deren Verarbeitungs- und Behandlungstechniken immer wieder angewendet werden können; es gibt Universalien der Werkstoffkunde. Und die sollen den Einstieg in diesen Fachkundebereich bieten.

Arnold Hohmann/Werner Hielscher 2003

Vorwort zur 1. Auflage

Grundsätzlich bestimmt die Güte der theoretischen und praktischen Ausbildung im sinnvollen Zusammenwirken den beruflichen Erfolg und die Qualität des handwerklichen Produktes. Die Ausbildung für einen handwerklichen Beruf ist in unserem Land nach dem Dualen System institutionalisiert und nicht dem Zufall überlassen. Dass dabei die Handwerksprüfungen das Regulativ mit zweierlei Wirkung darstellen, nämlich die Mindestanforderungen an die Ausbildungsqualität festzulegen und den Besitzstand der Prädikatinhaber zu wahren, kann ob des unbestrittenen Erfolges als Garant für den Wert und die Beständigkeit dieser Handwerks- und Bildungstradition gelten. Innerhalb dieser Tradition stellt das Duale System das klassische berufspädagogische Bildungskonzept dar, das anders als die allgemeine und ästhetische Bildung den handwerklichen Beruf als das Medium für das Erziehungsvorhaben nutzt.

Und damit ist das Idealtypische dieses Konzeptes angedeutet, nämlich Menschenbildung durch praktisches Tun zu erreichen. Es wird aber auch das verbreitete Missverständnis offenbar, das sich vor allem in einigen Kompendien zur Handwerksausbildung zeigt, wonach das Erlernen der praktischen Tätigkeit ein Herumtasten in Versuch und Irrtum ist, weil die begriffliche Grundlage für diese Tätigkeit nicht oder nur unzureichend geschaffen wurde. Die Schwierigkeit, sich das notwendige handwerkliche Geschick mittels mangelhafter Kompendien und Arbeitsablaufbeschreibungen anzueignen, mag vielleicht zu dem Schluss verleiten, es sei deswegen eine Kunst, guten Zahnersatz anzufertigen. Aber es ist keine Kunst, sondern nur eine Frage fundierter theoretischer und praktischer Unterweisung, um gute Handwerksqualität zu bieten.Berufspädagogik verfolgt dabei das Ziel, Schlüsselqualifikationen zu vermitteln und nicht die Konditionierung von Handgriffen; Berufspädagogik versucht, notwendiges Grundlagenwissen zu bieten und in praktische Tätigkeit umzusetzen durch Übung am handwerklichen Objekt, sie bietet keinen Drill auf schnell verfügbare Handlungsabläufe.

Die einseitige Konditionierung auf betriebsspezifisch verwertbare Tätigkeiten steht – trotz des unmittelbar legitimen Anspruches nach normativen Arbeitstugenden für den effektiven arbeitsteiligen Produktionsablauf – den fundamentalen, langfristigen Interessen, Mobilität durch handwerkliche Vielseitigkeit und technische Flexibilität durch weitgespannte Theoriekenntnisse zu erreichen, entgegen und ist deswegen während der Ausbildung falsch.

In der Ausbildung fordert das praktische Tun als die sinnliche Anschauung im Kant'schen Sinne die begriffliche, theoretische Grundbildung. Die praktische Umsetzung wird in dem Maße zum unverzichtbaren Beweis für die theoretischen Grundlagen, wie durch die Einsichten in die theoretischen Zusammenhänge das handwerkliche Tun erst möglich wird. Und damit ist der dringende Bedarf an fundierter, methodisch und didaktisch aufbereiteter Grundlagenliteratur im Gegensatz zu Arbeitsablaufbeschreibungen vorhanden.

Die drei Bände „Lehrbuch der Zahntechnik" bieten hier den Standard sowohl für die pädagogische Form als auch für den Umfang des angebotenen Basiswissens. Die zahntechnische Fachtheorie wird hier im Grundsatz erarbeitet, frei von der Bevorzugung bestimmter Denkmodelle der Zahnmedizin. Die didaktische Konzeption des „Lehrbuches der Zahntechnik" genügt den Vorstellungen von einem aufwändigen Lehr- und Arbeitsbuch, wobei Text, Gliederung, Abbildungen und Zusammenfassungen ein rationelles Erlernen ermöglichen. Dieser dritte Band bietet die gleichen Vorzüge wie die ersten beiden Bände des Lehrbuches und stellt gleichsam die Vollständigkeit dieser gründlichen und genauen Darstellung der Zahntechnik her. Nun mag gesagt werden, auch andere Bücher boten ähnlich gründliche Abhandlungen der Zahntechnik und speziell der zahntechnischen Werkstoffe; was also zeichnet das „Lehrbuch der Zahntechnik" diesen Darstellungen gegenüber aus?

Das „Lehrbuch der Zahntechnik" Band 3 weist eine Dreiteilung auf in allgemeine, theoretische Grundlagen, in zahntechnische Verarbeitungstechniken sowie in spezifische Werkstoffbeschreibungen. Damit wird dem Leser eine zweckmäßige Arbeitsweise und ein schneller Zugriff auf die Fakten ermöglicht, die seinem momentanen Ausbildungsstand und Bedarf entsprechen.

Der Auszubildende wird systematisch über das naturwissenschaftliche Basiswissen – das sonst in den einschlägigen Werken der Fachdisziplinen nachzuschlagen war – zu den zahntechnischen Besonderheiten geführt. Der Fortgeschrittene hingegen kann sich mühelos kundig machen über konkrete, komplexe Werkstoffe und deren Verarbeitungsbesonderheiten. Das Prinzip, Universalien zusammenzutragen und dem Lernenden nahezubringen, hat

lange Tradition; denn so wird geistige Mobilität gefördert, wenn von den universellen Grundlagen die Detailprobleme abgeleitet und diskutiert werden. Das Prinzip der Gliederung in theoretische Grundlagen, Verarbeitungsweisen und Werkstoffbeschreibungen hat ebenfalls lange Tradition, erfolgt jedoch gemeinhin in einer strikten und vollständigen Trennung zu autonomen Einzelwerken.
Der 3. Band des Lehrbuches der Zahntechnik zeigt als weiteres die Durchführung der Fehleranalysen, wie sie schon in den ersten beiden Bänden erfolgreich angewendet wurden. Fehleranalysen sind untrennbar mit den Beschreibungen von Verfahrenstechniken und Materialverarbeitungsweisen verbunden, und so steht der 3. Band ebenfalls in einer bewährten Tradition der Ingenieurwissenschaften und des Handwerks. Fehleranalysen sind die Vorwegnahme und das Ausschließen von möglichen Irrwegen bei der Arbeitsdurchführung, um damit zu einer eindeutigen Festlegung der richtigen Verfahrensweise zu kommen. Fehleranalysen sind also dynamische Prozesse, in denen handwerkliche Reife entstehen soll; sie beschreiben den momentanen Zustand handwerklicher Vollkommenheit und sind niemals abgeschlossen. Fehleranalysen einzuüben und durchzuführen wird notwendig, wenn Selbstständigkeit gefordert wird. Und unter diesem Aspekt betrachtet sind Arbeitsablaufbeschreibungen und Kompendien eben unzulänglich, weil Fehleranalysen unterschlagen und eine wesentliche Ausbildungspflicht versäumt wird.
Aber ein weiterer Gesichtspunkt der Fehleranalysen und damit des Anliegens dieses Buches muss noch beschrieben werden. In der Werkstoffkunde befähigt die Fehleranalyse dazu, Werkstoffeigenschaften einzuordnen, Anwendungsmöglichkeiten und -grenzen zu erkennen und mögliche Fehlgriffe bei unerprobten Materialien zu vermeiden. Hier erfolgt die Analyse mit Hilfe der soliden Kenntnisse von den gebräuchlichen Werkstoffen. Es gibt daher in der Werkstoffkunde auch kein „veraltetes Wissen", sondern nur solches, das sich ständig erweitern, das ständig aktualisiert werden muss. Das „Lehrbuch der Zahntechnik" Band 3 bietet da zunächst eine profunde Grundlage, die so angelegt ist, dass sie ständig ergänzt werden kann, und es bietet die Kriterien für die Beurteilung von Werkstoffen.
Doch damit nicht genug. Analysen von Verfahren und Beurteilungen von Werkstoffen bilden immer die Grundlage für Bewertungskriterien, um die Qualität des Handwerksproduktes zu bestimmen. Weswegen für die Produktkontroller im internen betrieblichen Gebrauch oder für die Durchführung von Handwerksprüfungen eine Fülle von ausgereiften Bewertungskriterien und Beurteilungsmustern in dem „Lehrbuch der Zahntechnik" geboten wird.
Ein solch umfassendes Werk, wie es das „Lehrbuch der Zahntechnik" darstellt, kann nur in einem langen Prozess der kreativen Zusammenarbeit entstehen und nicht als ausschließliche Funktion von Sachkompetenz und pragmatischer Arbeitsteilung. Beides ist zwar selbstverständlich und unabdingbar, aber ein Buch nur aus Sachkompetenz und Arbeitsteilung entstanden, ist eine Collage von Einzelleistungen, aus denen das Organisationsprinzip und das Bedürfnis nach Dominanz erkennbar wird. Kreative Zusammenarbeit hat eine eigene Qualität; sie ist getragen von Toleranz und Unvoreingenommenheit. Kreative Zusammenarbeit setzt Freundschaft voraus, wie Pädagogik Menschenliebe voraussetzt. Das eine ist eine glückliche Fügung, das andere gedeiht nur in dem Einfluss einer reifen Persönlichkeit.
Hier gilt unser früherer Mentor und jetziger Kollege Hans-Werner Köppe als Vorbild, der uns in seiner selbstlosen Haltung sowohl Mut gegeben als auch zu kritischer Selbstständigkeit geführt hat. Durch ihn ist uns deutlich geworden, dass nichts aus uns selbst heraus entsteht, sondern nur in der Hinwendung und Auseinandersetzung mit den Dingen und den Menschen; er hat uns Pädagogik vorgelebt und tatsächlich begreifbar gemacht. Ihm verdanken wir, was wir als Lehrer sind und leisten können.
Bei der Zusammenstellung des Materials waren den Autoren sowohl Privatpersonen als auch öffentliche Institutionen behilflich; insbesondere seien hier die Firmen AESCULAP (Tuttlingen), Gebr. Brasseler (Lemgo) und Kayo EWL (Leutkirch) genannt. Ihnen allen danken wir hiermit.
Einen Dank ganz besonderer Art schulden wir unseren Ehefrauen, die uns in den zehn Jahren der Entstehung dieser drei Bände mit geduldiger Zuwendung in unserer Arbeit unterstützt und bestärkt haben. Dem Quintessenz-Verlag danken wir ein weiteres Mal für die großzügige Ausstattung des Buches und für die vorzügliche Zusammenarbeit, wobei wir die fleißige und gestalterisch hervorragende Arbeit von Herrn Neumann und dessen freundliche Geduld loben möchten.
Arnold Hohmann/Werner Hielscher 1987

Zahntechnischer Arbeitsbereich Zahntechnik

Die Zahntechnik ist ein aufwändiger Handwerksberuf aus dem weiten Bereich der medizin-technischen Dienstleistungen. Zahntechniker stellen in manueller Tätigkeit Medizinprodukte in Form von medizinischen Sonderanfertigungen her. Medizinische Sonderanfertigungen sind nach schriftlicher Verordnung des Zahnarztes individuell angefertigte Einzelstücke, die zur ausschließlichen Anwendung für einen Patienten bestimmt sind. Das *zahntechnische Produkt* muss, weil es in das menschliche Gebiss eingesetzt wird, strengen Qualitätsanforderungen genügen. Diese Anforderungen sind im Medizin-Produkte-Gesetz festgeschrieben und leiten sich aus dem medizinischen Anwendungszweck her. Darum ist der zahntechnische Produktionsprozess eng verbunden mit der Tätigkeit des Zahnarztes. Es besteht eine zweckgebundene Kooperation zwischen dem Zahnmediziner und dem Zahntechniker.

In dieser *arbeitsteiligen Zusammenarbeit* sind die Aufgaben ebenso wie die Verantwortlichkeiten klar definiert. Der Zahnarzt trägt die Verantwortung für die klinisch-medizinische Vorbereitung und Datenaufnahme am Patienten; er bestimmt und verantwortet, welcher prothetische Ersatz durchgeführt wird und er ist verantwortlich für die korrekte Eingliederung des prothetischen Ersatzes in das Gebiss des Patienten.

Verantwortung übernehmen die Zahntechniker für die korrekte technische Ausführung des angeforderten Prothesenteils. Diese Verantwortungsübernahme bezieht sich zunächst auf die verfahrenstechnische, werkstoffgerechte und konstruktionsgemäße Herstellung des vom Zahnarzt bestellten Zahnersatzes, aber es kommt im Weiteren auch zur Verantwortungsübernahme für die Gesundheit der Patienten. Damit ist ein Zahntechniker eingebunden in das medizinische und technische Verantwortungsgefüge.

Der *Herstellungsprozess* des zahntechnischen Produktes ist Bestandteil der medizin-technischen Herstellungskette, angefangen von der zahnmedizinischen Befunderhebung bis hin zum Eingliedern des Zahnersatzes und dessen Funktionskontrolle. Innerhalb dieser Herstellungskette ist die technische Anfertigung der Prothese selbst ein langer, arbeitsteiliger Prozess, in dem sich unterschiedliche Umformvorgänge von dentalen Werkstoffen bis zum endgültigen Produkt aneinanderreihen. Jeder einzelne Arbeitsschritt wird dabei von vorhergehenden Arbeitsschritten beeinflusst, wie er selbst Einfluss auf nachfolgende Arbeitsschritte nimmt.

Die *technische Ausführung* z. B. von Arbeitsmodellen beeinflusst unmittelbar alle nachfolgenden Arbeitsgänge. Dabei ist die Qualität eines Arbeitsmodells nicht nur von der manuellen Fertigkeit des Zahntechnikers abhängig, sondern auch von der Werkstoffauswahl, dem benutzten Arbeitsverfahren und den Geräten. Aber auch das Wissen über die weitere Verwendung des Arbeitsmodells, sein Einsatz in folgenden Arbeitsschritten, bestimmt den Herstellungsgang und seine technische Ausführung. Ein Arbeitsmodell zur Anfertigung einer Bissschablone hat andere Ausführungsmerkmale als das zur Anfertigung eines kombinierten Zahnersatzes aus Kronen und einer partiellen Prothese. Wenn der *zahntechnische Arbeitsprozess* reibungslos ablaufen soll, setzt das die Kenntnis und Abstimmung mit den vor- und nachfolgenden Arbeitsschritten voraus. Damit nicht genug, es setzt auch die Kenntnis über weitere Einflussgrößen voraus, die das Arbeitsprodukt und damit den Arbeitsprozess bestimmen. Es lassen sich fünf Bereiche feststellen, die unmittelbar das zahntechnische Produkt und damit die gesamte Herstellungskette beeinflussen.

Die *Patientenwünsche* gelten als erste Vorgaben. Dem Patienten geht es darum, einen preiswerten aber ästhetisch vorteilhaften Ersatz zu bekommen, womit er wieder kauen und störungsfrei sprechen kann. Die *medizinische Funktionsbestimmung* stellt strenge Forderungen an das zahntechnische Produkt und bezieht sich auf die Wiederherstellung der Kaufunktion und das Abstoppen des Gebissverfalls, ohne Folgeschäden zu verursachen. Die Auswahlkriterien für den *Werkstoff* beziehen sich auf die mechanische und chemische Stabilität sowie die Biokompatibilität und die Recyclingmöglichkeiten.

Die *Konstruktionsbedingungen* für den Zahnersatz hängen unmittelbar mit den medizinisch-physiologischen Einflussgrößen zusammen und betreffen die Statik und Dynamik sowie die Parodontalhygiene des Zahnersatzes.

Die *Fertigungstechnik* ist direkt abhängig vom Werkstoff: Kunststoff wird chemoplastisch verarbeitet, Keramik wird gebrannt und Metall wird vergossen; d. h., diese Werkstoffe erzwingen systemeigene Geräte, Maschinen, Werkzeuge und eine verfahrenstechnische Arbeitsorganisation.

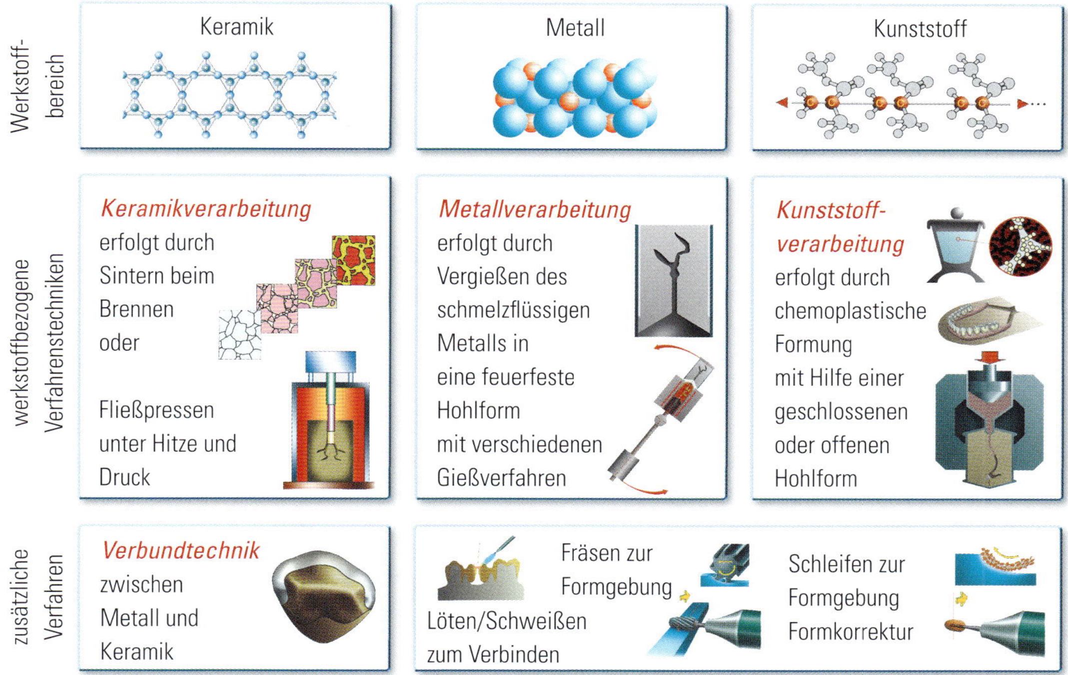

Abb. 1 Jeder Werkstoff erfordert ein spezifisches, auf seine physikalischen und chemischen Eigenschaften bezogenes Verarbeitungsverfahren. Diese materialtypischen Verarbeitungsfahren sind grundsätzlich nicht austauschbar. So lassen sich Kunststoffe nicht in gleicher Weise im Sinterverfahren verarbeiten wie keramische Massen; Metalle lassen sich - von Amalgamen abgesehen - nicht chemoplastisch verarbeiten. Jeder Werkstoff kann zwar durch Schleifen oder Fräsen umgeformt werden, aber auch hier müssen spezielle, auf den Werkstoff abgestimmte Werkzeuge angewendet werden. In der Zahntechnik gibt es daher spezielle, dem Werkstoffbereich zugeordnete Verfahren, die eine materialgerechte Verarbeitung möglich machen.

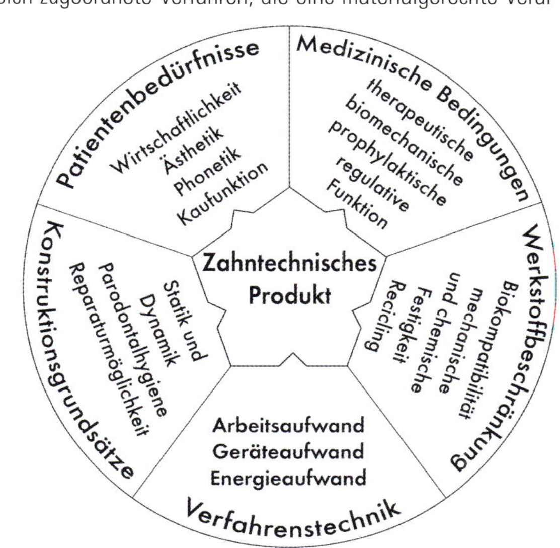

Abb. 2 Neben den werkstoffbezogenen und fertigungstechnischen Bedingungen wird das zahntechnische Produkt von unterschiedlichen Einflussgrößen bestimmt, die der Zahntechniker bei der Herstellung zu berücksichtigen hat. Die zahnmedizinische Zweckbestimmung stellt zusammen mit den Patientenbedürfnissen einen unabdingbar zu erfüllenden Forderungsbereich dar. Daraus lassen sich die Konstruktionsgrundsätze für den Zahnersatz ableiten, die dann die Wahl des Werkstoffes bestimmen. Der Werkstoff erfordert seinerseits bestimmte Verfahren. Werkstoffe und ihre Verfahren lassen jedoch nur bestimmte konstruktive Lösungen zu. Damit wird deutlich, dass der Komplex aller Einflussgrößen immer in seiner Gesamtheit die Ausführung des zahntechnischen Produktes bestimmt.

Zahntechnischer Arbeitsablauf

Ein handwerklich-technischer Produktionsprozess läuft in einer festgelegten Herstellungskette ab, die mit der Datenerfassung zum herzustellenden Produkt beginnt. Im zweiten Schritt werden die Daten durch technische Simulation der Realität aufbereitet und optimiert, um im dritten Schritt zu einer individuellen Lösung zu führen. Dabei ist die professionelle Autonomie gegenüber der Weisung des Auftraggebers zu behaupten, um zwischen den ästhetischen und funktionellen Ansprüchen zu vermitteln. Die Technologieaneignung zur Spezialisierung und Rationalisierung des Arbeitsprozesses trifft jedes Gewerk, so wie zur Optimierung der Produkte als auch zur Sicherung der Konkurrenzfähigkeit immer ein Kosten-Nutzen-Vergleich vorgenommen werden muss.

Diese allgemein gültige *Herstellungskette* lässt sich auf die Produktion von Zahnersatz übertragen. Dabei spiegelt die zahnmedizinisch-technische Herstellungskette den Kooperationsverbund zwischen Zahnarzt und Zahntechniker wider. Weil dabei die Zahntechnik in das medizinische Handlungsfeld eingebettet ist, wird eine Identifikation mit dem Gesundheitsberuf und die Verpflichtung zur Verantwortungsübernahme für die Gesundheit möglich.

Die *Bewältigung des Datenflusses* im medizinischen Tätigkeitsfeld geht davon aus, die Daten des behandlungsbedürftigen Patienten aufzunehmen, zu speichern und in geeigneter Weise weiterzuverarbeiten. Im Fall der Zahntechnik betrifft das zunächst die Weiterverarbeitung von zahnärztlichen Abformungen zur Modellherstellung und im Weiteren die Kieferrelationsbestimmung. Jede Datenübermittlung ist an unterschiedliche Datenträger gebunden, z. B. die zahnärztliche Abformung, die mechanische Bissnahme, oder schriftliche Mitteilungen zur Prothesenkonstruktion, Zahnform, Zahnstellung, Zahnfarbe etc.

Bei der *technischen Simulation* von physiologischen Vorgängen werden Patientendaten zu diagnostischen und therapeutischen Zwecken benutzt. In der Zahntechnik werden die Bewegungsfunktionen des Kausystems in mechanischen Gelenkgeräten simuliert. Die Zahntechnik liefert auch die Hilfsteile, mit denen die Lage der Kiefer zueinander und die Bewegungen des Unterkiefers bzw. der Kiefergelenke aufgezeichnet werden. Außerdem werden Patientendaten auf die Gelenkgeräte übertragen und die Arbeitsmodelle in das Gelenkgerät eingesetzt.

Die *Integration von Standardisierung* und Individualisierung betrifft die Auswahl der technischen Fertigungsverfahren und rationellen Arbeitsorganisation. Um Kosten zu senken, gibt es auch in der Zahntechnik ein standardisiertes Leistungsangebot an Verfahren, Werkstoffen und prothetischen Lösungen. Außerdem werden Arbeitsgänge arbeitsteilig gestaltet, es kommen komplexe Geräte und perfekt konfektionierte Hilfsteile zum Einsatz.

Die Behauptung der *professionellen Autonomie* gegenüber der Weisungsgebundenheit betrifft die kooperative Arbeitsteilung zwischen Zahnarzt und Zahntechniker, wo dieser sein technisches Wissen zur Optimierung des Produktes gegenüber den Arbeitsanweisungen des Mediziners behaupten muss. Meist ist der Handlungsspielraum des Zahntechnikers relativ weit, weil der Zahnmediziner die Durchführungsmodalitäten dem Zahntechniker überlässt.

Die *Vermittlung zwischen Ästhetik und Funktion* betrifft den Ausgleich zwischen der modisch-profanen Nachfrage des Marktes und den medizinisch-funktionellen Notwendigkeiten. Im Dienstleistungsbereich der Medizin ist die marktwirtschaftliche Freiheit durch gesetzliche Regularien und ethische Grundsätze eingeschränkt. Weil vor allem die therapeutische Zweckbestimmung die Ausführung des prothetischen Ersatzes festlegt, hat der Zahntechniker eine Vermittlung zwischen Markt und Mode und funktionellem Anspruch zu vollziehen.

Die *Technologieaneignung* angesichts des Spezialisierungs- und Rationalisierungsdrucks betrifft auch den medizin-technischen Handwerksbereich mit seiner rationellen Arbeitsorganisation in den drei großen werkstoff- und technologiegebundenen Bereichen der Kunststoff- und Metalltechnik sowie der Keramikverarbeitung. Die technischen Innovationen in den verschiedenen Technikbereichen sind sehr anspruchsvoll und erfordern auch in den Tätigkeitsbereichen eine weitgehende Spezialisierung.

Die *Technik- und Werkstoffauswahl* im Kosten-Nutzen-Vergleich betrifft die Maßnahmen zur Wirtschaftlichkeit. Es geht darum, durch Verfahrensoptimierung und geschickte Werkstoffauswahl die Kosten zu senken, ohne dass die geforderte Qualität unterboten wird. In der Wirtschaftlichkeitsprüfung geht es um die Kosten-Nutzenrechnung, die nur im Vergleich von alternativen Werkstoffen jeweils bezogen auf technischen Aufwand, Lebensdauerkalkulation und Reparaturfähigkeit des Endproduktes erfolgen kann.

Zahnärztliche Behandlungsschritte	Zahntechnische Arbeitsschritte
1. Anamnese - Befunderhebung, Diagnose *2. klinisch-chirurgische Maßnahmen* z. B. Parodontalbehandlung *3. Situationsabformung* für ein Planungsmodell 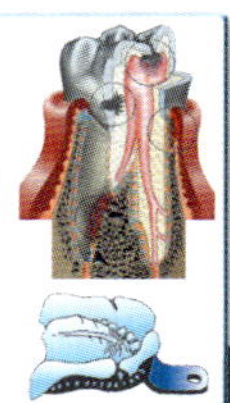	
	4. Planungsmodellherstellung *5. Planungs- bzw. Konstruktionsvorschläge* - evt. Herstellung individueller Abformlöffel 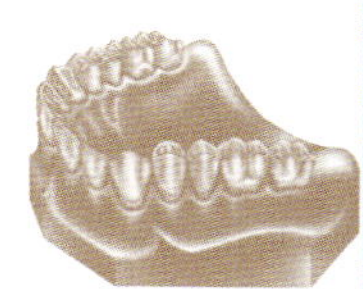
6. Ergänzende klinisch-chirurgische Vorbereitungen *7. Präzisionsabformung* oder Funktionsabformung 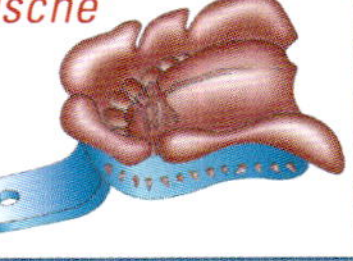	
	8. Modellherstellung - Präzisions-, Sägeschnitt- oder Funktionsmodell *9. Hilfsteile zur Kieferrelationsbestimmung* z. B. Bissschablone 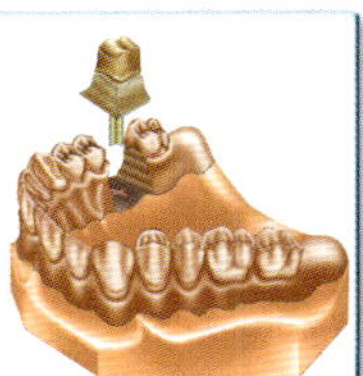
10. Kieferrelationsbestimmung - Gelenkvermessung - intraorale Stützstifttechnik - Checkbisse (11. Bestimmung der Zahnfarbe) 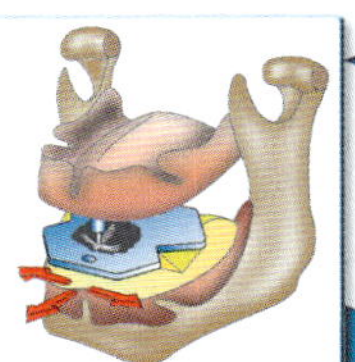	
	11. Bestimmung der Zahnfarbe *12. Gelenkgeräte justieren* - Einrichten der Modelle *13. Gerüstherstellung* - Herstellung einer Einprobe 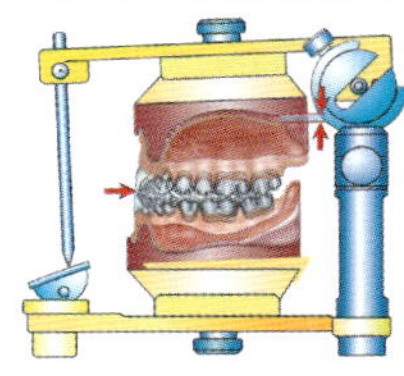
14. Einprobe der Aufstellung - Funktionskontrolle - Kieferrelationskontrolle - Gerüsteinprobe - Korrekturhinweise 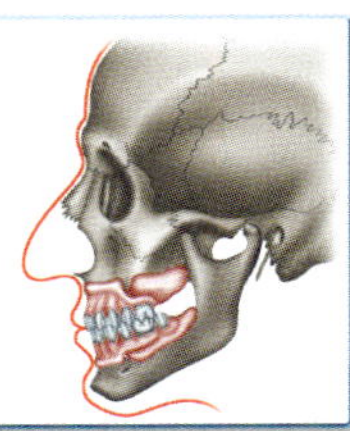	
	15. Korrekturmaßnahmen evtl. erneute Einprobe *16. Fertigstellung* des prothetischen Ersatzes 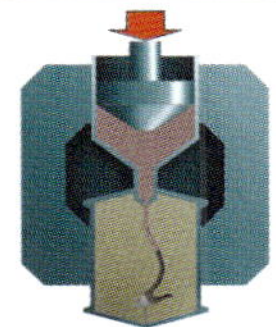
17. Eingliedern - Funktionskontrolle - Korrekturmaßnahmen *18. Nachsorge* 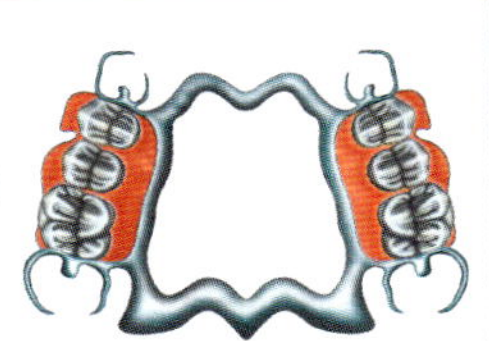	

Abb. 3 Schema der zahnmedizinisch-zahntechnischen Herstellungskette

Zahntechnischer Arbeitsplatz

Der zahntechnische Arbeitsplatz ist nach DIN 33400 angelegt und ausgestattet, was eine ökonomische Arbeitsdurchführung ermöglicht. Es gibt unterschiedliche Konzepte der Arbeitsplatzgestaltung, die sich auf die verschiedenen Verarbeitungstechniken der Metall-, Kunststoff- oder Keramikverarbeitung beziehen.

Die ***Grundausstattung*** des zahntechnischen Einzelarbeitsplatzes, wie er auch für einen Auszubildenden bereitgestellt werden muss, enthält die Geräte und Instrumente, die zur manuellen Werkstoffverarbeitung eingesetzt werden können. Der erweiterte Arbeitsbereich umfasst die speziellen Geräte der Metall-, Kunststoff- und Keramikverarbeitung, die entsprechend einer rationellen Betriebsorganisation räumlich vom Einzelarbeitsplatz getrennt angeordnet sind.

Der ***Arbeitstisch*** ist 87 cm hoch, ca. 60 cm tief und mindestens 100 cm breit; er ist so ausgestattet, dass alle Geräte gut zu erreichen und leicht zu bedienen sind. Die Arbeitsplatte ist verschleißfest und bietet einen physiologisch günstigen Farb-Kontrast zu den Werkzeugen, Geräten und Werkstoffen. Er enthält Anschlüsse für Druckluft mit Handluftdüse, Brenngas und Elektrosteckdosen sowie eine Regalablage für Arbeitsschalen. Zu dem Arbeitsplatz gehören:

- ***Arbeitsleuchte*** mit hinreichender Beleuchtungsstärke von 3000 Lux; zu empfehlen ist eine Tageslichtleuchte;
- ***Arbeitsstuhl*** auf fünf Rollen mit verstellbarer Sitzfläche und Rückenlehne; für kleinere Körpergrößen ist eine verstellbare Fußstütze angebracht;
- ***Staubabsaugung*** mit Absaugstutzen und fester Sicherheitsscheibe, Arbeitslupe und Abfallschublade kombiniert. Die Absaugung kann universell konzipiert oder auf einen speziellen Arbeitsbereich ausgelegt sein, geräuscharm und mit Absaugleistungen zwischen 24 - 72 l/sek;
- ***Gasbrenner*** in einem schwenkbaren Werkzeugträger für die Ablage des Bohrhandstücks und die Handluftdüse, oder ein Induktionsbrenner bzw. elektrisches Wachsmesser. Der Werkzeugträger kann auch die Sicherheitsglasscheibe tragen, wenn sie nicht am Absaugstutzen angebracht ist;
- ***Schubladenschrank*** mit Material- und Werkzeugschubladeneinsätzen;
- ***Laborantrieb*** (Bohrmaschine) je nach Einsatzbereich mit gutem Durchzugsvermögen zwischen 3,5 bis 6,5 Ncm und einem Drehzahlbereich zwischen 1000 bis 60.000 U/min; mit Spannzangen für 2,35 und 3 mm Werkzeugschäfte und guter Kühlung für den Langzeiteinsatz (z. B. KaVo SF-Anlage). Für Keramik kann auch eine Turbinen-Anlage bis 280.000 U/min empfohlen werden;
- ***Parallel-Fräsgerät*** mit Modellträgern oder Kreuztisch sowie Fräswerkzeugen, Wachsfrässatz;
- ***Arbeitskleidung*** ist der hinten zu knöpfende, weiße Arbeitskittel, dazu Mund- bzw. Atemschutztücher, sowie Schutzhandschuhe und eine Schutzbrille aus Hartglas mit seitlichem Augenschutz.

Handinstrumentarium und ***Werkzeuge*** des Einzelarbeitsplatzes sind auf die Arbeitsmethode des Technikers bezogen; dennoch gibt es auch hier eine ***Standardausrüstung:***

- ***Bohrerständer,*** Magnetständer oder Magnetleisten, an denen die Bohrer und Schleifkörperschäfte halten;
- ***Modellierinstrumente*** zur Wachsverarbeitung sind die großen und kleinen Wachsmesser, Wachsmesser mit Dreikant-Spitze, LeCron-Instrument mit gerundeter oder scharfer Werkzeugspitze (Riffelinstrument), ein Satz doppelendiger Aufwachsinstrumente (fünfteilig) und ein Federmesser mit auswechselbaren Klingen;
- ***Gipsmesser*** zum Schneiden von Modellwerkstoff;
- ***Pinzetten*** aus Metall mit gerader und gebogener, geriffelter Spitze, eine Klemm- bzw. Lötpinzette mit hitzeisoliertem Griff; Glas- oder Quarzpinzette zum Greifen ins Säurebad;
- ***Handsäge*** mit auswechselbarem, feinen Sägeblatt für Modellwerkstoff;
- ***Stichel- bzw. Schraubendreherhalter*** mit austauschbaren Feinschraubendrehern;
- ***Scheren***: gebogene und gerade Kronenscheren und eine spitze Folienschere;
- ***Staubpinsel*** bzw. Bürste zur Reinigung von Modellen und Wachsmodellationen;
- ***Zangen***: Seitenschneider, Flachspitzzange, Ade-rerzange (Dreifingerzange) und Waldsachszange; für spezielle Aufgaben eine Pfeilformzange, Hohlkehlzange und Bügelbiegezange;
- ***Tasterzirkel***, ***Schieblehre*** und Geodreieck;
- ***Hammer*** mit Metallgriff, leicht;
- ***Rotierende Bearbeitungsinstrumente***: ein Sortimente verschiedener Bohrer, Fräser und Schleifkörper, Mandrele und Schmirgelpapierträger, Polierer und Bürsten.

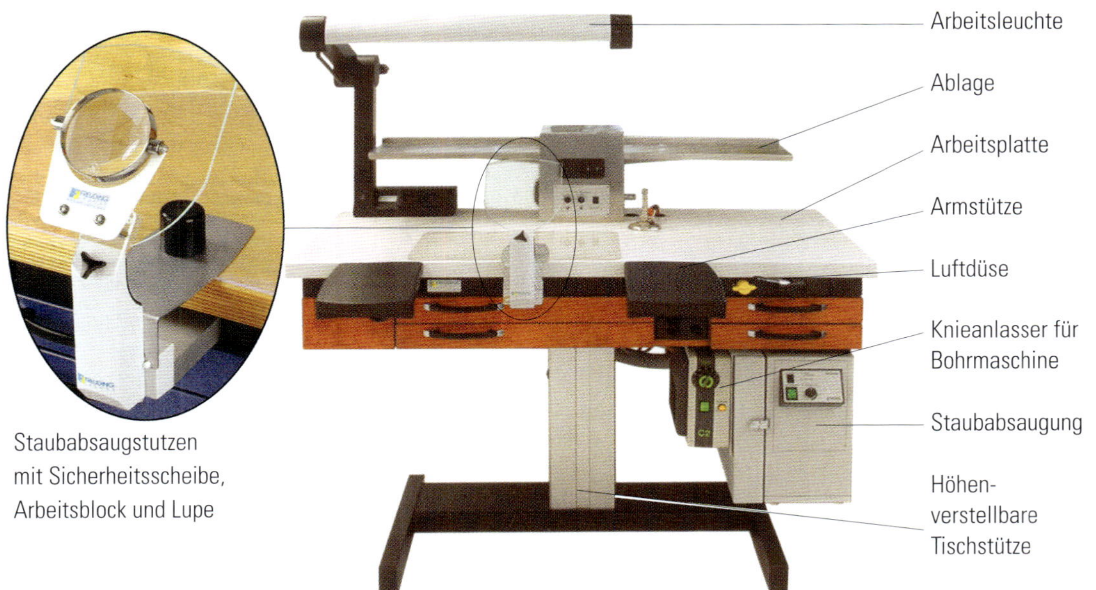

Abb. 4 Ein zahntechnischer Arbeitsplatz besteht, wie hier am Beispiel eines Arbeitsplatz-Systems der Firma KaVo EWL gezeigt, aus aufeinander abgestimmten Bauteilen, die zusammen ein ergonomisch optimales Inventarium darstellen. Mit diesem System kann eine individuelle Ausrüstung zusammengestellt werden, die sich auch für spezielle Anforderungen nachrüsten lässt.

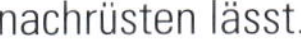

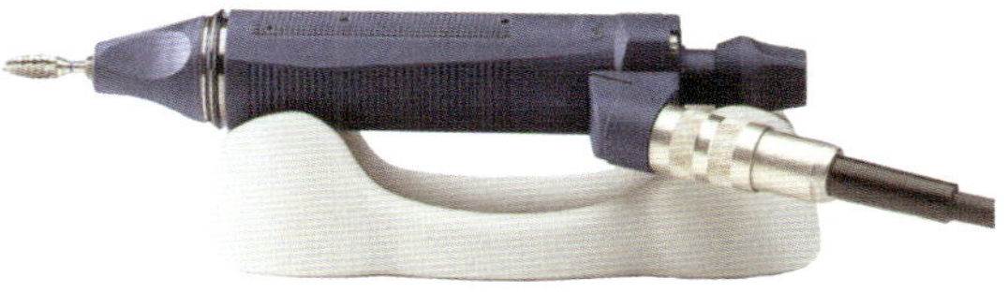

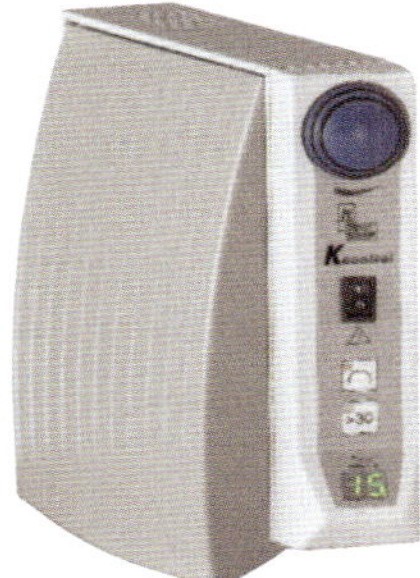

Abb. 5 Die Bohrmaschine der Firma KaVo besitzt ein Durchzugsvermögen zwischen 3,5 bis 6,5 Ncm im Drehzahlbereich zwischen 1000 bis 60.000 U/min. Sie ist für 2,35 und 3mm Werkzeugschäfte ausrüstbar.

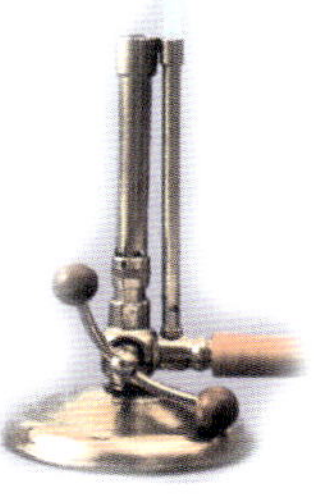

Abb. 6 Der Bunsenbrenner ist für den Betrieb mit Stadtgas und Propangas ausgelegt.

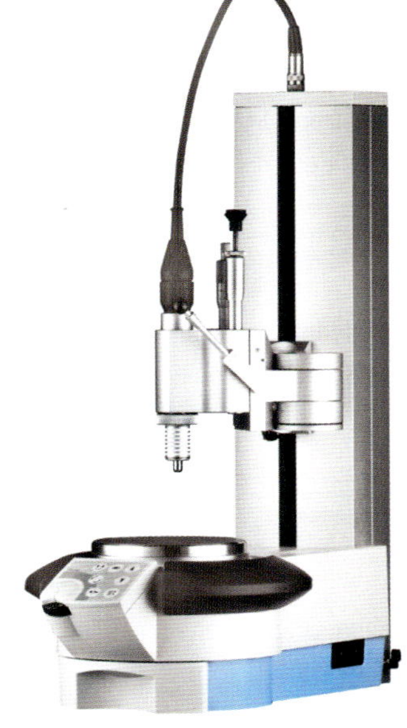

Abb. 7 Das Fräsgerät F3/Ergo der Firma Degussa besitzt einen dreidimensionalen, leicht beweglichen Fräsarm, der über einem Magnetspanntisch geführt wird. Dieses Gerät kann Metall in einem Drehzahlbereich von 1000 – 25.000 U/min im Rechtslauf und 1000 – 7000 U/min im Linkslauf fräsen.

Die Grundausstattung des zahntechnischen Arbeitsplatzes sieht ein Sortiment an Werkzeugen vor, das individuell erweitert werden kann. Die abgebildeten Werkzeuge stellen eine Auswahl der möglichen Ausstattung dar:

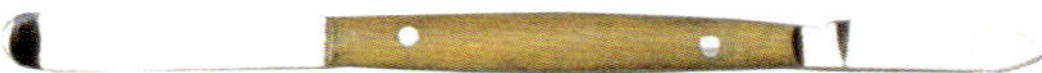

Abb. 8 Das Wachsmesser ist das universelle Werkzeug des Zahntechnikers; es wird ein kleines und großes Instrument benutzt.

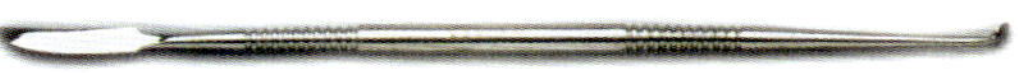

Abb. 9 Das LeCron-Instrument ist ebenfalls ein universell anwendbares Werkzeug, das zum Modellieren oder als sogenanntes Riffelinstrument in der Keramik benutzt wird.

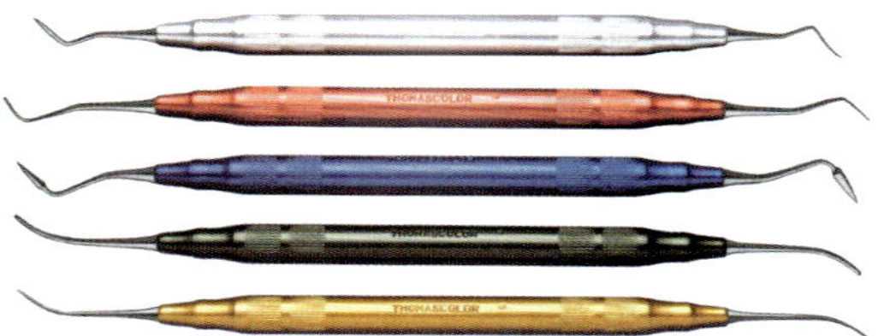

Abb. 10 Das fünfteilige Modellierinstrumenten-Set wird zur systematischen Rekonstruktion von Kauflächen benutzt. Es handelt sich um Werkzeuge mit unterschiedlichen Instrumentenspitzen zum Auftropfen von Wachs und zum Modellieren von Kauflächendetails.

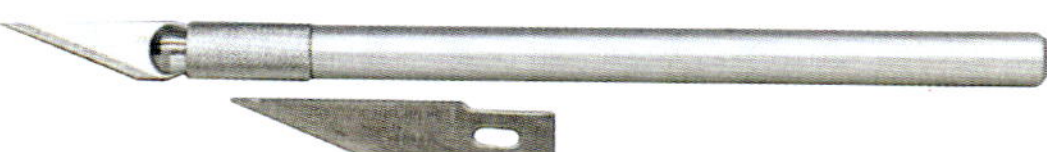

Abb. 11 Das Modelliermesser mit auswechselbaren Klingen dient zum Schneiden von unterschiedlichen Werkstoffen.

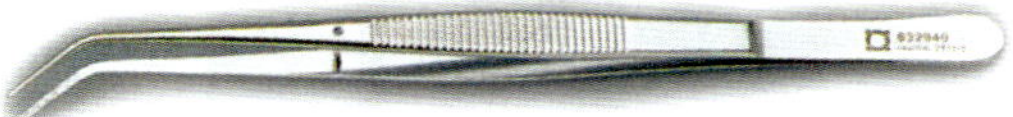

Eine Pinzette zum Greifen von Kleinteilen und Folien.

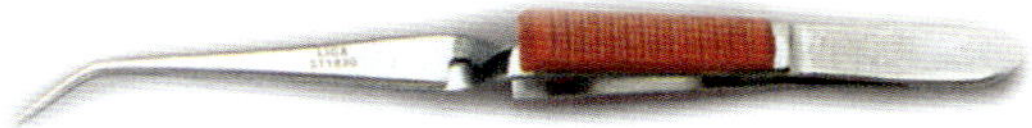

Abb. 12 - 13 Die Klemm- oder Lötpinzette mit wärmeisoliertem Griff kann zum Greifen und Halten von erhitzten Teilen benutzt werden.

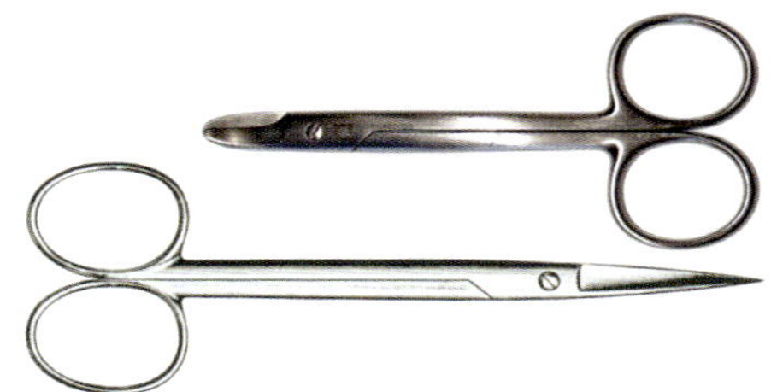

Abb. 14 Zwei Scheren zum Schneiden von Papier, Blech, dünnem Draht und Folien aus unterschiedlichen Werkstoffen.

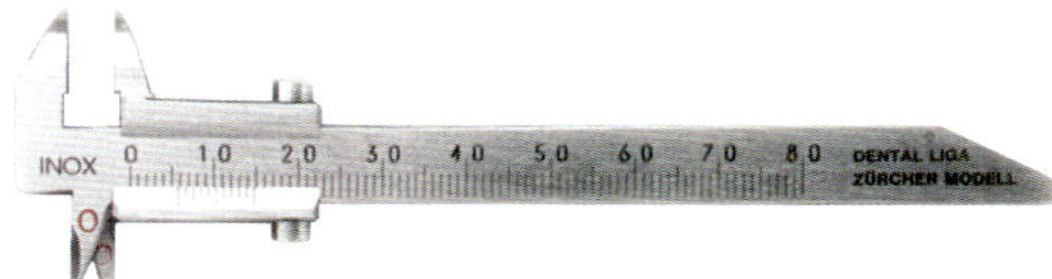

Abb. 15 Eine Schieblehre zum Vermessen von Zahnbreiten, Zahnbögen und Bisshöhen am Modell. Diese Schieblehre besitzt zwei gebogene Spitzen zum Messen von Außen- und Innenmaßen.

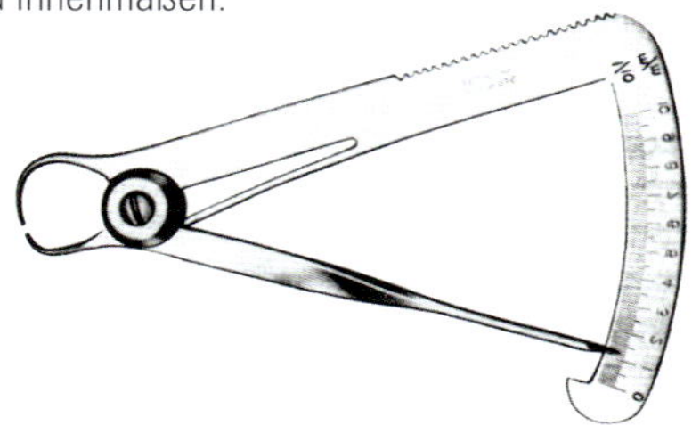

Abb. 16 Der Tasterzirkel mit abgerundeten Messenden zum Abmessen von Materialstärken z. B. von Gusskronen. Der Tasterausschlag lässt sich durch die große Zeigerlänge im Zehntelmillimeterbereich darstellen.

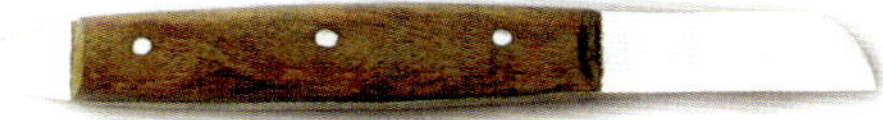

Abb. 17 Das zweiendige Gipsmesser zum manuellen Beschneiden von Gipsmodellen; das kurze Messerende lässt sich zum Aufhebeln von zweiteiligen Formen benutzen.

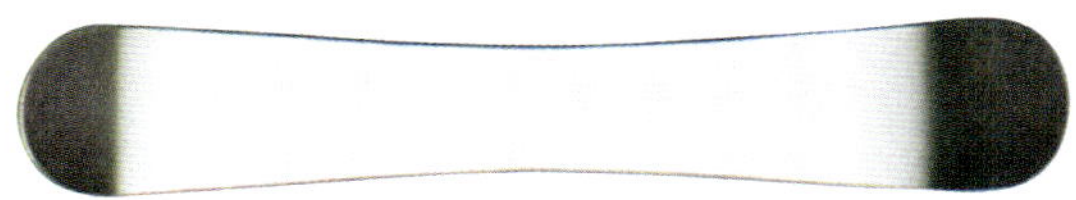

Abb. 18 Der Gipslöffel mit gebogenen Enden dient dem Anrühren von Gips.

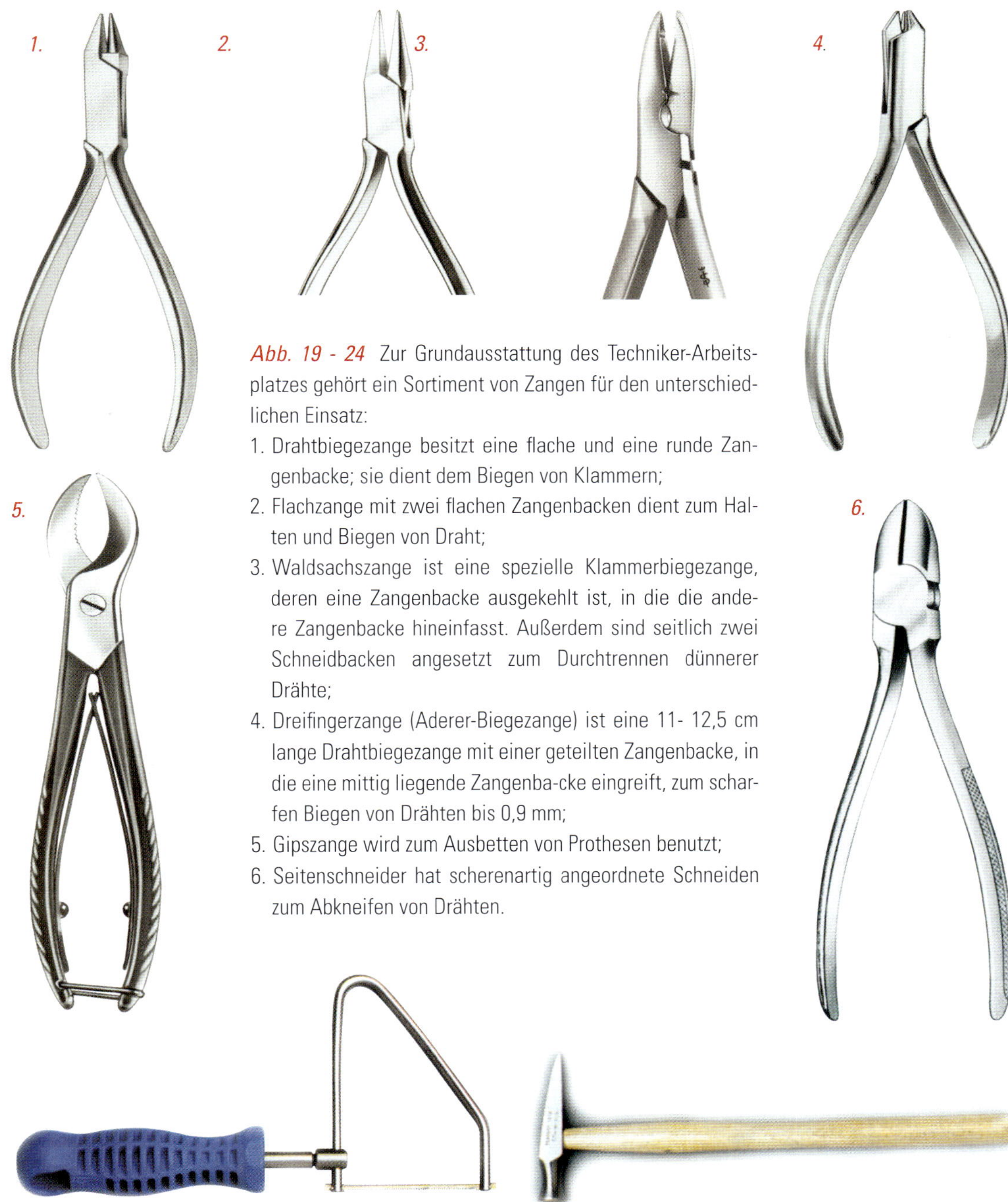

Abb. 19 - 24 Zur Grundausstattung des Techniker-Arbeitsplatzes gehört ein Sortiment von Zangen für den unterschiedlichen Einsatz:

1. Drahtbiegezange besitzt eine flache und eine runde Zangenbacke; sie dient dem Biegen von Klammern;
2. Flachzange mit zwei flachen Zangenbacken dient zum Halten und Biegen von Draht;
3. Waldsachszange ist eine spezielle Klammerbiegezange, deren eine Zangenbacke ausgekehlt ist, in die die andere Zangenbacke hineinfasst. Außerdem sind seitlich zwei Schneidbacken angesetzt zum Durchtrennen dünnerer Drähte;
4. Dreifingerzange (Aderer-Biegezange) ist eine 11- 12,5 cm lange Drahtbiegezange mit einer geteilten Zangenbacke, in die eine mittig liegende Zangenba-cke eingreift, zum scharfen Biegen von Drähten bis 0,9 mm;
5. Gipszange wird zum Ausbetten von Prothesen benutzt;
6. Seitenschneider hat scherenartig angeordnete Schneiden zum Abkneifen von Drähten.

Abb. 25 Die Modellsäge mit auswechselbaren Sägeblättern wird zum Aussägen von Zahnstümpfen beim Sägeschnittmodell benutzt.

Abb. 26 Der kleine Niethammer ist ein universelles Werkzeug.

(Alle Abbildungen aus Handbuch Labor der Firma Maoro Dental Bielefeld)

Erweiterter Arbeitsplatz

Im erweiteren Bereich des zahntechnischen Arbeitsplatzes werden technische Zusatzgeräte für spezielle Verfahrenstechniken und zur Werkstoffverarbeitung benötigt. Bezogen auf die Werkstoffgruppen, die Verfahrenstechnik und die Bertriebsorganisation lassen sich die Arbeitsbereiche: Arbeitsvorbereitung, Keramikverarbeitung, Edelmetalltechnik, Modellguss, Kunststofftechnik, Galvanotechnik, Polierbereich und CNC-Technik unterscheiden.

Die *Arbeitsvorbereitung* befasst sich mit der Herstellung von Modellen und Dublierformen; hier werden die Prothesen und Gussteile ein- und ausgebettet sowie sandgestrahlt. Es ist ein schmutz- und staubbelasteter Nassbereich, der räumlich mit dem Polierbereich zusammengefasst werden kann. Dieser Bereich wird solide belüftet und ist mit einer kräftigen Absaugung versehen.

Ein *Gipstisch* mit einer Arbeitsplatte aus Edelstahl und einem eingelassenen Abfallschacht für den Abfalleimer; außerdem sind Spülwannen mit Gips-Abscheidesystemen untergebracht. Auf einer Spülwanne wird der *Gipstrimmer* installiert. Der Gipstrimmer besitzt einen leistungsstarken, laufruhigen Motor (bis 1500 Watt) bei 3000 U/min; die volldiamantierte Trimmerscheibe ist in einem korrosionsfesten Gehäuse mit regulierbarer Wasserzuführung untergebracht. Der Gipstisch besitzt *Versorgungsanschlüsse* für Druckluft, Wasser und Strom. In den bodenfreien Unterschränken lassen sich Werkzeuge und Werkstoffe unterbringen. Über dem Gipstisch sind *Gipssilo*streuer für verschiedene Gipssorten angebracht.

Ein *Rüttler* mit rutschfesten Saugfüßen wird zum Ausgießen von Abformungen, Dublierformen und Guss-muffeln benötigt. Das Gerät besitzt variable Schwingstufen von 3000 bis 6000 Hz; die abnehmbare Gummiauflage ist leicht zu reinigen.

Das *Vakuum-Rührgerät* als Wand- oder Standgerät mit einer Saugleistung von 98 % Vakuum für verschiedene Anrührbecher dient zum Anrühren von Modellwerkstoffen, Einbettmasse und auch Abformmassen.

Auf einem weiteren *Arbeitstisch* befinden sich ein *Pinsetzgerät* (Zeiser, Pindex) und eine *Gipsmodellsäge* mit Absaugung. Die Arbeitsplatte aus Edelstahl ist für den Nassbereich konzipiert und enthält ebenfalls einen Abfallschacht und eine Spülwanne mit Gips-Abscheider. An der Spülwanne befindet sich das *Dampfstrahlreinigungsgerät* mit Spritzschutz und Auffangschale sowie auswechselbaren Strahldüsen; das Gerät erzeugt eine Dampftemperatur von ca. 160° bei 6 bar. Zusätzlich kann ein *Gipsfräsgerät* mit Absaugung zur Trockenbearbeitung von Zahnkränzen zur Verfügung stehen. Als Ausbettgerät ist ein Pressluftmeißel an die Druckluft angeschlossen.

In den *Unter- und Wandschränken* sind die Materialien und Kleingeräte zur Modellherstellung untergebracht: Portionspackungen mit Spezialgips oder Modellkunststoffen, Splitcast-Sockelformer mit Magneten, Dowelpins, Retentionsringe, Sekundenkleber, Gipsisoliermittel und die Gipsbecher, -spatel, -messer und -zangen. Für die Gießtechnik: Gussmuldenformer für unterschiedliche Gussmuffeln, Einbettvlies und Trichterformer für Modellguss.

Zur *Gussmodellherstellung* steht ein Dubliermassen-Schmelz- und Warmhaltegerät mit Rührwerk oder ein Mischwerk für Silikonabformmassen zur Verfügung, dazu die passenden Dublierküvetten. Das Dubliergerät kann bis zu 6 kg feste Hydrokolloid-Dubliermasse zerkleinern und aufschmelzen. Die Silikon-Misch- und Dosieranlage kann zwei Komponenten (Vernetzer und Katalysator) Silikon-Dubliermasse verarbeiten. Ein Trocken- und Modellhärteschrank mit Tauchschalen für Einbettmassemodelle kann ebenfalls in diesem Arbeitsbereich untergebracht sein.

Artikulatoren, Mittelwertgeräte und voll einstellbare Geräte (evtl. noch Okkludator) sind in den Wandschränken untergebracht. Dazu gehören Montageplatten (Modellträger), Montagehilfen, wie Justier- oder Transferstände zum Justieren der Modelle in unterschiedliche Artikulatorsysteme. Zwei- oder vierteilige *Küvetten* für das Heißpressverfahren der Kunststoffverarbeitung oder Spezialküvetten für Nachpressgeräte bzw. Spritzguss und dazu die passenden Küvettenbügel oder Küvettenspanner und Unterfütterungsgeräte stehen zur Wahl.

Das *Ausbrühgerät* wird ebenfalls im Nassbereich untergebracht. Das Gerät kann in maximal 12 Küvettenhälften das Modellierwachs erweichen und ausbrühen. Das Spülwasser liegt bei ca. 50 l, das Wachs wird automatisch abgeschöpft; die Wachsauffangschale muss regelmäßig entleert werden. Es kann auch ein kombiniertes Wachsausbrüh- und Polymerisationsgerät eingesetzt werden.

Die *Poliereinheit* mit Absaugung steht auf einem weiteren Arbeitstisch; im Unterschrank sind Polierbürsten, Filze, Schwabbel, Bimsstein und Polierpasten.

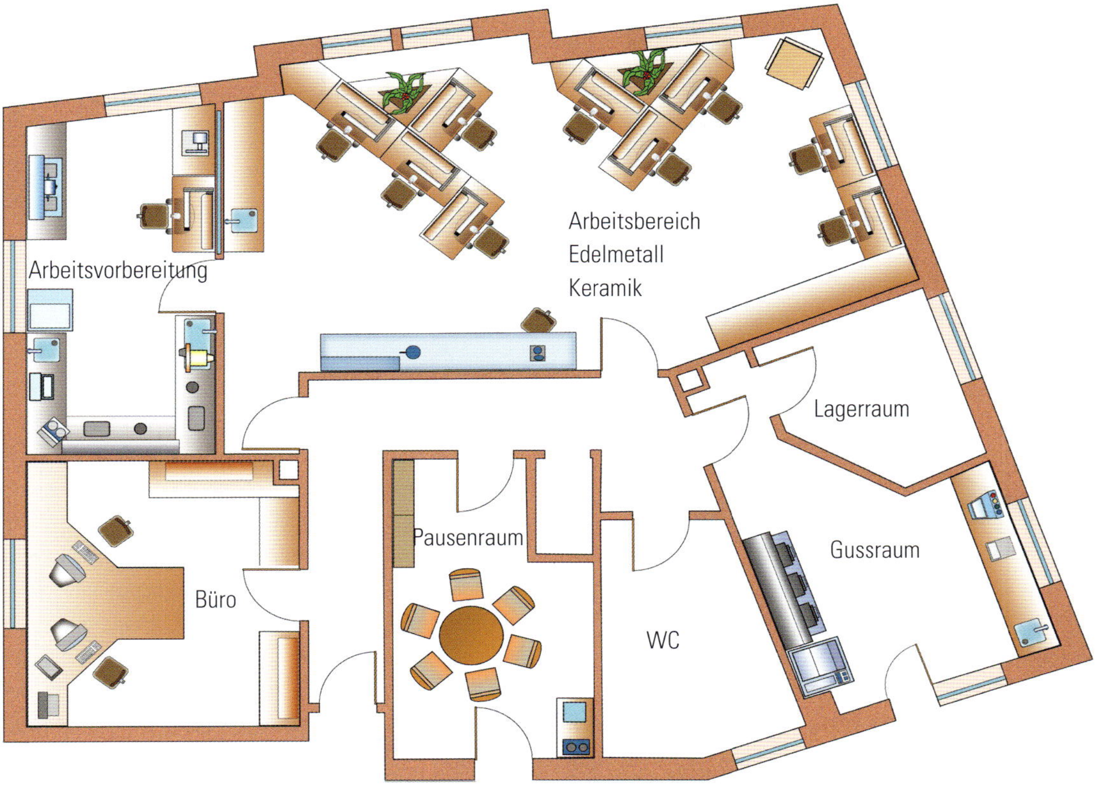

Abb. 27 Die räumliche Aufteilung des Labors erfolgt nach rationellen, wirtschaftlichen und ergonomischen Gesichtspunkten. Die Arbeitsbereiche mit hoher Staubentwicklung sind von den staubfreien Bereichen getrennt, andere Arbeitsbereiche werden zusammengelegt: So wird in dem Beispiel der Firma Freuding sinnvoll der Guss- und Lötbereich mit dem Vorwärmen, Abstrahlen, Dublieren und Ausbetten zusammengefasst, ebenso der Nassbereich der Modellherstellung, Ein- und Ausbetten von Prothesen und das Polieren.

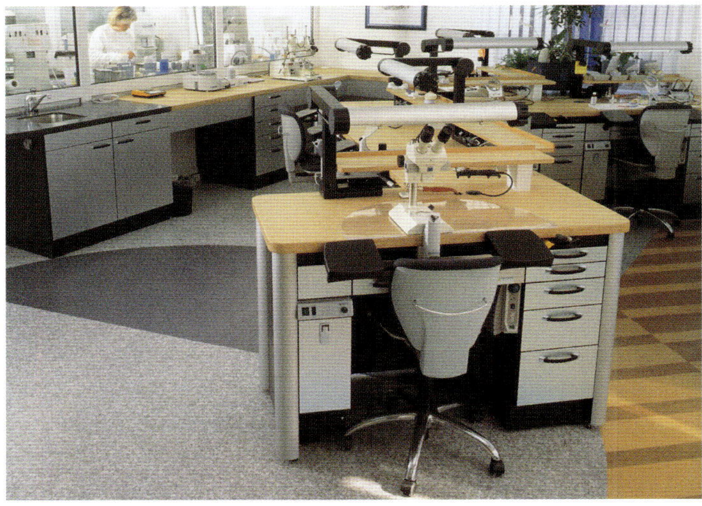

Abb. 28 Die Anordnung der Arbeitsstische zu Funktionsgruppen wird hier am Beispiel der Firma Freuding sichtbar. Die einzelnen Arbeitstische sind jeweils mit Absaugeinrichtungen versehen und bieten neben einer hinreichenden Arbeitsfläche noch Platz für Kleingeräte und Arbeitsschalen auf der Ablage.

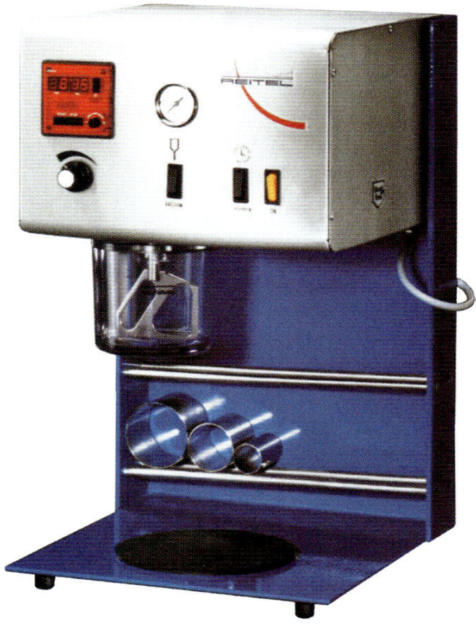

Abb. 29 Mit dem Vakuum-Rührgerät der Firma Reitel lassen sich Einbett-, Abformmassen und Modellgipse schnell blasenfrei anmischen. Die Rührgeschwindigkeit und Rührzeit sind einstellbar, die Vakuumerzeugung erfolgt durch eine Pumpe oder durch Druckluft nach dem Injektorprinzip. Das Gerät ist als Tisch- oder Wandgerät einsetzbar.

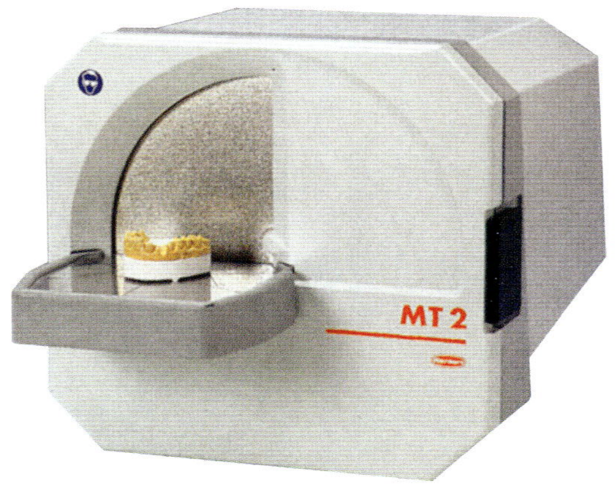

Abb. 30 Der Gipstrimmer der Firma Renfert mit einer Motorleistung von 1500 W hat eine hohe Durchzugskraft bei einer konstanten Drehzahl von 3000 U/min. Die volldiamantierte Schleifscheibe mit einem Durchmesser von 30 cm hat eine Nutzungsdauer von mehreren Jahren. Der Schleiftisch aus Edelstahl ist mit Markierungslinien versehen, der große Schleifausschnitt erlaubt eine gute Sicht bei großen Werkstü-cken. Die Wasserführung ist regulierbar und die Motorbremse bringt die Trimmerscheibe nach dem Abschalten des Motors in wenigen Sekunden zum Stehen.

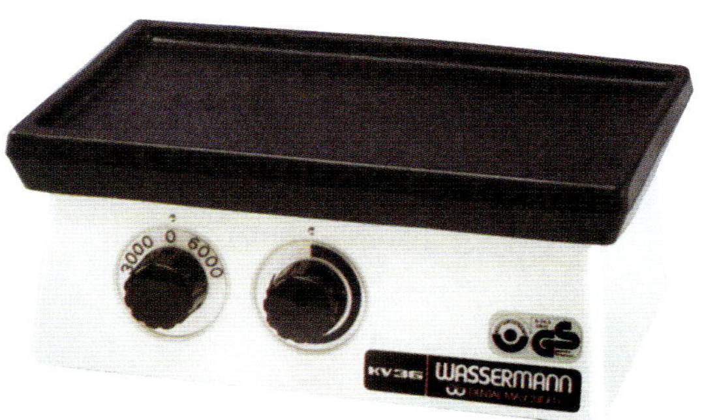

Abb. 31 Der Rüttler oder Vibrator der Firma Wassermann dient dem Ausgießen von Hohlformen mit fließfähigem Material. Er lässt sich auf zwei Frequenzen (3000/6000 Hz) einschalten. Die gleichmäßig starken Vibrationen werden durch einen kräftigen Schwingmagneten ausgelöst. Das Gerät steht standfest auf Saugfüßen und hat eine starke Gummiauflage mit Bund, die sich zum Säubern abnehmen lässt. Die Schwingungsintensität ist stufenlos regelbar.

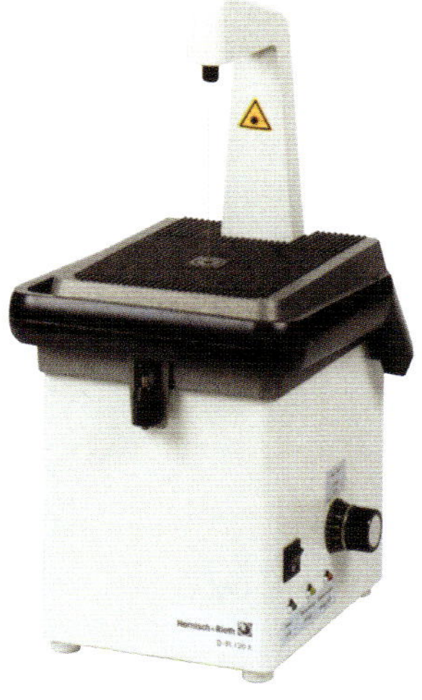

Abb. 32 Mit dem Pinbohrgerät der Firma Harnisch & Rieth lassen sich mit einem Laser-Justierpunkt die Borhlöcher für die Pins exakt fixieren; der Bohrvorgang wird ebenso wie der Bohrvorschub manuell gesteuert. Die Arbeitsplatte mit den Kreuz- und Querrillen ermöglicht eine präzise Fixierung des Modells.

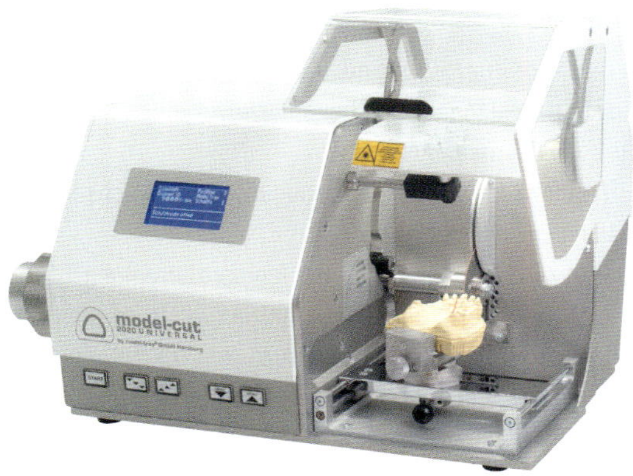

Abb. 33 Modellsäge model-cut 2020 UNIVERSAL (optional mit Staubabsaugung) zum Sägen von Sägeschnittmodellen: Mit einer Strichlaser-Anpeilung lässt sich ein exakter Sägeschnitt setzen. Die Motordrehzahl ist variabel, passend zu den verschiedenen Sägeblättern einstellbar. Die Hartmetall- oder Diamant-Sägeblätter ermöglichen das Sägen mit einer Schnittbreite zwischen 0,2 und 0,36 mm. Die Modellaufnahme lässt sich variabel bis 15° neigen, um divergierende Stümpfe sägen zu können.
(Abbildung der Firma model-tray GmbH)

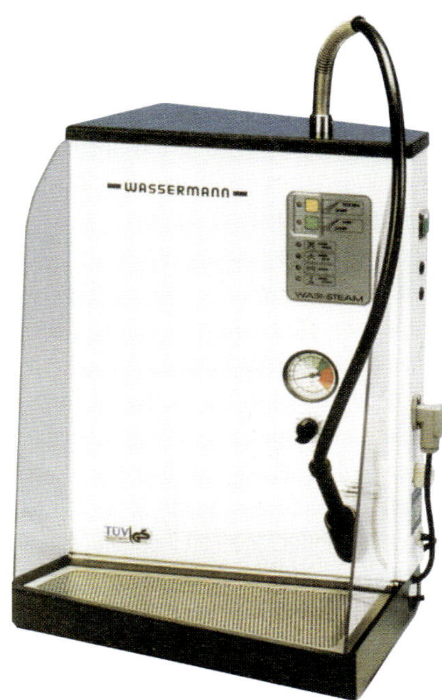

Abb. 34 Das Dampfstrahlgerät Wasi-Steam der Firma Wassermann ist ein Gerät mit Festwasseranschluss, elektronischer Entkalkung, seitlichem Spritzschutz und einer Auffangschale. Das Gerät wird über einen Fußanlasser angesteuert und besitzt eine Wartungsintervallanzeige; es lässt sich mit Trocken- und Nassdampf betreiben, wobei die Nassdampfsättigung stufenlos regelbar ist. Die Dampftemperatur beträgt max. 164° bei 6 bar.

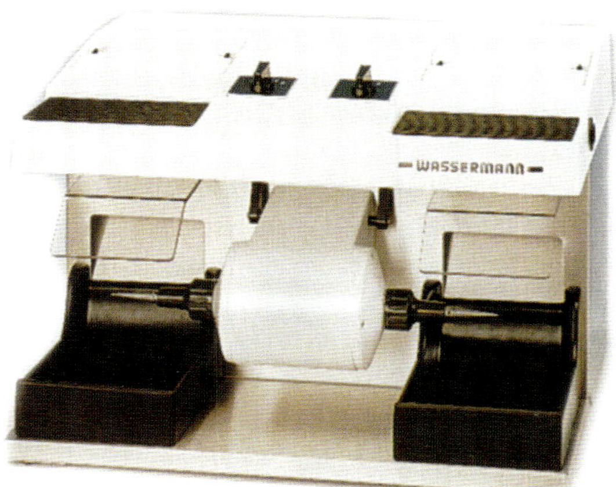

Abb. 35 Die Poliereinheit der Firma Wassermann ist für das Trocken- und Nasspolieren vorgesehen und mit einer Staubabsaugung über den Polierspindelnden versehen. Sie besitzt eine integrierte Beleuchtung und schlagfeste Schutzscheiben vor den zwei Gummipoliertrögen. Der Poliermotor lässt sich in zwei Geschwindigkeitsstufen betreiben.

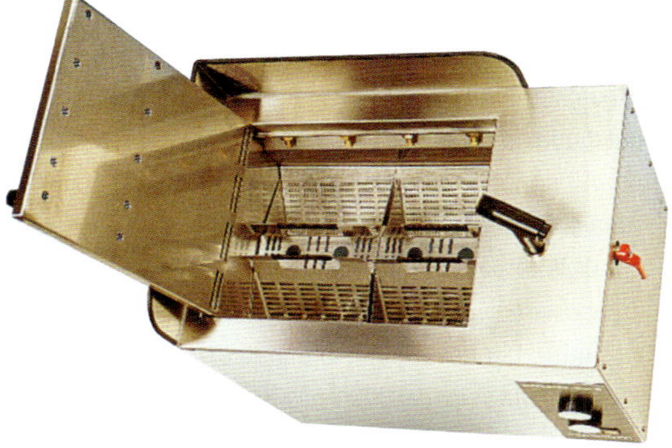

Abb. 36 Das Wachsausbrühgerät Wapo der Firma Wassermann ist ein kompaktes Tischgerät zum Ausbrühen von bis zu 8 Küvettenhälften.

Keramik- und Edelmetalltechnik

Die *Keramikverarbeitung* ist in einem gesonderten, staubfreien Arbeitsraum untergebracht. Hier befinden sich die Technikarbeitsplätze mit einer erweiterten Ausstattung an Geräten, Wekzeugen und Materialien. Als hauptsächliche Arbeitsgeräte gelten mikroprozessorgesteuerte Keramikbrennöfen zum Brennen und Aufbrennen von Voll- und Metallkeramikteilen sowie Pressöfen für Presskeramiken.

- *Keramikbrennöfen* mit bis zu 100 frei definierten und speicherbaren Brennprogrammen ermöglichen Keramikbrände unter Vakuum und bei normalem Druck. Dazu gehört eine *Vakuumpumpe* mit hoher Saugleistung zur Erzeugung eines Vakuums von bis zu 6 mbar.
- *Pressofen* für die Presskeramik besitzt eine Mikroprozessorsteuerung für bis zu 90 Programmen und wird an eine Vakuumpumpe angeschlossen.
- *Feinstrahlgerät* mit mehreren Kammern für Abstrahlen und Glanzstrahlen gehört ebenfalls zum Keramikverarbeitungsbereich; es wird in einem abgesonderten Bereich untergebracht, um Staubbelastungen zu vermeiden.
- *Turbinen-Anlage* bis 300.000 U/min für Keramik-Oberflächenbearbeitung besitzt ein Handstück mit einer Spannzange für 1,6 mm Werkzeugschäfte und einer Rundlaufabweichung unter 0,03 mm.
- *Kopierfräsgerät* oder CNC-Fräseinheiten zur Herstellung von Kkeramik- oder auch Edelmetallteilen zählt zum erweiterten Arbeitsbereich der Keramik.
- *Beizgerät* und *Ultraschall-Reinigungsgerät* gehören auch in die Keramikabteilung.
- *Kunst-* oder *Naturhaar-Keramikpinsel* werden als Modellierhilfen zum Auftragen von Keramikmasse benutzt oder als Malpinsel eingesetzt.
- *Anmischplatten* und *Malfarbpaletten* bzw. Keramikschalen dienen zum Anmischen von Keramikmassen oder Malfarben.
- *Brennwatte* und *Brenngutträger* bzw. Brennuntersätze sind Träger des Keramikbrennobjektes.
- *Keramikmassen* werden als umfassende Sortimente der unterschiedlichen Keramiksysteme angeboten. Sie bestehen aus den Dentin-, Schmelz-, Transpa- und Glasurmassen sowie der Modellierflüssigkeit. Zum Malfarbsortiment gehören Malfarbpasten und Malfarbflüssigkeiten. Dazu kommen Aufbausortimente für Korrektur- und Effektmassen.

In der *Edelmetalltechnik* werden neben der Standardausstattung der Technikarbeitsplätze vor allem die Geräte für den Edelmetallguss nötig:

- *Trockenschrank* mit Absaugung zum Wachsaustreiben der Gussmuffeln.
- *Vorwärmöfen* mit digitaler Temperaturreglung für bis zu 100 Aufheizprogrammen mit programmierbaren Haltezeiten. Die lineare Aufheizung von 1 - 9°/min wird durch ein Umluftgebläse unterstützt. Die Thermostatelemente für die präzise Temperaturführung bis auf 1100°.
- *Gussgerät* für den Schleuder- oder Druckguss. Das Aufschmelzen des Metalls erfolgt über Induktionserwärmung oder Heizspirale mit elektronischer Schmelzregelung. Dazu gehören Schmelztiegel aus Keramik oder Grafit.
- *Sandstrahlgeräte* mit getrennten Strahlkammern zum Ausbetten und zum Glanzstrahlen besitzen eine integrierte Absaugung und lassen sich automatisch oder mit Handstrahldüsen bedienen.
- *Ausbettgerät* und Präzisonswaage gehören zur Grundausstattung des Edelmatallarbeitsplatzes.
- *Glänz-* und *Beizgerät* sowie Ultraschallreinigungsgerät zum Beizen und Säubern von Metallgerüsten wird in einem Abzugschrank untergebracht.
- *Arbeitstisch* mit Versorgungsanschlüssen für Druckluft/Sauerstoff und Brenngas/Azetylen für eine *Löteinheit* bestehend aus Lötbrenner mit auswechselbaren Düsen, drehbarem Schamottetisch als Lötunterlage.

Der Arbeitsbereich der *Modellgusstechnik* besitzt neben den Technikarbeitsplätzen, den Vorwärm-, Guss- und Sandstrahlgeräten für NEM-Gusstechnik folgende Geräte:

- *Parallelometer* bzw. ein Klammervermessungsgerät zum Vermessen von Klammern.
- *Schnellschleifer* (bis 50.000 U/min)
- *Punktschweißgerät* oder Laserschweißgerät zum Schweißen von NEM-Legierungen.
- *Glänzgerät* zum elektrolytischen Polieren von Modellgussgerüsten. Das Gerät besitzt eine Badheizung und Exzenter zur Objektbewegung.
- *Gusswachssortiment* für den Modellguss bestehend aus Ausblock- und Unterlegwachs, Wachsflexetten, Klammer- und Bügelprofile, genarbte und glatte Wachsplatten unterschiedlicher Stärken, Abschlussleisten, Retentionen für Sättel u.a.m..

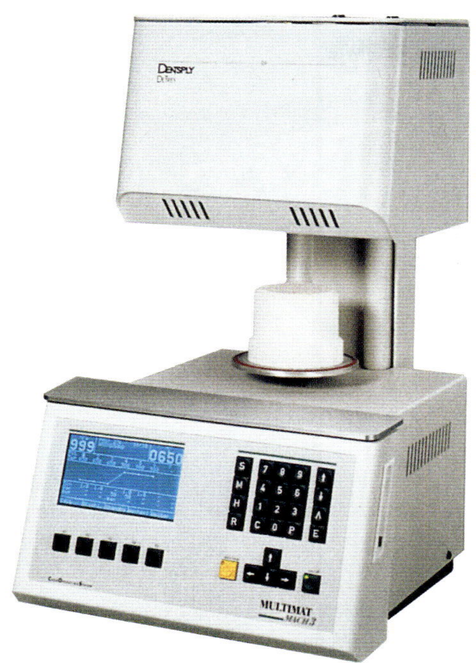

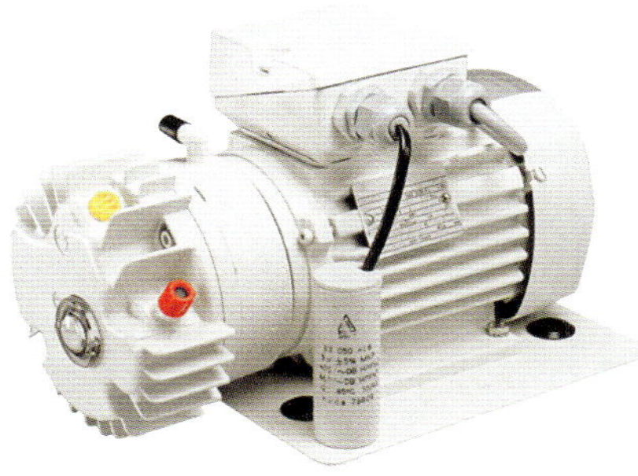

Abb. 37 Die Vakuumpumpe der Firma De Trey wird an den Keramikofen angeschlossen, um ein Vakuum im Brennraum von 6 mbar zu erzeugen.

Abb. 38 Der Vakuum-Keramikofen (Multima Mach 3 der Firma De Trey) bietet 250 Programmplätze zum freien Programmieren von Brennverläufen für den Vakuumbrand von Keramikteilen. Die Programmierung und der Brennverlauf werden auf einem LCD-Bildschirm dargestellt.

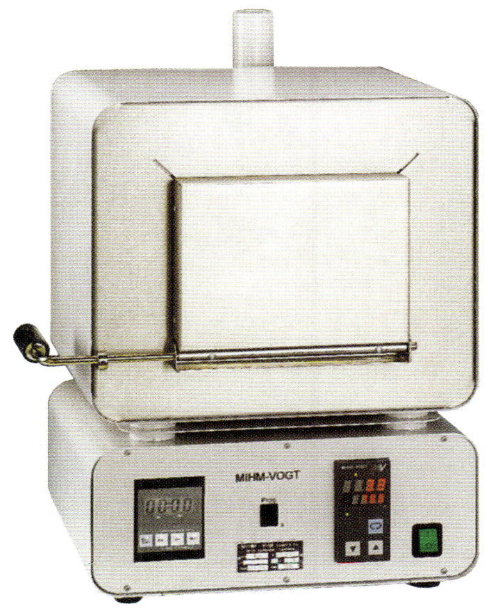

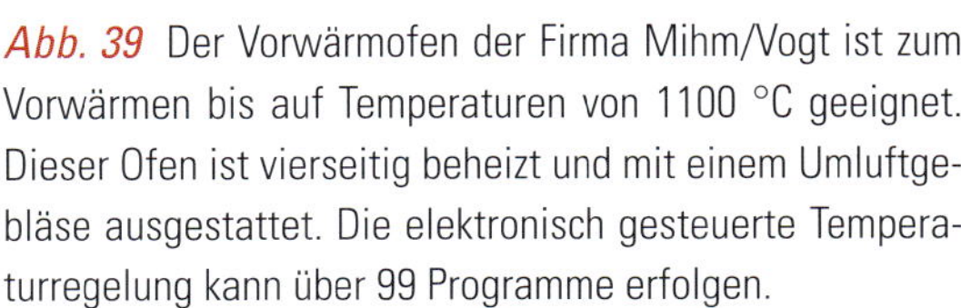

Abb. 39 Der Vorwärmofen der Firma Mihm/Vogt ist zum Vorwärmen bis auf Temperaturen von 1100 °C geeignet. Dieser Ofen ist vierseitig beheizt und mit einem Umluftgebläse ausgestattet. Die elektronisch gesteuerte Temperaturregelung kann über 99 Programme erfolgen.

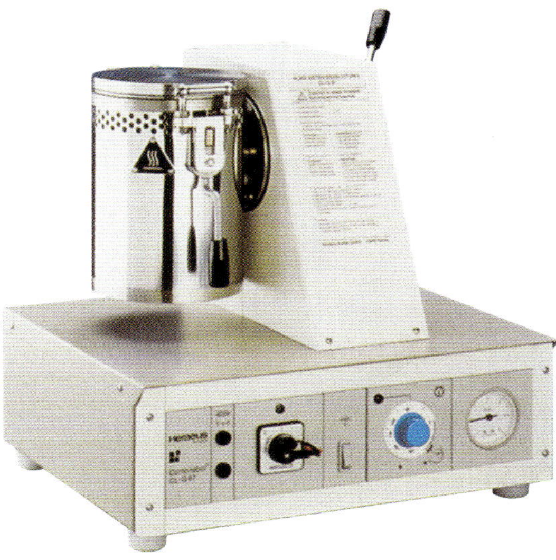

Abb. 40 Das Vakuum-Druckgussgerät der Firma Heraeus/Kulzer eignet sich zum Gießen von Edelmetalllegierungen bis maximal 1450 °C. Es werden Grafittiegel (bis 70 g Gussgewicht) und Keramiktiegel (bis 50 g Gussgewicht) verwendet. Der Gussvorgang wird manuell ausgelöst.

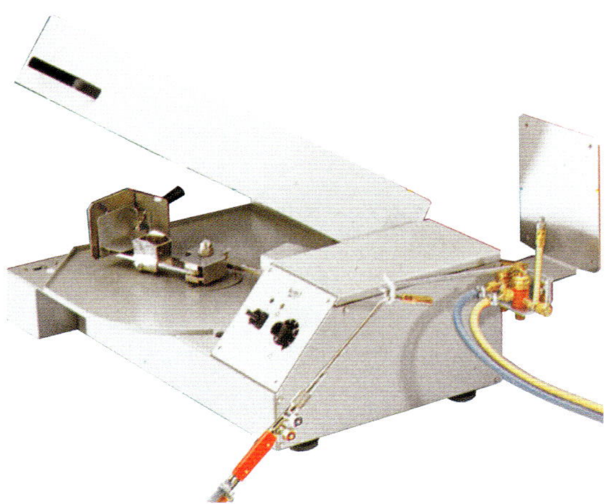

Abb. 41 Die abdeckbare Tisch-Gussschleuder Fundor T der Firma Bego ist zum Gießen von Edelmetall-, Modellguss-, edelmetallreduzierten Legierungen und edelmetallfreien Aufbrennlegierungen geeignet. Der Doppelgelenkarm erhöht den Anfangsdruck beim Schleudern. Die Anlaufgeschwindigkeit ist stufenlos einstellbar bis zur maximalen Drehzahl von ca. 500 U/min.

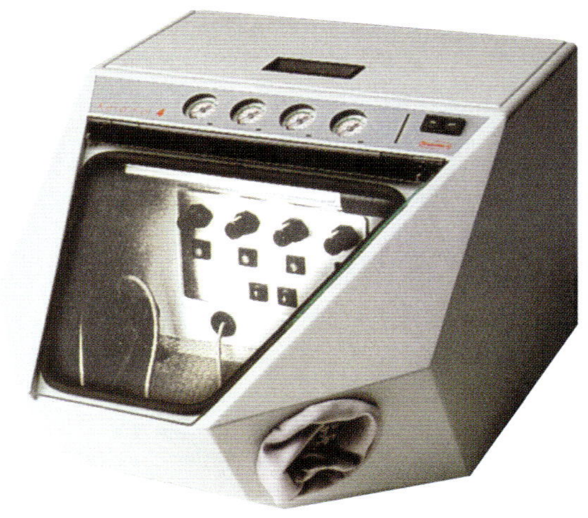

Abb. 42 Das kompakte 4-Kammer-Strahlgerät Keramo der Firma Renfert kann mit vier Strahltanks bestückt werden, womit es individuell nach Modulanzahl und Strahlmittelbedarf für verschiedene Strahlmittel und Korngrößen zusammengestellt werden kann. Über die Mischkammern wird Druckluft unabhängig vom Füllstand der Tanks kontrolliert mit Sand angereichert. Das Fassungsvermögen der Strahltanks beträgt 1,4 kg Strahlmittel.

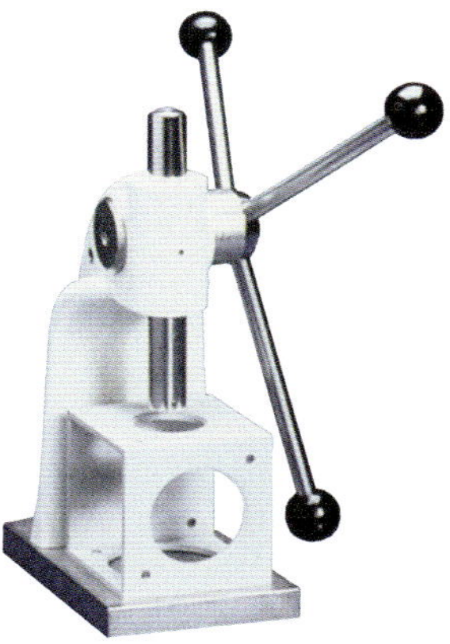

Abb. 43 Das Ausbettgerät der Firma Heraeus/Kulzer ist zum Ausbetten von Gussmuffeln aller Größen geeignet. Es ist einfach und mühelos zu bedienen, so dass sich die Gussobjekte ohne Beschädigung herauspressen lassen; für alle Gussmuffelgrößen sind passende Pressstempel vorhanden.

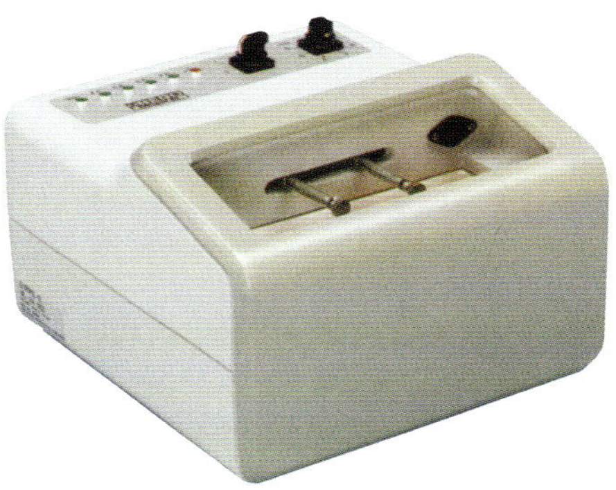

Abb. 44 Das Glänzgerät Eltropol der Firma Bego ist zum Glänzen von zwei Modellgüssen konzipiert. Das Gerät hat einen beweglichen Objektträger und neben der Ringkathode eine Zusatzkathode zum Glänzen tiefer Gaumenpartien, es besitzt eine Badbeheizung und eine Kurzschluss–Schnellabschaltung. Die Stromstärke lässt sich in den Stufen schwach, normal und stark und die Glänzdauer mit einer Zeitschaltuhr regeln.

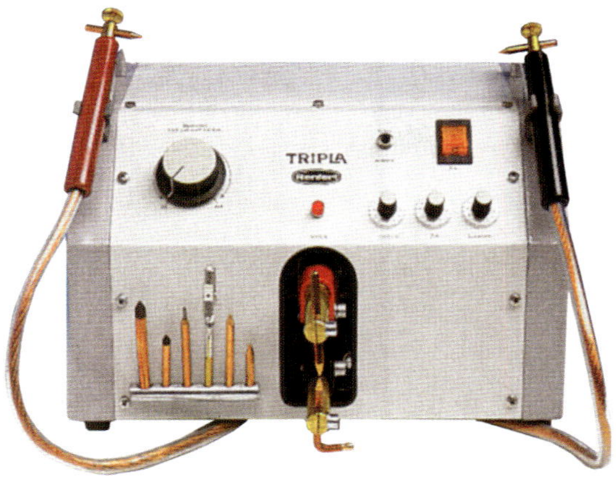

Abb. 45 Das Punktschweiß- und Lötgerät Tripla der Firma Renfert hat einen regulierbaren Elektrodenabstand und Elektrodendruck, so dass beim Punkten das Objekt nicht verbogen wird. Mit der Fußsteuerung lassen sich Löt- und Schweißstrom und die Festelektroden öffnen oder schließen. Punkten und Löten ist ohne Elektrodenwechsel möglich. Es können Kohle- oder Kupferelektroden eingespannt werden.

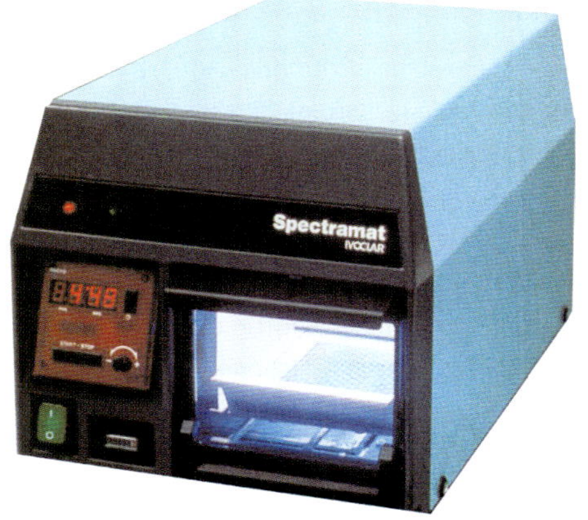

Abb. 46 Mit dem Lichtpolymerisationsgerät Spectra-mat der Firma Ivoclar lassen sich alle lichthärtenden Labormaterialien polymerisieren. Die Belichtung erfolgt mit einem Metallhalogenid-Strahler mit hoher Durchhärtungstiefe. Das Gerät besitzt eine gesteuerte Lichtkammerkühlung und eine variable Belichtungszeiteinstellung.

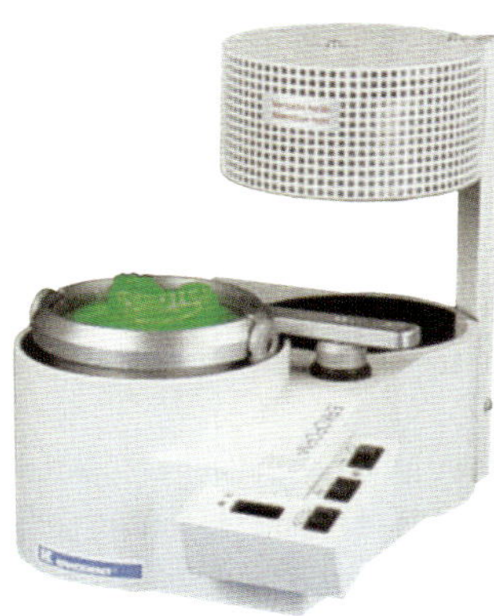

Abb. 47 Das Vakuum-Tiefziehgerät der Firma Erko-dent arbeitet ohne Druckluft und baut ein starkes Vakuum auf, wodurch die Tiefziehfolie auf das Modell gezogen wird. Folienheizzeit, Halte- und Abkühlzeit sind elektronisch geregelt.

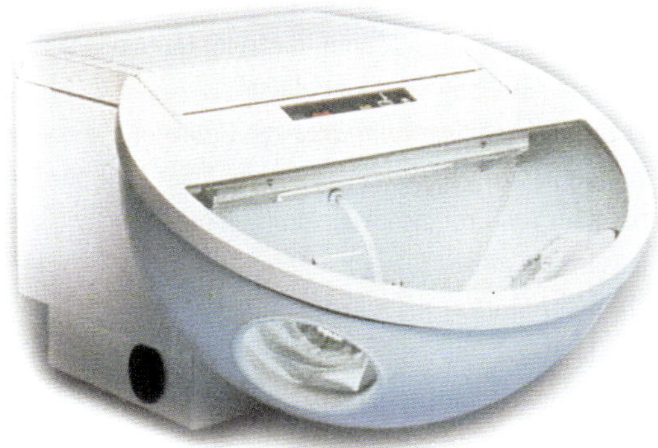

Abb. 48 Das Sandstrahlgerät der Firma Espe ist ein Beschichtungsgerät für die tribochemische Beschichtung von Metalloberflächen mit Haftsilan. Die externe Absaugung wird separat angeschlossen.

Prothetik- und Kunststoffverarbeitung

Der Arbeitsbereich der *Prothetik* und Kunststoffverarbeitung besteht aus Technikarbeitsplätzen mit den Versorgungsanschlüssen für Gas, Druckluft und Strom. Folgende technische Zusatzgeräte sind für die Prothetik nötig:

- *Tiefziehgerät* zum Tiefziehen von thermoplastischen Kunststofffolien ist ein geschlossenes Druckformgerät mit Quarzwärmestrahler und Druckluft von 6 bar. Es gibt andere Geräte, die die Folien durch Vakuum tiefziehen.
- *Hydraulikpresse* ist eine Spindelpresse mit einer Hydraulikeinheit zum Pressen von Küvetten für Heißpolymerisate. Ein maximal möglicher Pressdruck von 120 kg/cm^2 wird über einen Pumphebel manuell aufgebracht, die Pressdruckkontrolle erfolgt über Präzisionsmanometer.
- *Polymerisationsgerät* für Nachpress-Injektortechnik (SR-Ivocap) dient der Polymerisation von Prothesenkunststoff. Während der Polymerisation wird der Kunststoff unter konstantem Druck von 6 bar in die geschlossene Küvette nachgepresst.
- *Drucktopf* ist ein Druckpolymerisationsgerät für die Aushärtung von Kunststoffen für Verblendungen, Prothesensättel, Reparaturen und Unterfütterungen. Es wird an die Druckluftversorgung angeschlossen.
- *Lichthärtgerät* ist ein Polymerisationsgerät, um Kompositwerkstoffe zu polymerisieren. Es besitzt Halogenstrahler und Kaltlichtröhren, die Licht im Wellenspektrum von 400 - 550 nm ausstrahlen.
- *Druckpolymerisationsgerät* zur Druckpolymerisation von bis zu drei Küvetten zur langzeitigen Heißpolymeristation von Prothesenkunststoff. Temperatur und Zeit lassen sich individuell einstellen.
- *Anmischbecher* für Kunststoff in verschiedenen Größen sind aus transparentem Silikon oder Porzellan. Die Silikonbecher besitzen eine Gießtülle und einen Ansaugfuß zur Standsicherheit.

Materialien dieses Arbeitsbereichs sind:

- *Gipse*
  - Alabastergips (weiß) zum Einartikulieren
  - Hartgips (gelb, grün, blau) für Reparatur- und Unterfütterungsmodelle und Gegenbisse
  - Superhartgips (weiß, rot, braun) für Präzisons- und Sägeschnittmodelle
  - Stumpfmaterial
- Sekundenkleber
- Befestigungszement
- *Einbettmassen* expandierend für Edelmetallguss und Modellguss
- *Wachse*
  - rosa Modellierwachs, Standardwachs
  - Bisswachs, Stangenwachs
  - Klebewachs
  - Entfettungsmittel (Wachsentspanner)
  - Basisplatten (Schellack, Kunststoff)
- *Isoliermittel*
  - Gips gegen Kunststoff, Gips gegen Wachs
  - Isolierpinsel
  - Trennlack: Gips gegen Keramik
  - PVC-Folie zum Probepressen von Küvettenkunststoff
  - Zinnfolie zum Abdecken von Modellteilen
- *Kunststoff-Sortimentpackung*
  - rosa Prothesenkunststoff, selbst- oder lichthärtend und Heißpolymerisat
  - Verblendkunststoff in allen Zahnfarben nach Zahnfarbring
  - lichthärtender Kunststoff für Bissplatten und Funktionslöffel, farbig oder transparent
  - Modellkunststoff für Stumpfmodelle und Gussobjektmodellation

Rotierende Bearbeitungsinstrumente:

- *Bohrer* in verschiedenen Größen und für verschiedene Verwendung;
- *Fräser* in Normal-, Birnen- und Langform zum Ausarbeiten und Formschleifen bestehen aus Werkzeugstahl und Hartmetall;
- *Schleifkörper* in Kugel-, Flammen-, Walzen- und Konusform zum Ausarbeiten und Formschleifen bestehen aus unterschiedlichem Schleifmaterial mit unterschiedlicher Bindung;
- *Schleifräder* und Schleifscheiben mit unterschiedlichem Durchmesser und Stärke;
- *Schleifstoffträger* bzw. Mandrelle als Schleifscheiben- und Sandpapierträger sowie Schmiergelpapierhalter;
- *Polierkörper* bzw. elastische Gummipolierer in Walzen- oder Radform zum Polieren von Metall- und Kunststoffoberflächen.

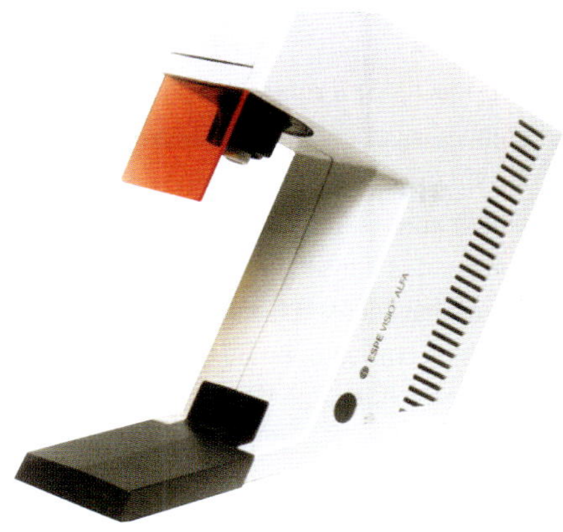

Abb. 49 Das Lichthärtgerät ist zum Vorpolymerisie-ren von Kunststoff beim freien Schichten von Verblendungen geeignet.

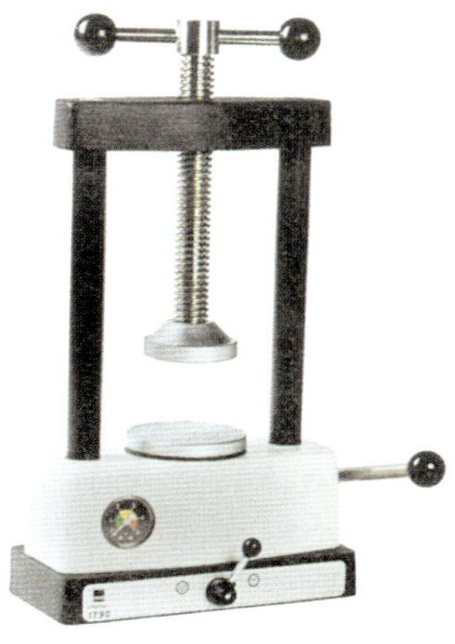

Abb. 50 Die Hydraulikpresse benutzt einen geschlossenen Ölkreislauf zum Druckaufbau.

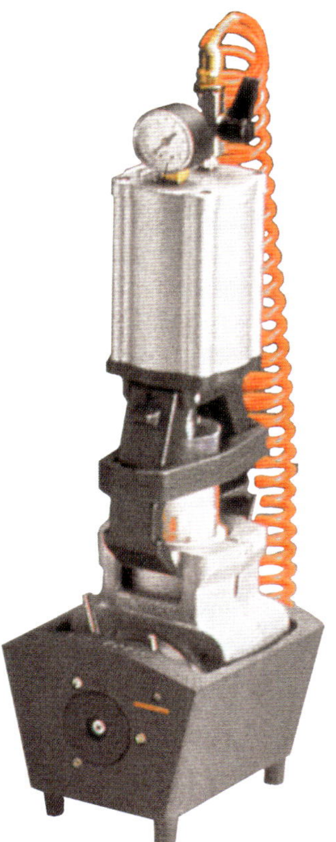

Abb. 51 Das Nachpressgerät der Firma Ivoclar ist ein Gerät zur Polymerisation von Kunststoff, bei dem der Druck während der Polymerisation aufrechterhalten und der Kunststoffteig in die geschlossene Hohlform nachgepresst wird. Damit lässt sich die Polymerisationsschrumpfung auf ca. 1 % reduzieren. Die Küvette kommt in einen Spannrahmen, der mit einem Druckaufsatz verbunden ist. Dort wird der Kunststoff aus einem Druckkolben kontinuierlich in die Hohlform gepresst.

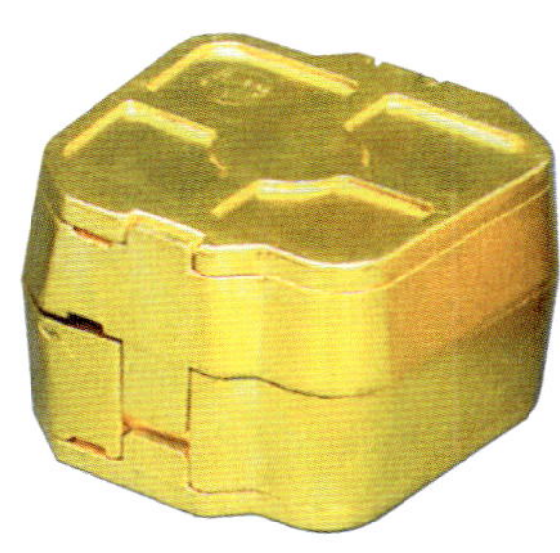

Abb. 52 Die vierteilige Küvette dient dem Herstellen von zweiteiligen Hohlformen für Kunststoffprothesen.

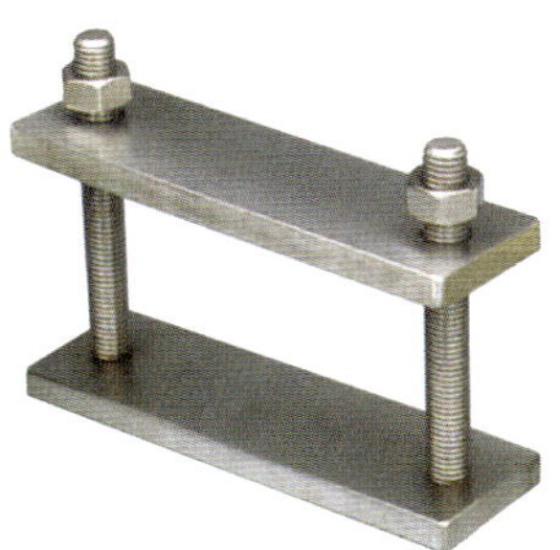

Abb. 53 Der Küvettenspannbügel hält nach dem Pressen der Küvetten den Druck während der Polymerisation aufrecht.

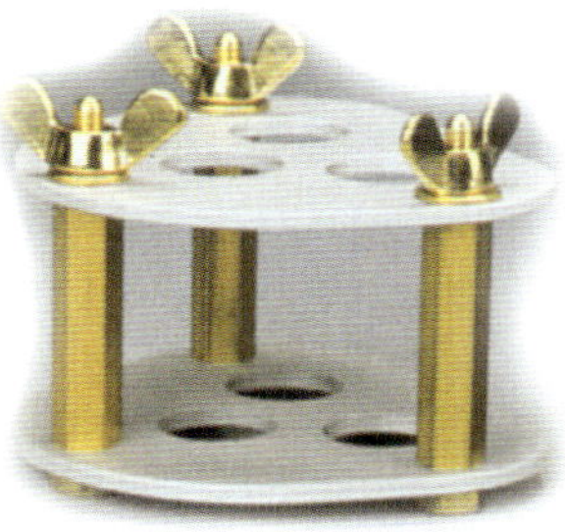

Abb. 54 Das Unterfütterungsgerät zur Anfertigung von Unterfütterung mit Autopolymerisat.

Unfall- und Gesundheitsgefahren

Die beeindruckende Vielfalt der Geräte, Maschinen und Werkzeuge im zahntechnischen Labor vermittelt dem aufmerksamen Beobachter sofort den Eindruck von den möglichen Gefährdungen, die durch unachtsamen oder unsachgemäßen Umgang mit diesen Geräten auftreten können. Auszubildende müssen darum zu Beginn und im weiteren Verlauf der Ausbildung eindringlich über die Unfall- und Gesundheitsgefahren ihres Arbeitsbereiches aufgeklärt werden. Jede *Einweisung* in ein neues Arbeitsgebiet beginnt mit den Hinweisen auf die speziellen Unfall- und Ge-sundheitsrisiken. Die Erläuterung über die Funktionsweise, Gebrauchsform und den Umgang mit einem Gerät, einer Maschine, einem Werkzeug ist, genauso wie die Verwendung von Werkstoffen, immer zu ergänzen mit der umfassenden Aufklärung über das mögliche, damit verbundene Gefährdungspotential.

Der *individuelle Arbeitsplatz* kann zur Gefährdung für die Gesundheit werden, wenn elementare Regeln missachtet werden. Der Arbeitsplatz muss so eingerichtet sein, dass ein sicheres Arbeiten möglich ist. Das gilt besonders für die Geräumigkeit, die Standsicherheit und Stabilität der Arbeitsplatzteile, die Beleuchtung und die Belüftung.

Die *Sitzhöhe* zur Arbeitsfläche muss für eine entspannte Körperhaltung auf die Körpergröße eingestellt sein, sonst können sich Haltungsschäden entwi-ckeln. Die Beine sollen entspannt auf dem Boden ruhen und nicht baumeln, notfalls wird eine Fußstütze benutzt, sonst kommt es zu Durchblutungshemmung in den Beinen. Eine abgestützte Armhaltung beim freihändigen Arbeiten muss eingenommen werden.

Eine *allgemeine Verletzungsgefahr* für Haut, Bänder und Knochen geht in der Zahntechnik von rotierenden Werkzeugen, von scharfen Messern, Sägen und scharfkantigen Werkstücken aus. Rotierende Maschinenteile, wie z. B. ein Poliermotor, gefährden Träger mit langen Haaren, welche sich um die drehende Spindel wickeln und büschelweise herausgerissen werden können.

Die *Verletzung durch Stromschlag* ist möglich, wenn defekte elektrische Geräte benutzt werden; ein abgeknicktes oder gebrochenes Stromkabel ist immer gefährlich und muss sachgerecht ausgetauscht werden. Im Nassbereich (Gipsraum, Polierbereich etc.) ist besondere Vorsicht geboten, wenn mit elektrischen Geräten gearbeitet wird.

Im *Umgang mit heißen oder glühenden Werkstoffen* (Gießen, Löten, Ausbetten) kann es zu Verbrennungen kommen. Glühende Metallspäne oder heiße Kunststoffspäne beim Schleifen oder Fräsen oder auch die Arbeit mit der offenen Flamme des Bunsenbrenners können zu schmerzhaften, schwer heilenden Hautverletzungen führen; ganz schnell können auch Haare am Bunsenbrenner Feuer fangen. Der Umgang mit heißem Wasser bei Ausbrühen oder das Reinigen mit dem Dampfstrahler erfordert Umsicht und Konzentration, damit es nicht zu Verbrühungen kommt. Heißes Wachs führt zu empfindlichen Verbrühungen der Haut; ein elektrisches Wachsmesser mit definierter Temperatur ist dabei weniger unfallträchtig.

Besonders *schwere Hautverletzungen* können *durch Verätzungen* bei unachtsamem Umgang mit Säuren entstehen. Verletzungen durch Säurespritzer, z. B. durch Fluorsäure, heilen ganz besonders schwer. Auch in den Glänzbädern oder galvanischen Bädern sind Säuren enthalten, die Verletzungen hervorrufen. *Augenverletzungen* durch Schleifspäne, Chemikaliendämpfe oder Flüssigkeitsspritzer von Hilfswerkstoffen lassen sich nur vermeiden, wenn eine Schutzbrille getragen wird. Die meisten flüssigen Hilfswerkstoffe enthalten aggressive Gefahrstoffe, die auf den Behältnissen immer gekennzeichnet sind.

Neben den unmittelbaren Verletzungen können alle Werkstoffe und Hilfswerkstoffe, deren Schleifspäne oder Dämpfe, durch den Kontakt mit der Haut oder durch Einatmen sogenannte *Allergien* bzw. allergische Reaktionen erzeugen oder zu Erkrankungen der Atemwege und Lunge führen. Hier müssen geeignete Schutzmaßnahmen unternommen werden: Schutzkleidung, Handschuhe, Schutzbrille und Mundschutz. Eine *spezielle Gesundheitsgefährdung* besteht durch das *Infektionsrisiko* für AIDS, Hepatitis und Tuberkulose durch verunreinigte, nicht desinfizierte Abformungen, Reparaturen, Unterfütterungen, Einproben und deren Transportbehälter. Hier sind besondere Hygienemaßnahmen nötig. Die *Berufsgenossenschaften* sind für die Arbeitssicherheit zuständig. Zahntechnische Betriebe sind Pflichtmitglieder in der zuständigen Berufsgenossenschaft, das ist die Berufsgenossenschaft der Feinmechanik und Elektrotechnik. Sie ist gleichzeitig Träger der Unfallversicherung und erstattet nach Arbeitsunfällen die entstandenen Kosten sowie notwendige Rehabilitationsmaßnahmen.

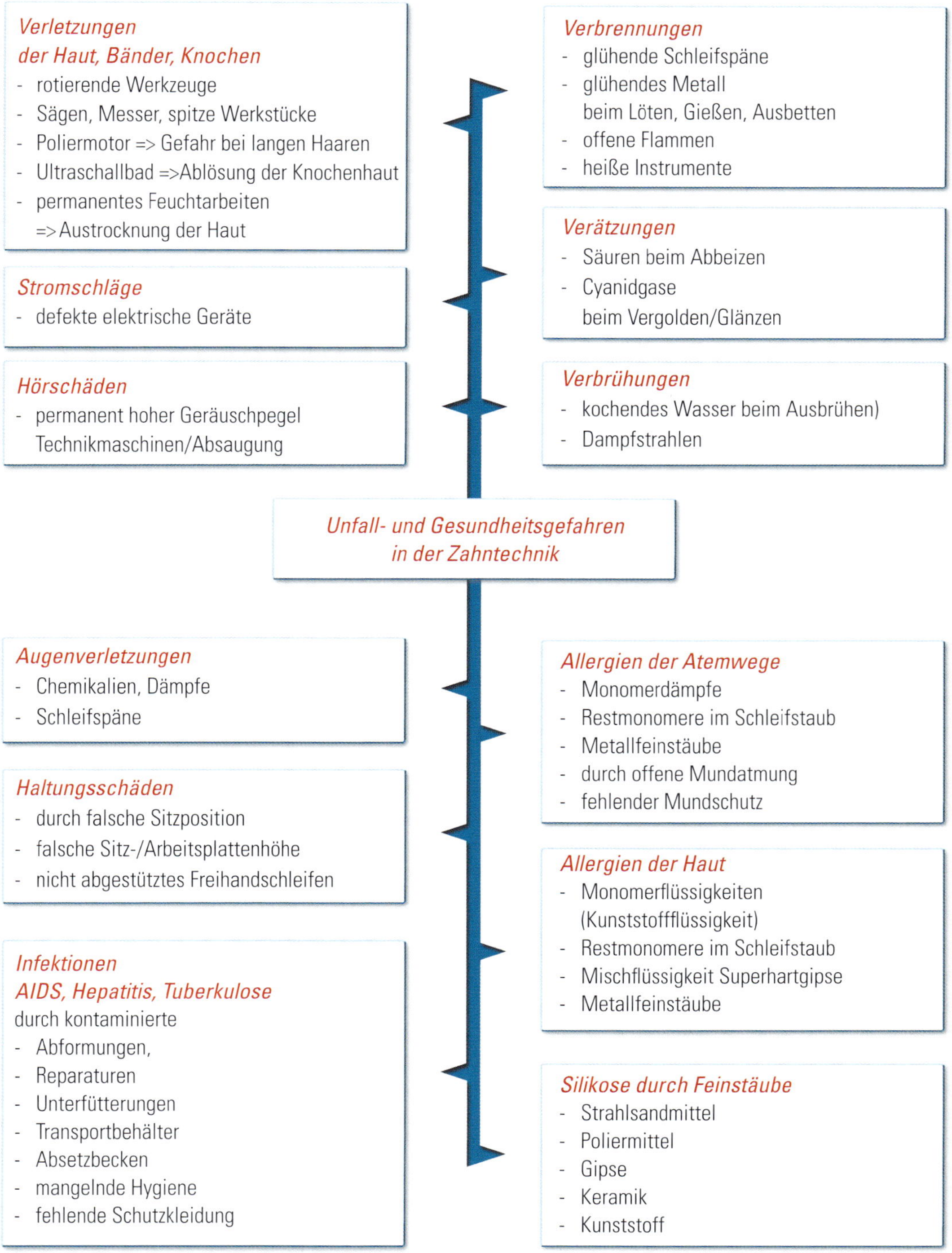

Verletzungen der Haut, Bänder, Knochen
- rotierende Werkzeuge
- Sägen, Messer, spitze Werkstücke
- Poliermotor => Gefahr bei langen Haaren
- Ultraschallbad =>Ablösung der Knochenhaut
- permanentes Feuchtarbeiten
  =>Austrocknung der Haut

Stromschläge
- defekte elektrische Geräte

Hörschäden
- permanent hoher Geräuschpegel
  Technikmaschinen/Absaugung

Verbrennungen
- glühende Schleifspäne
- glühendes Metall
  beim Löten, Gießen, Ausbetten
- offene Flammen
- heiße Instrumente

Verätzungen
- Säuren beim Abbeizen
- Cyanidgase
  beim Vergolden/Glänzen

Verbrühungen
- kochendes Wasser beim Ausbrühen)
- Dampfstrahlen

Unfall- und Gesundheitsgefahren in der Zahntechnik

Augenverletzungen
- Chemikalien, Dämpfe
- Schleifspäne

Haltungsschäden
- durch falsche Sitzposition
- falsche Sitz-/Arbeitsplattenhöhe
- nicht abgestütztes Freihandschleifen

Infektionen AIDS, Hepatitis, Tuberkulose
durch kontaminierte
- Abformungen,
- Reparaturen
- Unterfütterungen
- Transportbehälter
- Absetzbecken
- mangelnde Hygiene
- fehlende Schutzkleidung

Allergien der Atemwege
- Monomerdämpfe
- Restmonomere im Schleifstaub
- Metallfeinstäube
- durch offene Mundatmung
- fehlender Mundschutz

Allergien der Haut
- Monomerflüssigkeiten
  (Kunststoffflüssigkeit)
- Restmonomere im Schleifstaub
- Mischflüssigkeit Superhartgipse
- Metallfeinstäube

Silikose durch Feinstäube
- Strahlsandmittel
- Poliermittel
- Gipse
- Keramik
- Kunststoff

Abb. 55 Schema der Unfall- und Gesundheitsgefahren im zahntechnischen Arbeitsbereich

Arbeitsssicherheit

Arbeitssicherheit entsteht durch umsichtiges, konzentriertes Verhalten bei der Arbeit sowie durch geeignete Maßnahmen des Arbeitsschutzes, die sich in der Zahntechnik aus Unfall- und Gesundheitsschutz sowie umfassende Hygienemaßnahmen zusammensetzen.
Für jeden Beruf sind ***Unfallverhütungsvorschriften*** erlassen, deren Einhaltung durch technische Aufsichtsbeamte der Berufsgenossenschaft und durch die Sicherheitsbeauftragten in den Betrieben überwacht wird. Laborinhaber oder -inhaberinnen sind für die Arbeitssicherheit verantwortlich. Sie treffen die vorgeschriebenen Arbeitssicherheitsmaßnahmen, überwachen diese und informieren die Belegschaft. Jeder Betriebsangehörige ist dabei für seine eigene Arbeitssicherheit zuständig.
Unfallschutzmaßnahmen sollen Unfälle vermeiden. Die Berufsgenossenschaft der Feinmechanik und Elektrotechnik hat daher neben den allgemeinen Unfallverhütungsvorschriften (ETEM) für den Gesundheitsdienst eine spezielle Vorschrift ausgearbeitet. Diese Unfallverhütungsvorschriffen mit den Durchführungsbestimmungen definieren den Geltungsbereich und geben Hinweise auf Schutzbestimmungen zu den Betriebsanlagen, zum Arbeitsplatz, zur Gerätesicherung und zur Berufskleidung, sie beziehen sich auf Maßnahmen der Gesundheitsicherung und zur Minderung der Infektionsgefährdung.
Erste ***vorbeugende Maßnahme*** des Unfallschutzes ist die Kennzeichnung von Gefährdungsbereichen innerhalb des Betriebes. Die Sicherheitskennzeichnung am Arbeitsplatz macht leicht verständlich und eindeutig auf Gefahren aufmerksam, die von Geräten, Maschinen und Gefahrstoffen ausgehen können. Dazu sind Gebotzeichen (blauer Kreis), Verbotszeichen (roter Kreis) und Warnzeichen (gelbes Dreieck) in unterschiedlichen geometrischen Formen und verschiedenen Farben vorgesehen; ebenfalls farbig und geometrisch gekennzeichet sind die Rettungshinweisschilder (grünes Quadrat). Bei gefährlichen Arbeitsstoffen sind die Sicherheitskennzeichen mit Gefahrenhinweisen (R-Sätze) und Sicherheitsratschlägen (S-Sätze) versehen, die den Anwender weitergehend über den Gefahrenumfang informieren.
Als ***Berufskleidung*** gilt ein langärmliger, hochgeschlossener Kittel, der immer getragen werden muss. Er hält die normale Kleidung sauber und schützt die Arme und den Halsbereich, wo durch Staub- und Gefahrstoffablagerungen Kontaktekzeme entstehen können. Die Berufskleidung des Zahntechnikers wird durch Handschuhe, Schutzbrille oder Mundschutz ergänzt und erfüllt die Vorschriften über die Schutzkleidung, welche vom Arbeitgeber zur Verfügung gestellt werden soll.
Die ***Ausstattung des Arbeitsplatzes*** mit Staubabsaugung und Sicherheitsscheibe vervollständigt diese Schutzmaßnahmen. Sicherheitsschuhe sind bei Zahntechnikern nicht vorgeschrieben, jedoch sind rutschfeste, bequeme Schuhe obligatorisch. Lange Haare werden zurückgebunden, damit sie sich nicht in rotierenden Werkzeugen verfangen; Schmuckringe, Armketten, Armreifen, Uhren und Halsketten werden bei der Arbeit nicht getragen, weil sich diese ebenfalls in rotierenden Werkzeugen verhaken können.
Damit ***beim Atmen*** keine Schadstoffe in die Lunge geraten, gilt grundsätzlich, dass beim Schleifen, Fräsen und dem Arbeiten mit verdunstenden Gefahrstoffen der Mund geschlossen bleibt und nur durch die Nase geatmet wird. Aus diesem Grunde ist es unerlässlich, bei jeder zahntechnischen Tätigkeit, bei der Staubentwicklung und Dämpfe auftreten, einen Mundschutz zu tragen. Am besten sind Atemschutzmasken, die neben dem Feinstaub auch in gewissem Umfang Dämpfe des MMA und andere aggressive Dämpfe abschirmen; so können beim Bearbeiten von verschmutzten Reparaturprothesen u. a. auch Krankheitskeime abgehalten werden. Eine Absaugvorrichtung am Arbeitsplatz ist unerlässlich.

Abb. 57 Einige Sicherheitskennzeichen, die für den zahntechnischen Bereich von Bedeutung sind. Man unterscheidet Gebots- von Verbotszeichen sowie die Warnzeichen von den Hinweiszeichen. Die farbliche und geometrische Codierung der Sicherheitszeichen hat Ähnlichkeit mit den gewohnten Zeichen aus dem Straßenverkehr. Die Signalfarbe Rot wird für Verbotszeichen oder wichtige Hinweistafeln benutzt. Die Farbkombination Schwarz-Gelb ist, genau wie in der Natur, für Warnzeichen vorgesehen. Auch auf den Verpackungen werden diese Sicherheitskennzeichnungen angebracht. Auf Verpackungen sind noch zusätzliche Gefahrenhinweise und Sicherheitsratschläge aufgedruckt.

Abb. 56

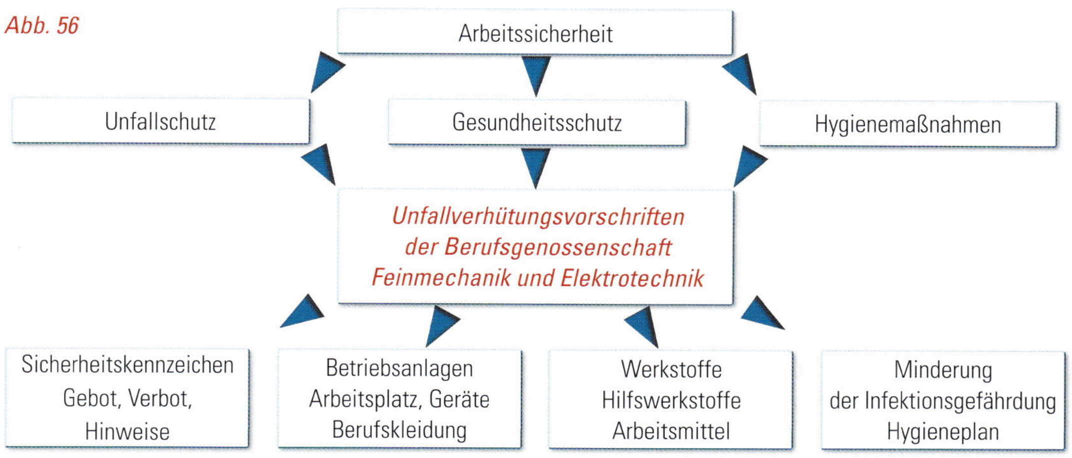

Abb. 57

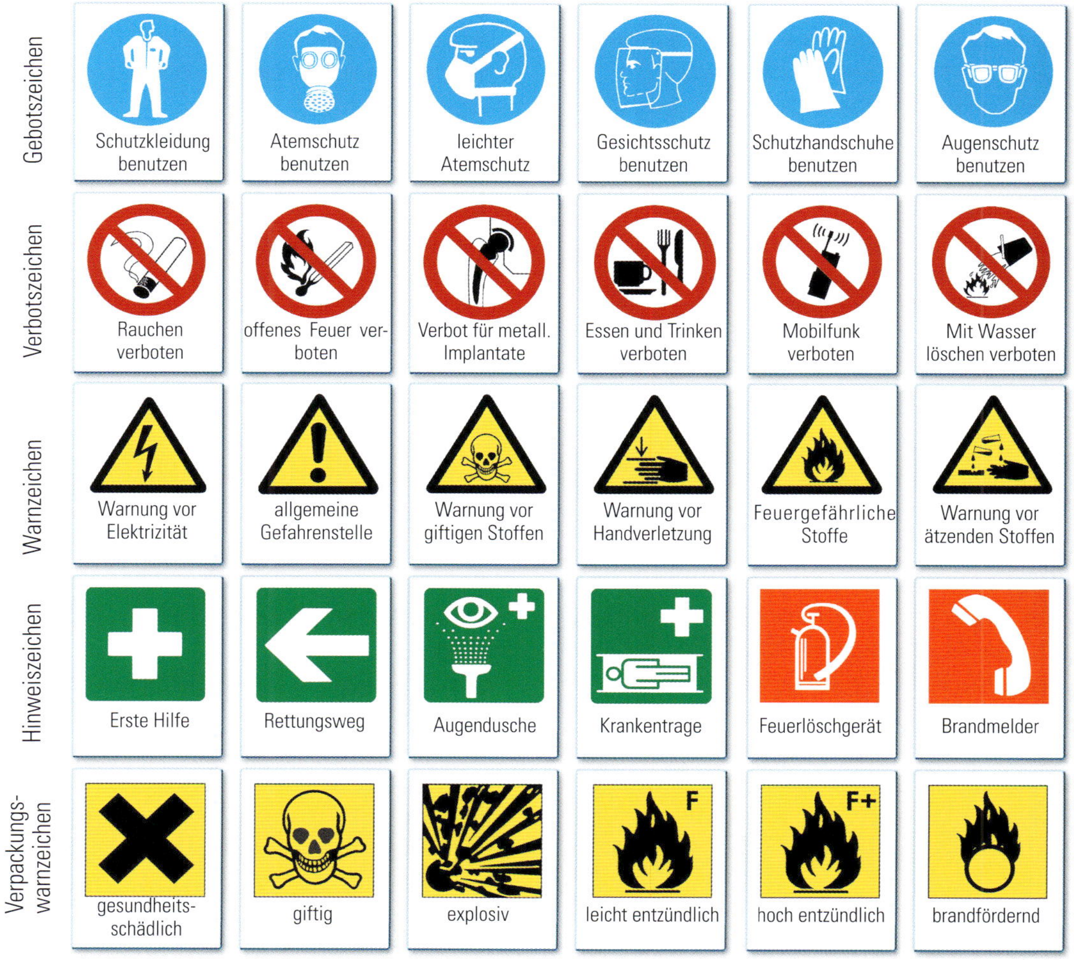

Gebotszeichen	Schutzkleidung benutzen	Atemschutz benutzen	leichter Atemschutz	Gesichtsschutz benutzen	Schutzhandschuhe benutzen	Augenschutz benutzen
Verbotszeichen	Rauchen verboten	offenes Feuer verboten	Verbot für metall. Implantate	Essen und Trinken verboten	Mobilfunk verboten	Mit Wasser löschen verboten
Warnzeichen	Warnung vor Elektrizität	allgemeine Gefahrenstelle	Warnung vor giftigen Stoffen	Warnung vor Handverletzung	Feuergefährliche Stoffe	Warnung vor ätzenden Stoffen
Hinweiszeichen	Erste Hilfe	Rettungsweg	Augendusche	Krankentrage	Feuerlöschgerät	Brandmelder
Verpackungs-warnzeichen	gesundheitsschädlich	giftig	explosiv	leicht entzündlich	hoch entzündlich	brandfördernd

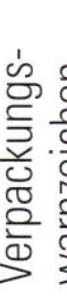

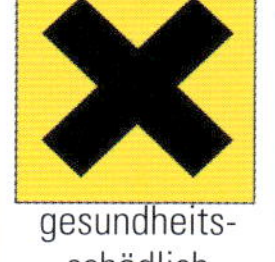

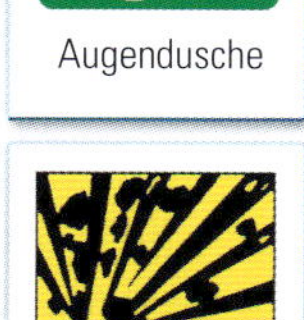
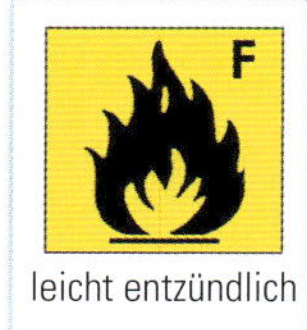

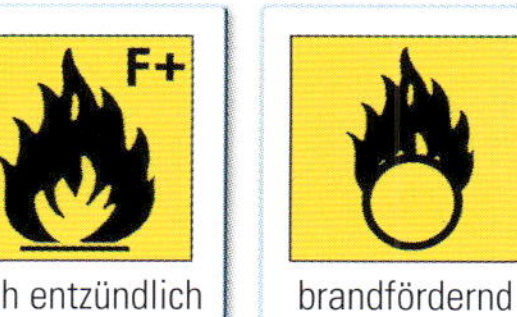

Umgang mit Arbeitsstoffen und -mitteln

Unfallgefahren bestehen im normalen Arbeitsprozess im Umgang mit Arbeitsstoffen, wie Säuren, Laugen, ätzenden Flüssigkeiten und Arbeitsmitteln, wie Druckluft, Brenngase und Elektrizität. In der Gefahrstoffverordnung wird der Gefährdungsumfang und die Kennzeichnungsverpflichtung beschrieben.

Säuren gehören nach dieser Gefahrstoffverordnung zu den kennzeichnungspflichtigen gefährlichen Arbeitsstoffen. Die Gefahrenkennzeichnung enthält die Stoffbezeichnung und Gefahrensymbole, Hinweise auf besondere Gefahren und Sicherheitsratschläge sowie Name und Anschrift des Herstellers, Importeurs oder Vertreibers.

Im ***Umgang mit gefährlichen Arbeitsstoffen*** sind besondere Sicherheitsmaßnahmen zu treffen, um Unfälle und Gesundheitsgefährdungen auszuschließen:

- Säuren in einem Säureschrank mit Abzug aufbewahren;
- gefährliche Säuren unter Verschluss halten;
- beim Verdünnen von Säuren Schutzbrille, Gummischürze und Gummihandschuhe tragen;
- zum Verdünnen immer die Säure in das Wasser gießen, nicht umgekehrt.

Unfälle mit Säuren werden wie folgt behandelt:

- Verätzungsstelle mit viel Wasser auswaschen;
- Augenverätzung sofort gründlich mit Augendusche ausspülen;
- wird Säure verschluckt, nicht erbrechen lassen, sondern viel Wasser trinken, um verschluckte Säure zu verdünnen;
- bei schweren Säureunfällen sofort ärztliche Hilfe aufsuchen; dazu muss die Notfalltelefonnummer gut sichtbar neben dem Telefon angebracht sein.

Beim ***Umgang mit Druckluft*** besteht keine besondere Unfallgefahr, wenn beim Abblasen von Gegenständen vom Körper weg, unter oder neben den Arbeitsplatz geblasen wird, wenn die abzublasenden Stäube oder Partikel nicht anderen Personen ins Gesicht oder an den Körper geblasen und keine gesundheitsschädlichen Stäube aufgewirbelt werden.

Der ***Umgang mit Brenngasen*** erfordert dagegen große Vorsicht; bestimmte Grundregeln sind immer einzuhalten. Nach der Benutzung wird ein Brenner immer ausgestellt; niemals unnütz brennen lassen, das kostet Geld, erwärmt die Luft und verbraucht Sauerstoff. Nach Arbeitsschluss wird die Hauptzuleitung abgesperrt.

Bei ***Gasgeruch*** sofort Hauptgaszufuhr schließen und Lüften, keine elektrischen Geräte oder Licht ein- oder ausschalten und kein Feuer anzünden, undichte Leitungen oder Schläuche sofort fachmännisch auswechseln; zurückgeschlagene Bunsenbrenner werden gelöscht und vor erneutem Anzünden erst gereinigt.

Für den ***Umgang mit Brenngasflaschen*** gelten folgende grundsätzliche Regeln:

- Gasflaschen nicht werfen und gegen Umfallen sichern; an der Wand anketten;
- bei Lagerung und Transport Schutzkappe aufschrauben;
- Gasflaschen vor Erwärmung und Frost schützen;
- Ventil einer Sauerstoffflasche nicht mit Fett oder Öl in Berührung bringen, Sauerstoff verbrennt explosiv;
- vorgeschriebene Arbeitsdrücke nicht überschreiten;
- nach Gasentnahme Flasche schließen;
- in Arbeits- und Lagerräumen für Brenngase gute Durchlüftung sicherstellen;
- beim Arbeiten mit Gasbrennern (Azetylen/Wasserstoff/ Sauerstoff) Schutzbrille tragen.

Der ***Umgang mit Elektrizität*** ist problemlos, weil alle Geräte strengsten Sicherheitsbestimmungen unterliegen, ohne die eine Inbetriebnahme nicht gestattet ist. Das gesamte elektrische Leitungsnetz ist mit Sicherungen versehen, die bei Kurzschlüssen, Überlastungen oder Gerätedefekten ansprechen. Um Unfälle mit elektrischem Strom zu vermeiden gilt, dass defekte Geräte und Stromzuleitungen nur vom Fachpersonal repariert werden dürfen. Geräte müssen geerdet sein und dürfen nur an Sicherheitssteckdosen angeschlossen werden.

Unfälle mit elektrischem Strom entstehen, wenn der menschliche Körper von Strömen durchflossen wird. Die Stärke des Stromdruchflusses ist abhängig von Stromstärke (Ampere), Spannung (Volt), Frequenz, Einwirkungsdauer und dem Stromweg (z. B. über das Herz) sowie von der Leitfähigkeit des Untergrundes (Metall, Wasser), von der Kleidung und von der Hautfeuchtigkeit. Die schädliche Wirkung ist bei guter Erdung des Körpers und großer Kontaktfläche zum Stromleiter besonders groß; dabei können schon geringe Spannungen (40 V bei 0,1 A) tödlich wirken. Bei Stromdurchfluss treten Schockzustände, Krämpfe, Lähmungen und Verbrennungen auf, es können Schädigungen des Herzens (Herzrhythmusstörungen) auftreten, die zum Tod führen.

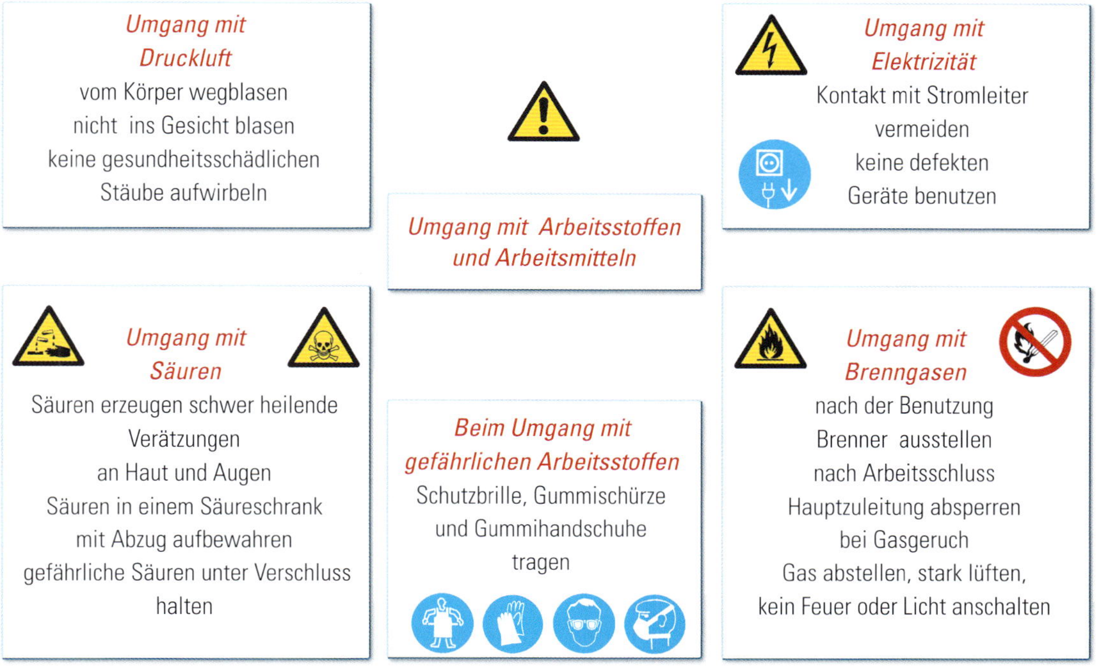

Umgang mit Druckluft
vom Körper wegblasen
nicht ins Gesicht blasen
keine gesundheitsschädlichen Stäube aufwirbeln

Umgang mit Arbeitsstoffen und Arbeitsmitteln

Umgang mit Elektrizität
Kontakt mit Stromleiter vermeiden
keine defekten Geräte benutzen

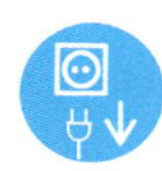

Umgang mit Säuren
Säuren erzeugen schwer heilende Verätzungen an Haut und Augen
Säuren in einem Säureschrank mit Abzug aufbewahren
gefährliche Säuren unter Verschluss halten

Beim Umgang mit gefährlichen Arbeitsstoffen
Schutzbrille, Gummischürze und Gummihandschuhe tragen

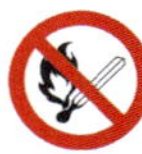

Umgang mit Brenngasen
nach der Benutzung Brenner ausstellen
nach Arbeitsschluss Hauptzuleitung absperren
bei Gasgeruch Gas abstellen, stark lüften, kein Feuer oder Licht anschalten

Abb. 58 Umgang mit Arbeitsstoffen und -mitteln

Abb. 59 Auswahl von Gefahrstoffen mit dazugehörigen Sicherheitskennzeichen

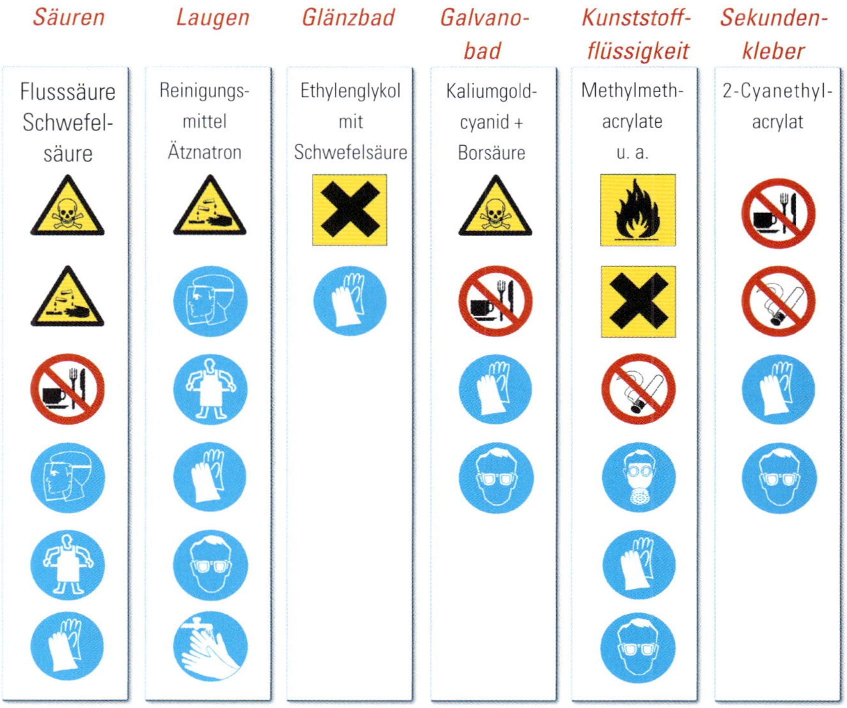

Säuren	Laugen	Glänzbad	Galvanobad	Kunststoffflüssigkeit	Sekundenkleber
Flusssäure Schwefelsäure	Reinigungsmittel Ätznatron	Ethylenglykol mit Schwefelsäure	Kaliumgoldcyanid + Borsäure	Methylmethacrylate u. a.	2-Cyanethylacrylat
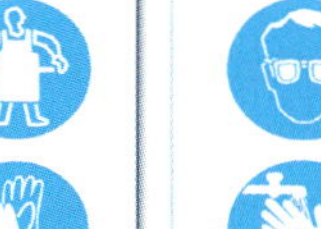	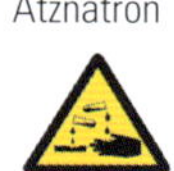  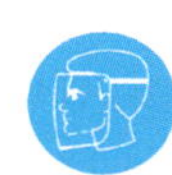 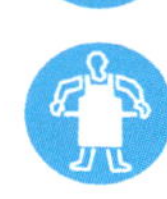  	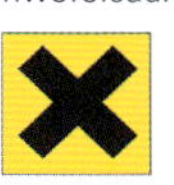 	  	  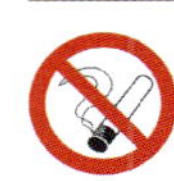 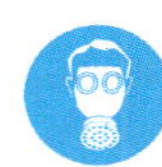  	 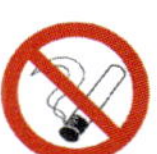 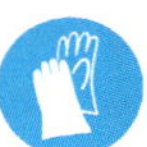 

Gesundheitsschutz und Hygiene

Die erste Erfahrung von Berufsanfängern in der Zahntechnik ist die, mit Gegenständen in Berührung zu kommen, die andere Menschen im Mund gehabt haben, die durch Körperflüssigkeiten, wie Speichel oder Blut und mit anderen Substanzen, wie Essensresten oder Zahnsteinablagerungen, verunreinigt sind. Eine anfängliche Abscheu vergeht und es stellt sich eine gewohnheitsmäßige Nachlässigkeit im Umgang mit diesen Dingen ein. Der Ekel wird überwunden und auch stark verunreinige Abformungen oder Reparaturen werden ohne Schutzmaßnahmen mit bloßen Händen weiterverarbeitet. Und damit fängt die Gefährdung an, vor der die anfängliche, natürliche Abscheu zunächst schützte. Denn alle Verunreinigungen sind immer auch Träger von Krankheitskeimen, die jederzeit Infektionen hervorrufen können.

Gesundheitsschutz und -vorsorge gehört deswegen zu den vordringlichsten Pflichten in einem zahntechnischen Labor. Diese Verpflichtung umfasst neben den persönlichen Hygienemaßnahmen die Desinfektionspflicht innerhalb des Labors und eine vorbeugende Hepatitis B-Impfung für alle Mitarbeiter. Dazu gehören auch eine regelmäßige Hygieneschulung und das Erstellen eines Hygieneplanes sowie die Information zur Schutzimpfung und Kostenübernahme der Schutzimpfung durch den Arbeitgeber oder die Krankenkassen.

Hygiene ist die Sammelbezeichnung für alle Maßnahmen zur Aufrechterhaltung der Gesundheit und ihrer natürlichen und sozialen Vorbedingungen sowie zur Vorbeugung von Keimübertragung, der Entstehung und Ausbreitung von Krankheiten. Der Begriff kommt aus dem Griechischen und bedeutet soviel wie gesund, der Gesundheit zuträglich, heilsam. Man versteht darunter auch die Gesundheitslehre und Gesundheitspflege.

Zur *persönlichen Hygiene* gehört die tägliche Körperpflege, das regelmäßige, häufige Händewaschen, das Tragen geeigneter Schutzkleidung und die Sauberkeit am Arbeitsplatz. Zum Händewaschen sind alkalifreie Desinfektions-Handwaschmittel und rückfettende Handcremes geeignet. Zum Abtrocknen werden persönliche Handtücher oder Papierhandtücher benutzt anstatt Gemeinschaftshandtücher, die zur Brutstätte von Krankheitserregern werden. Offene, auch kleinste Verletzungen müssen sofort verbunden werden, um die Eintrittspforte für Krankheitskeime abzudecken.

Die *Hygienemaßnahmen* im gesamten Arbeitsbereich lassen sich systematisch nach einem Hygieneplan verwirklichen. Der Hygieneplan ist in den Unfallverhütungsvorschriften der Berufsgenossenschaft festgelegt. Danach sind „...für die einzelnen Arbeitsbereiche entsprechend der Infektionsgefährdung Maßnahmen zur Desinfektion, Reinigung und Sterilisation sowie zur Ver- und Entsorgung schriftlich festzulegen, und ihre Durchführung zu überwachen." Der *Hygieneplan* legt die Durchführung der Händedesinfektion, der Reinigung von Räumen, Einrichtungsgegenständen, Apparaten und Instrumenten fest, wobei zwischen Flächen- und Raumdesinfektion unterschieden wird. In dem Plan sind dabei die Abfallentsorgung zu erfassen und die geeigneten Desinfektionsmittel und -verfahren zu nennen. *Reinigen* bezeichnet das oberflächliche Entfernen von Schmutz mit Wasser, Bürste und Reinigungsmitteln. *Desinfektion* bezeichnet die Maßnahmen zur Abtötung oder zur Behinderung des Wachstums krankheitserregender Bakterien oder krankheitsübertragender Kleinlebewesen. Mit geeigneten Chemikalien oder Hitze, Wasserdampf, Strom, Ultraschall, UV-Licht, Mikrowellen lassen sich die Mikroorganismen abtöten oder aber ihre Vermehrung behindern. *Sterilisation* bezeichnet die vollständige Beseitigung von lebenden, vermehrungsfähigen Mikroorganismen. Sie kann durch Einwirkung trockener Hitze (2h, 160-180 °C) oder feuchter Hitze (30min, 120 °C), durch Sterilfiltration, Röntgen-, UV- oder Gammastrahlung oder chemisch mit Äthylenoxid, 3-Propiolacton und Alkohol erfolgen.

Hygienemaßnahmen betreffen alle vom Zahnarzt ins zahntechnischen Labor gelieferten Arbeiten und Gegenstände. Diese werden ausgewaschen, mit einem Desinfektionsmittel besprüht oder in ein Desinfektionsbad getaucht; sie lassen sich auch im Ultraschallgerät mit desinfizierender Flüssigkeit reinigen. Abformungen, Reparaturen und Unterfütterungen werden von Speichel- und Blutresten unter fließendem Wasser gesäubert und notfalls in einem Tauchbad desinfiziert. Auch die Arbeiten aus dem Labor zur zahnärztlichen Praxis sind gründlich zu reinigen oder auch zu desinfizieren.

Die *Reinigungsgeräte* und Hilfsmittel zum Reinigen müssen gleichermaßen regelmäßig desinfiziert werden. Die Verpackung zur Auslieferung an den Zahnarzt genügt ebenfalls den Ansprüchen der Hygiene.

	Instrumente Werkzeuge	*Flächen Arbeitsplatz*	*Maschinen Geräte*	*Abformungen Werkstücke mit Patientenkontakt*	*Hände*
was	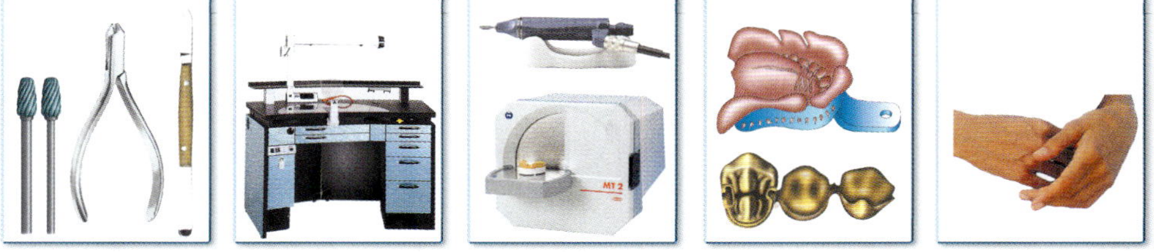				
wie	Desinfektion und Reinigen mit Desinfektionslösung	Desinfektion und Reinigen durch Wischen	Desinfektion und Reinigen mit Desinfektionslösung	Desinfektion durch Tauchdesinfektion	Waschen und desinfizieren durch Einreiben Nachfetten
womit	Arbeitsmittel Desinfektionsmittel z. B. ID 212 2 %	Desinf.-mittel FD 312 1 %/FD 350 Desinfektionstücher	Desinf.-mittel FD 312 1 %/FD 350 Desinfektionstücher	z. B. Hygrojet- und Desinfektionsmittel MD 520	Desinfektionsspender HD 410 3 ml Firma Dürr
wann	sofort nach der Benutzung oder bei Bedarf	Fußböden und Arbeitsflächen abends und nach Bedarf	sofort nach der Benutzung oder bei Bedarf	Abformungen und Werkstücke nach Eingang oder bei Bedarf	immer wenn mit kontaminiertem Material Kontakt bestand
wer	Name der verantwortlichen Personen				

Abb. 60 Hygieneplan für das zahntechnische Labor

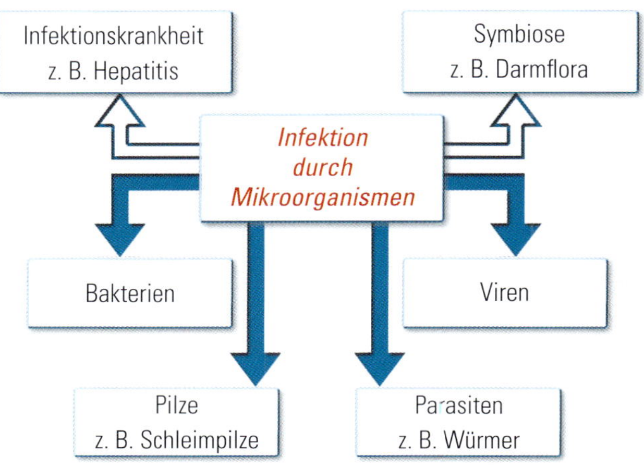

Abb. 61 Eine Infektion (Ansteckung) durch lebende Krankheitserreger (Mikroorganismen) ist durch verunreinigte Werkstücke möglich. Die Infektionskrankheiten wie z. B. Hepatitis, AIDS oder Tuberkulose werden durch unterschiedliche Krankheitserreger erzeugt. Als Erreger unterscheidet man Viren, Bakterien, Pilze und Parasiten. Sie können akute oder chronische Krankheiten verursachen. Es gibt auch ein unschädliches Zusammenleben, eine Symbiose, wie z. B. die Darmflora.

Infektion durch Mikroorganismen

Als ***Ansteckung*** (Infektion) bezeichnet man das Eindringen von Mikroorganismen in den menschlichen (tierischen oder pflanzlichen) Körper, wo diese sich anhaften und vermehren. Im Allgemeinen besitzt der menschliche Körper verschiedene Abwehrmechanismen gegen Infektionen, wie die intakte Haut mit ihrem physiologischen Säuremantel, die Schleimhaut mit Enzymen und Abwehrzellen im Sekret der Schleimhaut und die zelluläre Abwehr.

Eine ***Infektion*** kann örtlich begrenzt sein oder sich auf den ganzen Körper ausbreiten. Bei örtlicher Infektion bleibt der Erreger an der Eintrittspforte und breitet sich von dort in einem infektiösen Prozess kontinuierlich aus. Eine Fernwirkung auf den Körper entsteht durch die Stoffwechselgifte (Toxine). Bei einer im ganzen Körper ausgebreiteten (generalisierten) Infektion können bestimmte Organe oder Organsysteme befallen werden. Einer Infektion lässt sich auf verschiedene Arten vorbeugen. Zunächst durch die beschriebenen Hygienemaßnahmen der Desinfektion oder Sterilisation; eine ***Infektionsprophylaxe*** kann erfolgen z. B. durch Impfung mit abgeschwächten Krankheitserregern, wodurch die körpereigene Abwehr aktiviert wird, oder durch passive Immunisierung, indem das Immunserum von Tieren verabreicht wird. Eine überstandene Infektion kann auch eine aktive Immunisierung erzeuen, die eine spätere Infektion mit dem gleichen Erreger verhindert, z. B. die Erkrankung mit dem Masernvirus hinterlässt eine lebenslange Immunität.

Bakterien können Infektionskrankheiten (Pest, Cholera, Typhus, Lepra, Tuberkulose, Syphilis, Gonorrhö, Meningitis, Lungenentzündung u. a.) auslösen. Diese einzelligen Mikroorganismen haben eine mittlere Größe von 0,5 bis 5 mm, sie treten einzeln oder in Gruppen auf, sie sind unbeweglich oder beweglich durch Geißeln oder gleitend an Grenzflächen. Die kugel-, stäbchen- oder schraubenförmigen Bakterien besitzen keinen Zellkern, sondern ihr Kernmaterial bildet einen unregelmäßigen, feinfibrillären Körper, bei dem die DNS ringförmig aufgewickelt an der Zellmembran liegt. Sie vermehren sich durch Querteilung mit einer Teilungsgeschwindigkeit von 15 bis 40 Minuten. Manche Bakterien benötigen Sauerstoff zum Leben, andere leben ohne Sauerstoff.

Als ***Symbionten*** leben Bakterien mit Pflanzen oder Tieren, wo sie z. B. die Verdauung fördern (Darmbakterien) oder auf der Haut, wo sie durch ihre Ausscheidungsprodukte den Säureschutzmantel bilden. Die ***Bakteriengifte*** (Bakteriotoxine) sind krankheitserregende Stoffwechselprodukte oder durch Zerfall von Bakterien freiwerdende Giftstoffe.

Viren sind Krankheitserreger mit einer Größe zwischen 10 und 300 nm. Sie bestehen aus Proteinhüllen, in denen die genetischen Stücke (Nukleinsäuren) stecken, die den biochemischen Apparat von Wirtszellen zur Produktion neuer Viren derselben Art umfunktionieren. Viren besitzen keine Zellorganellen, keinen eigenen Stoffwechsel und brauchen zur Vermehrung die funktionelle Organisation lebender Zellen.

Die stäbchenförmigen oder kugeligen Viren haben eine Proteinhülle aus spiraligen Bändern identischer Protomere. Bei der Infektion gelangt die Nukleinsäure (Virion) in die Zelle, wo es in seine Teile zerfällt und den Zellstoffwechsel umfunktioniert, so dass nur noch Virusbausteine synthetisiert werden. Die Wirtszelle geht dabei zugrunde. Manche Viren befallen nur bestimmte Lebewesen, andere Viren treten bei sehr vielen Arten auf und wechseln z. B. zwischen Insekten und Wirbeltieren und auch Planzen. Durch Hitze, Desinfektionsmittel und organische Lösungsmittel lassen sich Viren zerstören.

Viruserkrankungen (Virosen) sind Infektionskrankheiten, wie z.B. Gehirnhautentzündung, Grippe, Gürtelrose, Windpocken, Kinderlähmung, Masern, Pocken, AIDS, Schnupfen, Hepatitis u.a.m. Zunächst treten Allgemeinsymptome auf, wie Fieber, Kopf- und Gliederschmerzen, Abgeschlagenheit und gelegentlich Übelkeit und Erbrechen. Nach 5 - 7 Tagen beginnt die Erkrankung des Organsystems, das von dem jeweiligen Virus befallen wird.

Parasiten oder Schmarotzer sind ein- oder mehrzellige Lebewesen, die sich in oder auf einem anderen Lebewesen auf dessen Kosten ernähren und dabei Krankheitserscheinungen verursachen können. Beim Menschen können sich z. B. Fadenwürmer, Egel oder Larven einnisten; auch bestimmte Bakterien können parasitären Befall hervorrufen.

Pilze als einzellige Mikroorganismen können Erkrankungen hervorrufen wie z. B. Soor (Candiamycosis), welche die Haut und Schleimhäute des Mundes, der Genitalien und der Verdauungsorgane befallen. Es ergeben sich langandauernde Krankheitsverläufe, die bei Minderung der körpereigenen Abwehr auch innere Organe betreffen.

Abb. 62

	Krankheit	Infektionsweg	Verlauf	Prophylaxe/Therapie
Tuberkulose	meldepflichtige, bakterielle Infektionskrankheit befällt meist die Lungen, durch Verschleppung Darm, Knochen, Haut, Urogenitalsystem, Tonsillen	Infektion durch Inhalation infektiöser Tröpfchen, Stäube, eingetrockneter Exkrete, oral z. B. durch Milch, fetal durch infektiöses Fruchtwasser	Zyklisch-chronischer Verlauf Ausweitung innerhalb gleichen Gewebes bis Gewebszerfall nach jahrelanger Latenz Reaktivierung von Primärherden	Bettruhe, hochwertige Kost, Heilklima zur Erhöhung der Widerstandskraft Medikamente:Tuberkulostatika, Vorbeugung: Tuberkuloseschutzimpfung
AIDS	virusbedingte Immuninsuffizienz (acquired immuno deficiency syndrome) verursacht durch Retroviren schwere Erkrankung des Immunsystems	über kleine Haut- oder Schleimhautverletzungen, durch Blut oder Blutprodukte, infektiöse Körperflüssigkeiten z. B. bei Sexualkontakten	Verlauf in 4 Phasen 1. fiebrige Sytemerkrankung 2. Latenzphase ca. 2-5 Jahre 3. Zerstörung der T-Helferzellen 4. breite Symptomatik mit Sekundärinfektionen - Tod	Behandlung der Symptome AIDS-Viren empfindlich gegen Umwelteinflüsse und Desinfektionsmittel intensive Schutzmaßnahmen gegen Körperflüssigkeiten
Hepatitis B	Serumhepatitis Infektiöse Entzündung des Gefäß- oder Bindegewebs-appates der Leber durch Hepatitisvirus B (HBV ist ein DNS-Virus)	durch Bluttransfusion mit Blut kontaminierte Werkstücke, Instrumente, bei engem Körperkontakt (z. B. Geschlechtsverkehr)	Inkubationszeit 40-150 Tage erst grippale, rheumatoide Beschwerden, Appetitlosigkeit, Verdauungsstörungen, Schmerzen am Rippenbogen Hauptsymptom Gelbsucht	strikte Bettruhe fettarme Diät, kein Alkohol nach 4-5 Monaten ausgeheilt selten tödlicher Leberzellzerfall nekrotisierende Hepatitis vorbeugende Impfung
Hepatitis A	Virushepatitis Infektiöse Leberentzündung durch den Hepatitisvirus A (HAV ist ein RNS-Virus, die Hepatitis Viren C, D, E und G sind RNS-Viren)	durch orale Aufnahme des ausgeschiedenen Virus bei mangelnder Hygiene durch infizierte Gegenstände Nahrungsmittel, Trinkwasser	Inkubationszeit 15 - 60 Tage Abgeschlagenheit, Übelkeit, Brechreiz, Appetitlosigkeit, Verdauungsstörungen Abneigung gegen Alkohol Gelbsucht	strikte Bettruhe fettarme Diät, kein Alkohol nach 4-5 Monaten ausgeheilt selten chronischer Verlauf vorbeugende Impfung systematische Hygiene

Gefährdung durch Schleifstaub und Allergene

Bei der spanenden Bearbeitung unterschiedlicher Werkstoffe ist der Zahntechniker großen Hautbelastungen durch Schleifstäube, Irritanzien und Allergene ausgesetzt. Feiner Schleifstaub, sogenannte Aerosole der Partikelgröße von 1 - 5 µm, der beim Ausbetten und Abstrahlen von Gussobjekten, beim Beschleifen von Keramik, hochfestem Kunststoff und auch bei zähharten Metallen mit Fräsern und Schleifsteinen entsteht, führt zunächst zu Hautreizungen und im Weiteren zur Gefährdung der Atemwege und der Lunge.

Der ***Feinstaub*** (Partikelgröße < 5 µm) ist unsichtbar und gefährlicher als sichtbarer Staub. Er wird weder von den Bronchien noch von den Alveolen wieder ausgeschieden und schädigt so den Organismus massiv; er führt zur Staublunge. Wenn diese Stäube zudem noch aus Werkstoffen bestehen, die an sich schon gesundheitsschädigende Wirkungen haben, dann tritt neben der mechanisch wirksamen Verletzung des Lungenfeingewebes noch eine toxische oder allergene Reaktion auf.

Die ***Augen***, die ***Hände*** und die ***Atemwege*** sind vor Verletzungen durch Schleifsplitter, Schleifstaub, Späne und ätzenden Flüssigkeiten zu schützen. Dazu muss grundsätzlich beim Schleifen, Fräsen oder Polieren und im Umgang mit reizenden und verdunstungsfähigen Flüssigkeiten mit Schutzhandschuhen und geeigneter Staubabsaugung gearbeitet werden. Die Augen müssen zusätzlich mit einer Schutzbrille abgedeckt sein, wobei die Brille auch seitlich, oben und unten abdichten muss.

Die ***Hände*** müssen gegen heiße, spitze und scharfkantige Späne bei der Metallbearbeitung geschützt werden. Beim Feinschleifen mit normalem Arbeitsdruck und scharfen Instrumenten ist diese Verletzungsgefahr relativ gering. Erst wenn mit stumpfen Werkzeugen und höherem Arbeitsdruck gearbeitet wird, entstehen heiße Späne und erzeugen Verbrennungen. Um scharfkantige, lange Späne bei der Metallbearbeitung zu vermeiden, sollten Schleifsteine benutzt werden oder man wählt HM-Fräser mit Kreuzverzahnung.

Durch eine Kombination von Arbeitsmantel, Sicherheitssichtscheibe oder Schutzbrille, Atemschutz, hochgeschlossenem Kittel und Absauganlage lassen sich die Gefährdungen durch allergene Schleifstäube vermeiden.

Die Angewohnheit, am Arbeitsplatz zu essen, zu trinken und zu rauchen, hat ebenfalls gesundheitsschädigende Auswirkungen. Zunächst ist das Essen und Trinken am Arbeitsplatz unappetitlich, das Rauchen ist erwiesenermaßen gesundheitsschädlich und bei der Arbeit mit entzündlichen Arbeitsstoffen ohnehin verboten. Und außerdem können Feinstäube und Dämpfen sowie gefährliche Krankheitserreger sowohl auf das Brot, in den Kaffee oder auf das Mundstück der Zigarette oder Tabakspfeife fallen, in den Körper gelangen und Allergien oder Krankheiten erzeugen.

Unter ***Allergie*** versteht man eine auf Antigen-Antikörper-Reaktionen beruhende Überempfindlichkeit eines individuellen Organismus nach vorangegangener Sensibilisierung durch Antigene. Der auslösende Stoff, Allergen genannt, leitet die Bildung von Antikörpern (Immunglobulinen) bzw. immunkompetenten Zellen ein, was als Sensibilisierungsphase bezeichnet wird. Die einsetzende Antigen-Antikörper-Reaktion setzt Schockgifte (z. B. Histamin) frei.

Das ***Allergen*** gelangt in den Körper und wird von bestimmten Körperzellen als Fremdkörper erkannt. Nach einem Erstkontakt können sich bei einer erneuten Begegnung mit dem Allergen allergische Symptome ausbilden. Die Folge ist eine allergische Reaktion, die zu Hautausschlägen in Form von Kontaktekzemen führt.

Ein akutes ***Kontaktekzem*** befällt am häufigsten die Hände, aber auch andere Körperstellen wie Gesicht, Hals, Unterarme etc. Typisch ist die scharfe, durch die Einwirkung des Allergens entstandene Begrenzung. Die häufigsten Allergene sind im zahntechnischen Bereich: Feinstäube von Metallen (z. B. Nickel, Chrom), Kunststoffstäube (enthalten Restmonomere), Monomere (Methylmethacrylat) und Vernetzungsstoffe (z. B. Ethylenglycoldimethacrylat).

Die ***Sensibilisierung*** tritt umso eher ein, je:

- stärker sensibilisierend eine Substanz wirkt,
- intensiver der Hautkontakt mit dieser ist,
- länger die Einwirkdauer des Allergens ist,
- höher die Konzentration des Allergens ist.

Eine ***Sensibilisierung*** kann nur verhindert werden, wenn der Kontakt mit hautreizenden Berufsstoffen (Allergene) vermieden wird. Hautreizende Berufsstoffe sollen nur mit Instrumenten und Schutzhandschuhen berührt werden; auch das regelmäßige Eincremen mit Hautschutz- bzw. Hautpflegemitteln vor und nach hautbelastenden Tätigkeiten kann einer Sensibilierung vorbeugen.

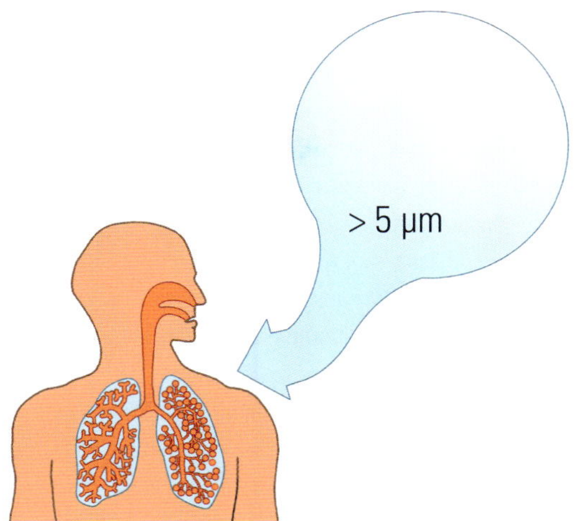

Abb. 63 Die Gefährdung des Zahntechnikers durch das Einatmen des Feinstaubs beim Schleifen ist sehr hoch. Feinstäube können dabei direkte gesundheitsschädigende Wirkung haben, indem sie Allergien auslösen. Als Feinstaub wird der Anteil des eingeatmeten Staubes bezeichnet, bei dem die Teilchengröße unter 5µm liegt und bis in den Alveolarbereich der Lunge vordringen kann. Teilchen dieser Größe und kleiner werden nicht wieder ausgeatmet und erzeugen eine Staublunge. Für die Maximale Arbeitsplatz-Konzentration für bestimmte Staubanteile bestehen Richtwerte (MAK- bzw. ARW; Arbeitsplatzrichtwert; TRK, technische Richtkonzentration).

Allergie-Gefährdung
Sensibilisierung durch

Kunststoffe
Monomere
- frisch auspolymerisierte Kunststoffe
- lichthärtende Kunststoffe
- wirken hautreizend
- können Allergien auslösen

Feinstäube
Aerosole

Metalle
- Schleiffeinstäube chrom- und nickelhaltiger Legierungen
- Metalldämpfe
- Modeschmuck

Keramik
- Schleiffeinstäube
- Rohmaterialien bewirken keine Allergien aber Atemwegs--gefährdung

Kunststoff
- Schleifstäube enthalten Restmonomere
- äußere Schicht lichthärtender Materialien ist unpolymerisiert

Hilfswerkstoffe
- Gips Gipsstäube, Anrührflüssigkeit mit Acrylaten
- Einbettmassen Quarzstaub, Cristobalit, Trydimit
- Lacke
- Kleber

Schutz:
- Kontakt zu hautreizenden Berufsstoffen meiden
- Schutzkleidung tragen
- Schutzhandschuhe
- Schutzbrille
- Mundschutz
- Absauganlage
- regelmäßiges Eincremen mit Hautschutzmittel

Abb. 64 Allergiegefährdung

Erste Hilfe

Unfälle sollen vermieden werden durch umsichtiges, vorausschauendes Verhalten und die Einhaltung aller Sicherheits- und Unfallschutzbestimmungen. Wenn dennoch ein Unfall geschieht, ist es notwendig, dass jedermann sofort und sachgerecht erste Hilfe leisten kann. Die Verpflichtung zur Hilfeleistung ist im § 323c des Strafgesetzbuches festgelegt, dort heißt es: „Wer bei Unglücksfällen oder gemeiner Gefahr oder Not nicht Hilfe leistet, obwohl dies erforderlich und ihm den Umständen nach zuzumuten, insbesondere ohne erhebliche eigene Gefahr und ohne Verletzung anderer wichtiger Pflichten möglich ist, wird mit Freiheitsstrafe bis zu einem Jahr oder mit Geldstrafe bestraft."

Die Angst, etwas falsch zu machen oder später wegen eines Fehler in Regress genommen zu werden, ist unberechtigt, denn Körperverletzung setzt Vorsatz voraus und eine fahrlässige Hilfeleistung gibt es nicht. Außerdem ist der Angehörige eines medizintechnischen Berufes geradezu prädestiniert, erste Hilfemaßnahmen durchzuführen. Daher soll sich jeder Auszubildende zu Beginn der Ausbildung intensiv mit dem Komplex der ersten Hilfe beschäftigen und alle Maßnahmen auch späterhin permanent einüben.

Der Ablauf der Hilfeleistungen nach einem Unfall besteht aus fünf nacheinanderfolgenden Maßnahmen, die wie Kettenglieder ineinander greifen und das Ziel haben, einem Betroffenen am Unfallort die notwendige Hilfe zu leisten und sicherzustellen, dass er innerhalb kürzester Zeit in ärztliche Behandlung gelangt.

Diese *fünf Maßnahmen* werden bei Erste-Hilfe-Kursen als Rettungskette beschrieben und sind in der nebenstehenden Abbildung zusammengefasst. Im zahntechnischen Labor kann mit Verletzungen durch mechanische Einwirkung, Verätzungen oder Vergiftungen mit Chemikalien und mit Verbrennungen gerechnet werden; die ersten Hilfsmaßnahmen in einem solchen Notfall sollen kurz dargestellt werden. Bei *Hautverletzungen* durch mechanische, chemische oder thermische Einwirkung besteht Infektionsgefahr, entweder durch äußere Verschmutzung, Gegenstände oder nachträgliche Berührung; es können auch Blutgefäße, Nerven, Muskeln, Knochen und Organe mitverletzt sein.

Sind Blutgefäße verletzt, entstehen Blutungen, die lebensgefährdend sein können; sind Nerven verletzt, entstehen Schmerzen. Daher wird jede Wunde, wie sie vorgefunden wird, keimfrei bedeckt; der Wundbereich wird durch einen Verband ruhig gestellt, um Schmerzen zu lindern. Wunden dürfen nicht berührt, nicht ausgewaschen, nicht mit Puder, Salben, Sprays oder Desinfektionsmitteln behandelt werden. Mit Wasser werden nur Verbrennungen oder Verätzungen ausgewaschen. Fremdkörper verbleiben in der Wunde, sie müssen vom Arzt entfernt werden.

Die *Wundbedeckung* geschieht durch keimfreien Pflasterwundverband, Heftpflasterverbände, Wundauflage mit Dreiecktuch oder Mullbinden. Je stärker eine Blutung, desto dicker muss die Wundauflage sein. Starke Blutungen werden durch starken äußeren Druck auf die Blutungsstelle gestillt, indem keimfreies, weiches Material in Form eines Druckverbandes aufgelegt wird.

Bei *Verätzung durch Chemikalien* (Säuren, Laugen) können außer den Hautverletzungen auch Kreislaufbeschwerden, Nierenversagen oder Leberstörungen auftreten. Betroffene Bereiche werden freigelegt, d. h., die Kleider, Schuhe oder Strümpfe vorsichtig entfernen und sofort unter fließendem Wasser spülen bis zur ärztlichen Versorgung.

Bei *Augenverätzungen* durch Säurespritzer u. a. besteht Erblindungsgefahr, daher ist sofort eine Augenspülung durchzuführen. Dazu wird der Verletzte hingelegt und der Kopf zur Seite des verätzten Auges gewendet, mit zwei Fingern einer Hand die Lider des betroffenen Auges öffnen und Wasser über den Augapfel gießen, so dass es nach außen abfließt. Das Auge muss beim Spülen in alle Richtungen bewegt werden.

Bei *Verbrennungen* durch offene Flamme, heißes Wasser oder Flüssigkeiten, glühende Metallspäne, Dampf oder elektrischen Strom entstehen Schmerz, Hautrötung, Blasenbildung und tiefgehende Gewebsschädigungen. Es kann zum Schock oder Atemstillstand kommen; bei großflächigen Verbrennungen (über 15 % Körperoberfläche) besteht Lebensgefahr. Kleiderbrände sind sofort mit Wasser zu löschen oder mit Wolldecken abzudecken, um die Flammen zu ersticken.

Bei *Verbrühungen* wird die Kleidung rasch entfernt. Verbrennungen an den Gliedmaßen werden unter fließendem, kalten Wasser gekühlt bis der Schmerz nachlässt (mindestens 15 Minuten); bei Verbrennungen am Körperstamm keine Wasseranwendung, da der Kälteschock den Zustand des Betroffenen verschlimmert. Nach der Kaltwasseranwendung wird die Brandwunde keimfrei bedeckt, der Verletzte wird vor Wärmeverlust geschützt, sein Bewusstsein, Puls und Atmung werden ständig überwacht. Die keimfreie Wundabdeckung erfolgt mit Brandwundenverbandpäckchen, mit Brandwundenverbandtüchern, mit Metalline-Tüchern oder auch mit frischen Leinentüchern. Um Flüssigkeitsverlusten vorzubeugen kann schluckweise Salzwasser verabreicht werden, nicht bei Schock oder bei Übelkeit.

Bei *Unfällen durch elektrischen Strom* kommt es zu Verbrennungen an den Stromein- und austrittsstellen, u. U. Bewusstlosigkeit und Atemstillstand. Sofort den Strom abschalten, Stecker ziehen oder Sicherungen herausnehmen. Dann Seitenlagerung herstellen, Atmung und Puls kontrollieren, bei Atemstillstand eine Atemspende durchführen, den Schock bekämpfen und Brandwunden keimfrei bedecken.

Sofortmaßnahmen sind lebensrettend
- Verunglückten retten
(aus der Gefahrenstelle entfernen,
Kleiderbrände löschen)
- Unfallstelle absichern
- Schockmaßnahmen
(warmhalten, Schocklage herstellen)
stabile Seitenlage
(bei Bewusstlosigkeit)
- Beatmung
(bei Atemstillstand erst Notruf
veranlassen, dann aktive Beatmung)
- Blutungen stillen
(Abdrücken/Abdecken)

Aufgabe der Ersten Hilfe:
- Erkrankungen oder Verletzungen
schnell und richtig erkennen
- bei lebensbedrohlichen Störungen von
Atmung und Herz-Kreislauf
erforderliche Maßnahmen durchführen
- keine Maßnahmen ergreifen,
die Rettungssanitätern und Ärzten
vorbehalten sind
- keine Verabreichung von Medikamenten
- Verletzten betreuen, trösten
- Zuversicht ausstrahlen
- unbedachtes und falsches Eingreifen
Dritter verhindern

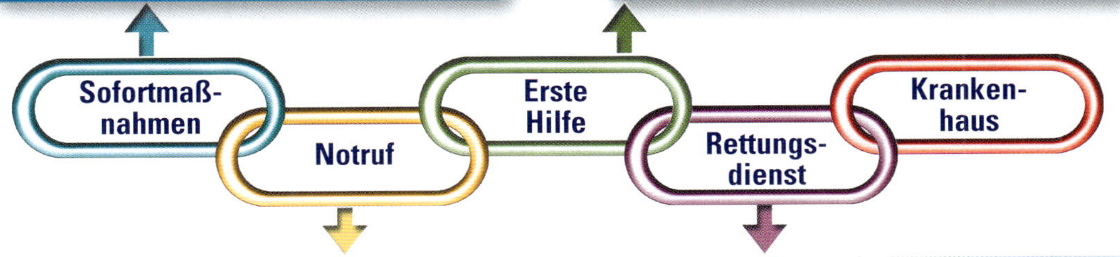

Sofortmaßnahmen – **Notruf** – **Erste Hilfe** – **Rettungsdienst** – **Krankenhaus**

Telefon: 110/112
Angaben:
Wo ist es passiert?
(Adresse des Betriebes)
Was ist passiert?
(Unfallsituation)
Wieviel Verletzte?
(Anzahl der Verletzten)
Welche Verletzungen?
(lebensbedrohlich?)
Wer meldet?
(Angabe eigener Name)

Transport ist nicht die
Aufgabe der ersten Hilfe
- Hilfemaßnahmen
dokumentieren und dem
Rettungsarzt darstellen
- Abbindungsmitteilung mit
Zeitangaben und Personalien
- bei Vergiftung Angaben:
über das Gift,
eingenommene Menge,
Zeitpunkt der Gifteinnahme,
getroffene Maßnahmen

Abb. 65

Medizin-Produkte-Gesetz (MPG)

Die gesetzlichen Bestimmungen nach dem Medizin-Produkte-Gesetz sind seit dem 01.01.1995 in Kraft und (nach einer Übergangsfrist) seit dem 13.06.1998 verbindlich. Es entspricht als nationales deutsches Recht in seinen Werten der EWG-Richtlinie 93/42 vom 14.06.1993. Dieses Gesetz regelt den Umgang mit Medizinprodukten europaweit, definiert die Eignung der Medizinprodukte und sichert den erforderlichen Schutz von Patienten und Anwendern. Es legt die grundlegenden Anforderungen an die Beschaffenheit und Qualität eines Medizinproduktes fest, die dann im gesamten europäischen Wirtschaftsraum in den Verkehr gebracht werden können.

Das Gesetz fasst Einzelvorschriften aus verschiedenen Rechtsbereichen zusammen, wie Geräte-Sicherheitsrecht (Medizingeräte-Verordnung), Lebensmittel- und Bedarfsgegenständerecht, Arzneimittelrecht mit Pharmabetriebsverordnung. Danach muss jeder zahntechnische Betrieb die Herstellung seiner Produkte dokumentieren und diese Dokumentation fünf Jahre für die zuständigen Überwachungsbehörden aufbewahren.

Zahntechnische Produkte sind Medizinprodukte in Form von Sonderanfertigungen, die nach schriftlicher Verordnung nach spezifischen Auslegungsmerkmalen eigens angefertigt werden und zur ausschließlichen Anwendung bei einem namentlich benannten Patienten bestimmt sind.

Sonderanfertigungen sind danach Zahnersatz, Zahnkronen, kieferorthopädische Geräte und Epithesen. Sie dürfen nur in den Verkehr gebracht werden, wenn sie das dafür vorgesehene Konformitätsbewertungsverfahren erfüllen.

Notwendig Angaben zur ***Konformitätserklärung***

- Daten zur Identifizierung des Produktes;
- Versicherung über die ausschließliche Verwendung des namentlich genannten Patienten;
- Name des Arztes, der das Produkt verordnet hat;
- spezifische Produktmerkmale entsprechend der ärztlichen Verordnung;
- Versicherung über die Erfüllung der grundlegenden Anforderungen.

Die ***grundlegenden Anforderungen*** für die Anwendung von Sonderanfertigungen betreffen die Sicherheit und den Gesundheitsschutz der Patienten, der Anwender oder gegebenenfalls Dritter. Die Konstruktion der Sonderanfertigung muss die Grundsätze der Sicherheit berücksichtigen und nach dem allgemein anerkannten Stand der Technik hergestellt werden. Dabei müssen angemessene Schutzmaßnahmen gegen nicht zu beseitigende Risiken angewendet werden und der Benutzer muss über die Restrisiken unterrichtet werden, für die keine angemessenen Schutzmaßnahmen getroffen werden können.

Die Sonderanfertigungen müssen die vom Hersteller angegebenen Leistungen bieten, ohne unerwünschte Nebenwirkungen und unvertretbare Risiken. Sie müssen so ausgelegt, hergestellt und verpackt sein, dass sie die genannten Funktionen erfüllen und ihre Merkmale und Leistungen nicht verändern, damit die Sicherheit des Patienten oder Dritter während der normalen Lebensdauer der Produkte und unter den vorgesehenen Einsatzbedingungen nicht gefährdet wird. Auch während der Lagerung und des Transports dürfen sich die Leistungsmerkmale der Sonderanfertigungen nicht ändern.

Die ***Anforderungen***, die die Funktionsfähigkeit oder Beschaffenheit des Medizinprodukts bestimmen, sind für zahntechnische Sonderanfertigungen durch die Qualitätssicherungsstudie des VDZI festgelegt. Mit der Konformitätserklärung bestätigt der Hersteller von medizinischen Sonderanfertigungen, dass das betreffende Produkt den grundlegenden Anforderungen entspricht. Die Erklärung muss jeder Sonderanfertigung der Klasse IIa, zu der die zahntechnischen Produkte gehören, beigefügt werden, und zwar vor dem erstmaligen Inverkehrbringen. Zahntechniker, als Hersteller von medizischen Sonderanfertigungen, sind Medizinprodukteberater, die über das Medizinprodukt informieren dürfen. Jedes Labor darf Medizinprodukteberater einsetzen, die die erforderliche Sachkunde besitzen. Diese wird durch die Gesellenprüfung erworben.

Einen ***Sicherheitsbeauftragten*** muss jedes Dentallabor haben, der die Sicherheitsbestimmungen während des zahntechnischen Arbeitsganges überwacht und koordiniert. Er ist für die Erfüllung von Anzeigepflichten zuständig. Sicherheitsbeauftragter kann der Zahntechnikermeister, ein Geselle oder ein externer Sachverständiger sein. Das CE-Zeichen (Communante Européenne) ist ein Siegel, mit dem die im Europäischen Wirtschaftsraum (EWR) hergestellten Produkte versehen werden können, die ein entsprechendes Sicherheitsnachweisverfahren durchlaufen haben.

Es ist die *Konformitätserklärung* für Industrieprodukte. Ein CE-Zeichen müssen ab 13.6.1998 alle Produkte tragen, die zur Herstellung eines Medizin-Pro-duktes verwendet werden. In der Zahntechnik sind das insbesondere Legierungen, Einbettmassen, Gipse und andere Verbrauchsmaterialien. Zusätzlich zum CE-Zeichen wird bei solchen Vorprodukten die Chargennummer nach dem Medizin-Produkte-Gesetz dokumentiert, zur Rückverfolgung des Herstellungsganges eines spezifischen Medizin-Produktes. Voraussetzung für die Zeichnungsberechtigung ist das Qualitätsmanagementsystem nach DIN-ISO 9001 und der Europanorm EN. Sonderanfertigungen dürfen kein CE-Zeichen tragen.

Abb. 66 Zusammenfassung der Bestimmungen aus dem Medizin-Produkte-Gesetz

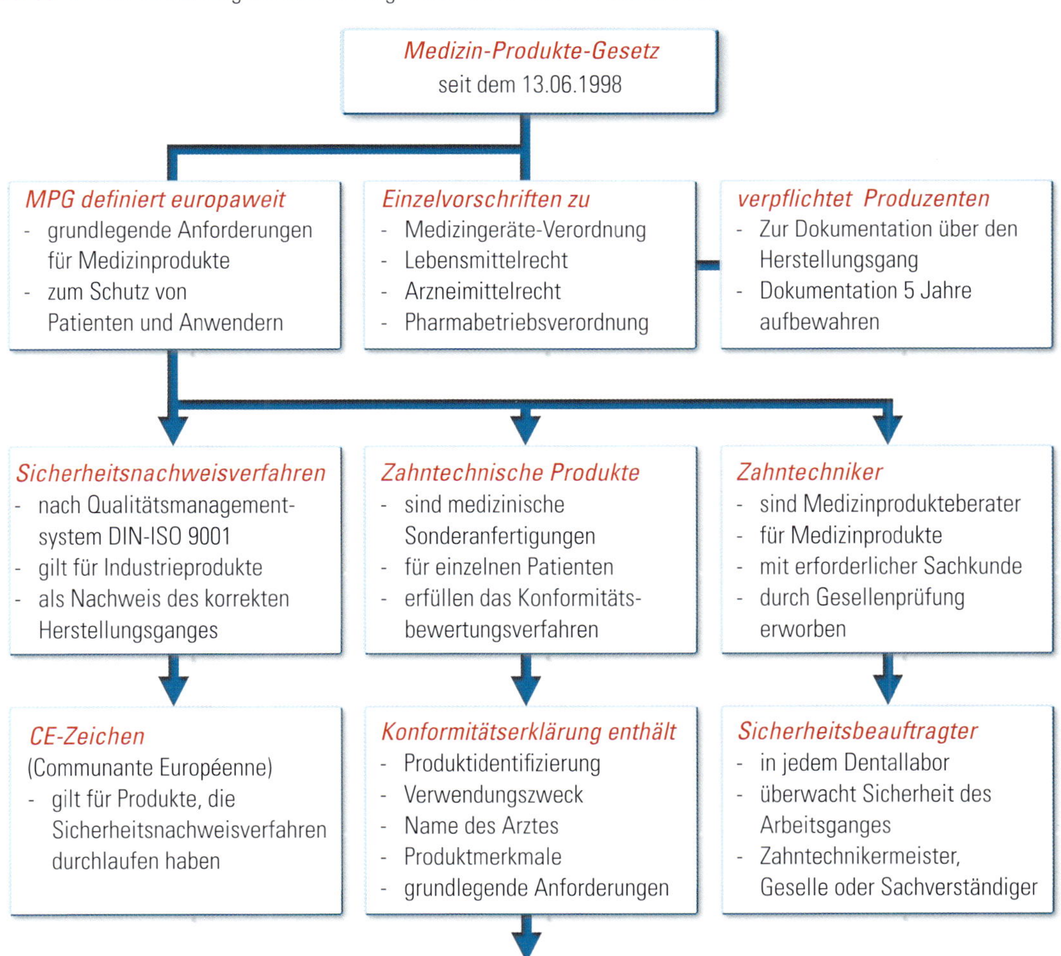

Auszüge aus dem Medizin-Produkte-Gesetz

§ 1 MPG Zweck des Gesetzes

Zweck dieses Gesetzes ist es, den Verkehr mit Medizinprodukten zu regeln und dadurch für die Sicherheit, Eignung und Leistung der Medizinprodukte sowie die Gesundheit und den erforderlichen Schutz der Patienten, Anwender und Dritter zu sorgen.

§ 2 MPG Anwendungsbereich des Gesetzes

(1) Dieses Gesetz gilt für das Herstellen, das erstmalige Inverkehrbringen, das Inbetriebnehmen, das Ausstellen, das Errichten, das Betreiben und das Anwenden von Medizinprodukten sowie deren Zubehör. Zubehör wird als Medizinprodukt behandelt.

§ 3 MPG Begriffsbestimmungen

(7) Sonderanfertigung ist ein Medizinprodukt, das nach schriftlicher Verordnung nach spezifischen Auslegungsmerkmalen eigens angefertigt wird und zur ausschließlichen Anwendung bei einem namentlich benannten Patienten bestimmt ist. Das serienmäßig hergestellte Medizinprodukt, das angepasst werden muss, um den spezifischen Anforderungen des Arztes, Zahnarztes oder des sonstigen beruflichen Anwenders zu entsprechen, gilt nicht als Sonderanfertigung.

§ 4 MPG Verbot zum Schutz von Patienten, Anwendern und Dritten

(1) Es ist verboten, Medizinprodukte in den Verkehr zu bringen, zu errichten, in Betrieb zu nehmen, zu betreiben oder anzuwenden, wenn 1. der begründete Verdacht besteht, dass sie die Sicherheit und die Gesundheit der Patienten, der Anwender oder Dritter bei sachgemäßer Anwendung, Instandhaltung und ihrer Zweckbestimmung entsprechender Verwendung über ein nach den Erkenntnissen der medizinischen Wissenschaften vertretbares Maß hinausgehend gefährden oder 2. ihr Verfalldatum abgelaufen ist.

§ 5 MPG Grundlegende Anforderungen, klinische Bewertung

(1) Das Bundesministerium für Gesundheit wird ermächtigt, zur Gewährleistung einer einwandfreien Leistung der Medizinprodukte und der Sicherheit von Patienten, Anwendern oder Dritten in Umsetzung von Rechtsakten der Europäischen Gemeinschaft im Einvernehmen mit dem Bundesministerium für Wirtschaft und dem Bundesministerium für Arbeit und Sozialordnung durch Rechtsverordnung mit Zustimmung des Bundesrates die grundlegenden Anforderungen an Medizinprodukte zu bestimmen.

§ 7 MPG Der Verantwortliche für das erstmalige Inverkehrbringen

Verantwortlicher für das erstmalige Inverkehrbringen im Geltungsbereich dieses Gesetzes oder eines Mitgliedsstaates der Europäischen Gemeinschaft oder eines anderen Vertragsstaates des Abkommens über den Europäischen Wirtschaftsraum ist der Hersteller, dessen Bevollmächtigter oder der Einführer. Der Verantwortliche muss seinen Sitz in einem Mitgliedsstaat der Europäischen Gemeinschaft oder einem anderen Vertragsstaat des Abkommens über den Europäischen Wirtschaftsraum haben. Der Name oder die Firma und die Anschrift des Verantwortlichen müssen bekannt sein. Medizinprodukte dürfen nur unter den Voraussetzungen der Sätze 1 bis 3 erstmalig in den Verkehr gebracht werden.

§ 8 MPG Voraussetzungen für das Inverkehrbringen und die Inbetriebnahme

(1) Medizinprodukte, mit Ausnahme von Sonderanfertigungen und Medizinprodukten gemäß § 11 Abs. 1 sowie Medizinprodukten, die zur klinischen Prüfung bestimmt sind, dürfen im Geltungsbereich dieses Gesetzes nur in den Verkehr gebracht und in Betrieb genommen werden, wenn sie mit der CE-Kennzeichnung nach Maßgabe der Absätze 2 und 3 versehen sind. Über die Beschaffenheitsanforderungen hinausgehende Bestimmungen, die das Betreiben von Medizinprodukten betreffen, bleiben unberührt.

(2) Mit der CE-Kennzeichnung dürfen Medizinprodukte nur versehen werden, wenn die grundlegenden Anforderungen nach Maßgabe einer Rechtsverordnung nach § 5 Abs. I erfül t sind und ein für das jeweilige Medizinprodukt vorgeschriebenes Konformitätsbewertungsverfahren nach Maßgabe einer Rechtsverordnung nach § 14 Abs. 3 durchgeführt worden ist.

(3) Gelten für das Medizinprodukt zusätzlich andere Rechtsvorschriften als die dieses Gesetzes, deren Einhaltung durch die CE-Kennzeichnung bestätigt wird, so darf der Hersteller das Medizinprodukt nur dann mit der CE-Kennzeichnung versehen, wenn zuzüglich zu den Vorschriften des Absatzes 2 auch diese anderen Rechtsvorschriften erfüllt sind. Steht dem Hersteller auf Grund einer oder mehrerer weiterer Rechtsvorschriften während einer Übergangszeit die Wahl der anzuwendenden Regelungen frei, so gibt er mit der CE-Kennzeichnung an, dass dieses Me-

dizinprodukt nur den angewandten Rechtsvorschriften entspricht. In diesem Fall muss der Hersteller in den für das Medizinprodukt beiliegenden Unterlagen, Hinweisen oder Anleitungen die Nummern der Richtlinien des Rates angeben, die im Amtsblatt der Europäischen Gemeinschaft veröffentlicht sind und den angewandten Rechtsvorschriften entsprechen, die die genannten Richtlinien des Rates in deutsches Recht umsetzen. Bei sterilen Medizinprodukten müssen diese Unterlagen, Hinweise oder Anleitungen ohne Zerstörung der Verpackung, durch welche die Sterilität des Medizinproduktes gewährleistet wird, zugänglich sein.

§ 9 MPG CE-Kennzeichnung

(1) Die CE-Kennzeichnung ist gemäß Anhang XII der Richtlinie 931421EWG zu verwenden. Kennzeichnungen, die geeignet sind, Dritte im Hinblick auf die Bedeutung und das Schriftbild der CE-Kennzeichnung in die Irre zu führen, dürfen nicht angebracht werden. Alle sonstigen Kennzeichnungen dürfen auf der Verpackung oder der Gebrauchsanweisung des Medizinproduktes angebracht werden, sofern sie die Sichtbarkeit und Lesbarkeit der CE-Kennzeichnung nicht beeinträchtigen.

(2) Die CE-Kennzeichnung muss von der Person angebracht werden, die in den Vorschriften zu den Konformitätsbewertungsverfahren gemäß der Rechtsverordnung nach § 14 Abs. 3 dazu bestimmt ist.

§ 12 MPG Sonderanfertigungen, Medizinprodukte zur klinischen Prüfung, Ausstellen

(1) Sonderanfertigungen dürfen nur in den Verkehr gebracht und in Betrieb genommen werden, wenn sie die Anforderungen des für sie vorgesehenen Konformitätsbewertungsverfahrens nach Maßgabe einer Rechtsverordnung nach § 14 Abs. 3 erfüllen.

(2) Medizinprodukte, die zur klinischen Prüfung bestimmt sind, dürfen zu diesem Zweck an Ärzte, Zahnärzte oder sonstige Personen, die aufgrund ihrer beruflichen Qualifikation zur Durchführung dieser Prüfungen befugt sind, nur abgegeben werden, wenn diese Medizinprodukte die Anforderungen nach Maßgabe einer Rechtsverordnung nach § 5 Abs. 2 und einer Rechtsverordnung nach § 14 Abs. 3 erfüllen.

(3) Medizinprodukte, die nicht den Voraussetzungen nach § 8 Abs. 1, § 10 oder § 12 Abs. 1 entsprechen, dürfen nur ausgestellt werden, wenn ein sichtbares Schild deutlich darauf hinweist, dass sie nicht den Anforderungen entsprechen und erst erworben werden können, wenn die Übereinstimmung hergestellt ist. Bei Vorführungen sind die erforderlichen Vorkehrungen zum Schutz von Personen zu treffen.

§ 14 MPG Konformitätsbewertungsverfahren

(1) Die Konformitätsbewertung von Medizinprodukten erfolgt nach einem oder mehreren Verfahren gemäß der Rechtsverordnung nach Absatz 3 (Konformitäts-Bewertungsverfahren).

(2) Für jede Sonderanfertigung eines Medizinproduktes hat der Hersteller vor dem Inverkehrbringen die vorgeschriebene Erklärung nach Maßgabe der Rechtsverordnung nach Absatz 3 auszustellen. Der Hersteller ist verpflichtet, der zuständigen Behörde auf deren Anforderung eine Liste der Sonderanfertigungen zu erstellen und vorzulegen, die im Geltungsbereich dieses Gesetzes in Betrieb genommen wurden.

(3) Das Bundesministerium für Gesundheit wird ermächtigt, zur Umsetzung von Rechtsakten der Europäischen Gemeinschaft im Einvernehmen mit dem Bundesministerium für Wirtschaft und dem Bundesministerium für Arbeit und Sozialordnung durch Rechtsverordnung mit Zustimmung des Bundesrates die Voraussetzung für die Erteilung der Konformitätsbescheinigungen, die Durchführung der Konformitätsbewertungsverfahren und ihre Zuordnung zu Klassen von Medizinprodukten sowie Sonderverfahren für Systeme und Behandlungseinheiten zu regeln. In dieser Rechtsverordnung können auch Inhalt und Verfahren der Erklärungen nach Absatz 2 zu Sonderanfertigungen und Systemen geregelt werden.

§ 31 MPG Sicherheitsbeauftragter für Medizinprodukte

(1) Ein Hersteller oder eine ihm nach § 7 gleichgestellte Person, die ihren Sitz im Geltungsbereich dieses Gesetzes hat und Medizinprodukte in den Verkehr bringt, hat eine Person mit der zur Ausübung ihrer Tätigkeit erforderlichen Sachkenntnis und der erforderlichen Zuverlässigkeit als Sicherheitsbeauftragten für Medizinprodukte zu beauftragen.

(2) Der Sicherheitsbeauftragte für Medizinprodukte hat bekanntgewordene Meldungen über Risiken bei Medizinprodukten zu sammeln, zu bewerten und die notwendigen Maßnahmen zu koordinieren. Er ist für die Erfüllung von Anzeigepflichten verantwortlich, soweit sie Medizinproduktrisiken betreffen.

(3) Der Nachweis der erforderlichen Sachkenntnis als Sicherheitsbeauftragter für Medizinprodukte wird erbracht durch:
1. das Zeugnis über eine abgeschlossene naturwissenschaftliche, medizinische oder technische Hochschulausbildung oder
2. eine andere Ausbildung, die zur Durchführung der unter Absatz 2 genannten Aufgaben befähigt, und eine mindestens zweijährige Berufserfahrung. Die Sachkenntnis ist auf Verlangen der zuständigen Behörde nachzuweisen.
(4) Der Hersteller oder die ihm nach § 7 gleichgestellte Person hat der zuständigen Behörde den Sicherheitsbeauftragten für Medizinprodukte mitzuteilen und jeden Wechsel vorher anzuzeigen. Bei einem unvorhergesehenen Wechsel des Sicherheitsbeauftragten für Medizinprodukte hat die Anzeige unverzüglich zu erfolgen.

§ 32 MPG Medizinprodukteberater

(1) Wer Medizinprodukte in den Verkehr bringt, darf nur Personen beauftragen, Fachkreise aufzusuchen, um diese über Medizinprodukte fachlich zu informieren und sie in die sachgerechte Handhabung der Medizinprodukte einzuweisen, die für die jeweiligen Medizinprodukte die erforderliche medizinische und medizintechnische Sachkenntnis und Erfahrungen für die Information und, soweit erforderlich, für die Einweisung in die Handhabung der jeweiligen Medizinprodukte besitzen (Medizinprodukteberater).
(2) Die Sachkenntnis besitzt,
1. wer eine Ausbildung in einem naturwissenschaftlichen, medizinischen oder technischen Beruf erfolgreich abgeschlossen und eine auf seine Tätigkeit ausgerichtete Schulung durch den Hersteller oder eine von ihm beauftragte Person erhalten hat, oder
2. wer durch eine mindestens einjährige Tätigkeit, die in begründeten Fällen auch kürzer sein kann, Erfahrungen in der Information und, soweit erforderlich, in der Einweisung in die Handhabung der jeweiligen Medizinprodukte erworben hat.
(3) Der Hersteller oder eine von ihm beauftragte Person hat die Medizinprodukteberater regelmäßig zu schulen. Auf Verlangen hat der Hersteller die Sachkenntnis seiner Medizinprodukteberater der zuständigen Behörde nachzuweisen.
(4) Eine Tätigkeit als Medizinprodukteberater darf nur ausüben, wer die in den Absätzen 1 und 2 genannten Voraussetzungen erfüllt.
(5) Der Medizinprodukteberater hat Mitteilungen von Angehörigen der Fachkreise über Nebenwirkungen, wechselseitige Beeinflussungen, Fehlfunktionen, technische Mängel, Gegenanzeigen, Verfälschungen oder sonstige Risiken bei Medizinprodukten schriftlich aufzuzeichnen und an denjenigen, der ihn nach Absatz 1 beauftragt hat, oder dessen Sicherheitsbeauftragten für Medizinprodukte schriftlich zu übermitteln.
(6) Das Bundesministerium für Gesundheit wird ermächtigt, in einer Rechtsverordnung nähere Anforderungen an die erforderliche Sachkenntnis des Medizinprodukteberaters für bestimmte Kategorien von Medizinprodukten oder bestimmter Handelsebenen zu regeln, soweit dies für die fachliche Information und Einweisung in die sachgerechte Handhabung bestimmter Kategorien von Medizinprodukten erforderlich ist.

§ 43 MPG Strafvorschriften

(1) Mit Freiheitsstrafe bis zu drei Jahren oder mit Geldstrafe wird bestraft, wer
3. aus grobem Eigennutz für sich oder einen anderen Vermögensvorteile großen Ausmaßes erlangt.

§ 45 MPG Bußgeldvorschriften

(1) Ordnungswidrig handelt, wer eine der in § 44 bezeichneten Handlungen fahrlässig begeht.
4. entgegen § 10 Abs. 1 Satz 2 oder Abs. 3 jeweils in Verbindung mit einer Rechtsverordnung nach § 14 Abs. 3 eine Erklärung nicht abgibt,
5. entgegen § 10 Abs. 4 Satz 2 in Verbindung mit einer Rechtsverordnung nach § 5 Abs. 1 einem Medizinprodukt eine vorgeschriebene Information nicht beifügt,
7. entgegen § 12 Abs. 1 in Verbindung mit einer Rechtsordnung nach § 14 Abs. 3 eine Sonderanfertigung in den Verkehr bringt oder in Betrieb nimmt,
14. entgegen § 31 Abs. 1 einen Sicherheitsbeauftragten nicht beauftragt,
17. entgegen § 32 Abs. 5 eine Mitteilung nicht oder nicht in der vorgeschriebenen Form aufzeichnet oder übermittelt,
(3) Die Ordnungswidrigkeit kann mit einer Geldbuße bis zu 25 .000,- Euro geahndet werden.

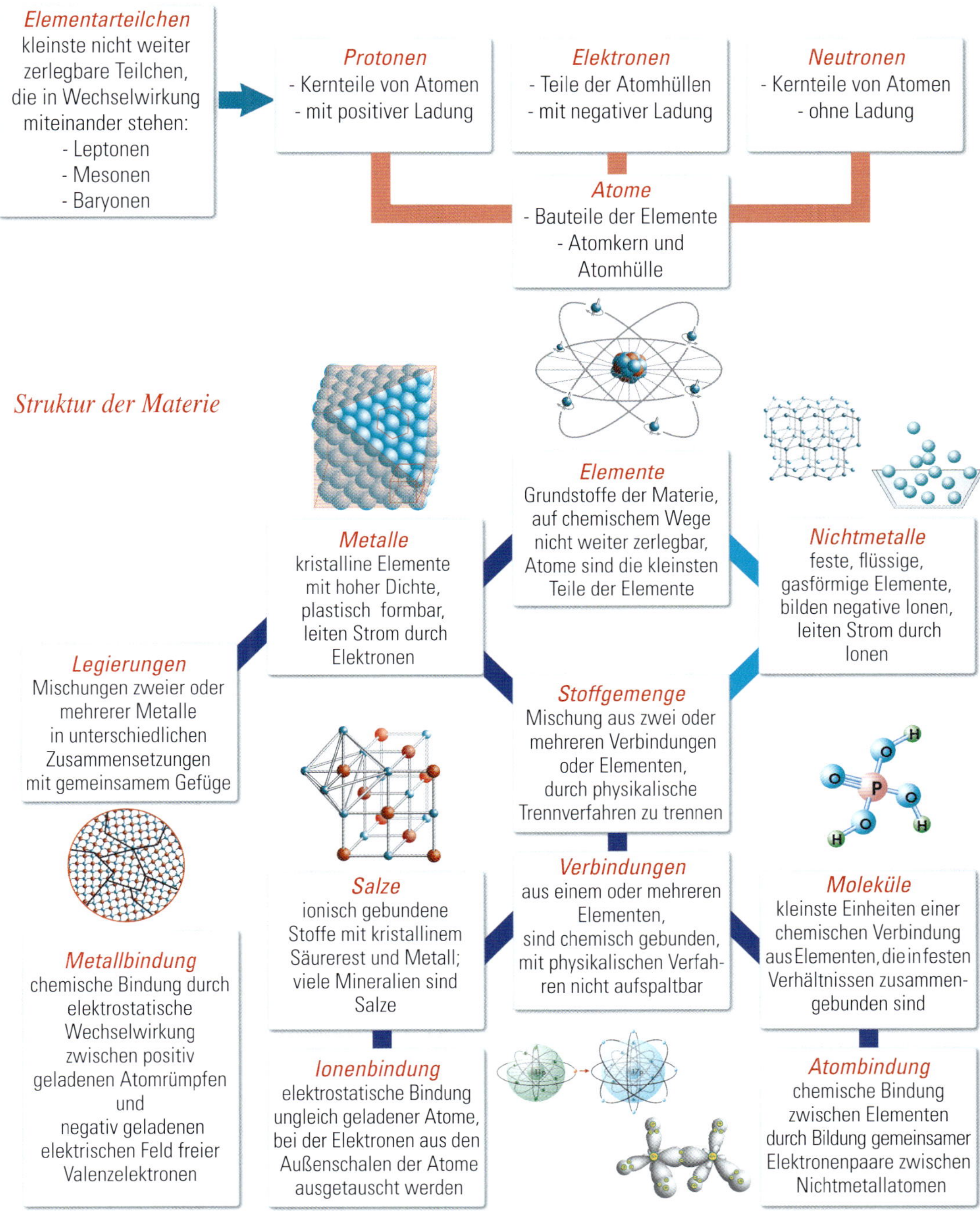

Abb. 67 Alle Werkstoffe und Hilfswerkstoffe bestehen aus Materie, deren Struktur von den Elementarteilchen im Mikrokosmos über die Atome, Elemente und Moleküle und ihrem Zusammenfinden in den verschiedenen Aggregatzuständen der Stoffe bis hin zu den Sternen, Sternsystemen und anderen astronomischen Objekten im Makrokosmos reicht.

Werkstoffe und Hilfswerkstoffe

Für die zahntechnischen Produkte werden Materialien mit ganz spezifischen Eigenschaften benötigt, die die funktionellen Anforderungen von Zahnersatz erfüllen können. Diese geforderten spezifischen Eigenschaften weisen die rohen Elemente meistens nicht auf. Verbindet man jedoch bestimmte Elemente miteinander, dann entstehen Stoffe, die diesen Ansprüchen genügen.

In der Zahntechnik unterscheidet man auf den Materialeinsatz bezogen zwischen Werkstoffen und Hilfswerkstoffen. *Werkstoffe* sind jene Materialien, aus denen das zahntechnische Endprodukt besteht, das ist der prothetische Ersatz; als *Hilfswerkstoffe* gelten alle Materialien, die zur Herstellung von Formen und Zwischenstufen, zur Vorbereitung und Durchführung der zahntechnischen Arbeit benötigten werden.

Für die Werkstoffe lassen sich drei Gruppen benennen, nämlich die Kunststoffe, die keramischen Werkstoffe und die Metalle.

Die *Hilfswerkstoffe* lassen sich bezogen auf den Verwendungszweck unterscheiden:

1. Abformwerkstoffe
2. Modellwerkstoffe
3. Isolierwerkstoffe
4. Modellierwerkstoffe
5. Hilfswerkstoffe für den Gussprozess
6. Hilfswerkstoffe für die Oberflächenbearbeitung

Den drei *Werkstoffgruppen* für das technische Produkt sind drei chemische Bindungen der Atome zugeordnet, Bindungsarten, wie sie auch bei den Hilfswerkstoffen wieder auftauchen. Darum werden zur allgemeinen Klärung der Bindungsarten die speziellen Grundlagen der drei Werkstoffgruppen diesen chemischen Bindungsarten zugeordnet. Man unterscheidet im Allgemeinen zwischen den drei Bindungsarten: Atombindung, Ionenbindung und Metallbindung. Die Atombindung lässt sich am Beispiel den Kunststoffen, die Ionenbindung den keramischen und die Metallbindung natürlich den metallischen Werkstoffen zuordnen.

Im Folgenden werden die Hilfswerkstoffe und danach die Werkstoffe dargestellt. Das Erlernen der Stoffeigenschaften und der Stoffanwendung ist sehr trocken und ermüdend. Weil aber der Zahntechniker die Werkstoffe und Hilfswerkstoffe äußerst korrekt verarbeiten muss, um den prothetischen Ersatz in hinreichender Qualität herzustellen, kommt er nicht umhin, sich die Kenntnisse über die Materialien anzueignen.

Die *Darstellung der Werkstoffe* erfolgt in einem überschaubaren Schema, das ein Arbeitsprinzip widerspiegelt, wie es zur Erarbeitung von Materialeigenschaften immer wieder angewendet wird. Zunächst folgt eine allgemeine Beschreibung über gemeinsame Eigenschaften, dann über die Anwendungsbesonderheiten und als Abschluss eine Analyse der System- und Verfahrensfehler der jeweiligen Werkstoffgruppe.

Werkstoffkunde bedeutet, sich Kenntnisse über die Materialien zu verschaffen, um diese für den korrekten Umgang mit Werkstoffen und zur Analyse neuer Stoffe zu benutzen. Daher gibt es in der Werkstoffkunde kein „veraltetes Wissen“, sondern nur solches, das sich ständig erweitert, das ständig aktualisiert werden muss.

Die *Anzahl der verwendeten Materialien* in der Zahntechnik vergrößert sich ständig. Oft werden zwar neue, bessere Werkstoffe die alten, noch gebräuchlichen kurzfristig ablösen, aber häufig werden auch die alten und neuen Werkstoffe eine lange Zeit nebeneinander in Konkurrenz bestehen; oder es tauchen gänzlich neuartige Werkstoffe auf, die spezifische Verarbeitungsmethoden erfordern, ohne dass abzusehen ist, ob sich diese neuen Materialien im zahntechnischen Gebrauch durchsetzen werden.

Die *Analyse der Werkstoffeigenschaften* und der Verarbeitungsverfahren und eine breite Kenntnis von den gebräuchlichen Werkstoffen und Hilfswerkstoffen, über deren Vor- und Nachteile, Verfahrensfehler und Anwendungsgrenzen eröffnet die Fähigkeit, neue Materialien einzuschätzen, deren Schwächen und Vorzüge, Anwendungsmöglichkeiten und Verfahrensmängel zu erkennen, um in einer Gesamtanalyse eine brauchbare Kosten-Nutzen-Rechnung zu erstellen.

Bindungsart	*Ionenbindung* **heteropolar elektrovalent**	*Atombindung* **Elektronenpaarbindung homöopolar/kovalent**	*Metallbindung* **metallischer Zustand**
Art der beteiligten Atome	**Metallatom + Nichtmetallatom**	**Nichtmetallatome**	**Metallatome**
Atom-charakter	**elektropositiv + elektronegativ**	**elektroneutral**	**elektropositiv**
Vorgänge in den Elektro-nenhüllen	**Übergang von Elektronen**	**Bildung gemeinsamer Elektronenpaare bindende Molekülorbitale**	**Abgabe von Valenzelektronen**
Art der entstehenden Teilchen	**positive und negative Ionen**	**Moleküle/ -**	**positive Ionen und Elektronengas**
Innenstruktur	**Ionengitter**	**Molekülgitter/Atomgitter**	**Metallgitter**
Charakter entstehender Stoffe	**salzartig**	**flüchtig/diamantartig oder nichtflüchtig**	**metallisch**
Beispiele	**Siliziumoxid keramische Massen Gips**	**Kunststoffe Wachse makromolekulare Stoffe**	**alle Metalle und Legierungen**

Abb. 68 Man unterscheidet bei der chemischen Bindung allgemein zwischen der Atombindung, Ionenbindung und Metallbindung. Weil diese Bindungsarten nicht isoliert nebeneinander stehen, sondern Erscheinungsformen einer einheitlichen chemischen Bindung sind, gibt es Übergangsformen zwischen den Bindungsarten.

Atomaufbau

Atom kommt aus dem Griechischen und bedeutet das Unteilbare. So versteht man unter dem Atom das kleinste, mit chemischen Mitteln nicht weiter zerlegbare Teil eines chemischen Elements (z. B. Goldatom, Kohlenstoffatom, usw.). Fast die gesamte Masse des Atoms ist in dem positiv geladenen Atomkern enthalten, um den sich die Elektronenhülle, auch Atomhülle genannt, spannt.

Die *Struktur des Atoms* bestimmt die Eigenschaften des betreffenden Elementes; anders gesagt: Alle Atome mit der gleichen Struktur gehören zum gleichen Element und haben gleiche chemische Eigenschaften, wobei diese Eigenschaften zusammen mit dem (relativen) Atomgewicht die Einordnung in das Periodensystem der chemischen Elemente festlegt. Es gibt so viele verschiedene Atomarten wie es chemische Elemente gibt.

Die *Atomkerne* aller Elemente bestehen aus den gleichen Kernbausteinen, Nukleonen genannt; es sind die Protonen und die Neutronen. Die Protonen sind elektrisch positiv geladen ($1{,}6022 \cdot 10^{-19}$ Amperesekunden), sie haben die Masse von $1{,}6726 \cdot 10^{-24}$ g. Die Neutronen tragen keine elektrische Ladung und haben eine geringfügig größere Masse als die Protonen, nämlich $1{,}6750 \cdot 10^{-24}$ g.

Die *Atomhülle* wird von den Elektronen gebildet, die eine negative elektrische Ladung besitzen von der gleichen absoluten Ladungsstärke wie die der Protonen, eben nur entgegengesetzt ($-1{,}6022 \cdot 10^{-19}$ Amperesekunden). Das bedeutet, dass ein Atom nach außen elektrisch neutral ist, wenn im Atomkern genauso viele Protonen vorhanden sind wie Elektronen in der Atomhülle.

Die *Masse der Elektronen* ist sehr gering im Vergleich zu den Protonen, nur $9{,}1095 \cdot 10^{-23}$g. Die Masse des Atoms ist, wie schon gesagt, im Atomkern konzentriert und wird von der Zahl der Nukleonen bestimmt. Deswegen spricht man von der Massenzahl, wenn die Anzahl der Kernbausteine benannt wird. Jedes Nukleon hat dabei die Massenzahl 1, was einem Zwölftel der Masse des Kohlenstoffatoms entspricht; $^{1}/_{12}m_{C12} = 1{,}66057 \cdot 10^{-24}$g.

Die *Anzahl der Protonen* in einem Kern ist bei allen Atomen eines Elementes gleich, während die Zahl der Neutronen im Kern variieren kann. Das bedeutet, es gibt von einem Element Atome mit unterschiedlichem Gewicht. Diese verschiedenen Atomkernarten eines Elemente werden Isotope genannt (Isotop = am gleichen Ort befindlich; Iso = gleich, Topo = der Ort). In der Natur kommen bis auf 22 Ausnahmen alle Elemente als Isotope mit unterschiedlicher Neutronenanzahl vor; daraus ergibt sich die relative Atommasse.

Die *elektrische Ladung* eines Atomkerns und damit die chemischen Eigenschaften eines Atoms werden von der Protonenanzahl bestimmt; die Protonenanzahl wird daher Kernladungszahl genannt. Die Kernladungszahl gibt auch an, welche Anzahl Elektronen dem Atom natürlicherweise angehören. Nach der Kernladungszahl lassen sich heute 107 Atome, also 107 verschiedene Elemente, nennen.

Diese *107 Elemente* können nach ihrer Kernladungszahl geordnet werden, deshalb bezeichnet man die Kernladungszahl auch als Ordnungszahl. Das Atom eines Elementes wird durch die Ordnungszahl (Kernladungszahl = Protonenzahl = Elektronenzahl) und die Massenzahl (Anzahl der Nukleonen, Kernbausteine im Kern = Protonen + Neutronen) gekennzeichnet. Die Differenz zwischen Massen- und Ordnungszahl ergibt die Anzahl der Neutronen im Atomkern.Jedem Element wird ein Symbol zugeordnet, welches aus den Anfangsbuchstaben oder einer Buchstabenkombination der lateinischen Bezeichnung des Elementes gebildet wurde. Diesem Elementsymbol werden die Massenzahl als Hochzahl und die Ordnungszahl als Fußnote zugeordnet; z. B.:

$$^{\text{Massenzahl}}_{\text{Ordnungszahl}}\text{Elementsymbol} \Rightarrow {}^{23}_{11}\text{Na}$$

Es gibt unterschiedliche Erklärungsmodelle, mit denen die Struktur der Atomhülle und damit die Lage der Elektronen zum Atomkern beschrieben wird. Nach der Modellvorstellung von Nils Bohr umlaufen die Elektronen den Atomkern auf festgelegten, kreisförmigen oder ellipsoiden Bahnen und bilden die Elektronen- bzw. Atomhülle.

Nach der *Modellvorstellung* von Elektronenschalen sind die Elektronen mit annähernd gleichem Energiezustand zu Gruppen (den Elektronenschalen) zusammengefasst, die in steigendem Abstand zum Kern liegen und eine räumliche Elektronenhülle bilden. In dieser Hülle bewegen sich die Elektronen mit unterschiedlichem Energiegehalt in verschiedenen Abständen vom Kern. Sieben mögliche Elektronenschalen können eine unterschiedliche Anzahl von Elektronen aufnehmen.

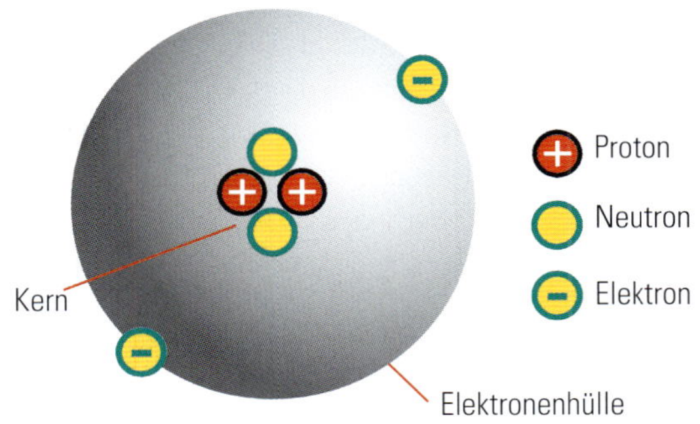

Abb. 69 Das kleinste Materieteil eines chemischen Elements wird als Atom bezeichnet. Der prinzipielle Aufbau eines Atoms ist gekennzeichnet durch den Atomkern mit den Kernbauteilen und der Elektronenhülle. Als Kernbauteile werden unterschieden die Protonen als Träger einer positiven elektrischen Ladung und die Neutronen ohne elektrische Ladung. Die Elektronenhülle wird von den Trägern der negativen elektrischen Ladung, den Elektronen, gebildet. Als Beispiel für den Aufbau eines Atoms steht hier ein Heliumatom.

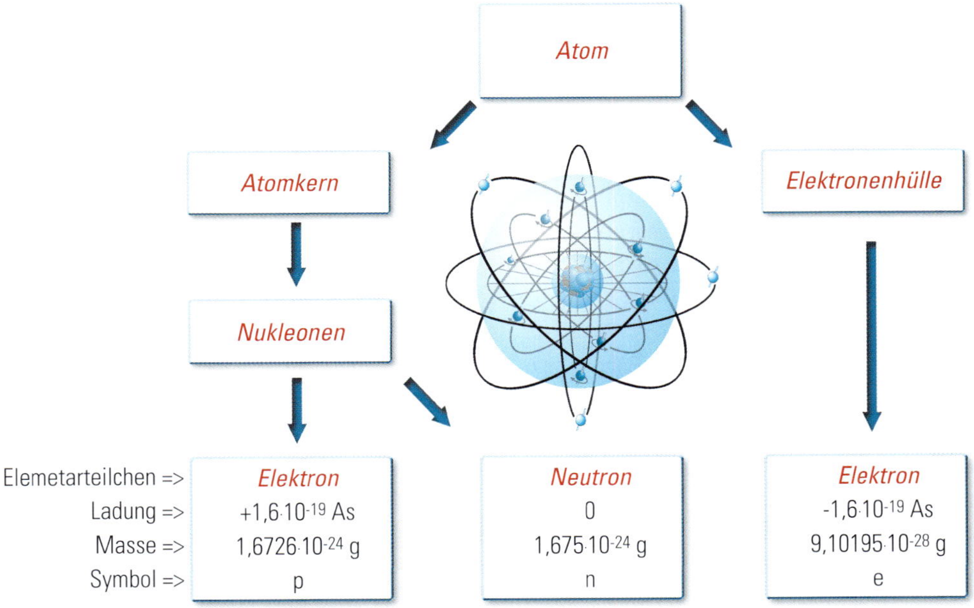

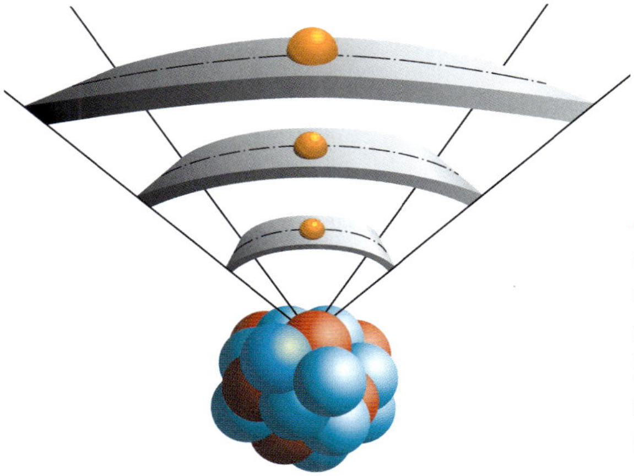

Atom

Atomkern → *Nukleonen*

Elektronenhülle

	Elektron	*Neutron*	*Elektron*
Elemetarteilchen =>	*Elektron*	*Neutron*	*Elektron*
Ladung =>	$+1{,}6 \cdot 10^{-19}$ As	0	$-1{,}6 \cdot 10^{-19}$ As
Masse =>	$1{,}6726 \cdot 10^{-24}$ g	$1{,}675 \cdot 10^{-24}$ g	$9{,}10195 \cdot 10^{-28}$ g
Symbol =>	p	n	e

Abb. 70 Die Elektronen bewegen sich in unterschiedlichen Abständen vom Atomkern. Die Abstände sind Hinweis auf die differenzierten Energiezustände der Elektronen. So bezeichnet man die Aufenthaltsbereiche einzelner Elektronen als Elektronenschalen oder Energieniveaus. Je näher sich ein Elektron zum Kern bewegt, umso niedriger ist sein Energiezustand. Man unterscheidet sieben Energieniveaus bzw. Elektronenschalen.

Atomhülle

Die ***Elektronen*** bewegen sich als Energieträger in differierenden Energiezuständen um den Kern. Ihre Bewegung lässt sich nicht mit festen geometrischen Bahnen beschreiben, sondern die Elektronen müssen den Energieniveaus zugeordnet werden. Nach dem Bildungsgesetz $2n^2$ lässt sich die maximal mögliche Elektronenzahl pro Energieniveau berechnen; „n" ist die Nummer des Energieniveaus: 1 bis 7 oder K, L, M, N, O, P, Q. Die Bezeichnung für die Energieniveaus wird Hauptquantenzahl genannt.

Durch ***Energiezufuhr*** können Elektronen angeregt werden, auf ein höheres Energieniveau zu springen; sie nehmen die Energie portionsweise auf und bewegen sich dann auf einem höheren Energieniveau um den Kern. Weil die Elektronen das Bestreben haben, das niedrigste Energieniveau einzunehmen, werden sie die durch Anregung verlassenen Elektronenplätze wieder einnehmen, wenn nach außen ein Energiegefälle besteht.

Wenn ***Elektronen*** in ein niedrigeres Energieniveau zurückfallen, setzen sie die aufgenommene Energie wieder frei, indem sie z. B. Lichtstrahlung abgeben. Dabei erfolgt der Übergang von einer kernfernen, energiereichen Bahn zu einer kernnäheren und damit energieärmeren Bahn sprunghaft und unter Abgabe einer Mindestmenge an Energie; man spricht von einem Strahlungsquantum.

Ebenso wie die ***Materie*** aus kleinsten, nicht mehr teilbaren Einheiten besteht, so bildet auch die Energie, die Strahlung, kleinste, unteilbare Mengen, wie z. B. das elektrische Elementarquantum — das ist die Ladung des Elektrons — oder das Lichtquantum, welches Photon genannt wird.

Das ***Elektron*** bewegt sich im dreidimensionalen Raum auf einer Bahn um den Atomkern. Der Bewegungszustand der Elektronen wird in Form von Aufenthaltsräumen beschrieben, in denen sich die Elektronen innerhalb der möglichen Energieniveaus um den Atomkern bewegen. Diese Aufenthaltsräumen, in denen sich die Teilchen am wahrscheinlichsten aufhalten können, werden Orbitale genannt. Anders ausgedrückt: Ein Orbital ist der Raum, in dem sich ein Elektron mit 90 % Wahrscheinlichkeit strahlungslos aufhält und der 90 % der Ladung des Elektrons umfasst.

In einem ***Orbital*** können sich maximal zwei Elektronen aufhalten, die während ihrer Bewegung um den Atomkern eine Rotation um die eigene Achse vollführen; diese Rotation wird Spin genannt. Beide Elektronen eines Orbitals haben dabei entgegengesetzten Spin, einen entgegengesetzten Drehimpuls.

In sieben verschiedenen ***Energieniveaus*** bewegen sich die Elektronen um den Kern und halten sich dabei in Orbitalen auf. Das Bildungsgesetz $2n^2$ benennt die maximal mögliche Anzahl von Elektronen auf den einzelnen Energieniveaus. Danach ergibt sich folgendes Strukturmodell der Atomhülle:

Die sieben ***Hauptenergieniveaus*** (auch Hauptquantenzahlen 1 bis 7) bieten so vielen Orbitalen als Nebenenergieniveaus Platz, wie Elektronen in dem entsprechenden Hauptniveau vorhanden sein müssen; anders gesagt: Innerhalb der einzelnen Hauptquantenzahlen von 1 bis 7 zeigen sich Energieunterschiede, die durch Nebenquanten der Benennung: s, p, d, f, g, h, i klassifiziert sind.

Mit den ***Nebenquantenzahlen*** werden eigentlich die möglichen Orbitale benannt, die sich um den Atomkern gruppieren, weswegen man auch von der Orbitalzahl spricht. Die Nebenquantenzahl s oder s-Orbital ist z. B. kugelförmig und auf jedem Haupt-energieniveau vorhanden. Der Radius des s-Orbitals wächst mit steigendem Energieniveau, d. h., das s-Orbital des 1. Energieniveaus hat einen kleineren Radius als im 2. Energieniveau.

Das ***p-Orbital*** (Nebenquantenzahl p) ist rotationssymmetrisch und pro Energieniveau sind drei p-Orbitale möglich, die sich in drei Raumachsen ausdehnen. Die Form der p-Orbitale in den Raumrichtungen hat Einfluss auf das Magnetfeld der Elektronenhülle und wird daher als Magnetquantenzahl bezeichnet.

Das ***1. Hauptenergieniveau*** umfasst nur ein s-Orbital; das 2. Hauptenergieniveau weist neben dem s-Orbital noch drei p-Orbitale auf. Diese Orbitale (s und p) kommen dann auf allen höheren Niveaus vor. Auf der dritten Hauptquantenzahl (3. Energieniveau) treten noch fünf weitere Orbitale hinzu, die man d-Orbitale nennt; und vom 4. Energieniveau an stehen noch sieben weitere Orbitale zur Verfügung, die als f-Orbitale beschrieben werden.

Mit der ***Hauptquantenzahl,*** der Nebenquantenzahl und der Magnetquantenzahl ist jedes in einem Atom auftretende Orbital eindeutig bestimmt. Da ein jedes Orbital durch zwei Elektronen besetzt werden kann, ist die mögliche Anzahl der Elektronen pro Haupt- und Nebenenergieniveau doppelt so groß wie die Anzahl der Orbitale. Kein Elektron in einem Atom wird in allen vier Quantenzahlen mit einem anderen Elektron überstimmen, weil der Elektronenzustand in einem Atom durch vier Quantenzahlen beschrieben wird; diese Quantenzahlen sind:

n = Hauptquantenzahl (Hauptenergieniveau)
l = Nebenquantenzahl (Orbitalzahl)
m = Magnetquantenzahl
s = Spinquantenzahl (Drehimpulsrichtung).

Nach dem *Pauli-Prinzip* müssen sich die Elektronen in mindestens einer Quantenzahl voneinander unterscheiden. Wenn jetzt die Elektronen den Energieniveaus und den Orbitalen zugeordnet werden, dann nimmt jedes neu hinzukommende Elektron zunächst das niedrigste freie Energieniveau ein. Da das vierte s-Niveau niedriger liegt als das dritte d-Niveau, ergibt sich die Reihenfolge in der Besetzung: 1s, 2s, 2p, 3s, 4s usw. Sobald die volle Besetzung der Nebenenergieniveaus (s, p, d oder f) erreicht ist, treten stabile Zwischenzustände auf. Auf dem höchsten Hauptenergieniveau befinden sich nie mehr als acht Elektronen, womit eine Zwischenabsättigung, nämlich die Edelgaskonfiguration, erreicht wird.

Die *volle Besetzung* der s- und p-Orbitale mit den 8 Elektronen erweist sich als besonders stabile Zwischenabsättigung des äußeren Hauptenergieniveaus. Alle Edelgase zeigen diesen stabilen Zustand, weswegen sie sehr schwer chemische Reaktionen eingehen. Ein Atom hat auf dem äußeren, jeweils höchsten Energieniveau nie mehr als acht Elektronen. Die Elektronen des höchsten Energieniveaus bezeichnet man als Außen- oder Valenzelektronen. Die Anzahl der Außenelektronen bestimmt mit ihrem Energiepotential weitgehend die chemischen Eigenschaften des Atoms bzw. des Elementes.

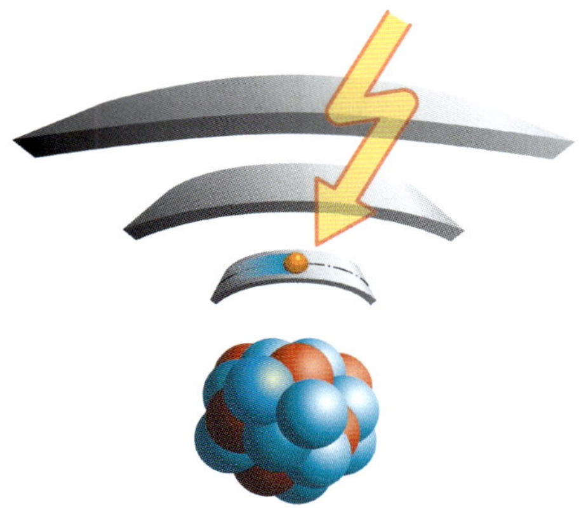

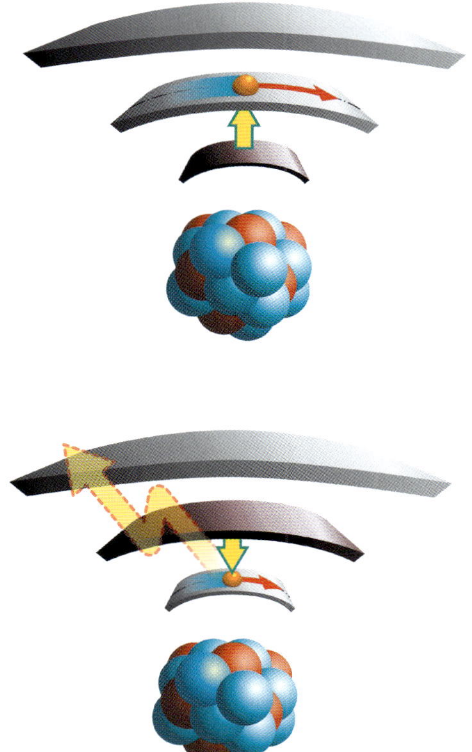

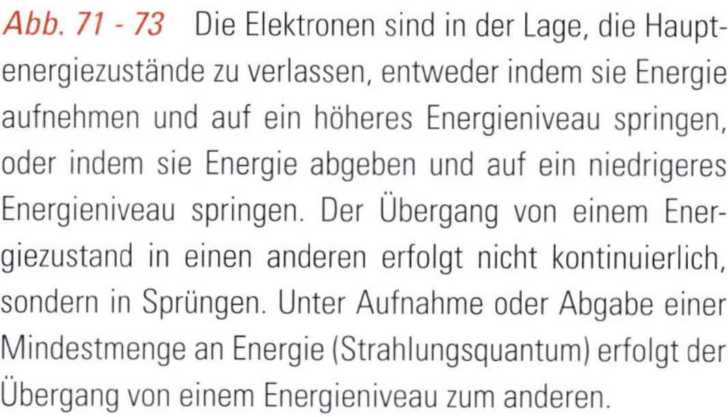

Abb. 71 - 73 Die Elektronen sind in der Lage, die Hauptenergiezustände zu verlassen, entweder indem sie Energie aufnehmen und auf ein höheres Energieniveau springen, oder indem sie Energie abgeben und auf ein niedrigeres Energieniveau springen. Der Übergang von einem Energiezustand in einen anderen erfolgt nicht kontinuierlich, sondern in Sprüngen. Unter Aufnahme oder Abgabe einer Mindestmenge an Energie (Strahlungsquantum) erfolgt der Übergang von einem Energieniveau zum anderen.

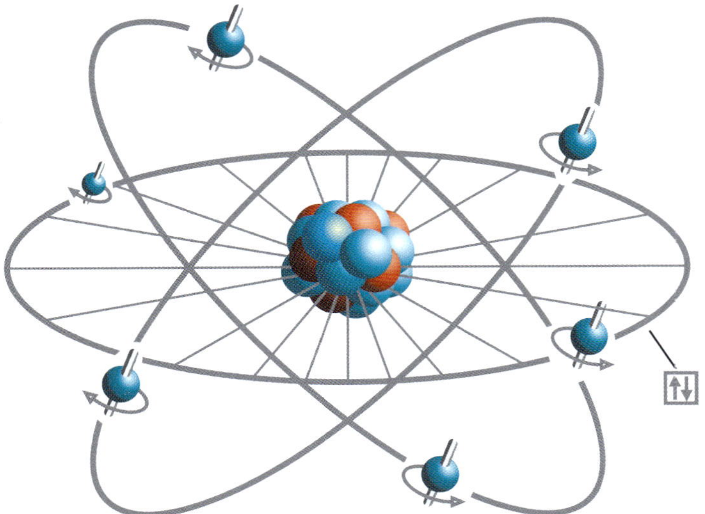

Abb. 74 Die Hauptenergieniveaus der Elektronen sind in Nebenenergieniveaus, den sogenannten Orbitalen aufgeteilt. Auf jedem dieser Nebenenergieniveaus haben immer nur jeweils zwei Elektronen Platz. Zu der rasanten Bewegung der Elektronen um den Kern innerhalb der Orbitale kommt noch eine ständige Kreiselbewegung, der Elektronenspin. Auf jedem Orbital bewegen sich zwei Elektronen mit entgegengesetztem Drehimpuls, d. h. entgegengesetztem Spin.

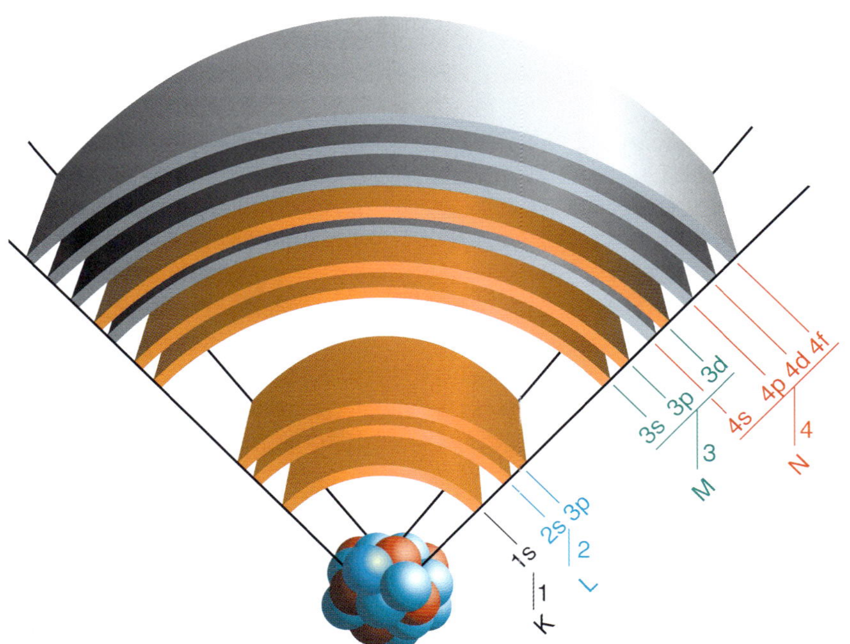

Abb. 75 In der Modellvorstellung der Haupt- und Nebenenergieniveaus lassen sich die Energiezustände als Schalen im unterschiedlichem Abstand vom Kern darstellen. Das erste Hauptenergieniveau, die K-Schale, besteht aus nur einem Orbital, die L-Schale besteht schon aus zwei Nebenenergieniveaus, den s- und p-Orbitalen. Die M-Schale weist schon drei Nebenenergieniveaus auf, wovon die d-Orbitale höhere Energiezustände aufweisen als die s-Orbitale der N-Schale. Beim Aufbau eines Atoms in den Energiezuständen sind Zwischenabsättigungen möglich, denn bevor die d-Orbitale der dritten Schale aufgefüllt werden, wird schon die vierte Schale angefangen.

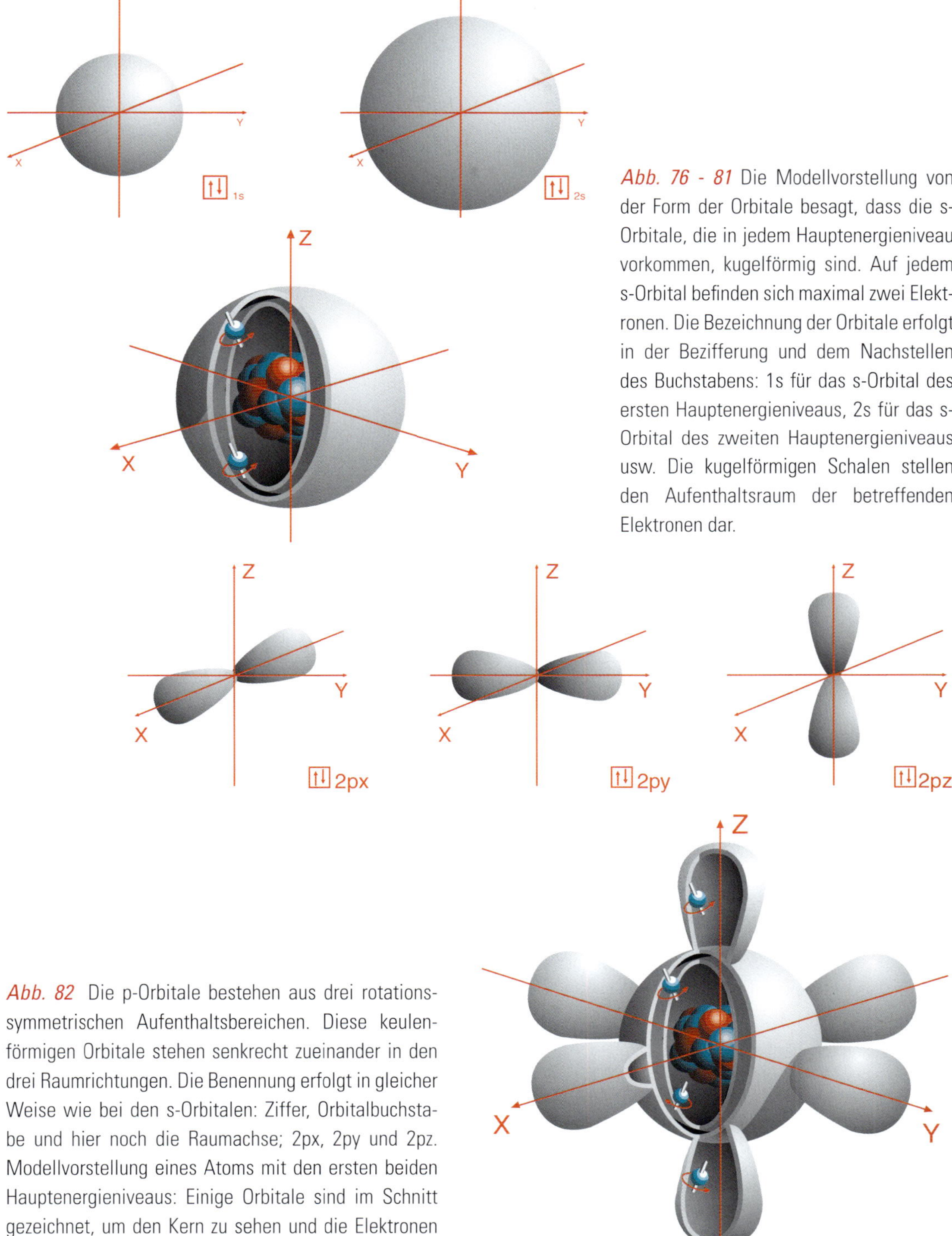

Abb. 76 - 81 Die Modellvorstellung von der Form der Orbitale besagt, dass die s-Orbitale, die in jedem Hauptenergieniveau vorkommen, kugelförmig sind. Auf jedem s-Orbital befinden sich maximal zwei Elektronen. Die Bezeichnung der Orbitale erfolgt in der Bezifferung und dem Nachstellen des Buchstabens: 1s für das s-Orbital des ersten Hauptenergieniveaus, 2s für das s-Orbital des zweiten Hauptenergieniveaus usw. Die kugelförmigen Schalen stellen den Aufenthaltsraum der betreffenden Elektronen dar.

Abb. 82 Die p-Orbitale bestehen aus drei rotationssymmetrischen Aufenthaltsbereichen. Diese keulenförmigen Orbitale stehen senkrecht zueinander in den drei Raumrichtungen. Die Benennung erfolgt in gleicher Weise wie bei den s-Orbitalen: Ziffer, Orbitalbuchstabe und hier noch die Raumachse; 2px, 2py und 2pz. Modellvorstellung eines Atoms mit den ersten beiden Hauptenergieniveaus: Einige Orbitale sind im Schnitt gezeichnet, um den Kern zu sehen und die Elektronen im entgegengesetzten Spin.

Periodensystem der Elemente

Die Anzahl der Außen- oder Valenzelektronen bestimmt die chemischen Eigenschaften der Atome bzw. der Elemente, d. h., alle Elemente, deren Atome vier Außenelektronen besitzen, haben vergleichbare Eigenschaften. Das gleiche gilt für Atome mit drei oder fünf Elektronen auf höchstem Energieniveau usw..

Elemente lassen sich zu acht Gruppen mit gleicher Anzahl an Elektronen auf dem höchsten Energieniveau ordnen. Diese Liste lässt sich weiter ordnen, um sieben andere Gruppen zu bilden, die den Haupt-energieniveaus entsprächen, dann entstünde eine formale Ordnung, die den Bau der Atome wiedergäbe. Diese Gruppen von Elementen haben miteinander vergleichbare Eigenschaften wegen der gleichen Anzahl von Außenelektronen auf höchstem Energieniveau. Im *Periodensystem* sind die Elemente auch so geordnet, dass in sieben waagerechten Zeilen sieben Perioden - das sind die sieben Hauptenergieniveaus - aufgeführt werden, während in acht senkrechten Spalten die acht Hauptgruppen - das entspricht der Anzahl der Außenelektronen - gebildet werden. Zwischen der 2. und 3. Hauptgruppe sind zusätzlich acht Nebengruppen eingeführt worden. *Atome der gleichen Periode* (waagerechte Zeile) haben das gleiche Hauptenergieniveau erreicht und unterscheiden sich nur in der Anzahl der Außenelektronen. *Atome der gleichen Hauptgruppe* (senkrechte Spalte) haben die gleiche Anzahl Außenelektronen (Valenzelektronen) auf unterschiedlichem Energieniveau. *Nebengruppenatome* haben in der Regel zwei Valenzelektronen, gehören also zur zweiten Hauptgruppe. Es handelt sich dabei um Elemente, deren innere d- und f-Orbitale aufgefüllt werden. *Hauptgruppennummern* geben die Anzahl der Außenelektronen und damit die Wertigkeit des betreffenden Elementes an. Jedes Element nimmt an chemischen Reaktionen im Verhältnis seiner Wertigkeiten (Valenzen) teil; d. h., die Wertigkeit eines Elementes gibt an, mit wievielen einwertigen Atomen sich ein Atom dieses Elementes verbindet. Weil die Elektronen in den Orbitalen immer paarweise auftreten, gibt es neben der höchstmöglichen Wertigkeit auch niedrigere Wertigkeiten, und zwar liegen diese um 2 oder ein Mehrfaches von 2 niedriger als die Hauptgruppennummern. Die *Elemente* werden nach ihren Eigenschaften in Metalle und Nichtmetalle unterteilt. Dabei ist die elektrische Leitfähigkeit durch die Elektronen das wichtigste Unterscheidungsmerkmal. Metallatome geben ihre Valenzelektronen leicht ab, wodurch die Atomrümpfe einen positiven Ladungsüberschuss zeigen; Metalle haben elektropositiven Charakter.

Nichtmetalle haben das Bestreben, weitere Elektronen aufzunehmen und ihre eigenen Valenzelektronen festzuhalten. Die hohe Elektronenaffinität führt bei ihnen zum negativen Ladungsüberschuss, wenn eine chemische Bindung eingegangen wird. Die Elemente zeigen die Neigung, miteinander *Verbindungen* einzugehen. So werden Oxide, das sind Verbindungen mit Sauerstoff, von fast allen Elementen gebildet, und die Oxide ergeben mit Wasser entweder Säuren oder Basen. Nichtmetalle oder deren Oxide bilden mit Wasserstoff die Säuren. Säuren färben Lackmusfarbstoff rot und bilden mit Metallen Salze, indem der Wasserstoff der Säure durch das Metallatom ersetzt wird. In wässriger Lösung zerfallen Säuren in positiv geladene Wasserstoffionen und negativ geladene Säurerestionen. Als *Ionen* werden jene Atome bezeichnet, die ein oder mehrere ihrer Valenzelektronen abgegeben haben; diese Atome haben einen positiven Ladungsüberschuss und sind daher positive Ionen (Kationen). Atome, die Valenzelektronen aufnehmen und dadurch einen negativen Ladungsüberschuss haben, bezeichnet man als negative Ionen (Anionen). *Metalloxide* bilden mit Wasserstoff chemische Verbindungen zu Basen, die in wässriger Lösung (Laugen) in positive Metallionen und negativ geladene Sauerstoff-Wasserstoff-Ionen (Hydroxidionen) aufgespalten sind. Basen färben den Lackmusfarbstoff blau und bilden mit Säuren Salze. Es gibt aber auch Metalle mit amphoteren Oxiden, die mit Wasser amphotere Hydroxide bilden, die je nach dem Charakter des Reaktionspartners entweder als Base oder als Säure reagieren können. Von diesen wässrigen Lösungen wird Lackmusfarbstoff violett gefärbt.

Für die *Oxide* der Hauptgruppenelemente gilt allgemein: In den Perioden nimmt von links nach rechts der Basencharakter ab, während der Säurecharakter zunimmt. In den Hauptgruppen nimmt von oben nach unten der Basencharakter zu und der Säurecharakter ab. Bildet ein Metall mehrere Oxide, was bei zahlreichen Nebengruppenelementen der Fall ist, so nimmt mit steigender Wertigkeit der Basencharakter ab, bei zunehmendem Säurecharakter.

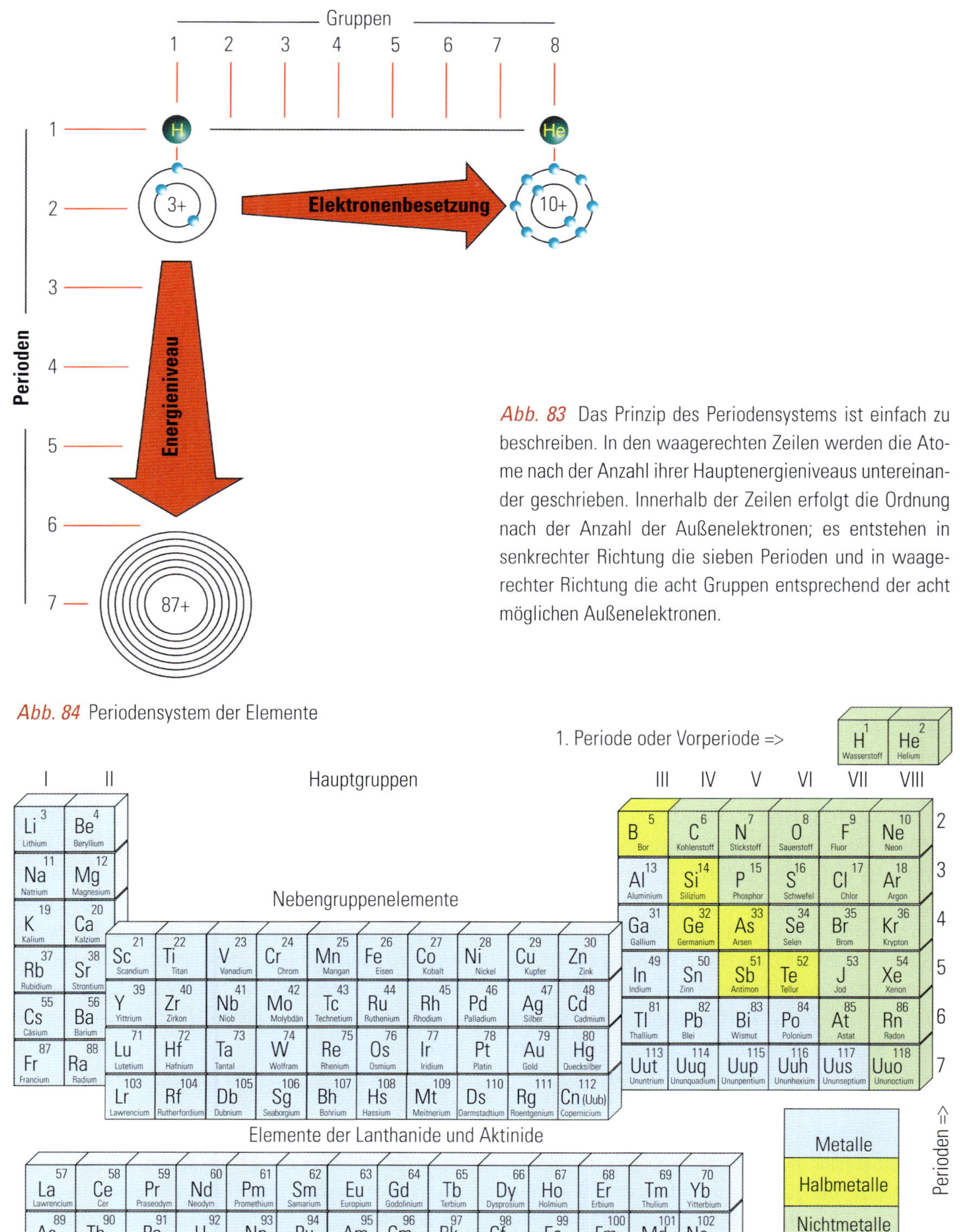

Abb. 83 Das Prinzip des Periodensystems ist einfach zu beschreiben. In den waagerechten Zeilen werden die Atome nach der Anzahl ihrer Hauptenergieniveaus untereinander geschrieben. Innerhalb der Zeilen erfolgt die Ordnung nach der Anzahl der Außenelektronen; es entstehen in senkrechter Richtung die sieben Perioden und in waagerechter Richtung die acht Gruppen entsprechend der acht möglichen Außenelektronen.

Abb. 84 Periodensystem der Elemente

Aggregatzustand der Materie

Eine **Strukturform der Materie** ist der Stoff; eine ander Strukturform ist das Feld, z. B. das Magnetfeld. Das wichtigste Merkmal der Materie bzw. des Stoffes ist seine Masse, die einen bestimmten Raum einnimmt. Jeder Stoff kann von anderen Stoffen unterschieden werden anhand seiner spezifischen Eigenschaften, wie dem Gewicht, der Farbe, der Schmelz- und Siedepunkte und weiterer messbarer Größen.

Materie kann die temperatur- und druckabhängigen Zustandsformen fest, flüssig und gasförmig einnehmen oder als Plasma vorhanden sein; diese Zustandsformen werden als Aggregatzustände (Phasen) bezeichnet. Unter Normalbedingungen können Stoffe als feste Körper, als Flüssigkeiten oder als Gase bzw. Dämpfe existieren. In der Nähe des absoluten Nullpunktes sind alle Stoffe fest (Ausnahme: Helium).

Feste Stoffe lassen sich durch Energiezufuhr bis auf ihren Schmelzpunkt erwärmen, so dass sie ihren Aggregatzustand ändern, schmelzen und flüssig werden. Werden flüssige Stoffe weiter erwärmt, kommt es bei dem Siedepunkt zu einem weiteren Phasenübergang, die Stoffe sieden und verdampfen zur gasförmigen Phase.

Bei **Energieabgabe** kühlen gasförmige Stoffe bis auf den Temperaturpunkt ab, bei dem sie durch Energiezufuhr verdampfen. An dem Verdampfungs- oder Siedepunkt kondensieren die Stoffe und gehen wieder in die flüssige Phase über; daher heißt dieser Temperaturpunkt auch Kondensationspunkt. Flüssige Stoffe kühlen durch Energieabgabe bis zum Erstarrungspunkt ab und gehen durch Erstarrung in die feste Phase über. Der Erstarrungspunkt und Schmelzpunkt eines Stoffes sind identisch.

Die **regulären Phasenübergänge** von fest über flüssig nach gasförmig sind das Schmelzen und Sieden; oder umgekehrt von gasförmig über flüssig nach fest das Kondensieren und Erstarren. Den direkten Übergang vom festen in den gasförmigen Zustand und umgekehrt nennt man Sublimation. Sublimiert ein fester Stoff, so überspringt er durch Energiezufuhr die flüssige Phase und verdampft direkt.

Die **Änderung der Aggregatzustände** ist temperatur- und druckabhängig. Die Temperaturpunkte zum Schmelzen oder Verdampfen verändern sich in Abhängigkeit vom äußeren Druck. Der Siedepunkt von Wasser z. B. wird mit sinkendem Luftdruck erheblich herabgesetzt oder im Gegensatz bei erhöhtem Luftdruck angehoben.

Bei **Energiezufuhr** erhöht sich die Temperatur im festen, flüssigen oder gasförmigen Stoff und es kommt zu einer thermischen Expansion (Volumenzunahme); entsprechend zur thermischen Kontraktion (Schrumpfung) bei sinkender Temperatur. Die thermische Expansion ist eine Materialkonstante und wird im Wär-meausdehnungskoeffizient ausgedrückt. Man unterscheidet die lineare Expansion (Ausdehnung in einer Richtung) von der kubischen Expansion (räumliche Ausdehnung in Länge, Breite und Höhe).

Der **Wärmeausdehnungskoeffizient** (WAK) gibt an, wie stark sich ein Stoff bei Temperaturänderungen im Volumen verändert. Die Wärmeausdehnung fester und flüssiger Stoffe ist in erster Näherung gleichmäßig (linear). Bei den meisten festen Stoffen kommt es jedoch zu Volumensprüngen während größerer Temperaturdifferenzen. In der Zahntechnik genügt es, den WAK-Wert α als gleichmäßig anzunehmen.

Im **festen Zustand** werden die Stoffteilchen durch die inneren Anziehungskräfte, die **Kohäsion**, zusammengehalten. Kohäsion (lat. cohaerere = zusammenhängen) ist die anziehende zwischenmolekulare Kraft zwischen den Atomen, Ionen oder Molekülen bei festen (und flüssigen) Körpern; sie hält die Teilchen auf festen Plätzen und gibt den festen Stoffen die innere und äußere Struktur.

In **Flüssigkeiten** sind die Kohäsionskräfte geringer und die Stoffteilchen sind leicht gegeneinander verschieblich; durch äußeren Druck werden die Kohäsionskräfte unterstützt und der Siedepunkt erhöht sich. In Gasen ist die Kohäsion so klein, dass die Stoffteilchen nicht zusammengehalten werden. Die innere Struktur fester Stoffe kann regelmäßig (kristallin) oder unregelmäßig (amorph) sein.

Kristallin (gr. krystallos = Eis) ist eine geordnete, regelmäßige Struktur der Stoffteilchen. Metalle sind im festen Zustand kristallin aufgebaut, denn die metallische Bindung erzwingt für alle Atome einen festen Abstand zueinander; auch Minerale können eine mit bloßem Auge sichtbare Kristallstruktur aufweisen.

Amorph (gr. morphe = Gestalt) ist bei festen Stoffen die regellose Anordnung von Atomen oder Molekülen. Gläser und glasartige Kunststoffe haben eine amorphe Struktur. Im weitesten Sinne werden Flüssigkeiten und Gase zu den amorphen Stoffen gerechnet. Feste amorphe Stoffe gehen im Laufe der Zeit von selbst in den stabilen kristallinen Zustand über (Gläser entglasen).

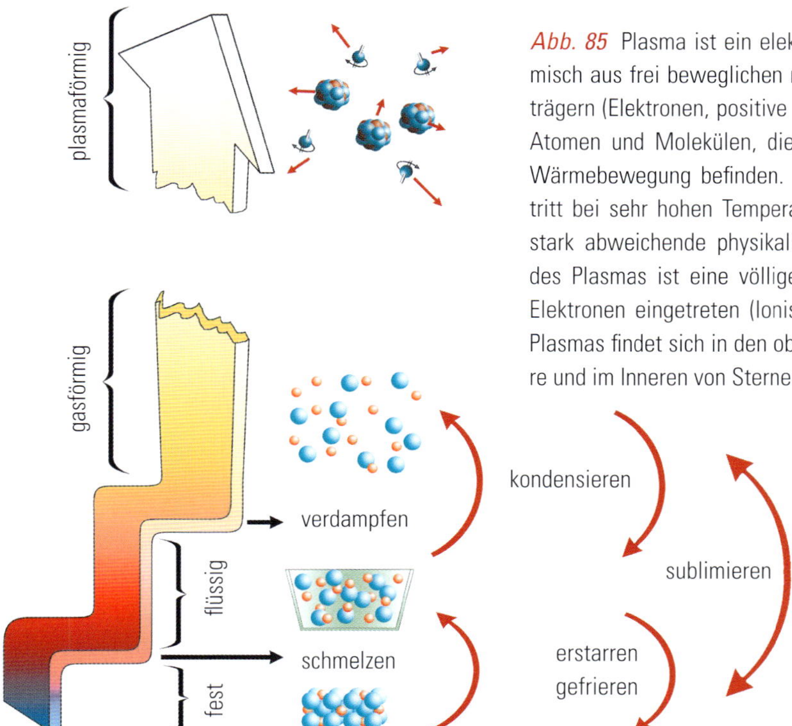

Abb. 85 Plasma ist ein elektrisch leitendes, sehr heißes Gemisch aus frei beweglichen negativen und positiven Ladungsträgern (Elektronen, positive Ionen) sowie elektrisch neutralen Atomen und Molekülen, die sich in ständiger, ungeordneter Wärmebewegung befinden. Diese Zustandsform der Materie tritt bei sehr hohen Temperaturen auf und die Materie zeigt stark abweichende physikalische Eigenschaften. Im Zustand des Plasmas ist eine völlige Trennung von Atomkernen und Elektronen eingetreten (Ionisation). Materie in der Form des Plasmas findet sich in den oberen Schichten der Erdatmosphäre und im Inneren von Sternen.

Abb. 86 Die Aggregatzustände der Materie sind abhäng von Druck und Temperatur. Unter Normalbedingungen unterscheidet man die feste, flüssige und die gasförmige Phase, d. h., Stoffe können als feste Körper, Flüssigkeiten oder Gase existieren. Jeder Übergang in einen anderen Aggregatzustand erfolgt über Energiezufuhr oder Energieabgabe; in der Nähe des absoluten Nullpunktes sind alle Stoffe mit Ausnahme von Helium fest. Den Phasenübergang vom festen in den flüssigen Aggregatzustand bezeichnet man als Schmelzen, umgekehrt vom flüssigen in den festen Zustand als Erstarren oder Gefrieren. Ein Stoff vergast, wenn er vom flüssigen in den gasförmigen Zustand übergeht, und er kondensiert, wenn er vom gasförmigen in den flüssigen Zustand übergeht. Als Sublimation bezeichnet man den direkten Übergang von der festen in die gasförmige Phase und umgekehrt, ohne die flüssige Phase zu durchlaufen.

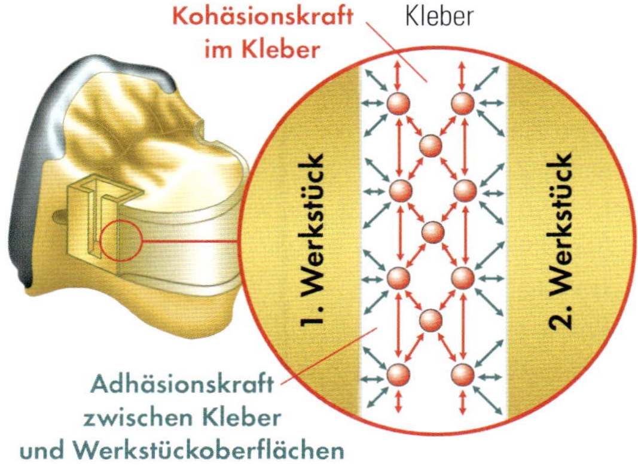

Abb. 87 Adhäsions- und Kohäsionskräfte lassen sich anhand einer Klebeverbindung gegeneinander abgrenzen: Adhäsion ist das Haften zweier unterschiedlicher Stoffe oder Körper aneinander, hier das Haften der Moleküle eines Klebstoffes an Werkstoffoberflächen. Es ist die Anziehungskraft zwischen den Werkstoff- und Klebermolekülen, die sich hinreichend angenähert haben. Im Klebstoff selbst wirken die anziehenden, zwischenmolekularen Kohäsionskräfte zwischen den Klebermolekülen.

Physikalische und chemische Vorgänge

Elemente können miteinander Verbindungen eingehen, die durch chemische Reaktionen aufgebaut (Synthese) und wieder zerlegt (Analyse) werden können. In einer Verbindung sind die Atome der verschiedenen Stoffe in gleichem Verhältnis vertreten. Die chemischen und physikalischen Eigenschaften der Verbindungen sind anders als die der beteiligten Stoffe, weil bei einer chemischen Reaktion eine Stoffumwandlung stattfindet und ein neuer Stoff mit neuen Eigenschaften entsteht. Chemische Reaktionen laufen entweder unter Abgabe von Wärmeenergie (exotherm) ab oder sie nehmen während des Prozesses Energie (endotherm) auf. Nach ihrer Zusammensetzung unterscheidet man anorganische und organische Verbindungen.

Anorganische Verbindungen aus Metallen und Nichtmetallen enthalten keinen Kohlenstoff, wie z. B. Salze, Gips, Säuren, Laugen oder keramische Massen; Ausnahme ist die Kohlensäure. Die anorganische Chemie handelt von allen Elementen, Legierungen und denjenigen Verbindungen, die keine Kohlenstoff-Kohlenstoff-Bindungen enthalten.

Ein *Molekül* ist das kleinste Teil einer chemischen Verbindung, bestehend aus mindestens zwei Atomen eines oder mehrerer Elemente. Makromoleküle sind fadenförmige, verzweigte oder dreidimensionale Riesenmoleküle aus hunderten oder tausenden von Atomen. Kunststoffe und Silikone bestehen aus Makromolekülen. Das Molekulargewicht ist die Summe der Atomgewichte aller am Aufbau eines Moleküls beteiligter Atome.

Organische Verbindungen sind hauptsächlich Moleküle aus Kohlenstoff, Wasserstoff und Sauerstoff, wie z. B. Fette, Öle und Erdgas, Kunststoffe und Wachse. Die organische Chemie befasst sich mit den Verbindungen des Kohlenstoffs und wird deswegen auch als Kohlenstoffchemie bezeichnet. Neben chemischen Verbindungen gibt es Gemenge oder Gemische von Stoffen, die mit physikalischen Mitteln wieder getrennt werden können. Als physikalische Trennung der unterschiedlich gemischten Stoffe gelten das Destillieren (Verdampfen), Filtern, Schmelzen, Sedimentieren, Sieben, Magnetisieren und Zentrifugieren.

Die *Mischungen* aus unterschiedlichen Stoffen können einheitlich (homogen) oder uneinheitlich (heterogen) sein. Bei *homogenen Gemischen* sind die einzelnen Bestandteile ganz gleichförmig verteilt, z. B. bei Brenngasen. Ein heterogenes Gemisch ist ungleichmäßig, mehrphasig zusammengesetzt, wie z. B. ein Gemenge aus festen und flüssigen Stoffen, was als Suspension bezeichnet wird.

Ein *heterogenes Gemenge* aus unterschiedlichen flüssigen Stoffen ist eine Emulsion, wie z. B. Milch. Auch flüssige und gasförmige Stoffe können ein heterogenes Gemisch bilden, wie Schaum oder Dampfstrahlnebel.

Als *Lösung* bezeichnet man homogene Gemenge zweier Komponenten, bei denen eine Komponente in feinverteilten Partikeln in der anderen eingebracht ist. Die eine Komponente ist Lösungsmittel und die andere ist die gelöste Substanz. Man unterscheidet molekular- oder ionendisperse von kolloidalen Lösungen. Bei einer physikalischen Lösung bleibt der gelöste Stoff nach Verdampfen des Lösungsmittels in unveränderter Form zurück (z. B. Salz im Wasser).

Lösungsmittel sind Flüssigkeiten, die ohne chemische Umsetzung Gase, Flüssigkeiten und Feststoffe aufnehmen können. Die apolaren Lösungsmittel, wie z. B. Chloroform, lösen besonders gut Fette und Öle. Polare Lösungsmittel (v. a. Alkohole), bei denen die Ladungen innerhalb des Moleküls nicht gleichmäßig verteilt sind, sind gut mit Wasser mischbar.

Bei einer *chemischen Lösung* treten Lösungsmittel und zu lösender Stoff in eine chemische Reaktion und es entstehen neue Verbindungen. Kolloide Lösungen haben Teilchengrößen zwischen 10^{-9} und $5 \cdot 10^{-7}$ m (Leim, Kieselsäure) und können in flüssiger Form als Sol oder Gel vorkommen. Suspensionen haben Teilchengrößen von mehr als $5 \cdot 10^{-7}$ m Durchmesser, die unter dem Mikroskop erkennbar sind und sich durch Papierfilter vom Dispersionsmittel trennen lassen.

Die *Destillation* ist ein physikalisches Trennverfahren für Flüssigkeitsgemische durch Wärme. Durch Verdampfung einer der Flüssigkeiten und nachfolgender Kondensation des Dampfes zum Destillat ist eine vollständige Trennung eines Gemisches in seine Komponenten möglich. Dazu müssen die Bestandteile des Gemisches weit auseinanderliegende Siedepunkte haben. Wenn die Siedepunkte nahe beieinanderliegen, ist eine wiederholte (fraktionierte) Destillation notwendig. Bekanntes Destillat ist der Genussalkohol.

Bei einer *trockene Destillation* (Pyrolyse) werden feste organische Stoffe in ihre Bestandteile zerlegt, wie z. B. Holz oder Kohle, die durch Erhitzen unter Luftabschluss in brennbare Gase, wässrige Destillate und Teer zerlegt werden.

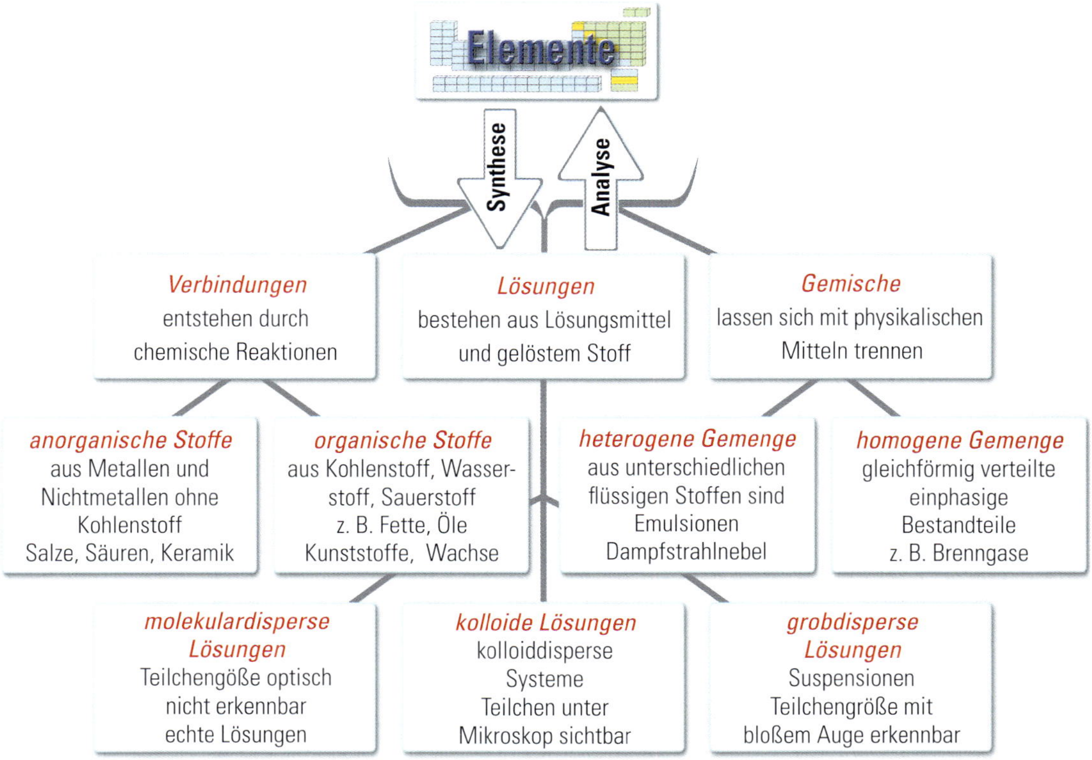

Elemente

Synthese ↓ Analyse ↑

Verbindungen
entstehen durch chemische Reaktionen

Lösungen
bestehen aus Lösungsmittel und gelöstem Stoff

Gemische
lassen sich mit physikalischen Mitteln trennen

anorganische Stoffe
aus Metallen und Nichtmetallen ohne Kohlenstoff
Salze, Säuren, Keramik

organische Stoffe
aus Kohlenstoff, Wasserstoff, Sauerstoff
z. B. Fette, Öle
Kunststoffe, Wachse

heterogene Gemenge
aus unterschiedlichen flüssigen Stoffen sind
Emulsionen
Dampfstrahlnebel

homogene Gemenge
gleichförmig verteilte einphasige Bestandteile
z. B. Brenngase

molekulardisperse Lösungen
Teilchengöße optisch nicht erkennbar
echte Lösungen

kolloide Lösungen
kolloiddisperse Systeme
Teilchen unter Mikroskop sichtbar

grobdisperse Lösungen
Suspensionen
Teilchengröße mit bloßem Auge erkennbar

Abb. 88 Durch chemische Reaktionen lassen sich Elemente zu Verbindungen zusammenschließen und wieder zerlegen. Bei der chemischen Reaktion wandeln sich die Stoffe um und verändern ihre chemischen und physikalischen Eigenschaften.

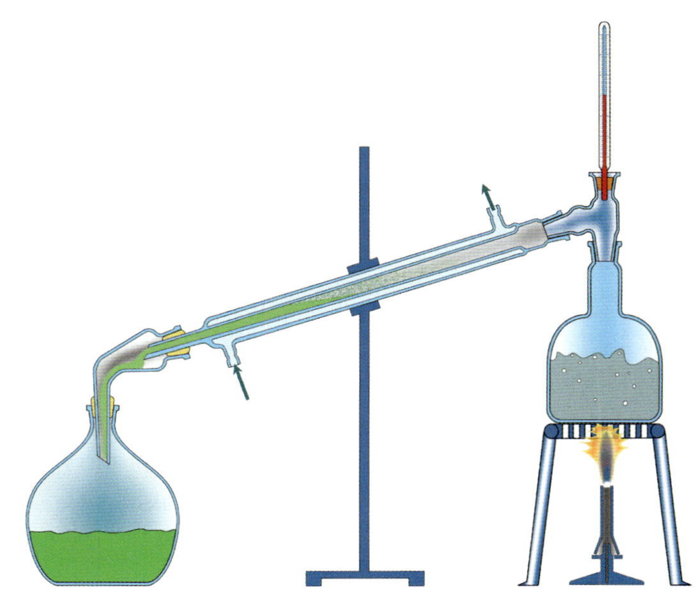

Abb. 89 Bei der Trennung homogener Gemische, die nur aus einer Phase bestehen, lassen sich die unterschiedlichen Siedetemperaturen der Bestandteile ausnutzen. Der Vorgang wird Destillation genannt. Wird eine flüssige Lösung erhitzt, so verdampft die niedrig siedende Flüssigkeit zuerst. Sie wird in einem Kühler wieder kondensiert und in einem weiteren Gefäß aufgefangen; die Flüssigkeit mit dem höheren Siedepunkt bleibt im Destillierkolben zurück. Genussalkohol lässt sich auf diese Art destillieren.

Maßeinheiten

Zur Darstellung und vergleichenden Analyse der chemischen, physikalischen und technischen Eigenschaften von Stoffen werden normierte Maßeinheiten (SI-Einheiten) und Messverfahren verwendet.
Die ***SI-Einheiten*** (Système International d'Unités; internationales Einheitensystem) wurden 1960 eingeführt und seit dem von der Wissenschaft weltweit verwendet. Es gibt grundlegende Basiseinheiten, drei ergänzende Einheiten sowie mehrere, auf den jeweiligen technischen Verwendungszweck abgeleitete Einheiten.
Als ***Basiseinheiten*** gelten sieben Grundgrößen, die sich nicht auf andere Einheiten zurückführen lassen. Außer der Einheit Kilogramm lassen sich alle Basiseinheiten bequem in einem Labor reproduzieren.

In der Physik und Technik werden neben den sieben Basiseinheiten weitere Größenarten benötigt, die aus den Basiseinheiten abgeleitet werden. Diese Größenarten stellen entweder sinnvolle Aussagen eines Naturgesetzes dar oder sind zweckmäßige Definitionen von Potenzprodukten der Basisgrößen; wie z. B. Geschwindigkeit, Kraft, Arbeit oder Dichte. Man unterscheidet zwischen skalaren und vektoriellen Größen. ***Skalare Größen*** sind durch den (positiven oder negativen) Zahlenwert und die Einheit vollständig dargestellt; z. B. Zeit (t) oder Temperatur (T).
Vektorielle Größen werden durch den Zahlenwert, die Einheit und die Richtung vollständig bezeichnet; z. B. Geschwindigkeit oder Kraft. Beim Rechnen mit vektoriellen Größen gelten besondere Gesetzmäßigkeiten.

Basiseinheiten	Symbol	technische Größe	Definitionen
Meter	m	Länge	Die Strecke, die Licht im Vakuum in $^{1}/_{299792458}$ Sekunden zurücklegt. m^2 => Quadratmeter => Fläche m^3 => Kubikmeter => Volumen => Liter = 10^{-3} m^3
Kilogramm	kg	Masse	Die Masse eines zylinderförmigen Prototyps aus einer Platin-Iridium-Legierung, aufbewahrt in Sèvres, Frankreich. Gramm => 1 g = 10^{-3} kg; Tonne => 1 t = 10^3 kg; Dichte => Kilogramm pro Kubikmeter => kg/m^3
Sekunde	s	Zeit	Die Zeit, die bei 9 192 631 770 Schwingungen eines Cäsium- 133-Atoms verstreicht. Minute => 1 min => 60 s; Stunde => 1 h => 60 min => 3600 s
Kelvin	K	Temperatur	$^{1}/_{273,16}$ der thermodynamischen Temperatur des Tripelpunktes von Wasser. Grad Celsius => 1 °C = 1 K; ΛT => 0 °C = 273,15 K
Ampere	A	Stromstärke	Die Stärke des elektrischen Stroms, der durch zwei im Vakuum parallel im Abstand von 1 m angeordneten, unendlich langen Leitern von vernachlässigbarem Querschnitt fließt und zwischen ihren pro 1 m eine Kraft von $2 \cdot 10^7$ N erzeugt.
Mol	mol	Stoffmenge	Die Menge eines Stoffes, die aus so vielen Atomen, Molekülen oder Ionen zusammengesetzt ist, wie in 12 g des Kohlenstoffisotops 12C enthalten sind.
Candela	cd	Lichtstärke	Die Lichtstärke einer Strahlungsquelle, die monochromatische Strahlung der Frequenz $540 \cdot 10^{-12}$ Hertz in einer Richtung aussendet, in der die Strahlstärke $^{1}/_{683}$ Watt pro Steradiant beträgt.

Abb. 90 - 91 Schema der Basiseinheiten und abgeleitete Einheiten

Einheiten	Symbol	technische Größe	Definitionen
Volt	V	elektrische Spannung	Die elektrische Potentialdifferenz zwischen zwei Punkten eines Leiters, in dem bei einem Strom von 1 A zwischen den beiden Punkten die Leistung 1 W umgesetzt wird.
Ohm	Ω	elektrischer Widerstand	Der elektrische Widerstand zwischen zwei Punkten eines Leiters, durch den bei der Spannung von 1 V ein Strom der Stärke 1 A fließt.
Henry	H	Induktivität	Die Induktivität einer geschlossenen Windung, in der die Spannung 1V induziert wird, wenn sich der in ihr fließende Strom gleichmäßig um 1 A pro Sekunde ändert.
Watt	W	elektrische Leistung	Die Leistung, bei der in 1s die Energie von 1 J umgesetzt wird.
Coulomb	C	elektrische Ladung	Die Ladung, die bei einem Strom von 1 A pro Sekunde fließt.
Farad	F	Kapazität	Die Kapazität, die ein Kondensor besitzt, wenn er bei 1 V Spannung 1 C Ladung speichert.
Tesla	T	magnetische Flussdichte	Die Flussdichte eines magnetischen Flusses von 1 Wb, der die Fläche von 1 Quadratmeter senkrecht durchsetzt.
Becquerel	Bq	Radio-aktivität	Die Aktivität einer Isotopenmenge, bei der im Durchschnitt pro Sekunde ein Kern zerfällt.
Hertz	Hz	Frequenz	Frequenz ist die Anzahl eines periodischen Vorgangs pro Sekunde: 1 Hz = 1 Schwingung/Sekunde, kurz: 1 Hz = 1 s^{-1}
Newton	N	Kraft	Die Kraft, die einer Masse von 1 kg eine Beschleunigung von 1 m pro Sekunde erteilt.
Pascal	Pa	Druck	Der Druck, den eine Kraft von 1 N auf 1m^2 Fläche ausübt.
Joule	J	Energie	Die Arbeit, die geleistet wird, wenn eine Kraft von 1 N ihren Angriffspunkt um 1 m in Richtung dieser Kraft verschiebt.
Lumen	lm	Lichtstrom	Der Lichtstrom, den eine Lichtquelle von 1 C in den Raumwinkel 1 sr aussendet.
Lux	lx	Beleuch-tungsstärke	Die Beleuchtungsstärke, die sich ergibt, wenn auf eine Fläche von 1m^2 gleichmäßig verteilt 1 lm fällt.

Wärme und Energie

Wärme ist eine spezielle Energieform wie z. B. mechanische Energie oder elektrische Energie. Sie unterliegt wie alle Energiearten dem Gesetz von der Erhaltung der Energie. Alle Energiearten lassen sich ineinander umwanden. Zufuhr oder Abgabe von *Wärmeenergie* ist nötig, wenn die Temperatur oder der Aggregatzustand eines Körpers geändert werden soll. Die SI-Einheit der Wärmeenergie (Q) = Joule (J) = Newtonmeter (Nm).

Potentielle Energie ist die Lageenergie des Körpers; um einen Körper zu heben, muss Arbeit verrichtet werden. Diese steckt dann in Form von potentieller Energie im Körper. Auch die zur Verformung elastischer Körper aufzuwendende Verformungsarbeit wird im Körper als potentielle Energie gespeichert und als Spannungsarbeit bezeichnet. Durchfällt ein Körper eine bestimmte Höhe, so wandelt sich seine potentielle Energie in kinetische Energie um.

Kinetische Energie ist die Energie der Bewegung. Um einen Körper zu beschleunigen und auf eine bestimmte Geschwindigkeit zu bringen, muss Arbeit verrichtet werden, die dann in Form von kinetischer Energie im Körper steckt.

Die *Energie eines Körpers* wird vergrößert, wenn an ihm Arbeit verrichtet und er in die Lage versetzt wird, seinerseits Arbeit zu verrichten. Energie ist also Arbeitsvorrat oder Arbeitsvermögen. Energie wird in den gleichen Einheiten gemessen wie Arbeit.

Unter *Arbeit* (W) versteht man das Produkt aus Kraft und Weg, was in Joule ($J = N \cdot m$) gemessen wird. Wenn eine Kraft einen Körper auf einem bestimmten Weg verschiebt, so verrichtet sie am Körper Arbeit. Die SI-Einheit der Arbeit lautet:

$$W = F \cdot s = N \cdot m = kg \cdot m^2/s^2$$

Unter *Leistung* (P) versteht man das Verhältnis der Arbeit zur Arbeitszeit: Leistung ist Arbeit geteilt durch Zeit. Die SI-Einheit der Leistung lautet:

$$\text{Watt} = kg \cdot m^2/s^3 = J/s$$

Die zur *Erwärmung* eines Körpers notwendige Energie wird als Wärmemenge bezeichnet; sie ist proportional zur Masse des Körpers und der zu erzielenden Temperaturdifferenz. Der Proportionalitätsfaktor ist ein stoffabhängiger Wert, eine Materialkonstante, die als Wärmekapazität bezeichnet wird.

Unter der *Wärmekapazität* (c) eines Körpers versteht man das Verhältnis der zugeführten Wärmemenge zur erzielten Temperaturerhöhung; es ist die zum Erwärmen um 1K erforderliche Wärmemenge. Als spezifische Wärmekapazität bezeichnet man das Verhältnis der zugeführten Wärmemenge zum Produkt aus erwärmter Masse und Temperaturdifferenz:

$$c = Q/m\Delta t$$

Bei Erwärmung eines Körpers nehmen die Schwingungen seiner Masseteilchen (Atome, Moleküle) zu und deren gegenseitiger Abstand vergrößert sich; der Körper nimmt einen größeren Raum ein. Die Wärmeausdehnung betrifft sowohl feste als auch flüssige oder gasförmige Körper.

Feste Körper dehnen sich beim Erwärmen nach allen Richtungen aus. Bei Stäben und Drähten wirkt sich die Ausdehnung vor allem in der Länge aus. Flüssigkeiten dehnen sich wesentlich stärker aus als feste Körper. Ihre Ausdehnung erfolgt ebenfalls nach allen Raumrichtungen. Wegen der leichten Verschiebbarkeit der Masseteile nehmen Flüssigkeiten die Form ihrer Gefäße an; auch in Röhren ist daher die Ausdehnung stets eine Volumenänderung. Beim Erwärmen verändert sich mit dem Volumen auch die Dichte der Flüssigkeit. Die Ausdehnung von Gasen ist bedeutend stärker als bei festen oder flüssigen Körpern. Mit der Temperatur wächst das Produkt aus Druck und Volumen.

Der *Wärmeausdehnungskoeffizient* (WAK) ist ein Materialkennwert, d. h., jedes Material besitzt einen typischen Wärmeausdehnungswert im festen und flüssigen Zustand. Die Wärmeausdehnung fester (und flüssiger) Körper ist in erster Näherung linear. Bei den meisten festen Stoffen kommt es jedoch zu Volumensprüngen während größerer Temperaturdifferenzen. Der Raumausdehnungskoeffizient eines Gases ist das Verhältnis der relativen Volumenänderung zur Temperatur; er ist bei allen Gasen fast gleich, wenn der Druck konstant gehalten wird. Im festen Körper schwingen die Masseteilchen (Moleküle, Atome) um ihre Gleichgewichtslage im Kristallgitter. Bei Energiezufuhr werden die Schwingungen heftiger, bis die innere Struktur (das Kristallgitter) zerstört ist. Dann vollzieht sich der Phasenübergang vom festen zum flüssigen Zustand, das Material schmilzt und die Masseteilchen sind frei beweglich.

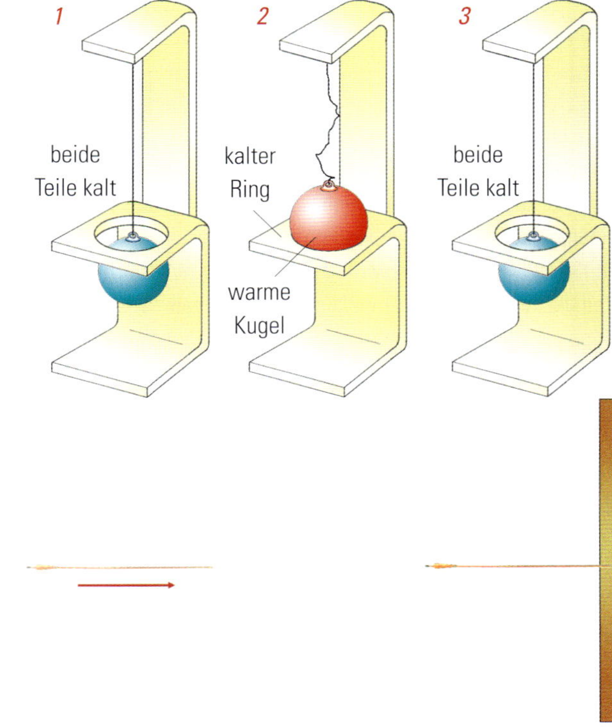

Abb. 92 Stoffe dehnen sich bei Erwärmung aus und ziehen sich bei Abkühlung wieder zusammen. Diese Vorgänge nennt man Wärmeexpansion oder Abkühlungskontraktion. Eine Metallkugel, die im kalten Zustand durch einen Ring passt (1), wird bei starker Erwärmung im Ring stecken bleiben (2), wenn dieser nicht erwärmt wurde und sich nicht ausgedehnt hat. Kühlt die Kugel ab, fällt sie wieder durch den Ring (3).

Abb. 93 Energie ist das gespeicherte Arbeitsvermögen. Die Änderung der Energie in einem physikalischen System entspricht der von außen ins System gebrachten Arbeit. Man unterscheidet verschiedene Energieformen: Die Bewegungsenergie oder kinetische Energie hängt von der Masse und von der Geschwindigkeit ab. Wenn die Sehne eines Bogens gespannt wird, bringt man Arbeit in Form von Verformungsenergie in das System ein, weil der Bogen sich unter der Spannung der Sehne verbiegt. Wird der Pfeil losgelassen, wird die Verformungsenergie des Bogens und der Sehne in Bewegungsenergie des Pfeils umgesetzt. Der Pfeil fliegt bis zur Zielscheibe, bohrt sich in das Scheibenmaterial und setzt die kinetische Energie in Wärme- und Verformungsenergie in der Scheibe um.

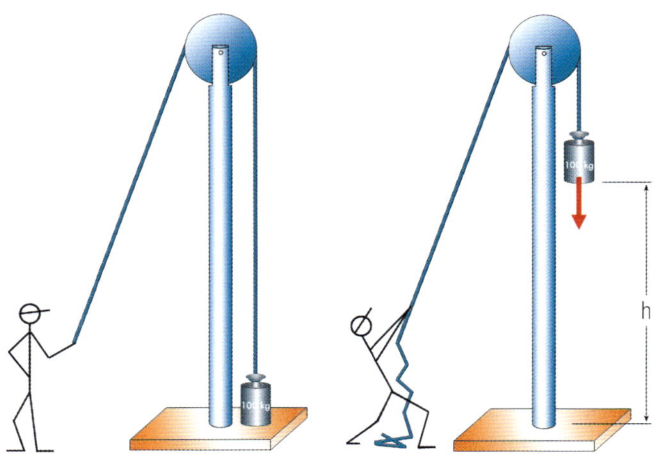

Abb. 94 Ein Gewicht, das auf eine Höhe (h) gehoben wird, hat Hubarbeit gespeichert. Das angehobene Gewicht besitzt die potentielle Energie aufgrund seiner Lage. Wenn das Gewicht losgelassen wird, fällt es mit der potentielle Energie Masse x Beschleunigung (mgh) auf die Unterlage und setzt die potentielle Energie in Verformungsenergie um.

Temperatur

Die *Temperatur* (T) eines Körpers ist das *Maß für die Bewegungsenergie* seiner Moleküle. Es ist zu unterscheiden zwischen dem Wärmezustand (Temperatur) eines Körpers und seiner Wärmeenergie. In Festkörpern schwingen die Atome/Moleküle um ihre feste Gleichgewichtslage. Sie besitzen potentielle und kinetische Energie in allen drei Raumrichtungen. Die Temperatur ist eine Basiseinheit, die in Kelvin (K) angegeben wird. Das Kelvin ist der 273,16te Teil der Temperatur des Tripelpunktes von reinem Wasser. Tripelpunkt ist der Temperaturpunkt (0,01 °C), bei dem reines Wasser in allen drei Aggregatzuständen vorliegt. Viele physikalische Größen sind temperaturabhängig:

1. Das Volumen fester, flüssiger oder gasförmiger Körper nimmt in der Regel mit steigender Temperatur zu.
2. Jeder Stoff wird bei höheren Temperaturen als der seines festen Zustandes flüssig und gasförmig.
3. Der spezifische elektrische Widerstand verändert sich bei Stoffen mit der Temperaturänderung.
4. Die von einem erhitzten Körper ausgehende Strahlung wird mit steigender Temperatur kurzwelliger.
5. Viele Materialwerte sind temperaturabhängig (Schallgeschwindigkeit, Wärmekapazität, Ausdehnungskoeffizient).

Die meisten temperaturabhängigen physikalischen Größen lassen sich zur Temperaturmessung verwenden. Die verschiedenen Temperaturmessverfahren sind unterschiedlich genau.

Die Temperatur wird indirekt gemessen über:

1. die Wärmeausdehnung von Stoffen (Flüssigkeiten, Metalle);
2. die Wellenlänge des ausgestrahlten Lichtes eines erhitzten Körpers;
3. den elektrischen Widerstand;
4. die reversibele oder irreversibele Farbveränderung bestimmter Metallverbindungen (u. a. Kobalt-, Chrom-, Nickelverbindungen) als Temperaturmessstifte;
5. die thermische Verformung bestimmter Metalllegierungen als Temperaturmesskörper.

Neben der *Basiseinheit* Kelvin (K) gibt es unterschiedliche gesetzliche Einheiten: In der Bundesrepublik gilt der Grad Celsius (°C), in Großbritannien und Nordamerika gilt der Grad Fahrenheit (°F). Zur Eichung aller Temperaturskalen dienen international vereinbarte Fixpunkte.

Die *Kelvin-Skala* hat ihren Nullpunkt bei der tiefsten Temperatur, die theoretisch denkbar ist (absoluter Nullpunkt). Kelvin- und Celsius-Skalen sind gegeneinander um 273,15 Grad versetzt. Die Fahrenheit-Skala teilt den Fundamentalabstand (Erstarrungspunkt-Siedepunkt Wasser) in180 °F; die Reaumur-Skala teilt den Fundamentalabstand in 80 °R ein. Die *Umrechnung* von Kelvin in Celsius erfolgt über die Differenzbi dung; Celsiusgrade können im negativen Zahlenbereich liegen. Die Umrechnung von Celsiusgraden in Fahrenheit und umgekehrt erfolgt über nachstehende Formel:

$$\Delta F = {}^{9}/_{5}\, \Delta C + 32$$

$$\Delta C = {}^{5}/_{9}\, (\Delta_{o}F - 32)$$

Ein *Thermometer* ist ein Temperaturmessgerät. Es zeigt immer seine Eigentemperatur an. Erst nach einer gewissen Zeit st mmt diese mit der der Umgebung überein. Ein Thermometer besitzt also eine bestimmte Messträgheit. Außerdem kann ein Thermometer die zu messende Temperatur des Mediums beeinflussen. Man unterscheidet: Flüssigkeitsthermometer, Metallthermometer und Widerstandsthermometer.

Beim *Flüssigkeitsthermometer* ist die Länge der Flüssigkeitssäule (Quecksilber, Alkohol, Toluol usw.) das Maß für die Temperatur. Bei steigender Temperatur steigt die Flüssigkeitssäule. Der Messbereich ist begrenzt durch Siede- und Erstarrungspunkte der verwendeten Stoffe. Messfehler entstehen, wenn nicht die gesamte Flüssigkeitssäule der gleichen Temperatur ausgesetzt wird.

Das *Metallthermometer* besteht aus einem Bimetallstreifen, bei dem zwei verschiedene Metallstreifen miteinander verschweißt oder vernietet sind. Durch die unterschiedliche Ausdehnung beider Metalle krümmt sich der Bimetallstreifen beim Erwärmen; das eine Ende des Streifens ist befestigt, das andere Ende bewegt einen Zeiger über einer Temperaturskala.

Bei *Widerstandsthermometern* wird die temperaturabhängige Änderung des elektrischen Widerstands von Metallen benutzt, indem in einem Stromkreis der fließende Strom gemessen wird. Als Widerstand wird meist ein Platindraht verwendet. Diese Thermometer sind Fernthermometer mit großem Abstand zwischen Messstelle und Messgerät.

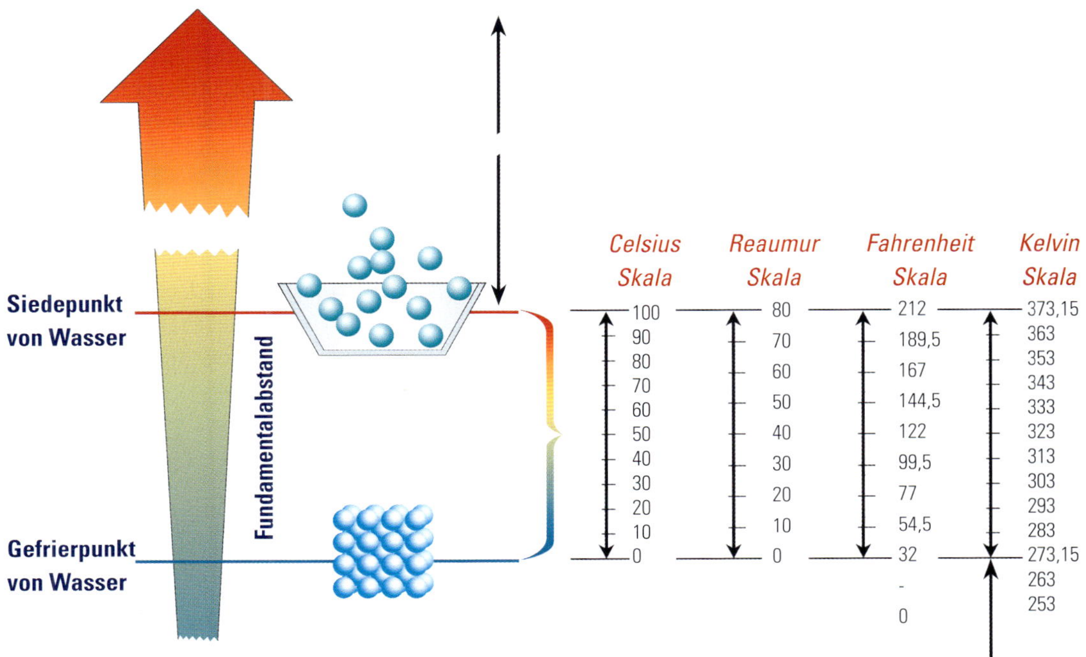

Abb. 95 Die Wärmeenergie wird in Temperaturgraden gemessen. Es gibt unterschiedliche Temperaturskalen mit unterschiedlicher Einteilung der Temperaturwerte, die sich auf zwei reproduzierbare Temperaturen, die Fundamentalpunkte, beziehen. Als Fundamentalpunkte gelten der Dampf- und der Eispunkt (Gefrier- und Siedepunkt) des Wassers. Das Temperaturintervall zwischen diesen beiden Punkten, der Fundamentalabstand, wird in Temperaturgrade aufgeteilt. Die theoretische Temperaturskala der Physik ist die 1848 von Lord Kelvin aufgestellte thermodynamische oder absolute Temperatur (Kelvin-Skala), die aus dem 2. Hauptsatz der Thermodynamik abgeleitet ist. Dabei ergibt sich als tiefste Temperatur der absolute Nullpunkt, dem in der Celsius-Skala der Wert -273,15 °C entspricht.

Abb. 96 Zur Messung der Temperatur lässt sich die Ausdehnung von Flüssigkeiten (Quecksilber, Alkohol, Pentan für tiefe Temperatur) heranziehen. An eine Kugel, welche eine größere Flüssigkeitsmenge enthält, ist eine enge Kapillare angesetzt, in der die Flüssigkeit bei der Ausdehnung emporsteigt.

Abb. 97 Um die geringe Ausdehnung fester Körper zur Temperaturmessung zu verwenden, lötet man Blechstreifen aus zwei Metallen mit verschiedener Ausdehnung der Länge nach zusammen. Man erhält so einen Bimetallstreifen, der sich bei einer Temperaturveränderung verbiegt. Eine Spirale aus Bimetall kann zum Messen von Temperaturen verwendet werden.

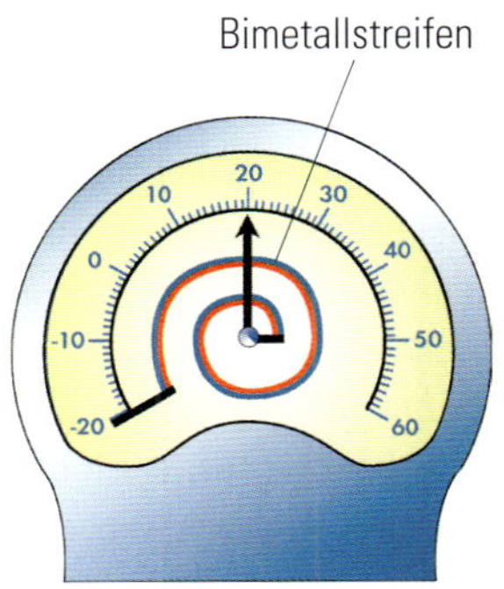

Materialeigenschaft Farbe

Farben seien die Taten und Leiden des Lichts, beschrieb Goethe seine Studien zur Farbenlehre, die ihm wichtiger erschienen als sein literarisches Werk. Farbe ist ein wesentlicher Bestandteil unserer Umwelt und teilt sich in verschiedenen Funktionen mit, wie z. B. als ästhetischer Reiz, gebunden an bestimmte materiale Eigenschaften einer Form, schmückend und dekorativ, als Ausdruck von Traditionen, Kultur und Gesellschaft, sowie als Vermittler konkreter Nachrichten mit spezifischen Informations- und Kommunikationsmöglichkeiten. Die Vielfalt der Farben und ihre unterschiedlichen Erscheinungsweisen entstehen durch die Veränderung des Lichtes, das von Körpern ausgeht, weil Körper aufgrund ihrer molekularen Struktur in der Lage sind, das Licht zu brechen, zu schlucken oder zurückzuwerfen.

Das *sichtbare Licht* ist eine Form der elektromagnetischen Strahlung, es hat Wellencharakter, breitet sich mit Lichtgeschwindigkeit geradlinig aus und liegt im Wellenlängenbereich von 380 bis 780 nm. Im weiteren Sinne zählen auch die Wellen aus den benachbarten Bereichen mit kürzeren und längeren Wellenlängen, das ultraviolette und das infrarote Licht, dazu. Die Geschwindigkeit des Lichtes gilt als universelle Konstante, sie ist jedoch in allen Medien kleiner als im Vakuum; so ist die Lichtgeschwindigkeit (c) im Diamanten weniger als halb so groß wie im Vakuum:

c = 300 000 km/s im Vakuum
c = 124 000 km/s im Diamanten
c = 225 000 km/s im Wasser
c = 198 000 km/s im Glas.

Die Entstehung der *Farbenvielfalt* lässt sich zurückführen auf das Reflexions-, Remissions- und Absorptionsvermögen der angeleuchteten Körper und auf die spektrale Verteilung des Lichtes, ob Sonnenlicht oder Kunstlicht.

Lichtbrechung (Refraktion) entsteht, wenn ein Lichtstrahl von einem Medium in ein anderes Medium übertritt und an der Grenzfläche gebrochen, d. h. abgeknickt wird. Beim Eintritt von einem dünneren in ein dichteres Medium erfolgt dabei die Brechung zum Einfallslot hin. Beim Eintritt vom dichteren in ein dünneres Medium erfolgt die Brechung vom Einfallslot weg.

Lichtzerlegung (Dispersion) kann erfolgen mit Hilfe eines optischen Prismas, durch das ein Lichtstrahl gelenkt und zweimal gebrochen wird: einmal beim Eintritt in das Glas und zum zweiten Mal beim Austritt aus dem Glas. Zuerst erfolgt die Brechung zum Einfallslot hin und bei der zweiten Brechung vom Einfallslot weg; daher entsteht eine doppelte Brechung im gleichen Richtungssinn. Dabei werden die kurzen Wellenlängen stärker abgelenkt als die langen, so dass weißes Licht durch ein Prisma in die Regenbogenfarben zerlegt wird; es entsteht ein Lichtspektrum.

Absorption (Schluckung) kann durch bestimmte Stoffe erfolgen, die vom auffallenden weißen Licht gewisse Anteile absorbieren und in Wärme umsetzen. Dadurch werden bestimmte Anteile der Wellenlängen ausgesondert und übrig bleiben bunte Farben von besonderer Klarheit (chromatische Farben). Wenn von einem Körper ein bestimmter Prozentsatz aller Wellenlängen absorbiert wird, dann erscheint dieser Körper grau, es entstehen die unbunten Farben (achromatische Farben) unterschiedlicher Graustufen. Nun können von der Oberfläche eines Körpers einzelne Wellenlängenbereiche stärker, d. h. ungleichmäßig absorbiert werden, wodurch unterschiedliche Helligkeiten entstehen.

Reflexion ist die gerichtete Rückstrahlung des Lichtes von der Oberfläche eines Gegenstandes. Bestimmte Stoffe reflektieren das Licht direkt an der Oberfläche. Ist die Oberfläche ideal glatt, so entsteht eine parallel gerichtete Spiegelung, ein Metallglanz. Wenn hingegen die Oberfläche rau ist, wird das Licht diffus reflektiert und die Oberfläche ist matt. Werden dabei alle Lichtstrahlen reflektiert, entsteht eine silberweiße Fläche; bei farbigen Metallen werden einzelne Wellenbereiche absorbiert.

Remission ist eine gestreute Rückstrahlung, wenn das Licht nicht an der Oberfläche reflektiert wird, sondern erst in den Körper eindringt, in dessen molekularem Gefüge umgelenkt und zurückgeworfen wird. Es entsteht eine matte diffuse Oberfläche. An polierten, sehr glatten Oberflächen wird ein Teil des Lichtes direkt reflektiert (es entsteht ein Glanz) und der andere Teil wird erst in tieferen Schichten zurückgeworfen. Remission ist im Allgemeinen eine gestreute Rückstrahlung aus Absorption und Reflexion.

Transmission oder Durchlässigkeit tritt bei durchsichtigen (transparenten) Stoffen auf, die eine geringe Absorption aufweisen und das Licht parallel gerichtet belassen. Durchscheinende (transluzente) Stoffe absorbieren geringe Teile des Lichtes, streuen dabei das Licht jedoch, wie z. B. Mattglas oder Transparentpapier.

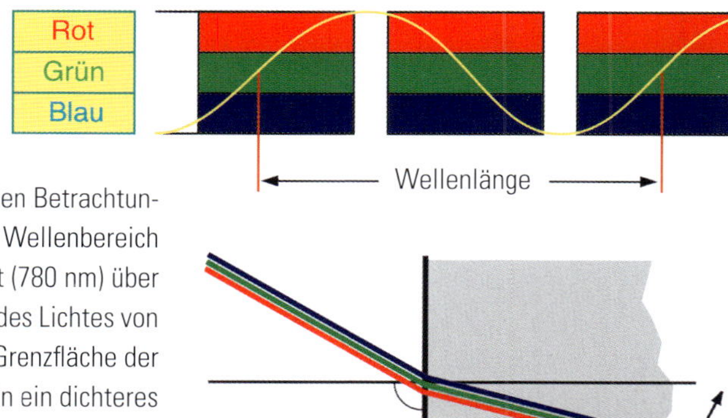

Abb. 98 Der Wellencharakter des Lichtes wird bei den Betrachtungen über die Farbe als gegeben angenommen. Der Wellenbereich des sichtbaren Lichtes verläuft vom langwelligen Rot (780 nm) über Grün zum kurzwelligen Blau (380 nm). Beim Übertritt des Lichtes von einem Medium in ein anderes wird das Licht an der Grenzfläche der unterschiedlichen Medien gebrochen. Tritt das Licht in ein dichteres Medium ein, so erfolgt die Brechung zum Einfallslot hin.

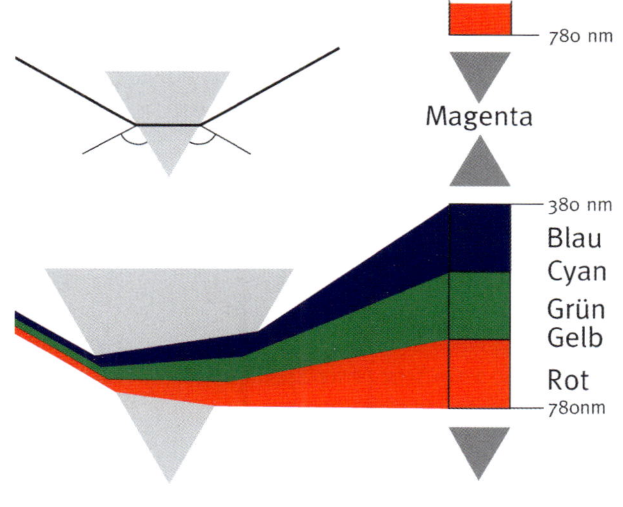

Abb. 99 Wird das weiße Licht in einem Prisma sowohl beim Eintritt als auch beim Austritt aus dem Prisma gebrochen, so werden die kurzen Wellen stärker gebrochen als die langen. Dadurch wird das weiße Licht in sein Spektrum zerlegt, es entstehen die Regenbogenfarben. Betrachtet man die Regenbogenfarben, so stellt man fest, dass ein Farbbereich fehlt, und zwar die Farbe Magenta (früher Purpurlücke genannt). Wenn die beiden Enden der Regenbogenskala übereinandergedeckt werden, entsteht durch additive Farbmischung die Farbe Magenta. Dadurch entsteht aus der linearen Farbreihe ein geschlossener Farbkreis.

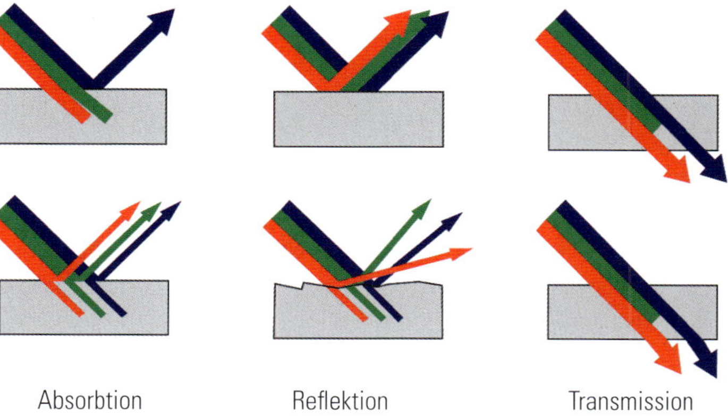

Abb. 100- 102 Der Farbeindruck eines Körpers entsteht durch unterschiedliches Verhalten des Stoffes beim Auftreffen des Lichtes: Die reine bunte Farbe des Stoffes entsteht, wenn das auffallende Licht in bestimmten Anteilen absorbiert wird. Übrig bleiben bunte Farben von besonderer Klarheit. Wenn aber von allen Wellenlängen ein bestimmter Prozentsatz absorbiert wird, dann erscheint der Körper grau, die Farben sind getrübt. Bestimmte Stoffe reflektieren das Licht, so dass bei sehr glatter Oberfläche eine Spiegelung auftritt, weil das auffallende Licht im gleichen Winkel wieder abgestrahlt wird, wie es auffällt. Als Remission bezeichnet man die gestreute Rückstrahlung des Lichtes von einer rauen Oberfläche. Als Transmission bezeichnet man die Eigenschaft einzelner Stoffe, das Licht durchzulassen, ohne es zu absorbieren oder zu reflektieren. Man unterscheidet zwischen durchsichtigen und durchscheinenden Stoffen.

Farbwahrnehmung

Die Wahrnehmung der Farbe erfolgt physikalisch, physiologisch und psychologisch und ist in ihrer Komplexität von technologischen Aspekten abzugrenzen. Ursache einer Farbempfindung ist die Lichtstrahlung, die im Auge einen Reiz auslöst und in einem komplizierten biologischen Prozess im Gehirn zu einem bewussten Farberlebnis führt. Durch die Veränderung des Lichtes bei Auftreffen auf Materie aufgrund molekularer Materiestrukturen ensteht die Vielfalt der Farben einschließlich ihrer Erscheinungsweisen als spezifische Materialeigenschaft.

Zunächst unterscheiden sich die *Leuchtfarben* von den *Körperfarben*, wobei zu den Leuchtfarben die Glühfarben (hellklares Licht) und Spektralfarben gehören, während die Körperfarben in Oberflächenfarben, Durchsichtsfarben bzw. durchscheinende Farben (Lasuren) und matte oder glänzende Dingfarben gegliedert werden.

Der *physikalische Charakter* der Farben ist eine messbare Qualität, die sich als primäre und sekundäre Grundmerkmale von Farben darstellen lässt. Die primären Grundmerkmale sind der Farbton, die Sättigung und die Helligkeit der Farbe. Mit Farbton bezeichnet man die Art der Buntheit, mit Sättigung hingegen den Grad der Buntheit; beides beeinflusst die Helligkeit der Farbe, denn reine Farben haben untereinander sehr verschiedene Helligkeiten. Die sekundären Grundmerkmale beziehen sich eher auf die subjektive Wahrnehmung und sind ästhetisch bedeutungsvoll; gemeint sind die Farbtiefe, die Klarheit und die Brillanz des Farbeindruckes.

Die *physiologische Farbwahrnehmung* ist eine funktionelle Leistung des Gesichtssinns. Die Augen und das Gehirn ergänzen sich zu einem einheitlichen Organ, wobei die Augen den peripheren Bereich und das Gehirn den zentralen Bereich des Gesichtssinns darstellen. Die optischen Reize werden über die Augenlinse auf die Netzhaut projiziert und über sich kreuzende Sehnerven zu den Hirnregionen weitergeleitet, die den Wahrnehmungsapparat bilden. Dort wird die Informationsmenge mit den erlernten und vorhandenen Wahrnehmungsmustern verglichen und zu Bewusstsein gebracht.

Das *Auge* stellt entwicklungsgeschichtlich eine Ausbuchtung der Hirnwand dar, so dass man an der Netzhaut (Retina) eine Hirnschicht und eine Sinnesschicht unterscheidet. Die Sinnesschicht besteht aus Rezeptoren, den Sinnes- oder Stäbchensehzellen, die in zweierlei Form vorkommen: als Zapfen- und Stäbchensehzellen. Die *Zapfensehzellen* sind farbtonempfindlich (buntempfindlich), sie sind kürzer als die Stäbchenzellen und konzentrieren sich im Mittelteil der Netzhaut. Die Zahl der Zapfenzellen in der menschlichen Retina wird auf ca. 6 Millionen geschätzt. Sie sind nur bei ausreichender Helligkeit empfindlich.

Die *Stäbchensehzellen* sind nur hell-dunkel-empfindlich und nehmen auch noch schwache Lichtreize auf. Sie sind über die ganze Retina verteilt und man schätzt ihre Anzahl auf ca. 120 Millionen. Im Zentrum der Retina sind die Stäbchen oder Zapfen mit je einer Nervenfaser mit dem Gehirn verbunden; gegen den Rand zu werden immer mehr Sehzellen zusammengefasst und müssen sich eine Nervenfaser teilen. Damit werden die Randbereiche noch bei geringer Lichtstärke Reize weiterleiten.

Auf der *Retina* sind die farbempfindlichen Zapfensehzellen in drei Arten zu unterscheiden, die jeweils auf einen bestimmten Wellenlängenbereich reagieren; man unterscheidet Zapfen, die auf kurze Wellenlängen (380 – 436 nm = Blau), mittlere Wellenlängen (495 – 566 nm = Grün) und lange Wellenlängen (627 – 780 nm = Rot) ansprechen.

Diese drei differenzierten Spektralempfindlichkeiten nennt man daher Augenprimärfarben (Blau, Grün, Rot). Obwohl es nur *drei Farbrezeptoren* in der Netzhaut gibt (Rot, Grün und Blau), erlebt der Mensch sechs Farben als Grundfarben: Zusätzlich zu Rot, Grün und Blau werden auch Gelb, Schwarz und Weiß als Elementarfarben wahrgenommen. Denn wenn die *Augenprimärfarben* gleichzeitig angeregt werden, entstehen die *Augensekundärfarben*. Dabei ergeben Rot und Grün die Farbempfindung Gelb, Rot und Blau die Farbempfindung Magenta, Grün und Blau die Farbempfindung von Cyan. Die anderen Sekundärfarben erscheinen als Aufhellungen und Trübungen, wenn eine oder mehrere Kombinationsfarben geringer oder mehr aktiviert werden.

Beim *Tagessehen* ergeben die Zapfenzellen im Zentrum der Retina die deutlichste und schärfste Wahrnehmung, weil hier die größte Rezeptorendichte besteht. Im Augenhintergrund am hinteren Augenpol befindet sich der gelbe Fleck (Macula lutea), die Stelle des schärfsten Sehens. Im Mittelpunkt (Fovea centralis) des gelben Flecks liegen nur Zapfen für die stärkste Sehschärfe bei Tageslicht; zum

Rand des Blickfeldes hin nimmt die Wahrnehmungsschärfe sehr schnell ab. Wie begrenzt das *Blickfeld* des scharfen Sehens ist, kann man beim Lesen dieser Zeilen feststellen, wenn man bemerkt, dass schon die Zeile darüber und darunter undeutlich wird; man muss den Blick verschieben, um die nächste Zeile deutlich zu erkennen. Beim Nachtsehen ergeben die Stäbchen am Rand des Blickfeldes die schärfste Wiedergabe, allderdings zu Lasten der Farbdifferenzierung.

Beim *Dämmerungssehen* werden durch schwache Lichtverhältnisse beide Sehzellenarten angeregt, wobei das Farbensehen erheblich eingeschränkt ist; man stellt fest, dass in der Dämmerung die Helligkeitsempfindung für Farben verschoben ist; bei Tageslicht erscheinen die Farben in der Folge Blau, Grün, Rot und Gelb am hellsten, während uns bei Dämmerung Rot am dunkelsten und dann Grün, Blau und Gelb heller erscheinen.

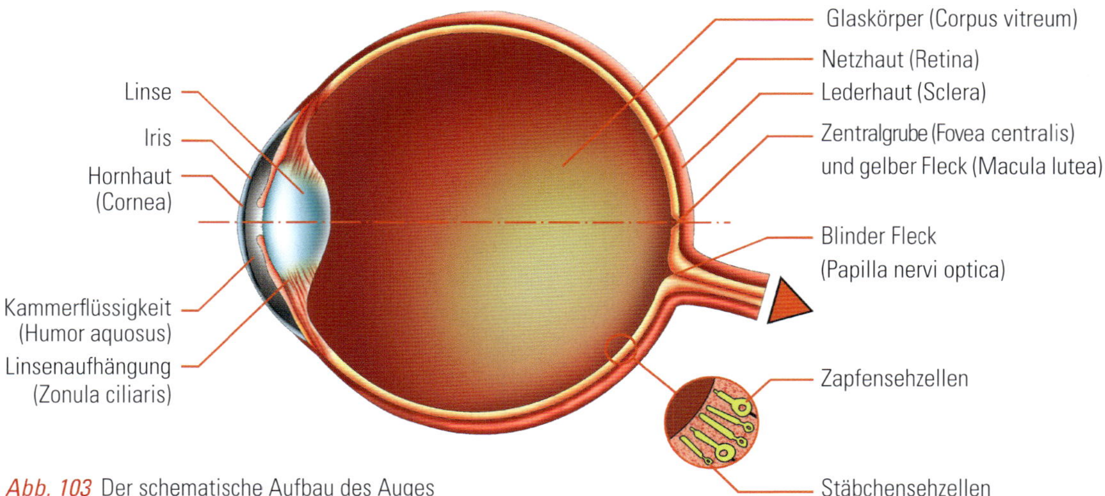

Abb. 103 Der schematische Aufbau des Auges

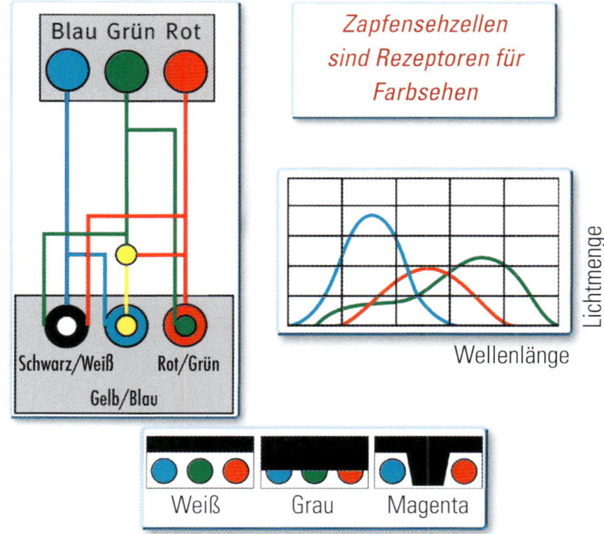

Abb. 104 Die Zapfenzellen stellen die Farbrezeptoren dar, weil sie auf die unterschiedlichen Wellenlängen spezialisiert sind. Der Eindruck Weiß entsteht, wenn alle Wellenlängen vorhanden sind und die Farbrezeptoren gleichmäßig gereizt werden. Der Grauwert entsteht, wenn von allen Wellenlängen gleichmäßig viele Anteile absorbiert und die Farbrezeptoren gleichmäßig schwach angeregt werden. Ein Farbeindruck entsteht auch dann, wenn nur bestimmte Farbrezeptoren angeregt werden, weil bestimmte Wellenlängen aus dem Licht fehlen. Weil – vereinfacht gesehen – nur drei Farbrezeptoren in der Retina vorhanden sind, entsteht der differenzierte Farbeindruck durch die Farbmischung der Augenprimärfarben: Aus Blau und Rot wird Magenta.

Farbmischung

Die Zapfenzellen können die drei Augenprimärfarben aufnehmen und vermitteln das differenzierte Farberlebnis, wenn die spezialisierten Zellen unterschiedlich stark angeregt werden. Dabei kann ein Farbeindruck entstehen, indem Lichtfarben von bestimmten Wellenlängen dem Auge zugeführt und diese Lichtfarben zur neuen Farbe „addiert" werden, oder es werden dem Auge bestimmte Wellenlängen vorenthalten, weil durch Absorption Farbanteile subtrahiert werden. Dementsprechend unterscheidet man auch die *Farbmischungsarten*:

Bei der *additiven Farbmischung* werden verschieden farbige Lichter zusammengesetzt (addiert) und es entsteht eine Mischfarbe, die stets heller als die hellste Farbkomponente ist. Als Beispiel können farbige Strahler gelten, mit denen durch Addition die verschiedenen Mischfarben erscheinen können: Rot + Grün = Gelb, Blau + Grün = Cyan, Blau + Rot = Magenta.

Addition bedeutet hier das Zufügen von Lichtenergie in einem oder mehreren Wellenlängenbereichen des Lichtspektrums zum vorhandenen Lichtstrom. Im Auge werden dadurch die spektralempfindlichen Rezeptoren stärker aktiviert. Die Grundfarben sind Rot (red), Grün (green), Blau (blue) (RGB-Farbraum für die technischen Belange Fotografie, Computer, Farbfernsehen u. a.), sie sind dunkler als die Grundfarben des subtraktiven Farbkreises.

Subtraktive Farbmischung entsteht, wenn durch die Absorption bestimmter Wellenlängenbereiche z. B. bei farbigen Körpern eine Lichtreduzierung erfolgt, dann wird eine Farbänderung des remittierten Lichtstromes erzielt. Hierbei ist die Mischfarbe stets dunkler als jede der Farbkomponenten. Denn hier wird Lichtenergie von dem ursprünglichen Lichtstrom abgenommen und im Auge werden weniger spektralempfindliche Rezeptoren aktiviert.

Die *Mischfarbe* wirkt weniger hell. Folgende Mischfarben entstehen: Cyan + Gelb = Grün, Cyan + Magenta = Blau, Magenta + Gelb = Rot. Die Grundfarben Gelb (yellow), Magenta (magenta) und Cyan (cyan) sind heller als die des additiven Farbkreises. Die Farben cyan, magenta, yellow und black bilden den CMYK-Farbraum für den Printbereich („K" steht für den letzten Buchstaben von black, da „B" für das RGB-System verbraucht ist).

Partitive (optische) Mischung tritt auf, wenn eine Farbfläche in sehr viele kleine Farbpunkte aufgeteilt ist und ein Mischfarbeindruck entsteht, weil die spektralempfindlichen Rezeptoren anteilmäßig aktiviert werden. Die partitive Farbmischung erzeugt eine durchschnittliche Helligkeit aller gemischten Farben. Beispiele finden sich beim Farbfernsehen, Vierfarbendruck oder farbigen Geweben, wobei z. B. Rot + Grün = Ocker als Mischfarbe entstehen. Der Lichtstrom zum Auge ist hier der anteilige Durchschnitt der Remission von Farbflächen, die gemischt werden.

Die *Farbmischungsart* hat Einfluss auf die primären Merkmale der Farbe, wie Farbton, Sättigung und Helligkeit. Der Zusammenhang zwischen den drei primären Merkmalen lässt sich in einem dreidimensionalen *Farbordungssystem* darstellen. Dazu werden die Farbtöne des Spektrums in einem Kreis angeordnet und es entsteht durch die additive Mischung der beiden entgegengesetzten Enden der hochgesättigten Spektralfarbenreihe die erste Mischfarbe, nämlich Magenta aus Rot und Blau.

Man nennt den *Farbtonkreis* den physikalischen Far-benkreis, der in mindestens sechs gleiche Teile (Wellenlängenbereiche) eingeteilt ist. Je nach der Farbenentstehung (ob Licht- oder Körperfarben) unterscheiden wir die jeweiligen Grundfarben aus additiver oder subtraktiver Farbmischung. Für den Farbton ist jetzt eine zweidimensionale Darstellung möglich.

Zur *exakten Bestimmung der Farben* sind Sättigung und Helligkeit in einem System darzustellen. In der Konstruktion eines Farbraumes lassen sich alle drei Farbdimensionen, das sind Farbvalenzen, metrisch benannt unterbringen. In dem Farbkreis lässt sich die Sättigung als Grad der Buntheit unterbringen, indem vom Mittelpunkt des Kreises ausgehend die Sättigung zum Rand hin zunehmend aufgebracht wird; das ist die zweite Farbvalenz.

Auf der senkrecht durch den Kreismittelpunkt verlaufenden Helligkeitsachse wird nach oben hin die Helligkeit bis zum Weiß gesteigert und nach unten hin bis zum Schwarz gemindert. In beiden Richtungen nimmt die Sättigung des Farbtones kontinuierlich ab, d. h., dass vom Farbkreis aus ein kegelförmiger Raum entsteht bis jeweils nach oben und nach unten zur Kegelspitze Weiß bzw. Schwarz auf der Helligkeitsachse.

Der vereinfachte *Farbraum* muss allerdings berücksichtigen, dass die reinen Farben auf dem Rand des Farbkreises neben der maximalen Sättigung ganz unterschiedliche

Helligkeiten aufweisen. Wenn der Farbkreis zur Helligkeitsachse so gekippt wird, dass die hellen reinen Farben, bezogen zu der Grauachse, nach oben und die dunkleren Farben nach unten rutschen, entsteht ein verzerrter Doppelkegel. Die Grautonreihe liegt dabei auf der Mittelachse von der Kegelspitze Weiß bis zur Kegelspitze Schwarz.

Der *Farbtonkreis* bildet den weitesten Umfang des Doppelkegels. Der obere Kegelmantel trägt alle Abkömmlinge des Farbtonkreises zwischen den Vollfarben mit maximaler Sättigung bis zum Weiß mit den hellklaren Farben, den Pastellfarben. Der untere Kegelmantel trägt alle Abkömmlinge zwischen den Vollfarben bis zum Schwarz, das sind die dunkelklaren Farben, die sogenannten Stammfarben oder Erdfarben. Im Inneren des Farbenraumes liegen alle trüben, grauverhüllten Farben einschließlich der Graufarben.

Die *Farbanordnung* und der Farbenraum sind als Modell zu verstehen, um das subjektive Farberlebnis quantitativ und qualitativ zu erfassen. Farbempfindung ist nämlich wie das Schmecken und Riechen eine sehr subjektive Sinneswahrnehmung, ist von den Umwelteinflüssen abhängig und kann eine erhebliche Varianz des Erlebens bei verschiedenen Personen zeigen. In der technischen Anwendung, mit exakten Farbmessungen statt empfindungsgemäßem Vergleich, benutzt man das DIN-System. Dessen Ziel bestand darin, ein empfindungsgemäß möglichst gleichabständiges System zu schaffen, das mit den anschaulichen Variablen Farbton, Sättigung und Helligkeit operiert. Das Prinzip des pragmatischen Farbraumes liegt auch dem Zahnfarbsystem nach Vita als Ausschnitt des aufgehellten Farbraumsegmentes zu Grunde.

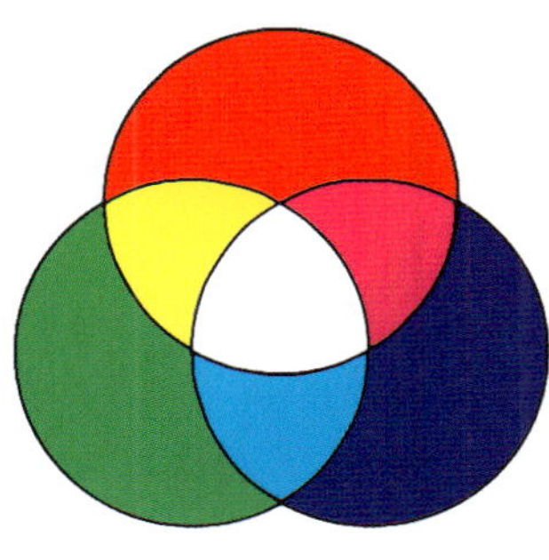

Abb. 105 Die additive Farbmischung entsteht durch Übereinanderprojektion verschiedenfarbiger Lichter. Aus Rot und Grün entsteht durch additive Farbmischung Gelb, aus bunten Farben kann Weiß oder Grau entstehen.

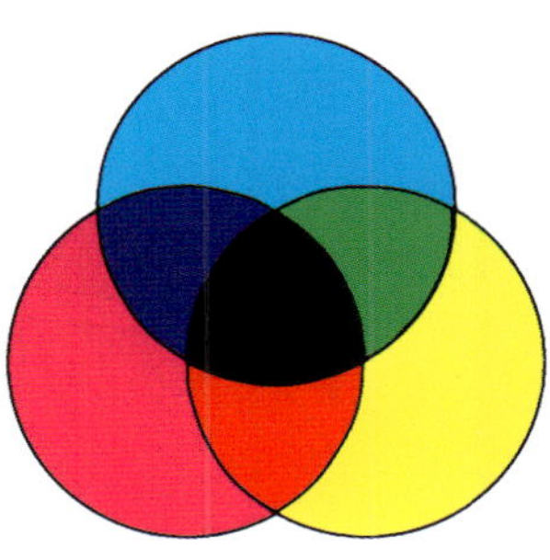

Abb. 106 Subtraktive Farbmischung entsteht, wenn trockene, flüssige oder pastose Färbemittel vermischt werden, also Lichtrückstrahlung durch Farben reduziert wird. Die drei Grundfarben der subtraktiven Mischung sind die Mischfarben 1. Ordnung der additiven Mischung: Cyan, Magenta und Gelb.

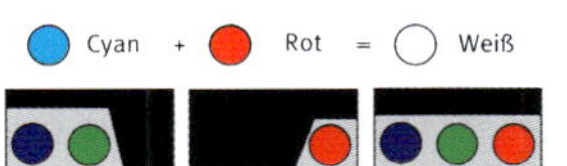

Abb. 107 Subtraktive Farbmischung entsteht durch Absorbtion eines Wellenbereichs; wenn von weißem Licht durch geeignete Filter der rote Farbanteil herausgefiltert wird, bleibt Cyan übrig.

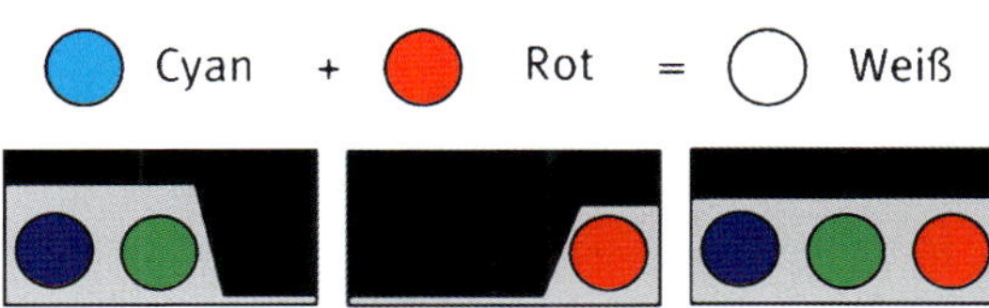

Abb. 108 Additive Farbmischung kann als das Hinzufügen von Lichtenergie aufgefasst werden. Aus Cyan entsteht durch Addition von rotem Licht das neutrale Weiß.

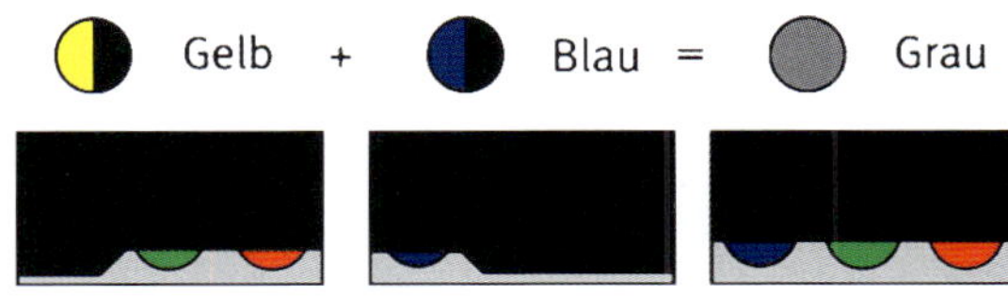

Abb. 109 Partitive Farbmischung bezeichnet das Zusammenfügen von Durchschnittsmengen an Lichtenergie. Werden die Lichtmengen von Gelb und Blau halbiert und zusammengefügt, entsteht Grau.

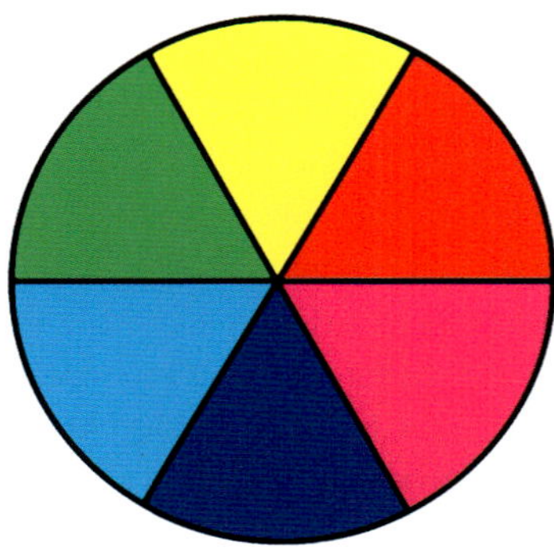

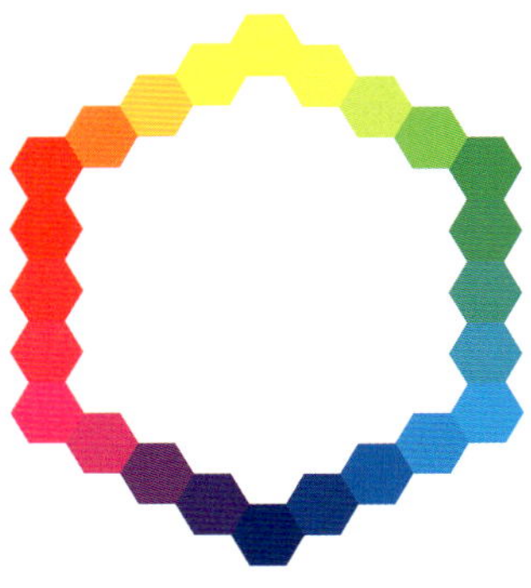

Abb. 110 Technisch orientierter Farbkreis ist eine zweidimensionale Farbordnung durch gleichmäßiges Aufteilen des chromatischen Spektrums in die primären und sekundären Grundfarben. Grün, Rot und Blau sind dabei die Grundfarben des additiven Farbsystems, während Cyan, Yellow und Magenta die Grundlage des subtraktiven Farbsystems darstellen.

Abb. 111 Der technische Farbkreis, als zweidimensionale Farbordnung, lässt sich in Zwischenfarbtöne differenzieren, die mit feinsten Abstufungen in die je-weils benachbarten Grundfarben übergehen.

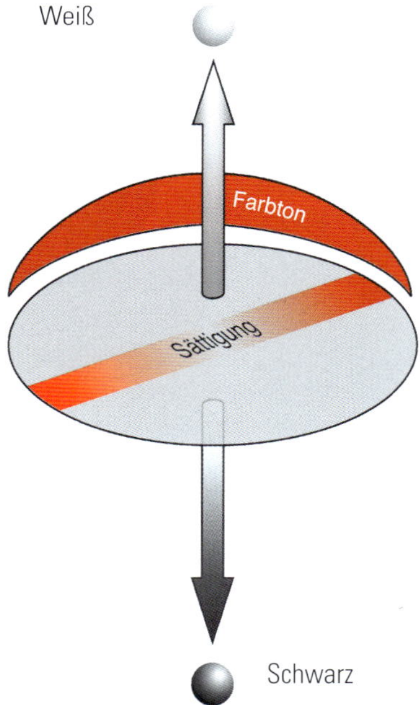

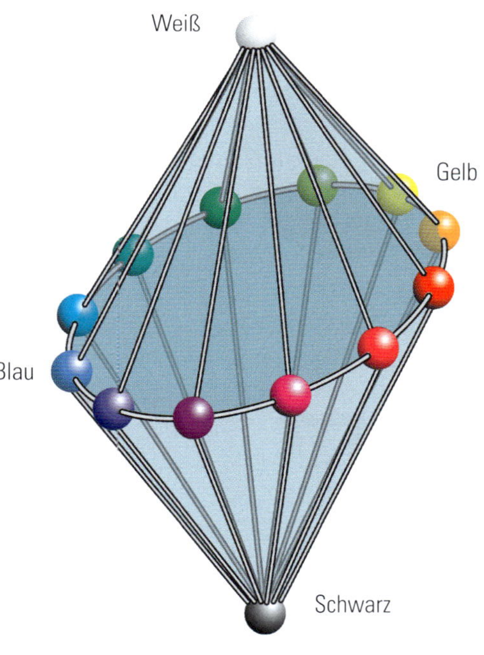

Abb. 112 Farbe lässt sich mit den drei Farbvalenzen: Farbton, Sättigung und Helligkeit messtechnisch festlegen. Die drei Farbvalenzen legen eine dreidimensionale Farbraumstruktur fest: Auf der senkrechten Achse wird die Helligkeit, in der waagerechten Ebene die Sättigung und der Farbton aufgetragen.

Abb. 113 Der Farbraum entsteht, wenn auf dem Farbenkreis die Sättigung von innen nach außen und der Farbton auf dem Umfang festgelegt wird. Daneben wird auf der senkrechten Achse die Helligkeit aufgetragen. Der Farbraum stellt als vereinfachtes Prinzip einen verzerrten Doppelkegel dar.

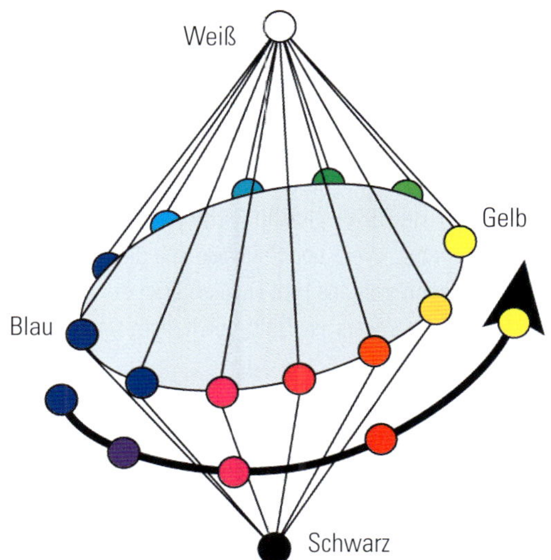

Abb. 114 Eine dynamische Farbreihe lässt sich entwickeln, indem zunächst der Farbreihenschwerpunkt festgelegt wird, um eine eindeutige Farbwirkung zu erzeugen. Danach wird die Farbtonreihe zwischen einem Komplementärkontrast progressiv aufgeteilt.

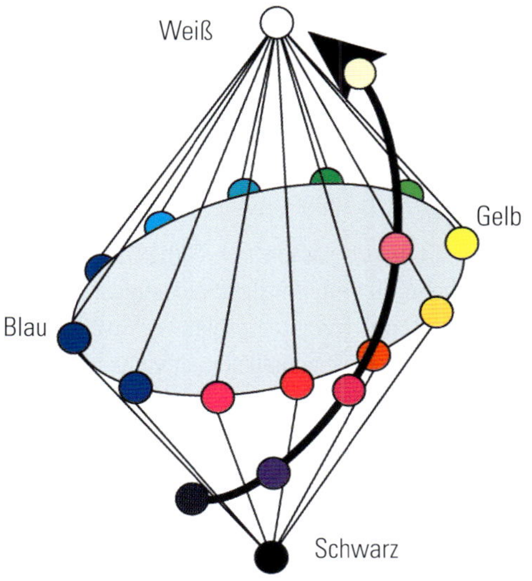

Abb. 115 Wird die progressive Farbreihe um die Helligkeitsachse gekippt, werden die Farbwerte aufgehellt und abgedunkelt; dadurch entsteht neben der Progression der Farbtöne eine Progression der Helligkeit und Sättigung.

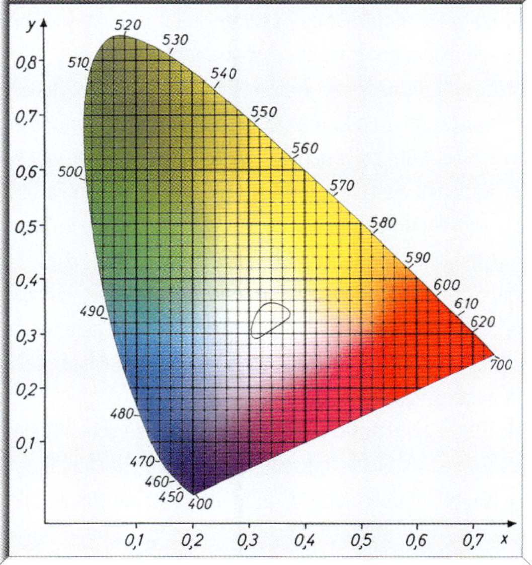

Abb. 116 Beim Farbsystem nach DIN 6164 verlaufen in den Normfarbtafeln für technische Anforderungen vom Unbuntpunkt (Weiß) alle Farbtöne radial nach außen mit zunehmender Sättigung. Auch hier werden drei Farbvalenzen zur Beschreibung benutzt.

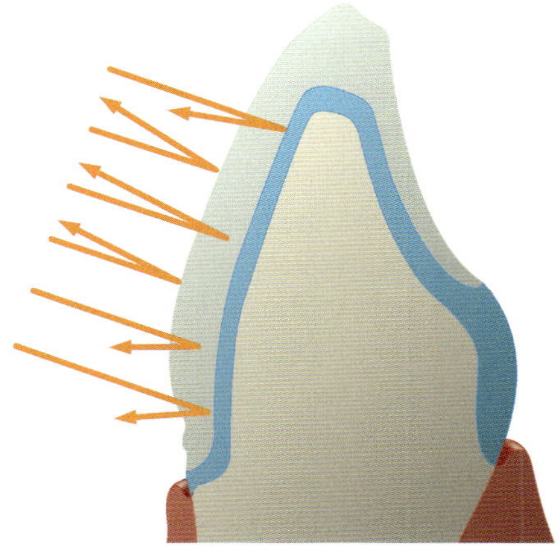

Abb. 117 Die Farbenvielfalt eines Körpers entsteht durch eine Mischung aus Reflexions-, Remissions- und Absorptionsvermögen sowie aus Transparenz und Transluzenz. Bei einem künstlichen Zahn entsteht daher der Farbeindruck durch die Mischung des reflektierten, des in tiefen Schichten gebrochenen und zurückgeworfenen und gestreuten Lichtes. Auch die Anteile des absorbierten Lichtes bestimmen den Farbeindruck mit.

Farbkontraste

Farben treten selten als Einzelfarben oder Farbpaare in Erscheinung, sondern in Gruppen; damit lässt sich eine Farbreihe dargestellen. Farbreihen eines Farbordnungssystems ermöglichen die metrische Bestimmung über die Farbvalenzen.

Aus dem ***Farbraum*** lassen sich Farben als dynamische Farbenreihe (nach Prof. Seitz) mit eindeutigem Richtungsverlauf und klarer Fortsetzungsglätte auswählen, wobei höchstens ein Komplementärkontrast vorhanden ist. Fortsetzungsglätte ist die Anpassung der Farben in ihren Ausdruckqualitäten von einer zur anderen.

Die ***eindeutige Charakteristik*** der Farbenreihe wird durch Progression aller drei Valenzen erreicht, das ist die Progression

- von Farbton zu Farbton (nicht Ton in Ton),
- im Verlauf von Hell – Dunkel,
- der Sättigung.

Die so gefundenen Farben werden zu einer dynamischen Farbenreihe geordnet, so dass die Reihe einen eindeutigen Farbtonschwerpunkt besitzt, der eine entsprechende psychodynamische Farbwirkung ermöglicht. Die Farben, die nach Farbton, Sättigung oder Helligkeit einander am ähnlichsten sind, werden Nachbarn genannt (Fortsetzungsglätte). Es entsteht eine ansteigende oder abschwingende Dynamik.

Als ***Farbkontraste*** bezeichnet man in der Farbenkombinatorik alle visuellen Differenzierungen, Unterschiede, Gegensätzlichkeiten und psycho-physische Polaritäten, wenn mehrere Farben gleichzeitig oder unmittelbar nacheinander gesehen werden. An der Kontrastbildung können die wahrgenommenen objektiven Farbeigenschaften, wie Farbton oder Helligkeit, aber auch subjektive Wirkungen der Farben, wie warm oder schwer, beteiligt sein.

Man unterscheidet:

-organisch bedingte Kontraste, die sich aus der Funktion des Sehprozesses ergeben (Sukzessivkontrast, Simultankontrast);

-objektive, primäre Kontraste, die aus der objektiven räumlichen Zuordnung der Farben und ihrer metrischen Struktur resultieren (Helligkeits-, Farbton- und Sättigungskontrast);

-subjektive, sekundäre Kontraste, die durch psychische Bewertung des Farbeindruckes gebildet werden, wie Warm-Kalt-Kontrast, Aktiv-Passiv-Kontrast, Leicht-Schwer-Kontrast und Nah-Fern-Kontrast);

-Quantitätskontraste beziehen sich auf unterschiedliche Flächengröße der Einzelfarben (Viel-Wenig-Kontrast).

Der ***Helligkeitskontrast*** wirkt, wenn ein gewisses Helligkeitsgefälle zwischen Farbtönen vorhanden ist oder wenn beide in der Helligkeit gleiche Farben durch eine Kontur getrennt werden. Weiß und Schwarz sind die beiden Pole, zwischen denen sich das Hell-Dunkel-Spiel der Farben abspielt. Im Farbtonkreis ist Gelb der hellste und Blau der dunkelste Farbton.

Helligkeitskontraste haben eine harmoniefördernde Wirkung, aber verändern den Größeneindruck. Bei zwei gleich großen Flächen auf gegenfarbigem Untergrund verschiebt sich der Größeneindruck: Eine weiße Fläche auf schwarzem Grund erscheint größer als die schwarze. Soll optische Gleichheit erzielt werden, müssen weiße und helle Farbflächen etwas kleiner gehalten werden.

Farbtonkontraste treten gleichzeitig mit Helligkeits- und Sättigungsgefälle auf und wirken bei Gegenfarben am stärksten, während Nachbarfarben den geringsten Farbtonkontrast zeigen. Jeder Farbtonkontrast wird gleichzeitig überlagert durch einen subjektiven Kontrast. Dabei bewirkt der objektive Kontrast das ästhetische Zusammenwirken, der subjektive Kontrast die psychische Wirkung.

Sättigungskontraste treten zwischen farbtonreinen, hochgesättigten und unreinen, aufgehellt oder verdunkelten bzw. getrübten Farben auf. Sättigungskontraste wirken am stärksten zwischen breit ausgedehnten trüben Farbtönen, auf denen plötzlich und unerwartet eine reine Farbe auftritt.

Der ***Simultankontrast*** ist der wechselseitige Einfluss gleichzeitiger Farbempfindungen. Zu einem gegebenen Farbton erzeugt unser Auge simultan dessen Gegenfarbe mit gegensätzlichem Charakter.

Der ***Sukzessivkontrast*** tritt bei Ermüdungserscheinungen des Auges als physiologische Gegenfarbe (Nachbild) auf. Die Nachbildfarbe erscheint aufgelichteter als das Vorbild. Simultan- und Sukzessiv-Kontrast sind fast überall wirksam; jede Farbe erzeugt simultan die Gegenfarbe.

Quantitätskontrast betrifft die Ausdrucksfähigkeit und den Stimmungswert einer Farbenkombination, bezogen auf das Flächenverhältnis der Farben zueinander. Danach benötigen passive Farben größere Flächen, die aktiven Farben kleinere Flächen.

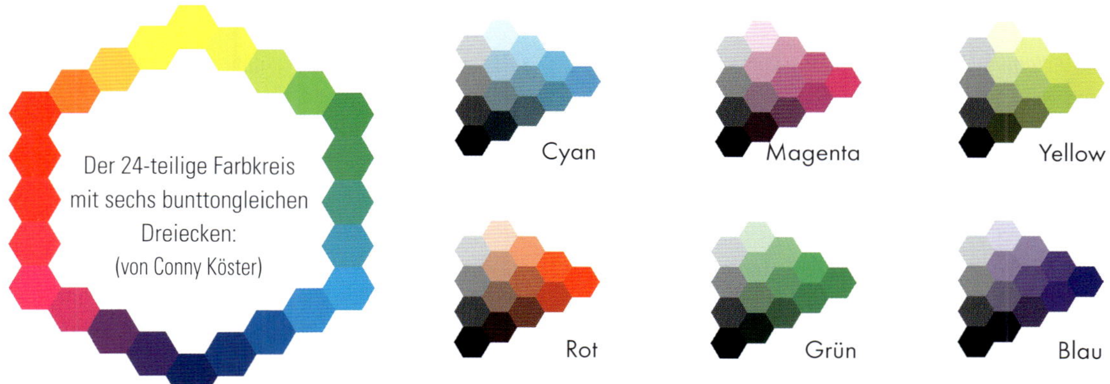

Abb. 118 - 124 Auch der zweidimensionale 24-teilige Farbkreis lässt sich zu einer dreidimensionalen Qualität ausweiten, indem man bunttongleiche Dreiecke nach Helligkeit und Sättigung aufbaut. Somit erhält man Referenzfarben, die nicht nur als reine Farben, sondern durch die zwei zusätzlichen Farbvalenzen die Variationsbreiten der reinen Farbtöne offenlegen. Dadurch entsteht ein Farbordnungssystem, das eine metrische Zuordnung der Referenzfarben ermöglicht.

Abb. 125 Helligkeitskontraste beeinflussen die Wahrnehmung von Größenverhältnissen; eine weiße Fläche auf schwarzem Grund erscheint größer als eine gleich große schwarze Fläche auf weißem Grund. Helle weiße Zähne vor der dunklen Mundhöhle erscheinen deshalb auch größer als dunkel gefärbte.

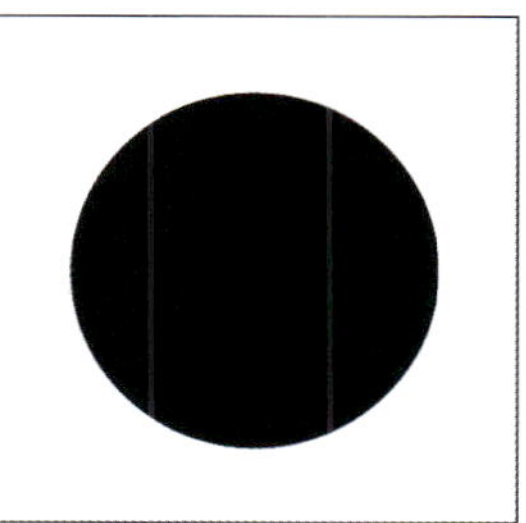

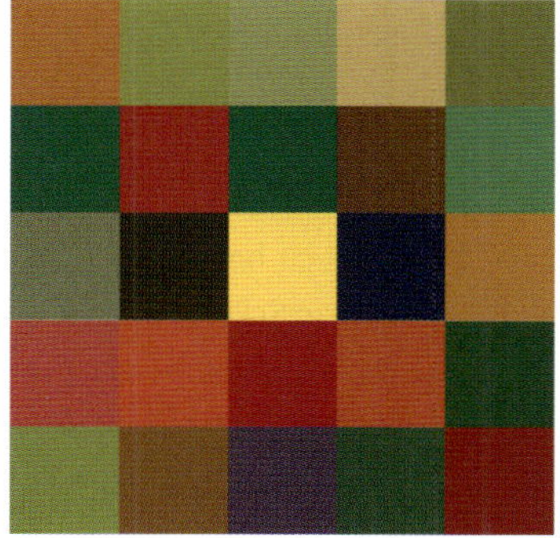

*Abb. 126 **Sättigungskontraste*** können bestimmte Farbtöne in besonderer Reinheit hervorheben; ein gelber Farbton kommt zwischen den getrübten Farbtönen zur vollen strahlenden Wirkung. Eine zu helle Verblendung neben eingetrübten natürlichen Zähnen wirkt strahlend aufdringlich.

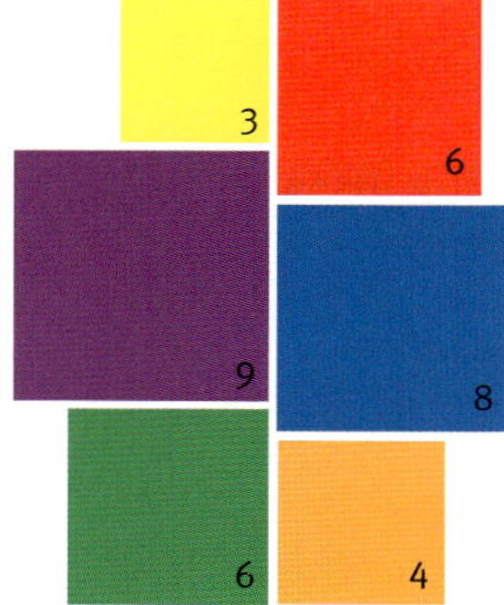

Abb. 127 Für ein ausgewogenes Verhältnis der ***Farbquantitäten*** nimmt Violett eine dreimal so große Fläche ein wie Gelb, Blau hat eine doppelte Fläche wie Orange, während Grün und Rot etwa gleiche Flächenanteile haben. Daher wirkt die gelbe Goldkante bei einer Verblendung so markant.

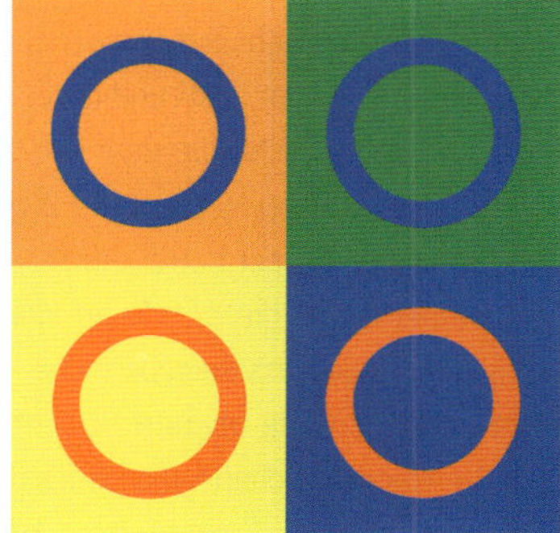

*Abb. 128 **Farbtonkontraste*** werden durch Gegenfarben betont: Benachbarte Farben steigern sich in Richtung auf ihre Gegenfarbe; das umso mehr, je gegensätzlicher, stärker und leuchtender sie sind. Bläuliche Zahnfarben wirken durch die rötliche Schleimhautumrandung intensiver.

Farberleben

Die ***Erlebnisvorgänge*** des Individuums beim Wahrnehmen von Farben gehören zu den unteren Bewusstseinsschichten. Die psychische Reaktion auf Farben ist bewusst und halbbewusst, z. B. Gelb = heiter, hell, leicht usw.; das wird als psychodynamische Farbwirkung bezeichnet. Sie findet sich in der sozialen und kulturellen Auslegung von Farbbedeutungen, der sogenannten Farbsymbolik wieder. Einige psychologische Theorien über Farben teilen in aktive oder helle Farben (d. h. psychologisch hell, ungeachtet ihres Helligkeitswertes) und in „passive" oder psychologisch dunkle Farben ein. Die ersteren (besonders Rot und Gelb) richten sich auf den Betrachter, sie drängen sich ihm auf, sie provozieren Reaktionen, irritieren sogar. Die letzteren (speziell Blau und Grün) sind statischer und neigen dazu, in der Ferne zu verschwimmen.

Um das ***Wahrnehmungsvermögen*** des Menschen zu beschreiben, werden zwei Hauptschichten des Er-lebens unterschieden. Man spricht von dem psychologischen Schichtenbild der Person, wenn ein oberer, bewusster und unterer, unbewusster Erlebnisvorgang angenommen wird. Die obere Erlebnisschicht umfasst dabei das sprachbegriffliche Denken und darunter, immer noch zum Bewussten gehörend, die Bereiche der sinnlichen, optischen Wahrnehmung. Und auch hier unterscheidet man das dinghafte Gestalterleben von dem Farberlebnis. Erst darunter beginnt die unbewusste Erlebnisebene der spontanen Zu- und Abneigungen sowie der Lust- und Unlustregungen; dieses ist die Stimmungsschicht, die dem Bewusstsein noch relativ nahe steht. Darunter beginnt die Erlebnisschicht des Somatischen (den Körper betreffend).

Das Erleben durch die ***sinnliche Wahrnehmung*** erfasst vertikal alle Bewusstseinsbereiche, wobei ein Erlebnis nicht notwendig die oberste Schicht des sprachbegrifflichen Denkens erreichen muss; jedes Erlebnis wird aber die Erlebnisschicht des Somatischen betreffen und dort verbunden bleiben. Jedes Erlebnis ist stimmungsgetönt nach Lust und Unlust, womit Abwendung oder Zuwendung ausgelöst werden. Immer wird der Erlebnisvorgang vom unbewusst Somatischen bestimmt.

Farberleben gehört also zum unteren Bereich des bewussten Erlebens und wird zusammen mit dem Formenerlebnis zum dinghaften Gestalterlebnis. Die Erlebnisvorstellung des Schönen, des ästhetisch Reizvollen, wird dabei von der Farbwahrnehmung ganz erheblich beeinflusst. Farben haben auch für die unbewusste Stimmungsschicht eine besondere Bedeutung, wenn man feststellt, dass bestimmte Farben eine beruhigende (Grün) oder eine belebende (Gelb) Wirkung zeigen.

Farben und Farbkombinationen haben auch in der Natur Signalwirkung, gelb-schwarzgestreifte Körperzeichnung bedeutet in der Natur: Vorsicht, giftig (Wespen, Hornissen, Raupen). Im kulturellen, sozialen Bereich besteht eine besondere Auslegung von Farben; in der Werbung sind Farben Assoziationsträger (kalte, blaue Farben für Frische und Reinheit; warme, rote Farben für Geborgenheit und Liebe). Farberlebnis bei Zähnen ist ebenfalls auf der unteren Ebene des Bewusstseins zu finden. Denn die Meinung, Zähne seien weiß, hat ja eher etwas mit einem unbewussten Stimmungsbild von Gesundheit und körperlicher Attraktivität zu tun als mit dem tatsächlich Vorhandenen.

Zähne sind nicht weiß, was auch ein Laie bemerkt, wenn jemand wirklich weiße Zähne im Munde trägt. Plötzlich bekommt der Farbeindruck Weiß bei Zähnen den Charakter des Fremdartigen, des Künstlichen. Wie auch extrem regelmäßige Zahnformen und Zahnstellungen das Formerleben stören; ohne genau den Grund nennen zu können, entsteht der Eindruck des Unnatürlichen.

Das ***Formerleben*** wie auch das ***Farberleben*** erfolgt auf der unteren Bewusstseinsebene unmittelbar, ohne Vermittlung des bewussten Denkens oder einer systematischen Analyse. Die organischen Formen der Tiere und Pflanzen werden spontan als schön, manchmal als abstoßend empfunden. Unser Gehirn erfasst bestimmte Formmerkmale und räumliche Ordnungen in Sekundenschnelle; auch scheinbar chaotische Muster offenbaren — wenn es biologische Strukturen sind — verborgene Regelmäßigkeiten, die unmittelbar wahrgenommen werden, selbst wenn die Ordnung nicht beschrieben oder analysiert wird.

Diese ***Fähigkeit des Gehirns***, die absolute Regelmäßigkeit als künstlich bzw. unnatürlich spontan zu erkennen, ist ebenso ausgeprägt wie die Gestalterkennung und Mustererkennung scheinbar chaotischer biologischer Strukturen. Der biologische Entwicklungsprozess, der die organischen Formen und Gestalten hervorbringt, erzeugt keine absoluten Regelmäßigkeiten; mehr noch, die Abweichung vom Regelmäßigen innerhalb bestimmter Toleranzen ist die biologische Norm. Die Prinzipien dieses biologischen Entwicklungsprozesses sind aber die gleichen, die auch für das subjektive Gestalterleben gelten; anders gesagt, es besteht eine allgemeine Beziehung zwischen den Prinzipien der biologischen Gestaltbildung und der Gestaltwahrnehmung. Die spontane Einordnung einer absolut regelmäßigen Zahnform und Zahnstellung als künstlich ist daher die Leistung des Gehirns, die fehlende biologische Toleranz in der Gestaltbildung unmittelbar wahrzunehmen. Wird die biologische Formtoleranz ins Unregelmäßige gesteigert, entsteht eher der Eindruck des Krankhaften als des Unnatürlichen.

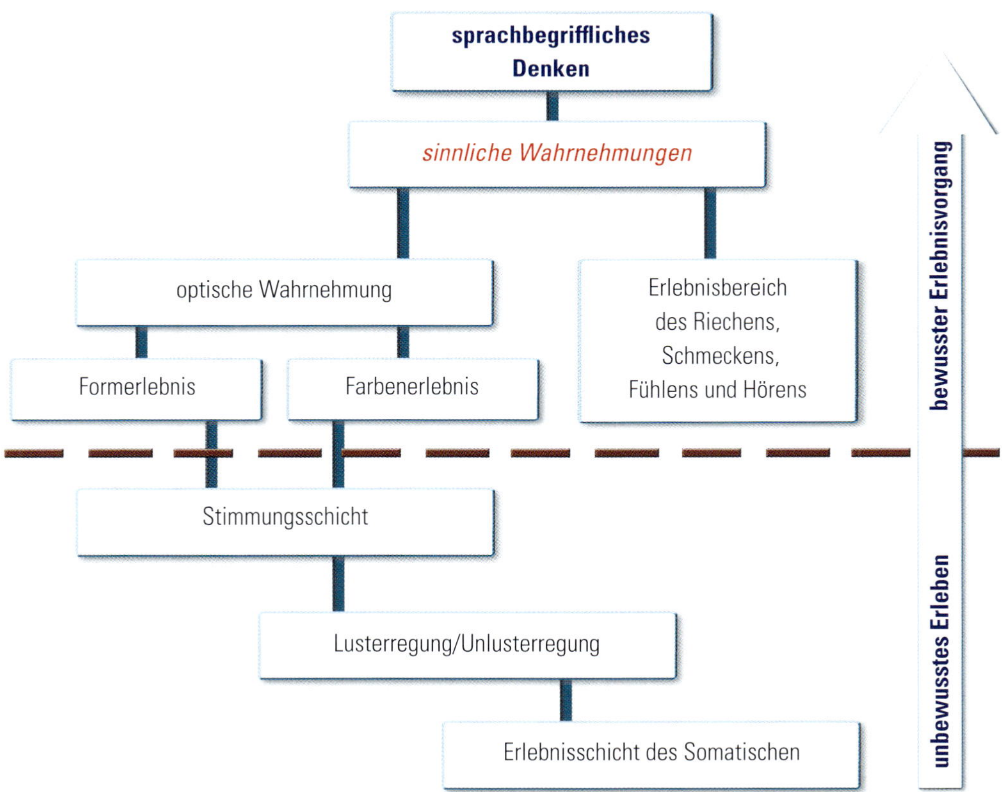

Abb. 129 Das psychologische Schichtenbild unterstellt einen oberen, bewussten und unteren, unbewussten Erlebnisvorgang. Die obere Erlebnisschicht mit dem sprachbegriffliche Denken umfasst die sinnliche Wahrnehmung mit dem Gestalt- und Farberleben. Die unbewusste Erlebnisebene betrifft den Bereich der Lust- und Unlustregungen bis hinunter zur Erlebnisschicht des Somatischen (den Körper betreffend). Farberleben ist zusammen mit dem Formerlebnis die untere Stufe des bewussten Erlebens. Farben wirken hinunter bis zur unbewussten Stimmungsschicht und können beruhigend oder belebend wirken; weiße Zähne vermitteln z. B. das Stimmungsbild von Gesundheit und körperlicher Attraktivität.

Farbbestimmung bei Zähnen

Die ***Reproduktion einer Zahnform*** wird durch das vorhandene Platzangebot, die Funktion und das anatomische Vorbild bestimmt. Mit den dentalen Werkstoffen und technischen Verfahrensmöglichkeiten kann ein Zahntechniker jede geforderte Form exakt nachbilden. Weil aber die Farbe als bestimmende Materialeigenschaft die Plastizität einer Form nachhaltig bestimmt, wird die Farbreproduktion zum wesentlichen Reproduktionsfaktor der Form.

Um das zu verstehen, müssen die gewonnenen Erkenntnisse zur Farbwahrnehmung als komplexe biologische Leistung auf die Farbbestimmung bei Zähnen angewendet werden. Eine objektive Farbbestimmung bei Zähnen ist relativ schwierig und ein äußerst fehleranfälliges Messvorhaben, wenn es nach Augenmaß erfolgt.

Farbunterschiede mit dem Auge zu erkennen, ist ein geistiger Vorgang, der von vielen äußeren und inneren Einflüssen bestimmt wird. Zunächst muss eine fehlerfreie Funktion der Netzhaut vorausgesetzt werden und dann muss das Farbgedächtnis ungetrübt sein. Normalsichtige können 300 Farbtöne unterscheiden, die je nach der unterschiedlichen Helligkeit und Farbsättigung in ca. 600 000 Farbnuancierungen möglich und unterscheidbar sind. Die Zapfen- und Stäbchenzellen ermöglichen dabei eine Helligkeitsdifferenzierung bis zu einem Milliardstel Lux.

Farbbestimmung durch zwei Personen zeigt häufig Abweichungen voneinander. Ursache kann eine ***partielle Farbenblindheit*** des Betrachters sein. Vollständige Farbenblindheit ist zwar relativ selten, partielle Farbschwäche im roten, grünen oder blauen Farbbereich tritt jedoch bei ca. 7 % der Männer und ca. 1 % der Frauen auf.

Farberkennung ist neben der geistigen Interpretation vor allem ein Lernprozess, der erfolgt, indem eine Person die Farben genannt bekommt. Wenn die Lehrperson selbst partiell farbenblind ist, so werden diese Farbmängel auch weitergegeben. Neben der tatsächlichen oder erlernten Farbuntüchtigkeit spielt die momentane Körperkonstitution (z. B. Vitaminmangel) ebenso eine Rolle, wie die Ermüdungstendenz der Sehzellen.

Die ***Zapfensehzellen*** der Augen können eine Augenprimärfarbe maximaler Sättigung ohne Bildverzerrung nur etwa 10 Sekunden lang halten. Obgleich das natürliche Augenzittern (physiologischer Augentremor) von ca. 50 Schwingungen in der Sekunde dafür sorgt, dass die Sehzellen ständig einer unterschiedlichen Reizsituation ausgesetzt sind, erschöpft sich die Leistungsfähigkeit der hochspezialisierten Sehzellen bei gleichbleibender Farbbetrachtung sehr schnell. Es ist bei Farbbestimmungen daher notwendig, eine andere Farbe (am besten einen blaugrauen Hintergrund) anzusehen, um die Zapfensehzellen zu neutralisieren und ruhen zu lassen.

Die ***Lichtquelle*** stellt eine ganz wesentliche Fehlerursache bei der Farbbestimmung dar. Die Sonnenstrahlung bietet das natürliche Licht als Maß für die spektrale Verteilung, das ist die Farbtemperatur. Danach werden künstliche Lichtquellen beurteilt. Das mittlere Tageslicht hat eine Farbtemperatur von 6500 Kelvin. Um eine Farbe richtig sehen zu können, muss eine natürliche Farbtemperatur und eine hinreichende Beleuchtungsstärke vorliegen, nach DIN 76505 etwa 1200 -1500 Lux.

Farbtemperatur ist demnach die Farbstrahlung, die bei einer bestimmten Temperatur eines Körpers abgestrahlt wird. Was man unter Farbtemperatur versteht, lässt sich deutlich machen, wenn man ein Stück Metall betrachtet, das bis auf hohe Temperaturen aufgeheizt wird. Es treten Farbveränderungen in dem abgestrahlten Licht auf: Zunächst mattes Rot (600 °C), das sich über intensives Rot (700 °C) zum Hellrot (850 °C) bis zum Orange (900 °C) steigert, es wird gefolgt vom Gelb (1050 °C) bis zum Weiß (1200 °C). So lässt sich glühendes Metall auch als Lichtquelle nutzen (Glühfaden in der Glühbirne).

Bei der ***metrischen Farbbestimmung*** wird mit einem Filterfarbmessgerät, ähnlich einem Belichtungsmesser, die Farbtemperatur bestimmt, wodurch ein objektiver Farbvergleich ermöglicht wird. Lichtstrahlen schwanken in der Farbe, was natürlich den Farb-eindruck eines beleuchteten Gegenstands enorm beeinflusst. Unter unterschiedlichen Lichtquellen mit variabler Farbtemperatur zeigen Zähne verschiedene Farbtöne.

Weil die ***Zahnfarbe*** ja durch eine Mischung aus Remission, Reflexion und Absorption entsteht, wird die Zahnfarbe sich entsprechend der Spektralanteile des Lichtes verändern; je mehr Wellenlängen enthalten sind, die von dem Körper absorbiert werden können, desto mehr erscheint die Zahnfarbe zu diesem Farbwert hin verschoben. Die Entstehung der sehr differenzierten Farbwirkung bei Kunstzähnen muss diese Zusammenhänge berücksichtigen.

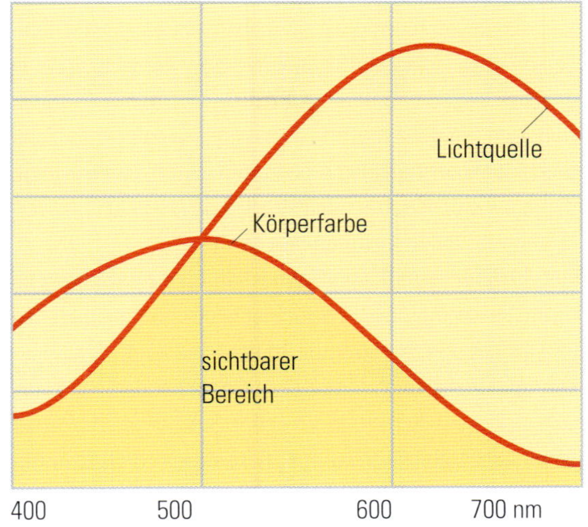

Abb. 130 Die Erscheinung der Körperfarbe ist abhängig von der Lichtquelle, denn die Farbwahrnehmung erfolgt durch die vom Körper zurückgestrahlte Lichtmenge. Es können allerdings nur die Farbfrequenzen zurückgestrahlt werden, die von der Lichtquelle auch ausgesandt und vom Körper reflektiert werden. In diesem Diagramm ist erkennbar, dass es zu einer Farbverschiebung kommt, weil die Farbfrequenzen von Körper und Lichtquelle nicht völlig zur Deckung kommen; es fehlen einige Blauanteile.

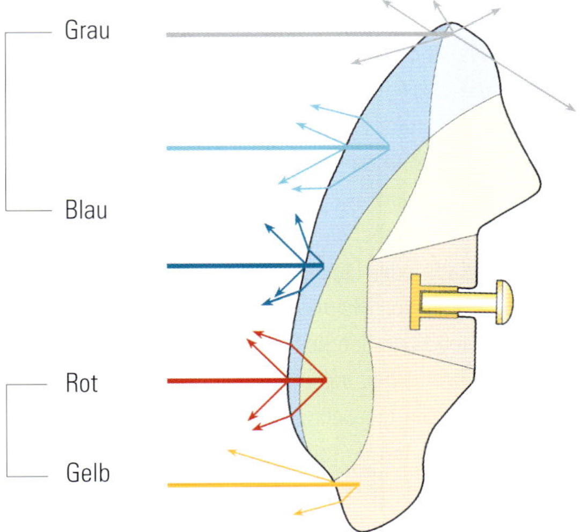

Abb. 131 Bei künstlichen Zähnen wird die natürliche Farbe durch die Schichtung der eingefärbten Massen und Zusatzstoffe erzeugt, die kurzwelliges Licht teilweise absorbieren und als Strahlung größerer Wellenlänge wieder aussenden. Die Fluoreszenzwirkung ist bei Kunstlicht oder Sonnenlicht unterschiedlich und ein Zahn erscheint bei Taglicht gelblich und bei Kunstlicht rötlich. Die Opaleszenz (Schillern der Körperoberfläche) entsteht, wenn das Licht je nach Einfallswinkel und Wellenlänge unterschiedlich gestreut wird. Diese besondere Remission des Lichtes entsteht durch Einschlüsse und Hohlräume sowie die Materialstruktur der Kunstzähne.

Abb. 132 Der subjektive Farbeindruck ist abhängig von dem Kontrast zur Umgebungsfarbigkeit. Eine Graufläche auf neutralem weißen Hintergrund wird zum Vergleich auf unterschiedliche Hintergründe projiziert. Je dunkler die Hintergrundfarbe, umso heller erscheint die Graufläche.

Farbbestimmung bei Zähnen

Die Lichtquelle zum Farbvergleich sollte dem natürlichen Tageslicht entsprechen, wozu die Lampenher-steller ein hinreichendes Angebot an Tageslichtröhren machen. Hierbei ist die Beleuchtungsstärke ein entscheidender Faktor, weil sie nämlich bei unterschiedlichem Abstand variiert. Als ideale Beleuchtung zur Farbbestimmung gelten Lichtverhältnisse vormittags um elf Uhr im Frühjahr oder Herbst, was sich in der Praxis allerdings nicht einsetzen lässt. Daher müssen diese Licht- und Beleuchtungsverhältnisse imitiert werden. An dieser Stelle ließe sich der Einwand anbringen, dass in der Praxis grundsätzlich ein Farbvergleich stattfindet, bei dem der Musterzahn des Zahnfarbringes mit dem natürlichen Zahn oder der hergestellten Verblendung gleichen Beleuchtungsverhältnissen ausgesetzt sind. Anders gesagt: Man sieht zwar bei dem falschen Licht nicht die korrekte Farbe, weil aber Farbmuster und Vergleichsobjekt diesem falschen Licht ausgesetzt sind, verändern beide in gleicher Weise ihren Farbwert; und sie sollen ja nur übereinstimmen. Dass dieser Einwand nicht richtig ist, muss im folgenden bestimmt werden. Betrachten wir dazu wieder die schon erarbeiteten Begriffe wie Remission, Reflexion oder Absorption usw.

Der ***Farbeindruck*** bei natürlichen Zähnen entsteht weniger durch Kalk- oder Pigmenteinlagerungen, sondern primär durch Reflexion, Remission und Absorption in den an sich farblosen Kristallen des Schmelzes und Dentins. Der natürliche Zahn erhält seine lebendige Wirkung, weil das Licht teilweise in die Schmelzschichten eindringt bis hin zum Dentinkern, der es teilweise zurückwirft. Dabei wird das Licht an den Grenzschichten der Schmelz- und Dentinprismen vollkommen indifferent gebrochen, gestreut und häufig reflektiert.

Die ***irregulär angeordnete Schmelzsubstanz*** erscheint dadurch grau bis bläulich durchscheinend, während der Zahnhals rötlich-gelblich getönt ist. Anteile des hochfrequenten Lichtes werden absorbiert und in einer niedrigeren Frequenz wieder abgestrahlt. Diese Fluoreszenz, die sehr stark von den Beleuchtungsverhältnissen abhängt, verändert den Farbeindruck enorm.

Das ***Zahnfarbringmuster*** muss dieses Farbverhalten exakt imitieren, damit ein annähernd objektiver Farbvergleich ermöglicht wird. Das Zahnfarbringmuster sollte also gleiches Remissions-, Reflexions- und Absorptionsverhalten zeigen; es muss gleiche Schichtstärken unterschiedlicher Farbschichten enthalten, in denen der Lichtstrahl in gleicher Weise wie oben gebrochen, gestreut und reflektiert wird. Bemerkenswert ist, dass beim natürlichen Zahn durch den Speichelbelag schon eine Lichtbrechung erfolgt, die je nach dem Betrachtungswinkel des Beobachters verschiedene Farbintensitäten hervorruft.

Die ***Farbsättigung*** eines Zahnes wird ganz entscheidend davon bestimmt, welche Schichtstärken von transparenten (durchsichtig), transluzenten (durchscheinend) oder opaken (undurchsichtig) Materialien übereinanderliegen und wie dick diese Schichten sind. Der Brechungsindex einer jeden Grenzschicht sowie das Remissions- und Absorptionsverhalten der Schichten bestimmen die Farbsättigung. Die Sättigung der Farbe steigt mit der Schichtdicke der Schmelz- und Dentinmassen, was die untere Grenze einer Verblendschichtstärke mit 1mm festlegt. Welche ***Maßgaben*** gelten für die ***Farbestimmung*** von Zähnen?

1. ***Farbbestimmer*** dürfen nicht unter partieller oder vollständiger Farbenblindheit leiden; ein Farbsehtest bietet dazu Aufschluss.
2. ***Beleuchtungsverhältnisse*** sind optimal: weißes Tageslicht bei mittlerer Lichtstärke (1500 Lux).
3. ***Farbbestimmung*** am Patienten erfolgt unter gleichen Lichtverhältnissen wie der Farbvergleich am Arbeitsplatz des Zahntechnikers.
4. ***Farbvergleich*** am Patienten und am Arbeitsplatz für die Verblendung erfolgt mit demselben Musterzahn des Farbringes.
5. ***Hintergrund zum Farbvergleich*** ist farbneutral. Absorption und Reflexion von Decke, Wand, Fußboden oder Vorhängen verändern den Farbeindruck der Zähne; grelle Farben von Abdecktüchern oder von Berufskleidung beeinflussen die Qualität der Farbbestimmung.
6. Natürliche Zähne sind zum Farbvergleich ***frei von Speichel***, aber ohne getrocknete Oberfläche; mit einem Wattebausch abreiben.
7. ***Musterzahn*** hat gleiches Remissions-, Reflexions- und Absorptionsverhalten, Transparenz, Transluzenz und Fluoreszenz wie natürlicher Zahn.
8. ***Verblendmaterial*** hat gleiches Farbverhalten wie Musterzahn bzw. natürliche Zähne.
9. ***Schichtstärke*** ist hinreichend für Farbsättigung.

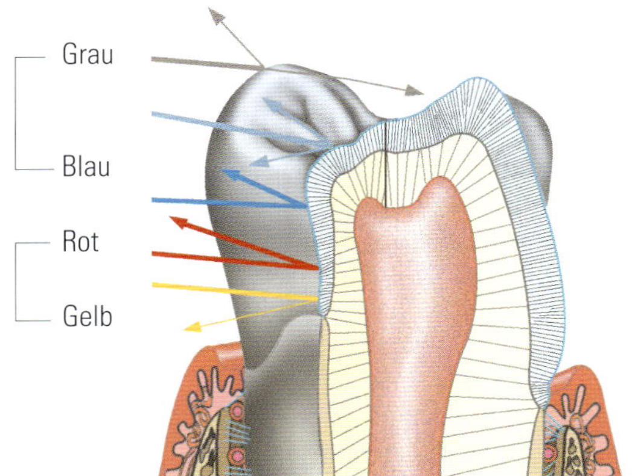

Abb. 133 Der Farbeindruck bei einem natürlichen Zahn entsteht ebenfalls aus einer Mischung von Absorption, Remission, Reflexion und Transmission in den farblosen Kristallen des Schmelzes und Dentins. Jeweils an den Grenzschichten der Zahnsubstanzen wird das Licht diffus gebrochen, gestreut und reflektiert. In bestimmten Bereichen ist die Transluzenz hinreichend, so dass das Licht auch hindurchdringt. Der typische Farbeindruck eines Zahnes zeigt an der Schneide eher ein Grau, das nach zervikal in einen Blauton übergeht. Zum Zahnhals hin überwiegt der rötlich-gelbe Farbeindruck.

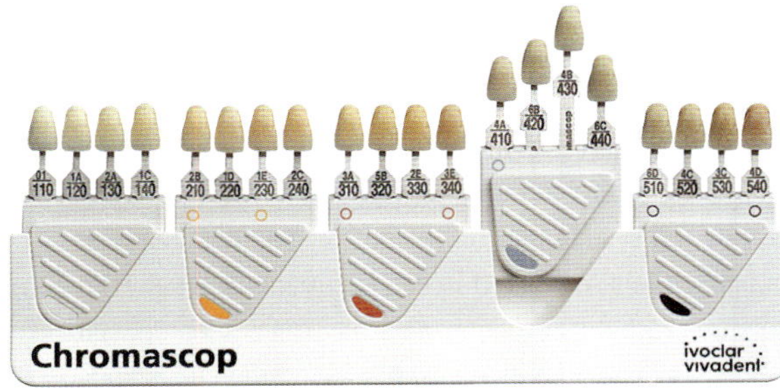

Abb. 134 Zur Zahnfarbbestimmung stehen unterschiedliche Farbwahlsysteme zur Verfügung, bei denen die Zahnfarbwahl durch den direkten Farbvergleich zwischen natürlichem Zahn und Zahnfarbmuster erfolgt. Bei dem Chromaskop-Zahnfarbring der Firma Ivoclar sind die Vergleichszähne in fünf dominierende Grundfarben Weiß, Gelb, Hellbraun, Grau und Dunkelbraun unterteilt. Jeder Bereich enthält vier Vergleichszähne nach der Farbsättigung geordnet. Die einzelnen Farbgruppen tragen die Kennziffern 100 bis 500 und die darin enthaltenen Farbintensitäten die Ziffern 10, 20, 30 und 40. Zusätzlich sind die Farbziffern der Farbwahlskala nach VITA-Classic zugeordnet, die nach einem kontinuierlichen Farbringmuster geordnet ist.

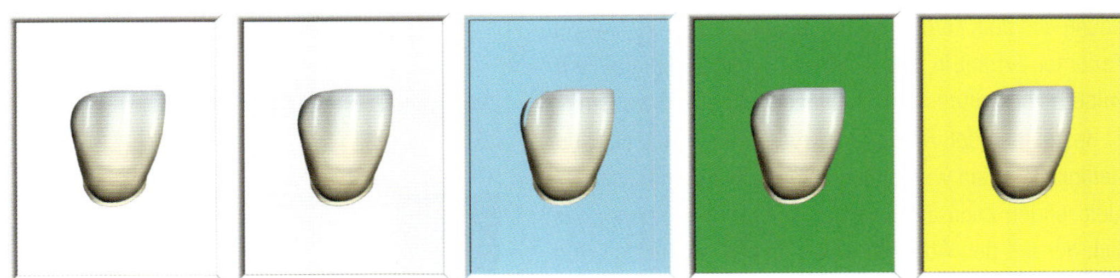

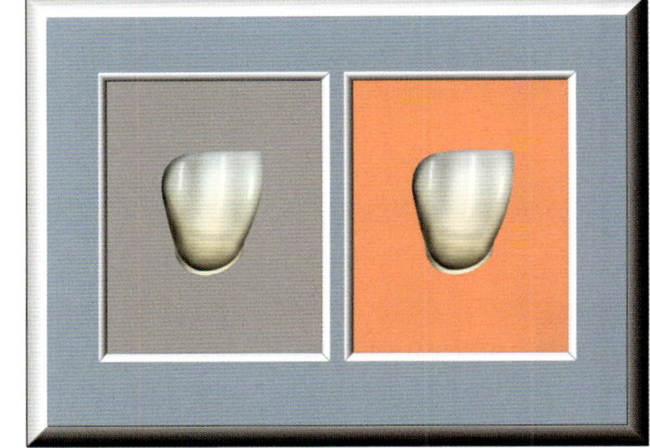

Abb. 135 Der Farbeindruck eines Zahnes wird durch die Umgebungsfarbe beeinflusst. Die nebenstehenden Beispiele zeigen immer den gleichen Zahn vor unterschiedlich gefärbtem Untergrund. Je nach Hintergrundsfarbe erscheint der Zahn gelblich, rötlich, grau oder grünlich. Ist die Hintergrundfarbe in ein weiteres Farbfeld eingebettet, wird der Farbeindruck noch mehr verschoben. Für die Zahnfarbwahl am Patienten gilt daher, einen neutralen Hintergrund zu wählen ohne Umgebungsfarbigkeit.

Zahnfarbwahl nach VITA Toothguide 3D-Master

Die *Zahnfarbwahl mit dem Vitapan 3D-Master* der Firma Vita ermöglicht ein systematisches Vorgehen, das einer objektiven Zahnfarbbestimmung so nahe kommt, wie es ohne farbmetrische Geräte überhaupt möglich ist. Dieses Farbsystem definiert einen sogenannten Zahn-Farbraum, der als Ausschnitt in den Farbraum nach den Farbvalenzen Farbton, Sättigung und Helligkeit eingeordnet ist. In diesem Zahn-Farbraum sind die Zahnfarben vollständig und eindeutig abgedeckt, was die Farbnahme, Farbkommunikation und Farbreproduktion erleichtert.

Im *Vitapan*-Farbraum liegen die Zahnfarben als Gelb-Rot-Farbtöne im oberen Helligkeitsbereich; er gleicht in seiner Form einer aufrecht stehenden Banane. Alle Zahnfarben lassen sich unabhängig von der Wahrnehmung eindeutig benennen, weil das farbmetrische Ordnungsprinzip benutzt wird, um die Zahnfarbe auszuwählen. Die Helligkeits-, Farbintensitäts- und Farbton-Werte sind so zueinander platziert, dass die Farbnahme nach diesen systematischen Kriterien erfolgen kann. Dadurch wird die Farbbestimmung objektiviert und eindeutig, so dass sich die Farben exakt reproduzieren lassen.

Die Zahnfarbskala des *VITA Toothguide 3D-Master* ist ebenfalls nach den Farbvalenzen geordnet. Sie weist fünf Helligkeitsstufungen auf, die wiederum nach der Farbsättigung und dem Farbton geordnet sind. Die Farbnahme am Patienten erfolgt in drei Schritten, in denen die drei Farbvalenzen systematisch nacheinander abgefragt werden.

1. Bestimmen der *Helligkeitsstufe* (Value): Aus den fünf Helligkeitsstufen wird diejenige ausgewählt, die dem vergleichenden Zahn am nächsten kommt; man konzentriert sich nur auf den Abgleich zwischen hell und dunkel. Aus dem Helligkeitsblock werden die mittleren Farbfächer herausgezogen.

Abb. 136

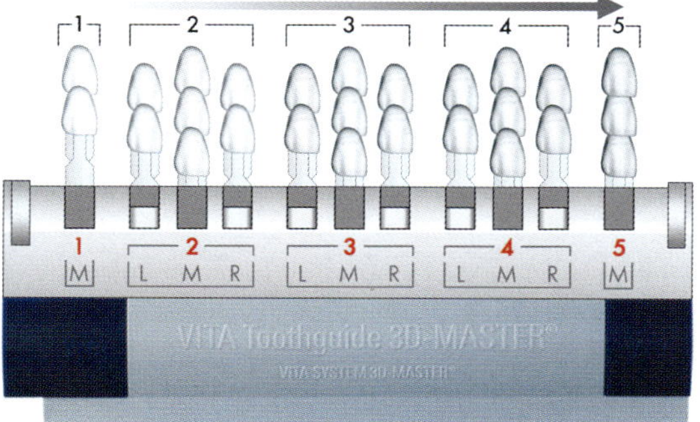

2. Bestimmen der *Farbsättigung* (Chroma): Aus dem Farbmuster der M-Gruppe wird die Farbintensität ausgewählt, die dem zu vergleichenden Zahn am nächsten kommt; man konzentriert sich nur auf den Abgleich zwischen blasser und satter Farbe.

Abb. 137

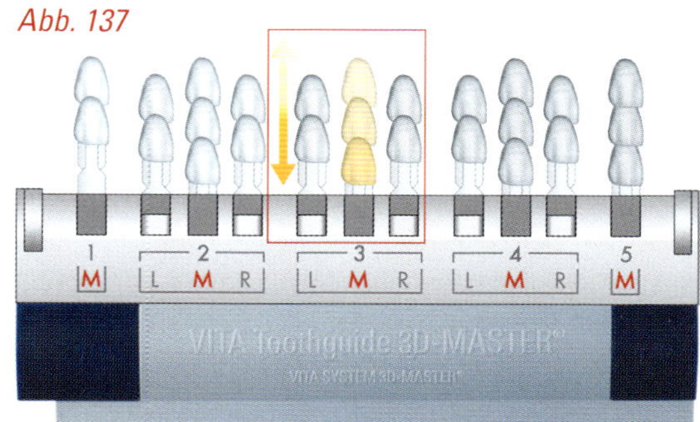

3. Bestimmen des *Farbtons* (Hue): Es wird geprüft, ob der natürliche Zahn gelblicher oder rötlicher aussieht als das mittler Farbmuster (M). Dazu haben die Helligkeitsstufen 2, 3 und 4 neben dem mittleren Farbton je zwei Intensitätsstufungen in gelblich (L) und rötlich (R).

Abb. 138

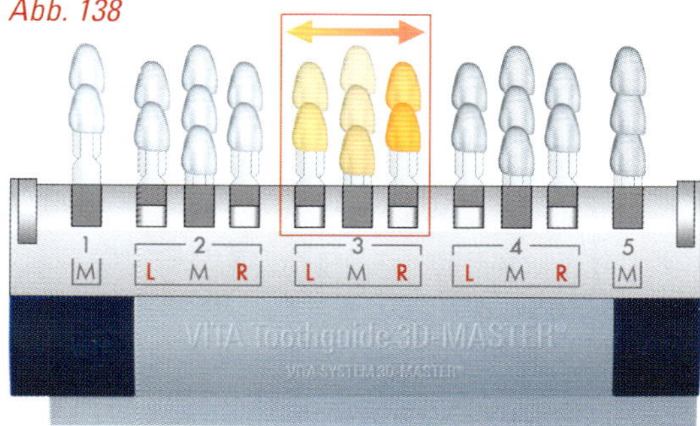

Die Angaben zum Farbmuster werden in das Farbkommunikationsschema eingetragen: zunächst die Helligkeitsstufung von 1 - 5, dann die Farbintensität von 1, 2 und 3 mit den Zwischenstufungen 1,5 und 2,5 und danach der Farbton M, L oder R. Zur Farbnahme soll keine gerichtete Lichtquelle verwendet, sondern im Streulicht (z. B. Tageslicht-Leuchten) gearbeitet werden. Die Farbskala wird in Armlänge an den Mund des Patienten gehalten und die Auswahl erfolgt zügig. Auf dem Farbkommunikationsschema werden die einzelnen Schritte der Farbnahme eintragen, so dass ein Farbnahme-Protokoll entsteht.

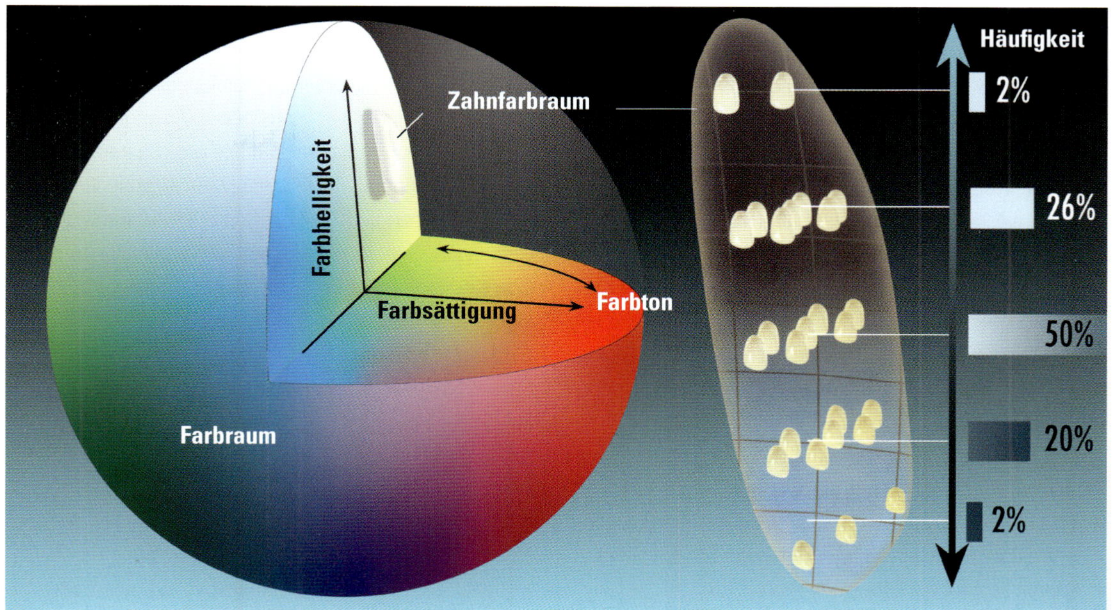

Abb. 139 Der Farbraum stellt die Grundlage der Zahnfarbbestimmung nach dem Vitapan 3D Master Farbsystem dar. Bei diesem Farbsystem sind die Zahnfarben entsprechend der Normalverteilung bei natürlich vorkommenden Zähnen geordnet. Zahnfarben werden über Helligkeit, Intensität (Sättigung) und Farbton definiert. Im Mittelpunkt des Farbsystems stehen die Zahnfarben, die besonders häufig vorkommen, andere Farben in extremen Ausprägungen stehen am Rand. Dieses Farbsystem deckt alle möglichen Zahnfarben ab, ohne Lücken oder Zusammenballungen im Zahn-Farbraum.

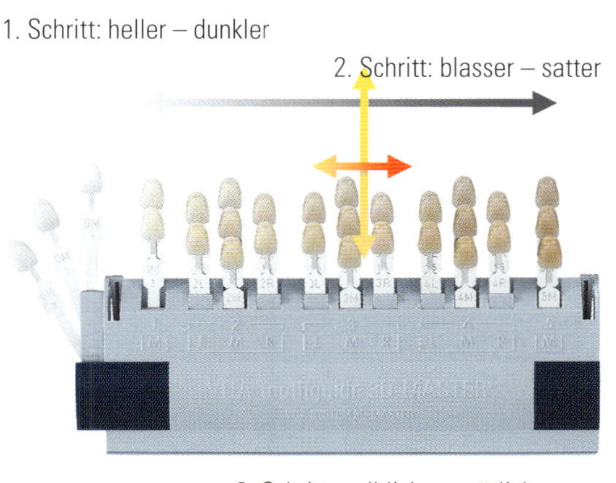

Vitapan Farbskala

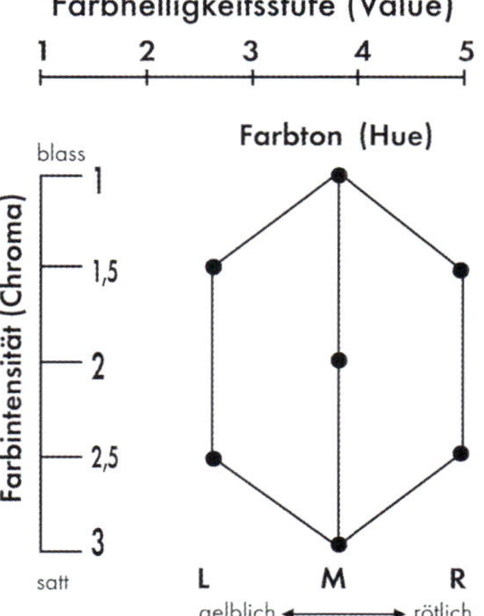

Farbkommunikationsschema

Abb. 140 - 141 Die Vitapan-3D-Master Farbskala ist nach fünf Helligkeitsstufen geordnet, die wiederum in drei bzw. fünf Sättigungsstufen und drei Farbtonstufen differenziert sind. Die Farbauswahl erfolgt systematisch bezogen auf diese drei Farbvalenzen, so dass eine objektive und überprüfbare Farbbestimmung möglich wird. Die Ergebnisse der drei Auswahlschritte werden im Farbkommunikationsschema dokumentiert.

Säuren, Salze, Basen und Laugen

Eine ***Säure*** besteht aus der Verbindung von Wasserstoff und einem Nichtmetall oder dessen Oxid. Der Wasserstoff der Säure kann in einer chemischen Reaktion durch Metalle ersetzt werden, und es können sich ***Salze*** bilden. Eine Säure in wässriger Lösung dissoziiert (zerfällt) in einen negativen Säurerest und in positive Wasserstoffionen. Die dissoziierten Wasserstoffionen lagern sich den Wassermolekülen an und bilden die Hydroniumionen, welche reaktionsfähig sind. In dieser wässrigen Lösung sind Säuren daher starke Elektrolyte, weil Säureanionen und Wasserstoffkationen vorhanden sind.

Eine ***Säure zerfällt*** (dissoziiert) also in wässriger Lösung in positive Wasserstoffionen (H) bzw. Hydroniumionen und einen negativen Säurerest. Diese positiven Hydroniumionen rufen die typischen Eigenschaften der Säuren hervor:

- Säuren schmecken sauer; PH-Wert < 7,0 ;
- sie färben Indikatoren (z. B. Lackmus wird rot);
- sie sind Elektrolyte;
- sie werden u. a. durch Basen neutralisiert.

Namen von Säuren sind uneinheitlich, weil sich viele Trivialbezeichnungen gehalten haben. Die rationelle Benennung setzt sich zusammen aus dem Namen des charakteristischen Zentralatoms des Säurerestes und dem Anhang des Begriffes „Säure"; z. B. Schwefelsäure, Phosphorsäure u. a. m. Zur Kennzeichnung einer niedrigen Oxidationsstufe wird die Endung „ige" angehängt; z. B. Schweflige Säure oder Salpetrige Säure HNO_2 im Gegensatz zu HNO_3, der Salpetersäure. Mit der Vorsilbe „Per-" kennzeichnet man den entsprechend höheren Oxidationsstand, z. B. „Perchlorsäure" $HClO_4$. Um den unterschiedlichen Wassergehalt zu benennen, werden die Vorsilben: „Meta" oder ,,Ortho" verwendet; z. B. Orthophosphorsäure, Metakieselsäure.

In der ***Zahntechnik*** werden einige Säuren als Beizen, Elektrolytbäder, Flussmittel, Reinigungsmittel und (sehr selten noch) als Probiersäuren verwendet. In der Regel werden verdünnte Säuregemische als Beizen im heißen Zustand angewandt, um Oxidschichten von Metalloberflächen zu beseitigen. Reine konzentrierte Säuren zum „Brennen" von Metalloberflächen werden in der Ausnahme benutzt; Flusssäure dient dabei zum Reinigen der Metalloberflächen im kalten Zustand.

Als ***Elektrolytbäder*** werden Säuregemische zu den besonderen Zwecken vom Hersteller bezogen. Sehr stark verdünnte Säuren können als Reinigungsmittel für Werkzeuge, Maschinen und Werkstücke Anwendung finden. Ansonsten sind Reaktionsprodukte von Säuren in vielen Werkstoffen enthalten: z. B. die Ester verschiedener Säuren in Wachsen und Kunststoffen oder als Anrührflüssigkeiten von Zementen und Einbettmassen. Immer empfiehlt sich ein sorgfältiger und vorsichtiger Umgang mit diesen aggressiven Stoffen, um Unfälle zu vermeiden.

Gesundheitsschutz

Säuren führen zu ***Verätzungen*** und Geschwüren. Die Verätzung der Haut führt zuerst über Rötung und Schwellung zur Schorfbildung oder offenen, meist schwer heilenden Wunden. Als erste Hilfe: säuredurchsetzte Kleidungsstücke entfernen, intensiv mit Wasser die Säure von der Haut spülen und keimfrei verbinden. Bei Verätzung der Augen tritt auch eine Rötung mit Tränenfluss auf, ebenfalls eine Schwellung; meist ist die Hornhaut mit angeätzt. Sofort im Liegen mit viel Wasser spülen, dabei die Augenlider weit spreizen und die Augen bewegen.

Werden die ***Atemwege*** verätzt, so sind die Schleimhäute angegriffen, es tritt Hustenreiz und Heiserkeit auf, Atemnot, Übelkeit und Erbrechen können folgen. Hier gilt: sofort an die frische Luft ohne unnötige Bewegungen, notfalls mit Sauerstoffgerät beatmen und sofort ins Krankenhaus transportieren.

Säuren sind unterschiedlich giftig, so dass ganz verschiedene Symptome der Schädigung auftreten. Wird Säure gar verschluckt, können Verätzungen an Lippen, Mundschleimhaut, Speiseröhre und Magen auftreten; qualvolles Erbrechen, Koliken und spätere Durchfälle sind die Symptome. Bei Bewusstlosigkeit soll kein Erbrechen angeregt oder Flüssigkeit eingeflößt werden. In allen Fällen von schweren Verätzungen muss sofort ärztliche Hilfe veranlasst werden, wozu unbedingt das Ätzmittel angegeben werden muss.

Salze sind Verbindungen aus einem Säurerest und einem Metallion. Für die Benennung von Salzen gilt: Der einatomie Säurerest bekommt die Endung -id, (z. B. Natriumchlorid NaCl) und -at, wenn er mehratomig ist (z. B. Natriumcarbonat Na_2CO_3); bei niedriger Oxydationsstufe -it (z.B. Kaliumnitrit KNO_2). Salze werden in der Zahntechnik u. a. als Flussmittel und Schmelzmittel verwendet. Ferner dienen sie zum Beizen, bei galvanischen Bädern, sowie zur Herstellung von Elektrolyten.

Basen und Laugen

Basen (gr. basis) sind chemische Verbindungen, die in wässriger Lösung in positive Metallionen und negative Hydroxidionen OH^- dissoziieren (zerfallen). Charakteristischer Bestandteil aller Basen ist die dissoziationsfähige, einwertige Hydroxidgruppe. So zerfällt z.B. ein Molekül Natriumhydroxid NaOH in Na und OH. Basen bilden mit Säuren durch Neutralisation Salze und verändern in wässriger Lösung das Gleichgewicht zwischen H^+-Ionen und OH^-–Ionen zugunsten der OH^-–Ionen.

Basen bestehen aus Metallhydroxiden (Ausnahme ist Ammoniumhydroxid NH_4OH). Alle Metalle können Basen (Metallhydroxide) bilden. Sie können aus Metalloxiden und Wasser entstehen, so dass Metalloxide als Basenanhydride aufgefasst werden können. Unedle Metalle bilden mit Wasser direkt Basen.

Werden *Nichtmetalle* in Wasser gelöst, so entstehen Säuren; aber auch Metalle können Säuren bilden, wenn sie Oxide mit saurem Charakter bilden; säurebildend sind Oxide von fünf- bis siebenwertigen Metallen. Säuren sind Wasserstoffverbindungen, deren Wasserstoff sich durch Metalle ersetzen lässt, um Salze zu bilden.

Laugen sind die Lösungen von Basen im Wasser, deren basischer Charakter durch geeignete Farbindikatoren feststellbar ist; Lackmus schlägt in Laugen von Rot nach Blau um. Laugen schmecken nach Seifenlösung, sie machen die Haut geschmeidig und lassen sie aufquellen; Laugen greifen unedle Metalle an und leiten den elektrischen Strom. Basen bzw. Laugen lassen sich in der Zahntechnik als Entfettungs- und Reinigungsmittel verwenden.

Ätznatron ist eine Base nach der Formel NaOH (Natriumhydroxid), die in wässriger Lösung die Natronlauge ergibt. Ätznatron hat eine Dichte von 2,13 g/cm^3, der Schmelzpunkt liegt bei 321,8 °C und der Siedepunkt bei 1390 °C. Es ist eine weiße, kristalline, spröde, stark hygroskopische (wasseranziehende) Substanz, die gut verschlossen gelagert werden muss, da sie sich mit Kohlendioxid aus der Luft in Natriumcarbonat Na_2CO_3 umwandelt.

Natriumhydroxid wird zur Rückgewinnung von Edelmetallen aus galvanischen Bädern (Reduktion der Salze zu Metallen) verwendet. In wässriger Lösung als Natronlauge kann es zum Auflösen von Fetten und als Natronbleichlauge zum Laugen von Holz verwendet werden.

Natriumhydroxid und seine Lösungen sind Gifte der Klasse 3; sie wirken stark ätzend und erzeugen gefährlichere Haut- und Gewebezerstörungen als die meisten Säuren; nur mit Handschuhen berühren, bei Verätzungen oder Augenverletzung gründlich mit reichlich Wasser spülen. Dämpfe von Natronlauge erzeugen Hustenreiz, daher gut lüften. Beim Verschlucken kommt es zu Verätzung von Mund, Speiseröhre und Magen, es kommt zu qualvollem Erbrechen und späteren Durchfällen. Als erste Hilfe nur einige Tassen Wasser in kleinen Schlucken trinken lassen, kein Erbrechen anregen, danach schonender Transport ins Krankenhaus.

Kaliumhydroxid (KOH) oder Ätzkali bildet in wässriger Lösung die Kalilauge. Es hat in fester Form die Dichte von 2,044 g/cm^3; einen Schmelzpunkt von 360 °C und einen Siedepunkt von 1327 °C. Kaliumhydroxid ist ein weißes, sprödes, kristallines und stark hygroskopisches Material, das sich mit dem Kohlendioxid der Luft unter Wasserabspaltung in Kaliumcarbonat K_2CO_3 verwandelt; daher gut verschließen.

Kaliumhydroxid lässt sich unter starker Wärmeentwicklung in Wasser zu Kalilauge auflösen. Kalilauge ist eine klare, farblose, ätzende Flüssigkeit, die vergleichbare Eigenschaften und Anwendungsbereiche wie das Natriumhydroxid hat, aber preiswerter ist. Es ist nach der Giftverordnung ebenfalls ein Gift der Klasse 3 und muss genauso wie Natriumhydroxid behandelt werden.

Ammoniumhydroxid (NH_4OH) wird als Ätzammoniak oder Salmiakgeist bezeichnet. Es entsteht, wenn Ammoniak (NH) in Wasser gelöst wird. In dieser wässrigen Lösung ist Ammoniumhydroxid in positive Ammoniumionen NH^+ und negative Hydroxydionen OH^- dissoziiert. Ammoniumhydroxid in wässriger Lösung ist eine relativ schwache Lauge, die sich zum Reinigen und Entfetten von Gegenständen und zum Beseitigen von Schleif- und Poliermittelrückständen verwenden lässt.

Ammoniak ist ein farbloses, stechend riechendes, erstickendes Gas mit einem beißenden, laugenhaften Geschmack. Es gehört zur Gruppe der Reizgase, das zu Tränen reizt und zu lebensbedrohlichen Erstickungszuständen führen kann. Wird die wässerige Lösung des Ammoniumhydroxyds erwärmt, entweicht das Ammoniak beim Kochen schließlich völlig aus der Lösung. Daher muss Ammoniumhydroxid gut verschlossen aufbewahrt und wie andere Laugen behandelt werden.

Elektrolytische Dissoziation und pH-Wert

Stoffe aus Ionenbindungen dissoziieren (zerfallen) in wässrigen Lösungen und leiten dann elektrischen Strom, weil hier nämlich Ionen frei beweglich vorliegen. Das Wasser oder ein anderes Lösungsmittel setzen die elektrostatischen Anziehungskräfte so weit herab, dass sich die Ionen aus dem Gitterverband herauslösen und das Ionengitter zerfällt; die Ionen werden mehr oder weniger frei beweglich und es kann elektrischer Strom fließen.
Dieser *Zerfall der Ionenbindung*, z. B. bei einer Säure in einer wässrigen Lösung, wird als elektrolytische Dissoziation bezeichnet. Wasser hat die Eigenschaft, die elektrostatische Anziehung zwischen den Ionen herabzusetzen, denn Wassermoleküle sind als Dipolmoleküle hervorragend in der Lage, die elektrostatischen Kräfte aufzunehmen.
Die *freibeweglichen Ionen* haben natürlich entgegengesetzte Ladungen, es liegen also positive Metallionen, die Kationen, und negative Nichtmetalionen, die Anionen, vor. Wenn in eine Schmelze oder in eine wässrige Lösung zwei Elektroden gehalten werden, die ebenfalls entgegengesetzt geladen sind, dann wandern die Ionen (Ion = wandernd) ihrer Ladung gemäß zur Kathode oder Anode. Die positiv geladenen Kationen (kathodos = der Weg abwärts) wandern zur negativen Katode; und die negativen Anionen (anhodos = der Weg aufwärts, gr.) wandern zur positiven Anode.
Zu den *positiven Kationen* gehören:

- alle Metallionen (z. B.: Cu_2^+, Al_3^+, K^+)
- das Wasserstoffion H^+
  bzw. das Hydroniumion H_3O^+
- das Ammoniumion NH_4

Zu den *negativen Anionen* gehören:

- alle Säurerestionen (z. B.: Cl^-, SO_4, NO_3)
- das Hydroxidion OH^-

Stoffe der Ionenbindung, die in der elektrolytischen Dissoziation zu Ionen zerfallen und dadurch den elektrischen Strom leiten können, nennt man echte Elektrolyte. Es handelt sich um Salze, Säuren und Basen. Es gibt aber Stoffe, die zwar nicht auf der Ionenbindung beruhen, die aber dennoch in wässriger Lösung durch die Wasserstoffmoleküldipole dissoziieren und Ionen bilden; dieses sind die potentiellen Elektrolyte, nämlich stark polarisierte Atombindungen (z. B. HCl). Als Nichtelektrolyte werden Stoffe bezeichnet, die weder in der Schmelze noch in wässrigen Lösungen elektrischen Strom leiten.

Die *elektrische Leitfähigkeit* eines Elektrolyts ist davon abhängig, wie viele freibewegliche Ionen in der Schmelze oder in der Lösung dissoziiert sind. Wie stark ein Elektrolyt dissoziiert, also freie Ionen abspaltet, wird ausgedrückt im Dissoziationsgrad.
Der *Dissoziationsgrad* gibt das Verhältnis an zwischen den dissoziierten (aufgespaltenen) Molekülen und der Gesamtzahl der vorhandenen Moleküle; der Dissoziationsgrad ist ein Wert kleiner als 1, oder er wird in Prozent angegeben.
Wasser unterliegt auch der elektrolytischen Dissoziation. Die elektrolytische Eigendissoziation des reinen Wassers erfolgt dabei in positive Hydroniumionen und negative Hydroxidionen:

$$H_2O + H_2O \Leftrightarrow H_3O^+ + OH^-$$

Das *Wasserstoffion* H^+, ein einzelnes Proton, ist in wässriger Lösung nicht existenzfähig. Die Konzentration der freien Ionen im Wasser ist äußerst gering; in einem Liter Wasser sind bei 22 °C nur 10^{-7} mol Hydroniumionen und 10^{-7} mol Hydroxidionen enthalten; anders ausgedrückt: In 10 000 000 Wasser ist bei 22 °C nur 1 mol (18 g) dissoziiert.
Für die *Hydroniumionenkonzentration* (H_3O^+) wurde in der Chemie eine Maßzahl eingeführt, die als pH-Wert (potentia hydrogenii) bezeichnet wird. Der pH-Wert wird definiert als der dekadische negative Logarithmus der Ionenkonzentration, die dadurch in einfachen Zahlenwerten angegeben werden kann.
Neutrales Wasser hat eine Hydroniumkonzentration von 10^{-7} mol/l, der negative dekadische Logarithmus ist 7; d. h., der pH-Wert für neutrales Wasser beträgt 7. Sind in einer wässrigen Lösung mehr Hydroniumionen als Hydroxidionen enthalten, wird der pH-Wert kleiner als 7, denn der negative Exponent wird kleiner. Eine solche Lösung reagiert sauer. Wird die Hydroxidionenkonzentration größer als 10^{-7} mol/l und die Hydroniumionenanzahl entsprechend kleiner, dann reagiert die Lösung basisch.
Lösungen mit pH-Werten zwischen 0 und 3 gelten als stark sauer, solche zwischen 3 und 7 als schwach sauer, zwischen 7 und 11 als schwach basisch und solche zwischen 11 und 14 als stark basisch. Der pH-Wert ist für schwach basisch und schwach sauer reagierende Lösungen ein gutes Maß, für Säuren und Basen höherer Konzentration nicht so gut geeignet.

Abb. 142 Dissoziation ist die Aufspaltung in die einzelnen Bestandteile einer Ionenverbindung, ohne dass die Elektronen ausgetauscht würden. Auch Wasser unterliegt der elektrolytischen Dissoziation, bei der die Aufspaltung in positive Hydroniumionen (H_3O^+) und negative Hydroxidionen (OH^-) erfolgt. Die Ionen tragen die entsprechenden elektrischen Ladungen: Das Hydroxidion behält das Elektron des Wasserstoffatoms ein und das Wasserstoffion – ein einzelnes Proton – wird zum Hydroniumion.

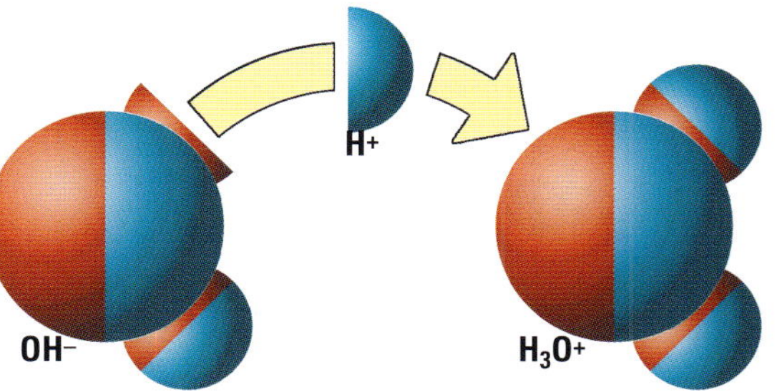

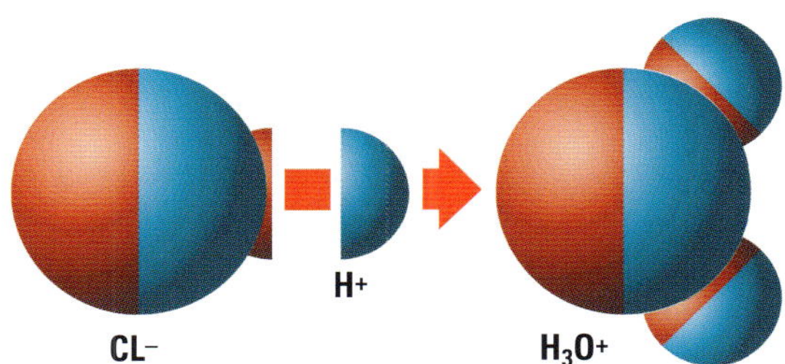

Abb. 143 Bei der Dissoziation von Säuren setzt die Säure ihre Wasserstoffionen (Protonen) frei, die sich mit Wassermolekülen zu Hydroniumionen zusammenfügen. Die Konzentration der Hydroniumionen in dieser Lösung ist dann das Maß für die Stärke einer Säure und wird im pH-Wert angegeben. Eine Säure in wässriger Lösung besteht also aus den negativen Säureresten (hier das Chloratom der Salzsäure) und den positiven Wasserstoffionen, die sich den Wassermolekülen zu Hydroniumionen anlagern.

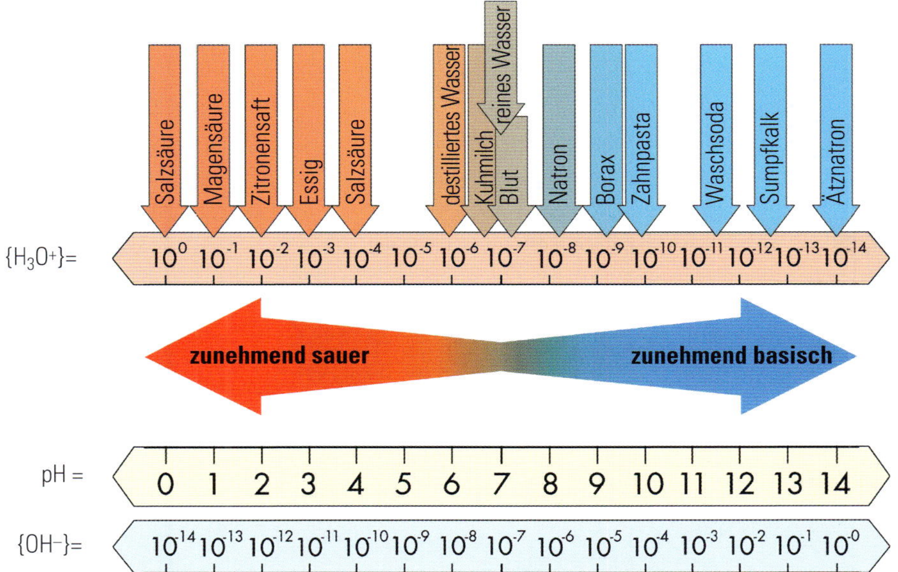

Abb. 144 Der pH-Wert (potentia hydrogenii) ist eine Maßzahl, die in der Chemie und in den biologischen Wissenschaften die Hydroniumionenaktivität und damit den sauren oder basischen Charakter einer Lösung angibt. Der pH-Wert ist definiert als der negative dekadische Logarithmus der Wasserstoff-Ionen-Konzentration. Der pH-Wert einer Lösung kann näherungsweise mit Hilfe von Indikatorpapier oder genauer durch elektrometrische Messung ermittelt werden. Die obenstehende Abbildung zeigt den Zusammenhang zwischen pH-Wert und den H_3O^- und OH^- Konzentrationen.

Name/Formel	Eigenschaften	Salze
Blausäure (Zyanwasserstoff) HCN	- farblose, - bei 26 °C siedende Flüssigkeit - leicht wasserlöslich - äußerst giftig - fischig-mandelartiger Geruch	Zyanide: - Natriumzyanid NaCN - Kalziumzyanid KCN (Zyankali) - leicht lösliche sehr giftige Salze - tödliche Dosis: 150 mg
Borsäure H_3BO_3	Orthoborsäure, Trioxborsäure - weiße, geruchlose, schuppige Kristalle - Dichte 1,46 g/cm^3 - wasserlöslich in heißem Wasser - bei Erwärmung auf 70 °C entsteht unter Wasserabspaltung Metaborsäure	Salze: - Orthoborate - Metaborate - Tetraborate - mit oxidlösender Wirkung
Flusssäure (Fluorwasser-stoffsäure) HF aq.	- Dichte 1,13 g/cm^3 - Siede- bzw. Kondensationspunkt -19,6 °C - farbloses, giftiges Gas in wässriger Lösung stechend riechende Flüssigkeit - Haloidsäure in Wasser gelöst, wird in Konzentrationen von 40 %, 50 %, 72 % angeboten - Fluorwasserstoff löst viele Metalle, Edelmetalle, Blei und Kupfer nur wenig - löst als einzige Säure Glas, Quarz, Silikate - Aufbewahrung im Polyäthylengefäß	Fluoride: - Siliziumtetrafluorid (SiF_4) - Natriumfluorid (NaF), sehr giftig - Kalziumfluorid CaF_2 (Flussspat)
Phosphorsäure H_3PO_4	Orthophosphorsäure - Dichte 1,88; Schmelzpunkt 42,3 °C - weißes, hygroskopisches, kristallines Pulver: Phosphoroxid P_2O_5 - verbindet sich mit Wasser zu verschiedenen Phosphorsäuren - sirupartige, ungiftige Lösung	Phosphate entsprechend der Säuren: - Metaphosphate - Orthophosphate - Diphosphate
Ameisensäure HCOOH	Methansäure - starke organische Säure - stechend riechende Flüssigkeit - Schmelzpunkt 8,4 °C - Siedepunkt 100,5 °C	Salze und Ester: Methanate oder Formiate
Essigsäure CH_3COOH	Ethansäure - stechend riechende Flüssigkeit - Schmelzpunkt 16,6 °C - Siedepunkt 118 °C - im festen Zustand eisartige Kristalle	Salze und Ester: Azetate (Athanate)
Methacrylsäure $CH_2C(CH_3)COOH$	- Schmelzpunkt 16 °C - Siedepunkt 163 °C - 2 Methyl-Propensäure	Methacrylate

Anwendung	Besonderheiten	Gesundheitsschutz
- für galvanische Elektrolyse zur Zyanidlaugerei - bei Gold- und Silbergewinnung - keine Anwendung in der Zahntechnik	Äußerst giftig: - 150 mg wirken in wenigen Sekunden tödlich - HCN blockiert Atmungsfermente	Blausäure und deren Salze müssen unter Verschluss gehalten werden!
- Bestandteil von Flussmitteln zum Löten und Gießen - Zusatz bei galvanischen Bädern - Borax ($Na_2B_4O_7 \cdot 10H_2O$) schmilzt bei 878 °C	Bornitrid (BN) in 2 Modifikationen - graphitartig und diamantartig - Hochtemperaturwerkstoff - Borkarbid ist diamanthart - Borsäurekristalle (HBO_2) schmelzen bei 160 °C	- 5g kristalline Borsäure wirken tödlich - kleine Mengen bewirken bei ständiger Einnahme Abmagerung
- Anrauen von Keramikoberflächen, z. B. Innenseite Jacketkronen - Beizen von Aufbrenngerüsten, um silikatische Rückstände und Oxide zu entfernen - Fluoridieren von Trinkwasser als Kariesprophylaxe - Flussmittel beim Weichlöten	Fluorwasserstoffsäure ist nach der Giftverordnung Gift der Klasse I (hochgiftig) Salze sind Gifte der Klasse II (sehr giftig) HF verätzt Haut, Schleimhaut, verursacht schwer heilende Wunden, Entzündungen der Atemwege, Nagelbett-, Knochen- und Gelenkentzündungen - Schutzkleidung, Handschuhe, Brille, Raumentlüftung	bei Hautverätzungen: - langanhaltend mit Wasser oder Chlorkalziumlösung spülen; bei Augenverätzungen: - gründlich mit 3,5 %iger Magnesiumsulfatlösung spülen; beim Verschlucken: - 100 g Magnesiumoxid in 0,5 l Wasser gelöst trinken lassen; - sofortige ärztliche Hilfe - meldepflichtige Berufskrankheit
- Flüssigkeit der Phosphatzemente, z. B. Phosphorsäure und Zinkoxid - Phosphate als Zusatz für kosmetische Präparate	Phosphorsäure ist - Säuerungsmittel in Getränken - Kalziumphosphat ist Implantatbeschichtungsmaterial	Phosphorhydride (z. B. PH_3) - sehr giftige Gase - farblos - stechend riechend - entstehen aus Phosphiten und Wasser
- Beize in der Wollfärberei - Konservierungsstoff - Desinfektionsmittel - Beize für Palladiumlegierungen, 20 % Säure löst Pd-Oxide	Herstellung: - Oxidation von Methanol; - verbreitete Tier- und Pflanzensäure (Ameisen, Bienen, Brennnesseln).	hautreizend, ätzend
- Bestandteil des Speiseessigs - Beize für Edelmetallegierungen - mit Wasserstoffperoxid am wirksamsten	Herstellung: - Umsetzung von Methanol mit CO oder Oxidation niedriger Paraffine	hautreizend, ätzend
Veresterungsprodukte sind Monomere für Prothesenkunststoffe - Alkenmonosäure	- polymerisiert zu hohem Polymerisationsgrad; wird - fest und glasartig (Plexiglas)	Monomer und dessen Dämpfe wirken reizend (Hautekzeme), können allergen wirken

Name/Formel	Eigenschaften	Salze

Salpetersäure (Stickstoffsäure) HNO_3	- Dichte 1,5g/cm³,
	- Schmelzpunkt 41,65 °C, Siedepunkt 84 °C
	- Konzentrationen:
	  - rote, rauchende 98 % (Siedepkt. 86 °C)
	  - konzentrierte 68 % (Siedepkt. 122 °C)
	  - verdünnte 25,5 % (Siedepkt. 106 °C)
	- farblose, ölige Flüssigkeit
	- zersetzt sich bei Licht in Stickstoffdioxid, das auf Stroh, Holz, Metalle oxidierend wirkt
	- Salpetersäure löst alle Metalle nach vorheriger Oxidation, außer:
	- Gold, Platin, Iridium
		Nitrate:
		- Düngemittel, Explosivstoffe
		- Silbernitrate (Foto)
		- Goldnitrate zum Vergolden
		Nitrierung
		- Benzol = Farbstoff
		- Trinitrotoluol als Explosivstoff
		Veresterung
		- Glykol, Glyzerol zu Sprengstoff
		Passivierung von unedlen Metallen

Salzsäure (Chlorwasser-stoffsäure; Haloidsäure) HCl aqua	- Dichte 1,2 – 1,02 g/cm³; Siedepunkt 110 °C
	- stechend riechende, stark ätzende Säure
	- wässrige Lösung des Chlorwasserstoffgases
	- verschiedene Konzentrationen:
	  - rauchende Salzsäure 40 % gibt HCl-Gas an die Luft ab bis zum konstanten Gemisch
	  - konzentrierte Salzsäure 24 – 36 %
	  - konstantes Gemisch 20,24 %
	  - für Laborzwecke 7 %ige HCl
	- Salzsäure ist eine sehr starke Säure
		Chloride:
		- NaCl = Kochsalz
		- NH_4Cl = Salmiak (Ammoniumchlorid)
		- KCl = Sylvin
		- HCl verbindet sich mit Athin (Azetylen) zu Vinylchlorid CH—CH + HCl => CH_2=CHCl

Schwefelsäure H_2SO_4	- Dichte 1,84 g/cm³,
	- Schmelzpunkt 10,3 °C, Siedepunkt 300 °C
	- Konzentrationen:
	  - gereinigte Schwefelsäure 98,3 %
	  - rohe Schwefelsäure 94 %
	  - Gloversäure 78 – 80 %
	  - Kammersäure 60 – 70 %
	  - verdünnte Schwefelsäure 10 %
	- farblose, ölige, geruchlose Flüssigkeit;
	- sehr hygroskopisch, daher beim Verdünnen erst das Wasser, dann die Säure!
		Sulfate:
		- Kupfersulfat $CuSO_4$
		- Kalziumsulfat (Gips) $CaSO_42H_2O$

Königswasser	Gemisch aus - 3 Teilen konzentrierter HCl - 1 Teil konzentrierter HNO_3 - Salpetersäure oxidiert, - Salzsäure löst das Oxid - es entsteht ein Nitrosylchlorid NOCl + Cl	Chloride: - Goldchlorid $AuCl_3$ - wobei nitrose Gase freigesetzt werden

Anwendung	Besonderheiten	Gesundheitsschutz
- Elektrolyt galvanischer Bäder - Scheidewasser zur Gewinnung reinen Goldes, Platins und Iridiums - Probiersäure besteht aus HNO_3 in verschiedenen Verdünnungen - Beizsäuren verschiedener Konzentrationen zum Gelbbeizen von Gold - Bestandteil von Flussmitteln; - in Zahntechnik wenig Anwendung	Gift der Klasse III Beim Umgang mit HNO_3 entstehen Stickoxide, giftige nitrose Gase - Schädigung der Lunge wird erst später gemerkt; - wenige Atemzüge können tödlich sein; - daher gute Raumlüftung, Luftabzug oder besser noch Filteratemgerät benutzen	Bei Verätzungen der Haut mit viel Wasser spülen; Symptome nach Einatmen nitroser Gase: Husten, Atemnot, Ersti-ckungsanfälle, Erbrechen; Erste Hilfe: - sofort frische Luft, - evtl. Sauerstoffgerät, - keine Mund-zu-Mund-Beatmung, - keine Flüssigkeit, - sofort Krankenhaus
- löst alle unedlen Metalle und deren Metalloxide unter Wasserstoffentwicklung, wenn diese nicht passiviert werden - Bestandteil des Königswassers - löst Gold/Platin zu Chloriden - Beize für Goldlegierungen - in der Zahntechnik veraltet - Flussmittel zum Weichlöten (Lötwasser)	Salzsäure und ihre Gemische: - sind Gifte der Klasse III - in geschlossenen Behältern aufbewahren - Kupfer wird von HCl passiviert - Chlor bildet in Verbindung mit Sauerstoff die Chlorsauerstoffsäuren HClO, deren Salze sind Chlorate oder Chlorite	Salzsäure, deren Gemische und HCl-Dämpfe: - sind gesundheitsschädigend - bilden schwerheilende Wunden - bei Verätzungen mit reichlich Wasser spülen; - Spritzer auf der Haut sofort mit starkem Wasserstrahl abspülen

- Beize für Gold- und Silberlegierungen (10 %ige Säure)
- Bestandteil der Probiersäure
- in der Zahntechnik häufig gebrauchte Säure
- als Edelmetallbeize
	Eine der stärksten Säuren:
	- löst alle Metalloxide;
	- beim Kochen verdampft nur Wasser, nicht die Säure; daher
	  - keine gesundheitsschädigenden Dämpfe,
	  - aber die Säure wird stärker
	- beim Verdünnen erhitzt sich die Säure, heiße Säuretropfen werden mit explosiver Gewalt herausgeschleudert
		Nach der Giftverordnung:
		- Gift der Klasse III
		- sehr große Affinität zu Wasser
		- konzentrierte H_2SO_4 entzieht organischen Stoffen sogar chemisch gebundenes Wasser
		- wirkt dadurch verkohlend
		- bei Verätzungen mit reichlich Wasser spülen

Königswasser löst alle Metalle zu Chloriden - Zum Auflösen von Gold und Platin zur Herstellung von Chloriden für Vergoldungsbäder - Ätzsäure für andere Metalle in verdünnter Form	Sofort nach Ansetzen des Gemisches zersetzen sich die Säurebestandteile, daher jeweils für den Gebrauch neu ansetzen.	Gift der Klasse III - bei Gebrauch entstehen nitrose Gase - gleiche Gefährdung wie bei Salpetersäure

Brenngase

Gas ist Materie im gasförmigen Aggregatzustand. Bei Gasen sind die zwischenmolekularen Kräfte so gering, dass die gasförmige Materie sich in alle Richtungen ausbreitet und jeden zur Verfügung stehenden Raum durch Verteilung der Atome bzw. Moleküle ausfüllt. Volumen und Dichte werden durch die äußeren Bedingungen bestimmt, so dass ein Gas auf jedes Flächenelement der Oberfläche des Behälters einen Druck ausübt. Dieser Gasdruck ist umso größer, je kleiner das Volumen des Behälters und je höher die Temperatur des Gases ist.

Brenngase sind brennbare technische Gase und Gasgemische, die natürlich vorkommen wie z. B. Erdgas oder künstlich hergestellt werden. Brenngase können durch Entgasung aus festen Brennstoffen, durch Vergasung aus flüssigen Brennstoffen oder durch Verdampfung von Flüssiggasen gewonnen werden; außerdem lassen sie sich durch physikalische Trennung, Mischung, chemische Spaltung und Synthese aus gasförmigen Brennstoffen gewinnen. Die Brenngase gelangen über Gasleitungen (Ferngas) oder in Gasflaschen zum Verbraucher (Propangas, Gasöl).

Der **Zustand von Gas** lässt sich durch drei Zustandsgrößen beschreiben, die durch die Zustandsgleichung verknüpft sind: das sind Druck (p), Temperatur (T) und Volumen (V).

$$\text{konstant} = \frac{\text{Druck} \cdot \text{Volumen}}{\text{Temperatur}} = \frac{p \cdot V}{T}$$

Gase können als komprimierte, in Flüssigkeiten gelöste und als verflüssigte Gase gespeichert werden. Sauerstoff lässt sich leicht komprimieren und in Stahlflaschen speichern. Acetylen dagegen zersetzt sich beim Komprimieren und wird deshalb in einer geeigneten Flüssigkeit gelöst und gespeichert.

Gasflaschen sind Druckbehälter aus Stahl zur Aufnahme verdichteter, verflüssigter oder unter Druck gelöster Gase. Gasflaschen unterliegen der Druckgasverordnung. Zur Vermeidung von Verwechslungen haben die Anschlussstutzen von Gasflaschenventilen unterschiedliche Formgebung und Abmessungen: für nicht brennbare Gase Rechtsgewinde, für brennbare Gase Linksgewinde und für Acetylen einen Bügelanschluss. Die Gasflaschenkörper sind entsprechend ihrer Füllung mit genormten Farbkennzeichnungen (DIN 4670) und genormten Armaturen versehen: blau für Sauerstoff, gelb für Acetylen, rot für alle anderen brennbaren Gase.

Um in einer **Sauerstoffflasche** große Gasmengen speichern zu können, wird der Sauerstoff unter hohem Druck in eine geschlossene Stahlflasche gesetzt. In einer Flasche mit 40 dm^3 Rauminhalt lassen sich bei 200 bar Druck insgesamt 8000 Liter Sauerstoff unterbringen.

Bei der **Lagerung von Sauerstoffflaschen** sind besondere Vorsichtsmaßnahmen zu beachten:

- leicht brennbare Stoffe dürfen nicht mit Sauerstoff in Berührung kommen, weil reiner Sauerstoff jede Verbrennung beschleunigt;
- daher Ventile der Sauerstoffflaschen nicht mit Öl und Fett in Verbindung bringen, weil Öle und Fette sich mit reinem Sauerstoff entzünden;
- reinen Sauerstoff nicht zur Raumbelüftung oder zum Ausblasen von Arbeitskleidung verwenden;
- volle Sauerstoffflaschen nicht in der Nähe von Wärmequellen oder in starke Sonnenbestrahlung stellen, sondern vor Erwärmung schützen, weil es sonst zur gefährlichen Drucksteigerung kommt;
- Sauerstoffflaschen sind gegen Umfallen zu sichern und nur mit Schutzkappe zu transportieren, weil bei Beschädigung der ausströmende Sauerstoff die Flasche raketenähnlich antreiben kann.

Acetylen wird in 40-dm^3-Stahlflaschen mit einer porösen Masse Bimskies, Holzkohle mit Kieselgur und mit 16 dm^3 Aceton gefüllt, das als Lösungsflüssigkeit dient. Aceton löst bei einem Druck von 1 bar etwa 25 dm^3 gasförmiges Acetylen, so dass in einer Stahlflasche mit 16 dm^3 Acreton bei 15 bar 6000 dm^3 Azetylen gespeichert werden können. Weil reines Acetylen bei einem Druck von ca. 2 bar explodiert, wird es in Leitungen mit einem Höchstdruck von 1,5 bar geführt. **Beim Lagern** von Acetylen-Gasflaschen gelten folgende Vorsichtsmaßnahmen:

- Acetylenflaschen keiner äußerer Wärmewirkung aussetzen, weil es zur Drucksteigerung kommt, Acetylen zerfällt explosionsartig;
- nie mehr als ca. 1000 l Acetylen pro Stunde aus der Flasche entnehmen, weil sonst Aceton mitgerissen wird.

Allgemein gilt beim **Umgang mit Gasen**, dass nach Beendigung der Arbeit die Gasleitungen abzusperren sind. Denn ausströmendes Gas führt in geschlossenen Räumen zu einem explosiven Gas-Luft-Gemisch, das schon durch das Umlegen eines elektrischen Schalters entzündet werden kann.

Abb. 145 Der Druck in den Gasflaschen lässt sich mit einem Druckmessgerät, dem Manometer messen. Nebenstehend ist ein Rohrfedermanometer abgebildet, das im Wesentlichen aus einem gebogenen Rohr besteht, das über ein Zahnradgetriebe mit einem Zeiger verbunden ist. Der Hohlraum des Rohres wird mit dem Flaschenhohlraum verbunden, in dem die Messung erfolgen soll. Der Druck führt zur Streckung der Rohrfeder, was sich im Zeigerausschlag zeigt.

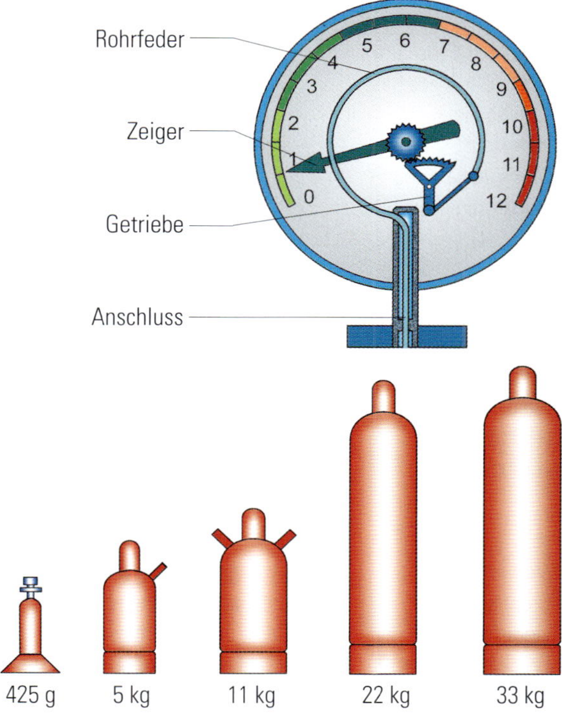

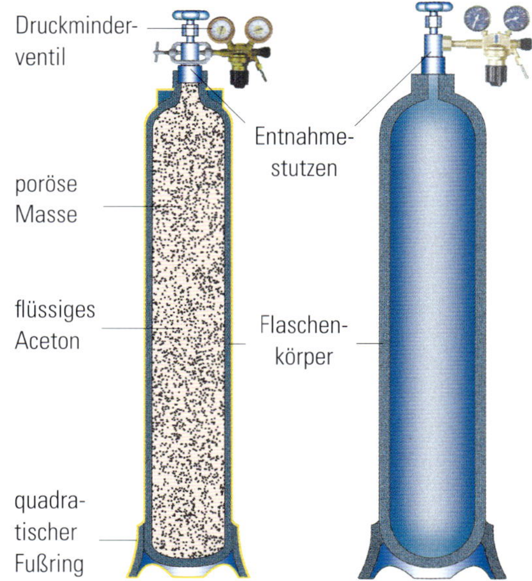

Abb. 146 Eine Azetylen- und eine Sauerstoffflasche aus Stahl im Schnitt zeigt die Füllung der Azetylenflasche mit einer porösen Masse aus Asbest und Kieselgur.

Abb. 147 Flüssigkeitsgase wie Propan- und Butangemische werden in unterschiedlichen Flaschengrößen in den Handel gebracht, wobei die Größeneinteilung nach dem Füllgewicht erfolgt. Die Behältnisse sind nach technischen Vorschriften gebaut und müssen in regelmäßigen Abständen vom TÜV auf ihre Betriebssicherheit hin überprüft werden.

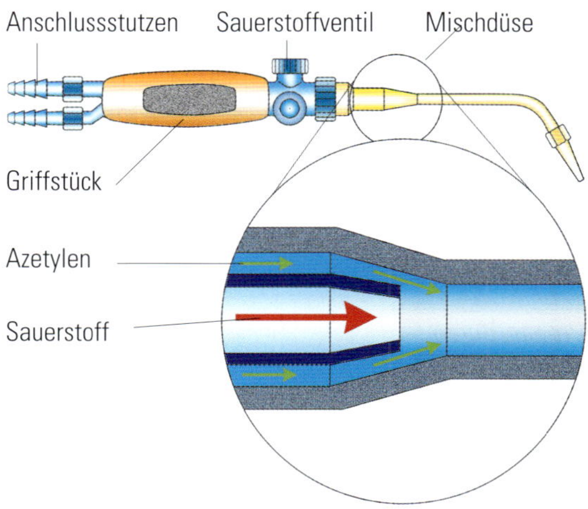

Abb. 148 Ein Gasbrenner für Azetylen und Sauerstoff besteht aus einem Griffstück und einem auswechselbaren Brennereinsatz. Das Griffstück enthält die Anschlussstutzen sowie zwei Absperrventile für das Brenngas und den Sauerstoff. Der Brennereinsatz wird mit einer Überwurfmutter am Griffstück befestigt. Das Mischen der beiden Gase erfolgt in der Mischdüse. Hier strömt der Sauerstoff mit hoher Geschwindigkeit durch die Druckdüse in das Mischrohr und reißt das Azetylen mit. Um eine genügende Saugwirkung zu erzeugen, wird vor dem Zünden des Gemisches zuerst das Sauerstoffventil geöffnet.

Name	Technische Daten/Eigenschaften	zahntechnische Verwendung
Druckluft (Pressluft) -atmosphärisches Gas -Leitungsnetz -Lieferform: graue Druckgasflasche mit leuchtgrüner Schulter (200 bar)	das die Erde umgebende Gasgemisch aus -Sauerstoff, Stickstoff, Argon, Kohlendioxid, Wasserdampf und weiteren Gasen -Luftdruck: 1013,2 mbar ist der Druck, den die Luft infolge der Schwerkraft auf eine Fläche ausübt -wird mit Barometern gemessen	Druckluft (Pressluft) zum Betreiben von Druckluftgeräten wie: -Sandstrahlgebläse, -Drucktopf; Nachpressgeräte -Vakuum-Druckguss-Geräte -Gebläse für Brenngasgemische -Druckluftdüse zum Ausblasen
Sauerstoff -atmosphärisches Gas -Lieferform: blaue Druckgasflasche mit weißer Schulter (150 - 200 bar verflüssigt)	Sauerstoff (Oxygenium; O) -gasförmiges, nichtmetallisches Element -farb-, geschmack- und geruchlos -Dichte von 1,4290 g/Liter. -chemisch extrem aktiv -auf der Erde das häufigste Element -Gewinnung durch Luftverflüssigung -atmosphärischer Sauerstoff entstammt der Photosynthese grüner Pflanzen	Gebläse mit Brenngasgemisch aus Sauerstoff und Acetylen, Erdgas, Propan oder Butan bieten: -hohe Arbeitstemperaturen -zum Schmelzen von Metallen -Sauerstoff–Wasserstoff ergibt Knallgas bei Verbrennungstemperaturen bis 3300 °C
Wasserstoff -Brenngas -Lieferform: rote Druckgasflasche (200 bar)	Hydrogenium (H) -ist das leichteste chemische Element -farb- und geruchloses Gas -Dichte von 0,08988 g/cm^3 bei 0 °C -Schmelzpunkt bei –259,14 °C -Siedepunkt bei –252,5 °C -mäßig reaktionsfähig	Gewonnen durch Elektrolyse von Wasser und bildet mit Sauerstoff ein hochexplosives Gemisch (Knallgas) -zum Löten und Schweißen -zum Schmelzen von Metall
Erdgas -Brenngas -Lieferform: Leitungsnetz mit Eigendruck	ungiftiges Naturgasgemisch besteht zu -80 bis 95 % aus Methan -2 bis 4 % gesättigte Kohlenwasserstoffe (z. B. Athan, Propan, Butan, Pentan) -4 bis 11 % Stickstoff, Kohlendioxid, Schwefelwasserstoff, Helium -Heizwert von 33600 bis 37800 kJ/m^3 -kommt in der Erdrinde vor -größte Vorkommen: USA und Usbekistan	-Heizgas für: - Heizanlage - Gasdurchlauferhitzer - Vorwärmöfen, Gasherd -Brenngas für: - Bunsenbrenner - Gebläsebrenner mit Sauerstoff oder Druckluft zum Schmelzen oder Löten
Azetylen -Brenngas -Lieferform: gelbe, schwarze oder kastanienbraune Druckgasflasche mit kastanienbrauner Schulter (18 bar)	Äthin (HC≡CH) -einfacher ungesättigter Kohlenwasserstoff -mit einer Dreifachbindung -farblos, ungiftig, fast geruchlos -sehr reaktionsfähig -gewonnen durch Hydrolyse von Calciumcarbid	Gebläse mit Brenngasgemisch aus Sauerstoff und Acetylen bietet: -höchste Arbeitstemperaturen -zum Schmelzen von Metallen -Sauerstoff–Azetylen ergibt Verbrennungstemperatur bis 3100 °C
Propan/Butan -Brenngase -Lieferform: rote Flüssigkeitsgasflasche (10 bar)	-Gemisch aus Kohlenwasserstoffen -mindestens 95 % Propan (C_3H_8) -Beimengungen von Butan (C_4H_{10}) und Ethan (C_2H_6) -Flüssiggas, schwerer als Luft -farb- und geruchlos, ungiftig	Gleiche Verwendung wie Erdgas -höherer Heizwert (dreifach) -für alle zahntechnischen Gebläse oder Brenner -zum Löten und Schmelzen -andere Brennerformen sind nötig

Zahntechnischer Arbeitsprozess

Abb. 149 **Hilfswerkstoffe im zahntechnischen Arbeitsprozess**

Abformung

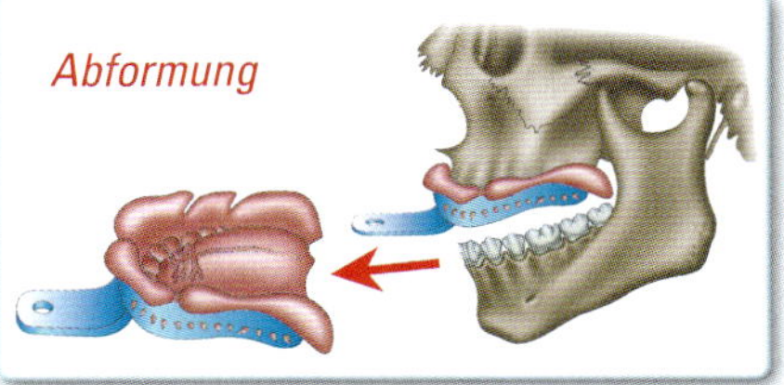

Abformwerkstoffe
für die zahnärztliche Abformung
für zahntechnische Dublierformen
aus chemoplastischem oder
thermoplastischem Material

Modell-herstellung

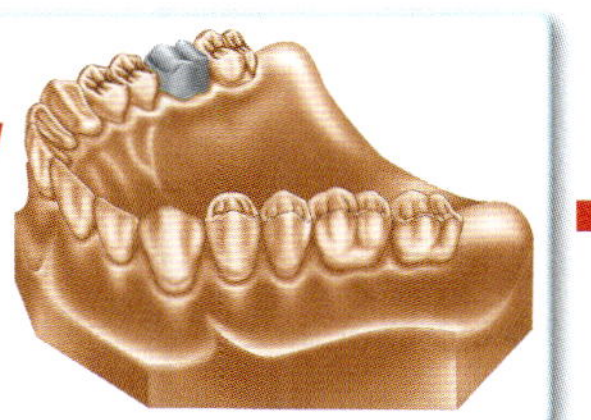

Modellwerkstoffe
aus speziellen Modellgipsen
oder alternativen Modellwerkstoffen
für ein- oder mehrteilige
Arbeitsmodelle

Modellation von Formteilen

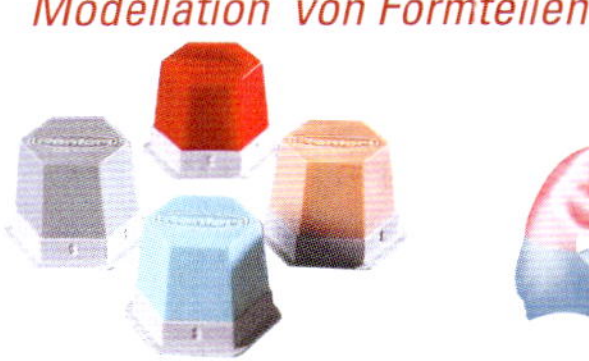

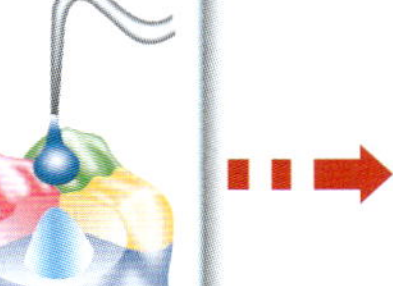

Modellierwerkstoffe
Wachse oder wachsähnliche Stoffe
Modellierkunststoffe
zur Herstellung von Kronen-, Brücken-
oder Modellgussgerüsten bzw. Prothesen

Isolierwerkstoffe
zur wirksamen Trennung von Werkstoffen
und Verhinderung von chemischen
oder mechanischen Wechselwirkungen
der Werkstoffpaarungen

Herstellung von Hohlformen z. B. für den Metallguss

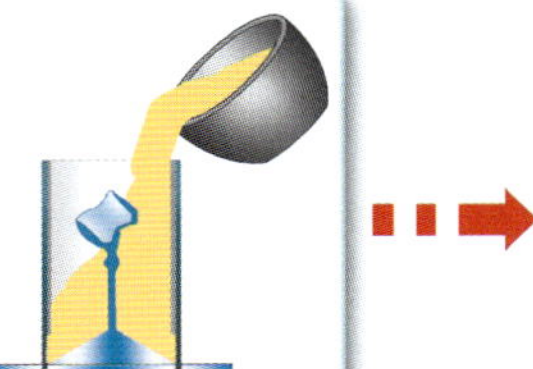

Einbettmassen
zur Herstellung von
feuerfesten Hohlformen
für den Metallguss oder
Fließpresskeramiken

Oberflächen-bearbeitung

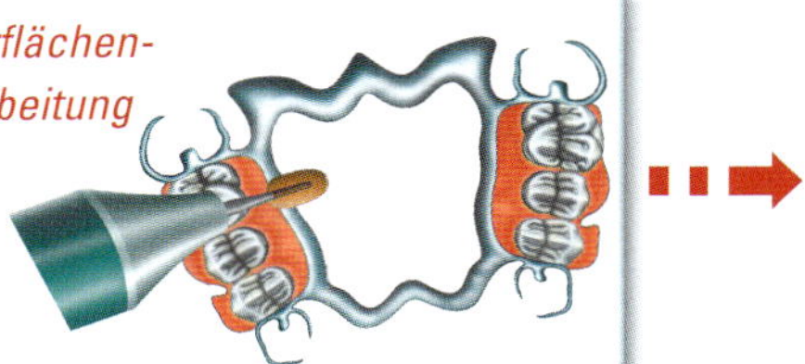

Werkzeuge und Hilfswerkstoffe
für die spanabhebende Umformung
von Werkstoffen
rotierende Schleif- und Fräswerkzeuge
und Poliermittel

Abformung

Die zahntechnischen Arbeiten als Teil diagnostischer und therapeutischer Maßnahmen lassen sich in der Regel nicht direkt in der Mundhöhle durchführen, sondern erfordern eine Arbeitsunterlage, nämlich sogenannte Modelle. Diese müssen in Form und Größe der anatomischen Situation exakt entsprechen. Dazu werden Abformungen der Kieferoberflächen und räumlichen Situation der Zähne, der Umschlagfalten, des Mundbodens und der Übergänge zum Rachen nötig.

Der *Herstellung von Modellen* liegt ein Umkehrungsvorgang zugrunde: Der erste Schritt besteht darin, plastisch verformbares Material auf das Abformobjekt zu bringen, damit es völlig umschlossen ist. Das plastische Material muss sich auf dem Abformobjekt verfestigen und kann dann abgezogen werden. So entsteht ein *Abformnegativ*, das als Abformung oder Abdruck bezeichnet wird, obwohl bei den meisten Abformungen kein Druck ausgeübt wird, sondern das Abformmaterial in die Oberflächenkonturen des Objektes fließen muss. Der zweite Schritt besteht in dem blasenfreien Ausfüllen des Abformnegativs mit Modellwerkstoff. Wird nach dem Erhärten des Modellwerkstoffes das Abformnegativ entfernt, so erhält man eine mehr oder weniger exakte Nachbildung des Abformobjektes, ein Abformpositiv, das man als Modell bezeichnet.

Grundsätzlich werden zur *Modellherstellung* für den Zahnersatz immer beide Kiefer, Ober- und Unterkiefer, vollständig abgeformt, um einen möglichst genauen Überblick über das individuelle Kausystem zu bekommen. Teilabformungen einzelner Zähne oder Kieferabschnitte sind als Ausnahme evtl. für Reparaturen möglich.

Das *Abformmaterial* muss zur Abformung eine fließfähige Konsistenz haben und kann darum nicht allein zur Abformung im Mund benutzt werden. Dazu werden vom Zahnarzt sogenannte Abformlöffel verwendet, in die die Abformwerkstoffe gefüllt werden, um sie in den Mund des Patienten zu führen.

Die *Abformlöffel* lassen sich unterscheiden in konfektionierte und individuell (manuell) hergestellte Löffel. Die fabrikmäßig hergestellten Löffel werden in verschiedenen Formen und Größen aus Kunststoff oder Metall angeboten. Sie sind entweder glatt geschlossen oder gleichmäßig perforiert, um den Abformwerkstoffen Retention zu bieten, bzw. bei der Abformung überschüssige Masse abfließen zu lassen. Mit dem Löffel kann ein passgenaues Ausfließen und formtreues Anlagern des Materials erreicht werden, man kann die Mindestmenge abschätzen und ebenso die Abformung verformungsfrei herausnehmen, lagern und mit Modellwerkstoff ausgießen.

Konfektionierte Löffel werden für die Situations- und Präzisionsabformung oder Erstabformung zahnloser Kiefer benutzt. Auf einem nach dieser Abformung hergestellten Modell kann vom Zahntechniker aus Kunststoff oder thermoplastischem Material ein individueller Löffel angefertigt werden.

Die *Abformgenauigkeit* ist die erste Forderung an einen Abdruck, weil sie auch das Maß für die Genauigkeit des Modelles darstellt. Ein *Abformfehler* von einigen Hundertstel Millimeter wird sich unter Umständen bei den einzelnen Arbeitsschritten der Modellherstellung vergrößern, wenigstens aber wird der Abformfehler auch ein Modellfehler werden. Ein Abformfehler kann einmal durch die verwendeten Abformwerkstoffe selbst entstehen und wäre im weitesten Sinne ein Systemfehler, ähnlich einem verbogenen Messinstrument, mit dem man nur ungenaue Messungen vornehmen kann. Daher werden an die Qualität der Abformwerkstoffe auch hohe Anforderungen gestellt, so dass nur geringe Abweichungen in einer Toleranz von $^1/_{1000}$ mm vorhanden sind.

Die *zahnmedizinischen Abformverfahren* weisen sehr markante System- und Verfahrensfehler auf, so dass sie im Vergleich zu den technisch hochentwi-ckelten Verfahren veraltet wirken.

Die *computergestützte Datenerfassung* ist geeignet, die Abformung mit plastischen Abformwerkstoffen überflüssig zu machen. Der Zahnarzt tastet Kavitäten oder präparierte Zahnstümpfe und die jeweils dazugehörende Antagonistensituation und Schleimhautoberflächen elektrooptisch oder mit Resonanzscans ab, registriert die statische und dynamische Okklusion und erhält so den Datensatz, nach dem an einem Computer die Zahnform rekonstruiert und in einem weiteren Schritt der Steuerungsumfang für eine computergesteuerte Fräsmaschine ausrechnet werden kann. Mit diesen Verfahren lassen sich Gerüste aus einem Werkstoffblock (Metall oder Keramik) fräsen. Neben der verarbeitungstechnischen Rationalisierung sind Bearbeitungsgenauigkeit und Werkstoffeigenschaften wesentlich besser als bei herkömmlichen Verfahren.

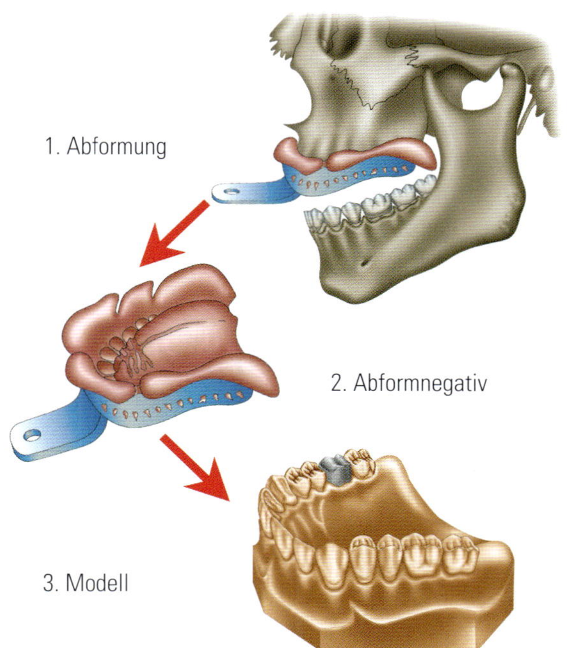

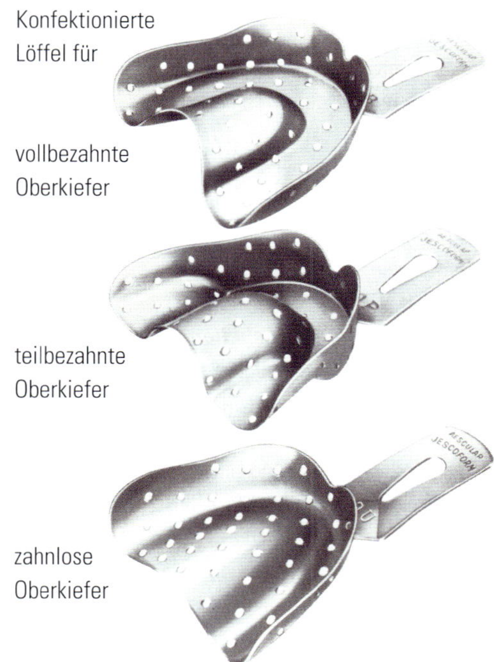

Abb. 150 Die Herstellung eines Abformnegativs (Hohlform) von der Mundsituation als ersten Schritt des Umkehrvorganges zur Modellherstellung. Dazu wird ein thermo- oder chemoplastischer Abformwerkstoff auf einem geeigneten Abformlöffel auf das Abformobjekt (Kiefer) gebracht und unter leichtem Druck abgeformt. Die entstandene Hohlform wird mit geeignetem Modellwerkstoff (meist Gips) ausgefüllt, damit ein dreidimensionales, maßgetreues Modell von der realen Mundsituation entsteht. Das Produkt der Abformung wird als Abdruck, Abformung oder Abfomnegativ bezeichnet.

Abb. 151 Abformlöffel oder Abformträger sind speziell geformte Trägerwerkzeuge für den Abformwerkstoff zur Herstellung einer Abformung der Mundsituation. Man unterscheidet konfektionierte und individuell (manuell) hergestellte Löffel. Die fabrikmäßig hergestellten Löffel werden in verschiedenen Formen und Größen aus Kunststoff oder Metall angeboten. Sie sind entweder glatt geschlossen oder gleichmäßig perforiert, um den Abformwerkstoffen Retention zu bieten, bzw. bei der Abformung überschüssige Masse abfließen zu lassen.
(Abformlöffel der Fa. AESCULAP®)

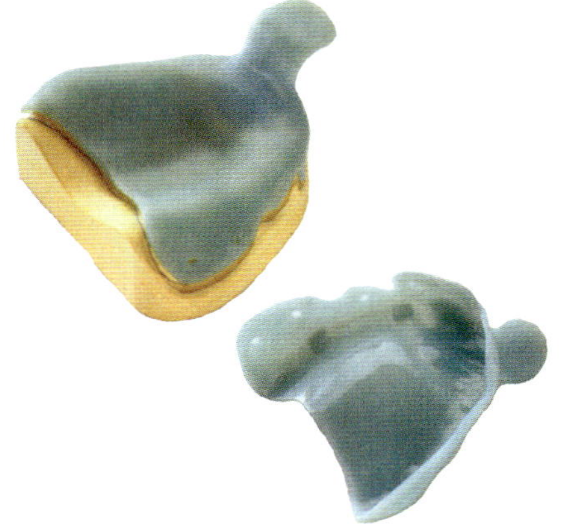

Abb. 152 Als individuelle Löffel werden die vom Zahntechniker hergestellten Trägerwerkzeuge für den Abformwerkstoff zur Abformung der Mundsituation bezeichnet. Individuelle Löffel lassen sich nach Situationsmodellen für teil- oder vollbezahnte Kiefer herstellen. Ein individueller Löffel für unbezahnte Kiefer zur Abformung variabler Formzustände der Schleimhaut wird Funktionslöffel genannt. Individuelle Löffel werden hergestellt aus selbsthärtenden Acrylaten (wie hier mit dem lichthärtenden Kunststoff Palatray der Fa. Kulzer/Heraeus) oder thermoplastisch formbaren Folien; sie sollen formstabil und steif sein, eine gleichmäßige Schichtdicke des Abformstoffes und mechanische oder adhäsive Retention des Abformstoffes am Löffel ermöglichen und einen Griff aufweisen.

Abformverfahren

Die ***Abformung*** ist prinzipiell kein zahntechnischer Arbeitsgang, weswegen er hier nur kurz betrachtet wird. Man unterscheidet Abformmethoden, für die unterschiedliche Abformlöffel benutzt werden, in Bezug auf die nach der Abformung anzufertigenden Arbeit; d. h. eine Abformung für eine totale Prothese muss in einer anderen Weise genau sein als eine Abformung für einen festsitzenden Zahnersatz.

Bei der ***Abformung beschliffener Zahnstümpfe*** müssen Stumpfform, Beschleifgrenze zum Zahnfleisch (Präparationsgrenze) und Lagebeziehung der Zahnstümpfe zueinander exakt abgebildet sein. Für eine totale Prothese sollen die Schleimhaut und Umschlagfalten der zahnlosen Kiefer abgeformt werden. Die Zahnstümpfe sind während der Abformung starr; für die beteiligten Schleimhautbereiche bei der Abformung eines zahnlosen Kiefers gilt das nicht; gerade die Schleimhautbereiche, auf denen die totale Prothese lagert und haftet, sind im hohen Maße beweglich, vor allem die Umschlagfalten.

Man unterscheidet daher zwei grundsätzlich verschiedene Abformverfahren: die ***mukostatische*** und die ***mukodynamische*** Abformung; Mucosa bedeutet Schleimhaut, damit bedeutet das soviel wie Abformung bei ruhender, unbewegter Schleimhaut (statisch) und bei bewegter Schleimhaut (dynamisch).

Die ***mukodynamische Abformung*** erfolgt während ständiger funktioneller Schleimhautbewegungen, entweder durch aktive Testbewegungen des Patienten (Kauen, Schlucken, Sprechen) oder durch passive Testbewegungen durch den Behandler. Es kommt da-bei zu einer weiträumigen Erfassung der Prothesenbasis, mit scharfer, genauer Wiedergabe der Muskelansätze und Bänder an den Rändern.

Die ***Prothesenbasis*** für den zahnlosen Kiefer muss so großflächig wie möglich gemacht werden, weil eine große Berührungsfläche zwischen Schleimhaut und Prothese eine große Haftfläche bedeutet, so wie zwei große feuchte Glasplatten gut aneinander haften. Zum anderen bedeutet eine große Schleimhautfläche auch eine große Auflagefläche, auf die der Kaudruck verteilt werden kann.

Die ***Ränder der großen Prothesenbasis*** dürfen zur Umschlagfalte, wo die Schleimhaut besonders beweglich ist, keine Druckstellen erzeugen. Diese Gefahr ist dort sehr groß, weil in der Umschlagfalte Muskeln und Bänder angewachsen sind, mit denen die Wangen, Lippen, die Zunge und der Unterkiefer bewegt werden. Wenn der Patient bei der Abformung den Mund öffnet und geöffnet hält, können die leicht beweglichen Muskeln und Bänder vom Abformwerkstoff oder Löffel zur Seite gepresst werden. Später wird die Prothese sich entweder lockern, weil sie von den Muskeln abgehoben wird, oder es entstehen schmerzhafte Druckstellen.

Der ***Abformwerkstoff*** muss deshalb weich genug sein, um durch die beweglichen Muskeln und Bänder so weit weggedrückt zu werden, wie diese beweglichen Teile bei ihrer Funktion Platz benötigen. Er darf die Bewegungen der Schleimhaut nicht behindern und er darf durch die Bewegung des Gewebes nicht zu weit weggedrückt werden.

Darum wird die Abformung unter funktionellen Bewegungen der Grenzbereiche zur Kieferschleimhaut durchgeführt; sie dient also der Erfassung des Platzbedarfs, der von der Schleimhaut während der Muskelaktivität in den Übergangsbereichen zum festen Kiefer benötigt wird. Daher wird diese Abformmethode auch ***Funktionsabformung*** genannt. Es wird nicht die Funktion der Schleimhaut abgeformt, sondern der Bereich, den die bewegliche Schleimhaut bzw. die Muskeln und Bänder bei ihren Funktionen benötigen. Die Bezeichnung Abdruck ist für diese Abformung unangebracht, weil bei der sogenannten Funktionsabformung ohne Abformdruck gearbeitet wird, weil sonst nämlich die Schleimhaut deformiert werden kann und ein falscher Abdruck entsteht.

Während der ***Kauaktivität*** abzuformen, dient der korrekten Darstellung des Platzbedarfs bei funktioneller Schleimhautbelastung unter Prothesenfunktion. Dazu werden die Funktionslöffel mit Bisswällen aus festem Material gefertigt und die Abformung in einem Zeitraum von einer halben Stunde unter Kaubewegungen durchgeführt. Wird mit hohem Flächendruck abgeformt, um die spätere Belastung der Schleimhaut durch die Prothese nachzuahmen, spricht man von einem Kompressionsabdruck.

Die ***Mundbodenbegrenzung*** lässt sich erfassen, wenn die Abformung durchgeführt wird, während Schluckbewegungen (Schluckabformung) gemacht werden. Ebenso exakt ist die Abformung, wenn während der Abformungen vom Patienten bestimmte Sprechübungen zu machen sind (phonetischer Abdruck); hierbei bewegen sich alle Übergangsbereiche zum festen Kiefer.

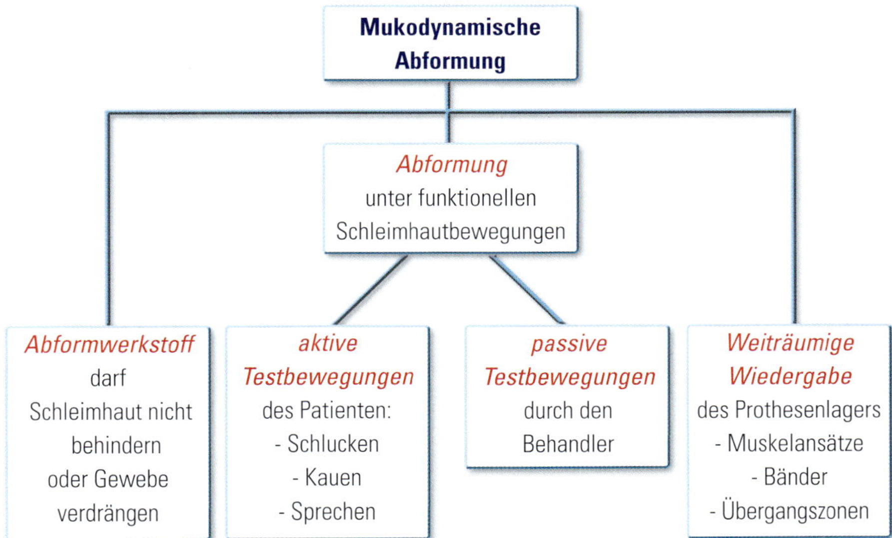

Abb. 153 Schema der mukodynamischen Abformung

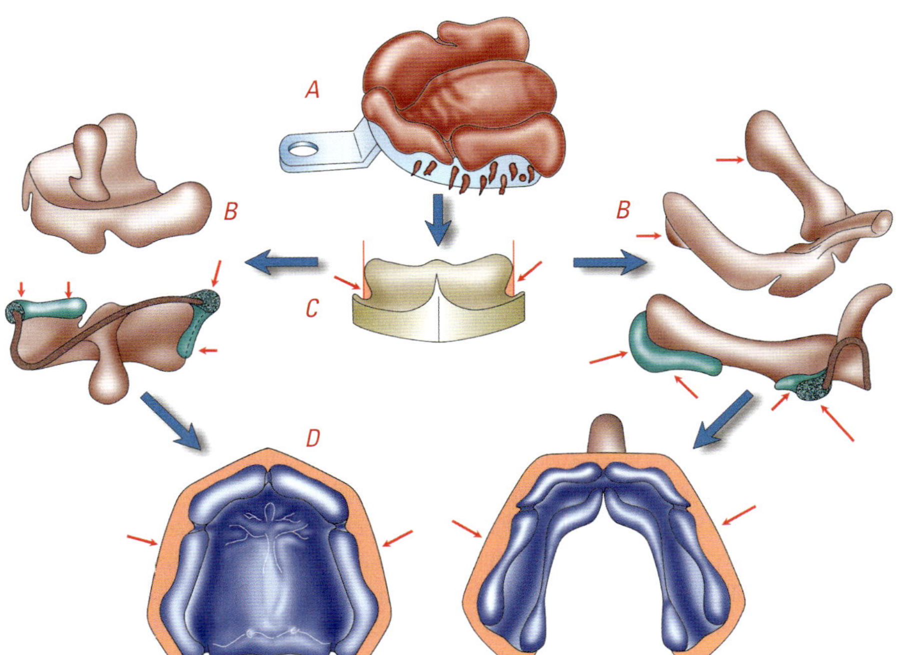

Abb. 154 - 159 Die Abformung zahnloser Kiefer erfolgt in der Regel in zwei Arbeitsschritten: (A) Die mukostatische Abformung liefert ein Vormodell, auf dem (B) die individuellen Funktionslöffel hergestellt werden. Sie zeigen den Randverlauf der späteren Prothese. Untersichgehende Bereiche an den Modellen werden ausgeblockt (C). AH-Linien-Bereich, paralinguale und sublinguale Bereiche werden am Funktionslöffel vor der Abformung individuell verstärkt, um diese wichtigen Kieferanteile für besondere prothetische Aufgaben auszunutzen. (D) Die fertigen Funktionsabformungen werden oberhalb der Ventilrandabformung mit einem waagerechten Wachsrand versehen. Dadurch entsteht die Modellrandstärke mit dem Funktionsrand.

Manuell hergestellter Abformlöffel

Die mukodynamische Abformung bzw. individuelle Funktionsabformung erfordert einen biegesteifen Abformlöffel aus Kunststoff, der auf einem Vormodell individuell angefertigt wird. Dieses manuell gefertigte Hilfswerkzeug wird als individueller Löffel oder Funktionslöffel bezeichnet. Individuelle Abformlöffel können grundsätzlich für jede beliebige Restgebisssituation hergestellt werden, also für teil- oder vollbezahnte Kiefer.

Ein ***Funktionslöffel*** wird nötig für unbezahnte Kiefer, um die Abformung der variablen Formzustände der Schleimhaut vorzunehmen; er wird in der Totalprothetik angewendet und bezeichnet individuelle Löffel für unbezahnte Kiefer. Das Prinzip der Herstellung von manuell gefertigten Löffeln soll am Beispiel des Funktionslöffels erklärt werden. Auf einem ***Situationsmodell*** wird der individuelle Löffel aus thermoplastischen Kunststoffplatten, Tiefziehfolien oder Autopolymerisat angefertigt. Der Löffel soll leicht, grazil, glattwandig, vor allem aber hart und biegesteif sein und einen Griff besitzen.

Zunächst wird die ***Löffelrandbegrenzung*** auf das Modell gezeichnet. Sie verläuft etwas länger als der Übergang von der festen zur beweglichen Schleimhaut in der Umschlagfalte und spart alle Bänder und Muskelansätze aus. Nun sind diese anatomischen Merkmale oft nicht klar zu erkennen; das Prinzip des Umschlagfaltenverlaufs, der Bänder und Muskelansätze muss daher bekannt sein, um auch unscharfe Wiedergaben des Vormodells korrekt interpretieren zu können. In Abhängigkeit vom Abformmaterial verbleibt zwischen Löffel und Vormodell eine Zwischenschicht. Das Vormodell wird dazu mit einer Wachsschicht (Plattenwachs) überzogen und in den untersichgehenden Bereichen ausgeblockt; das sind entweder überhängende Kieferkämme oder bei teilbezahnten Kiefern die Zähne. Bei der Herstellung des Löffels im Tiefziehgerät kann zum Ausblocken und als Platzhalter Silikonmasse oder eine Schaumgummiplatte benutzt werden.

Für die Herstellung mit ***selbsthärtendem Kunststoff*** ist das Vormodell zu isolieren, bevor das Löffelmaterial aufgebracht wird. Das Kunststoffmaterial wird entsprechend der Gebrauchsanweisung angesetzt, zu einer ca. 3 mm starken Platte ausgezogen und auf das Modell gedrückt. Die Ränder werden vor dem Aushärten grob ausgeschnitten und von dem überschüssigen Material ein Griff geformt, der je nach Wunsch des Zahnarztes in der Gaumenmitte des OK oder mittig auf dem Kieferkamm anzusetzen ist.

Der Löffel reicht bis in die Umschlagfalte, umfasst das Tuber maxillae, das Tuberculum alveolare mandibulae, spart die Bänder, Muskelansätze und den Mundboden an seiner Grenze aus und verläuft im OK bis zur AH-Linie. Zusätzliche Extensionsbereiche wie sublinguale Rolle, paralinguale Taschen oder Bukkinatorausweitungen können entsprechend der Anweisung des Zahnarztes mitangesetzt werden. Nach dem Aushärten des Materials werden die Ränder auf die angezeichnete Länge geschliffen und geglättet (geschmirgelt).

Bei der Herstellung mit thermoplastischem Material können die Kunststoffplatten über der Bunsenbrennerflamme bis zur plastischen Formbarkeit erwärmt werden, um sie auf dem Vormodell anzudrücken. Nach dem Abkühlen werden die Ränder mit der Schere ausgeschnitten und mit Schmirgelpapier geglättet. Es kann zur Versteifung ein fester Draht eingeschmolzen und ein vorgefertigter Metallgriff aufgesetzt werden. Der Griff kann auch wieder aus den Resten geformt und aufgeschmolzen sein.

Die Herstellung mit einer ***thermoplastischen Tiefziehfolie*** erfolgt im Tiefziehgerät. Die erwärmte Folie wird über das vorbereitete Vormodell gezogen, ausgeschnitten, geglättet und mit einem Griff versehen.

Der ***Randverlauf*** muss bei allen Funktionslöffeln entsprechend den anatomischen Gegebenheiten ausgeschnitten sein. Der Zahnarzt kann auf dem Situationsabdruck mit Kopierstift den Randverlauf schon eingezeichnet haben, so dass sich dieser auf dem Vormodell abfärbt. In jedem Fall erfolgt eine Kontrolle der Randlänge im Mund, wobei der Löffelrand mit geeignetem Material verstärkt, verlängert oder gekürzt wird, um besondere Extensionsbereiche zu erfassen oder Reduktionsnotwendigkeiten zu berücksichtigen.

Im Einzelnen kann die AH-Linie verstärkt, der Sublingualrand im vorderen Unterzungenraum und die Paralingualränder im seitlichen Unterzungenraum verlängert werden, während andere Vestibulärbereiche, z. B. die Tuben-Wangen-Bereiche, zu kürzen sind. Ganz entscheidend ist aber die Kürzung des Funktionsrandes zum Mundboden hin, und zwar speziell zur Kieferzungenbeinlinie, die tatsächlich am besten im Mund des Patienten zu kontrollieren ist.

Herstellung eines individuellen Löffels mit lichthärtendem Kunststoff

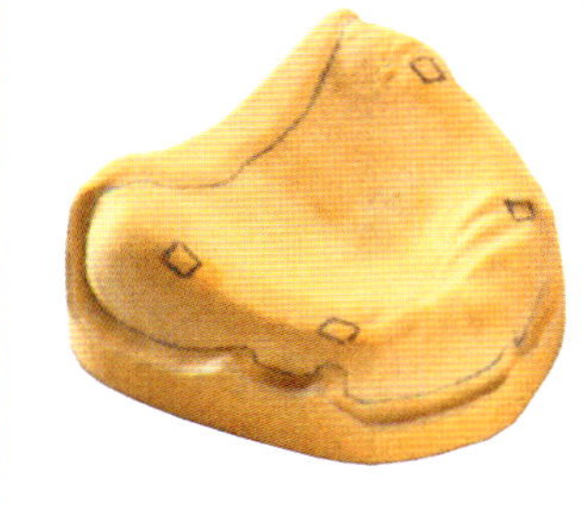

1. Anzeichnen der Randlänge

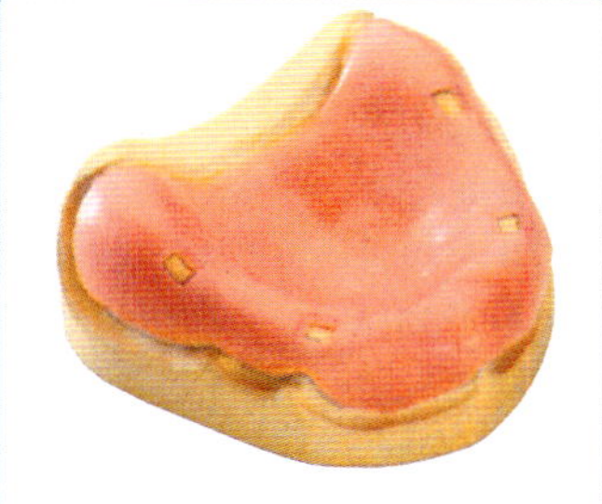

2. Platzhalter aus Wachs

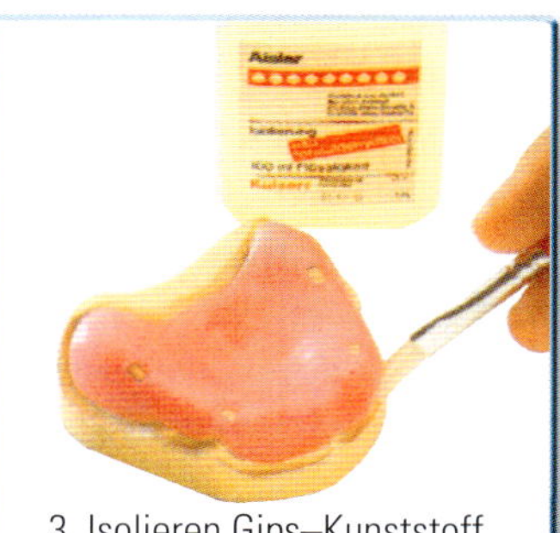

3. Isolieren Gips–Kunststoff

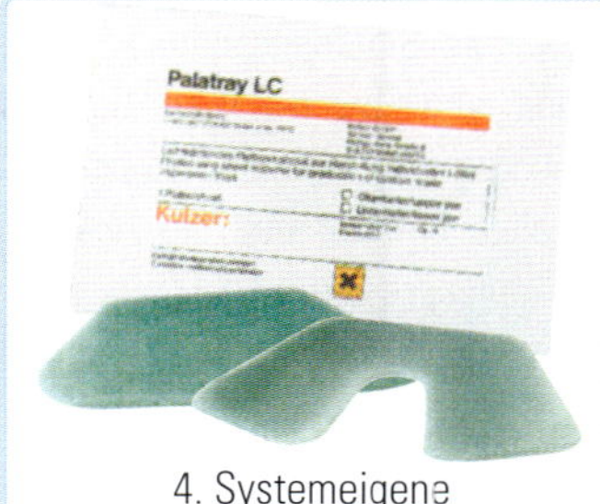

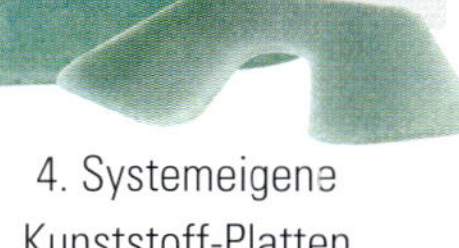

4. Systemeigene Kunststoff-Platten

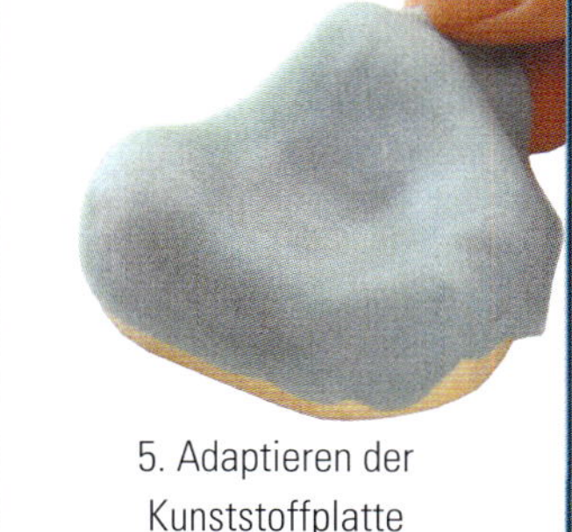

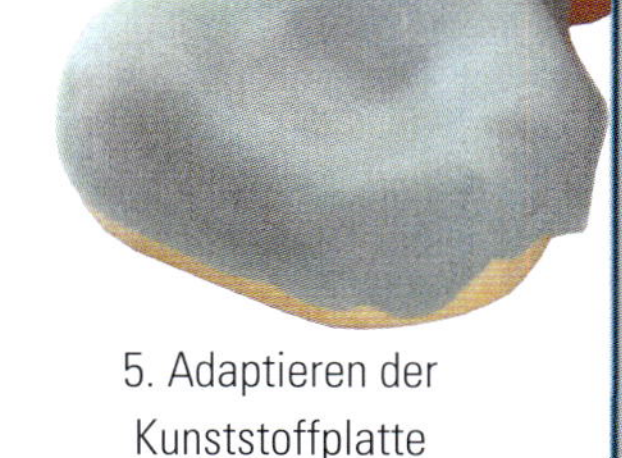

5. Adaptieren der Kunststoffplatte

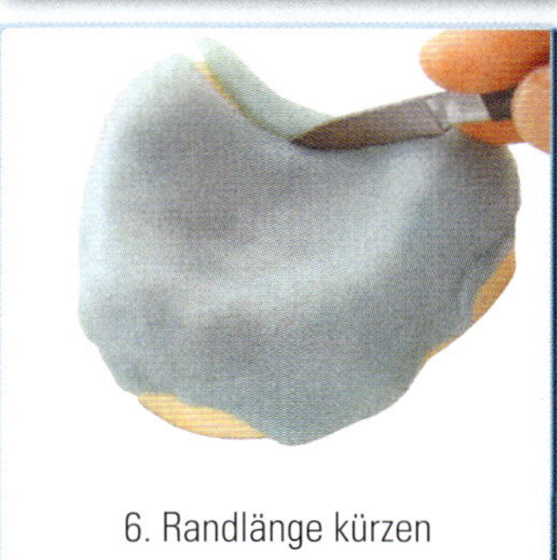

6. Randlänge kürzen

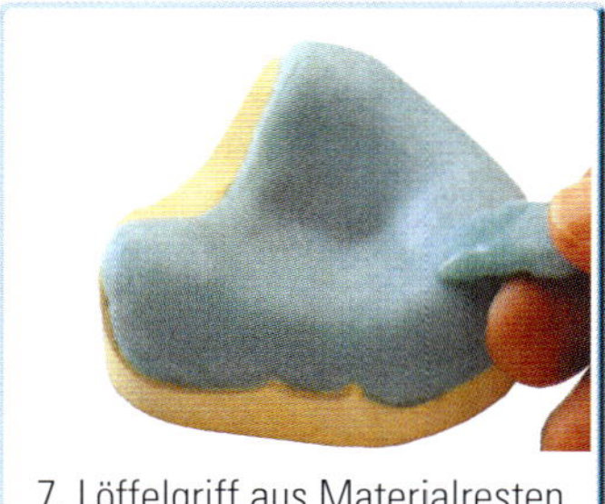

7. Löffelgriff aus Materialresten ansetzen

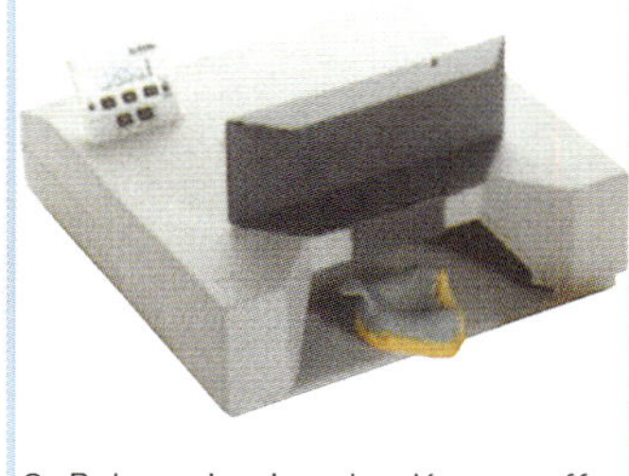

8. Polymerisation des Kunststoffes im Lichthärtgerät

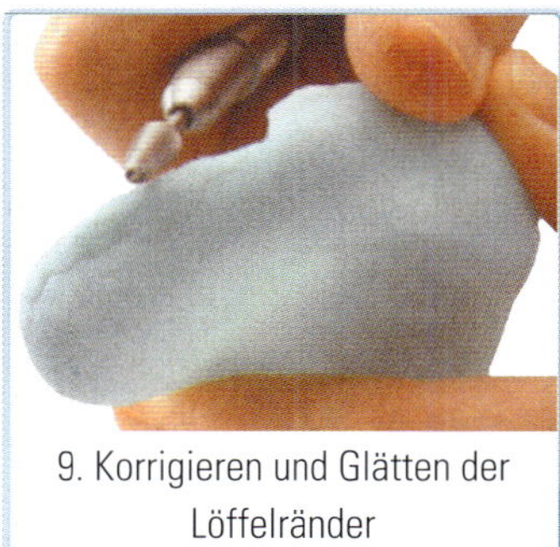

9. Korrigieren und Glätten der Löffelränder

Fotos: Palatray-System der Firma Heraeus/Kulzer

Abb. 160 Zur Herstellung individueller Löffel, wie hier für einen unbezahnten Kiefer, werden von der Dentalindustrie aufeinander abgestimmte Werkstoffe, Hilfswerkstoffe und Geräte angeboten, die eine verfahrensfehlerfreie Arbeitsweise ermöglichen. Das lichthärtende Material (hier der Firma Heraeus/Kulzer) ist im gebrauchsfertigen Zustand plastisch und lässt sich leicht auf das Modell adaptieren und auf die Randlänge kürzen. Die Polymerisation des Komposit-Materials erfolgt in dem systemzugehörigen Lichthärtgerät. Das ausgehärtete Löffelmaterial wird im Randbereich korrigiert und geglättet.

Mukostatische Abformung

Bei dieser Methode erfolgt die Abformung in der Ruhelage der Schleimhaut bzw. bei weit geöffnetem Mund. Es muss sich ein Gleichgewicht einstellen zwischen der Ruhespannung des Gewebes und der Konsistenz der Abformmasse. Je nachdem wie weich oder wie zäh die Abformmasse ist, wird die Schleimhaut mehr oder weniger zur Seite gepresst. Das bedeutet, dass die Abformgenauigkeit von der variablen (veränderbaren) Konsistenz des Abformwerkstoffes abhängig ist. In den meisten Fällen führt diese Methode zu den sogenannten Extensionsabformungen, bei der die Umschlagfalten gedehnt sind, also das Vestibulum ausgeweitet dargestellt ist.

Eine ***Extensionsabformung*** wird angewendet, wenn funktionelle Formzustände der Schleimhaut nicht zu berücksichtigen sind. Das gilt besonders für die Abformung zur Herstellung von Situationsmodellen; man nennt diese Abformung daher auch anatomische Abformung. Bei der anatomischen Abformung bzw. Situationsabformung geht es darum, die anatomische, statische Situation des gesamten Gebisses mit großer Detailtreue darzustellen.

Situationsmodelle heißen die nach diesen Abformungen hergestellten Modelle für individuelle Abformlöffel oder um die Planung von Zahnersatz daran vorzunehmen. Auch lassen sich Situationsmodelle verwenden, um eine individuelle Zahnstellung für späteren Ersatz zu konservieren, damit nach diesem Vorbild die Zähne einer mögliche Prothese aufgestellt werden können.

Präzisionsabformungen von teilbezahnten Kiefern werden ebenfalls nach der mukostatischen Methode vorgenommen. Es handelt sich um exakte Abformungen von beschliffenen Zähnen für Kronen oder Brü-cken; aber auch die Modelle für den Modellguss müssen nach Präzisionsabformungen hergestellt werden. Hier ist die Darstellung des Vestibulärraums in seinen funktionellen Formzuständen nicht so gewichtig.

Die ***Präzisionsabformung*** kann in mehreren Phasen als ringgestützte und ringlose Abformung erfolgen. Bei der ***ringgestützten Abformung*** werden auf die präparierten Stümpfe für den festsitzenden Zahnersatz Metallringe (Kupferringe) gesetzt, die exakt dem Zahnfleischrand angepasst sind. Der Kupferring liegt in Höhe der Präparationsgrenze, ohne das Parodontium zu beschädigen und ist nach oben offen. Von dieser offenen Seite wird das Abformmaterial eingepresst, bis der Stumpf und die Präparationsgrenze blasenfrei abgedrückt sind. Das Abformmaterial kann thermoplastisch oder chemoplastisch (Silikone) sein. Über diese Ringabformungen wird ein Sammelabdruck genommen, der den gesamten Kiefer und die Ringe erfasst. Die Ringe müssen sich im Sammelabdruck exakt fixieren lassen; die Modellherstellung kann ebenfalls in zwei Phasen erfolgen: erst die Zahnstümpfe und dann das Restmodell.

Die ***ringlose Abformung*** lässt sich als Korrektur- oder Doppelmischabformung durchführen. Bei der zweiphasigen ***Korrekturabformung*** erfolgt zunächst die Abformung der gesamten Zahnreihe, wozu der Sulkus gingivae an dem präparierten Pfeiler durch Retraktionsfäden geöffnet wird; die Fäden sind mit blutstillenden Mitteln getränkt. Die ***Erstabformung*** ähnelt einem Situationsabdruck mit zähplastischem Silikon und wird über die Retraktionsfäden genommen. Nach Aushärtung werden im Erstabdruck die untersichgehenden Stellen entfernt und die Abformung mit dünnfließender Silikonmasse korrigiert.

Wenn ***unter Druck*** abgeformt wird, deformiert das Korrekturmaterial den Erstabdruck; dieser stellt sich nach Entnahme aus dem Mund zurück und es kommt zu Modellungenauigkeiten. Daher werden im Erstabdruck Abflussrillen für das Korrekturmaterial eingeschnitten. Wird während der Abbindephase des Korrekturmaterials Druck ausgeübt, kommt es zu bleibenden Deformationen. Daher wird die Abformung kurz angepresst und dann ohne Druck festgehalten.

Die ***Simultan- oder Doppelmischabformung*** ist einphasig und beinhaltet die gleichzeitige Abformung aller präparierten Stümpfe und des Kiefers mit einem dünnfließenden Material zur Abformung des Zahnfleischrandes und der Präparationsgrenze, und gleichzeitig mit einem darüber gelegten, zähfließenden zur Kieferabformung.

Bei der ***Doppelmischtechnik*** werden beide Materialien im plastischen Verarbeitungszustand auf das Abformobjekt gebracht: Das dünnfließende wird mit einer Einwegkanüle in den Präparationsgrenzbereich eingefüllt, und das zähplastische Zweitmaterial wird darüber geschoben. Bei dieser Methode sind Verformungen, wie beim Korrekturabdruck, nicht möglich, weil bei Druck beide Materialien plastisch fließend ausweichen können und sich zu einem Abdruck verbinden. Für diese Arbeitstechnik werden Silikone, wie Thiokole und Polyäthermassen, benutzt.

Abb. 161 Die Korrekturabformung ist eine zweiphasige Gesamtabformung der Zahnreihe, für die zunächst durch Einlegen eines Retraktionsfadens (A) der Sulcus gingivae verdrängt wird, damit die Präparationsgrenze gut zu erkennen ist. Über die Stümpfe und Retraktionsfäden wird eine Situationsabformung mit zähplastischem Silikon (B) genommen.

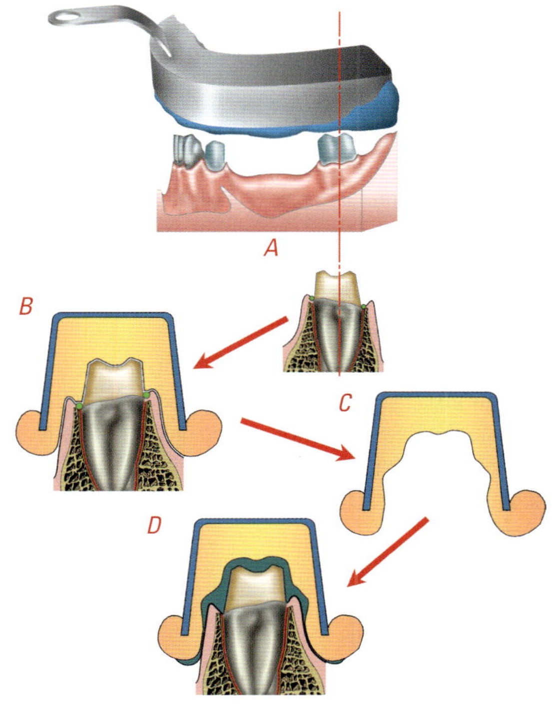

Abb. 162 Im zweiten Schritt wird die Abformung ausgeschnitten (C), es werden die Retraktionsfäden entfernt und mit dünnfließender Silikonmasse wird die Erstabformung korrigiert (D). In die Erstabformung werden Abzugskanäle geschnitten, damit das dünnfließende Korrekturmaterial abfließen kann. Die Erst-abformung lässt sich auch vor der Präparation der Zahnstümpfe anfertigen und bietet dann hinreichend Platz für das Korrekturmaterial.

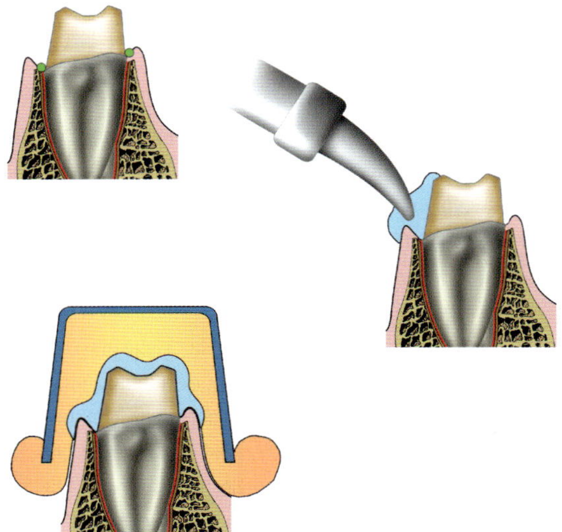

Abb. 163 Die Doppelmischabformung ist eine einphasige Gesamtabformung der Zahnreihe. Mit einer Abformspritze wird dünnfließendes Abformmaterial auf das Abformobjekt gebracht, bevor dieses Material abbindet, erfolgt darüber eine Gesamtabformung mit zähfließenderem Zweitmaterial. Beide Materialkomponenten verbinden sich und bilden eine Abformung. Es entstehen keine Materialdeformationen, wie sie bei der Korrekturabformung möglich sind. Beide Materialien werden in ihrer plastischen Phase zusammengebracht und werden dabei nicht gestaucht oder elastisch verformt.

Abb. 164 Die Ringabformung erfolgt bei einzelnen präparierten Zahnstümpfen mit passend zum Zahnstumpf vorbereiteten Kupferringen, die als Träger für das thermoplastische oder elastische Abformmaterial dienen. Mit einer Sammelabformung werden die Ringpositionen zusammengefasst.

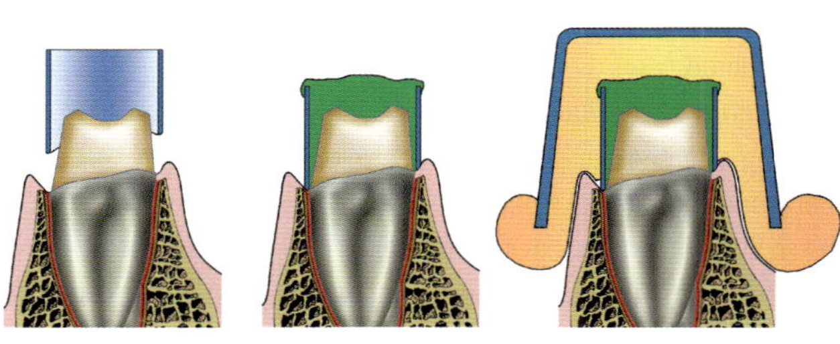

Abformwerkstoffe

Abformwerkstoffe sind Hilfswerkstoffe für die Arbeitsvorbereitung sowohl für den zahnmedizinischen als auch den zahntechnischen Einsatz. Der Zahnarzt nutzt die Abformwerkstoffe, um ein Abformnegativ der Kiefer herzustellen, von dem der Zahntechniker ein Modell anfertigt. In diesem Arbeitsbereich dient der Hilfswerkstoff zur Erfassung spezifischer Patientendaten. Der Zahntechniker kann mit Abformwerkstoffen Duplikatmodelle herstellen; hier werden veränderte Patientendaten kopiert.

Betrachten wir im folgenden die Qualitätsmerkmale der Abformwerkstoffe, die auf den Verwendungszweck bezogen sind. Die knappe Darstellung kann für den Zahntechniker hinreichen, da er hauptsächlich die Weiterverarbeitung dieser Massen betreibt. Es gelten folgende Werkstoffqualitäten:

- Detailwiedergabe
- Dimensionstreue
- Festigkeitsverhalten
- Verarbeitbarkeit

Die ***Detailwiedergabe*** kann durch einfachen visuellen Vergleich überprüft werden. Es reicht, wenn Oberflächenfeinheiten in der Größenordnung von 25 µm wiedergegeben werden. Noch größere Genauigkeiten könnten bei ähnlicher Detailwiedergabe an Gussteilen eher nachteilig sein. Die Detailwiedergabe ist abhängig vom aufgewendeten Druck beim Abformen.

Die ***Dimensionstreue*** bezieht sich auf die Kontraktion oder auch Expansion der Abformmasse entweder bei der chemischen Abbindereaktion oder durch thermische Volumenänderungen. Die Abbindeschrumpfung wird für die unterschiedlichen Massen zwischen 0,15 bis 8 % angegeben, während die Schrumpfung bei thermoplastischen Massen bei 0,2 bis 1,2 % linear liegt. Die Schrumpfungen führen allerdings nicht zur linearen Verkleinerung des Abdruckes, sondern zu lokalen Ungenauigkeiten. Dass eine prothetische Arbeit dennoch passt, lässt sich auf die Beweglichkeit der Zähne und die Kompressibilität der Schleimhaut zurückführen.

Das ***Festigkeitsverhalten*** bezieht sich darauf, ob die Abformung sich ohne zu zerbrechen oder bleibend zu verformen vom Abformobjekt ziehen lässt. Es ist also eine gewisse Elastizität nötig, um sich nach einer Stauchung beim Abziehen von untersichgehenden Stellen ohne Deformation zurückzustellen. Nach einer Stauchung von 30 % für 5 sek verbleibt beim Silikon eine Deformation von 1 % oder bei Alginaten von 12 %.

Die ***Verarbeitbarkeit*** bezieht sich auf Werkstoffeigenschaften, die durch den Arbeitsgang der Abformung zu fordern sind; das Abformmaterial soll sein:

- ***plastisch verformbar*** bzw. ***fließfähig*** beim Abformen, um eine genaue Oberflächenwiedergabe auch feinster Details zu garantieren;
- ***verarbeitungsfähig*** bei normaler Körpertemperatur von 37 °C;
- absolut ***ungiftig*** und ***gewebsverträglich***, wenn das Abformmaterial mit der Schleimhaut in Berührung kommt;
- ***volumen- und formstabil*** beim Aufbewahren bis zum Ausgießen, ohne dass nennenswerte Form- und Volumenveränderungen auftreten;
- ***sauber verarbeitbar*** für Zahnarzt und Patient;
- ***bequeme Verarbeitungszeiten*** aufweisen;
- ***angenehme Farbe, Geruch und Geschmack*** besitzen;
- ***keine chemischen Reaktionen*** mit dem Modellwerkstoff eingehen;
- ***relativ preiswert*** sein.

Am günstigsten ist ein preiswertes, gummielastisches Material, das während der Verfestigung gewebsfreundlich ist, je nach Abformart verschiedene, kontrollierbare Fließfähigkeiten hat, volumenbeständig ist, keine Formänderungen zeigt und mehrmals mit Modellwerkstoff ausgefüllt werden kann.

Die ***Einteilung der Abformwerkstoffe*** erfolgt nach ihrer Verarbeitbarkeit und ihrem Verhalten nach der Verfestigung. Man unterscheidet die thermoplastische und chemoplastische Verarbeitbarkeit, und bezogen auf das Verhalten nach Verfestigung die starren oder elastischen Materialien.

Die ***thermoplastischen Abformwerkstoffe*** sind bei ca. 40 - 60 °C plastisch formbar und verfestigen beim Abkühlen auf Zimmertemperatur zu einer starren oder elastischen Masse. Der thermoplastische Vorgang ist umkehrbar (reversibel), so dass sich die Massen wiederholt verwenden lassen, was aber aus hygienischen Gründen abzulehnen ist.

Die ***chemoplastischen Abformwerkstoffe*** werden mit zwei Komponenten angemischt. Sie sind während der Abformung plastisch und erhärten in einer irreversiblen, chemischen Reaktion zu einer starren oder elastischen Masse. Sie sind nur einmal verwendbar.

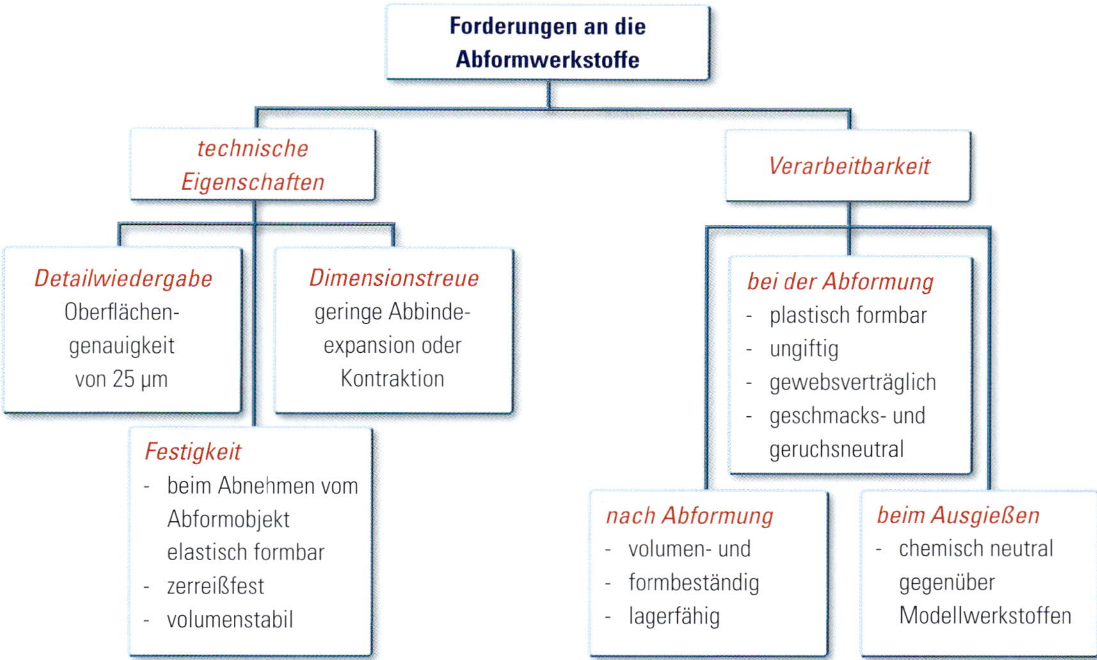

Abb. 165 Die Abformwerkstoffe müssen mehrere Anforderungen erfüllen, die nicht von allen Materialien erreicht werden. Die Anforderungen lassen sich bezogen auf den Anwendungs- und Verarbeitungsgang ableiten. Die technischen Forderungen beziehen sich auf das Verarbeitungsziel, nämlich ein möglichst naturgetreues Abbild des Abformobjekt zu erhalten. Die Verarbeitbarkeit betrifft sowohl die Bedürfnisse des Patienten und des Behandlers als auch des Zahntechnikers, wenn z. B. die Ungiftigkeit des Materials gefordert wird, aber sie betrifft auch das Bearbeitungsziel, wenn z. B. die Volumenbeständigkeit zu fordern ist.

Abb. 166 Eine Einteilung von Abformwerkstoffen erfolgt nach deren technischen Eigenschaften während der Verarbeitung, ob sie chemo- oder thermoplastisch verarbeitbar sind; und es wird unterschieden, welche Eigenschaften die Massen nach der Abformung aufweisen, ob sie starr oder elastisch sind. Daraus ergibt sich die nebenstehende Gruppeneinteilung.

thermoplastisch reversibel
chemoplastisch irreversibel
starr
I. Gruppe
Kompositions-abformwerkstoffe
Abdruckguttapercha
X3N/Adheseal
III. Gruppe
Abdruckgips
Zinkoxid-Eugenol-Pasten
Kunststoffpasten
elastisch
II. Gruppe
Hydrokolloide
Dubliermassen
IV. Gruppe
Alginate
Silikone
Polysulfide
Polyäther

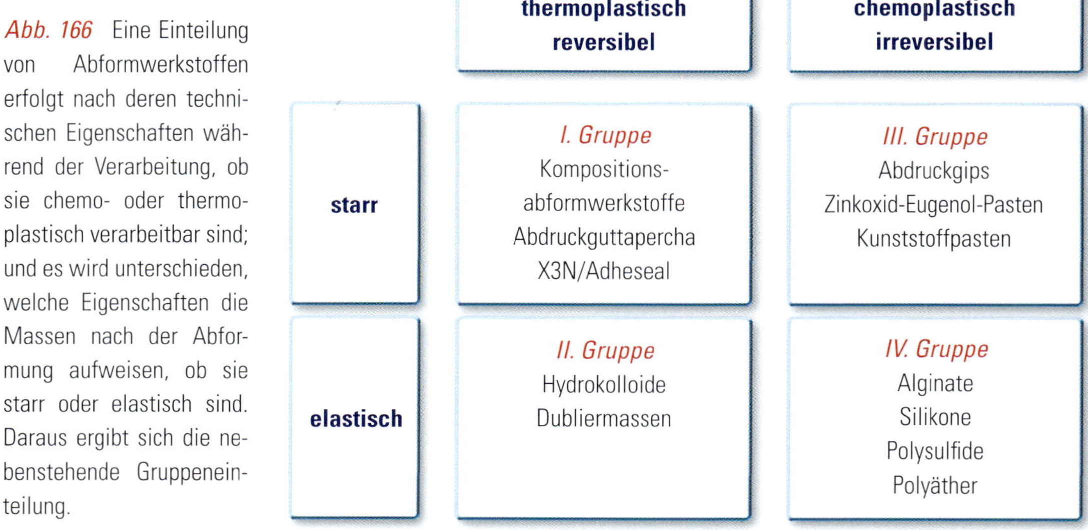

Thermoplastische Abformwerkstoffe

Die starren thermoplastischen Abformwerkstoffe sind als Kompositionsmassen aus Naturprodukten zusammengesetzt. Als plastische Stoffe (30 %) werden Harze und Weichkopal, Schellack und Kolophonium, als elastische Weichmacher sind Kanaubawachs und Stearinsäure, als Füllstoffe wird Talkum 60 % und dazu Farbstoffe, Geschmacksstoffe und Rohkautschuk eingesetzt.

Die ***Kompositionsabformmassen*** werden im Wasserbad auf ca. 55 - 60 °C erwärmt und sind ab 35 °C formbeständig. Sie haben eine hinreichende Abformgenauigkeit, ein Verziehen ist aber trotz der geringen Elastizität möglich. Sie sind nicht sterilisierbar, weil sie sich bei Überhitzung zersetzen. Kompositionsmassen (Stents, Kerrmasse) werden für Kleinabdrücke, für ringgebundene Abformung und anatomische Abdrücke verwendet; wegen der geringen Detailwiedergabe eignen sie sich nur für Vorabformungen.

Abdruckguttapercha besteht aus Guttapercha, einem Milchsaft tropischer Bäume, Harzen sowie Farb- und Füllstoffen. Es lässt sich im Wasserbad ca. 40 - 70 °C erwärmen; ab 100 °C ist es klebrig, ab 150 °C flüssig. Abdruckguttapercha (Spreng-Guttapercha) hat eine gute Abformgenauigkeit und ist etwas elastisch. Bei Lagerung oxidiert es und ist dann brüchig, es trocknet leicht aus. Es eignet sich zur Langzeitabformung (bis 24 Std.) von Funktionsrändern bei besonderer Funktionsabformung.

Adheseal und ***EX-3-N*** sind thermpoplastische Kompositionsabformmassen, die dem Guttapercha ähnlich sind. Sie werden erwärmt und mit einem Pinsel auf den Funktionslöffel oder die Prothese aufgetragen. Die Materialien sind bei Mundtemperatur plastisch und zeigen eine sehr gute Abformgenauigkeit, aber es besteht die Gefahr des Verziehens beim Herausnehmen aus dem Mund. Sie sind temperaturempfindlich und müssen sofort ausgegossen oder im kalten Wasser gelagert werden. Sie werden für Funktionsabformungen oder Abformung für indirekte Unterfütterungen verwendet.

Die ***thermoplastisch reversibel elastischen Abformwerkstoffe*** werden bei ca. 40 °C plastisch und erstarren bei dieser Temperatur zu einer fest elastischen Masse. Auch untersichgehende Stellen können genau abgeformt werden. Die erneute Erwärmung macht den Stoff wieder plastisch, so dass eine wiederholte Anwendung möglich ist.

Die elastischen thermoplastischen Abformwerkstoffe sind ***Hydrokolloide*** aus Agar-Agar (20 %) und einem hohen Wasseranteil (70 %); Glycerin und Kaolin sind als Füllstoff, 0,2 % Borax für Steifigkeit und Thymol als Desinfektionsmittel zugefügt. ***Agar-Agar*** ist ein langkettiges Polysaccharid aus Meerestang, das beim Erwärmen vom Gel- in den Solzustand und beim Abkühlen wieder in den Gelzustand übergeht. Hydrokolloide können sehr schnell austrocknen, aber auch Wasser aufnehmen und aufquellen.

Die ***Abformung mit Hydrokolloiden*** erfordert einen hohen apparativen Aufwand: Die Hydrokolloid-Abformmasse wird im 100 °C heißen Wasserbad erhitzt, bei ca. 67 °C zwischengelagert, dann auf 45 °C abgekühlt und auf einen besonderen Metallabformlöffel mit angelöteter Kühlschlange gebracht. Ein weiteres Hydrokolloid mit anderer Konsistenz wird vorher mit einer Spritze in die Interdentalräume vorgelegt und dann der Abformlöffel darübergesetzt; Korrekturmöglichkeiten bestehen nicht.

Hydrokolloid-Abformmassen sind sehr genau wegen ihres hohen Fließvermögens, da sie sich mit Speichel vermischen. Sie haben eine lange Erstarrungsgeschwindigkeit (Gelierzeit) von 5 - 7 Minuten in einem von Kühlwasser (ca. 15 °C) durchflossenem Abformlöffel. Sie trocknen allerdings leicht aus und schrumpfen dabei; andererseits sind sie nicht lagerfähig, weil sie im Wasser aufquellen. Daher muss die Abformung sofort ausgegossen werden.

Beim Abkühlen von Mundtemperatur auf Raumtemperatur schrumpfen die Massen um 0,15 %. Elastizität und Rückstellvermögen sowie der Verformungsrest sind schlechter als bei Elastomeren (Silikonabformmassen), aber besser als bei Alginaten. Hydrokolloid-Abformmassen auf Agar-Agar-Basis eignen sich zur Abformung für umfangreiche Kronen- und Brückenarbeiten.

Dubliermassen sind Hydrokolloide mit weniger Wasser. Sie werden auf 80 °C erhitzt, auf ca. 45 °C abgekühlt und dann zur Abformung in die Dublierküvette gegossen; sie erstarren bei ca. 40 °C. Sie werden zur Herstellung von Einbettmassemodellen in der Modellgusstechnik verwendet. Zur Herstellung von Gipsmodellen müssen Dubliermasseformen 5 min in einer Alaunlösung härten, weil kolloidale Stoffe und Borax als Abbindeverzögerer wirken. Heute werden vermehrt additionsvernetzte, leichtfließende Silikonmassen als Dubliermassen benutzt.

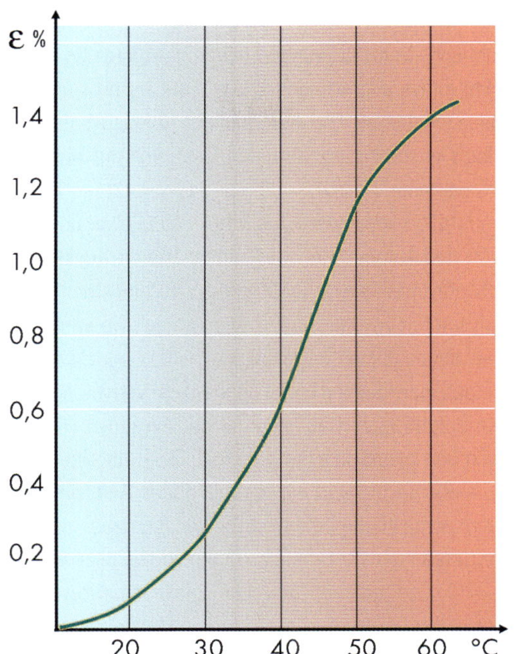

Abb. 167 Beim Abkühlen kontrahieren die Massen sehr stark, und nicht kontinuierlich sondern mit Kontraktionssprüngen. Die Abformung soll erst nach dieser Kontraktionsphase vom Abformobjekt genommen werden, weil im unteren Abkühlungsbereich (35 bis 20 °C) die Kontraktion noch ca. 0,4 % beträgt.

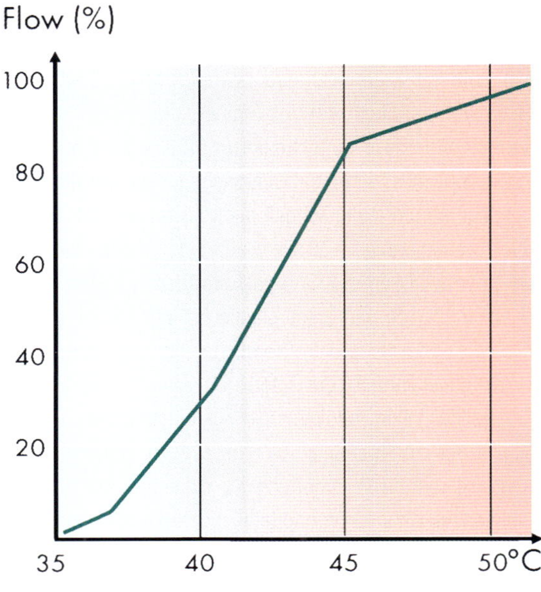

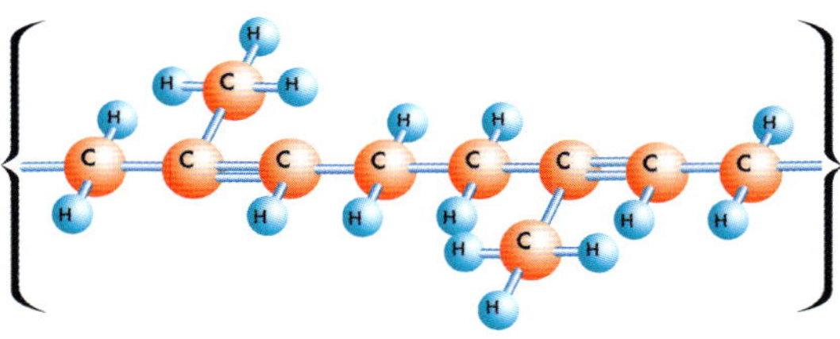

Abb. 168 Guttapercha ist ein Isomer des Naturkautschuks; Guttaperchasaft stammt aus brasilianischen Gummibäumen und liefert Transpolyisopren. Das schwarze Abdruckguttapercha besteht aus 50 bis 70 Masse % Guttapercha und wird an der Luft schnell rissig. Es hat eine thermische Kontraktion von über 1 %. Das Wurzelkanalfüllungsmaterial besteht aus 18 bis 22 % Guttapercha als Grundsubstanz und hat 59 bis 76 % ZnO als Füllstoff.

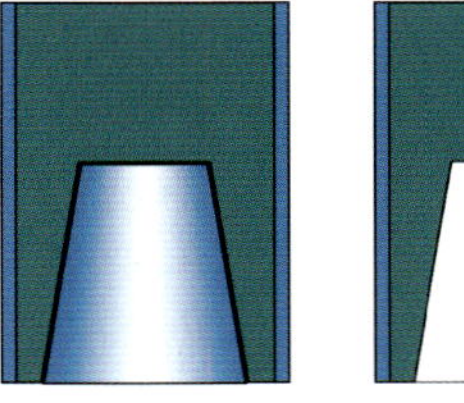
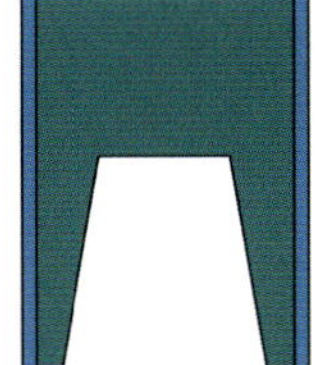
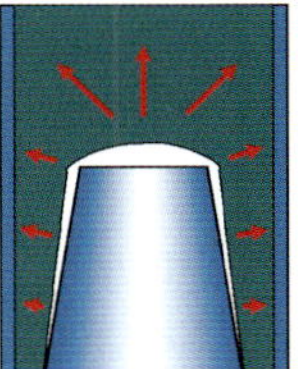

Abb. 169 Abhängig von der Schichtstärke des Abformwerkstoffs kommt es durch die Abkühlungskontraktion zu erheblichen Deformationen der Abformung. Eine Schichtstärke von 5 mm kann eine Spaltbreite von 35 µm hinterlassen. Da die Detailwiedergabe von der Höhe und Dauer des Abfomdruckes abhängt, wird bei der geringen plastischen Verfombarkeit z. B. von Guttapercha ein hoher, lang andauernder Druck nötig. Das wiederum führt zu inneren Spannungen im Material und zu nachfolgenden Deformationen der Abformung.

Abb. 170 Die thermoplastisch, starren Abformmassen haben eine Verarbeitungstemperatur (Erweichungstemperatur) geringfügig oberhalb der Mundtemperatur. In diesem Zustand ist eine ausreichende Plastizität vorhanden, die nicht nur temperatur-, sondern auch belastungsabhängig ist. Je höher der Druck, umso größer die bleibende, plastische Verformung (Flow).

Chemoplastische Abformwerkstoffe

Diese Abformwerkstoffe werden mit zwei Komponenten angemischt und härten danach in eine Abbindereaktion zu einer starren oder fest-elastischen Masse aus. Diese Stoffe sind nur einmal verwendbar.

Zu den *irreversibel-starren* chemoplastischen Abformwerkstoffen zählen der Abdruckgips, die Zinkoxid-Eugenol-Pasten und die Kunststoffpasten, während zu den *irreversibel elastischen* Abformwerkstoffen die Alginate, Kautschukmassen und Elastomere gehören.

Der *Abdruckgips* besteht zu 90 % aus Alabastergips mit 10 % Zusätzen wie Abbindebeschleuniger, Geschmacksstoffe (Pfefferminzöl), Farbstoffe (rosa zur Unterscheidung vom Modellwerkstoff), Härter für scharfe Bruchkanten und Füllstoffe (Talkum und Kreide, ca. 5 %). Beim Anrühren mit Wasser muss das exakte Mischungsverhältnis eingehalten werden

Abdruckgips hat ein gutes Fließvermögen und durch die Abbindeexpansion eine gute Detailwiedergabe und hohe Abformgenauigkeit; die Reaktionswärme beim Abbinden kann störend sein. Nach dem Abbinden ist der Abdruckgips starr und bricht beim Herausnehmen, daher ist keine Abformung untersichgehender Teile möglich, ansonsten zeigt er keine Dimensionsveränderung. Angewendet wurde dieser veraltete Abformwerkstoff für zahnlose Kiefer, anatomische Abdrücke oder als Sammelabdruck bei ringgebundener Abformung. Zum Ausgießen mit Modellgips muss die Abformung mit Seifenwasser oder Alginatlösung isoliert werden. Heute wird Abdruckgips als Fixiermaterial bei der intraoralen Bissregistrierung benutzt.

Zinkoxid-Eugenol-Pasten sind Mischungen aus 60 % Nelkenöl (Nelkenöl enthält bis zu 96 % Eugenol), Kanada- und Perubalsam als Flüssigkeit sowie 85 % Zinkoxid als Pulver; das Zinkoxid bildet mit dem Eugenol das Zinkeugenolat. Als Zusätze sind Farbstoffe, Füllstoffe (Kolophonium, Harz 15 %), Zinkacetat und Magnesiumchlorid als Abbindebeschleuniger sowie Weichmacher enthalten. Das Material wird in zwei Tuben geliefert und im angegebenen Mischungsverhältnis gemischt; beim Abbinden schrumpft Zinkoxid-Eugenol bis 0,1 %.

Dieser *Abformwerkstoff* hat eine hohe Wiedergabegenauigkeit, es ist unelastisch, ohne Rückstellvermögen, es darf daher nicht gedrückt oder verbogen werden. Das veraltete, leichtfließende Material wurde für Funktionsabformung, Unterfütterungen oder zur Abformung für indirekte Inlays angewendet; heute dient es eher als Unterfüllungsmaterial. Die Abformungen werden sofort mit Hartgips ausgegossen; abziehen lässt sich die Masse in 70 °C warmem Wasser.

Kunststoffpasten oder *Kunststoffe* aus Pulver und Flüssigkeit sind Autopolymerisate (selbsthärtende Kunststoffe) aus Methylmethacrylat (MMA) mit Weichmachern sowie Katalysatoren zur langsamen Aushärtung. Sie werden in einem angegebenen Mischungsverhältnis angesetzt und auf einen individuellen Löffel oder auf die vorhandene Prothese aufgetragen. Das Material hat ein gutes Fließvermögen und bietet gute Abformergebnisse; für eine glatte Abformoberfläche wird ein dazugehöriges Adhäsiv (Harzlösung) aufgestrichen. Kunststoffe können neben direkten Unterfütterungen für Funktionsabformung benutzt werden.

Die *Alginate* gehören zu chemoplastisch, irreversibel *elastischen Abformwerkstoffen* und bestehen aus Natrium-, Kalium- oder Ammoniumalginat mit einem hohen Anteil an Diatomeenerde als Füllstoff. Natrium-, Kalium- oder Ammoniumsalze der Alginsäure sind wasserlöslich und bilden zusammen mit Wasser ein Hydrokolloid; die Alginsäure selbst ist wasserunlöslich und wird aus Rot- und Braunalgen gewonnen.

Beim Anmischen reagiert das Natriumalginat mit Calciumsulfat (Gips), das im Pulver enthalten ist, und das schwerlösliche Calciumalginat fällt in einer schnell ablaufenden Reaktion aus, die durch Trinatriumphosphat verzögert wird. Der Füllstoff Diatomeenerde beeinflusst die Steifigkeit, Festigkeit und Elastizität des Alginats. Für die Abformung werden perforierte konfektionierte Löffel benutzt; nach der Abformung muss sofort mit Gips ausgegossen werden, weil die Alginatabformung schnell austrocknet und schrumpft, oder bei Lagerung im Wasser aufquillt. Alginat hat trotz geringen Fließvermögens gute Abformgenauigkeit, es ist etwas elastisch und zeigt plastische Verformbarkeit, so dass die Abformung beim Herausnehmen aus dem Mund verzerrt oder zerreißt; die Detailwiedergabe ist nicht so gut wie bei den Hydrokolloiden oder den Elastomeren.

Alginatabformmaterialien werden wegen der einfachen und preiswerten Verarbeitung für Planungs- und Situationsmodelle oder für Vormodelle zur Herstellung individueller Löffel verwendet.

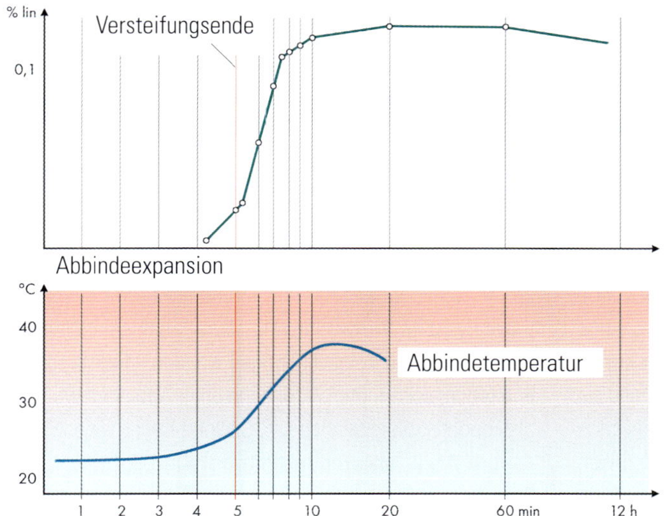

Abb. 171 Nach dem Anrühren des Abformgipses nimmt die Fließfähigkeit zunächst langsam ab und ist mit Beginn der Abbindung (Versteifung) beendet. Beim Abbinden entsteht Reaktionswärme, die bis auf über 40 °C ansteigen kann. Weil Abformgips ein gutes Fließvermögen hat, fließt er in alle Feinheiten des Abformobjektes hinein. Die Abformgenauigkeit wird auch durch die Abbindeexpansion beeinflusst; diese erreicht nach 10 bis 15 Minuten ihren Höchstwert von 0,15 % linear und nimmt im Verlauf von Stunden wieder etwas ab. Danach ist der Abformgips dimensionsstabil.

Abb. 172 Das Pulver des Alginat-Abformwerkstoffs besteht aus 14 % Natriumalginat, 10 % Kalziumsulfat, 1 % Natriumphosphat und 75 % Füll-, Farb- und Geschmacksstoffen. Das Natriumalginat bildet nach dem Anrühren (im Wasser gelöst) eine kolloide Lösung (Sol).

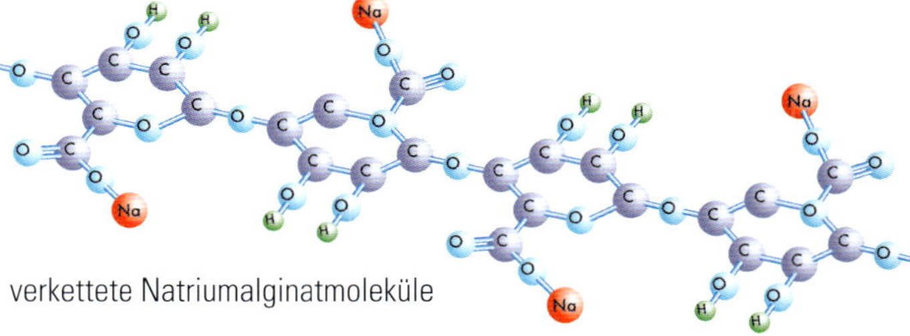

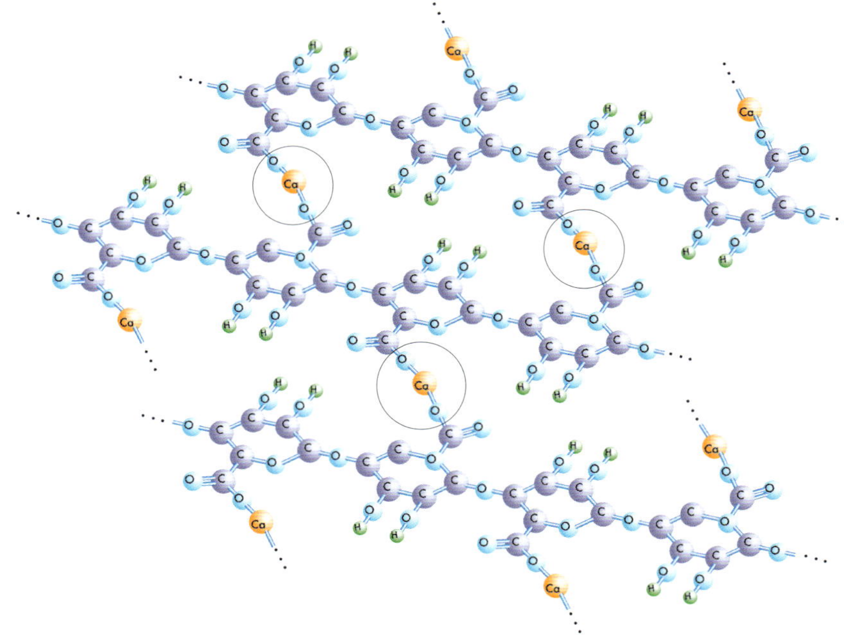

Abb. 173 Die Kalziumsulfatanteile lösen sich ebenfalls nach dem Anrühren im Wasser auf und dissoziieren zu Kalziumionen und dem Säurerest (Schwefel-Sauerstoff). Durch Vernetzung der Alginsäuremoleküle mit den Kalziumionen koaguliert das Alginat und bildet ein Gel.

Elastomere Abformwerkstoffe

Von den chemoplastisch-elastischen Abformwerkstoffen haben die elastomeren Werkstoffe, neben dem hohen Rückstellvermögen, die beste Detailwiedergabe und Dimensionsstabilität sowie hervorragende Lagerfähigkeit; sie weisen nach einer Lagerung die beste Originaltreue auf. Als elastomere Abformwerkstoffe gelten gummiähnliche Massen auf der Basis von Polysiloxanen, Polysulfiden und Polyäther.

Silikone (Polysiloxane) sind organische, makromolekulare Siliziumverbindungen, die als chemoplastisch-irreversible, elastische Abformmassen aus zwei Komponenten bestehen: einer Silikonpaste und einem Härter, der ebenfalls als Paste oder als Flüssigkeit geliefert wird. Die Basispaste enthält Polysiloxane mit endständigen monofunktionellen Stoppern, Füllstoffe, Farbstoffe, Weichmacher (Paraffinöl) und Geschmacksstoffe; der Härter enthält die Vernetzer.

Silikonabformwerkstoffe sind universell einsetzbar; sie sind sehr dehnbar mit sehr gutem Rückstellvermögen bei Abformungen untersichgehender Stellen; sie haben eine geringe Reaktionsschrumpfung (ca. 0,3 % lin.), sie sind gummielastisch, reißfest und hitzebeständig. Sie haben eine gute Fließfähigkeit in den Abstufungen leichtfließende, normalfließende oder zähfließende Massen. Gleich nach dem Anmischen sind die Abformeigenschaften am besten; sie besitzen das beste Dimensionsverhalten, Formbeständigkeit, sind lagerfähig und können mehrfach ausgegossen werden.

In der Zahntechnik werden Silikone für Kleinstmodelle, Vorwälle und Dublierformen verwendet; es wer-den Präzisionsabformungen für Kronen und Brücken, Modellgussprothesen und totale Prothesen mit Silikonen gemacht. Nach der Art der Polyreaktion wird zwischen kondensations- und additionsvernetzten Silikonen unterschieden mit der Kurzbezeichnung *K-Silikon* (oder C-Silikon) und *A-Silikon*.

Kondensationsvernetzte Silikone sind oligomere organische Si-Verbindungen mit Kettenstoppern in Form von OH-Gruppen. Diese Polysiloxane polymerisieren über eine Kondensationsreaktion. Die Abbindereaktion mit einer linearen Abbindekontraktion von 0,3 % wird durch einen Härter ausgelöst, der Reaktoren (Dibutylzinndilaurat, Zinnoktoat) und Vernetzer enthält. Als Vernetzer dienen Alkoxysilane, z. B. Ethoxysilan, das nach dem Prinzip der Polykondensation mit den Silikonmolekülen unter Abspaltung eines Alkohols reagiert. Es entsteht eine weich-gummielastische bis hartelastische Masse und, bei völliger Vernetzung der Silanole, ein hart-unelastisches Silikonharz. Durch Verdunsten des Kondensationsprodukts Alkohol beim Aufbewahren des Abdrucks tritt eine Schrumpfung ein.

Additionsvernetzte Silikone bestehen aus pastenförmigen Komponenten, die Polysiloxane mit endständigen Vinylgruppen bzw. mit Siliziumhydridgruppen (Organohydrogensiloxane, Härter) enthalten. Es sind elastomere Vinyl-Polysiloxane, die in einer Polyaddition mit Hilfe eines Platinkatalysators (Hexachlorplatinsäure) abbinden. Weil bei der Polyaddition keine flüchtigen Kondensationsprodukte entstehen, schrumpfen A-Silikone beim Abbinden weniger als kondensationsvernetzte. A-Silikone haben eine Abbinde- und Abkühlungskontraktion von max. 0,2 % lin. Vinyl-Polysiloxane werden als Dubliermassen verwendet.

Polysulfidabformmassen (Thiokole) sind chemoplastisch-irreversible, elastische Abformmassen, die aus Polysulfidpolymeren mit mittel- und endständigen Schwefelwasserstoff-Gruppen bestehen. Die Massen enthalten als Füllstoffe Titandioxid, Zinksulfid und Diatomeenerde sowie Weichmacher. In einer Kondensationsreaktion mit Bleiperoxid (PbO_2) als Katalysator entstehen vernetzte Makromoleküle; das Kettenwachstum und die Vernetzung erfolgt über Schwefelbrücken. Die Abbindekontraktion ist kleiner als 0,2 %; die Langzeitkontraktion kann bis zu 1 % betragen. Polysulfidabformmaterialien bestehen aus der Basispaste mit Polysulfidpolymeren und der Härterpaste mit Reaktoren für die Kondensationsreaktion.

Die *Polysulfide* werden in der Doppelmischtechnik verarbeitet, bei der eine leichtfließende, gut abformende, auf das Abformobjekt vorgelegte, und schwerfließende, volumenkonstante Masse (im Löffel) verwendet wird. Diese Elastomere haben eine gute Dimensionsstabilität und Detailwiedergabe. Sie lassen sich galvanisch versilbern oder verkupfern.

Polyäther ist eine elastomere Abformmasse (Impregum) aus Polyglykoläther mit endständigen reaktionsfähigen Stickstoff-Kohlenstoff-Wasserstoffgruppen, die in einer Polyaddition abbinden. Die Basis- und Reaktorpasten werden vermischt und erhärten zu einer gummielastischen Masse mit einer Abbindekontraktion von ca. 0,1 %. Die Basispaste besteht aus Polyäther, Füllstoffen, Weichmachern und Farbstoffen, die Reaktorpaste aus aromatischem Sulfonsäureester (Katalysator), Farbzusätzen, Füllstoffen und Weichmachern.

Abb. 174 Aus dem unbelasteten Zustand lässt sich die abgebundene, elastische Abformmasse zusammenstauchen, sie federt nach der Entlastung spontan zurück, um sich in einer längeren Phase bis auf einen Rest bleibender Deformation weiter zurückzustellen. Die bleibende Verformung ist abhängig von der Stärke und Dauer der Belastung. Die unterschiedlichen elastischen Materialgruppen, wie Alginate, Hydrokolloide, Elastomere, weisen unterschiedliche Verformungsreste auf. Solche Verformungsreste können beim Abziehen der Abformungen vom Abformobjekt auftreten.

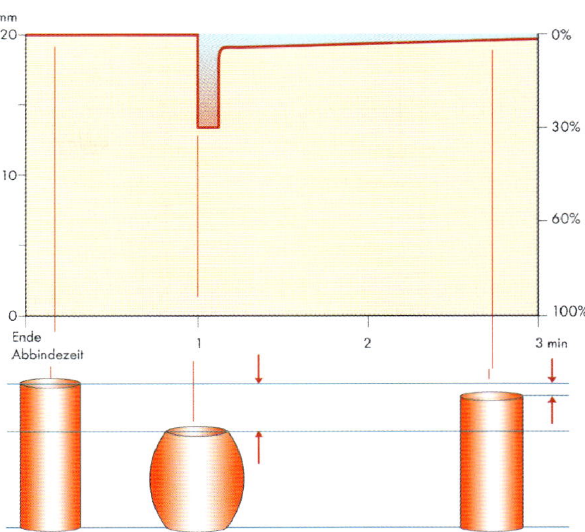

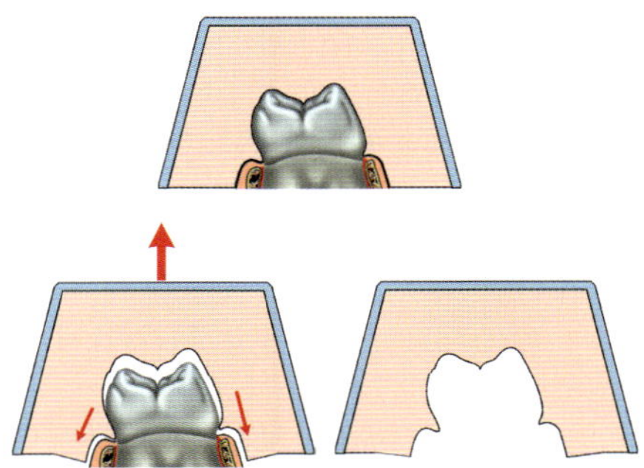

Abb. 175 Wird ein elastisches Abformmaterial vom untersichgehenden Abformobjekt abgezogen, wird die Masse elastisch verformt, aber es bleiben Verformungsreste bei zu starker Stauchung oder Zerrung des Materials, die zur Deformation des Abdrucks führen.

Abb. 176 Die Polysiloxane (Silikone) sind organische makromolekulare Siliziumverbindungen, in denen die Si-Atome über Sauerstoffatome miteinander verbunden sind und je zwei Methylgruppen tragen. Über eine Kondensationsreaktion ketten sich die Grundmoleküle zu Polydimethylsilikonen zusammen.

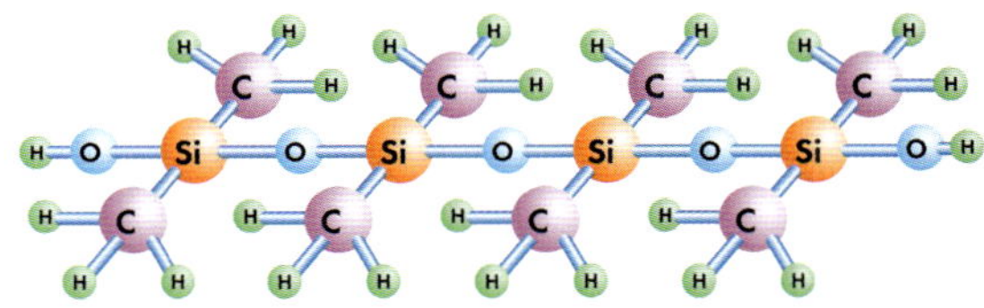

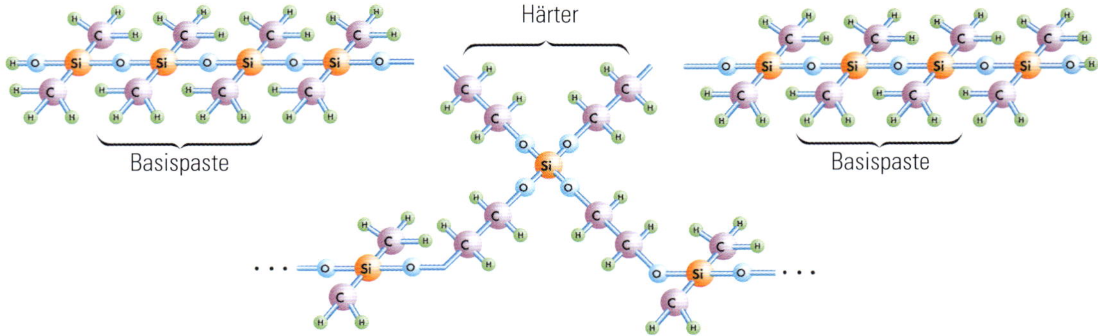

Abb. 177 Bei kondensationsvernetzten Silikonen erfolgt die Vernetzung z. B. über Ethoxysilan, das sich zwischen mehrere Silikonketten setzt. Der Vernetzer setzt sich zwischen die Kondensationsketten unter Abspaltung eines Alkohols nach dem Prinzip der Polykondensation. Durch das Verdunsten des Alkohols kontrahiert das Silikon.

Modellwerkstoffe

Das Abformnegativ wird mit einem plastisch-fließfähigen Modellwerkstoff ausgegossen, der danach abbindet und erhärtet. Modelle sollen die Mundsituation des Patienten in allen Formdetails wiedergeben, um die Passgenauigkeit des prothetischen Ersatzes sicherzustellen. Die Formgenauigkeit eines Modells ist von mehreren Faktoren abhängig, die sich gegenseitig verstärken. Die Modellwerkstoffe müssen zu diesem Zweck bestimmte *Eigenschaften* aufweisen:

- Beim Ausgießen muss der Werkstoff plastisch bzw. fließfähig sein, um alle feinen Oberflächenprofilierungen der Abformung wiederzugeben und dabei den Abformwerkstoff nicht zu deformieren;
- Modellwerkstoffe sind gegenüber den Abformwerkstoffen chemisch neutral;
- sie wirken während der Verarbeitung nicht toxisch oder allergen;
- sie sind energiesparend und einfach zu verarbeiten, leicht zu entsorgen und preiswert sein;
- sie härten zügig und ohne wesentliche Volumenänderungen aus (Dimensionsverhalten);
- nach dem Abbinden müssen sich die Modellwerkstoffe leicht vom Abformwerkstoff trennen lassen;
- sie weisen gute mechanische Festigkeitswerte auf:
  - Härte und Schlagzähigkeit,
  - Kanten- und Bruchfestigkeit, hohe Steifigkeit;
  - Abrieb- und Verschleißfestigkeit;
- sie bleiben volumenkonstant und dimensionsstabil;
- sie zeigsen eine glatte Oberfläche und bieten gute Farbkontraste.

Als *Modellwerkstoffe* werden *in der Zahntechnik* hauptsächlich Gipse, Kunststoffe, Zemente und galvanoplastisch aufgebrachte Metallwerkstoffe verwendet. Die Verwendung von Metallen, wie Amalgam und niedrigschmelzende Metalllegierungen (Sprühmetalle) erfolgte zeitweise und ist relativ bedeutungslos.

Dimensionsverhalten während der Aushärtung des Modellwerkstoffs kann die durch das Abformmaterial entstandenen Dimensionsabweichungen mindern oder verstärken. Modellwerkstoffe zeigen unterschiedliches Dimensionsverhalten, sie können beim Aushärten expandieren oder kontrahieren. Zu glauben, dass die Abbindeschrumpfung von Abformmaterialien z. B. durch eine entsprechende Abbindeexpansion des Modellwerkstoffes völlig ausgeglichen werden könnte, ist irrig. Denn eine lineare Abbindekontraktion des Abformmaterials führt nicht zur gleichmäßigen Vergrößerung des Hohlraums im Abformnegativ. Bei der realen Abformung ist die Volumenänderung des Materials von den jeweiligen Masseverteilungen abhängig und führt daher immer zum Verziehen des gesamten Abformnegativs. Das gleiche gilt für die Volumenänderung des Modellwerkstoffes, die das gesamte Modell verformt. Daher sind bestimmte Grenzwerte für die Volumenkonstanz der verschiedenen Werkstoffe festgeschrieben.

Spezialhartgipse haben eine sehr geringe Abbindeexpansion (ca. 0,1 % linear); andere Gipse zeigen eine wesentlich höhere Abweichung; daher dürfen verschiedene Gipssorten nicht zusammen in einem Modell verwendet werden, z. B. Zahnkranz aus Superhartgips und der Sockel aus billigem Modellgips. *Kunststoffe* haben eine lineare Abbindeschrumpfung von ca. 0,05 % und sind als Modellwerkstoff gut geeignet. Modellkunststoffe mit einer linearen Abbindeschrumpfung von 0,3 bis 1,6 % (z. B. PMMA) sind ungeeignet.

Die *mechanische Festigkeit* betrifft hauptsächlich den Widerstand gegen das Abbrechen von Modellteilen. Modellwerkstoffe sollen eine Biegefestigkeit von mindestens 20 N/mm^2 besitzen. Kunststoffe sind im Allgemeinen doppelt so biegefest wie Gips. Die Härte und Abriebfestigkeit soll Modelle während der Arbeit volumenkonstant halten, damit die technischen Materialien zur Bearbeitung mehrfach abgenommen und wieder aufgesetzt werden können, ohne dass sich das Modell verändert. Gipse sind zwar härter als Kunststoffe, dafür sind Kunststoffe durch ihre höhere Elastizität abriebfester. Durch die galvanoplastische Metallschicht auf Gipsmodellen lässt sich die Abriebfestigkeit erheblich steigern.

Detailwiedergabe und Oberflächengüte betrifft die Erkennbarkeit von Abformdetails, wie z. B. die Feinheiten an einer Präparationsgrenze. Gipse zeigen hinreichende, Kunststoffe bessere und galvanoplastische Modelle hervorragende Genauigkeiten.

Systematische Vergleiche der Eigenschaften unterschiedlicher Materialien haben den hohen Gebrauchswert von Gips als Modellwerkstoff bestätigt. Die Normanforderungen nach ISO/DIS 6873 sind daher auf die Materialeigenschaften von Gips ausgelegt.

Abb. 178 Arten der Modellwerkstoffe

Gipse
Naturgips
Sythetikgips
Kunststoffe
Epoxid, Acrylat,
Urethan
Zemente
Phosphatzement,
Silikatzement
Metalle
galvanoplastische
Niederschläge

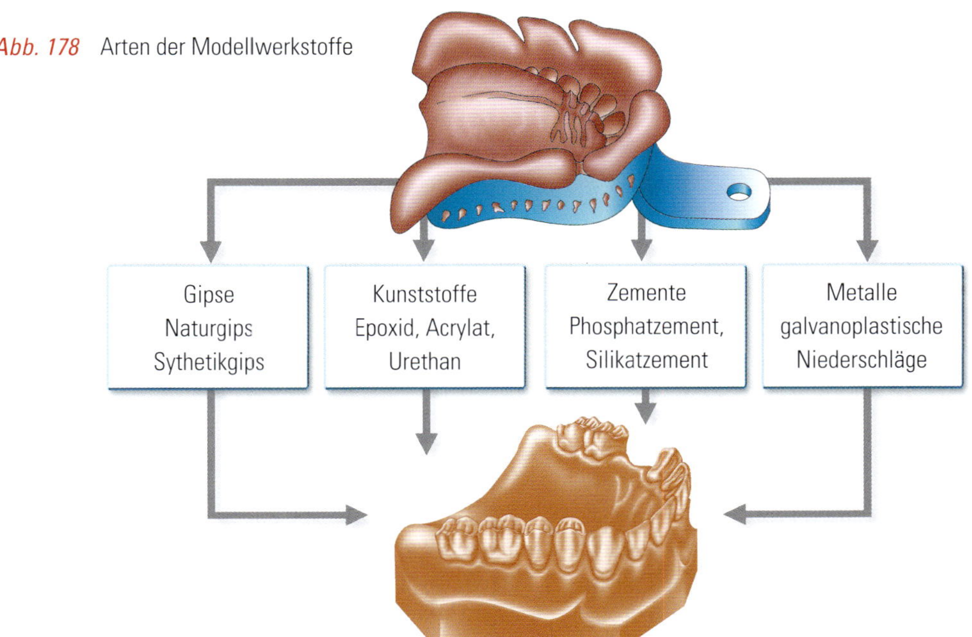

Abb. 179 Eigenschaften der Modellwerkstoffe

Beim Ausgießen
plastisch bzw. fließfähig
volumenkonstant,
dimensionsneutral
leicht von der
Abformung zu trennen
chemisch neutral,
nicht toxisch
bruch- und kantenfest,
hart
verschleißfest,
abriebfest
hohe Steifigkeit,
biegefest
lagerfähig

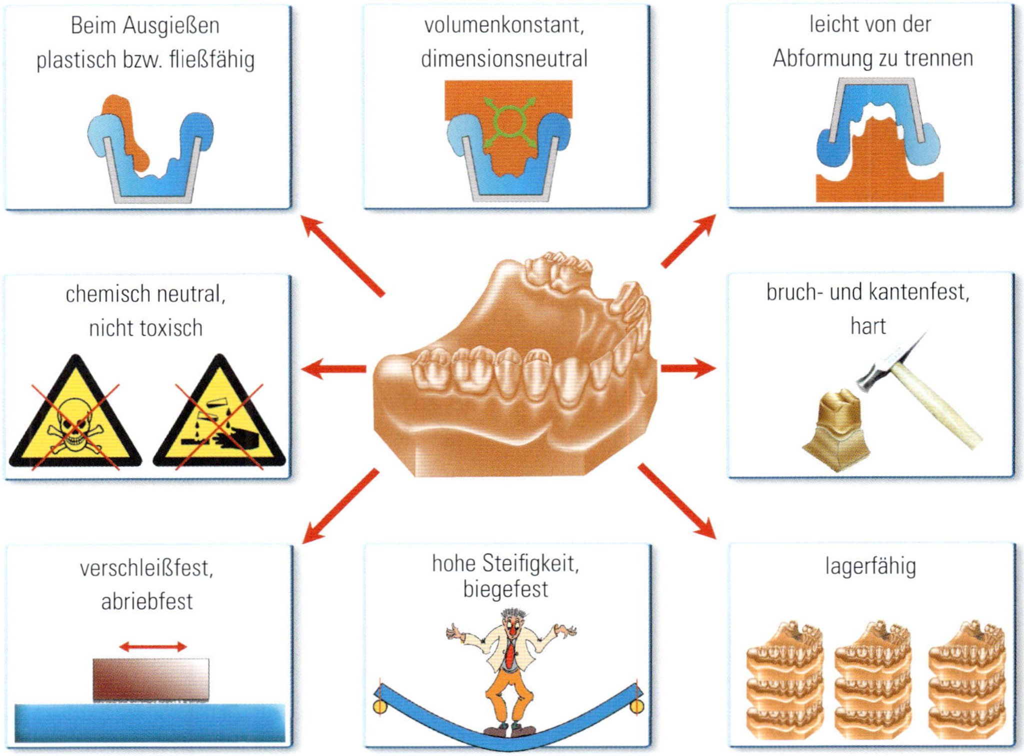

Gips

Gips ist der gebräuchlichste Modellwerkstoff. Gips ist ein natürliches und synthetisches Kalziumsulfat, das in der Natur in zwei durchsichtigen, farblosen, weißen oder gefärbten Modifikationen auftritt. Das wasserfreie Anhydrit ($CaSO_4$) oder Anhydritstein reagiert mit Wasser nur sehr träge; der Gipsstein (Selenit) ist das zweifach hydratisierte Dihydrat ($CaSO_4 \cdot 2H_2O$) mit monoklinem Kristallgitter.
Das in Wasser wenig lösliche, kristallisierende, gut spaltbare Dihydrat ist in nadelförmigen Kristallen aufgebaut und hat eine Dichte von 2,32 g/cm^3 sowie eine Mohshärte von 2. In der Natur ist es weit verbreitet und kommt in verschiedenen Modifikationen in Erdlagern zusammen mit Steinsalz, Zechstein, Buntsandstein, Muschelkalk und Keuper vor; es ist z. T. im Laufe der Zeit durch Kristallwasseraufnahme aus dem Anhydrit entstanden.
Abarten des Naturgipses sind u. a. der Alabaster, der faserige, seidig glänzende Faser- oder Seiden-Gips, Gipsspat oder Gipsglas, das in perlmuttglänzenden, durchsichtigen Tafeln vorkommt und Marien- oder Frauenglas genannt wird, und der schuppig-poröse Schaum-Gips. Meist sind ***Gipslager*** als Eindampfungssedimente abgeschlossener, salzhaltiger Seen oder Meeresbecken entstanden.
Synthetische Gipse werden als industrielles Abfallprodukt gewonnen, z. B. bei der Phosphorsäureherstellung mit Schwefelsäure, wo Calciumapatit in $CaSO_4 \cdot 2H_2O$ umgesetzt wird; oder in der Rauchgasentschwefelung in Müllverbrennungsanlagen, wo $Ca(OH)_2$ im Filter mit SO_2 zu $CaSO_4$ reagiert. Meist weisen diese Chemiegipse hochgradige Verunreinigungen auf, die technisch entfernt werden müssen. Synthetischer Gips dient wie Naturgips zur Herstellung von Baustoffgipsen und Dentalgipsen, wo zur Verringerung der Abbindeexpansion und höheren Härte Keramik oder Kunststoffe zugesetzt werden.
Die ***technische Gewinnung*** des Gipses erfolgt aus dem Kalzium-Dihydrat, das im industriellen Prozess in ein Halbhydrat (Hemihydrat) überführt werden muss. Beim Rohgips oder Chemiegips sind zwischen den Kalzium- und Schwefeloxidionen zwei Moleküle Kristallwasser eingelagert, die durch physikalische Trennverfahren herausgezogen werden können.
Das ***Gipsbrennen*** oder Dehydratation bezeichnet den technischen Vorgang, mit dem das Kristallwasser des Naturgipses durch Energiezufuhr (Wärme) herausgedampft wird. Man unterscheidet zwei technische Verfahren, das Nassbrenn- und Trockenbrennverfahren, bei dem der grob zerkleinerte Rohgips (Dihydrat) durch Erhitzen einen Teil des Kristallwassers verliert und sich in ein Halbhydrat mit hexagonaler Kristallstruktur umwandelt. Der Brennvorgang verläuft nach folgender Reaktionsgleichung:

$$CaSO_4 \cdot 2H_2O + \text{Wärme} \Rightarrow CaSO_4 \cdot {}^1/_2 H_2O + {}^3/_2 H_2O$$

(Dihydrat + Wärme => Halbhydrat + Wasser)

Beim ***Nassbrennen*** oder Autoklavenverfahren wird der Gips in zerkleinerter Form in einer Verschlusstrommel (Autoklav) unter hohem Druck (2 -10 bar) durch heißen Wasserdampf (120 - 130 °C) erhitzt (gekocht). Das Kristallwasser wird langsam ausgetrieben, wobei sich größere Kristalle bilden; das Dehydrieren des Gipses ist mit einer Umkristallisation von monokliner zur hexagonalen Struktur verbunden. Es entsteht ein grobkristallines Material, das α-Halbhydrat, als Ausgangsstoff für Hartgipse, sowie ein α-Anhydrit III, das aus kleinen neugebildeten Kristallnadeln besteht. Beim Gipskochen in einer 30 %igen $CaCl_2$-Lösung im Autoklaven erhält man ein verbessertes α-Halbhydrat als Ausgangsstoff für Spezialhartgipse.
Beim ***Trockenbrennverfahren*** wird der Gips auf Korngrößen von 0,2 bis 60 mm zerkleinert und in offenen Trommeln oder Kesseln mit Rührwerk auf etwa 120-160 °C erhitzt. Dabei werden die Gipskristalle durch den ungestüm austretenden Wasserdampf aufgelockert und das Kristallgitter zerstört. Es entsteht ein Gemenge unterschiedlicher Phasen des Kalziumsulfats, das β–Halbhydrat oder β–Anhydrit III.
Die im Trockenbrennverfahren hergestellten β-Modifikationen sind nach einer neuerlichen Rehydratation (Abbinden) wesentlich weicher mit großer Abbindeexpansion, dazu poröser als die im Autoklavenverfahren hergestellten α-Modifikationen. Die Qualität der einzelnen Gipse ist also davon abhängig, ob es sich um eine β- oder α-Modifikation handelt und wieviel Anhydrit und Dihydrat enthalten ist.
Als ***gebrannter Gips*** werden die durch Erhitzen aus Naturgips hervorgehenden, teilweise oder ganz dehydratisierten Formen bezeichnet, die durch Wasseraufnahme wieder in das Dihydrat übergehen und dabei erhärten (abbinden).

Beim Erhitzen auf 190 bis 200 °C entweicht das gesamte Kristallwasser; der so gebildete Stuckgips ist wasserlöslich und bindet sehr schnell ab. Bei Temperaturen zwischen 200 und 700 °C entsteht ein gebrannter, wasserfreier Gips aus Anhydrit, der wasserunlöslich und nicht abbindefähig ist; er ist totgebrannt. Bei darüberliegenden Temperaturen von 800 bis 1000 °C entsteht der Estrichgips, der in feinpulveriger Form in Wasser langsam (12 h und länger) abbindet und nach etwa 10 Tagen zu einem zementharten Stoff erhärtet und witterungsbeständig ist.

Nach dem Brennen wird der gebrannte Gips getrocknet, gemahlen und durch Sieben in die gewünschte Korngrößenverteilung gebracht. Danach werden dem Gipspulver sogenannte Stellmittel zugesetzt, um z. B. die Fließfähigkeit und Verarbeitungszeit, Härte und Festigkeit zu beeinflussen. Durch Zugabe von Kunststoffperlen lässt sich Gips fließfähiger und detailgenauer machen; die Kunststoffperlen steigern jedoch die Expansion und erniedrigen die Härte. Durch Zugabe von Borax lässt sich die Härte des normalen Hartgipses steigern.

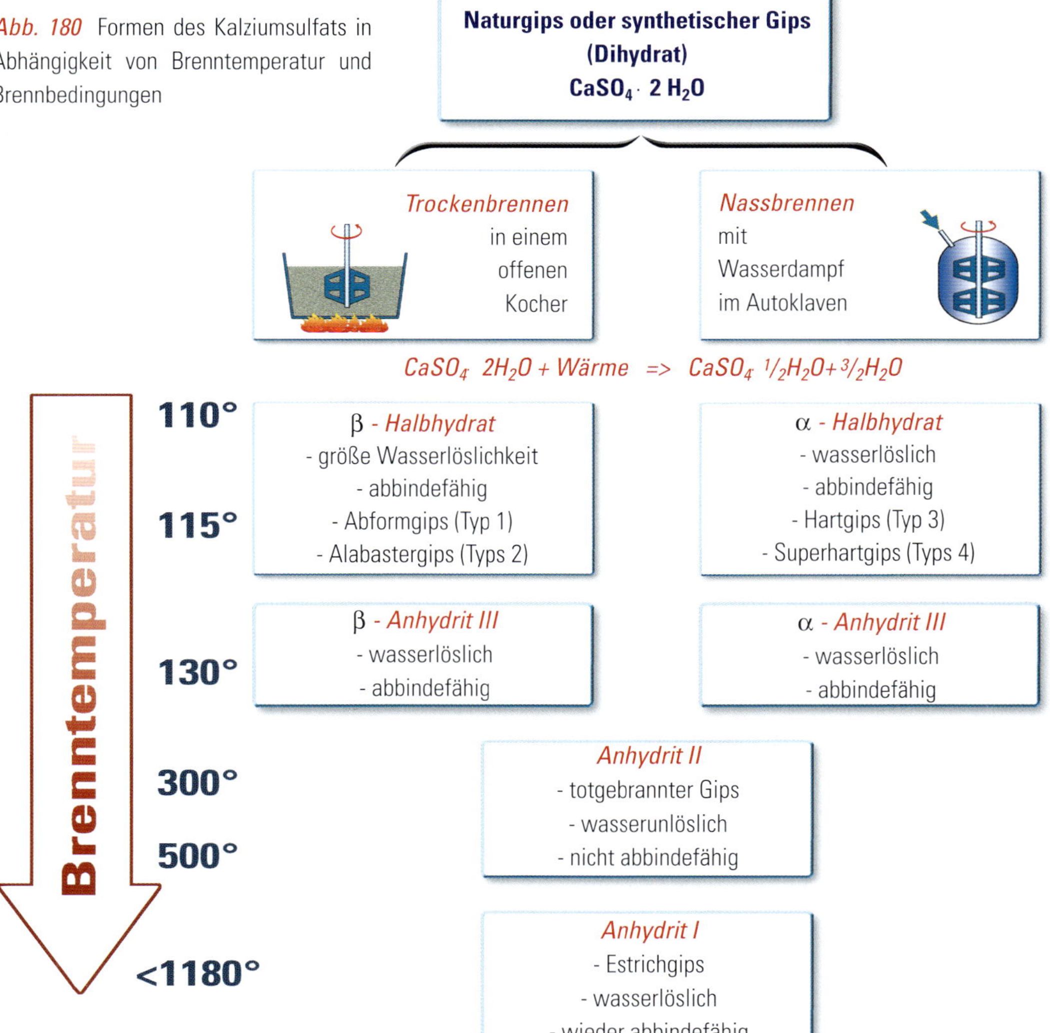

Abb. 180 Formen des Kalziumsulfats in Abhängigkeit von Brenntemperatur und Brennbedingungen

Gipstypen

Die gültige nationale Norm DIN EN ISO 6873 für Dentalgipse sieht eine Klassifizierung der Gipssorten in folgende vier Typen vor: Abdruckgips (Typ 1), Alabastergips (Typ 2), Hartgips (Typ 3) und Superhartgips (Typ 4). Die ISO-Norm sieht die Unterteilung der Superhartgipse bezogen auf die Abbindeexpansion vor, wonach der Typ 4 Superhartgips mit geringer Abbindeexpansion vom Typ 5 Superhartgips mit großer Abbindeexpansion unterschieden wird.

Abdruckgips (Typ 1) besteht zu 90 % aus dem β-Halbhydrat des Alabastergipses mit 10 % Zusätzen in Form von Farbstoff (Roter Bolus), Abbindebeschleunigern (Kaliumsulfat), Geschmacksstoffen (Pfefferminzöl) und Füllstoff (Talkum). Der Gips ist weich und bricht scharfkantig. Er bindet in ca. 3 - 5 min ab und expandiert dabei um ca. 0,1- 0,3 %. Er hat eine sehr genaue Oberflächenwiedergabe und wurde für Sammelabdrücke bei ringgebundener Abformung oder für Funktionsabformungen verwendet; er ist in dieser Gebrauchsform veraltet. Er wird zum Fixieren von Bissschablonen bei intraoraler Registrierung benutzt.

Alabastergips (Typ 2; dental-plaster) ist der im Tro-ckenbrennverfahren hergestellte, weiße Modellgips. Es ist ein β-Halbhydrat des Kalziumsulfats mit Verunreinigungen von Anhydrit und Dihydrat, das nach dem Abbinden weich, porös und gering wasserlöslich ist. In einer Abbindezeit von ca. 5 - 7 min expandiert Alabastergips um ca. 0,3 %. Er hat eine Härte HV 1 ca. 20 N/mm^2, eine Druckfestigkeit von ca. 14 N/mm^2 und eine Biegefestigkeit von ca. 4 N/mm^2. Alabastergips wird zum Einartikulieren von Modellen und in der Mischung mit Typ 3-Gips zur Herstellung von Reparaturmodellen und zum Einbetten von Prothesen benutzt.

Hartgips (Typ 3) ist ein α-Halbhydrat des Kalziumsulfats, das im Autoklavenverfahren hergestellt und mit 5 % Zusätzen (Silikatzemente) versehen ist. Hartgips kann Verunreinigungen von Anhydrit III und Dihydrat enthalten. Er ist 10mal so hart wie Rohgips sowie abrieb- und kantenfest. Er bindet in ca. 10 -15 min bei einer Reaktionstemperatur von ca. 50 °C ab, dabei expandiert er um ca. 0,2 %. Seine Druckfestigkeit liegt bei 55 N/mm^2, seine Härte bei 150 N/mm^2 und seine Biegefestigkeit bei 10N/mm^2. Er kommt gelb, blau oder grün eingefärbt in den Handel. Der Typ 3-Gips wird für Präzisionsmodelle im Modellguss, für Gegenbissmodelle und Planungs- bzw. Situationsmodelle benutzt, häufig auch zumsockeln für Sägeschnittmodelle.

Superhartgips (Typ 4; Stonegips) ist ein im Autoklavenverfahren hergestelltes α-Halbhydrat des Kalziumsulfats von sehr hoher Reinheit, das mit Zusätzen wie Netzmittel, Expansionskompensatoren und intensiven Farbstoffen (weiß, braun, rosa, gelb) versehen wird. Superhartgips ist extrem hart, kanten- und abriebfest. Nach einer Abbindezeit von ca. 15 - 25 min hat er eine Expansion von ca. 0,09 %, eine Druckfestigkeitvon 70N/mm^2, Härte von 210 N/mm^2 und eine Biegefestigkeit von 8 N/mm^2. Sein Anmischverhältnis muss unbedingt eingehalten werden, sonst verändern sich die technischen Werte extrem ungünstig. Es ist ein universeller Modellwerkstoff für alle Arbeitsmodelle des herausnehmbaren und festsitzenden Zahnersatzes.

Superhartgips des Typs 5 ist ebenfalls ein α-Halbhydrat des Kalziumsulfats mit den gleichen mechanischen Qualitäten wie der Typ 4-Gips jedoch mit einer deutlich höheren Abbindeexpansion von 0,16 - 0,3 %. Die hohe Abbindeexpansion kann in der Gusstechnik durch die Einstellung der Einbettmasseexpansion ausgeglichen werden; in der Totalprothetik ist die größere Abbindeexpansion erwünscht, um die Polymerisationsschrumpfung auszugleichen.

Die *technischen Qualitätsanforderungen* nach der DIN-Normung betreffen neben Homogenität und Fremdstofffreiheit die Fließfähigkeit, Gieß- und Erstarrungszeit, lineare Abbindeexpansion, Druckfestigkeit und Detailwiedergabe.

Die *Fließfähigkeit* wird gemessen beim Auseinanderfließen eines definierten Gipstropfens bzw. als Eindringtiefe eines gewichtsbelasteten Konus in den Gipsbrei.

Die *Gießzeit* ergibt sich aus der Dauer der Fließfähigkeit.

Die *Erstarrungszeit* wird daran gemessen, wie lange sich eine Nadel bei definierter Last 2 mm tief in den erstarrenden Gipsbrei stecken lässt.

Die lineare *Abbindeexpansion* wird bestimmt als Differenz zweier Längenmessungen in einem Messtrichter: die erste eine Minute vor Ende der Erstarrungszeit und die zweite zwei Stunden nach Mischbeginn.

Die *Druckfestigkeit* wird an zylindrischen Prüfkörpern im Druckversuch bestimmt; weil 45 min nach Mischbeginn gemessen wird, handelt es sich um die Feuchtfestigkeit.

Die *Detailwiedergabe* wird unter dem Mikroskop überprüft, wobei eine 50 µm breite und 25 mm lange Rille vollständig erkennbar sein muss.

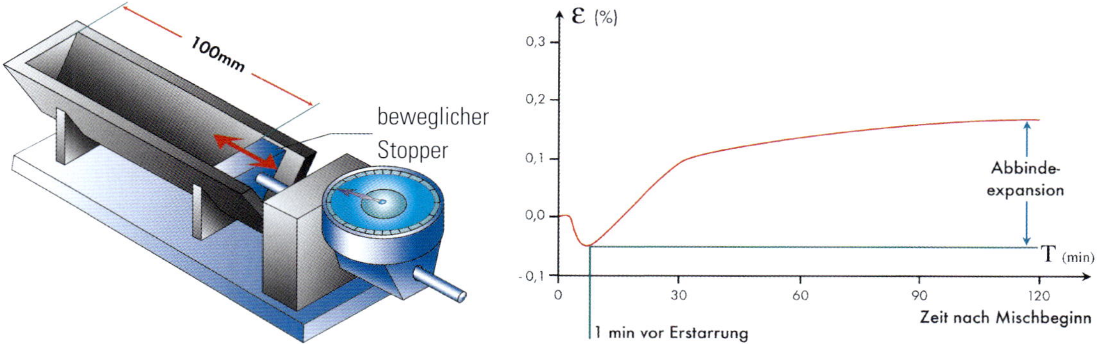

Abb. 181 Die Bestimmung des Dimensionsverhaltens während der plastischen Phase, der Erstarrung und während des Abbindens erfolgt in einem Extensiometer. Im plastischen Zustand sedimentiert und kontrahiert der Gips; beim Erstarren setzt die Expansion ein. Die Expansion ist temperatur- und feuchtigkeitsabhängig. 8-12 Stunden nach der Erstarrung erreicht der Gips sein Expansionsmaximum; durch Austrocknung kontrahiert der Gips um ca. $^{1}/_{3}$ seiner maximalen Expansion.

Abb. 182 Die nebenstehende Tabelle zeigt den Zusammenhang zwischen Gipstyp, Mischungsverhältnis, mechanischer Qualität, Kristallgröße und Expansionswerten. Es zeigt sich, dass große Kristalle bei wenig Mischwasserbedarf eine geringe Expan-sion, aber eine große Härte aufweisen.

Abb. 183 Die untenstehende Abbildung zeigt die Eigenschaftsanforderungen an Dentalgipse nach der DIN EN ISO 6873.

Eigenschaft	Kristallgröße	Mischwasser	Härte	Expansion
Typ 1 + 2	klein	viel	gering	hoch
Typ 3 Hartgips	mittel	mittel	mittel	mittel
Typ 4 Superhartgips	groß	wenig	hoch	gering

Eigenschaften Dentalgipse nach ISO 6873	*Gießzeit (min)* 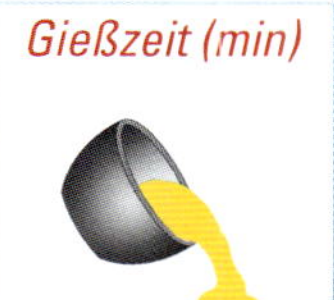	*Fließfähigkeit (mm)* 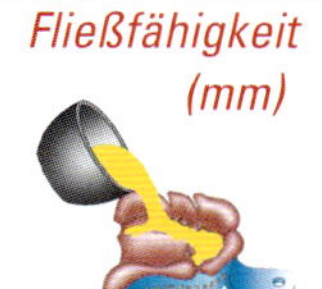	*Erstarrungszeit (min)* 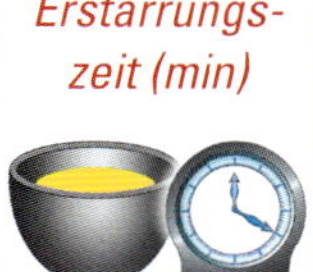	*Abbindeexpansion (%)* 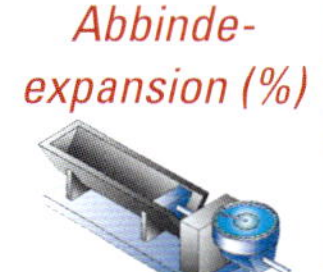	*Druckfestigkeit (N/mm²)* 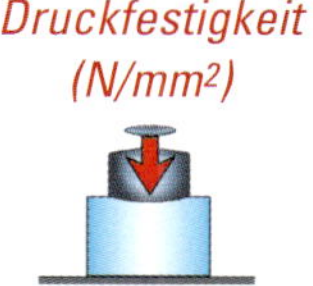
Typ 1	1,25	> 70	2,5 - 5,0	0 - 0,15	4,0 – 8,0
Typ 2	2,5	> 65	6,0 - 30,0	0 - 0,30	> 9,0
Typ 3	3,0	30 ± 3	6,0 - 30,0	0 - 0,20	> 20,0
Typ 4	3,0	30 ± 3	6,0 - 30,0	0 - 0,15	> 35,0
Typ 5	3,0	30 ± 3	6,0 - 30,	0,16 - 0,30	> 35,0

Gipsverarbeitung

Die *Verarbeitung von Gips* zur Anfertigung von Arbeitsmodellen oder Gipsformen (z. B. beim Einbetten) erfolgt durch das Mischen des Gipspulvers mit Wasser zu einem fließfähigen oder plastischen Gipsbrei, der dann in einer Abbindereaktion erhärtet. Die Verarbeitungsphasen gliedern sich in:

- *Einstreuzeit* als die Zeit, in der das Gipspulver ins Wasser eingestreut wird;
- *Sumpfzeit*, das ist die Zeit, in der das Gipspulver im Wasser gelöst wird;
- *Rührzeit* ist die Spanne, in der das Gipspulver im Wasser verrührt wird;
- *Verarbeitungszeit* umfasst den Zeitraum vom Einstreuen des Gipses bis zum Beginn der Verfestigung.

Das abgewogene, auf die Wassermenge bezogene Gipspulver wird langsam in das Wasser gestreut, damit die Luft entweichen kann (Einstreuzeit). Danach muss das Gipspulver mindestens 20 sek lang Wasser aufnehmen; das ist die Sumpfzeit, die auch bis 5 min lang sein kann. Unter Vakuum wird anschließend ca. 30 sek angerührt; zu lange Anrührzeiten zerschlagen die sich bildenden Kristalle und können dem Gips schaden.

Jetzt beginnt die *Verarbeitungsphase* von 3-5 min, in der der Gips in den Abdruck gerüttelt oder in anderen Arbeitsgängen verwendet wird. Zum Abbinden selbst sollte der Gips feucht gelagert werden. Ihre endgültige Härte erreichen Hartgips und Superhartgips erst nach einer Lagerzeit in trockener Luft von 6 - 7 Tagen. Durch kurzzeitiges Wässern verliert der Gips seine Härte; wird Gips länger als zwei Stunden im Wasserbad gelagert, löst sich die Oberfläche auf.

Das *Abbinden* (Rehydratation) des Gipses bezeichnet das Erhärten des gebrannten Gipses nach Zugabe von Wasser, wobei die beim Brennen des Gipses eingetretene Reaktion in umgekehrter Richtung abläuft. Es ist eine exotherme Reaktion, die sich in folgender Reaktionsgleichung darstellen lässt:

$$CaSO_4 \cdot {}^1/_2H_2O + {}^3/_2H_2O \Rightarrow CaSO_4 \cdot 2H_2O + \text{Wärme}$$

Bei Zugabe von Wasser geht das Halbhydrat in Lösung, denn die Halbhydratpulverteilchen sind wasserlöslich, indem sie oberflächlich H_2O absorbieren. Dabei brechen die Kristalle auseinander und schrumpfen. In dem wässrigen Brei bilden sich Kristallisationskeime, an denen sich die Dihydratkr stalle bilden und Kristallwasser aufnehmen.

Die *Kristallisationskeime* binden zunächst viel überschüssiges Wasser und sind gegeneinander verschieblich (Verarbeitungszeit). Es bilden sich rasch nadelförmige Kristalle aus, die sich mit zunehmendem Kristallwachstum berühren (Versteifen), auseinanderdrängen (Abbindeexpansion) und zu einem Geflecht verfilzen und erstarren.

Dabei wird *Reaktionswärme* freigesetzt (ca. 50 °C). Der Temperaturverlauf und der Verlauf der Abbindeexpansion zeigen, dass die Hydratation des Halbhydrats zum Dihydrat und die Kristallisation des Dihydrats zunächst parallel verlaufen. Der Abbindevorgang (Hydratation) ist nach ca. 30 min. beendet, wenn die Abbindewärme nachlässt, das Dihydrat ist aber erst nach 24 Stunden völlig auskristallisiert.

Zum *Ausgießen von Abformungen* mit Gips ist eine ausreichende Fließfähigkeit nötig, was durch einen Überschuss an Wasser erreicht wird. Dieser Überschuss befindet sich im abgebundenen Gips zwischen den Kristallen und ist vom Kristallwasser des Dihydrats als interkristallines Wasser verschieden. Mit der Zeit verdunstet das interkristalline Wasser und es bleiben Porositäten zurück, die die Festigkeit des Gipses mindern. Je dünnflüssiger ein Gips angerührt wird, desto größer ist sein Anteil an interkristallinem Wasser im ausgehärteten Zustand und umso geringer ist seine Endhärte (Trockenfestigkeit).

Als *Fließverbesserer* lassen sich Zusätze (max. 3%) an Natriumsulfonat, Kalziumoxid oder wasserlösliche Melaminharze verwenden; dabei wird dann weniger Anrührflüssigkeit benötigt. Diese Zusätze vergrößern Abbindezeit und Expansion, was durch weitere Zusätze ausgeglichen werden muss.

Die *Expansion des Gipses* erfolgt während des Abbindevorganges und durch thermische Einflüsse. Durch chemische Zusätze, speziell von Chloriden (NaCl, KCl, LiCl) wird die Expansion erhöht, durch Borax und Kaliumsulfat wird sie verringert. Durch nachträgliches Wässern kann jeder Gips durch Kristallwachstum expandieren. Durch Druck lässt sich Gips um ca. 1 % komprimieren. Durch das Mischungsverhältnis wird die Abbindeexpansion beeinflusst: pulverreicher, dicker Gipsbrei expandiert mehr als dünn angerührter Gips.

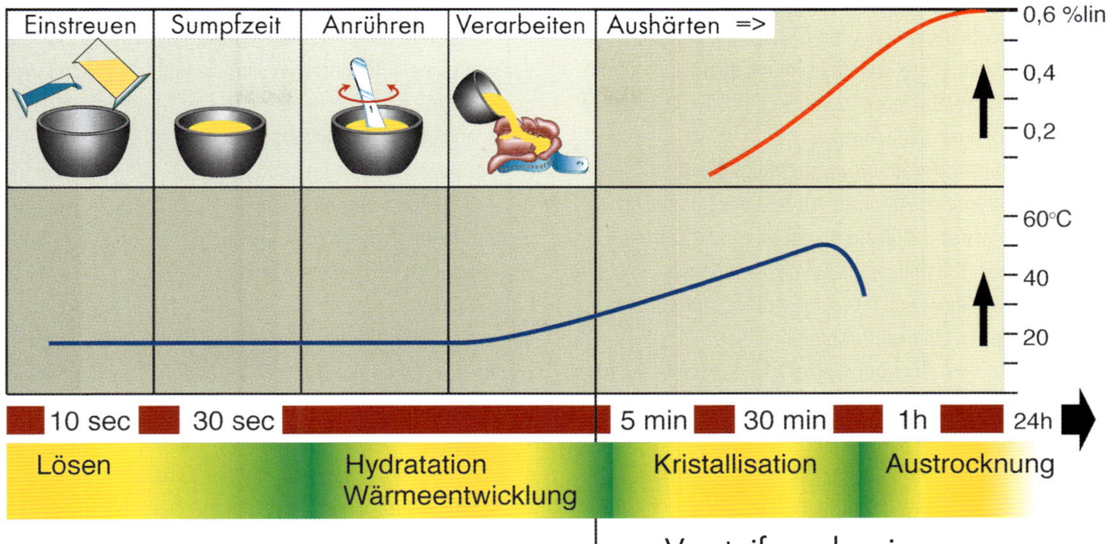

Abb. 184 Die Verarbeitungsphasen gliedern sich wie folgt: Einstreuzeit ist die Zeit, in der das Gipspulver ins Wasser eingestreut wird. Sumpfzeit ist die Zeit, in der das Gipspulver im Wasser gelöst wird. Rührzeit ist die Zeit, in der das Gipspulver im Wasser verrührt wird. Verarbeitungszeit umfasst den Zeitraum vom Einstreuen des Gipses bis zum Beginn der Verfestigung. Das abgewogene, auf die Wassermenge bezogene Gipspulver wird langsam in das Wasser gestreut, damit die Luft entweichen kann; danach muss das Gipspulver 20 sek lang Wasser aufnehmen; unter Vakuum wird anschließend ca. 30 sek angerührt. In einer 3 bis 5 min langen Verarbeitungsphase wird der Gips in den Abdruck gerüttelt oder in anderen Arbeitsgängen verwendet. Die endgültige Härte erreichen Hartgips und Superhartgips erst nach einer Lagerzeit in trockener Luft von 6 bis 7 Tagen.

Abb. 185 Porositäten in einem Arbeitsmodell werden als grobe Qualitätsmängel angesehen. Verschiedene Verfahrensfehler führen zu Porositäten. Ein im richtigen Mischungsverhältnis angerührter Gips, der unter Vakuum in der vorgeschriebenen Rührzeit angerührt wurde, hat die richtige Fließfähigkeit, um in eine gesäuberte Abformung eingerüttelt zu werden. Wird das Mischungsverhältnis nicht eingehalten, wurde zu kurz und ohne Vakuum angerührt und in eine nicht gesäuberte Abformung eingegossen, dann entstehen massive Porositäten im Modell. Die Expansionswerte, die Dichte und die Härte des Modellwerkstoffes sind verändert. Blasen, die an der Modelloberfläche sichtbar sind, beeinträchtigen die Genauigkeit und den Gebrauchswert des Modelles erheblich.

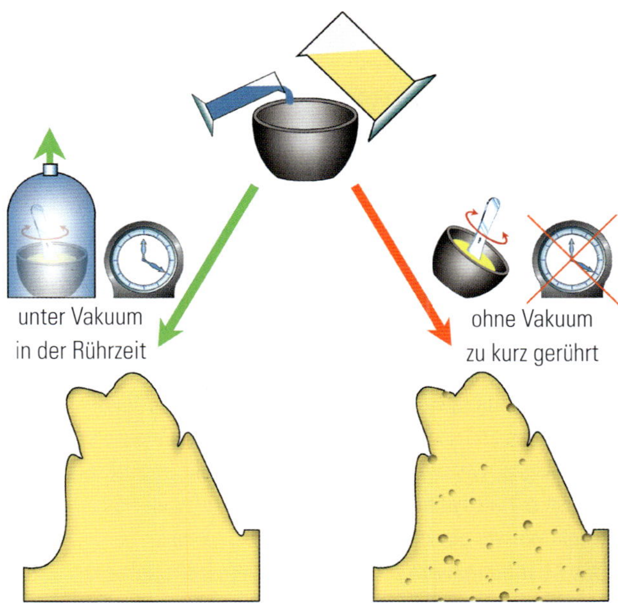

Beeinflussung des Abbindevorgangs

Bei der Verarbeitung von Gips als Modellwerkstoff sind die Abbindezeit, Härte und das Dimensionsverhalten interessant. Alle drei Faktoren lassen sich durch die Verarbeitungsbedingungen beeinflussen.

Beschleunigen der Abbindung erfolgt durch:

- langes, intensives Anrühren für bessere Durchmischung des Halbhydrat mit Wasser; dabei werden aber schon wachsende Kristallisationskeime zerbrochen, was die Anzahl der Keime und damit die Abbindezeit erhöht;
- Zusätze wie Kalziumsulfat oder Kochsalz;
- Benutzung von „Trimmerwasser", in dem viele kleinste Kristalle aus Dihydrat enthalten sind, die als Kristallisationskeime wirken können;
- erwärmtes Wasser; aber kein heißes Wasser, das verzögert. Warmes Wasser erhöht die Löslichkeit von Gips;
- das Mischungsverhältnis Pulver-Wasser; je mehr Pulver, umso schneller bindet das Gemisch ab.

Verzögerung der Abbindung erfolgt durch:

- Zusätze wie Borax, Wasserglasgel, Seifenlösung oder Dextrin. Borax erhöht die Härte, verringert die Expansion;
- zuviel Wasser im Pulver-Wasser-Gemisch;
- zuviel Salz;
- kaltes Wasser, kurzes Rühren.

Beeinflussung des Abbindens ist nicht empfehlenswert, weil die mechanischen Gütewerte des Gipses verringert werden. Bei zu langem Rühren werden wachsende Keime zerschlagen; der „totgerührte" Gips erstarrt langsam, weist Mikrorisse und geringe Härte und Festigkeit auf. Kochsalz verringert ebenfalls die Härte. Kaltes Wasser enthält zuviel gelöste Luft, der Gips wird porös. Nur warmes Wasser oder Trimmerwasser sind relativ unschädlich.

Die *Härte des Gipses* lässt sich also beeinflussen; Ziel dieser Manipulation kann aber nur die Steigerung der Härte sein, also wird analysiert, wovon die Härte abhängig ist und durch welche fehlerhafte Verarbeitung die Härte verringert wird. Die Härte ist abhängig vom Gipstyp. Der Gipstyp 2 ist Alabastergips, ein β-Halbhydrat und sehr weich. β-Halbhydrate sind aufgelockerte Körner, die mehr Wasser aufnehmen und nach dem Abbinden ein großes Porenvolumen zeigen, wenn das überschüssige Wasser abgetrocknet ist. α-Halbhydrate sind wesentlich härter, weil sie nur wenig Wasser aufnehmen und später dichter sind.

Das *Mischungsverhältnis* von Pulver-Wasser spielt eine entscheidende Rolle für die Festigkeitswerte des Gipses. Wasserreichere Mischungen sind wesentlich weicher wegen des größeren Porenvolumens. Die Mischungsverhältnisse sind unbedingt einzuhalten.

Die Anrührzeit muss eingehalten werden, um über eine intensive Vermischung eine völlige Durchdringung der Pulveranteile mit Wasser zu erreichen. Bei zu langem Rühren verringert sich wie beschrieben die Härte.

Eine *Härtesteigerung* wird erreicht durch abgekochtes oder sogar destilliertes Wasser, weil beide Wasserarten wenig oder keine gelöste Luft enthalten. Das Porenvolumen wird enorm verringert, die Härte steigt. Durch Zusätze von Borax oder Sulfonaten (Netzmittel) kann die Härte gesteigert werden, ansonsten werden durch chemische Zusätze die mechanischen Werte negativ beeinflusst, das gilt auch für Substanzen aus den Abformwerkstoffen. Hydrokolloide und einige Silikone verringern die Oberflächenhärte.

Ausgehärtete Modelle können durch kurzzeitiges Wässern (ca. 5 min) eine Härteminderung von über 50 % erfahren. Ein nachträgliches Härten mit Paraffinlösungen oder anderen Härtemitteln zeigt bei Superhartgipsen eher das Gegenteil, es ist also davon abzuraten.

Das *Dimensionsverhalten* von Gips lässt sich beeinflussen, wobei Volumen- und Dimensionskonstanz erwünscht sind. Die Expansion des Gipses erfolgt während des Abbindevorganges, durch thermische Einflüsse und Zusätze. Bei Modellen kann durch die Abbindeexpansion eine Maßabweichung in der Zahnbogenbreite von 0,2 mm möglich werden.

Die *Expansion* ist abhängig von der Dichte des Gipses; so zeigt ein β-Halbhydrat geringere Dichte und geringere Expansionswerte. Allerdings sind die Form und die Art der entstehenden Kristalle mitentscheidend, so dass Superhartgipse wiederum trotz hoher Dichte nur gering expandieren. Wie schon erwähnt beeinflusst das Mischungsverhältnis die Abbindeexpansion: Pulverreicher, dicker Gipsbrei expandiert mehr als dünn angerührter Gips.

Die *Vergrößerung der Abbindeexpansion* wird durch Zusatz von Kochsalz und Kalziumsulfatdihydrat sowie durch eine längere Rührzeit und das Abbinden im Wasserbad erreicht. Die Verkürzung der Rührzeit sowie Zusätze von Kaliumsulfat und anderen Salzen verringern die Expansion des Gipses.

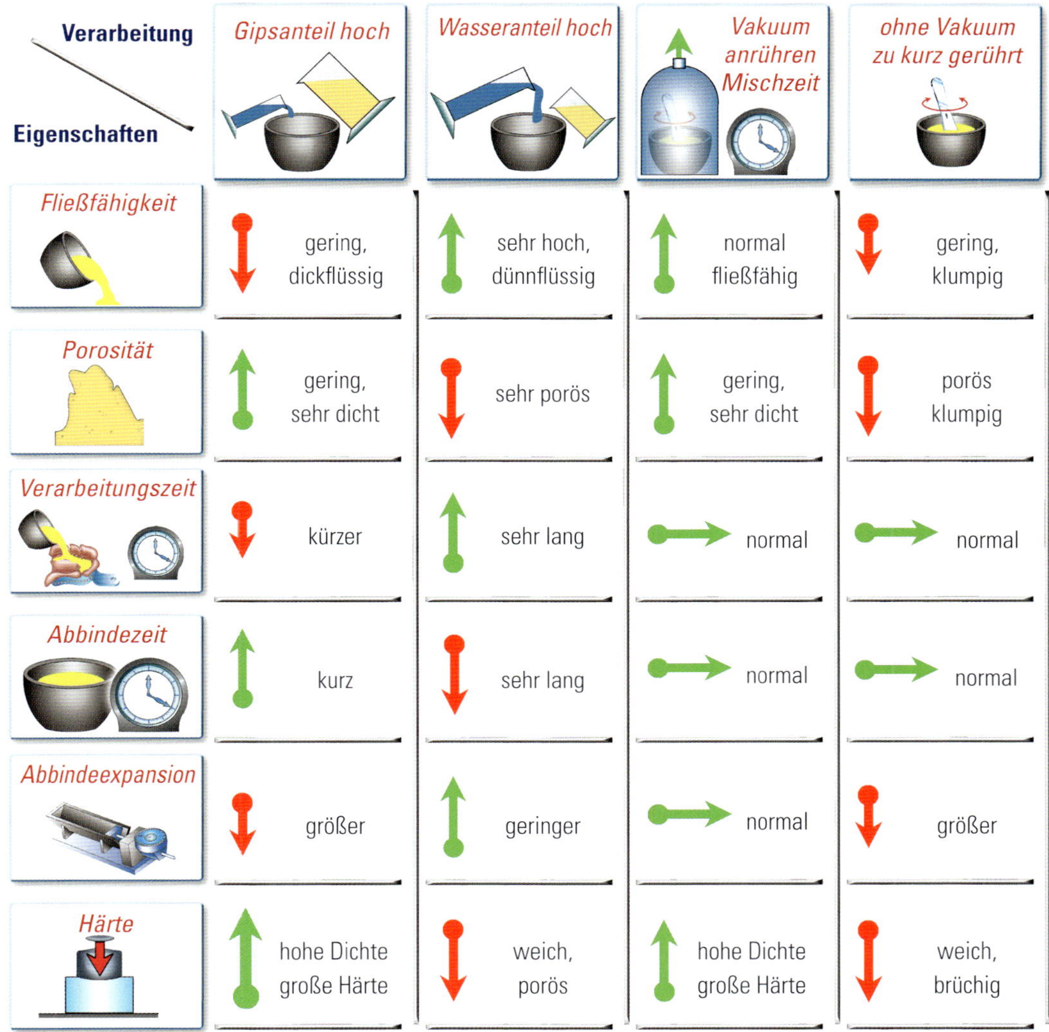

Verarbeitung / Eigenschaften	Gipsanteil hoch	Wasseranteil hoch	Vakuum anrühren Mischzeit	ohne Vakuum zu kurz gerührt
Fließfähigkeit	gering, dickflüssig	sehr hoch, dünnflüssig	normal fließfähig	gering, klumpig
Porosität	gering, sehr dicht	sehr porös	gering, sehr dicht	porös klumpig
Verarbeitungszeit	kürzer	sehr lang	normal	normal
Abbindezeit	kurz	sehr lang	normal	normal
Abbindeexpansion	größer	geringer	normal	größer
Härte	hohe Dichte große Härte	weich, porös	hohe Dichte große Härte	weich, brüchig

Abb. 186 Die Bedingungen bei der Verarbeitung können die Gipseigenschaften beeinflussen. Meist werden Maßnahmen gewählt, mit denen die Abbindezeit des Gipses verlängert oder verkürzt werden soll, wie den Gips möglichst dick und mit Trimmerwasser anrühren, oder warmes Wasser zum Anrühren verwenden, lange Anrühren und eine Prise Salz zusetzen. Die Beeinflussung des Abbindens ist nicht empfehlenswert, sie verringert die mechanischen Gütewerte des Gipses. Zu langes Rühren verringert die Härte, weil wachsende Keime zerschlagen werden; Kochsalz verringert ebenfalls die Härte. Kaltes Wasser enthält zuviel gelöste Luft, der Gips wird porös. Nur warmes Wasser oder auch Trimmerwasser sind relativ unschädlich. Die Gipshärte lässt sich ebenfalls beeinflussen, sie ist abhängig vom Wasser-Pulver-Verhältnis beim Anmischen; je weniger Wasser, desto geringer die Porosität, desto größer die Dichte und desto härter der Gips. Wasserreichere Mischungen sind wesentlich weicher wegen des größeren Porenvolumens, weshalb die Mischungsverhältnisse unbedingt einzuhalten sind. Die Anrührzeit muss eingehalten werden, um eine völlige Durchdringung der Pulveranteile mit Wasser zu erreichen. Durch abgekochtes oder destilliertes Wasser kann die Härte gesteigert werden, weil beide Wasserarten wenig oder keine gelöste Luft enthalten.

Alternative Modellwerkstoffe

Neben Gips werden weitere Modellwerkstoffe verwendet, die für ganze Arbeitsmodelle und auch für Einzelstümpfe oder Modellbeschichtungen benutzt werden. Man unterscheidet *folgende Materialien*:

- Zemente wie Phosphatzement und Silikatzement;
- Metalle, als galvanoplastische Niederschläge und Sprühmetalle zur Modellbeschichtung sowie Amalgame als Stumpfmaterial;
- Kunststoffe.

Phosphatzemente bestehen aus einem Pulver aus Zinkoxid (ZnO) und Phosphorsäure (H_3PO) als dickflüssige Flüssigkeit sowie Zusätzen (Abbindeverzögerer, Festiger). Das Gemisch bindet in einer exothermen Reaktion binnen 24 Stunden zu Zinkphosphat ab. Es wird als Stumpfmaterial bei ringgebundener Abformung verwendet.

Silikatzemente bestehen aus Quarzmehl, Ätzkalk, Porzellanerde als Pulvergemisch und einer Flüssigkeit: aus verdünnter Phosphorsäure, das zu einem harten, festen und glatten Stumpfmaterial abbindet. Das Material ist nicht volumenkonstant, sondern schrumpft bei Lagerung, wird brüchig und bildet dann Risse und Sprünge; es eignet sich daher nur für den Kurzzeitgebrauch. Es ist nach dem Anmischen zähflüssig und muss es in die Abformung gestopft werden. Daher nicht für elastische Abformungen geeignet, sondern nur als Stumpfmaterial bei ringgebundenen Abformungen.

Amalgame sind Lösungen aus Quecksilber und feinverteiltem Kupfer, Silber oder Zinn, die nach einer Abbindezeit von ca. 10 Stunden zu hartem und kantenfestem Stumpfmaterial abbinden. Amalgame weisen eine lineare Expansion ca. 0,1 bis 0,25 % auf und werden wie die Zemente als Stumpfmaterialen bei ringgebunden Abformungen benutzt. Weil eine Gefährdung durch Quecksilberdämpfe und eine chemische Affinität zu Edelmetallen besteht, werden diese Materialien nur selten angewendet.

Sprühmetall ist eine Zinn-Wismut-Legierung, die bei ca. 300 °C flüssig und sprühfähig ist. Es wird ähnlich galvanoplastischer Niederschläge im Verbund mit Gips oder Kunststoff als Beschichtungsmaterial verwendet. Es bildet eine abriebfeste, harte, bruch- und kantenfeste und sehr glatte Oberfläche mit sehr hoher Detailwiedergabe. Das Sprühmetall wird bei 300 °C in einem geschlossenen Metallgehäuse in vorgewärmte Silikonabdrücke gesprüht. Beim Aufsprühen verfließen die Metallperlen auf der vorgewärmten Abformoberfläche zu einer ca. 1 mm starken, sehr glatten und detailgetreuen Schicht.

Bei der *galvanoplastischen Beschichtung* wird die Oberfläche des Abformnegativs mit einem dünnen Niederschlag aus Kupfer, Silber oder Nickel überzogen und die verbliebene Hohlform mit Kunststoff oder Gips ausgefüllt. Das nichtleitende Abformmaterial (Silikon, Polyäther) wird elektrisch leitend gemacht, mit dem negativen Pol verbunden und in ca. 12 Stunden im Elektrolytbad galvanisiert. Nach dem Galvanisieren wird der verbleibende Hohlraum mit Gips ausgegossen und ein normales Sägeschnittmodell hergestellt.

Kunststoffe als Modellmaterialien sind im Vergleich zu Gips detailgetreuer, biege- und kantenfester, aber nicht so hart. Als Modellmaterialien stehen Epoxidharz, Polyurethan und Acrylat zur Wahl. Epoxidharze und Polyurethane sind mit Füllstoffen (Metallpulver, Metalloxide, Quarz- oder Kalkmehl) versetzt und haben deswegen eine geringe Abbindeschrumpfung (ca. 0,05 %); die ungefüllten Acrylate schrumpfen ca. 2 % linear.

Epoxidharzmoleküle enthalten zwei endständige, ringförmige Epoxidgruppen, die mit vernetzenden Substanzen in einer Additionsreaktion zu dreidimensional vernetzten Makromolekülen polymerisieren. Bei der zahntechnischen Verarbeitung werden Basis- und Härterkomponente zu einer homogenen Masse vermischt und in die Abformung gegossen oder eingestrichen. Die Verarbeitungsbreite beträgt 10 min, die Aushärtung erfolgt in drei bis acht Stunden. Mit Epoxidharzen lassen sich Silikonabformungen ausgießen, nicht aber wasserhaltige Abformungen.

Polyurethane werden in einer Polyaddition aus Diisocyanaten und mehrfunktionellen Alkoholen zu linearen Makromolekülen zusammengebunden; es handelt sich um thermoplastische Materialien. Das Ausgießen von Abformungen erfolgt in einer Verarbeitungszeit von wenigen Minuten, und sie härten innerhalb von fünf Stunden aus.

Acrylate sind Autopolymerisate der Methacrylsäure, z. B. das Polymethylmethacrylat (PMMA), ein Prothesenkunststoff. Der Kunststoff wird chemoplastisch aus Pulver und Monomerflüssigkeit angemischt, als fließfähiger Teig in die (Silikon-)Abformung schichtweise eingegossen und die verbliebene Hohlform mit Gips aufgefüllt, so dass ein mit Kunststoff überzogenes Gipsmodell entsteht.

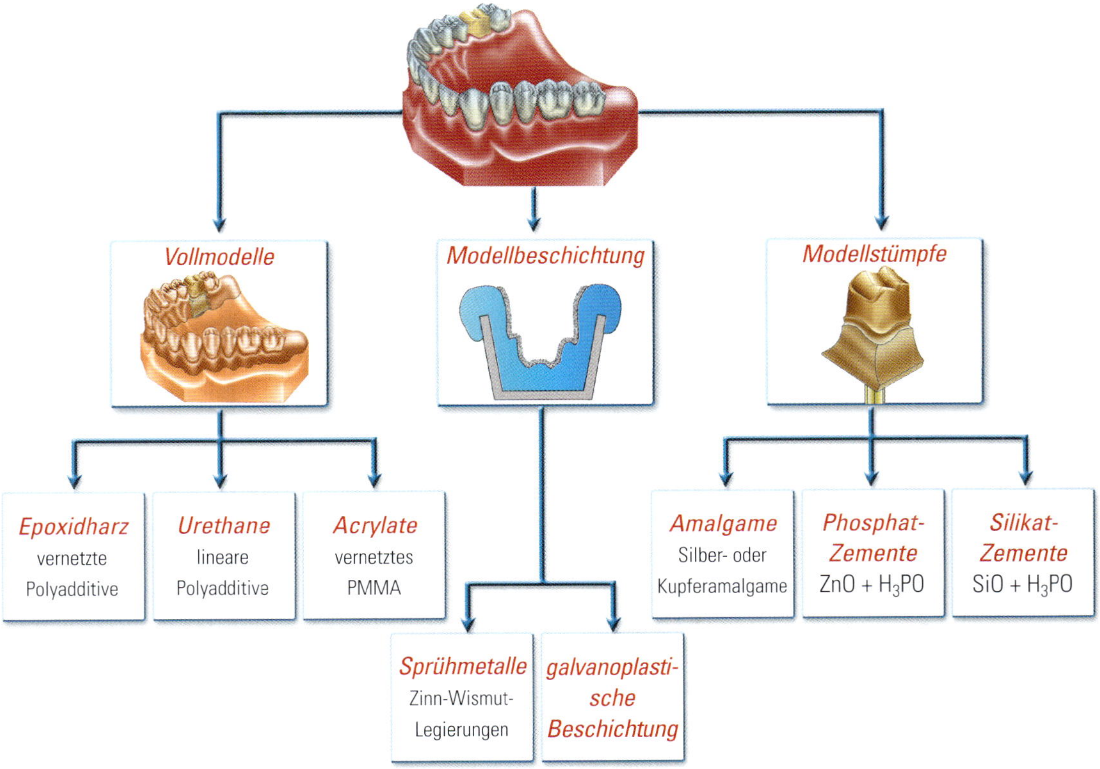

Vollmodelle

Modellbeschichtung

Modellstümpfe

Epoxidharz
vernetzte Polyadditive

Urethane
lineare Polyadditive

Acrylate
vernetztes PMMA

Amalgame
Silber- oder Kupferamalgame

Phosphat-Zemente
$ZnO + H_3PO$

Silikat-Zemente
$SiO + H_3PO$

Sprühmetalle
Zinn-Wismut-Legierungen

galvanoplastische Beschichtung

Abb. 187 Neben den Gipsen gibt es alternative Modellwerkstoffe für die Herstellung von Vollmodellen, Stümpfen oder galvanoplastischen Beschichtungen. Die Gruppe Kunststoffe besteht aus den Epoxiden, Urethanen und Acrylaten, die Phosphat- und Silikatzemente bilden die zweite Gruppe, während zur Gruppe der Metalle die Amalgame, Sprühmetalle und die galvanoplastischen Niederschläge gehören.

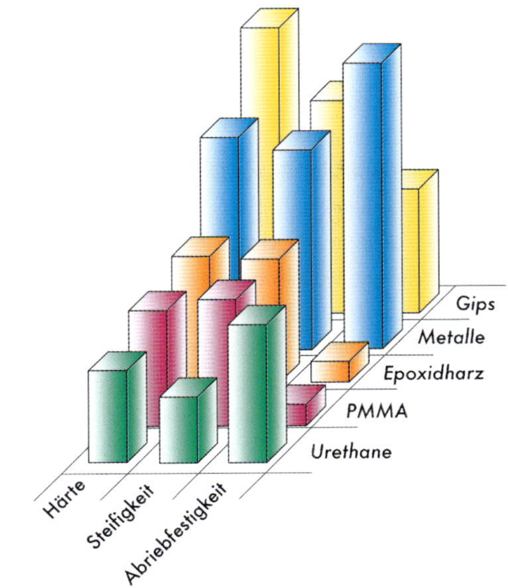

Abb. 188 Drei Eigenschaften, Härte, Steifigkeit (Biegefestigkeit, Elastizität) und Abriebfestigkeit im relativen Vergleich zwischen den alternativen Modellwerkstoffen und Gips zeigen die hohe Qualität von Gips (Superhartgips): Die Oberflächenhärte ist bei Gips höher als bei galvanoplastischen Niederschlägen, allerdings ist die Abbriebfestigkeit bei dem metallischen Werkstoff ungleich größer. Die Kunststoffe haben vergleichbare Gütewerte, wobei die Urethane eine bemerkenswerte Abriebfestigkeit aufweisen. Die Steifigkeit ist in diesem Vergleich ein gemittelter Wert zwischen dem elastischen Verhalten und der Biegefestigkeit: Kunststoffe sind im Vergleich zu Gips sehr elastisch und bruchsicher, dagegen ist Gips spröde (hoher Elastizitätsmodul), aber er widersteht höheren Kräften, bevor er zerbricht.

Modellherstellung

Die Modellherstellung ist der zweite Schritt in dem Umkehrungsvorgang, der mit der Abformung der Kiefer beginnt. Grundsätzlich entsteht das Modell, indem das Abformnegativ (Hohlform) mit Gips oder einem geeigneten Modellwerkstoff ausgegossen wird.

Phasen des Herstellungsgangs:

1. Das *Abformnegativ* (Abformung) kommt in einem geeigneten Behälter vom Zahnarzt ins Labor und wird dort zunächst gesäubert, indem man es abspült oder in einem Reinigungsbad behandelt. Entsprechend dem Abformwerkstoff ist das Abformnegativ zu isolieren, um eine Verbindung mit dem Modellwerkstoff zu verhindern.
2. Der *Modellwerkstoff* wird nach der Verarbeitungsvorschrift im korrekten Mischungsverhältnis angesetzt, das Pulver ins Wasser gestreut, die Sumpfzeit eingehalten und unter Vakuum angerüht.
3. Das *Ausgießen* der Abformung geschieht unter ständigem sanften Vibrieren auf dem Rüttler, um das Fließvermögen des Modellwerkstoffes zu unterstützen; dabei fließt er von der höchsten Stelle in die Vertiefungen des Abdrucks ein. Es dürfen keine Blasen eingeschlossen werden, sondern die Hohlform wird vollständig ohne Lufteinschlüsse ausgefüllt.
4. *Vor dem Abbinden* bringt man eine hinreichende Menge Modellwerkstoff auf den Abdruck, um daraus einen Sockel zu formen. Entweder geschieht das in einem Sockelformer oder frei, indem der Abdruck gedreht und in den Modellwerkstoff gesetzt wird.
5. *Nach dem Abbinden* wird der Sockel grob beschnitten und das Abformnegativ abgezogen. Das entstandene Modell muss jetzt von scharfen Kanten befreit und sauber beschnitten werden.

Die *Sockelform der Modelle* kann normalerweise eine runde, dem Zahnbogen angeglichene Basisform haben, die nur dorsal eine gerade Modellkante aufweist, die wiederum parallel zur Modellkante des Gegenkiefers liegt. Die runde Basisform ist bei der praktischen Arbeit leicht herzustellen und bequem zu handhaben.

Die *eckige Sockelform* bietet, wenn sie korrekt zu den Kiefern verläuft, Anhaltspunkte zur Modellanalyse. In der Totalprothetik und in der Kieferorthopädie hat daher die eckige Sockelform ihre unbestrittene Berechtigung. Es ist notwendig, die markanten anatomischen Merkmale der Kiefer mit den Sockelkanten zur Deckung zu bringen:

- Die Sockeldiagonalen durch den Modellschwerpunkt stehen senkrecht auf den Molarenschrägen und gehen durch die Eckzahnpunkte;
- die Sockelmitten stellen die Modellmitten und damit die Mitten der Kiefer dar;
- seitliche und vordere Sockelkanten verlaufen parallel zu den Kieferkammmitten.

Fertigungsweisen von Zahnersatz erfordern Modelle, die die gesamte Kiefersituation zeigen oder abnehmbare Modellteile besitzen. Nach der Art der Herstellung unterscheidet man Einstück-Arbeits-, Sägeschnitt- und Stumpfmodelle.

Einstück-Arbeitsmodelle sind Vollmodelle, die in einem Arbeitsgang angefertigt werden und in folgenden Bereichen Anwendung finden:

Situationsmodelle nach einer anatomischen Abformung werden zur Analyse von Zahnformen, Zahn-stellungen, Zahnstellungs- sowie Bisslagenfehlern benutzt, ebenso für die Behandlungs- und Konstruktionsplanung von Zahnersatz und kieferorthopädischen Geräten. Es wird farbiger Typ 3-Gips benutzt, um Oberflächendetails gut zu erkennen. Es werden keine Ansprüche an die mechanische Qualität gestellt, aber die Modelle müssen sauber und blasenfrei sein.

Vormodelle für die Herstellung von Funktionslöffeln, aus einfachem Modellgips gefertigt, weisen keine besondere Originaltreue auf.

Gegenbissmodelle nach einer Präzisionsabformung weisen hohe Form- und Detallwiedergabe auf und müssen hohe Abriebfestigkeit besitzen. Sie werden sowohl bei der Herstellung von Kauflächen als auch zur Funktionsanalyse benutzt. Gegenbissmodelle bestehen aus hartem Modellwerkstoff, sind dabei absolut sauber und blasenfrei.

Modelle für Reparaturzwecke aus Typ 3-Gips sind einfache Modelle für den kurzen Arbeitsprozess.

Funktionsmodelle für die totalen Prothesen werden aus hartem, farbigen Modellwerkstoff ausgegossen und müssen mittleren mechanischen Belastungen widerstehen. Auch Modelle für Unterfütterungen müssen diese Qualität besitzen.

Präzisionsmodelle für Modellgussprothesen bestehen aus Superhartgips oder vergleichbarem Modellwerkstoff und müssen höchsten mechanischen Belastungen widerstehen können. Präzisionsmodelle müssen absolut form- und detailgenau, sauber und blasenfrei ausgegossen sein.

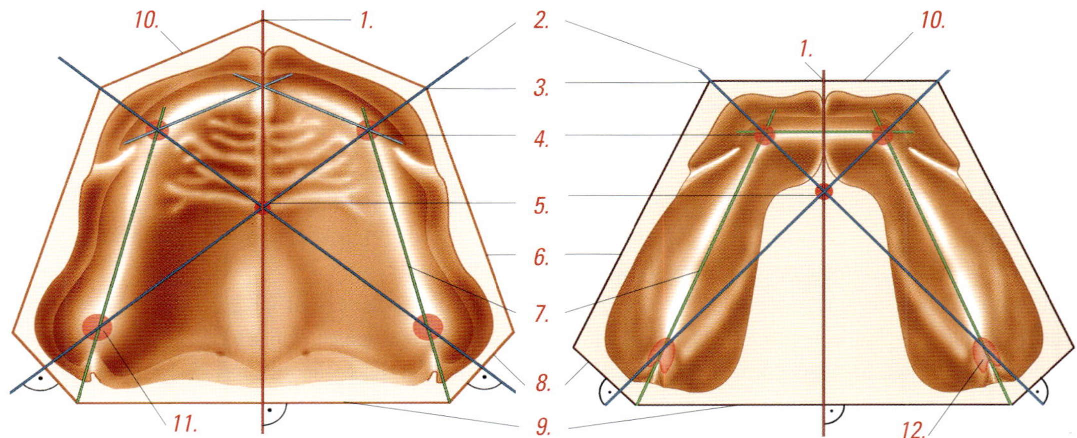

Abb. 189 Linien der OK-Sockelform:

1. Sockelmittellinie ist Modell- und Kiefermitte;
2. Sockeldiagonale steht senkrecht auf der Molarenschräge, verläuft durch Sockelschwerpunkt und Eckzahnpunkt zur vorderen seitlichen Sockelecke;
3. vordere seitliche Sockelecke als Schnittpunkt der Sockelseitenkanten mit den vorderen Sockelkanten;
4. Eckzahnpunkte;
5. Sockelschwerpunkt ist Modell- und Kiefermitte;
6. Sockelseitenkante parallel zur Kieferkammitte;
7. Kieferkammmittenlinien durch Eckzahnpunkte und Oberkieferhöcker enden an Schnittpunkten von Sockelbasis und Molarenschräge;
8. Molarenschräge;
9. Sockelbasiskante steht senkrecht zur Modellmitte;
10. vordere Sockelkanten parallel zu Kieferkammmitten; beide vorderen Sockelkanten bilden im Schnittpunkt mit der Sockelmittellinie die Modellspitze.

Abb. 190 Die Sockelform des Unterkiefers lässt sich mit den gleichen Linien wie der obere Sockel konstruieren. Diese Linien wie auch die Sockelform können u. a. als Orientierungshilfe beim Aufstellen von Zähnen dienen.

1. Sockelmittellinie;
2. Sockeldiagonale;
3. vordere seitliche Sockelecke;
4. Eckzahnpunkte;
5. Sockelschwerpunkt;
6. Sockelseitenkante;
7. Kieferkammmittenlinien;
8. Molarenschräge;
9. Sockelbasiskante;
10. vordere Sockelkanten;
11. Oberkieferhöcker;
12. Molarendreieck.

Abb. 191 Einteilung zahntechnischer Arbeitsmodelle

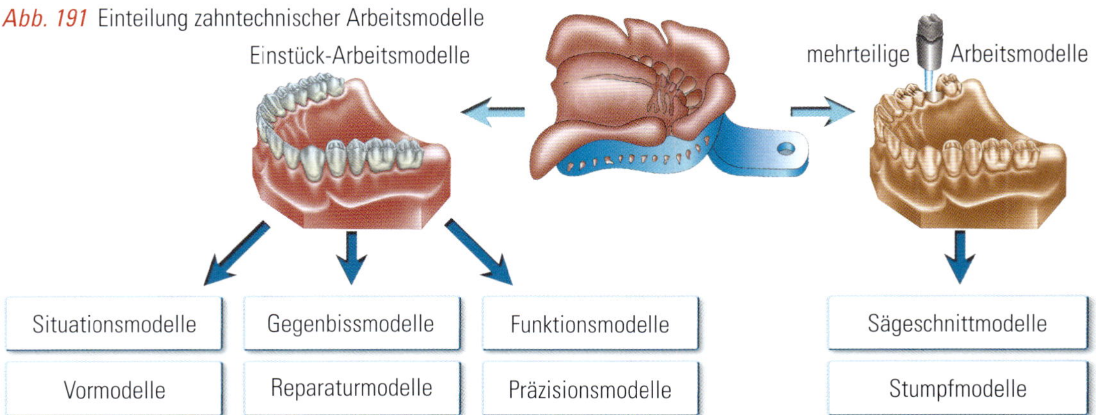

Sägeschnittmodelle

Die Sägeschnitt- und Stumpfmodelle werden in zwei Phasen hergestellt: Zunächst werden der Zahnkranz oder einzelne Zahnstümpfe ausgegossen und in einem weiteren Schritt entsteht der Modellsockel. Einzelteile des Zahnkranzes oder einzelne Zahnstümpfe müssen hernach abnehmbar sein.

Sägeschnittmodelle werden bei der Herstellung von festsitzendem Zahnersatz angewendet. Die Fixierung der Modellteile auf dem Modellsockel erfolgt durch unterschiedliche Methoden: Meist werden Metallstifte (Pins) mit Führungshülsen verwendet, es können aber auch Sockelkästen benutzt werden, in die die gesägten Modellteile durch Profilleisten fixiert sind. Beim Zersägen der Modelle werden in der Regel die marginalen Bereiche und Kieferanteile an den Arbeitsstümpfen zerstört, was bei der Herstellung von kombinierten Arbeiten nachteilig sein kann. Die Sägeschnittmodelle wendet man in der Kronen- und Brückentechnik an.

Zur *technischen Herstellung* der Sägeschnittmodelle werden vorzugsweise Abformungen aus Silikonmaterial benutzt. Das Herstellungsprinzip:

- Zuerst setzt man in jeden später abnehmbaren Zahnstumpf einen oder zwei Modellpins, wobei alle Pins parallel zueinander stehen sollen. Dazu gibt es unterschiedliche Parallelhalter. In die nicht abnehmbaren Kieferkammanteile kommen später Retentionsringe.
- Um eine hinreichende Sägestumpflänge zu erhalten, gießt man den Zahnkranz ca. 5 mm über den Zervikalrand der Stümpfe aus. Vor dem Aushärten werden die Dowelpins und Retentionsringe in den Modellwerkstoff versenkt.

Das *Pindex-Verfahren* ist ein veraltetes aber noch praktiziertes Herstellungsverfahren für Sägeschnittmodelle, bei dem der Zahnkranz ausgegossen wird und ohne Retentionsringe und Modellpins abhärtet; danach wird die Zahnkranzbasis plangeschliffen.

Der *Zahnkranz* lässt sich auf einem speziellen Bohrtisch exakt von der Sockelseite her so anbohren, dass die Bohrlöcher in den Stümpfen und weiteren Kieferanteilen enden. Dazu wird die Bohrposition mit einem Lichtpunkt auf dem Zahnkranz markiert; der Lichtquelle für den Lichtpunkt ist senkrecht über der Bohrerspitze angebracht. Die Bohrlöcher haben den Durchmesser der Modellpins, die sich passgenau einstecken und einkleben lassen.

Nach dem Aushärten bzw. nach dem Einkleben der Modellpins wird der Zahnkranz isoliert und der So-ckel aus Sockelgips hergestellt. Dazu kann der Zahnkranz mit den eingebohrten Pins direkt in den plastischen Sockelgips gesetzt werden, oder man setzt den Zahnkranz mit Pins in die Abformung zurück und gießt das Abformnegativ vollständig aus.

Ein *Splitcast-Sockel* ist ein zweiteiliger Modellsockel, bestehend aus einem Primärsockel, der den Zahnkranz trägt und der mit Magnetplatten am Sekundärsockel befestigt ist. Splitcast-Sockel dienen der Überprüfung der korrekten Modellmontage im Artikulator.

Das *Splitcast-System* (CL-SCS) der Firma Heraeus/Kulzer bietet eine rationelle Möglichkeit zur Herstellung von Primär und Sekundärsockeln, die durch Magnete verbunden sind. Mit einer Umkehrplatte, die mit einem Gummiring ummantelt ist und auf der sich der Magnettropf fixieren lässt, wird ein Primärsockel hergestellt. Der Primärsockel wird isoliert, mit dem Magnet und der Haftplatte bestückt und wiederum mit dem Gummiring versehen. In diese Hohlform aus Primärsockel und Gummiring wird Sockelgips gefüllt und der beschliffene und isolierte Zahnkranz mit den eingeklebten Modellpins bis auf den Primärsockel abgesenkt.

Die dritte Herstellungsart für Sägeschnittmodelle besteht darin, den Abdruck auszugießen und in einem Stück direkt mit einem profilierten Sockelformer zu sockeln. Der Sockelformer aus Kunststoff bleibt für alle folgenden Arbeitsschritte mit dem Modell verbunden und dient als Fixierung für die noch zu zersägenden Modellteile.

Das *Aussägen der Modellstümpfe* erfolgt nach dem Aushärten des Sockels. Das kann mit einer Handsäge oder mit einer motrobetriebenen Modellsäge geschehen. Wichtig ist, den Sägeschnitt so anzusetzen, dass keine Unterschnitte entstehen und der Modellstumpf ohne Störungen abgehoben werden kann. Die Sägeschnitte werden absolut parallel zueinander gesetzt. Damit kann sichergestellt sein, alle Stümpfe störungsfrei abheben zu können. Nach dem Sägeschnitt werden die Stümpfe abgenommen und an der Präparationsgrenze freigeschliffen, damit der Kronenrand fehlerfrei modelliert und angearbeitet werden kann; die Kenntnis über die Präparationsgrenzform und deren Verlauf ist bei dieser Arbeit Voraussetzung.

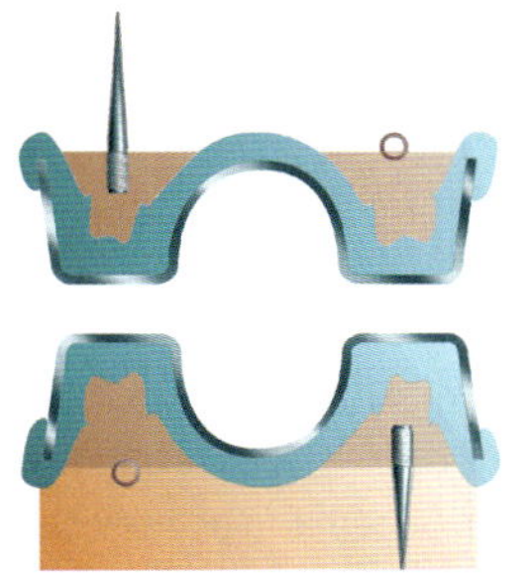

Abb. 192 - 193 Prinzip der Sägeschnittmodellherstellung:
- Die Modellpins werden mit einem Parallelhalter in der Stumpfabformung fixiert;
- der Zahnkranz wird bis etwa 5 mm oberhalb des Zervikalrandes ausgegossen und die Pins in den weichen Modellwerkstoff versenkt; in die Kieferkammbereiche werden Retentionsringe gesetzt;
- nach dem Erhärten wird der Zahnkranz isoliert und das Abformnegativ vollständig ausgegossen;
- Abziehen und Aussägen der Zahnstümpfe.

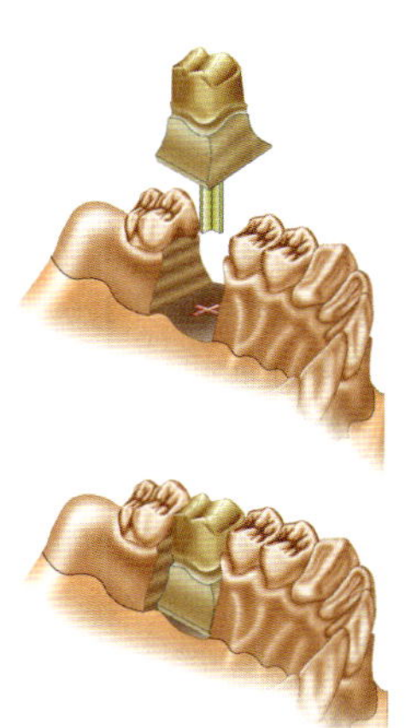

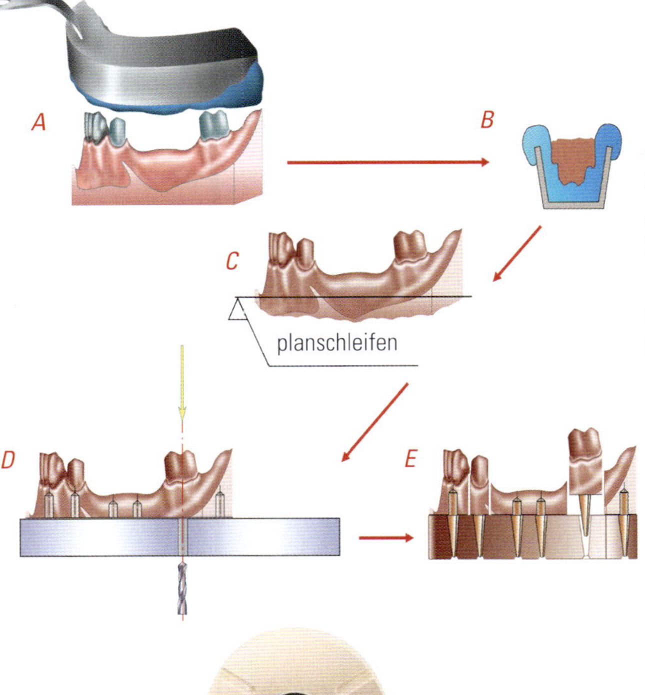

Abb. 194 - 198 Sägeschnittmodell nach dem Pindex-Verfahren erfolgt in folgenden Schritten:
A Abformung mit elastischer Abformmasse;
B mit Superhartgips bis oberhalb des Zahnfleischsaums ausgießen;
C Zahnkranz sockelwärts völlig glatt schleifen;
D auf einem Bohrständer von basal in die Zahnstümpfe und abnehmbaren Kieferkammteile Bohrlöcher versenken; Modellpins in die Löcher kleben;
E Zahnkranz isolieren und Sockel anfertigen.

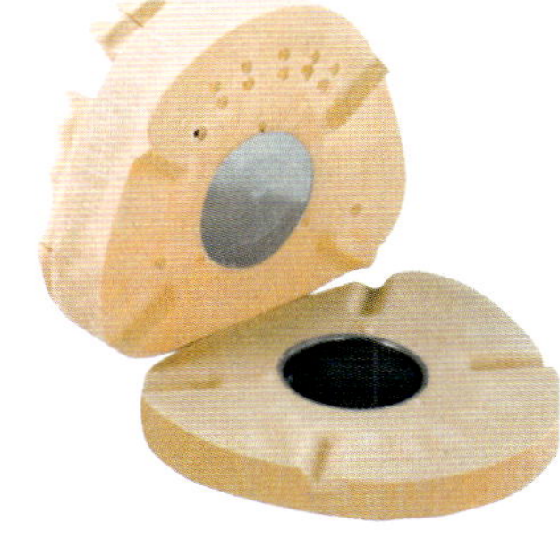

Abb. 199 - 200 Die Sockelherstellung kann mit dem Splitcast-System der Firma Heraeus/Kulzer erfolgen, indem ein zunächst hergestellter Primärsockel mit Magnettropf, Magnet und Haftplatte mit einem Gummiring ummantelt wird, um in diese Hohlform den Sockelgips zu füllen und den isolierten Zahnkranz mit den eingeklebten Modellpins bis auf den Primärsockel abzusenken.

Abbindeexpansion bei Arbeitsmodellen

Bei der Herstellung von Sägeschnittmodellen kann die unterschiedliche Expansion zwischen dem Superhartgips des Zahnkranzes und des Sockels zu Verspannungen im Arbeitsmodell führen. Dadurch verlagern sich die ausgesägten Zahnstümpfe gegenüber der Mundsituation, was sich in Passfehlern bei der fertigen Arbeit niederschlägt.
Bei *weitspannigen Gerüsten*, die mit hoher Passgenauigkeit auf einem verfälschten Modell gefertigt wurden, kommt es zu Spannungen im Mund, wodurch Keramikverblendungen abplatzen können, sowie approximale Fehlkontakte, Randspalten an den Kronenrändern oder verschobene Okklusionsverhältnisse auftreten. Bei einteiligen Arbeitsmodellen für Implantatarbeiten verlagern sich über den Kieferkammverlauf platzierte Modellimplantate um einen Betrag, der die Implementation der implantatgetragenen Konstruktion u. U. verhindert.
Die *Expansion des Modellwerkstoffes* kann erwünscht sein, um die Schrumpfung der Abformmasse auszugleichen. Die Expansionsdifferenz zwischen dem Gipssockel und dem Zahnkranz, die zu unkontrollierbaren Höhen- und Längsverschiebungen der Modellsituation führt, muss vermieden werden. Darumsoll der Einfluss der Abbindeexpansion von Gips genauer betrachtet werden. Dimensionsveränderungen infolge der linearen Gipsexpansion lassen sich an einem Modell mit hufeisenförmigem Zahnkranz von einem Zahn zum gleichnamigen Zahn der Gegenseite oder vom Modellzentrum ausgehend bemessen.
Bei einem *abzuformenden Zahnkranz* wird der Abstand (L_0) zwischen zwei gegenüberliegenden Zähnen exakt vermessen. Der ausgegossene Zahnkranz expandiert entsprechend der Expansionswerte des verwendeten Modellgipses: Jeder einzelne Zahn ist größer und der Abstand zwischen den Modellzähnen hat sich vergrößert. Wird ein Zahnkranz wie beim Pindex-System ausgegossen, basal plan geschliffen und mit Modellpins versehen, expandiert der Zahnkranz-Gips ungehindert und ohne Basisfixierung.
Wird dann ein Gipssockel angefertigt, expandiert auch dieser Gips ungehindert nur mit einer Fixierung durch die Modellpins aus dem Zahnkranz, was zu temporären Spannungen führt. Nach dem Aussägen der Modellsegmente, hebt sich die Spannung auf und die beiden Expansionsraten von Zahnkranz und Sockel summieren sich zu einer Gesamtabweichung. Setzt man die Modellsegmente in den Gipssockel zurück, lässt sich dieser expansionsbedingte Modellfehler abmessen.
Nachdem dieser *Expansionsfehler* qualifiziert ist, soll er nun quantifizieren, d. h., über die Expansionswerte der gängigen Dentalgipse ausgerechnet werden, um die absoluten Maßabweichungen z. B. zwischen den Molaren zu betrachten. Die Expansionsrate liegt beim Superhartgips zwischen 0,05 bis 0,3 % und beim Sockelgips bei ca. 0,5 % lin.; ein Zahnkranz hat eine Weite an den bezeichneten Fixpunkten von ca. 4,5 bis 5 cm. Bei 5 cm Zahnkranzweite entsteht eine Differenz von max. 0,045 cm bis 0,05 cm, also maximal 0,5 mm. Das sind ca. fünf Papierstärken.
Bei einer vierzehnteiligen Brücke würde also das Gerüst um diesen Betrag unter Spannungen gesetzt; wenn durch Kaulast weitere Spannungen auftreten, können Keramikverblendung wegplatzen. Auch wenn Zahnkranz und Sockel aus gleichem Gips hergestellt werden, lässt sich dieser *Systemfehler* nicht ausschließen; vor allem, weil die Expansion auch von den Verfahrensbedingungen abhängt wie Mischungsverhältnis, Rührzeit und Abbindebedingungen. Obwohl die Gips-Hersteller die Expansionswerte ihrer Produkte rigoros gesenkt und kalkulierbar gemacht haben, ist der Systemfehler bei konventioneller Modellherstellung niemals zu vermeiden. Zwar lässt sich bei einem einteiligen Stumpfmodell, das aus Superhartgips mit einer Expansionsrate von 0,03% hergestellt wird, der Expansionsfehler zwischen den eingezeichneten Messpunkten ganz erheblich herabsenken, aber nicht völlig vermeiden.
Daher sind praktikable Modellsysteme entwickelt worden, die mit ihren Kunststoff-Sockelplatten bzw. Kunststoffschalen die Dimensionsveränderungen zum großen Teil kompensieren.
Bei diesen *Modellsystemen* bindet der Gips auf einer biegesteifen Sockelplatte oder in einer Modellschale ab und expandiert. Während der Abbindung auf der Sockelplatte werden durch den Expansionsdruck Spannungen auftreten, während die Kunststoffschale mit expandiert; nach dem Zersägen lassen sich die Modellsegmente wieder bündig auf die Platte bzw. in die Schale setzen. Das heißt: Die einzelnen Modellsegmente (Stümpfe) sind gegenüber der Mundsituation größer, das ist sogar von Vorteil. Aber die Abstände der Stümpfe zueinander werden kompensiert und stimmen mit der Mundsituation überein.

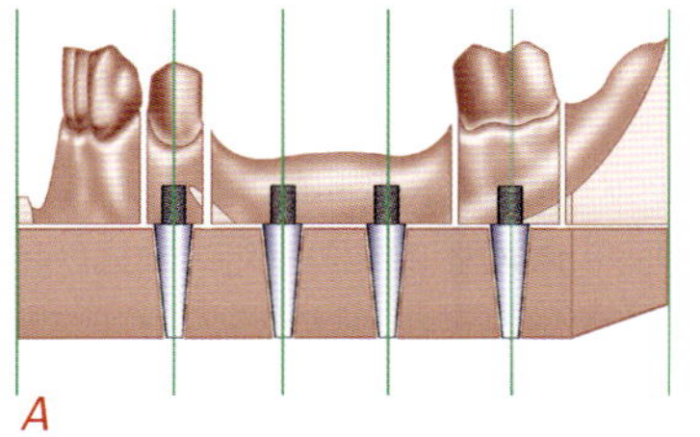

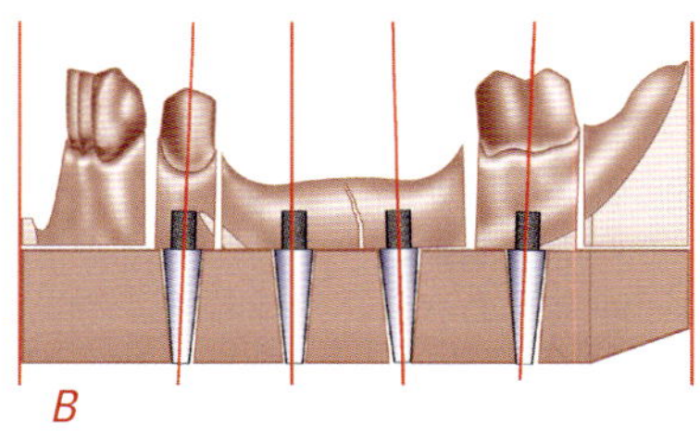

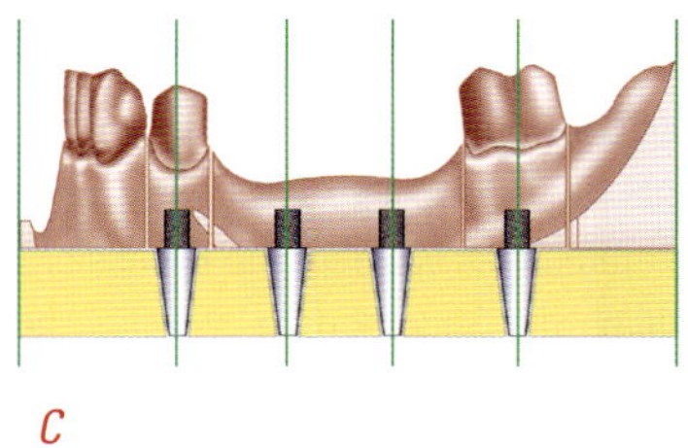

Abb. 201 - 203 Ein ideales Modell (A) zeigt die Mundsituation ohne Maßabweichungen. Bei einem realen Gipsmodell (B) kann es durch die unterschiedlichen Expansionswerte zwischen Sockel und Zahnkranz zu deutlichen Lageverschiebungen kommen. Wird ein Zahnkranz auf eine dimensionsstabile Sockelplatte (C) gesetzt, wird die Gipsexpansion kompensiert und entlädt sich in die Sägeschnitte.

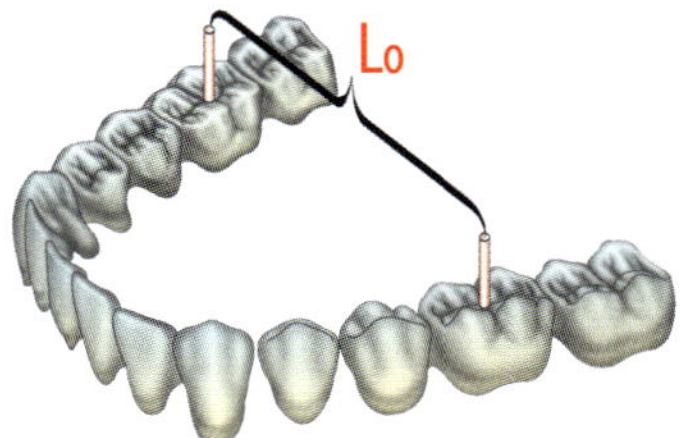

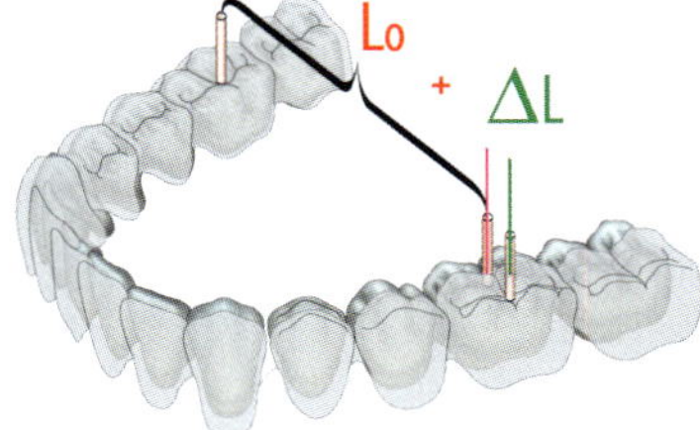

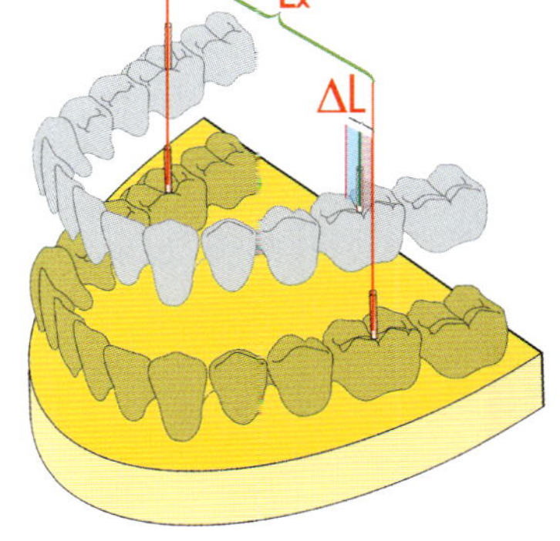

Abb. 204 - 206 Der transversale Abstand zwischen zwei Messpunkten im Zahnbogen sei Lo. Dieser Abstand wird sich durch die lineare Expansion des Gipses um einen geringen Betrag (ΔL) vergrößern; um einen ähnlichen Betrag wird sich der Abstand noch zusätzlich vergrößern durch die Expansion des Sockelgipses und es kommt zu dem Abstand Lx, der den gesamten Expansionsfehler enthält.

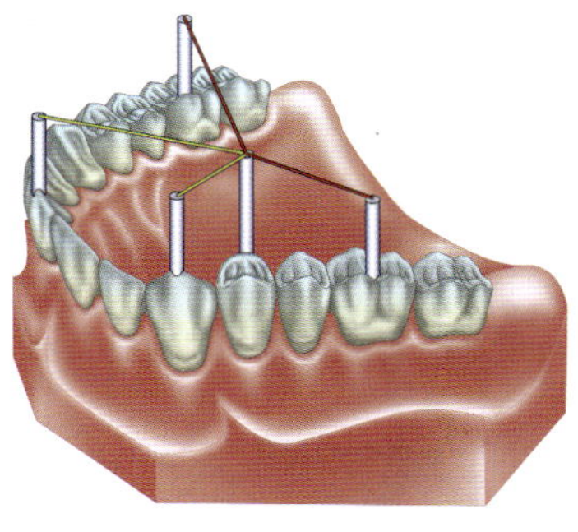

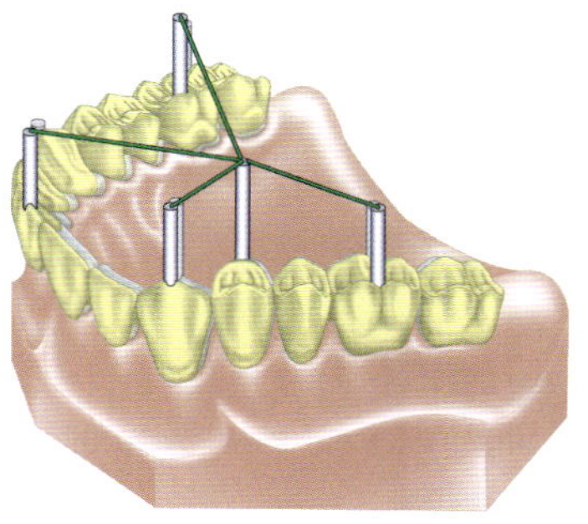

Abb. 207 - 210 Der Expansionsfehler bei einem Einstückarbeitsmodell lässt sich von einem zentralen Punkt ausgehend bemessen. Es wird deutlich, dass die Messpunkte sich in unterschiedlichen Richtungen entfernen, nicht nur in der Ebene, sondern es kommt auch zu einer räumlichen Versetzung. Von dem zentralen Messpunkt ausgehend, verlagern sich die Messpunkte an den Sechsern nicht nur in transversaler Richtung, sondern auch nach distal und okklusal. Dieser expansionsbedingte Versatz der Messpunkte kann so deutlich ausfallen, dass prothetische Bauteile nur unter großen Spannungen bzw. gar nicht eingesetzt werden können.

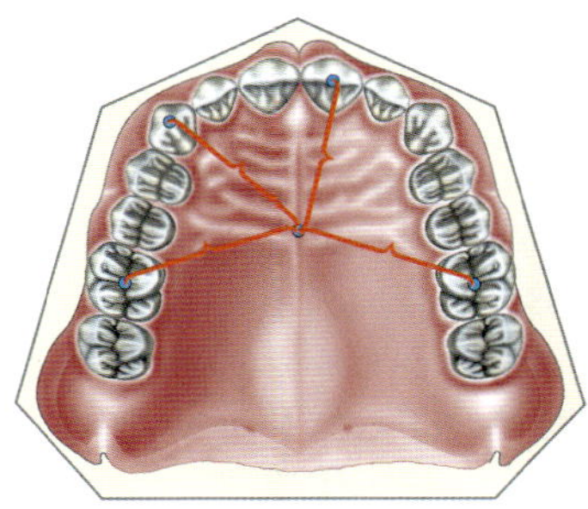

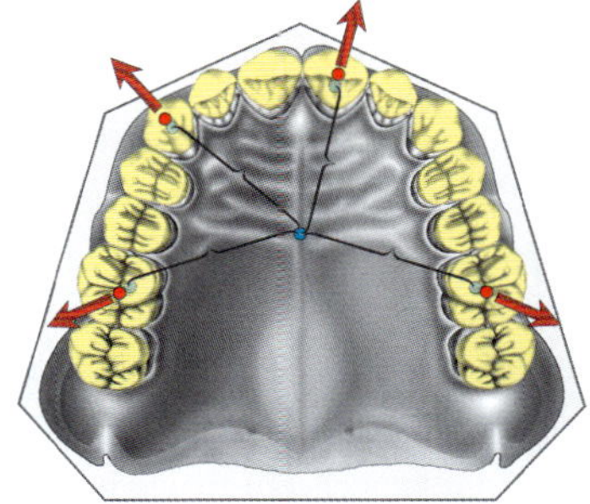

Giroform-Modellsystem

Mit dem *Giroform-Modellsystem* der Amann Girrbach AG kann die expansionsbedingte Dimensionsveränderung unterbunden werden. Die Expansionsspannungen werden durch die Sägeschnitte zwischen den Modellsegmenten wieder ausgeglichen und die räumliche Beziehung der Zahnstümpfe zueinander wieder hergestellt. Vor dem Ausgießen der Abformung werden die Positionen der Modellpins festgelegt und auf eine dimensions- und formstabile Kunststoff-Sockelplatte durch konische Bohrlöcher übertragen. In diese Löcher werden die Modellpins gesteckt, so dass deren Postion unverrückbar festgehalten wird.
Der *Zahnkranz* wird ausgegossen und die bepinnte Sockelplatte in den weichen Gipsbrei abgesenkt. Nach dem Abbinden des Gipses, wenn die Hauptexpansion einsetzt, wird die Abformung abgenommen, der Zahnkranz von der Kunststoffsockelplatte gelöst und die Modellsegmente gesägt. Damit wird erreicht, dass die Expansion auf die einzelnen Segmente beschränkt bleibt. Der Sägespalt bietet Platz für die Ausdehnung des Gipses. Die Sockelplatte hält über die Modellpins jedes einzelne Segment in seiner ursprünglichen Position.

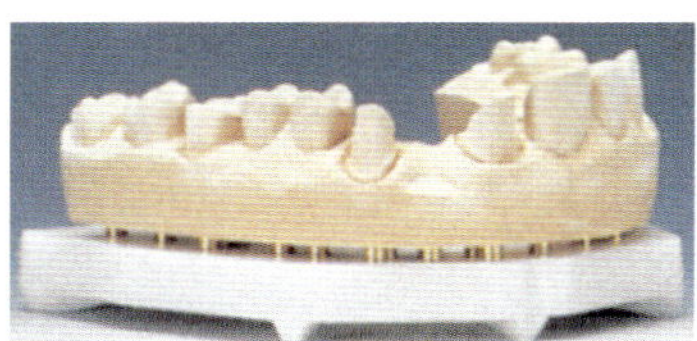

Abb. 210 In welchem Umfang sich die Gipsexpansion auswirkt, ist erkennbar durch eine Spaltbildung zwischen Sockelplatte und Zahnkranz, wenn versucht wird, den unzersägten Zahnkranz wieder in die Sockelplatte zurückzusetzen, nachdem die Gipsexpansion abgeschlossen ist.

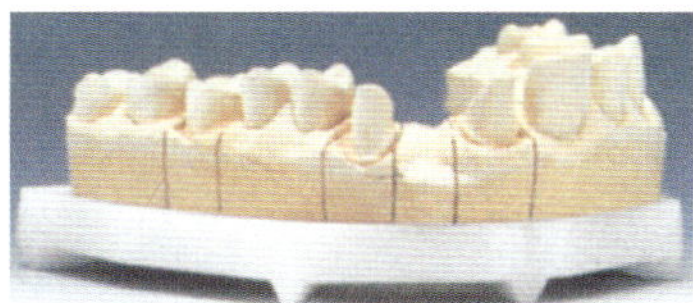

Abb. 211 Ist der Zahnkranz gesägt, lassen sich alle Segmente in ihrer ursprünglichen Lage störungsfrei auf die Sockelplatte stecken, weil die Expansion durch den Sägeschnitt ausgeglichen wird. Die Sockelplatten lassen sich auf Sekundärplatten setzen, um im Splitcast-Verfahren in den Artikulator gesetzt zu werden.

Die glatte Kunststoffsockelplatte muss bei der Modellherstellung nicht isoliert werden. Bei der Arbeit können Schmutz-partikel zwischen Stumpf und Sockelplatte geraten und der Sägestumpf verlagern; dieser Fehler ist deutlich sichtbar und kann sofort korrigiert werden. Die konischen Pins haben eine definierte Endposition und lassen sich auch im Modellverbund leicht von der Sockelplatte lösen. Arbeitsablauf des *Giroform-Modellsystems:*

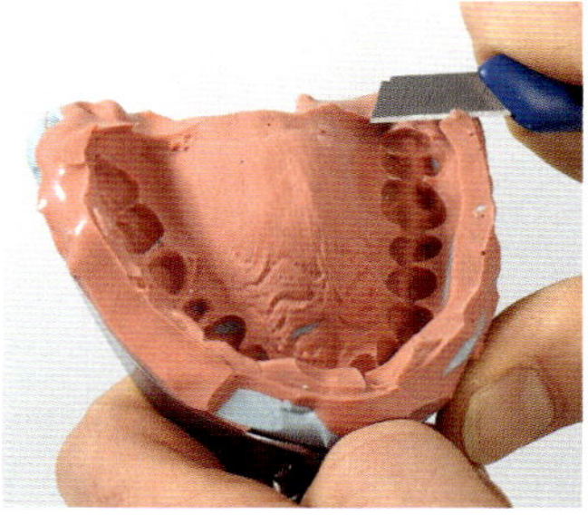

Abb. 212 Die Abformung muss gesäubert und die Ränder horizontal heruntergeschnitten werden.

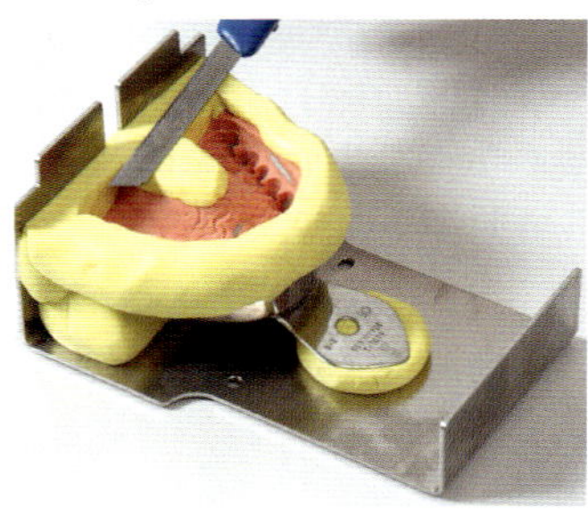

Abb. 213 Danach wird die Abformung auf dem Modellträger ausgerichtet, mit plastischem Silikon ausgeblockt und die Ränder auf eine Höhe gebracht, dass sie mit der Sockelplatte abschließen.

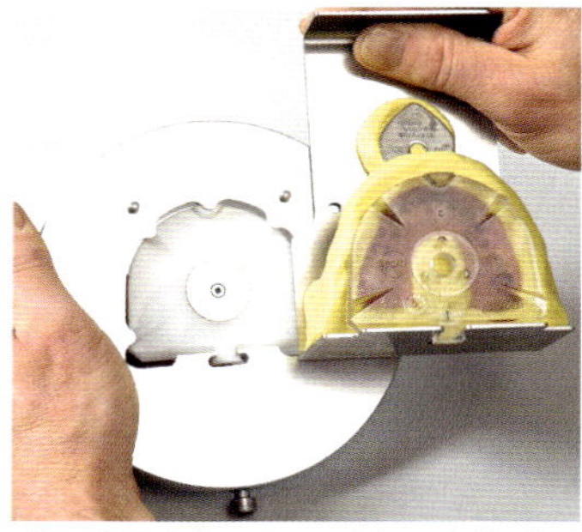

Abb. 214 Der Modellträger wird auf die Bohrplatte mit eingelegter Sockelplatte gesetzt.

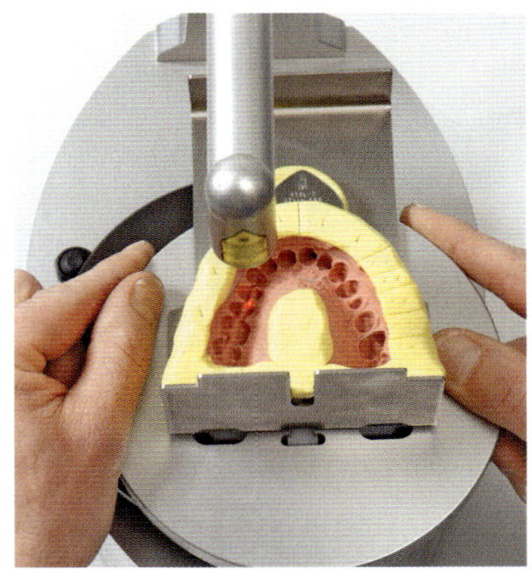

Abb. 215 Die gewünschte Pinposition wird mit einem Lichtpunkt angepeilt und die Pinlöcher in die untenliegende Sockelplatte gebohrt.

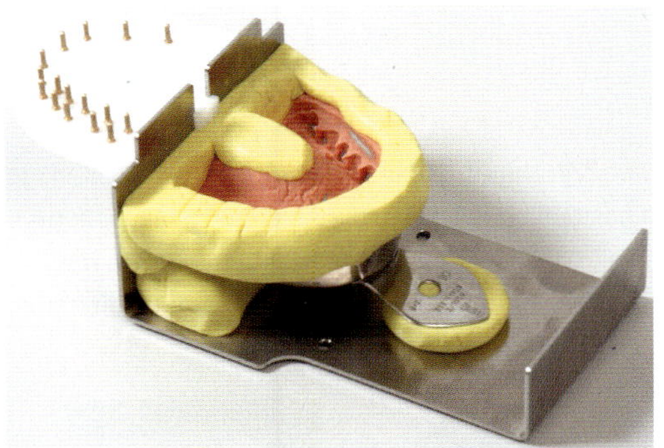

Abb. 216 Die Konuspins werden in die Bohrlöcher gesteckt.

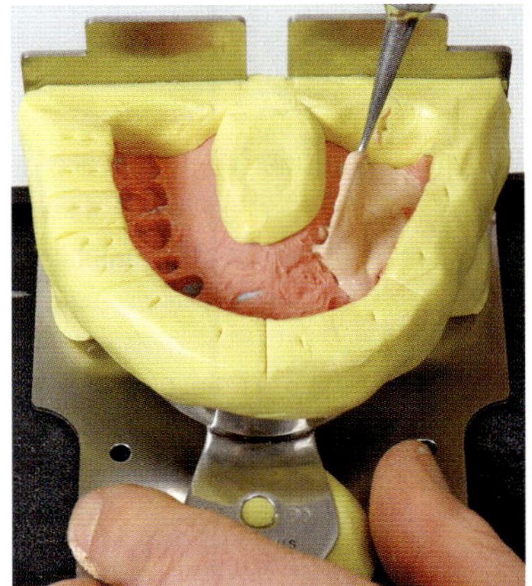

Abb. 217 Dann wird die Abformung bis zum Rand der Ausblockung ausgegossen.

Alle Abbildungen mit freundlicher Genehmigung der Firma Amann Girrbach AG

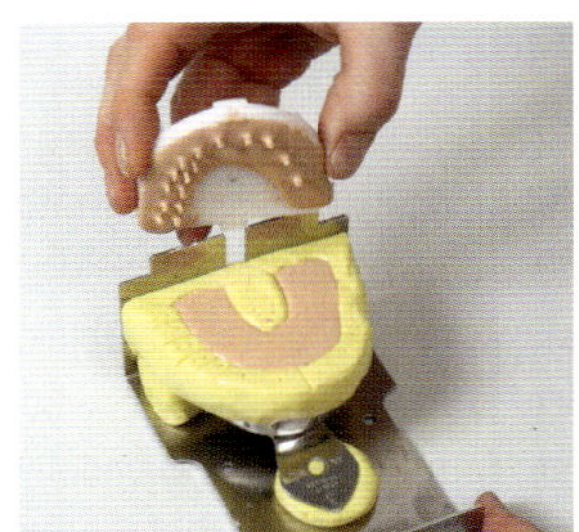

Abb. 218 Die mit Pins bestückte Sockelplatte wird in die Nut des Modellträgers gesetzt und die Pins in den weichen Gips gedrückt.

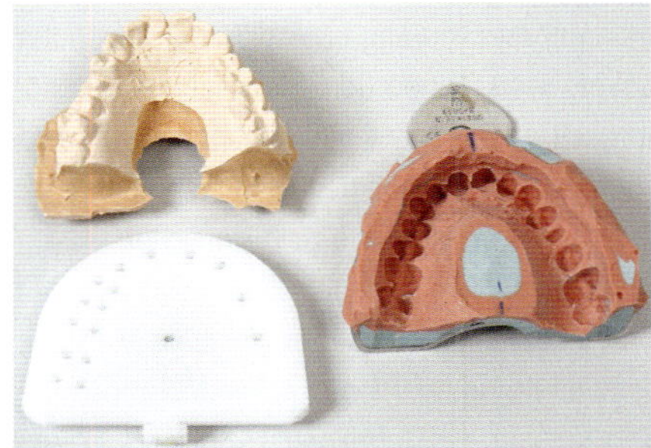

Abb. 219 Nach dem Abbinden wird die Abformung vom Modellträger genommen, der Zahnkranz zusammen mit der Sockelplatte abgezogen und der Zahnkranz wird von der Sockelplatte gelöst.

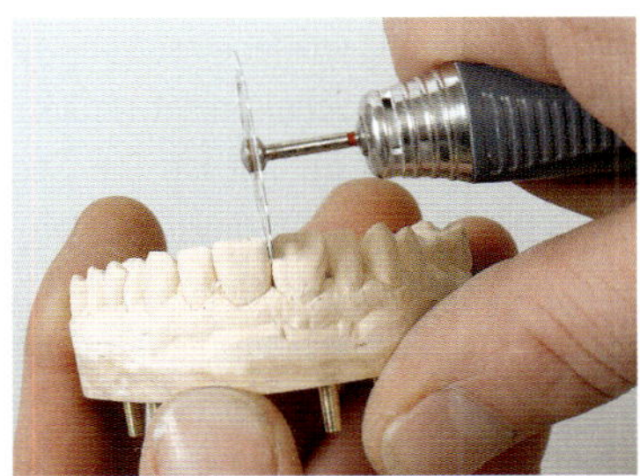

Abb. 220 - 222 Dann werden die Modellsegmente gesägt und auf die Sockelplatte zurückgesetzt. Die Stümpfe stehen nun ohne Positionsabweichung zur Mundsitutation.

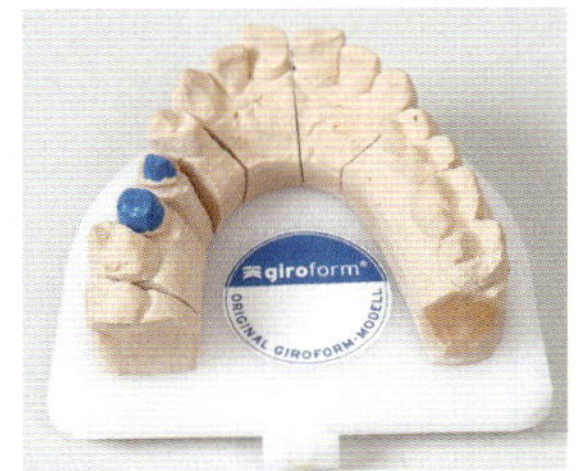

model-tray-system

Auch das model-tray-System eignet sich dazu, den Expansionsfehler bei der Modellherstellung so weit zu kompensieren, dass die Positionsabweichung der Modellstümpfe gegenüber der Mundsituation unterhalb objektiver Messmöglichkeiten liegt. Bei diesem System wird ein Sägeschnittmodell ohne Pins aus einem Vollmodell hergestellt, indem die Abformung ausgegossen und der Sockel mit einer Sockelschale geformt wird.

Die ***Sockelschale*** (model-tray-Sockler) aus Kunststoff wird in verschiedenen Größen und Ausführungen mit unterschiedlichen Befestigungselementen (Magnet- oder Stecksysteme) zur Fixierung im Artikulator angeboten. Die Sockelschale weist innen leicht konisch verlaufende und asymmetrisch angeordnete Führungsrippen auf, wodurch es möglich ist, die ausgesägten Stumpfsegmente exakt in die Schale zu setzen, ohne sie zu vertauschen.

Die ***Kunststoffschale*** aus speziellem Polycarbonat dehnt sich beim Abbinden des Gipses in gleichem Maße aus wie der Gips, weil die freiwerdende Abbindewärme eine thermische Expansion des fabrikneuen Socklers bewirkt. Es treten also keine Spannungen im Gips auf und die Abbindeexpansion verläuft störungsfrei in alle Richtungen. Das Modell ***muss*** 90 Minuten nach dem Ausgießen aus der Schale gehoben und auch gesägt werden, bevor der Gips vollständig ausgehärtet ist. Die gesägten Modellsegmente lassen sich ohne Spannung wieder einsetzen, weil sich die thermische Expansion der Schale nicht zurückstellt, also der Expansion des Gipses gefolgt ist. Die Sockelschale kann mehrmals (bis zu viermal) benutzt werden, bevor sie aus Präzisionsgründen auszutauschen ist.

Bei diesem System können Schmutz und Staubreste in der Schale die korrekte Positionierung der Modellsegmente unbemerkt behindern, daher muss besonders auf Sauberkeit der Schale und der Modellteile geachtet werden, was aber ohnehin vordringlichste Arbeitstugend sein sollte. Die Modellherstellung ist rationell und sicher. Der Arbeitsablauf der Modellherstellung beginnt damit, die Abformung zu säubern, die Sockelschale mit dem Befestigungssystem (Magnet oder Snapper-Krone) zu versehen, die Spange und den Riegel auf die Sockelschale zu spannen, Abformung und Sockelschale mit Plastiline in dem Abdruck-Basis-Regulator zu fixieren und die Abformung in einer definierten Position mit dem Sockler zu setzen.

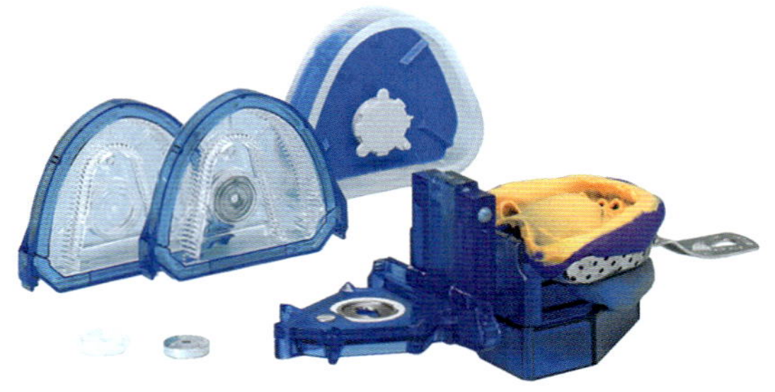

Abb. 223 Der Abdruck-Basis-Regulator mit dem Befestigungssystem wird vorbereitet.

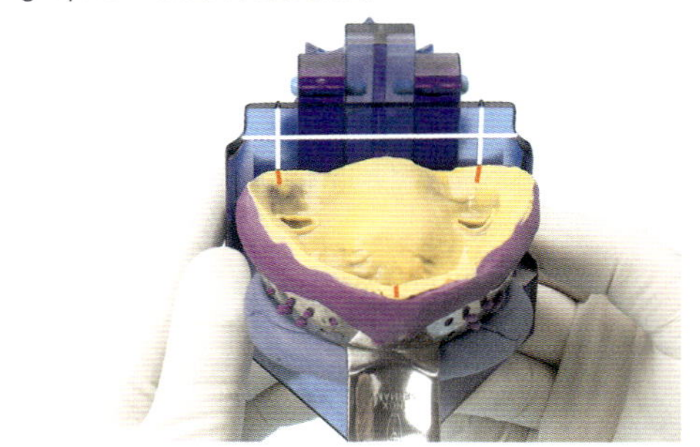

Abb. 224 Die Abformung wird im Abdruck-Basis-Regulator positioniert, nachdem die Abformungsränder horizontal soweit wie möglich zurückgeschnitten wurden. Dann wird die Abformung mittig fixiert und fehlende Abformränder mit Plastiline ausgeblockt.

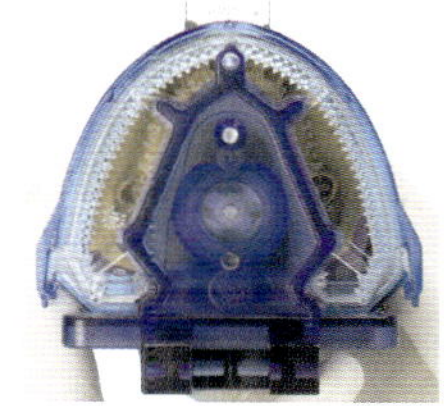

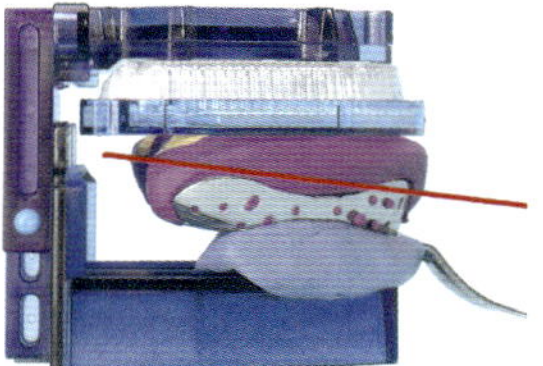

Abb. 225 Die mittige Position der Abformung zum model-tray-Sockler muss kontrolliert und die Abformung so geneigt werden, dass die Kauebene horizontal liegt.

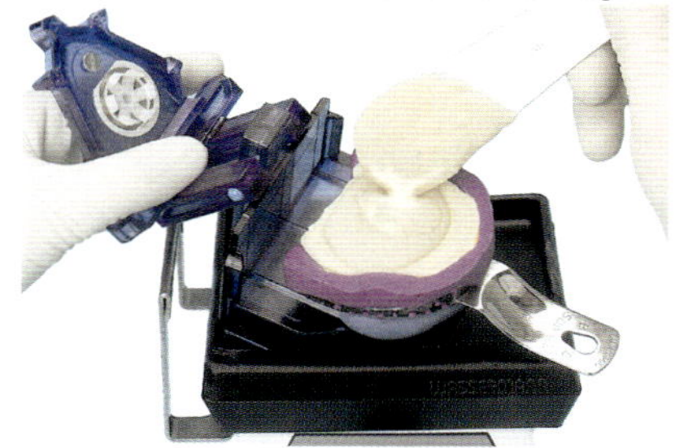

Abb. 226 Abformung und Sockler mit aufgesetzter Spange und Riegel werden in einem Arbeitsgang ausgegossen.

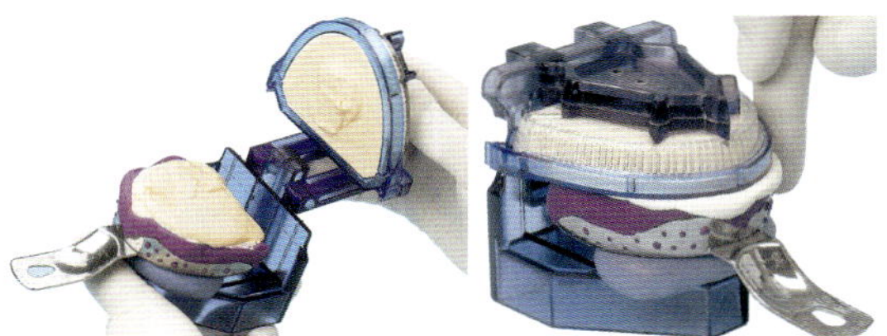

Abb. 227 Vor dem Abbinden des Gipses werden Sockel und Zahnkranz zusammengefügt und der Gipsüberschuss abgestrichen. Die Abformung liegt beim Abbinden unten, so dass der Gips in die Stümpfe sedimentieren und optimale Festigkeitswerte erreichen kann.

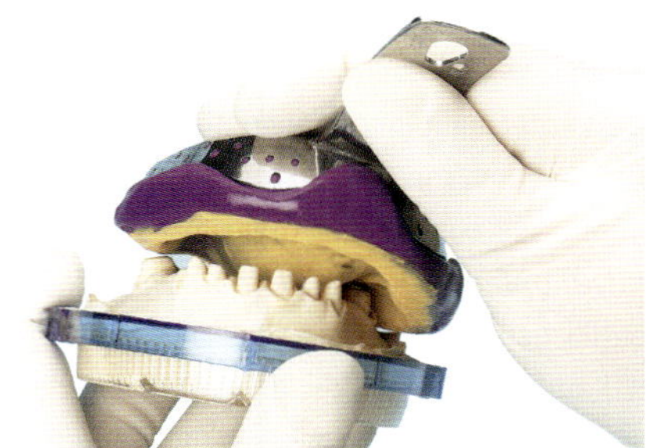

Abb. 228 Die Abformung wird nach ca. 30 Minuten vom Modell abgehoben und Gipsüberschüsse über der Spange/dem Riegel werden entfernt. Bevor das Modell aus dem Sockler genommen wird, kann es einartikuliert werden.

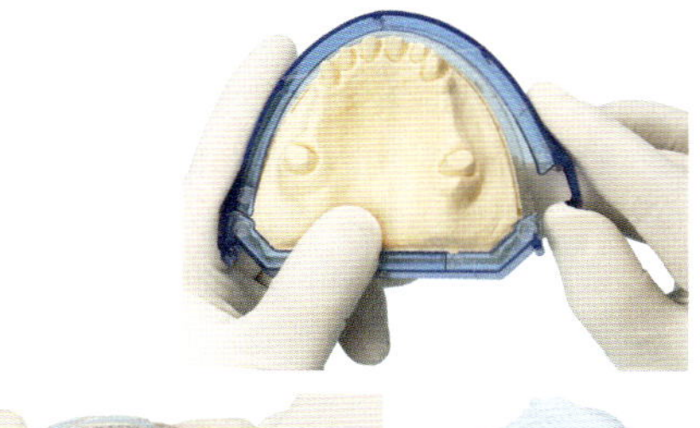

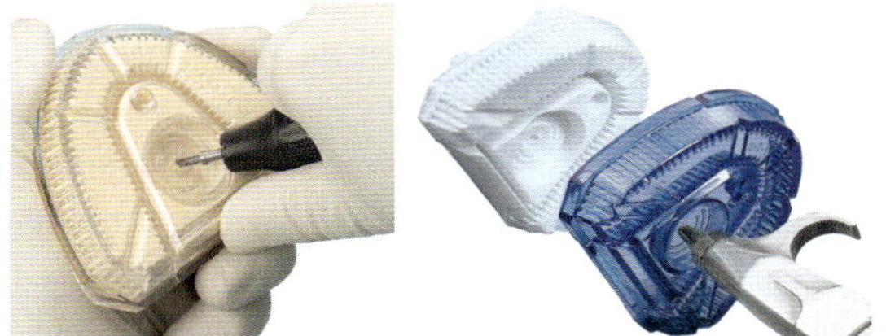

Abb. 229 Nach 90 Minuten wird das Modell aus dem Sockler entformt, indem die Spange und der Riegel vom Sockler abgenommen und im Zentrum des Bodens vom Sockler durchbohrt wird. Mit Druckluft lässt sich das Modell aus der Mulde heraustreiben.

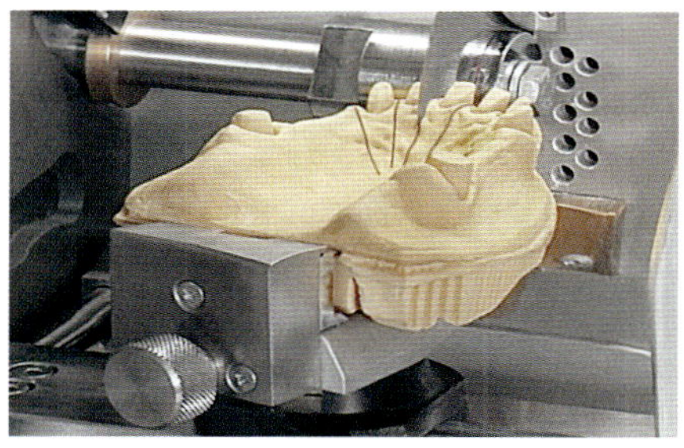

Abb. 230 Die Sägeschnitte werden mit der Modellsägemaschine von vestibulär nach lingual gesetzt, ohne dass sich die Sägeschnitte dorsal berühren oder kreuzen.

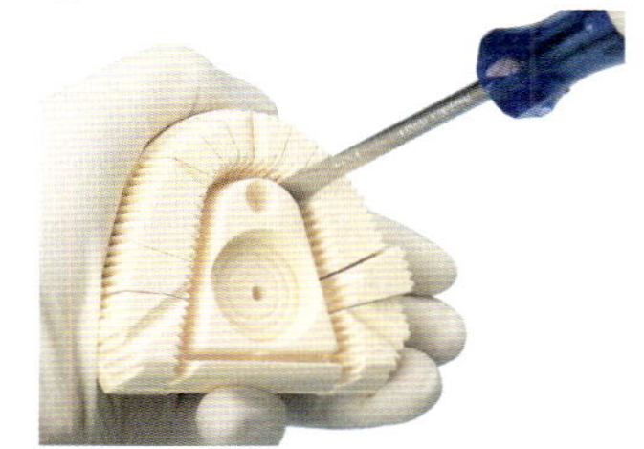

Abb. 231 Die Stumpfsegmente lassen sich mit einem Wachsmesser oder Schraubendreher an der Führungsrille der Modellunterseite herausbrechen.

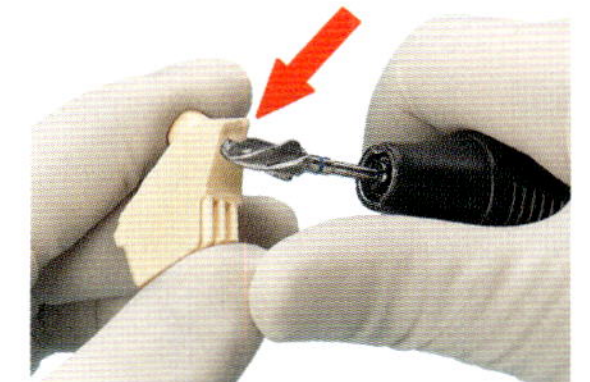

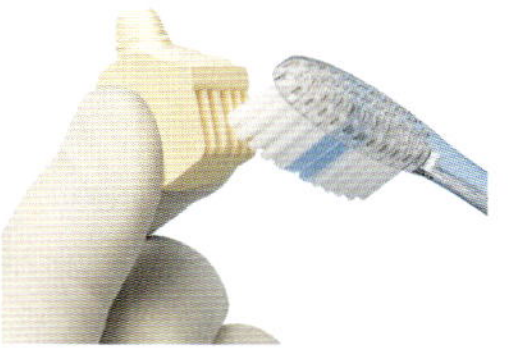

Abb. 232 Die Bruchkanten der Stumpfsegmente werden bis auf ca. 1 mm zur Gaumen- oder Lingualpartie entfernt. Gipsstaub sorgfältig vom Grundmodell, von den Stumpfsegmenten und aus der Schale entfernen!

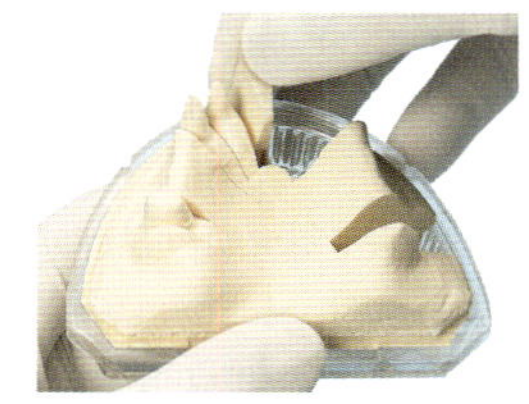

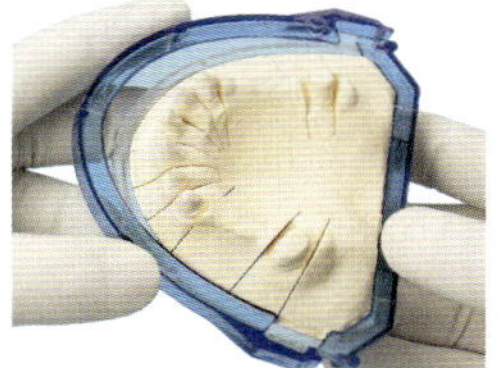

Abb. 233 Das Grundmodell muss sich störungsfrei in die Schale zurücksetzen lassen. Die Sollbruchstellen zwischen Grundmodell und Stumpfsegmenten liegen fugenlos zusammen; Spange und Riegel müssen sich leichtgängig aufschieben und verriegeln lassen.

(Alle Abbildungen mit freundlicher Genehmigung der Firma model-tray GmbH, Hamburg/www.model-tray.de)

Stumpfmodelle

Stumpfmodelle können für festsitzenden und herausnehmbaren Zahnersatz bzw. für kombinierte Arbeiten benutzt werden. Hierbei sind die präparierten Zahnstümpfe herausnehmbar, ohne dass die angrenzenden Kieferkammanteile beschädigt werden.

Die *ringgestützte Abformung* mit Sammelabformung eignet sich am besten für die Herstellung von Stumpfmodellen. Die Ringabdrücke werden aus dem Sammelabdruck genommen, wobei sicherzustellen ist, dass eine exakte Rückführung in den Abdruck möglich bleibt. Die Abformringe der Einzelzähne werden mit Klebestreifen manschettenartig verlängert und mit geeignetem superharten Modellwerkstoff (Gips, Zement, Kunststoff, Metall) ausgefüllt sowie mit einem Modellpin versehen. Nach dem Aushärten wird der Wurzelteil konisch zugeschliffen und der Ring in den Abdruck zurückgesetzt.

Bei der *Abformung* des gesamten Kiefers müssen zwei Prinzipien unterschieden werden: Entweder wird eine Über- oder Sammelabformung angefertigt, worin die Ringabdrücke enthalten sind, oder es wird eine Präzisionsabformung der präparierten Stümpfe ohne Ringe genommen. Bei der Sammelabformung sind die ausgegossenen Ringabdrücke lagerichtig zu reponieren, bei der Präzisionsabformung reponiert man die Zahnstümpfe in den entsprechenden Hohlformanteil, nachdem die Ringe abgezogen und die Stümpfe im Wurzelteil bis zur Präparationsgrenze konisch angeschliffen wurden.

Die *Wurzelstümpfe* werden fixiert und isoliert und danach wird die Abformung mit Hartgips ausgegossen. Die Stümpfe müssen sich nach dem Aushärten störungsfrei aus dem Modell herausnehmen lassen, ohne dass die marginalen Bereiche beschädigt werden und die Lagebeziehung zwischen Sulcus gingivae und Präparationsgrenze eindeutig sichtbar ist.

Es lassen sich *unterschiedliche Modellwerkstoffe* zur Herstellung von Sägeschnitt- oder Stumpfmodellen verwenden, um vor allem den Arbeitsbereich mit hinreichender mechanischer Qualität zu versehen. Die Stümpfe können aus superharten Spezialwerkstoffen bestehen, während der Modellsockel aus normalem Hartgips ausgeführt ist. Die speziellen Werkstoffe machen jedoch auch unterschiedliche Verarbeitungstechniken nötig, wovon zwei exemplarisch genannt werden sollen.

Die *Ringabdrücke* lassen sich entweder in Superhartgips, Modellzement, Kupferamalgam oder Kunststoff ausfüllen. Superhartgipse sollen im vorgeschriebenen Mischungsverhältnis mit Wasser angesetzt werden und lassen sich sicher verarbeiten.

Modellzemente aus Silikat- oder Phosphatzementen haben kein Fließvermögen und müssen in den Ringabdruck gestopft werden; sie weisen eine Langzeitschrumpfung auf und eignen sich nur für kurze Arbeitsabläufe. Zementstümpfe sind sehr glatt und hart, abriebfest und biegesteif. Kupferamalgam härtet innerhalb von 10 Stunden aus, besitzt kein Fließvermögen und muss ebenfalls gestopft werden. Die Kunststoff-Stumpfmaterialien stellen die sichersten und problemlosesten Werkstoffe dar, in der Regel enthalten die Kunststoffe als Füll- und Härtungsmaterial Metallpulver.

Die *galvanoplastische Modellherstellung* führt zu Modelloberflächen mit außergewöhnlicher Härte, Abriebfestigkeit, Kanten- und Bruchfestigkeit. In einem Elektrolytbad wird eine dünne Metallschicht auf die Abformoberfläche galvanisiert, um danach ein normales Sägeschnitt- oder Stumpfmodell herzustellen. Die Modelloberfläche ist extrem mechanisch widerstandsfähig.

Nach einer normalen *Präzisionsabformung* ohne Ringabdrücke lassen sich ebenfalls Stumpfmodelle anfertigen. Dazu wird der Zahnkranz wie für ein Sägeschnittmodell bis etwas oberhalb des Zahnfleischrandes ausgegossen und in die Stumpfbereiche Modellpins eingesetzt. Nach dem Abbinden wird der Zahnkranz entformt, die Zahnstümpfe ausgesägt und unterhalb der Präparationsgrenze auf den Modellpin zu konisch geschliffen; danach fixiert man die Zahnstümpfe in der Abformung und gießt diese nochmals aus.

Sägeschnittstümpfe lassen sich zur Herstellung eines Stumpfmodells verwenden, das zur Herstellung von „Kombi-Arbeiten", bei denen Teleskopkronen als Verankerungselemente für eine Modellgussprothese dient. Nach der Gerüsteinprobe fertigt der Zahnarzt eine Sammelabformung über die Innenteleskope an, wonach ein Modell zur Anfertigung der Außenteleskope und des Modellgussgerüstes hergestellt wird. Die Sägeschnittstümpfe der ursprünglichen Arbeitsmodelle für die Innenteleskope werden im Wurzelbereich konisch geschliffen, isoliert und in die Innenteleskope der Sammelabformung gesetzt; dann wird die Sammelabformung ausgegossen.

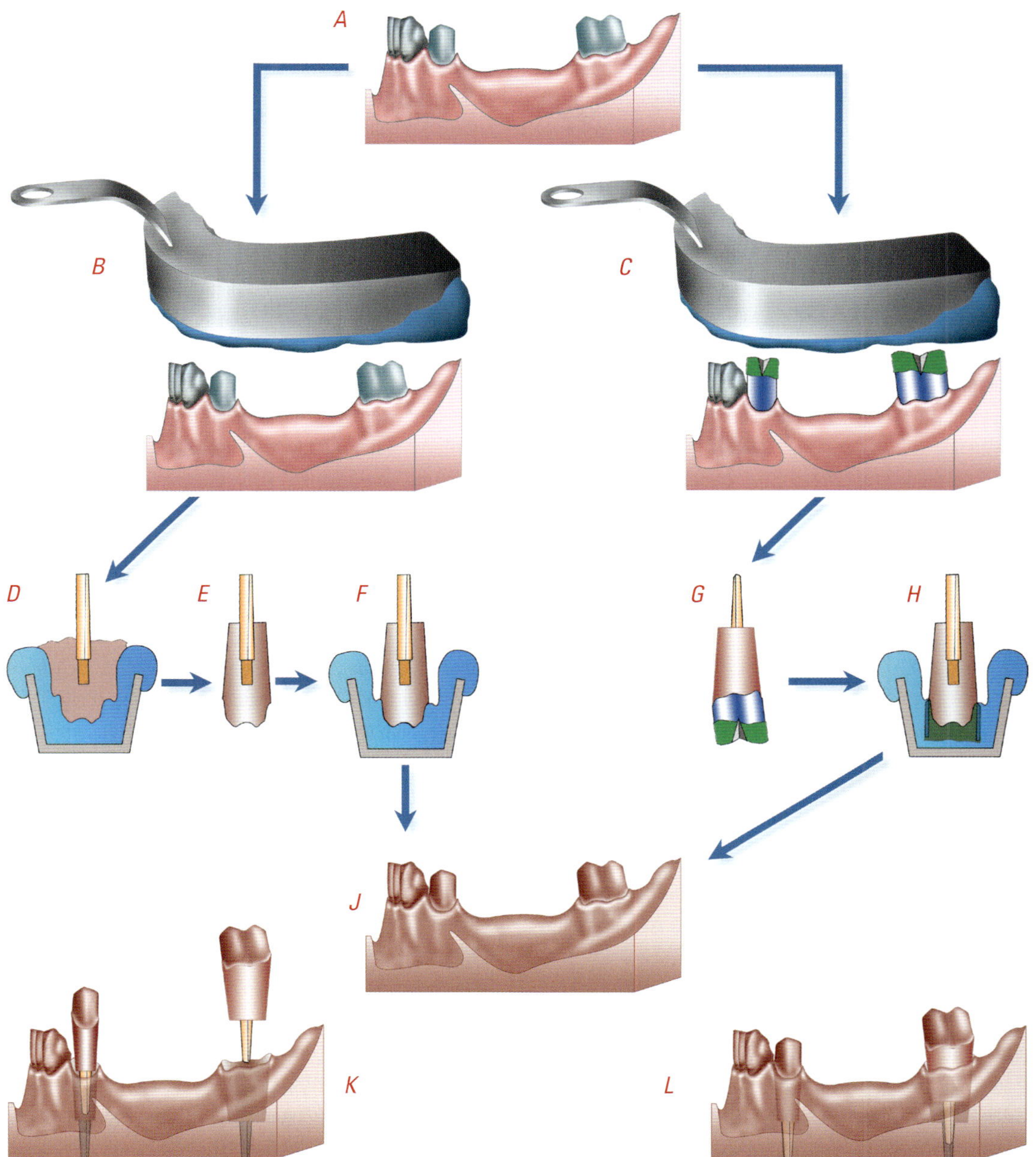

Abb. 234 - 244 Die Mundsituation (A) mit den beschliffenen Stümpfen kann durch eine Präzisionsabformung (B) oder durch eine Ringabformung (C) mit Sammelabdruck abgeformt werden. Bei der Präzisionsabformung wird der Zahnkranz ausgegossen (D), wobei die Stümpfe mit Modellpins zu versehen sind; die Stümpfe werden im Wurzelbereich konisch geschliffen (E) und in die Abformung (F) zurückgesetzt. Bei der Ringabformung wird der Zahnstumpf aus entsprechendem Stumpfmaterial hergestellt (G) und die Ringabformung zur Modellherstellung in die Abformung zurückgesetzt (H). Die Fixierung der Ringabformung ist präziser als bei der normalen Abformung. Beim fertigen Stumpfmodell (J, K, L) müssen sich die Zahnstümpfe störungsfrei aus dem Modell herausnehmen lassen; die Zahnfleischbereiche bleiben unbeschädigt.

Modellierwerkstoffe

In der Regel lassen sich durch Modellation aus plastisch formbaren Material zahntechnische Formstü-cke gestalten, von denen ein- oder zweiteilige Negativformen angefertigt werden, welche sich nach Entfernen des Modellierwerkstoffes mit dem endgültigen Werkstoff (Metall, Keramik, Kunststoff) ausfüllen lassen. Die Modellation freier Formen erfolgt mit einem Modellierwerkstoff in unterschiedlichen Temperaturbereichen, durch Schaben, Kratzen oder Schneiden bei Raumtemperatur, durch Auftragen im tropffähigen Zustand meist bei 40 - 70° oder durch Druckumformung im knetbaren, plastischen Zustand. Als Modellierwerkstoffe werden Wachse oder Modellierkunststoffe verwendet.

Wachse sind *technologisch definiert* aufgrund vergleichbarer physikalischer Eigenschaften und gleichen Werkstoffverhaltens bei unterschiedlicher chemischer Zusammensetzung. Wachse sind bei 20 °C knetbar, fest bis brüchig hart, grob- bis feinkristallin; sie sind durchscheinend bis opak, aber nicht glasartig; sie schmelzen über 40°, ohne sich zu zersetzen, oberhalb des Schmelzpunktes sind sie dünnflüssig und im festen Zustand mit leichtem Druck polierbar.

Wachse sind *in der Chemie definiert* als eine Stoffgruppe der Ester höherer, einbasischer Karbonsäuren, die auch Wachssäuren genannt werden, und höheren ein- oder zweiwertigen Alkoholen, die man auch Wachsalkohole nennt. Die Veresterung geschieht nach dem Prinzip Wachssäure und Wachsalkohol verestern zu Wachsester und Wasser:

$$R\text{–}COOH + R\text{–}OH \Rightarrow R\text{–}COOR + H_2O$$

Als Beispiele der Wachssäuren und Wachsalkohole mögen gelten: Palmitinsäure ($C_{15}H_{31}COOH$), Cerotinsäure ($C_{15}H_{51}COOH$), Cetylalkohol ($C_{16}H_{33}OH$), Cerylalkohol ($C_{26}H_{53}OH$) und Myrizilalkohol ($C_{31}H_{63}OH$).

In der *Zahntechnik* und in der *Industrie* werden den Wachsen auch jene Substanzgemische zugerechnet, die ein ähnliches Werkstoffverhalten zeigen wie Bienenwachs. Die Verarbeitungstemperatur aller Wachse liegt beiderseits des gummielastischen Bereiches. Bei den niedrigen Temperaturen kann Wachs hart und fest sein und einen feinkristallinen Aufbau zeigen.

Die verschiedenen Wachse, die der technologischen Definition entsprechen, werden nach ihrer Herkunft eingeteilt in Naturwachse (tierische, pflanzliche, mineralische oder fossile) und synthetische Wachse.

Dentalwachse werden aus verschiedenen Wachsarten und Zusatzstoffen zusammengestellt und in ihren Eigenschaften auf den Anwendungsbereich angepasst. Die verschiedenen Wachsarten lassen sich zu Gemischen kombinieren, bei denen die Eigenschaften wie Geschmeidigkeit, Plastizität, Polierbarkeit, Haftung und Schmelzbereich variieren. Durch den hauptsächlichen Einsatz von synthetischen Wachsen und Naturwachsen von großer Reinheit können die Dentalwachse in gleichbleibender Qualität angeboten werden. Entsprechend der Anwendungsgebiete unterscheidet man Modellier-, Guss-, Biss- und Klebewachs mit den jeweilig unterschiedlichen physikalischen Eigenschaften.

Modellierkunststoffe sind selbstpolymerisierende (Autopolymerisate) und lichthärtende Kunststoffe, die im plastischen Zustand mit dem Pinsel oder im tropffähigen Zustand aufgetragen und dann schabend nachgearbeitet werden können. Modellierkunststoffe haben ein hohes Stehvermögen bei der Modellation und eine sehr geringe Polymerisationsschrumpfung, die sich zudem beim Modellieren durch schichtweises Auftragen ausgleichen lässt, sie bieten im ausgehärteten Zustand eine hohe mechanische Festigkeit, sehr gute Form- und Oberflächengenauigkeit und lassen sich rückstandslos aus der Muffel austreiben.

Modellierkunststoffe werden angewendet bei der Modellation von direkten oder indirekten Füllungen oder telekopierenden Außenkronen, wo eine verformungsfreie Standfestigkeit vom Abheben des Modells bis zum Einbetten verlangt wird. Modellierwachse, wie auch thermoplastische Materialien (Tiefziehfolien), zeigen temperaturabhängige Verarbeitungsspannungen, die zum Verziehen des Formstückes führen können. Daher bieten Modellierkunststoffe eine wichtige Alternative zu Wachs.

Lichthärtende Modellierkunststoffe sind gefüllte Methacrylsäureester mit geringster Polymerisationsschrumpfung, wie z. B. das Palavit-GLC der Firma Heraeus/Kulzer. Das *PMMA-Autopolymerisat* Pattern-Resin-GC der Industrial Corps, Japan ist ein dünnfließendes, aber standfestes Material, das sich mit einem Pinsel dünnflächig auftragen lässt, zu einer einheitlichen dünnen Schicht zusammenfließt und aushärtet.

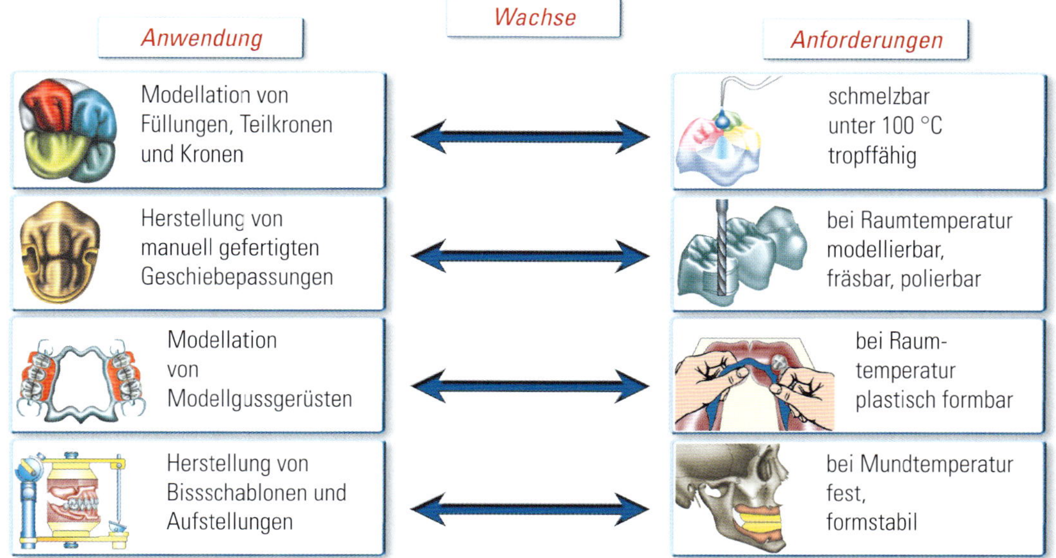

Abb. 245 Bestimmte Wachse sollen bei Raumtemperatur oder wenig oberhalb der Mundtemperatur fest und modellierfähig sein, während andere Wachse bei Raumtemperatur plastisch formbar bleiben müssen.

Sicherheitshinweise zur Wachsverarbeitung

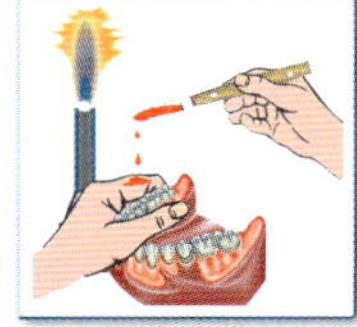

Verarbeitungstemperaturen von Wachs liegen zwischen 70 bis über 100 °C, es kommt zu Verbrennungen dritten Grades, wenn heißes Wachs auf die Haut tropft. Die betroffenen Stellen sind mit viel Wasser zu kühlen. Eingebrannte Spritzer nicht entfernen, sondern durch Brandsalbe aufweichen und ablösen! Infektionen sind nicht zu befürchten, weil heißes Wachs sterilisiert.

Wird Wachs über 200 °C erhitzt, können durch chemische Veränderungen gesundheitsschädigende Crackprodukte auftreten, außerdem kann Wachs sich bei diesen Temperaturen entzünden. Dämpfe und Rauch dürfen nicht eingeatmet werden, es kommt zur Reizung der Atemwege. Beim Austreiben des Wachses aus der Gussform ist für gute Be- und Entlüftung sorgen.

Brennendes Wachs nicht mit Wasser löschen!
Durch die spontane Verdampfung des Wassers kommt es zu gefährlichen Spritzern der Wachsmasse. Um brennendes Wachs zu löschen, die Sauerstoffzufuhr unterbinden durch Abdecken des Gefäßes.

Abb. 246 Bei sachgerechter Verarbeitung sind Wachse ungefährlich. Wachse sollen nur auf die notwendige Arbeitstemperatur (Tropfpunkt) erhitzt werden. Dazu eignet sich am besten ein temperaturreguliertes elektrisches Wachsmesser. Wachse sind im festen Zustand nicht gesundheitsgefährlich, auch das Verschlucken ist im Allgemeinen unbedenklich, aber bei Beschwerden sollte ein Arzt konsultiert werden.

Wachse und Harze

Die in der Zahntechnik verwendeten Wachse sind Gemische aus chemisch verschiedenen Rohwachsarten, die sich in Naturwachse, modifizierte Naturwachse, teilsynthetische und synthetische Wachse einteilen lassen. Naturwachse sind in der Natur weit verbreitet und kommen als fossile (mineralische) und nicht fossile (rezente) Wachse vor. *Mineralische Naturwachse* sind Derivate des Erdöls, wie das mikrokristalline Erdölwachs, die Paraffine, das Erd- und das Montanwachs. Die Erdwachse sind reine, neutrale und feste Kohlenwasserstoffwachse von weißer Farbe; sie bestehen aus Paraffinen mit grob–kristalliner Struktur. *Montanwachs* wird aus Bitumen der Braunkohle gewonnen; es ist spröde, aber schabfähig und gilt als fossiles Pflanzenwachs; es besteht aus Gemischen von Wachssubstanzen, Harzbestandteilen und geringen Mengen von Kohlenwasserstoffen. Als eines der härtesten Naturwachse ist es Bestandteil des Sommer-Modellierwachses und der Gusswachse.

Rezente Naturwachse sind nicht fossile Wachse, die als tierische und pflanzliche Wachse vorkommen. Zu den pflanzlichen Wachsen gehören das Carnaubawachs, das höchstschmelzende natürliche Hartwachs, das Japanwachs mit ähnlichen Eigenschaften wie Bienenwachs sowie das Candellilawachs, ein hartes Wachs mit guter Glanzwirkung. Zu den tierischen Wachsen gehören das Bienenwachs mit honigartigem Geruch, das Walrat aus den Stirnbeinhöhlen des Pottwals, das Wollwachs aus den Abwässern der Wollwäschereien und das Schellackwachs, ein sehr hartes, sprödes, rotbraunes Wachs.

Die *modifizierten Naturwachse* werden aus Destillationsrückständen der Schmierölverarbeitung bzw. in der Erdölindustrie durch Raffination gewonnen. Man unterscheidet die Paraffine von den mikrokristallinen wachsartigen Stoffen, in Form von hellgelben plastisch-zähen oder weißen hartspröden Mikrowachsen. Die Mikrowachse haben eine mikrokristalline Struktur, besitzen eine gute Klebrigkeit und gute Flexibilität und lassen sich mit allen tierischen und pflanzlichen Wachsen homogen mischen.

Paraffinwachse haben eine makrokristalline Struktur und werden in Hart- und Weichparaffin unterschieden. Weichparaffin hat einen Schmelzbereich zwischen 42–44 °C, ist salbenförmig und gut modellierbar, Hartparaffin schmilzt zwischen 50–62 °C, ist schabbar und spröde.

Teilsynthetische Wachse werden durch Oxidation, Veresterung, Hydrierung oder Amidierung aus Naturwachsen gewonnen. *Vollsynthetische Wachse* werden durch Polymerisation, Polykondensation oder Polyaddition aus synthetischen Ausgangsstoffen gewonnen, wie z. B. das Polyethylenwachs mit hohem Tropfpunkt. Synthetische Wachse haben immer eine gleiche Zusammensetzung mit gleichbleibender Qualität und sie enthalten weniger Verunreinigungen als natürliche Wachse.

Harze sind amorphe, organische, festgewordene oder noch zähflüssige, glänzende, transparente Stoffe, die ohne festen Schmelzpunkt allmählich vom flüssigen in den festen Zustand übergehen. Man unterscheidet die pflanzlichen und tierischen Naturharze wie Kolophonium oder Schellack von den Kunstharzen, die durch Polyreaktionen gewonnen werden, wie z. B. Epoxidharze oder Phenolharze. Reine Harze sind geruch-, geschmack- und farblos, in Wasser unlöslich, jedoch in Alkohol, Äther u. a. löslich. In der Zahntechnik werden Naturharze und naturidentische Kunstharze als Zusatzstoff für Wachse verwendet, um die Klebrigkeit zu erhöhen und die Volumenkontraktion zu verringern.

Schellack ist ein dunkelrotes, natürliches Harz als Ausscheidungsprodukt der Lackschildlaus, oder es kann synthetisch hergestellt werden. Es ist sehr hart, spröde, polierfähig und schmilzt bei 100 °C. Es wird für Basisplatten, in Abdruckmassen und als Härter in Dentalwachsen verwendet. *Kopale* sind fossile, harte Harze aus Afrika, Südamerika und Australien bzw. auch weiche Absonderungen des Kopalbaums, die für Abformmassen verwendet werden. *Kolophonium* ist ein natürliches Harz, das aus Kiefern gewonnen wird. Das feste, spröde, hellgelbe bis schwarze Material beginnt bei 70 °C zu schmelzen und ist bei 130 °C flüssig. Es wird als Bestandteil von Klebewachs verwendet. *Dammarharz* ist ein hellgelbes bis durchsichtiges, schwach aromatisch riechendes Harz von südostasiatischen Bäumen.

Kunstharze sind synthetisch hergestellte, amorphe organische Substanzen, die erweich- und schmelzbar sind, sich in organischen Lösungsmitteln lösen lassen, aber in Wasser unlöslich sind. Sie werden durch Polymerisation oder Polykondensation aus niedrigmolekularen Verbindungen aufgebaut. Sie dienen als härtende und volumensteuernde Bestandteile bei Dentalwachsen.

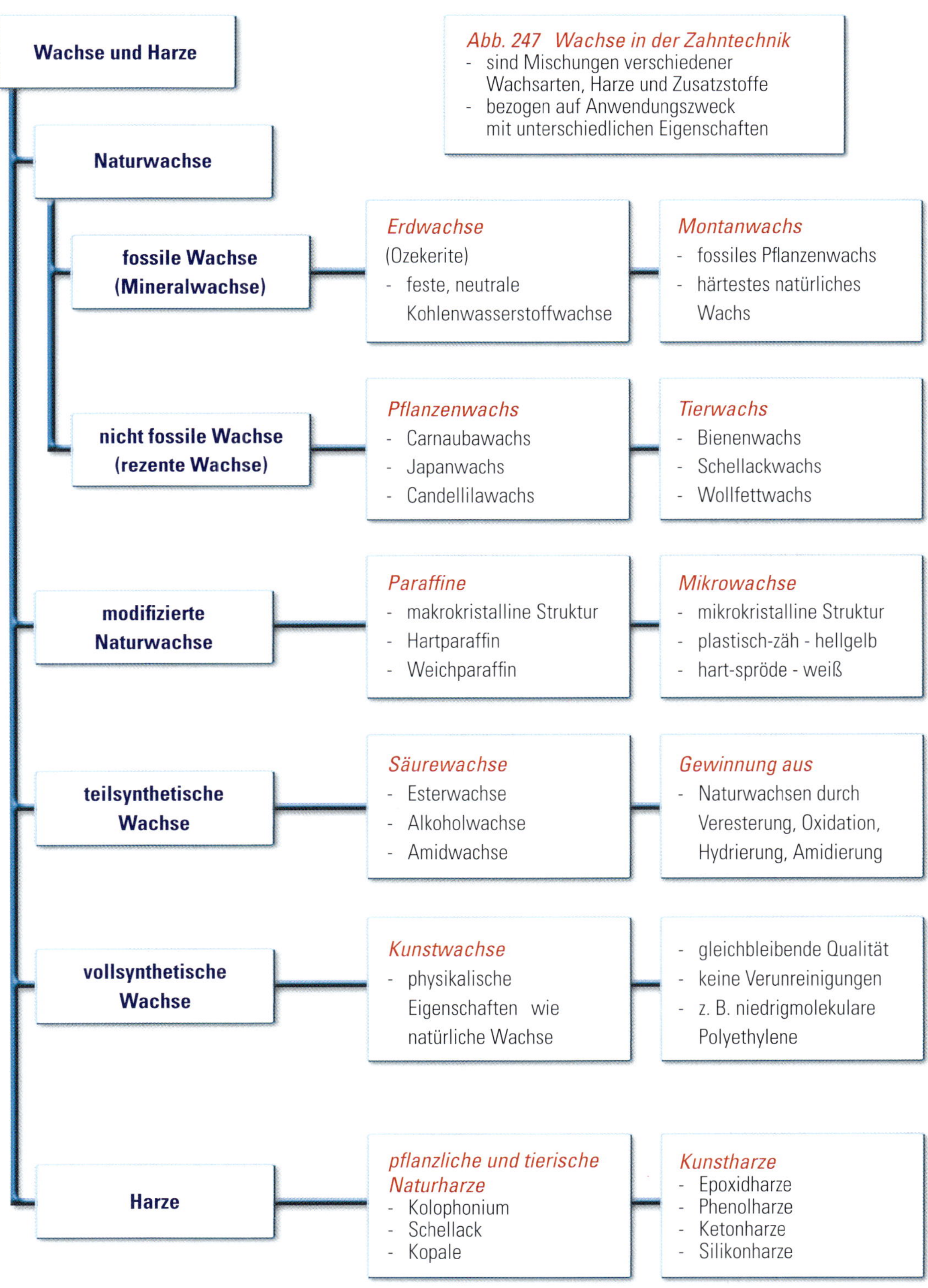

Abb. 247 Wachse in der Zahntechnik
- sind Mischungen verschiedener Wachsarten, Harze und Zusatzstoffe
- bezogen auf Anwendungszweck mit unterschiedlichen Eigenschaften

Wachsarten	Gewinnung /Eigenschaften	Anwendung
Bienenwachs		
Palmitinsäure-Myricylester $C_{15}H_{31}COOC_{31}H_{63}$ tierisches Wachs, intensiver Honiggeruch,	- durch Ausschmelzen von Honigwaben - weich, bei Raumtemperatur knetbar - gelb, geschmeidig und modellierfähig, - Schmelzbereich 63 – 65 °C; Dichte 0,96 g/cm³	Abformmasse, Bisswachs, zum Härten von Einbettmassemodellen
Wollwachs/Wollfett		
Fettsäureester und Cholesterol tierisches Wachs, unangenehmer Geruch	- Talgdrüsenausscheidung in Schafswolle - aus den Abwässern der Wollwäschereien - braun bis gelblich, salbenartig, - Schmelzbereich 36 – 45 °C	- Weichmacher in Modellierwachs - Salbengrundlage
Walrat		
Ester des Cetylalkohols mit Palmitinsäure $C_{15}H_{31}COOC_{16}H_{33}$ tierisches Wachs	- aus der Stirnbeinhöhle des Pottwals - geruchlos, weiß - salbenartig, fettartig, - Schmelzbereich: 40 – 50 °C	- Weichmacher im Dentalwachs - Salbenindustrie
Schellackwachs		
Wachsester aus Myricylalkohol mit Öl- und Palmitinsäure	- Nebenprodukt der Schellackherstellung - rotbraun, spröde, sehr hart, - im gebleichten Zustand hellgelb - Schmelzbereich 68 - 75 °C, Dichte 0,97 g/cm³	- Härter im Gusswachs - Schuhcreme
Carnaubawachs		
Ester der Carnaubasäure $C_{23}H_{47}COOH$ Cerotinsäuremyricylester pflanzliches Wachs	- Blattausscheidung der Wachspalme - geruchlos, gelb, braungrün, - hart bis spröde, polierfähig, - Schmelzbereich: 80 – 90 °C	- Härter im Gusswachs
Japanwachs		
Sumachtalg Palmitinsäure-Glycerinester pflanzliches Wachs	- Extraktionsprodukt fetthaltiger Samenkörner verschiedener Anakardiengewächse, - hartes Pflanzenfett, nicht klebrig, preiswert, - Schmelzpunkt 55 °C	- Kerzenwachs - Firnis - Bestandteil der Modellierwachse

Wachsarten	Gewinnung /Eigenschaften	Anwendung
Montanwachs		
Ester der Montansäure $C_{27}H_{55}COOH$ mineralisches Wachs	- fossiles Pflanzenwachs aus Bitumen der Braunkohle - spröde, schabfähig - Schmelzbereich: 78 – 90 °C	Bestandteil von - Modellierwachs - Sommerwachs - Gusswachs
Erdwachs		
Ozekerit, Ceresin Gemisch aus Kohlenwasserstoffen mineralisches Wachs	- rohes Erdwachs, dunkelbraun bis schwarz - sehr hart, Dichte 0,91 – 0,97 g/cm^3 Schmelzbereich 50 – 100 °C - plastisch formbar, knet- und klebbar	Bestandteil von - Modellierwachs - Gusswachs - Kunstvaseline
Paraffine		
Gemisch aus Kohlenwasserstoffen von $C_{20}H_{42}$ bis $C_{30}H_{62}$ modifizierte Naturwachse	- chemisch umgewandelte Naturprodukte durch Bleichen, Oxidieren, Verestern Weichparaffin: Schmelzbereich 42 – 44 °C Hartparaffin: Schmelzbereich 50 – 62 °C	Bestandteil der Dentalwachse - modellierfähig, standfest, fräsbar
Kolophonium		
Abietinsäure $C_{19}H_{29}COOH$ Naturharz	- natürliches Kiefernharz als Destillationsrückstand des Terpentins - hart, spröde, stark klebend, zäh - Schmelzbereich 70 – 130 °C	Bestandteil von Klebewachs, - hellgelb, rubinrot bis schwarz
Schellack		
Polyester verschiedener Hydrocarbonsäuren, Naturharz	- natürliches Harz - polierfähig, hart bis spröde - Schmelzpunkt 100 °C	- Härter für Wachs - Basisplatten - Abformmassen - rotbraun
Kopale		
Harzsäure, Dicarbonsäure, Sammelbezeichnung für fossile Harze	- fossiles Harz, auch von lebenden Bäumen - relativ hart, weich von lebenden Bäumen - Schmelzpunkt ca. 300 °C	Bestandteil von - Abformmassen - Spachtelmassen und Lacke

Dentalwachse

Als Dentalwachse werden die in der Zahntechnik verwendeten Gemische unterschiedlicher Rohwachsarten, makro- und mikrokristalliner Paraffine, Harze und Zusatzstoffe bezeichnet. Diese Kombinationswachse sind bezogen auf den Verwendungszweck unterschiedlich hart und elastisch, sie weisen verschiedene Schmelzbereiche und eine variable Fräsbarkeit oder Klebrigkeit auf.

Modellierwachse werden in der Zahntechnik universell angewendet; sie dienen zum Aufstellen von Zähnen, zum Ausmodellieren von Prothesen und auch zum Ausblocken von Modellen. Es ist ein sehr kostengünstiges Dentalwachs und besteht meist aus Paraffin und Stearin (auch Bienenwachs), Japanwachs und Füllstoffen; es ist gut ausbrühfähig, zeigt aber trotz eines mittleren Ausdehnungskoeffizienten hohe Wärmespannungen. Durch Paraffinanteile oder Bienenwachs ist es bei Raumtemperatur plastisch.

Modellierwachs ist rosa eingefärbt (roter Bolus) und hat ein glasiges Aussehen (Paraffin) bei einer niedrigen Erweichungstemperatur, der Schmelzbereich liegt bei 57 bis 63°C, der Tropfpunkt bei 63 bis 65 °C; es ist mittelhart, besitzt eine gute Plastizität, gute Haftfähigkeit, ist polierbar mit Wasser und Watte, lässt sich gut schabend und fräsend umformen. Modellierwachs ist rückstandslos verflüssigbar, zeigt eine rasche Versteifung bei mittlerem Ausdehnungskoeffizienten zwischen 25 bis 40 °C von ca. 0,8 % linear. Trotz des mittleren Ausdehnungskoeffizienten sind hohe Wärmespannungen und Verziehen möglich, wenn große Formteile hergestellt werden; ansonsten bleibt es bei Mundtemperatur formstabil. Da Modellierwachse neben den Farbstoffen auch Füllstoffe (z. B. Zinkoxid) enthalten, sind sie als Gusswachse nicht verwendbar. Beim Verbrennen von Wachsresten im Vorwärmofen können Rückstände in der Muffel verbleiben. Nach den Verarbeitungstemperaturen unterscheidet man das harte, höherschmelzende Sommerwachs und das weichere Winterwachs.

Klebewachse sind Harz-Wachs-Kombinationen mit stark klebenden Eigenschaften. Sie sind meist sehr hart und spröde und bilden scharfkantige Bruchkanten. Sie besitzen einen Schmelzbereich zwischen 70 bis 90 °C, in dem sie dann sehr dünnflüssig werden. Klebewachse müssen ausbrühfähig sein und rückstandsfrei verbrennen. Sie werden zum Fixieren von Bruchreparaturteilen oder von abgebrochen Zähnen vor der Modell- oder Vorwallherstellung benutzt; zu verlötende Teile lassen sich zur Lötmodellherstellung ebenfalls mit Klebewachs fixieren. Im Allgemeinen bestehen Klebewachse zu 80 % aus Kolophonium, Carnaubawachs und synthetischen Stoffen; wegen des hohen Schmelzbereiches kommt es zu starken Volumenänderungen.

Spezialwachse sind Materialien mit variablen Härten, Plastizitäten und Schmelzbereichen für verschiedene Anwendungszwecke, wie Biss- bzw. Bisswallwachse, Registrier-, Boxing- und Ausblockwachs.

Bisswachs ist ein gelbes oder rosa gefärbtes Wachs, das in Stangen- oder Plattenform und als vorgeformtes Bisswallwachs angeboten wird. Es ist bei 37 °C fest, um im Mund zur Herstellung einer Bissschablone zu dienen. Bisswallwachs wird als weiches, mittelhartes oder hartes Stangenwachs mit rechteckigem Querschnitt geliefert. Es ist mit Lebensmittelfarben eingefärbt und enthält Aromastoffe für einen angenehmen Geschmack (Zitrone, Erdbeer u. a.). Es wird im Wasserbad auf eine mundverträgliche Temperatur gebracht und ist dann plastisch formbar; geringfügig abgekühlt bleibt es formstabil.

Registrierwachs ist ein Spezialwachs zur Aufzeichnung bei der intraoralen Registrierung. Es ist ein mit Aluminiumpulver gefülltes Wachs, das sich als dünne Schicht auf die Registrierplatte auftragen lässt und bei Mundtemperatur formbeständig ist.

Ausblockwachs wird zur Modellvorbereitung beim Modellgussverfahren benutzt, um Kieferkämme, den unterschnittigen Grenzraum zu den Pfeilerzähnen mit Wachs abzudecken, damit z. B. Retentionsteile oder kleine Verbinder des Metallgerüstes nach dem Guss hohl liegen. Dieses Wachs, auch als Abdeck- oder Unterlegwachs bezeichnet, ist bei Raumtemperatur plastisch, ist unter Druck leicht zu adaptieren, haftet gut auf der Gipsoberfläche und lässt sich schabend umformen. Es hat einen Schmelzbereich bei ca. 50 °C, der höher liegt als der des Dubliergels. Ausblockwachse enthalten Füllstoffe und sind meist intensiv gefärbt; selbstklebende Ausblockwachse zum Verlegen eines Stufenbandes sind transparent, um es exakt entlang der Klammerführungslinie an Klammerzähnen verlegen zu können.

Boxingwachs ist ein weiches Platten- oder Stangenwachs, mit dem Abformungen vor dem Ausgießen umklebt werden können, um den Funktionsrand zu sichern oder die Sockelgröße festzulegen.

Abb. 250 **Dentalwachse**

Wachsart	Verwendung	Eigenschaften / Formen
Modellierwachse 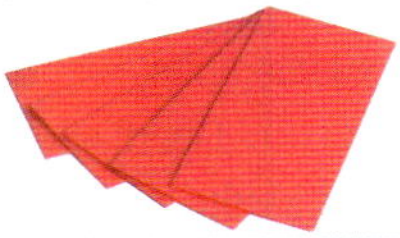	universell anwendbar zum - Aufstellen von Zähnen, - Ausmodellieren - Ausblocken Schmelzbereich bei 57 – 63 °C	Basisplattenwachs Sommerwachs => hart Winterwachs => mittelhart, - gute Plastizität, Haftfähigkeit, - polierbar, fräsbar
Gusswachse		
Typ 1 => hart 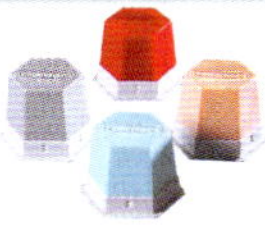	zahntechnische Verarbeitung in Perlen-, Block- und Stangenform - als Fräswachs - zur Aufwachstechnik	- hart, fest, tropfbar, fräsbar - hoher Reinheitsgrad - Verbrennungsrückstand < 1 % mittlerer Schmelzbereich zum Aufwachsen => 45 – 70 °C
Typ 2 => weich 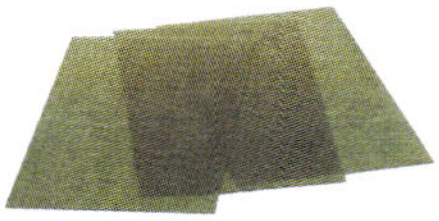	für Modellgussverfahren - haftfähig und plastisch - zäh für Tiefziehen - verarbeitbar zwischen 20 - 30 °C, auch im Mund	- Plattenwachs glatt oder genarbt - Wachsdrähte rund, oval, halbrund - Gusskanäle
vorgeformte Teile 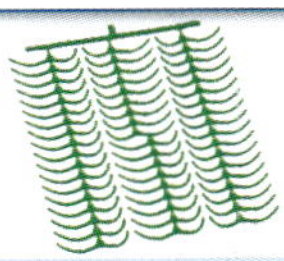	Wachsprofile: - plastisches Typ 2-Wachs - Klammerprofile - Bügelprofile - Retentionen	Halbfertigteile für Kronen- und Brücken: - hartes Typ 2–Wachs - Kronen, Brückenglieder - Gussverteiler
Klebewachse 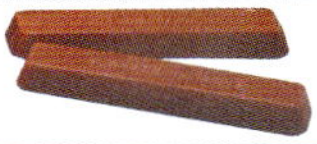	- zur Fixierung von Konstruktionsteilen Schmelzbereich bei 70 – 90 °C	Stangen und Blockform - hart oder weich - ausbrühfähig
Spezialwachse		
Bisswachs 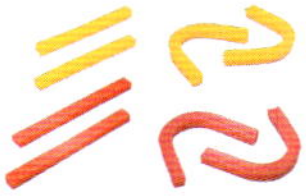	Bisswallwachs - weiche Wachsmischung speziell zur Handbissnahme - Registrierwachs zur intraoralen Bissregistrierung	Bisswallwachs in - Stangenform, vorgeformten Bisswällen oder Platten - meist mit Aromastoffen und Lebensmittelfarben
Boxingwachs	weiches plastisches Wachs - zum Einschachteln von Abformungen	- zum Abdecken - zum Ausblocken und - Abkleben von Modellen

Gusswachse

Gusswachse sind spezielle dentale Modellierwachse mit unterschiedlicher Härte und Farbe zur Herstellung von Formteilen, die nach dem Wachsausschmelzverfahren in Metall gegossen oder in Keramik gepresst werden sollen. Sie enthalten entweder eine Mischung aus Paraffin und synthetischen Wachsen oder bestehen ausschließlich aus synthetischen Wachsen.

Entsprechend der Vera rbeitungsverfahren gibt es eine Vielzahl von Gusswachsen, die in rechteckigen Platten unterschiedlicher Stärke und Oberflächenstruktur (glatt, grob- oder feingenarbt), als vorgefertigte Klammern, Bügel, Retentionsteile und Profile für das Modellgussverfahren oder in Blöcken und Dosen für die Kronen- und Brückentechnik zum Aufwachsen und Fräsen geliefert werden.

Dieser *Modellierwerkstoff* muss sich aus der Gussform rückstandslos austreiben lassen und muss einen hohen Reinheitsgrad besitzen, um nur geringste Verbrennungsrückstände (<1 %) zu hinterlassen. Einige Gusswachse für das Modellgussverfahren können spezielle Zusätze enthalten, die als Keimbildner für das Gussmetall dienen. Diese Zusätze verbleiben nach dem Wachsaustreiben in der Gussform und können die Kristallbildung der erstarrenden Schmelze fördern, um ein feinkörnigeres Gefüge zu erzeugen. Gusswachs muss einen niedrigen Erstarrungspunkt (Tropfpunkt) besitzen, damit die Abkühlungskontraktion beim Abkühlen gering bleibt. Ein niedriger Ausdehnungskoeffizient soll für geringe Dimensionsänderungen sorgen.

Die *Gusswachse* der Zahntechnik werden in zwei Typen eingeteilt. Gusswachs für die direkte Verarbeitung im Mund ist bei 37 °C Mundtemperatur fest, hat einen Flow von 1 %, jedoch ab 45 °C einen Flow von 70 bis 90 %, d.h., es ist sehr plastisch.

Gusswachs Typ 1 ist ein hartes Blockwachs für zahntechnische Verarbeitung, das beim systematischen Aufwachsen tropfförmig aufgetragen wird und dann durch Schaben, Fräsen und Schneiden weiter bearbeitet wird. Bei dieser Verarbeitung muss das Gusswachs gut fließfähig sein, um alle Präparationsdetails wiederzugeben, es darf im festen Zustand beim Schaben oder Fräsen nicht splittern oder schmieren. Typ 1-Gusswachs soll tropfbar und fräsbar und so hart sein, dass es sich beim Abheben vom Modell nicht verzieht; außerdem soll es so zugfest sein, dass es beim Abheben nicht bricht. Fräswachs ist besonders hart und hochschmelzend, damit es beim Fräsen durch die Reibungswärme nicht schmiert und eine Verarbeitung in dünner Schichtstärke möglich macht. Die Einfärbung des Typ 1-Gusswachses dient der Unterscheidung unterschiedlicher Qualitäten, der Kontrastierung zum Arbeitsmodell und der besseren Erkennbarkeit von Oberflächenstrukturen. Die Zuordnung von Farbe und Festigkeit ist uneinheitlich.

Gusswachs Typ 2 ist ein weiches Material für das Modellgussverfahren, welches in Platten, Profilen und vorgefertigten Formteilen geliefert wird. Dieses Wachs ist zwischen 20 und 30 °C sehr flexibel ohne plastisch zu sein, leicht klebrig, damit es gut auf dem Modell haftet und es verformt sich nicht beim Adaptieren auf dem Modell.

Bei *Gussformen* muss das Wachs ausgetrieben wer-den. Wenn Wachs verbrennt, entstehen CO_2-Dämpfe und je nach der Zusammensetzung des Wachses auch aggressive Säuredämpfe, die die Einbettmasse massiv schädigen können. Es gilt also, das Wachs rückstandslos aus der Gussform auszutreiben.

Die *Gussmuffel* wird nach dem Abbinden (ca. 30 bis 40 min) in einen Trockenofen gelegt und dort auf ca. 250 bis 300 °C aufgeheizt. Jetzt treibt der entstehende Wasserdampf aus der Einbettmasse das Wachs vom Gusshohlraum durch die Gusskanäle aus der Muffel heraus. Dieser Vorgang dauert in der Regel 30 bis 60 min, je nach der Muffelgröße. Die Muffel darf dabei nicht zu schnell und nicht zu hoch aufgeheizt werden, weil sonst der explosiv austretende Wasserdampf die Gussform zerreißen kann, was an dem Gussobjekt Grate und Gussfahnen entstehen lässt. Durch *langes Lagern* ausgetrocknete Gussmuffeln müssen gewässert werden. Sonst wird das Wachs nicht ausgetrieben, weil der Wasserdampf fehlt, sondern es zieht in die Einbettmasse ein, verbrennt beim späteren Erwärmen. Die Folge davon sind Verunreinigungen im Metall aus Verkohlungsrückständen und abgesplitterter, zersetzter Einbettmasse. Die Gussmuffel kann in einen Trockenschrank, versehen mit einer wassergefüllten Auffangschale, mit dem Gusstrichter nach unten gestellt werden, damit das Wachs problemlos abfließen kann. Beim Austreiben in einem Vorwärmofen muss die Gussmuffel liegen, damit die später entstehenden Verbrennungsdämpfe des ausgetriebenen Wachses nicht in die Gussform zurückziehen können und dadurch die Einbettmasse geschädigt werden kann.

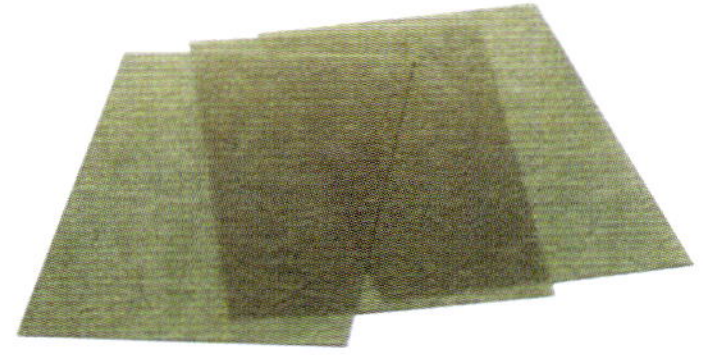

Abb. 251 Gusswachs für das Modellgussverfahren wird in Form von oberflächenstrukturierten Platten geliefert.

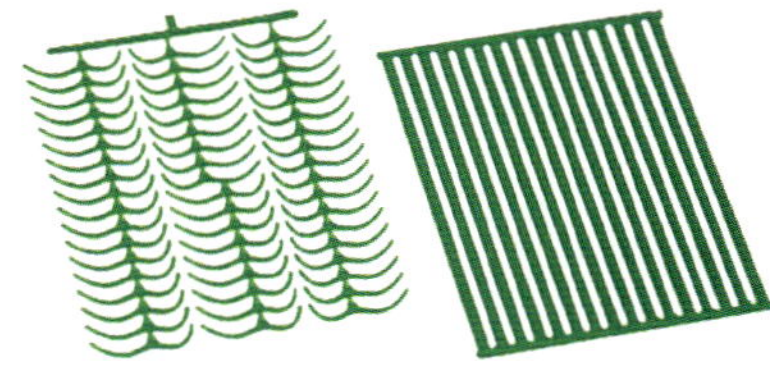

Abb. 252 Vorgeformte Profile in Form von Klammern oder Bügeln bestehen aus Typ 2-Gusswachs.

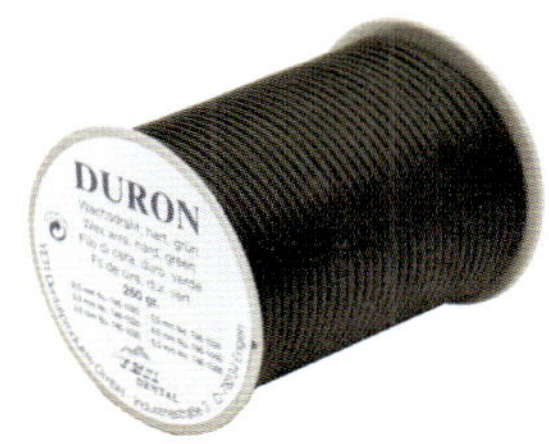

Abb. 253 Für Gusskanäle werden Gusswachsdrähte in unterschiedlichen Durchmessern geliefert.

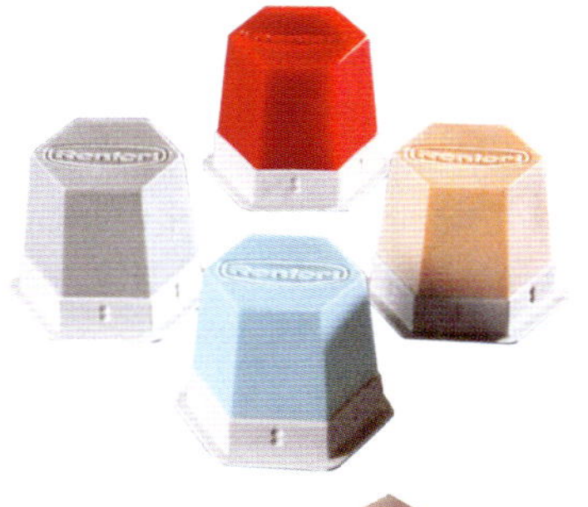

Abb. 254 Gusswachs des Typs 1 wird in unterschiedlich geformten Blöcken angeboten.

Abb. 255 Klebewachs in Stangen ist ein sehr hartes, stark klebendes thermoplastisches Material.

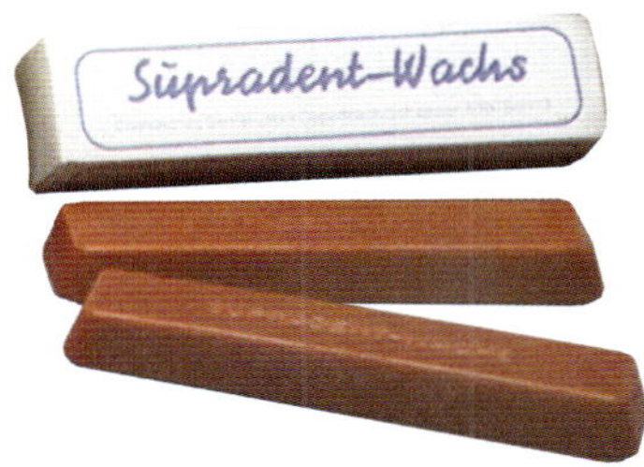

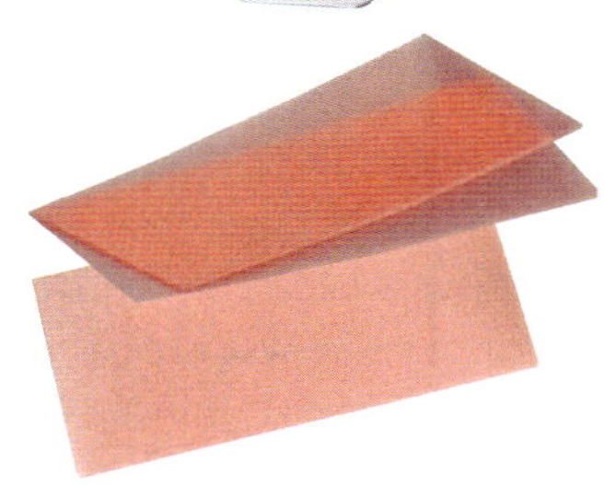

Abb. 256 Das rosa gefärbte, durchscheinende Modellierwachs ist ein universell anwendbarer Hilfswerkstoff zum Aufstellen von Zähnen oder Modellieren von Prothesenkörpern.

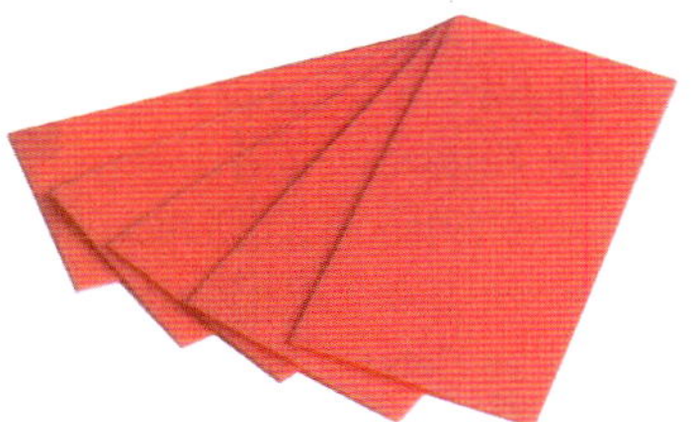

Abb. 257 Hartes Modellierwachs eignet sich als Bissplattenmaterial. Es ist bei Raumtemperatur sehr hart und biegesteif.

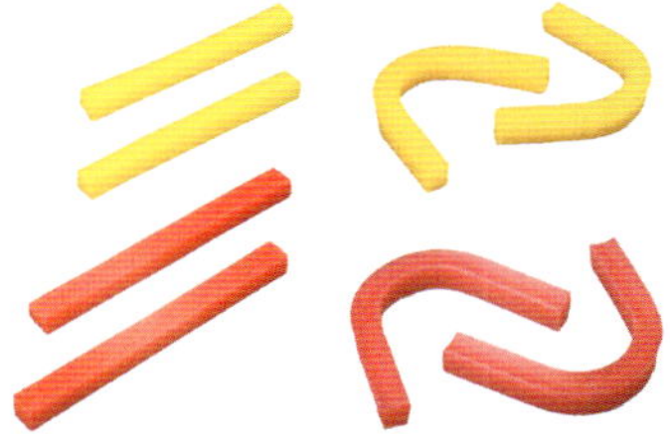

Abb. 258 Bisswallwachs ist ein unterschiedlich hartes Material für die Bissnahme im Mund des Patienten.

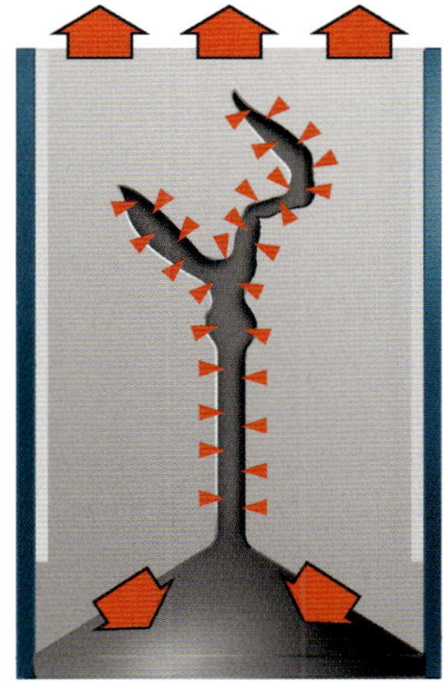

Abb. 259 Das Wachsaustreiben ist ein notwendiger Vorgang, um eine saubere Gusshohlform zum Gießen zu bekommen. Beim Erhitzen der Gussmuffel auf ca. 250 °C verflüssigt sich das Wachs und wird vom entstehenden Wasserdampf aus der Einbettmasse durch die Gusskanalöffnung ausgetrieben. Der Wasserdampf tritt nämlich durch die Einbettmassenoberfläche in den Gusshohlraum ein und wäscht auf diese Art die Gussform sauber. Eine ausgetrocknete Gussmuffel muss vor dem Wachsaustreiben gewässert sein.

Physikalische Eigenschaften von Wachs

Die physikalischen Eigenschaften von dentalen Wachsen zur Beurteilung des Gebrauchswertes betreffen die Dichte, Schmelzbarkeit, das Fließverhalten im plastischen (Flow) und flüssigen (Viskosität) Zustand, die Härte und das elasto-plastische Verhalten.

Die ***Dichte*** der Wachse liegt im festen Zustand zwischen 0,90 bis 1,00 g/cm^3 gemessen bei Raumtemperatur; bei steigender Temperatur sinkt die Dichte.

Das ***Schmelzen*** von Wachs erfolgt in einem Temperaturintervall; bei Temperatursteigerung geht das Wachs kontinuierlich mit zunehmender plastischer Verformbarkeit und ohne sich zu zersetzen in eine erst dickflüssigere, dann sehr dünnflüssige Schmelze über. Wachse haben einen Erweichungs- bzw. Schmelzbereich von 5 bis 10 °C, der bei fallenden Temperaturen zum Erstarrungsbereich wird. Anstelle eines Schmelzpunktes wird der ***Tropf- und Erstarrungspunkt*** bestimmt. Am Tropfpunkt beginnt Wachs unter seinem Eigengewicht zu tropfen; am Erstarrungspunkt bildet das Wachs eine Kristallgitterstruktur aus und geht vom flüssigen in den festen Zustand über. Zwischen Tropf- und Erstarrungspunkt liegt der plastische Bereich.

Das ***plastische Verhalten*** von Wachs im festen Zustand wird mit zylindrischen Prüfkörpern in einem temperierten Wasserbad unter 20 N axialer Belastung gemessen. Hier wird das Fließverhalten von Wachs bestimmt, das als Flow bezeichnet wird; harte Wachse fließen bei gleichen Temperaturen weniger als weiche Wachse. Die Messung des Flow kann als Ersatz für die Härtebestimmung dienen.

Die ***Härte von Wachs*** wird durch die sogenannte Nadelpenetration im Penetrometer gemessen. Eine genormte Nadel wird mit 100 g Prüflast in eine erwärmte Probe gedrückt und die Eindringtiefe gemessen. Die Messung wird durch zunehmenden Widerstand des von der Nadel zur Seite gedrückten Wachses beeinflusst. Daher kann die Nadelpenetration auch Hinweise zum Plastizitätsverhalten und zur Standfestigkeit des Wachses geben.

Das ***elasto–plastische Verhalten*** bestimmt im hohen Maße den Gebrauchswert von Wachs bei fast allen Wachsverarbeitungsverfahren der Zahntechnik. Als Plastizität bezeichnet man die Fähigkeit von Stoffen, sich unter Krafteinwirkung zu verformen; Elastizität bezeichnet die Fähigkeit eines Stoffes, nach der Krafteinwirkung seine ursprüngliche Form wieder anzunehmen. Plastische Verformungen in reiner Form kommen meist nicht vor, sondern es tritt immer eine Kombination aus plastischer und elastischer Verformung auf, eine Formveränderung geht nach der Krafteinwirkung nur teilweise wieder zurück (elastischer Anteil) und es verbleibt ein plastischer Verformungsrest.

Bei ***steigender Temperatur*** ändern sich beim Wachs neben dem Volumen und dem Aggregatzustand auch die Eigenschaften der Härte, Festigkeit, Plastizität und Elastizität. Bei sehr niedrigen Temperaturen besitzt Wachs einen teilweise kristallinen Aufbau, es ist hart und sehr spröde (glasartig) und zersplittert unter Belastung; steigt die Temperatur, dann zeigt der Wachskörper noch im fest-harten Zustand unter Belastung sowohl plastisches als auch elastisches Verhalten, er verformt sich merkbar, ohne dabei zu reißen. Bei weiterer Erwärmung innerhalb des plastischen Bereiches zeigt sich neben der Plastizität noch elastisches Verhalten.

Ein ***Wachskörper*** lässt sich unter Druck spontan bis auf ein bestimmtes Maß zusammenpressen, bei gleichbleibendem Druck verformt sich der Wachskörper noch weiter, aber langsamer. Bei nachlassendem Druck zeigt sich nun das umgekehrte Verhalten: Der Wachskörper federt spontan zurück und dann langsam immer weiter bis auf eine geringe bleibende Deformation. In einem Wachskörper verbleibt nach einer Verformung eine latente Elastizität; diese kann zwar durch Temperaturabsenkung eingefroren werden, wirkt sich aber bei späterem Erwärmen aus.

Wenn ***beim Aufstellen von Zähnen*** ein Wachswall mit darin stehenden Zähnen plastisch verformend korrigiert wird, führt das zu nachträglichen Rückstellungen und damit zum Verziehen der Aufstellung. Im Plastizitätsbereich des erwärmten Wachses werden die Moleküle gegeneinander verschoben, ohne dass sie sich voneinander trennen. Darum befinden sie sich anschließend in einem Zustand der Spannung. Bei Überschreitung der Fließgrenze wird die Bindung zwischen den Kristallen aufgehoben und es kommt zur plastischen Verformung ohne elastische Verformungsanteile und ohne elastische Rückstellung des Formkörpers. Der Ausgleich der Spannung nach elasto-plastischer Verformung ist zeit- und temperaturabhängig. Das gilt auch für die Spannungen aus der ungleichmäßigen Abkühlung, weil auch hier plastische Verformungen durch die unterschiedliche Kontraktion des Wachskörpers entstehen.

Abb. 260 Wachs wird sich unter Belastung sowohl plastisch (Flow) als auch elastisch verformen. In diesem Diagramm zeigt sich das Dimensionsverhalten des Wachses bei Belastung:

A Ursprungshöhe 100 %
B Maximale Belastung mit elastischer (1) und plastischer (2) Kompression
C Entlastung mit spontaner Rückfederung (5)
D Endzustand mit bleibender Verformung (3) und elastischer Rückfederung (4)

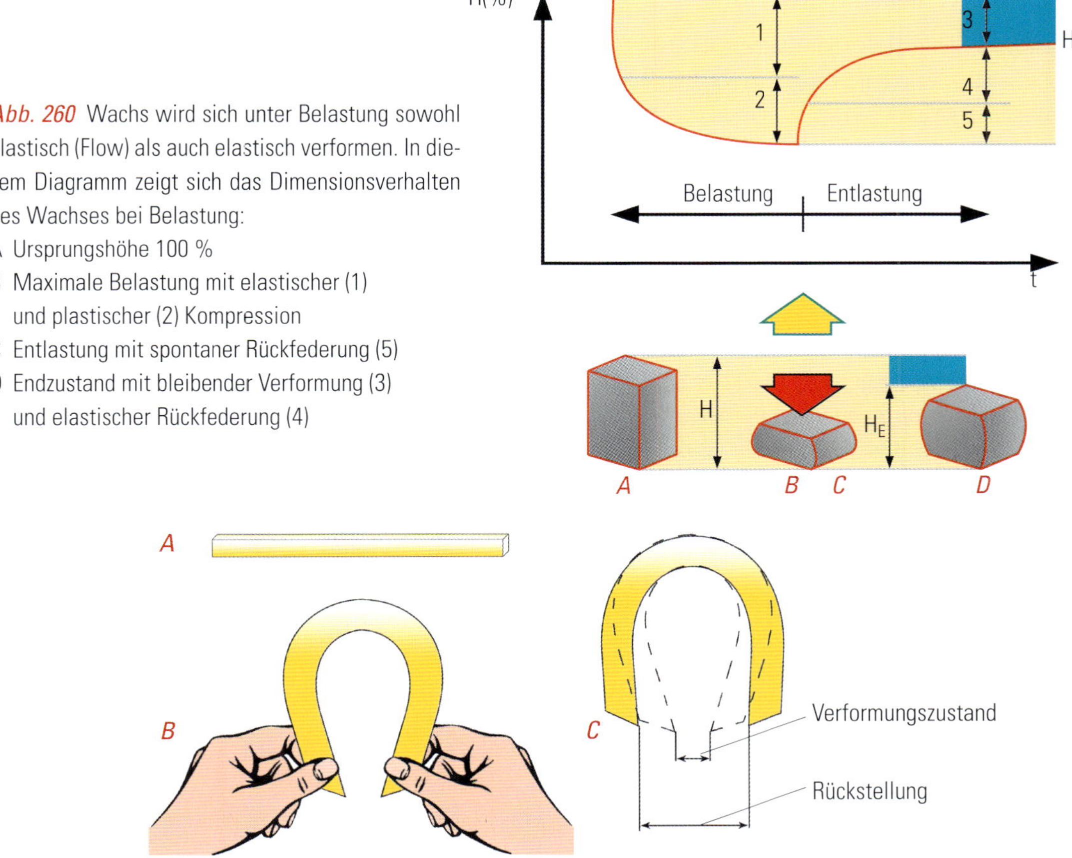

Abb. 261 Wird eine Wachsstange (A) im plastischen Zustand verformt und beim Abkühlen in dem Verformungszustand gehalten (B), dann werden Spannungen eingefroren. Nach einer Lagerung (C) von 24 h bei Raumtemperatur haben sich diese Spannungen entlastet und die Wachsstange hat sich um einen deutlichen Anteil zurückgestellt.

Name	Dichte	Härte	Schmelzbereich	Bemerkung
Carnaubawachs	0,99		83 – 86	pflanzl. Wachs; polierfähig
Candellilawachs	0,96		69	pflanzl. Wachs; klebend
Japanwachs	0,97		52 – 54	pflanzl. Wachs; zäh
Schellackwachs	0,975		68 – 75	tier. Wachs; spröde
Montanwachs	1,0		75 – 85	mineral. Wachs; spröde, fräsbar
Stearin	1,0		70	Fettprodukt; modellierfähig
Paraffin	0,91		45 – 72	Erdölprodukt; standfest,
Ozekerit	0,95		50 – 100	mineral. Wachs; knetbar, elastisch
Ceresin	0,96		60 – 80	mineral. Wachs; farblos/gelb
Bienenwachs	0,967		63 – 65	tier. Wachs; knetbar, geschmeidig
Lanettewachs	0,91		35 – 45	synthet. Wachs; salbenartig

Abb. 262 Tabelle von Wachsen und wachsähnlichen Stoffen nach abnehmender Härte geordnet

Temperaturverhalten von Wachs

Wie andere Stoffe auch zeigt Wachs eine starke temperaturabhängige Volumenänderung. Schon bei Temperaturen weit unterhalb der Erweichungstemperatur zeigen sich thermische Ausdehnungen (0,6 bis 1 %), die beim Schmelzen des Wachses auf 10 % ansteigen und bei weiterem Temperaturanstieg auf 20 bis 100 °C bei 13 bis 17 % liegen. Die lineare Ausdehnung eines Stoffes wird mit dem Ausdehungskoeffizienten α ausgedrückt und definiert die Längenänderung dieses Stoffes innerhalb einer definierten Temperaturdifferenz. Der Wärmeausdehnungskoeffizient (WAK) von Wachsen liegt zwischen 200 bis 500 · $10^{-6}/K^{-1}$.
Neben der *linearen Ausdehnung* während des Temperaturanstiegs kommt es bei Wachsen im Übergang vom festen zum flüssigen Zustand zu einer *Umwandlungsvolumenänderung*, die Expansion (Kontraktion) beim Übergang der festen Phase in die flüssige Phase und umgekehrt ist wesentlich größer als die Volumenänderungen innerhalb der Phasenzustände; anders gesagt: Die Kontraktion von flüssig verarbeiteten Wachsen ist beim Erhärten sehr groß.
Alle *kristallinen Substanzen* schmelzen durch die Auflösung ihrer Kristallstruktur. Diese Auflösung des Kristallgitters ist mit einer deutlichen Volumenänderung verbunden. Innerhalb des Schmelzbereiches oder am Schmelzpunkt kommt es zu erheblichen Expansionserscheinungen, weil in der geordneten Kristallstruktur die Atome wesentlich dichter gepackt sind als in der regellosen Bewegung des flüssigen Zustandes. Daher sollen Wachse mit einem niedrigen Erstarrungspunkt verwendet werden, um die Schrumpfung beim Abkühlen gering zu halten; auch soll Wachs bei möglichst niedriger Temperatur verarbeitet werden. Bestimmte Wachsmischungen sind mit Harzen und Zusatzstoffen kombiniert, wodurch die Umwandlungskontraktion beim Erstarren stark verringert ist.
Wenn das Wachs *beim Abkühlen* stark schrumpft, hat das massive Auswirkungen für zahntechnische Arbeiten, indem sich modellierte Wachskörper verziehen. Die Erstarrungs- und Abkühlungskontraktion verläuft in einem Wachskörper nicht gleichmäßig, wegen der außerordentlich geringen Wärmeleitfähigkeit des Wachses. Durch die ungleichmäßige Abkühlung kommt es dann natürlich zu hohen Spannungen in dem modellierten Teil und zu starken Deformationen, denn das erstarrende Wachs schrumpft und zieht die noch weichen Wachsteile nach. Hier muss man mit spezifischen Verarbeitungsmethoden die Auswirkungen der Spannungen aus temperaturabhängiger Volumenveränderung kompensieren.
Bei Wachsen mit *makrokristalliner Struktur* kommt es schon unmittelbar vor dem Erweichungsbereich zu sekundären Umformungen der Kristallstruktur. Diese im festen Zustand erfolgende Kristallumwandlung ist mit Expansionserscheinungen verbunden und lässt das Wachs weicher werden; dennoch kommt es zu inneren Spannungen in dem Wachskörper. Bei mikrokristallinen, teil- oder synthetischen Wachsen sind diese Effekte wegen der mikrokristallinen Struktur geringer. Wachsmischungen aus diesen Rohstoffen sind daher für den Einsatz in der Zahntechnik besonders gut geeignet.
Spannungen im Wachskörper entstehen auch durch Verformungen im plastischen Zustand, die beim Abkühlen zum Verziehen der Modellation führen können. Im erwärmten, plastischen Zustand können die Wachsmoleküle nicht vollständig gegeneinander bewegt werden, sondern die teilkristallinen Strukturen werden unter Spannung gebracht. Daher kommt es bei der Druckumformung von Wachskörpern immer zu inneren Spannungen, die sich erst nach längerer Zeit abbauen. Das bedeutet, eine Wachsmodellation müsste ca.15 bis 24 Stunden bei Raumtemperatur auf dem Modell entspannt werden, weil nur dann kein Verziehen beim Abheben vom Modell mehr auftritt.
Die *geringe Wärmeleitfähigkeit* von Wachs führt bei der Wachsverarbeitung im plastischen und im flüssigen Zustand immer zu Spannungen in der abkühlenden Modellation. Wie erwähnt verläuft die Abkühlung ungleichmäßig und das Objekt kann sich verziehen. Aber auch das Erwärmen des Wachskörpers verläuft immer ungleichförmig. Wird Wachs mit der Flamme erwärmt, dann schmilzt das Wachs schon an der Oberfläche, während es im Inneren noch kristallin fest ist und durch die sich ausdehnenden erwärmten Anteile unter Spannungen gerät; daher immer gleichmäßig durchwärmen. Langsames, gleichmäßiges Erwärmen auf den plastischen Bereich ist nur in einem Wasserbad möglich; ein solches Vorgehen ist nicht praktikabel. Das Abkühlen und Entspannen in einem Wasserbad ist dagegen anzuraten, wenn sichergestellt ist, dass sich die Modellation nicht vom Modell abhebt und im Wasser beim Entspannen nicht ungehindert verziehen kann.

Nach dem Modellieren zeigt das Wachs eine fettige und damit wasserabweisende Oberfläche, auf der beim Einbetten die flüssige Einbettmasse abperlt, wie Wasser auf einer sehr glatten Lackfläche. Es bilden sich dann kleine Bläschen auf der Wachsoberfläche, die von Einbettmasse umschlossen und beim Gießen mit Metall gefüllt werden; am Gussobjekt zeigen sich dann Gussperlen.
Vor dem Einbetten muss das Wachsobjekt daher mit einem sogenannten Netzmittel behandelt werden. Netzmittel bestehen aus Tensiden und Alkohol, meist Spiritus; wobei die Tenside die Oberflächenspannung von Wasser und anderen Flüssigkeiten herabsetzen. Das Netzmittel wird vor dem Einbetten auf das Wachsobjekt gesprüht bzw. mit dem Pinsel aufgetragen und danach wieder abgeblasen. Die fettigen Anteile werden durch den Alkohol gelöst und abgeblasen; die Wachsoberfläche wird fettfrei, so dass die flüssige Einbettmasse die Wachsobjektoberfläche gleichmäßig benetzen und sich ganz dicht ohne Zwischenschicht anschmiegen kann.
Der Alkoholanteil kann dem Wachsobjekt beim Verdunsten Wärmeenergie entziehen, es kommt zu einem Temperaturschock und zum Verziehen des Objektes. Daher kann eine andere Methode die Ausbildung von Gussperlen vermeiden helfen. Hierbei wird die Gussmuffel zum Abbinden der Einbettmasse in den Drucktopf bei 5 bis 6 bar gestellt; dadurch verringert sich das Volumen der Perlen auf der Wachsoberfläche so sehr, dass sie beim Gießen nicht mit ausfließen können.

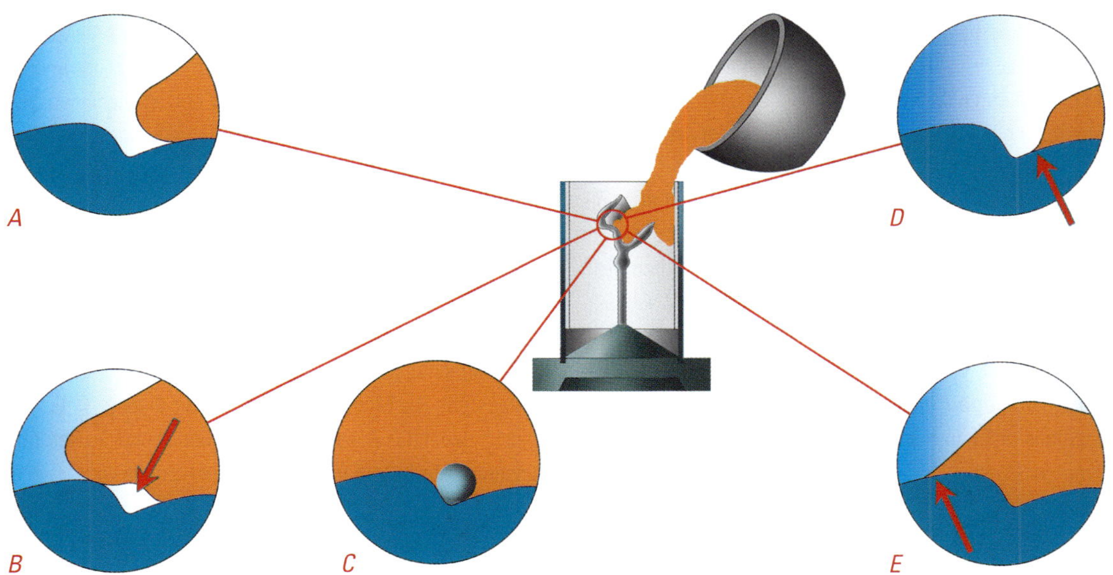

Abb. 263 Zum Einbetten muss das Wachsobjekt mit einem Netzmittel entspannt werden, denn auf nicht entspannten Oberflächen perlt die flüssige Einbettmasse ab, während entspannte Wachsoberflächen sich von der Einbettmasse benetzen lassen, d. h., die Einbettmasse schmiegt sich eng um das Wachsobjekt.
A) Die Einbettmassefront fließt mit hoher Oberflächenspannung über die Wachsoberfläche und
B) schließt dabei Luftbläschen oder Wasserperlen ein;
C) die eingeschlosse Blase verbleibt in der erstarrenden Einbettmasse und wird beim Guss mit Metall ausfließen.
D) Auf der mit einem Netzmittel entspannten Oberfläche benetzt die Einbettmasse das Wachsobjekt und ummantelt es ohne Blaseneinschlüsse;
E) die Einbettmassefront scheint sich über die entspannte Wachsoberfläche hinzuziehen.

Wachsverarbeitung

Wachsspannungen sind bei den zahntechnischen Verarbeitungsweisen nicht vermeidbar. Es gibt nur Verarbeitungsmöglichkeiten, mit denen die Spannungen und damit die Deformationen (das Verziehen) sehr klein gehalten oder aber gänzlich kompensiert werden können. Die Analyse zur Minderung der Spannungsauswirkungen befasst sich mit den unterschiedlichen Arbeitsverfahren, in denen Wachs verarbeitet wird: Zahnaufstellungen, Modellation von Kronen und Brücken und Modellgussgerüsten.

Bei der *Zahnaufstellung in der Prothetik* wird Wachs im schmelzflüssigen und plastischen Zustand verarbeitet. Spannungen in dem Wachskörper wirken sich dabei gravierend aus, wenn er vom Gipsmodell gezogen wird. Ohne eine stabile Unterlage entlasten sich die Wachsspannungen und das Wachs verzieht sich. Daher ist es unabdingbar, eine biegesteife Basisplatte aus Kunststoff oder Schellack als Grundlage für die Aufstellung zu benutzen, damit sich durch die Wachsspannungen nicht die gesamte Aufstellung beim Ausmodellieren und bei der Anprobe verzieht; eine Wachsbasis ist völlig unzureichend!

Beim *Aufstellen* nicht zuviel Wachs auf die Kieferkämme bringen und dieses nicht zu hoch erhitzen (viel Wachs verzieht sich viel). Korrekturen an einer Zahnstellung sollten nicht durch Verbiegen oder Verschieben am erkalteten Wachs vorgenommen werden, weil es immer zur Rückstellung kommt. Die Zähne werden ganz abgenommen und neu platziert. Beim *Auftragen des Wachses* zum Ausmodellieren ebenfalls nicht zu hoch erhitzen, nicht auftropfen lassen, denn der Wachswall, in dem die Zähne stehen, darf nicht wieder erweichen. Das ungleichmäßige Erwärmen und Abkühlen führt unweigerlich zum Verziehen. *Abschrecken* im kalten Wasser ist schädlich, weil latente Elastizität aufgebaut und eingefroren wird, um sich später zu entlasten. Das Abkühlen soll langsam erfolgen und nötige Korrekturen sind schonend anzusetzen, ohne viel Wachs zu erwärmen. Das Modellieren erfolgt durch Schaben und Kratzen, wobei keine Spannungen auftreten.

Bei *Kronen- und Brückenmodellationen* wird das Wachs im schmelzflüssigen Zustand aufgetragen, wobei das Wachs auf den Tropfpunkt erwärmt wird, wo es sich am besten aufwachsen und führen lässt. Elektrische Wachsmesser und elektrisch beheizte Wachsbehälter sind die beste Lösung. Das erstarrte Gusswachs darf niemals mit dem überheizten Wachsmesser malträtiert werden und sollte erst unmittelbar vor dem Einbetten vom Modell abgehoben werden, um ein Verziehen zu unterbinden.

Thermoplastische Tiefziehfolien sind bei der Kronenmodellation zu benutzen, denn neben der Mindeststärke der Kronenmodellation entsteht auch ein biegesteifes Grundgerüst. Dadurch wird ein Verziehen der Modellation verhindert. Für Brückenglieder sollte ebenfalls ein biegesteifer Rahmen angesetzt werden. Das können vorgefertigte Kunststoffzwischenglieder sein, die nachmodelliert werden, oder ein fester Kunststoffdraht zwischen den Brückenankern.

Einzelne Gussobjekte sollten sofort nach dem Modellieren eingebettet werden, ohne dabei eiskaltes Wasser für die Einbettmasse zu benutzen. Die latente Elastizität kann sich nicht auswirken, weil die Einbettmasse dann schon erhärtet ist. *Brückenmodellationen* sollten auf dem Modell entspannt werden; nötige Korrekturen dürfen nicht den gesamten Wachskörper erwärmen, weil sonst wieder Spannungen auftreten. Auch Brücken kann man sofort einbetten, wenn ein steifer Gusskanalverteiler ein Verziehen ohnehin verhindert; damit ist schon ein Hinweis auf die formstabilen Gussverteiler aus Kunststoff gegeben.

Das *Modellgussverfahren* ist die sicherste Methode, Wachsspannungen bei Gussteilen zu kompensieren. Das Originalmodell wird dupliziert und in Gusseinbettmasse hergestellt. Die Modelle werden vor dem Dublieren ausgeblockt, damit das Ausarbeiten einfacher ist und die Retentionsteile unterfütterbar sind. Außerdem können vermessene Klammerarmverläufe vorbereitet sein. Auf dem Einbettmassemodell fertigt man die Wachsmodellation an und bettet sie auf diesem ein; dadurch kann sich nichts verziehen. Bei der *Wachsverarbeitung* ist zu beachten, dass Wachsprofile und Wachsplatten am Modell haften, nicht hohl liegen oder sich hochbiegen. Für Klammerarmflexetten benutzt man einen Spezialkleber; Wachsflexetten lassen sich vorsichtig anschwemmen. In der Regel werden Prothesengerüste für herausnehmbare partielle und auch totale Prothesen im Modellgussverfahren hergestellt. Prinzipiell ließen sich natürlich auch Kronen- und Brückengerüste in diesem Verfahren anfertigen. Der Nachteil ist dabei nur der relativ hohe Metallverlust, weil in den Interdentalbereichen nicht genau genug modelliert werden kann.

Maßnahmen zur Vermeidung von Wachsspannungen

Zahnaufstellung		*Gussteilmodellation*	
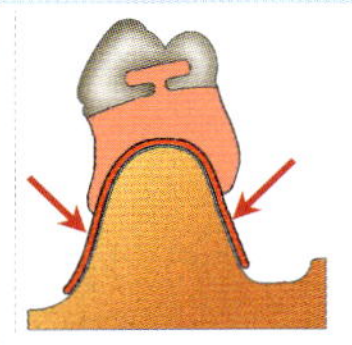	Biegesteife, stabile Basisplatte aus Kunststoff oder Schellack zur Wachsabstützung	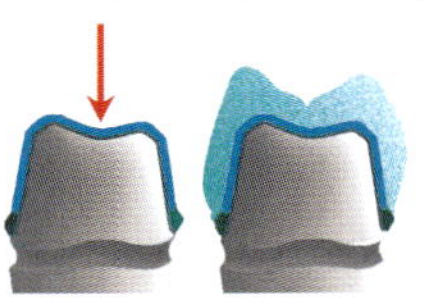	Biegesteife, stabile Tiefziehkappe aus Kunststofffolie zur Wachsabstützung
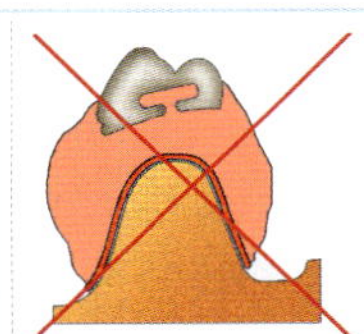	Nicht zu viel Wachs verwenden; viel Wachs verzieht sich viel!	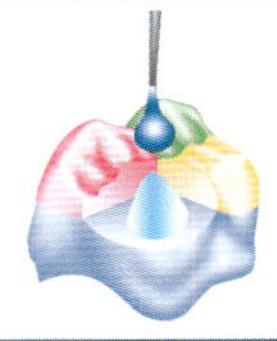	Wachs im Tropfbereich verarbeiten; elektrisches Wachsmesser benutzen
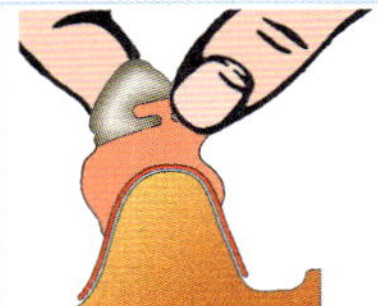	Keine Druckumformung bei plastischem Wachs, latente Elastizität stellt das Wachs zurück	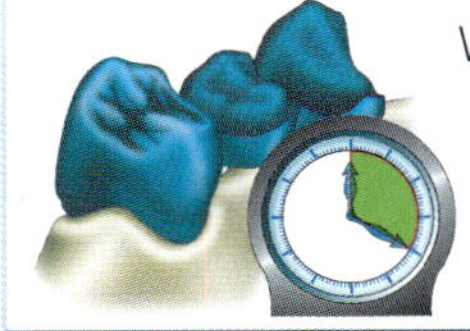	Wachsobjekte auf Modell fixieren, bei Raumtemperatur langsam entspannen
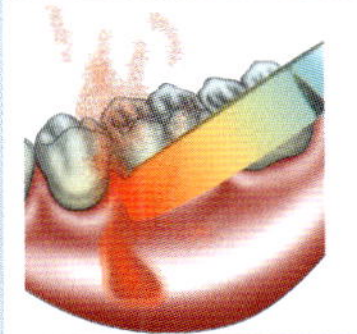	Nicht mit glühendem Wachsmesser Stellungskorrekturen durchführen => massive Wachsspannungen	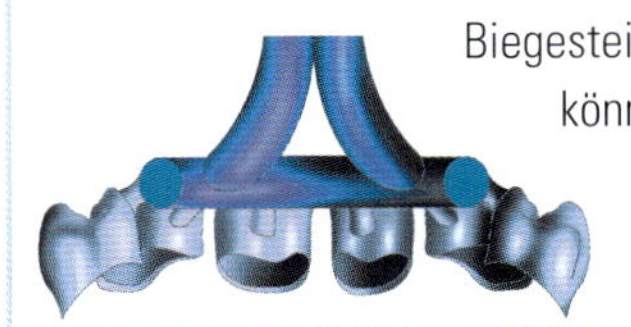	Biegesteife Gusskanäle können Verziehen von Brückenkörpern unterbinden
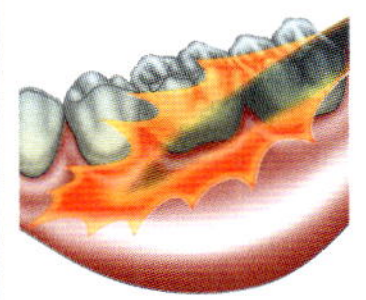	Nicht mit offener Flamme den Wachskörper einseitig erwärmen => massive Wachsspannungen	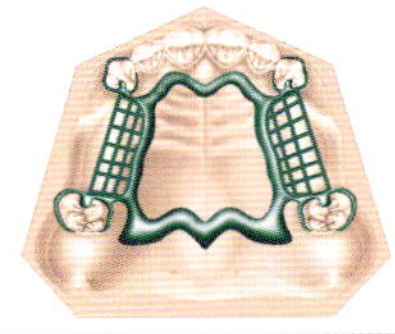	Modellgussverfahren kann sämtliche Wachsspannungen kompensieren

Abb. 264 Wachsspannungen, die durch zahntechnische Verarbeitungsverfahren entstehen, lassen sich durch bestimmte Maßnahmen klein halten oder kompensieren. Die typischen Wachseigenschaften, wie temperaturabhängiges Volumenverhalten, geringe Wärmeleitfähigkeit und latente Elastizität, führen zu den Spannungen, daher sind Überhitzungen, ungleichmäßiges Erwärmen und Abkühlen oder plastische Verformungen zu vermeiden. Biegesteife Grundlagen für die Wachsverarbeitung sind beim Auftragen des Wachses nötig; Wachs exakt an seinem Tropfpunkt verarbeiten und Wachsobjekte sofort nach dem Modellieren einbetten. Die sicherste Methode, um Wachsspannungen bei Gussteilen zu kompensieren, ist das Modellgussverfahren.

Isolieren in der Zahntechnik

In den zahntechnischen Arbeitsgängen müssen verschiedene Werkstoffe und Hilfswerkstoffe effektiv voneinander getrennt werden können, wozu eine Isolierschicht zwischen die Komponenten gebracht wird. Das Isolieren von Materialien ist also ein wesentlicher Arbeitsgang, der in der technischen Durchführung häufig trivial einfach ist; meist wird das Isoliermittel mit dem Pinsel dünnflüsig in ein oder zwei Schichten aufgetragen.

Die *Aufgaben des Isolierens* zu beschreiben ist vielfältiger. Der Zweck des Isolierens besteht allgemein darin, eine wirksame Trennung von Materialien, einen allgemeinen Schutz vor unerwünschten Einflüssen und Wechselwirkungen der Materialien untereinander zu erreichen.

Beim *Isolieren von Gips* geht es darum, eine saubere, sichere Trennung von Gipsteilen, z. B. Vorwällen, Küvettenhälften, von Modellteilen bei Sägeschnittmodellen, sowie von Kunststoffen, Wachsen oder Keramikmassen zu erreichen. Denn die raue, poröse Gipsoberfläche bietet intensive Retentionen zu Werkstoffen, die aufgetragen werden und die danach nur schwer wieder zu trennen sind. Durch das Isoliermittel soll die Gipsoberfläche verschlossen und geglättet werden. Die Trennschicht muss so dünn sein, dass sie keine Oberflächendetails verdeckt, und das Isoliermittel darf weder den Gips noch das abzutrennende Material anlösen oder verändern.

Zur Trennung von *Gips gegen Gips* lassen sich z. B. Wasserglas, Pottasche (K_2CO_3) oder auch Seifenlauge verwenden; manchmal reicht intensives Wässern des zu isolierenden Gipsmodells. Rückstände von Seifenlösungen können allerdings die Abbindung des aufgeschichteten Gipses beeinträchtigen und die Passgenauigkeit der zu trennenden Teile herabsetzen.

Bei *Gips gegen Kunststoff* wird die Isolierung wesentlich, weil hier die Isolierschicht eine deutliche Schutzfunktion hat:

- gegen *Wassereinwirkung* aus dem Küvettengips auf den Kunststoff während der Polymerisation. Die Folgen der Wassereinwirkung wären Verfärbungen durch Vermischung und Zersetzung des Monomers; außerdem setzt das Wasser den Siedepunkt des Monomers von 100,3 °C auf ca. 80 °C herab. Dadurch kommt es zu Porositäten infolge Siedeblasen;
- gegen *Monomeraustritt* aus dem Kunststoff in den Gips, weil der Gips das Monomer aufsaugt; die Folgen wären Porositäten, Verfärbungen, körnige Struktur, weil das Mischungsverhältnis zwischen Pulver und Flüssigkeit im Kunststoff verändert ist;
- gegen *Gipseinpressungen*, wenn die Oberfläche versiegelt ist; außerdem bietet eine glatte Oberfläche keine Verzahnungen und der Kunststoff fließt beim Stopfen ohne größeren Reibungswiderstand in die Form ein;
- egen die *Verbindung beider Materialien*; es muss eine saubere Trennung zwischen Gips und Kunststoff möglich sein, um das Ausbetten problemlos zu machen. Dabei soll vor allem in den Interdentalräumen die Isolierung sicher sein, um nicht mühevoll die Zahnhälse freischleifen zu müssen.

Bei der Trennung von *Gips gegen Wachs*, oder einem anderen Modellwerkstoff gegen Wachs, darf die Isolierschicht nur sehr dünn sein und das Wachs darf nicht angelöst werden; notfalls muss das Isoliermittel verdünnt werden. Zum Isolieren von Gips gegen Wachs werden Öle, Vaseline oder fettähnliche Stoffe benutzt; in einfachen Fällen reicht das Wässern des Modells. Stumpflacke bieten keine Isol erwirkung, sondern lackierte Stümpfe müssen mit entsprechenden Isoliermitteln behandelt werden; dazu bietet der Dentalhandel eine Vielzahl von Präparaten.

Um *Wachs gegen Wachs* zu isolieren, lassen sich ebenfalls fettähnliche Stoffe, Vaseline oder Öle benutzen; auch Zinkstearatpuder oder Okklusospray wirken trennend.

Kunststoff gegen Kunststoff lässt sich mit Isolierfolien trennen. Beim Stopfen und Pressen von Kunststoff wird das Zusammenkleben der Küvettenhälften mit Polyethylenfolien verhindert. Auch Zinnfolien oder eine dünne Wachsschicht bieten eine herausragende Trennung von Kunststoffen.

Die Aufgaben des Isolierens in der *Metalltechnik* sind beschränkt auf die Verwendung von Antiflussmitteln beim Löten, um das Fließen von Lot in eine ungewünschte Richtung zu verhindern. Des Weiteren kann eine Wärmeisolierung beim Reparturlöten nötig werden, um z. B. einen Prothesensattel aus Kunststoff gegen den Hitzeeinfluss beim Anlöten einer Reten-tion oder einer Klammer am Metallgerüst zu schützen. Hierzu kann Hitzeschutzpaste verwendet werden.

Die nachstehende Übersicht zeigt die Werkstoffpaarungen, die in der Zahntechnik isoliert werden müssen und die möglichen Isoliermittel.

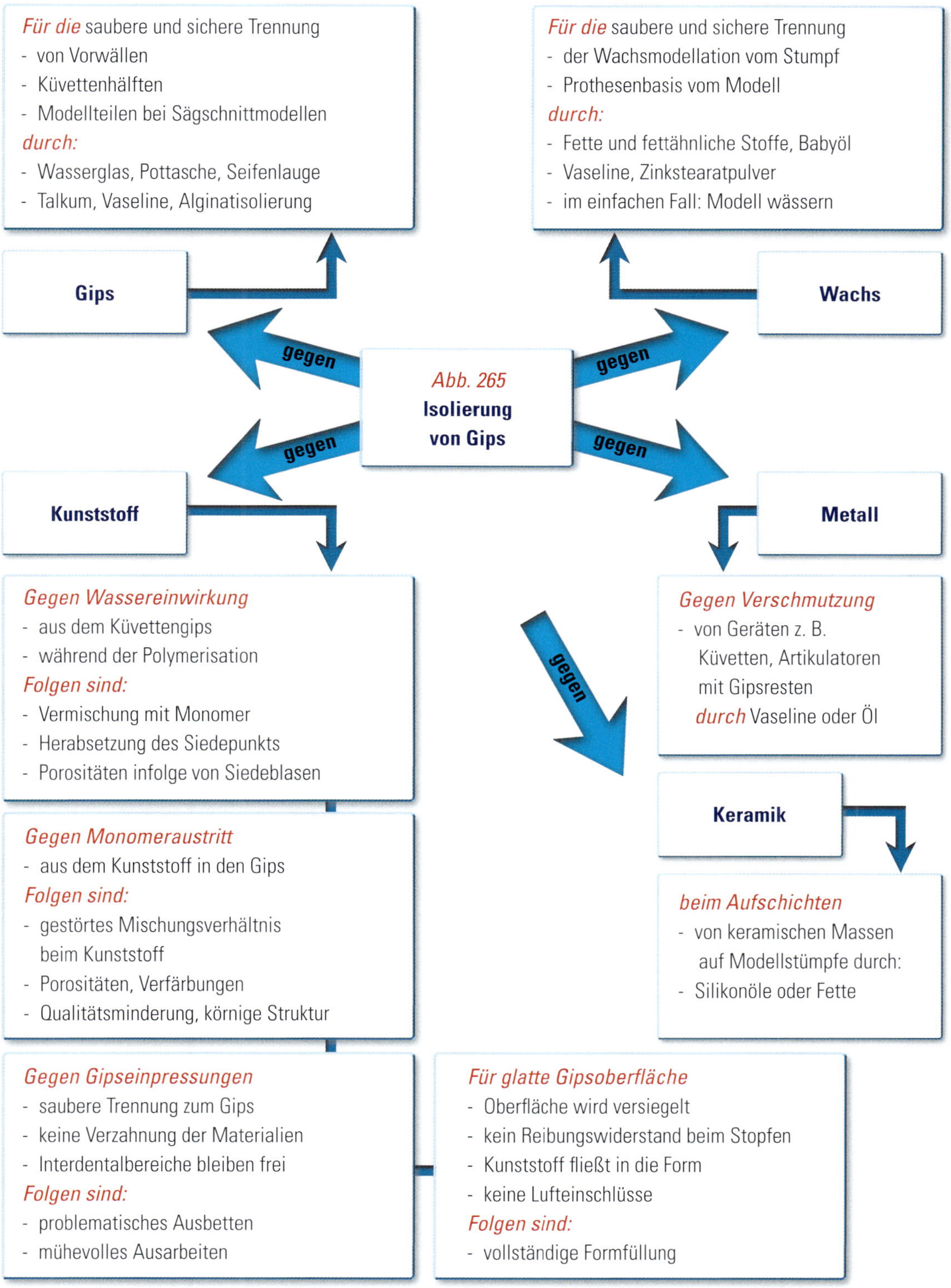

Für die saubere und sichere Trennung
- von Vorwällen
- Küvettenhälften
- Modellteilen bei Sägschnittmodellen

durch:
- Wasserglas, Pottasche, Seifenlauge
- Talkum, Vaseline, Alginatisolierung

Für die saubere und sichere Trennung
- der Wachsmodellation vom Stumpf
- Prothesenbasis vom Modell

durch:
- Fette und fettähnliche Stoffe, Babyöl
- Vaseline, Zinkstearatpulver
- im einfachen Fall: Modell wässern

Gips

Wachs

gegen

gegen

Abb. 265
Isolierung von Gips

gegen

gegen

Kunststoff

Metall

Gegen Wassereinwirkung
- aus dem Küvettengips
- während der Polymerisation

Folgen sind:
- Vermischung mit Monomer
- Herabsetzung des Siedepunkts
- Porositäten infolge von Siedeblasen

gegen

Gegen Verschmutzung
- von Geräten z. B. Küvetten, Artikulatoren mit Gipsresten

durch Vaseline oder Öl

Keramik

Gegen Monomeraustritt
- aus dem Kunststoff in den Gips

Folgen sind:
- gestörtes Mischungsverhältnis beim Kunststoff
- Porositäten, Verfärbungen
- Qualitätsminderung, körnige Struktur

beim Aufschichten
- von keramischen Massen auf Modellstümpfe durch:
- Silikonöle oder Fette

Gegen Gipseinpressungen
- saubere Trennung zum Gips
- keine Verzahnung der Materialien
- Interdentalbereiche bleiben frei

Folgen sind:
- problematisches Ausbetten
- mühevolles Ausarbeiten

Für glatte Gipsoberfläche
- Oberfläche wird versiegelt
- kein Reibungswiderstand beim Stopfen
- Kunststoff fließt in die Form
- keine Lufteinschlüsse

Folgen sind:
- vollständige Formfüllung

Isoliermittel

Isoliermittel gehören zu den zahntechnischen Hilfswerkstoffen, die nach Art der Anwendung und dem Material unterschieden werden. Aus den oben beschriebenen Anwendungen und Aufgaben des Isolierens lassen sich an Isoliermittel und die Isolierung bestimmte Forderungen stellen:

Die *Isolierung bzw. das Isoliermittel* soll:

- die wirksame Trennung von Werkstoffen bieten;
- wirksame, spezifisch schützende Eigenschaften aufweisen, um chemische oder mechanische Wechselwirkungen der Werkstoffpaare zu verhindern;
- einen dünnen, glatten, gleichmäßigen Isolierfilm bilden; am günstigsten sind dünnflüssige Mittel für eine genaue Wiedergabe des Oberflächenreliefs;
- indifferent gegenüber beteiligten Werkstoffen bleiben;
- hinreichend chemisch, mechanisch und thermisch widerstandsfähig sein;
- leicht zu verarbeiten und dabei kostengünstig sein.

Es gibt unterschiedliche Isoliermaterialien für die Isolierung von *Gips gegen Kunststoff:*

Folienisolierung aus Zinnfolien von 0,03 mm Stärke bietet die sicherste Trennung, ist jedoch technisch sehr aufwendig, weil sich die Folie nicht völlig gleichmäßig adaptieren lässt, sie reißt oder schlägt Falten. Folienisolierung mit Polyethylenfolie ist aus ähnlichen Gründen nur beschränkt anwendbar; u. U. bei Heißpressverfahren für Kunststoffmantelkronen lässt sich nach Abschluss der Schichtung eine Folie zwischen die Küvettenkonter legen. Sonst wird Polyethylenfolie zur Trennung der Küvettenhälften zum Probepressen beim Stopfpressverfahren verwendet.

Alginatisolierstoffe sind die gebräuchlichsten Mittel. Es handelt sich um Salze der Alginsäure, meist ein Natrium- oder Kaliumalginat. Beim Auftragen auf Gips vernetzt das Alginat:

$$\mathbf{2Na\text{-}Alginat + CaSO_4 \Rightarrow Ca\text{-}(Alginat)_2 + Na_2SO_4}$$

Es entsteht ein relativ fester Kalziumalginatfilm, wenn die Isolierflüssigkeit auf die warme Gipsoberfläche dünn aufgestrichen wird. Dabei kommt es zu einem Austausch freier Kalziumionen aus der Gipsoberfläche gegen Natriumionen des Alginats, was dadurch intensiviert werden kann, dass vorher eine Kalziumchloridlösung aufgetragen wird. Es bildet sich ein Film, der in die Gipsoberflächenschicht eindringt. Er ist bis zu Temperaturen von 120 °C im hinreichenden Maße gegen Monomer und Wasser resistent.

Die *erste Isolierungschicht* erfolgt nach dem Ausbrühen auf der heißen, sauberen Gipsoberfläche; sie trocknet ab und wird durch eine zweite Isolierung ergänzt, um den Isoliereffekt zu erhöhen. Die Isoliermittelschichten sind nur sehr dünn aufzutragen, damit sie sofort in den Gips einziehen. Eine zu dicke Isolierschicht lässt sich leicht wieder abziehen. Eine Alginatisolierung ist noch geringfügig durchlässig für Wasserdampf, und die äußerste Kunststoffschicht kann nach der Polymerisation eine leichte Trübung zeigen, die sich durch Polieren entfernen lässt.

Silikonisoliermittel gibt es aufstreichbar und knetbar, also flüssig oder plastisch fest. Es sind hochwertige Isoliermittel aus polymerisierbaren Dimethylsilikonen, bei denen die SiO $(CH_3)_2$-Makromolekülketten über Sauerstoffbrücken entstehen. Diese Isoliermittel werden vor dem Einbetten auf die Wachsmodellation gestrichen und mit Retentionskügelchen für den Gips bestreut. Es wird eine sehr glatte, detailgetreue, glänzende Kunststoffoberfläche erzeugt, bei der keine Gipsreste eingeschlossen sind. Silikonisoliermittel haften nicht gut auf Gips und können beim Pressen verschoben werden; ebenso sind bei unsachgemäßer Anwendung Verpressungen von Zähnen möglich; nicht zu dick auftragen und okklusale Bereiche der Zähne freilassen.

Wasserbindende Isoliermittel sollen durch Kalziumchloridanreicherung in der Grenzschicht der Gipsoberfläche den Siedepunkt des Wassers erhöhen. Eine zusätzliche Isolierschicht aus Wasserglas verhindert den Monomereintritt in den Gips. Die Isolierung ist minderwertig, es kommt zur Kunststoffschädigung.

Lacke bestehen aus Lösungsmitteln, in denen Harze, makromolekulare Naturstoffe oder Polymerisate aufgelöst sind. Sie hinterlassen eine dünne Trennschicht, nachdem das Lösungsmittel verdunstet ist. Lacke werden sowohl zum Härten und Glätten von Gipsoberflächen als auch zum Vergrößern der Modellform benutzt, wenn der Lack in dicker, gleichmäßiger Schicht aufgetragen wird.

Modellhärter aus Lösungsmitteln und lackbildenden Substanzen werden in Pumpsprayflaschen geliefert und hinterlassen auf der Gipsoberfläche eine sehr dünne Schicht.

Lichthärtende Oberflächenversiegelungslacke bestehen aus mehrfunktionellen Akrylsäureestern und Methylacrylat. Sie werden zur Oberflächenversiegelung des Gaumenreliefs von Kunststoffprothesen oder von nachbearbeiteten Oberflächen benutzt.

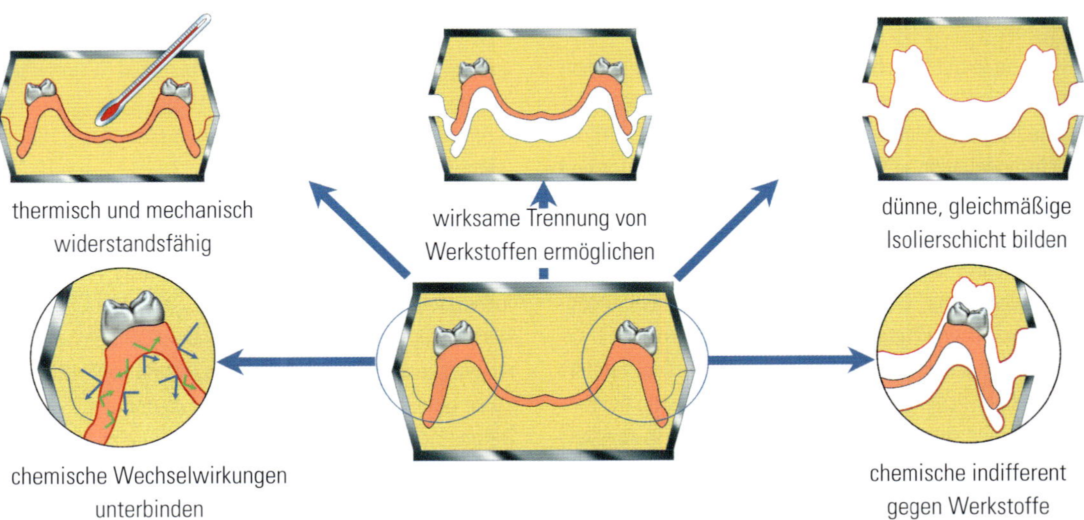

Abb. 271 Isoliermittel sollen eine wirksame Trennung von Materialien und einen allgemeinen Schutz vor unerwünschten Einflüssen und Wechselwirkungen der Materialien bieten. Isoliermittel sollen wirksame, spezifisch schützende Eigenschaften aufweisen, zur Verhinderung von chemischen oder mechanischen Wechselwirkungen der Werkstoffpaarungen; einen dünnen, gleichmäßigen Isolierfilm bilden, um eine genaue Wiedergabe der Oberfläche zu garantieren, sie sollen indifferent gegenüber den beteiligten Werkstoffen, chemisch, mechanisch, thermisch widerstandsfähig, leicht zu verarbeiten und dabei preiswert sein.

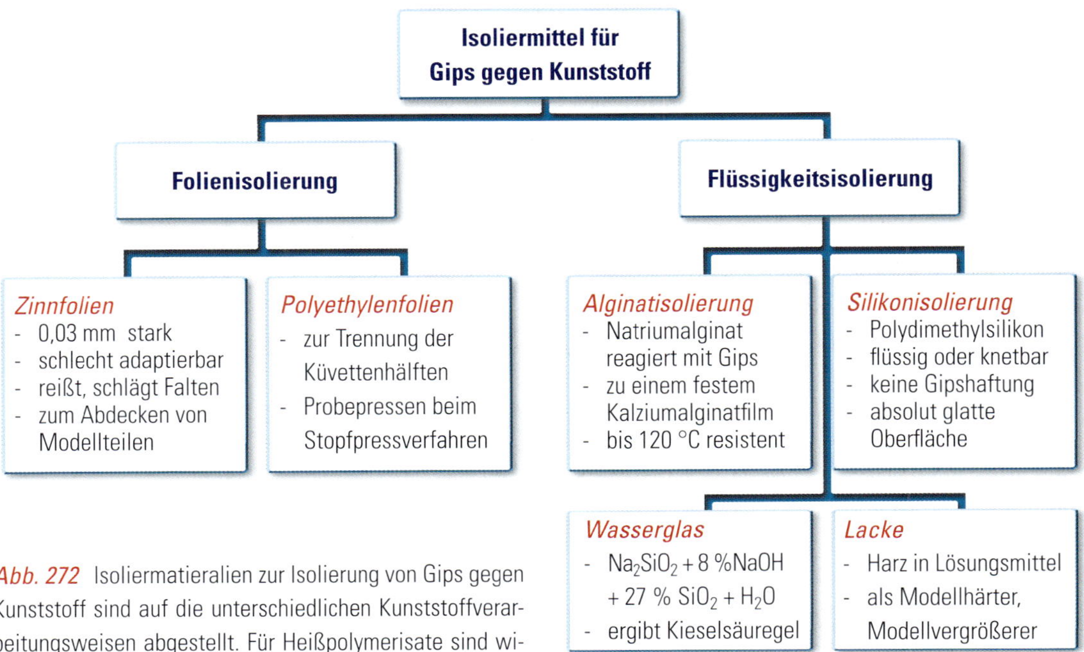

Abb. 272 Isoliermatieralien zur Isolierung von Gips gegen Kunststoff sind auf die unterschiedlichen Kunststoffverarbeitungsweisen abgestellt. Für Heißpolymerisate sind widerstandsfähigere Isoliermaterialien nötig als für die Kurzzeitpolymerisation.

Einbettmassen

Freiformteile aus Wachs werden mittels einer verlorenen Hohlform in Metall, Kunststoff oder Keramik umgesetzt. Zur Herstellung von Metall- oder Keramikformteilen wird die Wachsmodellation in feuerfeste Massen eingebettet und nach dem Wachsausschmelzverfahren durch Wärme aus der Einbettmasseform ausgetrieben. In die entstandene Hohlform lässt sich das geschmolzene Metall oder die Keramik mit unterschiedlichen physikalischen Kräften einbringen. Die *verlorenen Gussformen* (verlorene Form, weil sie nach dem Ausfüllen mit dem gießbaren Material zerstört wird) lassen sich aus sogenannten Einbettmassen herstellen. Das sind formfeste, expandierende und hitzebeständige Materialien zur Herstellung von Guss- oder Pressformen nach dem Wachsausschmelzverfahren; entsprechend der Anwendungsbereiche unterscheidet man *folgende Einbettmassen*:

- *Gusseinbettmassen* für die Metallgussverfahren; sie werden auch als Expansionseinbettmassen bezeichnet;
- *Löteinbettmassen* für die Herstellung von Lötmodellen, um zu verlötende Teile für den Lötvorgang zu fixieren;
- *Feineinbettmassen* für die sogenannte Kerneinbettung, um besonders glatte Gussoberflächen zu erhalten;
- *feuerfeste Stumpfmaterialien* für die Sintertechnik von Metallen und Keramiken;
- *feuerfeste Materialien* für zweiteilige Presskeramik-Matrizen.

Je nach dem Anwendungszweck müssen diese Einbettmassen in definierten Temperaturbereichen bestimmte Expansionswerte erreichen, so ergibt sich eine:

Einteilung nach den Vorwärmtemperaturen

- bis 750 °C Vorwärmtemperatur für niedrigschmelzende Edelmetalle für Inlays und Kronen;
- von 750 – 950 °C Vorwärmtemperatur für hochschmelzende Edelmetall- und Palladiumlegierungen sowie die Titangusstechnik;
- von 950 – 1100 °C Vorwärmtemperatur für Nichtedelmetalllegierungen der Modellgusstechnik.

Eine wichtige Unterscheidung von Einbettmassen ergibt sich aus den *Bindersystemen*, mit denen die Einbettmassen verfestigen; danach unterscheidet man:

- *gipsgebundene Einbettmassen* bis 750 °C Vorwärmtemperatur;
- *phosphatgebundene* (Magnesium-Ammonium-Phosphatgebundene) Einbettmassen bis 1200 °C Vorwärmtemperatur (bei Presskeramiken);
- *ethylsilikatgebundene* Einbettmassen bis 1100 °C Vorwärmtemperatur;
- *metall–organisch-gebundene* Einbettmassen bis 1100 °C Vorwärmtemperatur.

In einer vielphasigen *Verfahrenssequenz*, von der Modellherstellung über Modellation, Einbetten, Gießen, Ausarbeiten bis zum abschließenden Polieren entsteht ein passgenaues prothetisches Zahnersatzteil. Um stets gleich gute, reproduzierbare Genauigkeiten und Gussqualitäten zu erreichen, werden sowohl an die manuellen Fertigkeiten, die Geräte als auch an die Einbettmassen große Anforderungen ge-stellt; für Guss- und Löteinbettmassen sowie die feuerfesten Materialien gilt folgendes Anforderungsprofil; die *Einbettmassen* müssen:

- *plastisch verarbeitbar* sein in einer hinreichenden Verarbeitungsbreite, damit
  - die Muffel mit der fließfähigen Einbettmasse zügig und blasenfrei ausgefüllt werden kann;
  - mehrere Muffeln gleichzeitig gefüllt werden können;
- *abbindefähig* sein innerhalb einer kurzen Abbindezeit, damit nach kalkulierbarer Zeitspanne die Vorwärmphase beginnen kann;
- *expandierend sein* innerhalb fester Toleranzen, d. h., auf das Schwindmaß des Zielwerkstoffes einstellbar;
- *hitzebeständig* sein bei Gieß-, Löt- und Sintertemperaturen, ohne sich zu zersetzen;
- *temperaturwechselbeständig* sein, ohne Rissbildung und Abplatzungen;
- *porös* sein, damit die Luft beim Einschießen der Schmelze aus dem Gusshohlraum entweichen kann;
- *feinkörnig* sein, damit
  - feinste Oberflächenstrukturen des Formobjektes abgebildet werden,
  - eine glatte Oberfläche entsteht;
- *kantenfest und bruchfest* auch bei hohen Temperaturen sein, damit die einschießende Schmelze die Form nicht zerbricht;
- *chemisch neutral* sein gegenüber
  - dem Modellierwerkstoff (Wachs, Kunststoff),
  - der heißen Schmelze (Metall, Keramik);
- *leicht ausbettbar* sein.

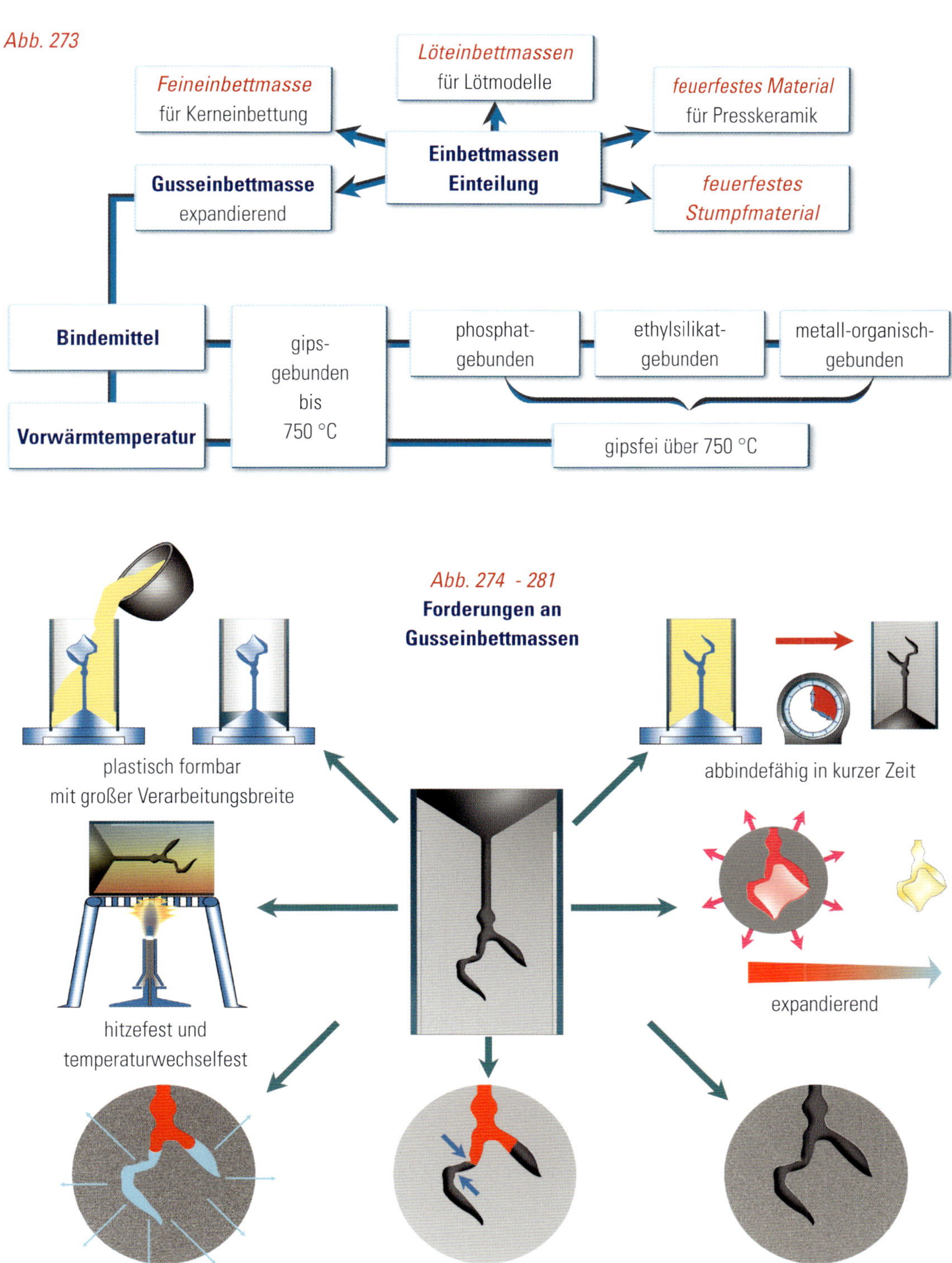
Abb. 273
Löteinbettmassen
für Lötmodelle
Feineinbettmasse
für Kerneinbettung
feuerfestes Material
für Presskeramik
Einbettmassen
Einteilung
Gusseinbettmasse
expandierend
feuerfestes
Stumpfmaterial
Bindemittel
gips-
gebunden
bis
750 °C
phosphat-
gebunden
ethylsilikat-
gebunden
metall-organisch-
gebunden
Vorwärmtemperatur
gipsfei über 750 °C
Abb. 274 - 281
Forderungen an
Gusseinbettmassen
plastisch formbar
mit großer Verarbeitungsbreite
abbindefähig in kurzer Zeit
hitzefest und
temperaturwechselfest
expandierend
porös/luftdurchlässig
kanten- und bruchfest
feinkörnig/glatt

Zusammensetzung der Einbettmassen

Einbettmassen werden aus feuerfesten Hauptbestandteilen (Quarz, Cristobalit), formgebenden Bindemitteln (Gips, Phosphat) und Zusatzstoffen zusammengestellt und feuchtigkeitsdicht in dosierten Gebinden verpackt.

Die *feuerfesten Bestandteile* sind Quarz und dessen Modifikationen wie Cristobalit und Tridymit. Aluminium- und Zirkonoxid, Zirkonsilikat, Titandioxid, Mischoxide aus Aluminium und Silizium sind wichtige Stoffe für die Stumpfmaterialien und machen beim Erwärmen keine Strukturumwandlung durch.

Quarz ist das kristallisierte Siliziumdioxid, SiO_2, das in zwei Modifikationen vorkommt: α-Quarz (Nieder-Quarz) ist bei Temperaturen bis 573 °C beständig und β-Quarz (Hoch-Quarz), der bei Temperaturen oberhalb von 573 °C stabil ist. Bei Temperaturen über 870 °C geht Quarz in Tridymit, bei 1470 °C in Cristobalit über. Er kommt in verschiedenartigen Kristallausbildungen vor, die aus Tetraedern bestehen, bei denen ein Si^{4+}-Ion immer von vier O^{2-} -Ionen umgeben ist, die jeweils zwei Tetraedern miteinander verknüpfen. Quarz zeigt beim Erwärmen Umwandlungsvorgänge, die mit massiven Volumensprüngen verbunden sind. Die Hochtemperaturmodifikationen nehmen ein größeres Volumen ein als die Tieftemperaturgitter (vgl. Seiten 159 und 379).

Cristobalit ist die Hochtemperaturmodifikation des Quarzes, die zwischen 1470 °C und dem Schmelzpunkt von 1710°C als stabile Form des Siliziumdioxids vorkommt. Sie bildet kleine, trübe, milchweiße, oktaedrische Kristalle.

Tridymit ist die hexagonale Modifikation des Siliziumdioxids. Das β-Tridymit ist zwischen 870 und 1470 °C stabil und wandelt sich bei Temperaturen um 117 °C in α-Tridymit und dann langsam in stabilen Quarz.

Die *Umwandlungsexpansion* und -kontraktion der Quarzmodifikationen wird bei Gusseinbettmassen genutzt, um eine kontrollierte Expansion der Gussform zu erreichen. Damit wird die Schwindung des Metalls beim Erstarren aus der Schmelze und dem Abkühlen auf Zimmertemperatur ausgeglichen. Es handelt sich um eine temperaturabhängige Volumenänderung, die durch die Umwandlung des Kristallgitters von einer dichten zu einer weniger dichten Packung erfolgt.

Die Umwandlungsexpansion von Quarz wird zur Steuerung der exakten Dehnung der Gussform genutzt. Quarz expandiert bis zur Temperatur von 900 °C zwischen 0,4 bis 1 %; Cristobalit expandiert oberhalb von 300 °C zwischen 0,8 bis 3,9 %; Tridymit expandiert bis 4,2 %. Die Vorwärmgeschwindigkeit und Temperaturhöhe von Einbettmasseformen müssen exakt eingehalten werden, weil sich innerhalb enger Intervalle die Expansionssprünge vollziehen.

Die *formgebenden Bindemittel* sind Gips, Metalloxidphosphat und Ethylsilikat.

Bei *Gips* handelt es sich vorwiegend um das α oder β-Halbhydrat des $CaSO_4$. Gips wird beim Vorwärmen einen neuerlichen Brennprozess durchlaufen und sich in Anhydrit umwandeln. Der Verlust des Kristallwassers wird bis zur Temperatur von 250 °C zur Expansion und ab 300 °C zur massiven Schrumpfung des Gipsanteils führen, wodurch die Gesamtexpansion der Gusseinbettmasse beeinflusst wird. Ab 750 °C zerfällt der Gips in CaO, SO_2 und O_2, wobei unter ungünstigen Bedingungen auch das CaS (Kalziumsulfid) entsteht, das mit dem Gussmetall reagiert und zur Schwefelschädigung von Metall führen kann.

Bei *Metalloxidphosphat* handelt es sich um Metalloxide mit sauren Phosphaten als Einphasenpräparate oder um Metalloxidpulver mit Phosphorsäure als Zweiphasenpräparate, die beim Anrühren miteinander reagieren. Die gebräuchlichen Einphasenpräparate enthalten in der Regel Metal oxide, z.B. MgO, CaO und Phosphate wie z.B. $NH_4H_2PO_4$ (Ammoniumphosphat), die bei Wasserzugabe dissoziieren. Die H-Atome des Säurerestes werden durch das Magnesium ersetzt und es entsteht ein Doppelsalz, in das mehrere Moleküle Kristallwasser eingelagert werden; die Reaktion:

$$\mathbf{MgO+NH_4H_2PO_4+5H_2O \Rightarrow MgNH_4PO_4 \cdot 6H_2O}$$

Bei der Erwärmung verliert der Zement zunächst sein Kristallwasser (250 °C) und danach Ammoniak (NH_4) ab 300 °C und es entsteht das bindende Magnesiumphosphat der Formel $Mg_2P_2O_7$.

Die *ethylsilikatgebundenen Einbettmassen* enthalten ca. 80 % Silikate, 20 % Bindemittel (Ethylsilikat) und ca. 0,5 % MgO-Pulver. Das Ethylsilikat befindet sich in der Anmischflüssigkeit und wird in der Abbindereaktion zu Kieselsäure und Ethanol umgesetzt:

$$\mathbf{Si(OC_2H_5)_4 + 4H_2O \Rightarrow Si(OH)_4 + 4C_2H_5OH}$$

Der Kieselsäureanteil $Si(OH)_4$ wandelt sich durch Polykondensation in ein Gel um, in das die Quarzkörner eingebettet sind. Wasser und überschüssiger Binder werden abgespalten und verdampfen beim Vorwärmen über 250 °C. Beim Vorwärmen bis auf Gusstemperatur kristallisiert das polymere Gel der Kieselsäure von $(Si(OH)_4)_n$ zu $2SiO_2$ und setzt Kristallwasser frei. Noch nicht vorgewärmte ethylsilikatgebundene Einbettmasse ist weich und bruchempfindlich.

Zusatzstoffe von ca. 2 bis 6 % werden nötig, um die Abbindung zu beeinflussen (Borax $Na_2B_4O_7 \cdot 10H_2O$ und Natriumsulfat Na_2SO_4), um die Expansion zu steigern, wird meist Natriumchlorid (NaCl) und Kalziumchlorid (KCl) oder Lithiumchlorid (LiCl) zugesetzt, und um eine reduzierende Wirkung zu erzielen, meist Graphit; außerdem sind Farbstoffe zugesetzt. Diese Zusammensetzung wird variabel auf die differenzierten Anforderungen der Einbettmassen abgestimmt.

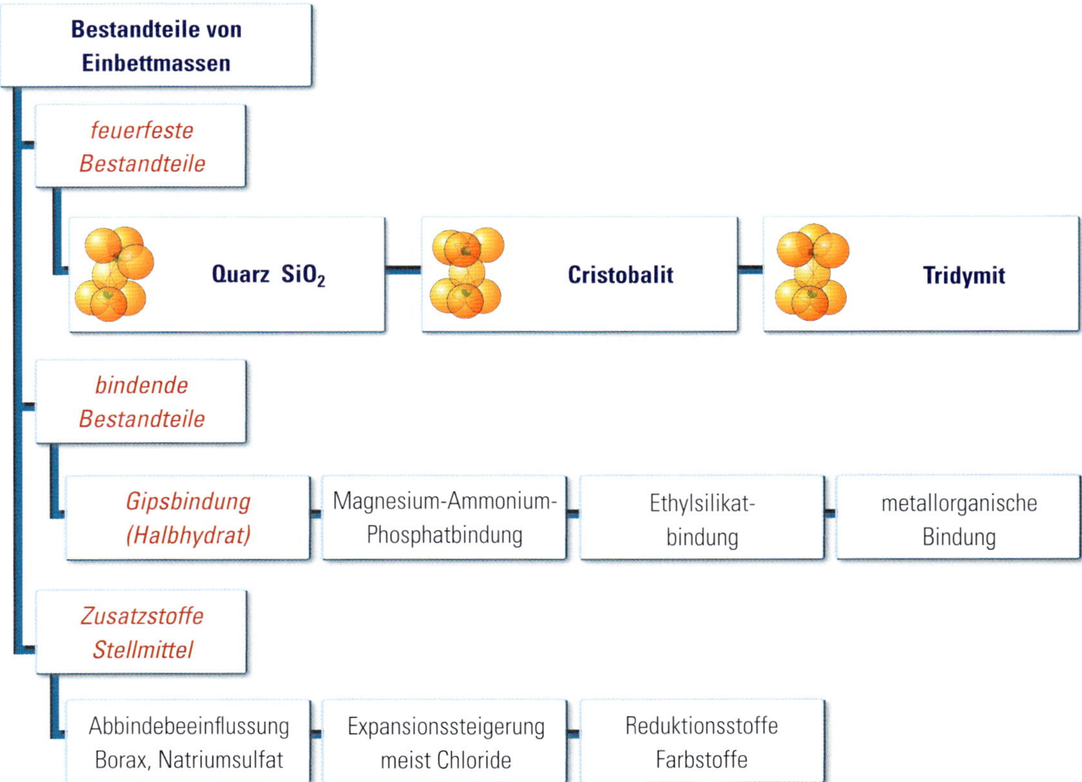

Abb. 282 Die Bestandteile der Einbettmassen lassen sich in drei Gruppen zusammenfassen: die feuerfesten Bestandteile, die bindenden Bestandteile und die Zusatzstoffe. Als feuerfeste Bestandteile dienen Mineralien, hauptsächlich Quarz und seine Modifikationen, aber auch Oxide von Aluminium, des Zirkon und des Titan. Die bindenden Bestandteile kennzeichnen die Einbettmassen als gipsgebundene, phosphatgebundene, ethylsilikatgebundene oder metallorganisch gebundene. Die Zusatzmittel sollen die Abbindung, die Fließfähigkeit und die Expansion beeinflussen; zur Reduktion von Metalloxiden beim Gussprozess sind Reduktionsstoffe, meist Graphit, zugesetzt.

Eigenschaften der Gusseinbettmassen

Die ***plastische Verarbeitbarkeit*** und das nachträgliche Abbinden sind notwendige Forderungen, um von modellierten Wachsteilen Negativhohlformen anfertigen zu können. In der Regel wird dazu die pulverförmige Einbettmasse mit Wasser angerührt oder es werden (bei Zweiphasenpräparaten) spezielle Anrührflüssigkeiten benutzt.

Während der ***plastischen Verarbeitungsphase***, also nach dem exakten Mischen und Anrühren unter Vakuum, wird die Einbettmasse in die Muffel gegossen und das Gussobjekt blasenfrei umschlossen. Je länger die plastische Verarbeitungsphase, umso sicherer können Luftblasen vom Gussobjekt abgezogen werden. Schnell abbindende Einbettmassen können grobe Oberflächenfehler verursachen wie Guss-perlen oder Oberflächenrauigkeiten. Die Abbindezeit der handelsüblichen Einbettmassen schwankt zwischen 5 - 25 min.

Festigkeit ist eine Forderung, die auf die mechanische Belastung während der Vorwärmphase und des Gießens Bezug nimmt, wenn nämlich die erhitzte Masse dem Druck der einschießenden Schmelze widerstehen muss, ohne dass die Einbettmasse abgeschabt oder Kanten abgebrochen werden. Beides führt zu Verunreinigungen des Gussmetalls, also zu Gussfehlern. Die Druckfestigkeit der Einbettmassen für den Edelmetallguss beträgt während der Gussphase mindestens 250 N/mm^2 und für die Modellgusstechnik sogar 1000 N/mm^2, was von den gebräuchlichen Einbettmassen auch erreicht wird.

Temperaturwechselfestigkeit ist während des Vorwärmens gefordert, wenn durch Temperaturunterschiede in der Form unterschiedliche Expansionswerte zu starken Wärmespannungen führen. Wärmespannungen lassen sich durch schonende Temperaturführung klein halten. Es zeigt sich aber auch, dass zu dünn angerührte Einbettmassen leichter reißen, womit zwei Verfahrenshinweise abgeleitet werden können: Das Mischungsverhältnis ist peinlich genau einzuhalten und die Aufheizgeschwindigkeit beim Vorwärmen darf nicht zu hoch sein, maximal 10 °C pro Minute.

Porosität und Feinkörnigkeit der Einbettmassen sind zwei Forderungen, die gegeneinander stehen. Die Einbettmassen sollen luftdurchlässig sein, damit die Luft beim Einschießen der Schmelze entweichen kann und kein Rückstau durch verdrängte Luft entsteht. Die Einbettmassen sollen jedoch auch feinkörnig sein, umsowohl eine glatte Oberfläche zu bilden, sehr feine Oberflächendetails wiedergeben als auch hinreichend fest und dicht zu sein. Denn die Dichte der Masse bestimmt das Wärmeleitvermögen, damit verbunden den Expansionsverlauf und das Volumenverhalten als ganzes. Die Zusammensetzung der Einbettmasse ist in Bezug auf ihre Bestandteile und Teilchengrößen heterogen.

Die ***Quarzanteile*** haben schon sehr unterschiedliche Korngrößen, und zwischen die Pulveranteile sind noch das Bindemittel mit meist noch geringerer Korngröße und ebenso die Zusätze eingelagert. Eine sehr ungleichmäßige Teilchengröße der Bestandteile erzeugt die geringsten Porositäten, die Masse ist also sehr dicht. Wird zu dünn angerührt, so ist die Masse poröser und an der Oberfläche nicht so glatt; wird zu dick angerührt, so ist die Masse zu dicht und ein Luftstau beim Gießen ist möglich; ganz abgesehen davon, dass bei gestörten Mischungsverhältnissen noch andere Materialfehler auftreten.

Hitzebeständigkeit ist eine Eigenschaft der Masse, die gefordert wird, um die Gussformen hinreichend vorwärmen zu können. Je nach der Legierung müssen die Formen bis 700 °C oder bis 1200 °C (1300 °C) vorgewärmt werden können. Die feuerfesten Quarzbestandteile sind dabei unproblematisch; die Bindemittel legen die Grenzen fest.

Gipsgebundene Einbettmassen dürfen deshalb nur bis max. 750 °C vorgewärmt werden, denn Gips zerfällt bei 750 °C in CaO, SO_2, O_2, aber auch in CaS, wenn äußere Bedingungen hinzukommen. So können Verkohlungsrückstände vom nicht ausgetriebenen Gusswachs oder Flammengase von gasbeheizten Vorwärmöfen ein Kalziumsulfid entstehen lassen, wodurch das Gussmetall geschädigt wird. Sulfide reagieren auch mit Edelmetallen.

Gips zeigt zwar die besten Eigenschaften als Bindemittel, indem es die Härte, Festigkeit und Dichte steigert (es wurde daher sogar empfohlen für die Härtesteigerung von Einbettmassemodellen Superhartgips beizumischen), aber neben der geringen Hitzebeständigkeit zeigt Gips als Einbettmassebestandteil noch einen weiteren massiven Nachteil, nämlich die eigenwilligen Expansionswerte.

Die ***Expansion von Gusseinbettmassen*** ist auf die unterschiedliche Schwindung der Gusslegierungen im festen Zustand abgestimmt; der Gusshohlraum muss sich so weit vergrößern, wie das Metall schrumpft.

Abb. 283 Quarz zeigt temperaturabhängige Umwandlungsvorgänge, die mit massiven Volumensprüngen verbunden sind. Die Hochtemperaturmodifikationen nehmen ein größeres Volumen ein als die Tieftemperaturgitter. Die Tieftemperaturmodifikationen machen reversible Umwandlungen durch, während die Umwandlung von einer Modifikation in eine andere irreversibel ist; β-Quarz wandelt sich z. B. irreversibel in β-Cristobalit oder β-Trydimit um.

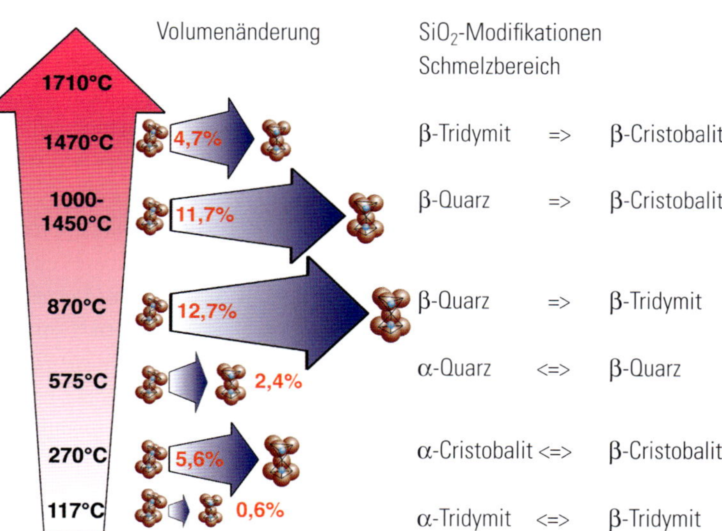

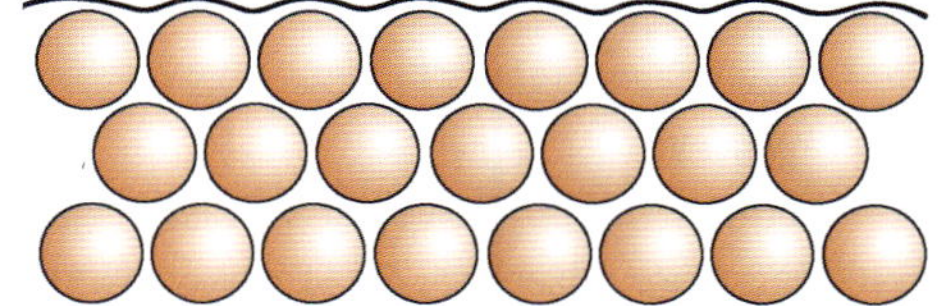

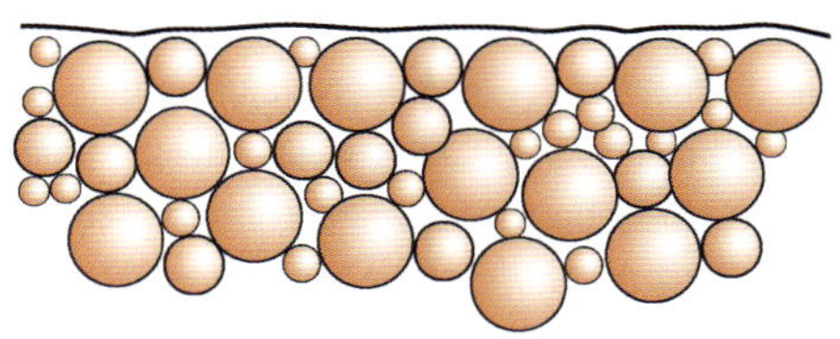

Abb. 284 Die Eigenschaften Feinkörnigkeit, Porosität und Festigkeit stehen in einem Zusammenhang. Je feinkörniger die Einbettmasse, umso dichter ist sie und umso glatter ist die Oberfläche. Je dichter die Einbettmasse, umso fester ist sie, allerdings ist sie dann nicht mehr hinreichend luftdurchlässig (porös), so dass es beim Gießen zu einem Luftstau im Gusshohlraum kommen kann. Eine Einbettmasse mit gleichmäßiger grober Körnung der Bestandteile ist weniger dicht und daher porös bzw. luftdurchlässig; sie bildet weniger glatte Oberflächen. Einbettmassen mit ungleichmäßiger Körnung der Pulverbestandteile sind dichter und damit weniger porös. Die Luftdurchlässigkeit ist auch abhängig vom Mischungsverhältnis Pulver-Flüssigkeit, je dickflüssiger die Mischung, umso dichter wird die Einbettmasse, entsprechend wird eine dünnflüssige Mischung eine höhere Porosität erbringen.

Abb. 285 Die Expansion der Einbettmasse setzt sich aus Abbinde-, thermischer und Umwandlungsexpansion der Quarzbestandteile zusammen, wodurch sich der Gusshohlraum um die gleichen Proportionen ausdehnt. Die Modellvorstellung zeigt die Expansion als gleichförmige Vergrößerung der Abstände zwischen den Einbettmasseteilchen, wodurch sich der eingeschlossene Hohlraum im gleichen Maße vergrößert.

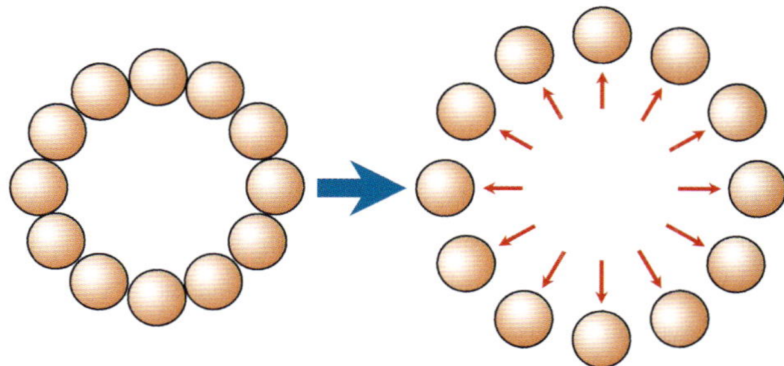

Expansion der Einbettmassen

Das *Expansionsverhalten* der Gusseinbettmassen muss auf die Gussmetalle abgestimmt sein. Durch das Vorwärmen soll die Schrumpfung des Metalls vom Erstarren bis hin zur Abkühlung auf Raumtemperatur ausgeglichen werden. Diese Schrumpfung wird je nach Legierung 1,7 bis 2,5 % linear betragen.

Die *Erstarrungskontraktion* wird durch einen gerichteten Erstarrungsverlauf über die Gusskanalsysteme und der Lage des Gussobjektes in der Muffel kompensiert. Die *Schwindung* im festen Zustand muss über den exakt vergrößerten Hohlraum der Einbettmasseform ausgeglichen werden. Die Volumenveränderung der Einbettmasse setzt sich aus *drei Expansionsarten* zusammen:

- Abbindeexpansion der bindenden Bestandteile,
- thermische Expansion der Gesamtmasse,
- Umwandlungsexpansion der Quarzbestandteile.

Die *Abbindeexpansion* der bindenden Bestandteile beruht auf der chemischen Umwandlungsexpansion der Phosphate, Ethylsilikate oder des Gipses. Je nach der Menge der bindenden Bestandteile ist die Abbindeexpansion hoch oder geringer; der Betrag schwankt zwischen 0,1 bis 0,4 % linear, er kann durch Verarbeitungsbesonderheiten (hygroskopische Abbindung) bis auf 1,1 % gesteigert werden. Eine zu große Abbindeexpansion kann das Wachsobjekt verformen, weswegen eher ein geringer Wert angestrebt wird. Bei Vakuumeinbettung mit hoher Verdichtung der Einbettmasse kann sich die Abbindeexpansion erheblich verringern. Die *thermische Expansion* tritt zunächst als normale Wärmeausdehnung aller Massebestandteile auf. Die Quarzbestandteile und die Bindemittel expandieren aber unterschiedlich. Der Quarz zeigt neben der normalen Wärmedehnung noch die Umwandlungsexpansion. Die phosphatischen Bindemittel zeigen einen normalen, für diese Betrachtungen annähernd linearen Expansionsverlauf und vergrößern so das Gesamtvolumen der Masse.

Gips entwässert während der ersten 250 °C vollständig und dehnt sich aus; danach schrumpft das neu entstandene Anhydrit massiv und erreicht bei 600 °C einen Wert von -2 % linear. Gips bewirkt bei der Vorwärmung also eine Schrumpfung, was durch andere Bestandteile ausgeglichen wird. Die Menge des verwendeten Gipses bestimmt ganz erheblich die Gesamtexpansion; je mehr Gips als Bindemittel, umso geringer ist die Gesamtexpansion der Masse.

Die *Umwandlungsexpansion* der Quarzmodifikationen bestimmt im Wesentlichen die Expansionswerte der Gusseinbettmassen. Quarz expandiert bis zur Temperatur von 900 °C zwischen 0,4 bis 1 % maximal; Cristobalit zeigt Dehnungswerte zwischen 0,8 bis 3,9 % oberhalb von 300 °C; Tridymit zeigt ebensolche Dehnungswerte bis 4,2 %. Durch die Auswahl und genaue Dosierung der Quarzbestandteile kann die Dehnung der Gussform exakt gesteuert werden.

Die Gesamtexpansion wird beeinflusst durch:

- *Auswahl der Quarzmodifikationen*; je höher der Cristobalitanteil, umso höher ist die Expansion.
- *Mengenverhältnis* Quarz zu Bindemittel; je mehr Bindemittel Gips, umso geringer ist die Gesamtexpansion. Phosphat- und silikatgebundene Massen dehnen sich oberhalb der Umwandlungstemperatur (300 °C) linear aus.
- *Zusatzstoffe*; die beigemengten Chloride wirken expansionssteigernd; Natrium- und Kalziumchlorid gleichen die Schrumpfung des Gipses aus.
- *Korngröße*; Quarzsand mittlerer Körnung zeigt die ausgeglichenste Expansion.
- *Wasser-Pulver-Verhältnis*; pulverreiche Mischungen expandieren mehr, daher lassen sich die Expansionswerte bei Präzisionseinbettmassen durch variable Dosierung der Flüssigkeitsmenge steuern.
- *Temperaturführung* beim Vorwärmen. Die Temperaturhöhe muss exakt eingehalten werden, weil innerhalb enger Intervalle die Quarzmodifikationen Umwandlungsexpansionssprünge vollziehen. Der Expansionsverlauf wird entsprechend der Erwärmung von außen nach innen fortschreiten.

Beim Arbeiten mit Einbettmasse zu beachten sind folgende *Maßgaben* zur *ungehinderten Expansion*:

- *feuchtes Einbettvlies* einlegen zwischen Muffelring und Einbettmasse, zur ungehinderten Abbindeexpansion und thermischen Expansion;
- *Vorwärmgeschwindigkeit* exakt einhalten, um Wärmespannungen und Risse zu vermeiden, denn die Masse ist ein schlechter Wärmeleiter;
- *Vorwärmzeit* einhalten, zur vollständigen Durchwärmung der Muffel; nach dem Erreichen der Vorwärmtemperatur entsprechend der Muffelgröße bis zu einer Stunde nachwärmen;
- *Gussverzugszeiten* gering halten, weil sonst die Muffel zu stark abkühlt und sich die Expansionswerte verändern.

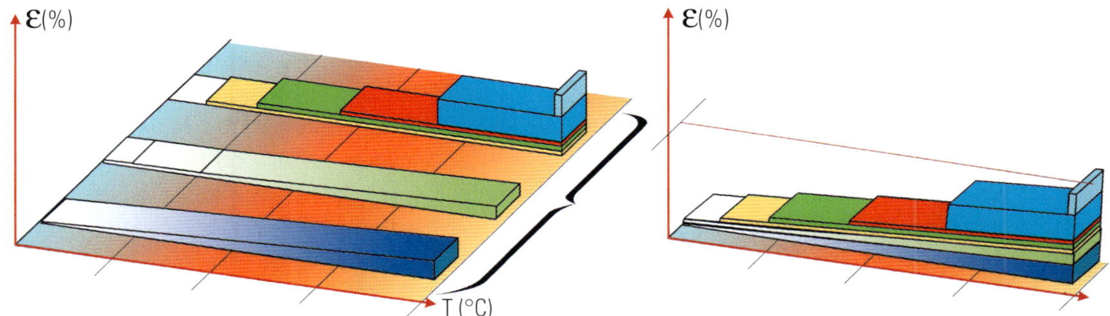

Abb. 286 Die schematische Darstellung von allgemeiner Expansion, Expansion der bindenden Bestandteile und Umwandlungsexpansion des Quarzes und seiner Modifikationen wird hier zur Verdeutlichung nebeneinander gestellt und im Diagramm daneben zusammengesetzt. Die Hersteller von Einbettmassen müssen die Bestandteile anteilig so zusammenstellen, dass eine auf das Gussmetall bezogene Gesamtexpansion zwischen 1,25 - 1,8 % linear entsteht.

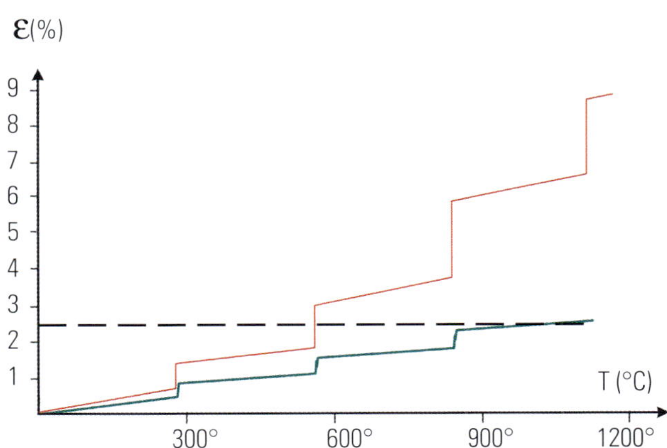

Abb. 287 Das Temperatur-Dehnungsdiagramm zeigt im roten Kurvenverlauf die Addition aller Bestandteile zusammengesetzt. Die grüne Kurve zeigt den Expansionsverlauf einer Einbettmasse, die in ihren Bestandteilen so gemischt ist, dass bei einer Vorwärmtemperatur von 850 °C eine Gesamtexpansion von 1,8 % linear entsteht.

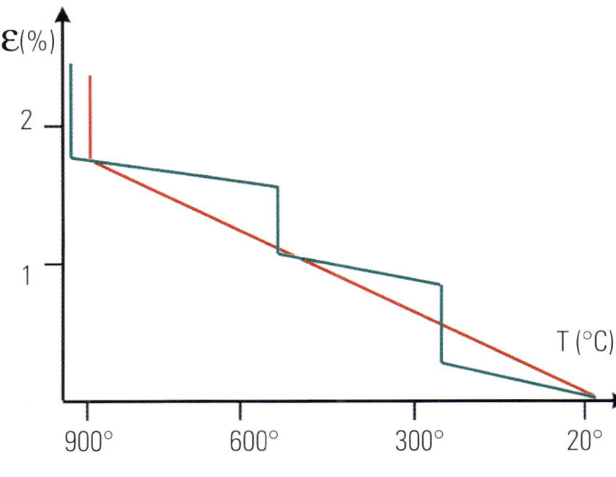

Abb. 288 Das schematische Temperatur-Dehnungsdiagramm zeigt den linearen Schwindungsverlauf des Gussmetalls (rot) beim Abkühlen auf Raumtemperatur. Der grüne gestufte Schwindungsverlauf entsteht beim Abkühlen der Einbettmasse. Dieser Zusammenhang zeigt, dass beim gemeinsamen Abkühlen massive Spannungen zwischen der Einbettmasse und dem Metall auftreten, die einen hohen Anspruch an die Warmfestigkeit des Gussmetalls stellen. Immer bevor beim Abkühlen reversible Volumensprünge der Einbettmasse auftreten, ist das Metall schon stärker geschrumpft als die Gussform. An diesen Abkühlungspunkten wird z. B. eine Vollgusskrone stumpfseitig geweitet, was zu Mikrorissen oder Passungenauigkeiten führen kann. Bei der Mischung der Einbettmasse werden daher vorzugsweise Bestandteile gewählt, die keine reversiblen Volumensprünge durchmachen.

Beschreibung der Einbettmassen

Gipsgebundene Einbettmassen bis zur Vorwärmtemperatur von 700 °C eignen sich für niedrigschmelzende Goldlegierungen. Sie reagieren hygroskopisch und müssen in verschlossenen, feuchtigkeitsdichten Behältern lagern; das Verfallsdatum ist zu beachten. Sie werden mit Wasser angemischt und lassen sich durch individuelle Mischungsverhältnisse in der Abbindeexpansion steuern. Sie sind nicht kanten- oder bruchfest, sie haben eine schlechte Wärmeleitfähigkeit und reagieren auf Temperaturwechsel mit sehr schnellen Volumenänderungen. Daher kann beim Gießen Einbettmasse abreißen und durch zu schnelles Aufwärmen oder lange Gussverzugszeiten Muffelrisse und Passungenauigkeiten entstehen. Weil bei gipsgebundenen Einbettmassen das Wasser bei ca. 100 °C und das Kristallwasser bei ca. 200 °C verdampft, wird das Wachs nur unzureichend ausgetrieben, so dass bei Erreichen der Vorwärmtemperatur noch Kohlenwasserstoffreste im Gusshohlraum vorhanden sind, die das Gussobjekt verunreinigen können.
Ethylsilikatgebundene Einbettmassen werden ausschließlich in der Modellgusstechnik verwendet. Sie weisen keine Abbindeexpansion, aber eine hohe thermische Expansion von ca. 1,8 % auf. Die in der Anmischflüssigkeit enthaltene Salzsäure wirkt als Katalysator beim Abbinden und muss durch langsames Vorwärmen ausgetrieben werden. Daher wird in gasbeheizten Vorwärmöfen vorgewärmt, bei denen die Abluft systematisch abzusaugen ist. Die Anmischflüssigkeit wird aus zwei Komponenten angesetzt, die Verarbeitungsbreite der angerührten Einbettmasse beträgt ca. 1h, das Anmischen erfolgt von Hand; bei der Verarbeitungsbreite steigen Luftblasen vollständig aus der Einbettmasse auf.
Phosphatgebundene Einbettmassen werden in der Kronen- und Brückentechnik und im Modellgussbereich angewendet. Die gute Warmfestigkeit der phosphatgebundenen Einbettmassen ermöglicht den Einsatz bei Löteinbettmassen, bei hochtemperaturfesten Stumpfmaterialien der Sintertechnik, bei den Materialien für die Presskeramik-Matrizen und für den Titanguss. Bei ihnen sind die Abbindezeit, die Abbindeexpansion und die thermische Expansion steuerbar. Sie sind abformgenau durch ihrer Feinkörnigkeit, fließfähig und verarbeitungssicher, sie lassen sich nach dem Guss leicht von der Werkstückoberfläche entfernen und sie sind temperaturwechselfest.

Im ***Einsatz*** sind phosphatgebundene Einbettmassen speziell für Edelmetall, für Edelmetall-Aufbrennlegierungen oder nur für NEM-Legierungen; es gibt sie auch als Universaleinbettmassen, die sich über die Konzentration der Anmischflüssigkeit auf individuelle Expansionswerte unterschiedlicher Legierungen einstellen lassen.
Einbettmassemodelle für die Modellgusstechnik müssen beim Abziehen aus der Dublierform und beim Modellieren eine hohe Oberflächenhärte besitzen; phosphatgebundene Einbettmassen haben nach dem Abbinden eine hinreichende Oberflächenhärte, die durch Tauchhärter oder Sprühhärter auf Kunststoffbasis unterstützt werden kann. Sie haben auch eine hohe Warmfestigkeit, so dass sich Gussmuffeln ohne Muffelringe angefertigen lassen und die Expansionsspannungen zwischen dem eingebetteten Modell und der Muffelmasse kompensiert werden können. Diese Warmfestigkeit wird durch die grobkörnige und porige Struktur der Modellgusseinbettmasse erreicht, die erst im Extremfall reißen würde.
Speed-Einbettmassen sind speziell auf die Forderungen des zahntechnischen Arbeitsablaufs abgestimmte Materialien, die eine besonders zügige Gussformherstellung, eine verkürzte Vorwärmphase und eine geringe Durchwärmphase der Gussmuffel ermöglichen. Die Temperaturwechselfestigkeit der Speed-Einbettmasse wird durch höher konzentrierte Kieselsolanteile in der Anmischflüssgket erreicht; die Anmischflüssigkeit ist nicht kältefest. Außerdem sind die Massenanteile an Cristobalit gegenüber dem Quarz verringert und dafür Aluminium-, Zirkon- und Magnesiumoxid sowie Zirkonsilikat zugesetzt. Wie schon bei Modellgusseinbettmasse ist auch bei Speed-Einbettmassen zum Abbau von thermischen Spannungen die Körnung gröber, um eine poröse Struktur zu bekommen.
Für den ***Titanguss*** werden spezielle Einbettmassen benötigt, die der hohen Gießtemperatur von 1800 bis 2000 °C standhalten, gegenüber der Schmelze weitgehend chemisch neutral sind und die angepasste Expansion aufweisen. Es werden phosphatgebundene Einbettmassen mit stabilisierenden Zusätzen von Zr, Mg, Al und Ca, oder ethylsilikatgebundene Einbettmassen bzw. metall-organisch-gebundene Einbettmassen mit einer MgO-, ZrO_2-, MgO/Al_2O_3-Basis verwendet. Die Titanguss-Einbettmassen müssen auf 1000 – 1200 °C vorgewärmt werden,

damit die Binderbestandteile verglasen und chemisch neutralisiert werden; daher müssen beim Titanguss Entlüftungskanäle angebracht werden.
Die *Binderbestandteile* müssen chemisch neutral sein, damit sie nicht mit der Titanschmelze reagieren und die oberflächliche α-case Reaktionsschicht erzeugen, die zur Versprödung des Titans führt. Um die Reaktion der Schmelze mit der Einbettmasse zu verringern, wird bei niedriger Muffeltemperatur gegossen. Dazu muss der Expansionswert der Einbettmasse angepasst sein. Der Titanguss in eine unterkühlte Gussmuffel erfordert erheblich mehr Gussmetallmengen und eine höhere Beschleunigung der Schmelze, um eine sichere Formfüllung zu erreichen. Dieses Gussverfahren stellt hohe Anforderungen an die Bruch- und Kantenfestigkeit der Einbettmassen.
Löteinbettmassen sind meist quarzhaltige, gipsgebundene Einbettmassen im Gips-Quarz-Verhältnis von 1:3. Die Quarzkörnung ist sehr grob für eine poröse Struktur. Wegen der relativ kurzen Betriebsdauer während des Lötens kommt es bei den gipshaltigen Löteinbettmassen noch nicht zur Strukturveränderung. Wird jedoch eine lange Verweildauer bei Ofenvorwärmung und nachträglicher Flammenlötung nötig, kann durch Gipszerfallsprodukte eine Schwefelschädigung nicht ausgeschlossen werden. Löteinbettmassen erstarren schnell, geben eine genügende Festigkeit und weisen bei geeigneten Rezepturen keine Abbindeexpansion auf. Die thermische Expansion ist mit 1,1 % ausreichend groß, um den Lötspalt beim Vorwärmen soweit zu vergrößern, wie es die feste Schwindung des Lotes erfordert. An die *Löteinbettmasse* sind, abweichend von den Gusseinbettmassen, *folgende Forderungen* zu stellen:

- *geringste Abbindeexpansion*, damit die Lötteile beim Einbetten nicht gegeneinander verschoben werden;
- *thermische Expansion* bis 1,1 % , um die Schwindung des Lotes auszugleichen und die eingebetteten Teile nicht zu verbiegen;
- *poröse Struktur*, um den Lötblock schnell und gleichmäßig zu durchwärmen und die Wärme lange halten zu können.

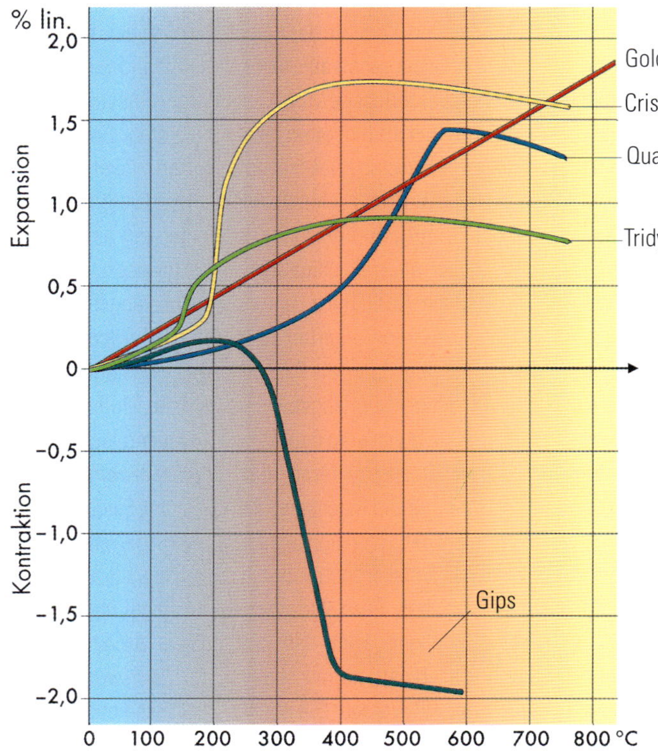

Abb. 289 Das Temperatur-Dehnungsdiagramm von Gips, Quarz, Cristobalit und Tridymit zeigt das ungleichförmige, temperaturabhängige Volumenverhalten im Vergleich zur linearen Ausdehnung von Gold. Durch differenzierte Mischung der Bestandteile lässt sich das Temperatur-Dehnungsverhalten der Gusseinbettmassen auf das der Gusslegierungen einstellen.

Grundsätze zum Einbetten von Gussobjekten

Zum Einbetten von Gussobjekten werden nur expandierende Einbettmassen verwendet, um die Schwindung des Gussmetalls auszugleichen, indem die Guss-hohlform durch eine exakte Vorwärmung genau um den Betrag expandiert, um den sich auch das Gussmetall beim Erwärmen ausdehnt. Das Gussmetall fließt beim Gießen in eine größere Hohlform ein, schrumpft beim Erstarren und Abkühlen, um nach dem Ausbetten dann Originalgröße zu besitzen. Die Expansionswerte der Gusseinbettmassen sind exakt auf die Werte des Metalls bezogen.

Mit geeignetem *Entspannungsmittel* bzw. Netzmittel (Spiritus, Waxit) wird das Gussobjekt gesäubert und entfettet, damit die Einbettmasse, ohne zu perlen das Objekt umschließt. Untersichgehende Bereiche und Kroneninnenseiten können mit Hilfe eines Pinsels mit Einbettmasse bestrichen werden. Dann wird die Einbettmasse von einer Seite her eingefüllt, damit die Luft entweichen kann.

Mischungsverhältnisse sind zu beachten; durch die Veränderung der Flüssigkeitskonzentration lässt sich bei vielen Gusseinbettmassen der Expansionswert steuern. Verdünnt man die Anrührflüssigkeit, verringert sich die Gesamtexpansion. Wird die Flüssigkeitsmenge beliebig verändert, verschieben sich die Expansionswerte unkontrolliert und die Masse verliert an Festigkeit; das gleiche gilt, wenn nicht die vorgeschriebene Flüssigkeit benutzt wird. Ist keine bestimmte Anrührflüssigkeit festgelegt, benutzt man abgestandenes Wasser, das enthält weniger Luft. Die Qualitätseinbettmassen werden in exakt dosierten Mengen pro Füllbeutel geliefert, damit keine Entmischung der Masse durch Lagerung auftritt. Einbettmassen in größeren Packungseinheiten werden vor dem Dosieren durchgemischt, um eine Entmischung der Bestandteile durch die Schwerkraft auszugleichen.

Anrührzeiten müssen unbedingt eingehalten werden, weil bei zu kurzer Anrührzeit die Masse nicht homogen durchmischt wird und bei zu langer Anrührzeit zu schnell abbindet.

Die *Gussmuffel* soll in einen passenden Gussmuldenformer gesteckt und mit Einbettvlies ausgekleidet werden. Der Gussmuffelformer ist für die Gießapparatur ausgelegt und formt den Gusstrichter in der Einbettmasse. Das Einbettvlies ist nötig, um die Expan-sionsdifferenz zwischen Muffelring und Einbettmasse auszugleichen. Denn der Muffelring dehnt sich nicht so stark aus wie die Einbettmasse; schon die Abbindeexpansion der Einbettmasse bleibt ungehindert. Das Einbettvlies ist anzufeuchten, aber nicht zu nass, damit es den Flüssigkeitsgehalt der Einbettmasse nicht verändert, weder Flüssigkeit absaugt noch welche abgibt. Bei *exakter Lage des Gussobjektes* in der Muffel wird eine hinreichende Schichtdicke von ca. 5 bis 10 mm zu den Rändern und zum Boden erreicht. Damit ist die gleichmäßige Expansion gewährleistet und das Gussmetall kann beim Guss nicht durchschießen.

Unter Vakuum anzurühren und einzubetten ist obligatorisch. Die Masse wird durch das Evakuieren von Luft blasenfrei, verdichtet und verfestigt, die Oberfläche zum Gussobjekt völlig glatt und porenfrei. Weil die Masse relativ fest ist und nur unter Vibration fließt, füllt man sie auf einem Rüttler ein. Damit sie sich nachträglich verdichtet, vibriert man 2 min länger. Danach stellt man die Gussmuffel unter Umständen in einen Drucktopf, um die Masse noch weiter zu verdichten. Hierzu muss kein Wasser im Drucktopf sein; es sei denn, es handelt sich um eine Masse für hygrothermische Abbindung; dann kann warmes Wasser eingefüllt werden.

Eine besondere Variante des Einbettens nutzt eine besondere Materialeigenschaft aus, nämlich die Abbindeexpansion. Das oben beschriebene Verfahren erfolgt in einem Arbeitsgang und kann als Einbetten ohne Kern gelten. Ein Gussobjekt lässt sich auch in zwei Phasen einbetten, wobei man zwischen Rundkern- und Schichtkerneinbettung unterscheidet. Bei der *Rundkerneinbettung* bringt man mit einem weichen Pinsel eine gleichmäßige Einbettmasseschicht auf das gesamte Gussobjekt, um sie in einer ungehinderten Abbindeexpansion erhärten zu lassen. Der Zweck dieses Verfahrens liegt darin, die Passgenauigkeit des Gussteils zu erhöhen. Ist der Kern abgebunden, wird die Muffel normal zugegossen. Rundkerne eignen sich für Innenteleskope, für das Außenteleskop bietet sich die *Schichtkerneinbettung* an, bei der nur die Innenseite der Krone mit Einbettmasse auszufüllen ist. Präzisionseinbettmassen, die sich durch die Flüssigkeitskonzentration in der Expansion steuern lassen, machen diese Verfahren in der Regel überflüssig. Beim Modellguss kann das Wachsobjekt zur Steigerung der Oberflächenglätte mit sogenannter *Feineinbettmasse* ummantelt werden. Die dünnflüssige Feineinbettmasse wird mit dem Pinsel aufgetragen.

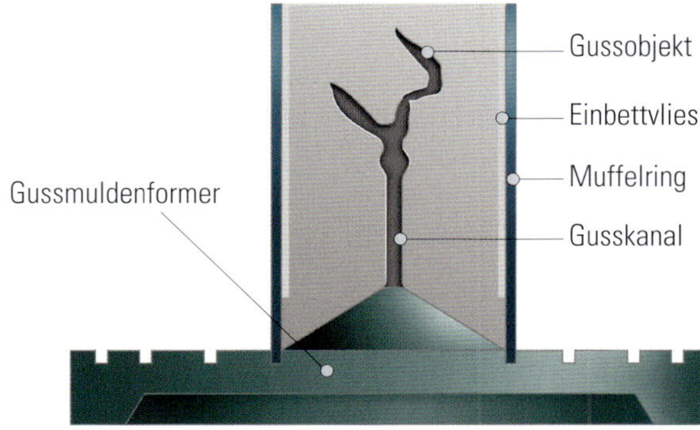

Abb. 290 Zur Herstellung einer Gusshohlform benötigt man einen Gussmuldenformer, auf dem das Gussobjekt mittels der Gusskanäle aufgesteckt wird. Zur ungehinderten Expansion der Gusseinbettmasse dient das Einbettvlies.

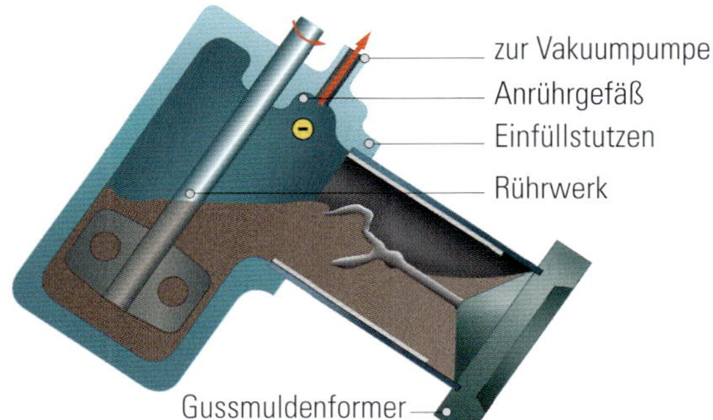

Abb. 291 Der Muffelring mit dem Gussmuldenformer wird auf den Einfüllstutzen des speziellen Anrührbechers gesteckt. Nachdem die Einbettmasse unter Vakuum angerührt wurde, bleibt der Luftabsaugschlauch der Vakuumpumpe weiterhin angeschlossen, während langsam unter Vibration die Einbettmasse in die Muffel fließt. Es muss ganz vorsichtig eingegossen werden, damit keine Luftblasen eingeschlossen werden.

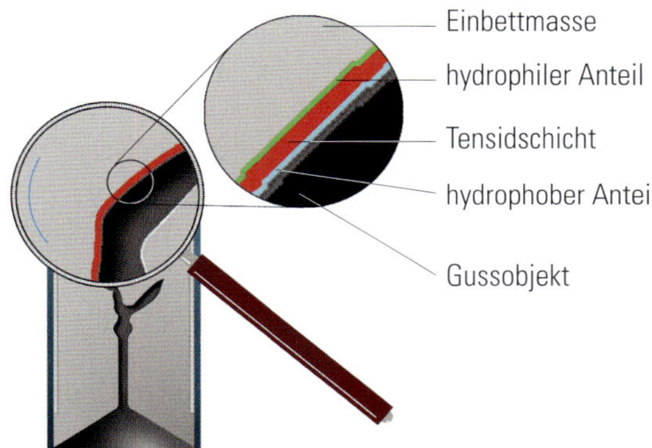

Abb. 292 Vor dem Einbetten muss das Wachsobjekt mit einem Entspannungsspray bzw. einem Netzmittel behandelt werden, um Fett- und Schmutzreste zu entfernen. Die Netzmittel bestehen aus Alkohol und Tensiden, das sind grenzflächenaktive Substanzen mit einem hydrophoben (wasserabstoßenden) und einem hydrophilen (wasseranziehenden) Anteil, wodurch die Oberflächenspannung am Wachsobjekt herabgesetzt wird und die Einbettmasse das Objekt besser umschließen kann.

Abb. 293 Man unterscheidet zwischen Schicht- und Rundkerneinbettung. Die Schichtkerneinbettung (A) sieht vor, nur den Innenraum eines Gussobjektes zu füllen, während bei der Rundkerneinbettung (B) das gesamte Objekt mit einer dünnen Einbettmasseschicht umgeben wird. Eine ungehinderte Abbindeexpansion soll die Passgenauigkeit des Gussobjektes erhöhen, denn erst nach dem Erhärten der Einbettmasseschicht wird die Muffel völlig zugegossen. Weil die Einbettmasseschicht mit dem Pinsel aufgetragen wird, können Luftblasen verhindert werden.

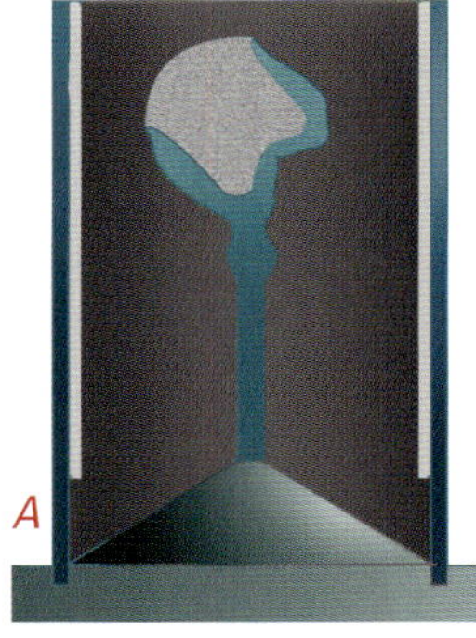

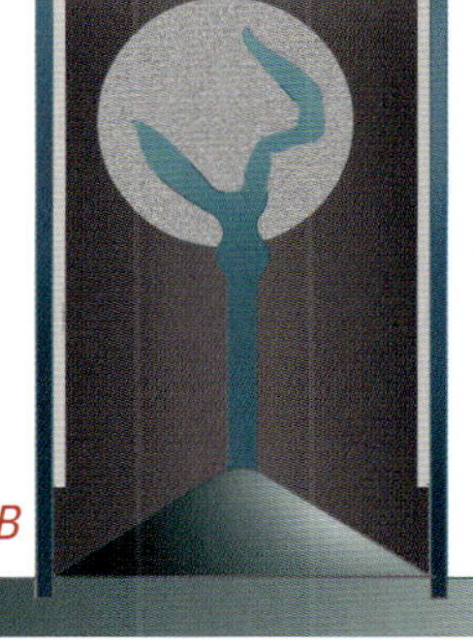

Fertigungsverfahren

Die zahntechnischen Materialbearbeitungsarten sind ähnlich den technischen Fertigungsverfahren, wie sie im industriellen Maschinenbau üblich sind, obgleich sie sich historisch aus den Handwerkstechniken der Goldschmiede entwickelt haben. Die modernen Fertigungsverfahren werden unterteilt in:

Urformen, womit man alle Verfahren bezeichnet, bei denen formlose Werkstoffe erstmals durch Gießen, Sintern oder elektrolytische Abscheidung zu geometrisch bestimmten, festen Teilen mit bestimmten Werkstoffeigenschaften geformt werden. Der formlose Ausgangszustand des Werkstoffs kann gasförmig, flüssig oder pulverförmig sein; der Werkstoff kann aber auch in den Übergangszuständen dampfförmig, breiig, pastenförmig oder teigig verarbeitet werden.

Zahntechnisches Urformen besteht in dem Vergießen der Metallschmelze und dem galvanoplastischen Formen von Metall, der chemoplastischen Verarbeitung von Kunststoff oder dem Vergießen von chemoplastischen Material wie Gips. Daneben gibt es die spezifischen Urformverfahren zur Verarbeitung von Keramik wie das Freiformen, Fließpressen, Glasgießen und Sintern oder die Verarbeitung von Wachs im thermoplastischen und fließfähigem Zustand

Umformen sind nach DIN 8580 die Verfahren, eine gegebene Form eines festen Körpers (Werkstück, Rohteil) in eine bestimmte, andere Form unter Beibehaltung von Masse und Stoffzusammenhang zu überführen. Die Bearbeitung erfolgt unter Einwirkung von Druck- und/oder Zugkräften, durch Biegen oder Schubbeanspruchung, im Gegensatz zur Formgebung durch spanende Bearbeitung. Das Umformen kann nach Erwärmung (Schmieden) oder im kalten Zustand durch Biegen, Ziehen oder Walzen erfolgen (Kaltverformung).

Trennen ist die Änderung der Form eines festen Werkstücks, indem der Werkstoffzusammenhalt an der Bearbeitungstelle aufgehoben wird. Dabei ist die Endform in der Ausgangsform enthalten. Zu den Trennverfahren gehört die spanabhebende Umformung wie das Spanen mit geometrisch unbestimmten Schneiden (Schleifen) und das Spanen mit geometrisch bestimmten Schneiden (Fräsen).

Die zahntechnische Fertigungstechnik des Trennens bezieht sich auf das Schleifen, Feinschleifen (Polieren) und Fräsen von Metall, Kunststoff und Keramik, sowie auf das elektrochemische Abtragen von Metalloberflächen. Diese Verfahren werden in gesonderten Kapiteln abgehandelt.

Fügen ist das Zusammenbringen von zwei oder mehr festen Werkstücken. Werkstücke können lösbar, beweglich oder unlösbar zusammengefügt werden.

Lösbare Verbindungen sind Steckverbindungen (Geschiebe) oder Schraubenverbindungen, die in der Zahntechnik bei bedingt und unbedingt herausnehmbarem Zahnersatz angewandt werden. Man unterscheidet die kraftschlüssigen, durch Reibung haftenden, von den formschlüssigen Verbindungen, die z. B. durch Verriegelung halten.

Bewegliche Verbindungen werden in der Zahntechnik beim kombinierten Zahnersatz als Konstruktionselemente zwischen festsitzendem und herausnehmbarem Zahnersatz eingesetzt (Gelenke).

Unlösbare Verbindungen sind solche, bei denen Werkstücke durch Schweißen, Löten oder Verkleben zusammengefügt werden. Diese Verbindungen sind stoffschlüssig und halten durch Adhäsions- bzw. Kohäsionskräfte.

Beschichten ist das Aufbringen einer festhaftenden Oberflächenschicht aus einem formlosen Stoff auf einem Werkstück. In der Zahntechnik wird neben dem Bemalen von Keramikoberflächen zur Farbgebung und -differenzierung hauptsächlich die elektrochemische Beschichtung (galvanisches Versilbern/Vergolden) angewandt; auch dieses Verfahren wird in einem eigenen Kapitel dargestellt (vgl. galvanische Metallabscheidung).

Stoffeigenschaftändern kann durch Umlagern, Aussondern oder Einbringen von Stoffteilchen erfolgen und wird durch Wärmebehandlungen erreicht.

In der Zahntechnik erfolgt ein Umlagern von Stoffteilchen z. B. beim Aushärten einer Aufbrennlegierung während des Brennens. Wärmebehandlung wird ebenfalls gesondert dargestellt.

In dieser Reihenfolge werden die Fertigungsverfahren abgehandelt, ungeachtet der Bedeutung, welche die einzelnen Verfahren in der handwerklichen Tätigkeit der Zahntechniker besitzen.

Änderungen der	Zusammenhalt schaffen	Zusammenhalt beibehalten	Zusammenhalt vermindern	Zusammenhalt vermehren	
Form	Hauptgruppe 1	Hauptgruppe 2 Umformen	Hauptgruppe 3 Trennen	Hauptgruppe 4 Fügen	Hauptgruppe 5
Stoffeigenschaften	Urformen (Form schaffen)	Hauptgruppe 6 Stoffeigenschaftändern durch: Umlagern von Stoffteilchen	Aussondern von Stoffteilchen	Einbringen von Stoffteilchen	Beschichten

Abb. 294 Einteilung der Fertigungsverfahren nach DIN 8580

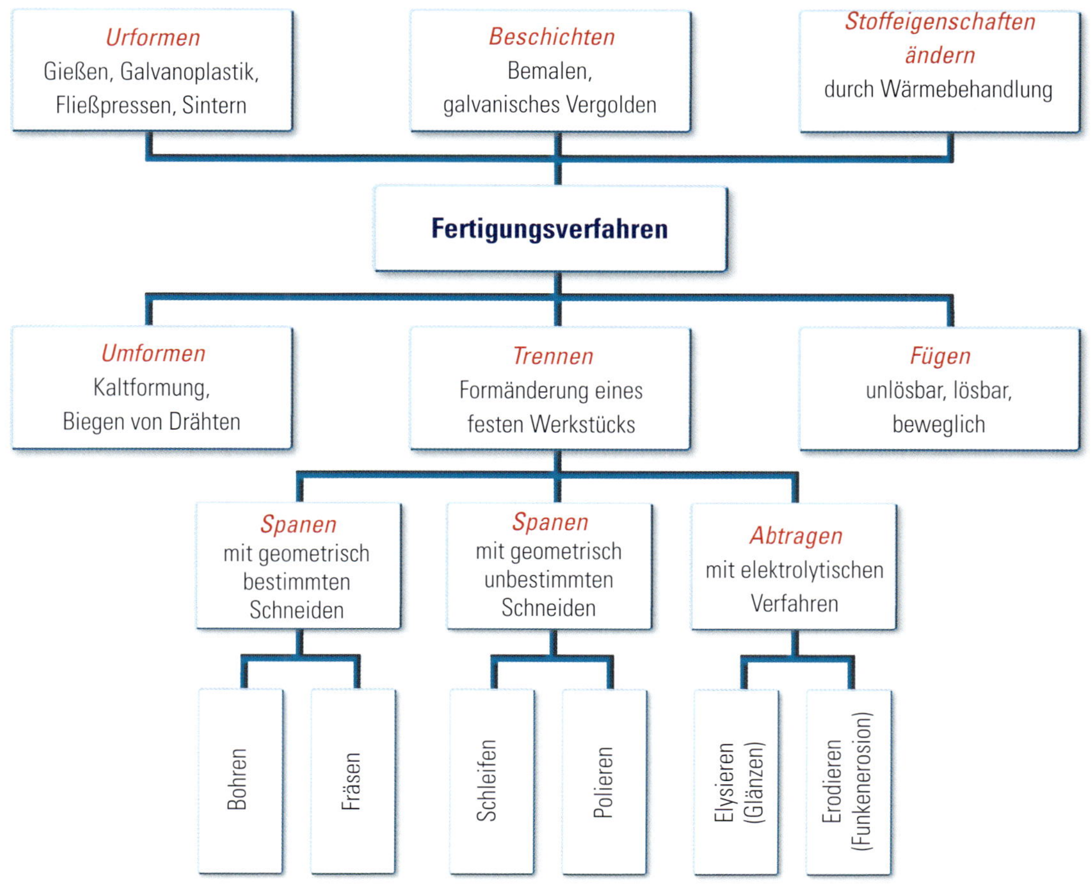

Abb. 295 Fertigungsverfahren nach DIN 8580 auf zahntechnische Verarbeitungsverfahren übertragen.

Urformen/Gießen von Metall

Die Herstellung von festen Werkstücken aus formlosem Material wird nach DIN 8580 als ***Urformen*** bezeichnet. Bei der Verwendung von geschmolzenem Metall als formloses Material werden Hohlformen benötigt, in die die Schmelze eingebracht wird. Für industrielle Serienherstellung werden Dauerformen (Kokillen) oder Dauermodelle verwendet; für Einzelanfertigungen wird der Feinguss mit verlorenen Modellen oder verlorenen Formen angewendet. Bei ***verlorene Formen*** werden die aus Wachs oder Kunststoff modellierten Formstücke in einer feuerfesten Einbettmasse eingebettet. Das Formstückmaterial wird aus der Einbettmasse herausgeschmolzen (ausgetrieben), so dass eine Hohlform entsteht, in die das Metall gegossen wird. Dazu ist der Formhohlraum über Gusskanäle mit einem äußeren Gusstrichter verbunden.

In den ***Gusstrichter*** wird das Metall eingegossen. Bei modernen zahntechnischen Gussverfahren wird das Metall in einem speziellen Schmelztiegel geschmolzen. Man unterscheidet drei Gussverfahren mit den entsprechenden Gussapparaturen:

- statischer Guss (Schwerkraftgießen),
- Schleuderguss (Fliehkraftgießen),
- Vakuum-Druckguss.

Das ***statische Gussverfahren*** erzwingt die Formfüllung durch die Schwerkraft, d. h., die Schmelze fließt durch ihr eigenes Gewicht über das Gusskanalsystem in den Gusshohlraum. Anwendung findet dieses Verfahren nur bei der Herstellung von Zinnbasen mit großen Metallmengen, denn die Oberflächenspannung der Legierungen behindert das Ausfließen graziler dünnwandiger Formteile. Eine Wachsmodellation der ***Zinnbasisform*** wird modelliert und je ein Eingusstrichter und ein Luftabzugskanal angewachst; eingebettet wird in eine zweiteilige Küvette, die ausgebrüht und vorgewärmt wird. Das Zinn wird in einem Metalltiegel über dem Bunsenbrenner geschmolzen und in die Hohlform gegossen.

Beim ***Schleuderguss*** wird die Schmelze durch die Zentrifugalkraft in die Gusshohlform gepresst. Je nach der Höhe der wirksamen Fliehkraft können die grazilsten Formteile ausfließen.

Die ***Zentrifugalkraft*** muss schlagartig aufgebracht werden, um die Legierung in die weitreichenden Formhohlräume zu drücken. Zur Erhöhung der Zentrifugalkraft muss mehr Metall genommen werden, als zur Formfüllung nötig ist; das ist energieaufwendig.

Die notwendige ***Zentrifugalkraft*** wurde früher mit Handschleudern oder Bandabzugsschleudern (Sirius-Schleuder) u.a.m. erzeugt. Für passgenaue Qualitätsgüsse, vor allem in der Modellgussprothetik, werden heute motorbetriebene Schleudergussanlagen benutzt, mit denen die Gusslegierungen sowohl unter Vakuum, unter Schutzgas als auch bei Normalluftdruck vergossen werden können.

Die Zentrifugalkraft ergibt sich nach der Beziehung:

$$\mathbf{Fz = m \cdot \omega^2 \cdot r\ [N]}$$

- m ist die Masse des Gussmetalls,die beschleunigt wird;
- r ist der Radius der Kreisbahn auf der die Gussform bewegt wird;
- ω ist die Winkelgeschwindigkeit, mit der die Gussform herumgeschleudert wird.

Der ***Vakuum-Druckguss*** erwirkt die Formfüllung durch die Schwerkraft in Verbindung mit Druckluft, wobei das Metall in die evakuierte Hohlform gepresst und gesogen wird. Das Vakuum-Druckguss-System besteht aus einem schwenkbaren Kessel, der einen Ofen mit Widerstandsheizung enthält; im Ofen befindet sich ein Graphittiegel für die zu schmelzende Legierung.

Nach dem ***Aufschmelzen der Legierung*** wird die vorgewärmte Muffel auf den Tiegel gestellt, der Kessel geschlossen und luftleer gepumpt; die Muffel mit dem Formhohlraum wird dabei mit evakuiert. Dann wird der Kessel um 180° geschwenkt, wodurch die Schmelze aus dem Tiegel in den Formhohlraum fließt und mit Druckluft in die grazilsten Teile des Formhohlraumes gepresst wird.

Forderungen an die Gussapparaturen

- Gussapparaturen müssen zuverlässig und sicher zu handhaben sein;
- sie müssen klare und eindeutige Bedienungselemente besitzen;
- die Schmelzvorrichtung muss eine exakte Temperaturführung haben;
- der Gussvorgang muss in der Apparatur absolut unfallsicher sein;
- die Arbeitsweise der Apparatur muss materialschonend und energiesparend sein;
- Gussvorgang und Temperaturführung laufen automatisch ab und werden fotoelektrisch überwacht.

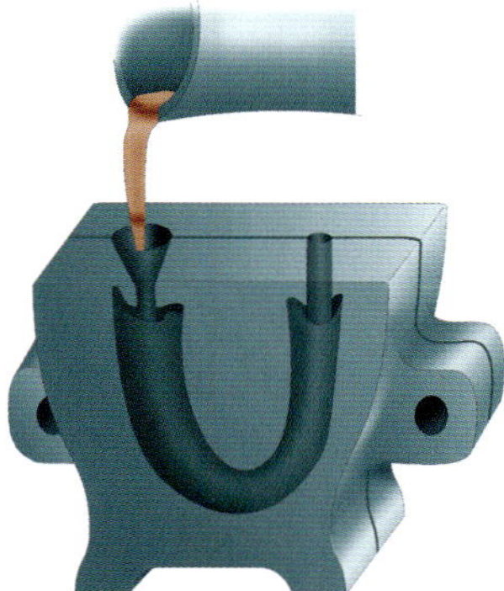

Abb. 296 Der statische Guss erzwingt die Formfüllung durch die Schwerkraft. Die Schmelze fließt durch ihr eigenes Gewicht über das Gusskanalsystem in die Hohlform ein. In der Zahntechnik findet dieses Gussverfahren nur bei der Herstellung von Zinnbasen Anwendung, denn für grazile Form-teile der Kronen- und Brückentechnik reicht der Fülldruck nicht aus, so dass die Gussform nur unvollständig ausfließt.

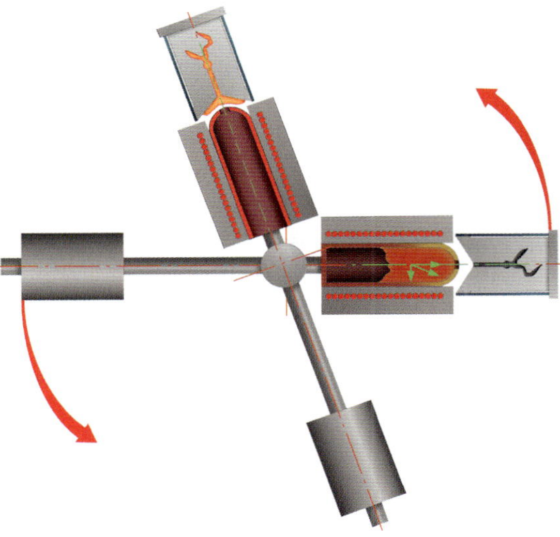

Abb. 297 Beim Schleuderguss wird die Formfüllung durch Zentrifugalkräfte erreicht. Die auf die Schmelze wirkenden Zentrifugalkräfte treiben diese aus der Tiegelöffnung in das Gusskanalsystem und die Hohlform der Gussmuffel. Um passgenaue Qualitätsgüsse zu erzielen, werden aufwendige Gussschleudern nötig, die in der Regel mit einem Motor angetrieben werden.

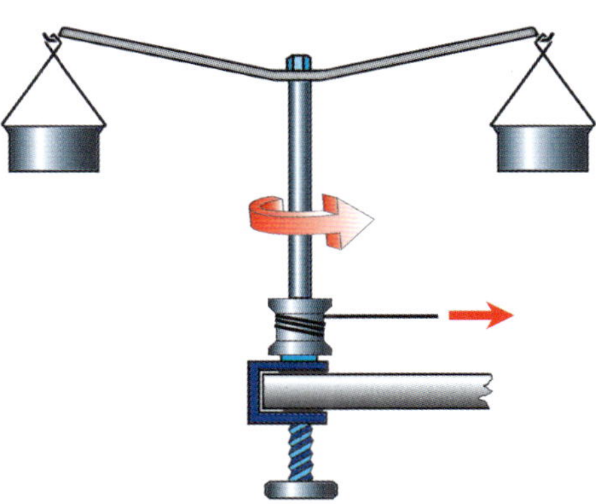

Abb. 298 Die Siriusschleuder ist eine Gussapparatur mit einem einfachen Horizontalabzug. Der Schleudervorgang erfolgt, indem die um die Mittelachse aufgespulte Zugleine kräftig abgezogen wird, nachdem das Gussmetall in der Gussmulde der stehenden Muffel geschmolzen wurde.

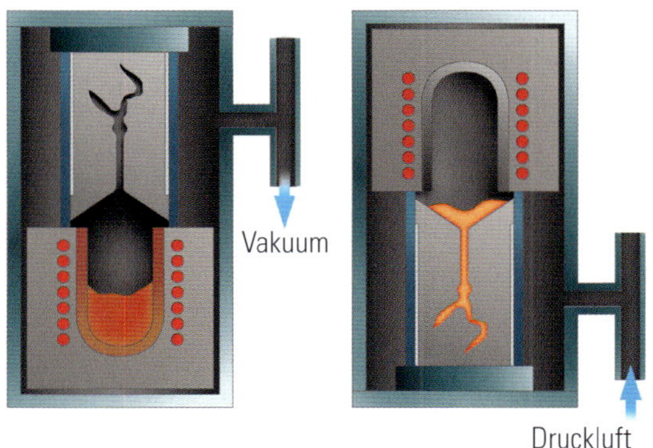

Abb. 299 In einem Vakuum-Druckgussgerät wird das Metall durch Druckluft in die Hohlform gepresst, welche vorher luftleer gepumpt wurde. Das Schmelzen des Metalls erfolgt beim normalen Luftdruck im Gerät, ist das Metall flüssig, wird die Muffel auf den Gusstiegel gesetzt und der Gussraum evakuiert. Dann wird der Gussraum gedreht, so dass die Schmelze in die Gussmulde der Muffel fließt; die gleichzeitig eingeführte Druckluft presst die Schmelze in den Hohlraum.

Schmelzen von Metallen

Die Metalle müssen zum Vergießen schmelzflüssig sein, wozu vier Möglichkeiten in der Zahntechnik praktiziert werden; Schmelzen mit:

- offener Flamme
- Widerstandsheizung
- Induktionserwärmung
- Lichtbogenerwärmung

Das ***Schmelzen mit offener Flamme*** erfolgt mit einem Brenner, der ein Brenngasgemisch mit Luft oder Sauerstoff verbrennt. Als Brenngasgemische werden Propan/Luft, Erdgas/Luft, Azetylen/Luft, Azetylen/Sauerstoff, Propan/Sauerstoff und Wasserstoff/Sauerstoff benutzt. Eine exakte Wärmeführung ist mit der offenen Flamme dann nicht möglich, wenn die Flamme das Metall in einem offenen Tiegel direkt berührt. Wenn das Metall in einem geschlossenen Graphittiegel geschmolzen wird, können unkontrollierte, ungleichmäßige Aufheizungen und Überhitzungen des Gussmetalls vermieden werden. Bei direkter Berührung des Metalls mit der Flamme können außerdem massive Materialschädigungen durch Wasserstoff-, Sauerstoff- oder Schwefelaufnahme eintreten, weil die Flammeneinstellung falsch oder Brenngase verunreinigt sind.

Schmelzen mit ***Widerstandsheizung*** bedeutet, das Metall in einem Tiegel zu schmelzen, der durch einen Widerstandsheizleiter bei Stromdurchgang erwärmt wird. Die Gusstemperatur kann hier indirekt durch den Stromfluss sehr genau geregelt werden. Mit der Widerstandsheizung lassen sich maximal 1500 °C erreichen, sodass die Liquidustemperatur der Gusslegierung 1300 °C nicht überschreiten kann. Für die zu schmelzende Legierung ist die Gusstemperatur an einem Regler einstellbar. Eine Überhitzung des Metalls ist dadurch ausgeschlossen.

Beim Schmelzen mit ***Induktionserwärmung*** erfolgt die Energieeinbringung über elektrische Induktion. Der Schmelztiegel mit der Legierung ist von einer Spule umgeben, die wie die Primärwicklung eines Transformators funktioniert. Ein hochfrequentiger Wechselstrom von 1,5 MHz durchfließt die Spule und induziert (inducere, lat. hineinführen) in der Legierung starke Wirbelströme, die sich durch den elektrischen Eigenwiderstand unmittelbar in Wärme umsetzen und das Metall sehr schnell zum Schmelzen bringen. Mit der ***Induktionserwärmung*** lassen sich Schmelztemperaturen bis 2000 °C erreichen, wobei die Wirbelströme die Schmelze gut durchmischen. Das Aufschmelzen der in der Zahntechnik benötigten Legierungsmengen erfolgt innerhalb einer Minute und muss daher elektrooptisch vom Gussgerät gesteuert werden.

Beim Schmelzen mit ***Lichtbogenerwärmung*** erzeugt ein zwischen zwei Elektroden überspringender Gleichstrom-Lichtbogen die nötige Energie. Die eine Elektrode geht durch die Legierung und die andere ist eine wassergekühlte Wolframelektrode. Der Lichtbogen wird durch ionisierte Gase (Plasma), die elektrischen Strom leiten können, transportiert. Dieses Gas dient gleichzeitig als Schutzgas, wozu in der Regel Argon benutzt wird.

Die ***Lichtbogentemperatur*** beträgt je nach verwendetem Plasma mehr als 4000 °C und das Aufschmelzen des Gussmetalls erfolgt sehr schnell, so dass der Vorgang fotoelektrisch gesteuert sein muss. Geringste Abweichungen beim hohen Energiefluss führen sehr schnell zur Überhitzung der Legierung. Weil ein Lichtbogen eine intensive Strahlung aussendet, ist der Schmelztiegelbereich mit Strahlenschutzgläsern abgesichert.

Schmelztiegel sind offene, schalenförmige, zylindrische oder röhrenförmige Behälter zum Aufschmelzen von Metallen in der Gusstechnik. Die Schmelztiegelmaterialien dürfen nicht mit der geschmolzenen Legierung chemisch reagieren. Viele Stoffe tragen dieses Qualitätsmerkmal, aber es haben sich Graphit- und Keramiktiegel durchgesetzt. Die ***Graphittiegel*** weisen zwei bemerkenswerte Vorteile auf. Sie ertragen die Temperaturwechsel beim Gussvorgang besonders gut. Wird die Legierung auf Gießtemperatur erhitzt, reagiert der Luftsauerstoff mit dem Graphittiegel zu einem Gasgemisch aus Kohlenmonoxid und Kohlendioxid (CO/CO_2). Dieses schwere Gasgemisch wirkt wie ein Schutzgaspolster im Tiegel und verhindert die Oxidbildung auf der Schmelzoberfläche. Allerdings verbrennen die Graphittiegel bei diesem Vorgang und haben nur eine begrenzte Lebensdauer. Sie dürfen auch nur angewendet werden bei Gussmetallen, deren Legierungskomponenten keine Karbide bilden. Für die ***Nichtedelmetallegierungen*** müssen dann Keramiktiegel zum Schmelzen benutzt werden. Hierbei ist es aber notwendig, die Schmelze vor dem Luftsauerstoff zu schützen, entweder durch Schutzgas (z. B. Argon) oder indem unter Vakuum geschmolzen und gegossen wird.

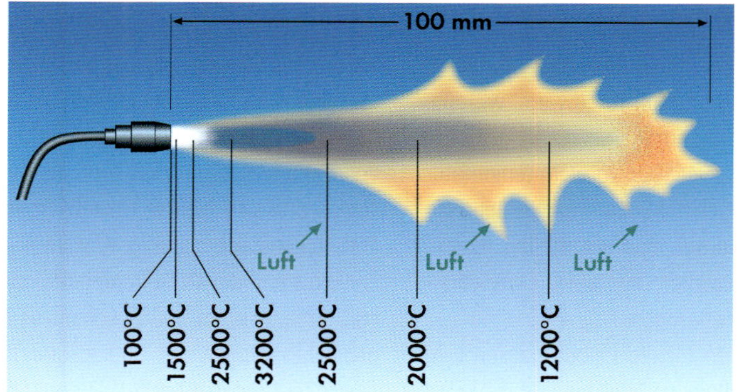

Abb. 300 Das Schmelzen mit offener Flamme ist risikoreich, denn die Brenngas-Sauerstoffmischung muss so verbrennen, dass das Metall nicht oxidiert wird oder in anderer Weise mit den Verbrennungsprodukten reagiert. Auch die Verunreinigungen der Brennerflamme können Schädigungen beim Metall hinterlassen. Häufigste Metallschädigung beim Schmelzen mit offener Flamme entsteht durch Überhitzung des Metalls, weil eine exakte Wärmeführung nicht möglich ist. Auch eine optimal eingestellte Flamme zeigt unterschiedliche Temperaturbereiche, die unterschiedliche Wärmemengen abgeben und ganz unterschiedliche Verbrennungsprodukte erzeugen. Hier wird die Temperaturverteilung bei einer Propan-Sauerstoffflamme gezeigt.

Abb. 301 Soll das Metall in einem Tiegel geschmolzen werden, ohne dass es mit einer offenen Flamme in Kontakt kommt, dann lässt sich der Tiegel mit dem Metall in einem Ofen, der durch Widerstandsheizleiter bei Stromdurchgang erwärmt wird, aufheizen. In der Regel finden Graphittiegel Anwendung, wenn mit einer Widerstandsheizung geschmolzen wird. Die Heizspiralen sind in Schamotte eingebettet und umschließen den Graphittiegel sehr dicht. Weil die Temperatur über einen elektrischen Regler einstellbar ist, kann eine Überhitzung des Metalls weitestgehend ausgeschlossen werden.

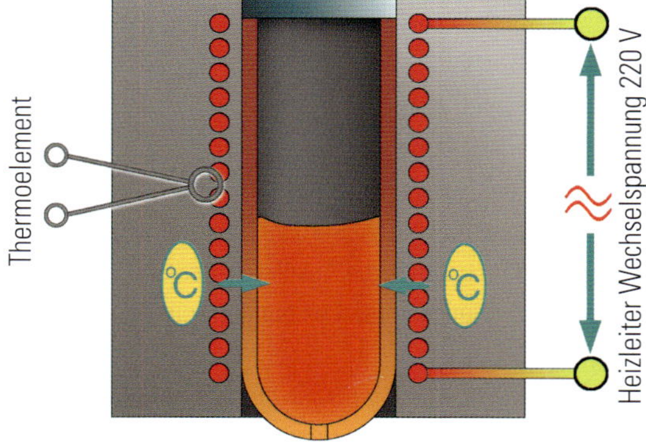

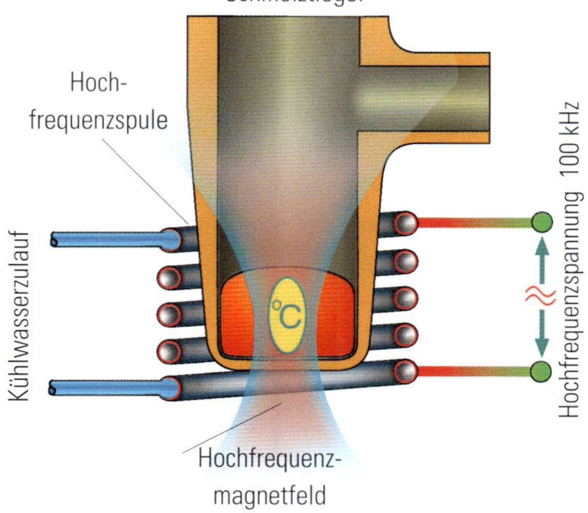

Abb. 302 Eine direkte Energieeinbringung erfolgt beim Schmelzen mit Induktionserwärmung. Der Schmelztiegel wird von einer Spule umgeben, die von hochfrequentigem Strom durchflossen wird. Dieser hochfrequentige Wechselstrom induziert im Gussmetall Wirbelströme, die es innerhalb kürzester Zeitspannen zum Schmelzen bringen. Weil aber das Aufschmelzen so schnell erfolgt, ist eine automatische Steuerung des Gussgerätes nötig, um Überhitzungen der Schmelze zu vermeiden.

Vorwärmen der Gussformen

Der ***Gussvorgang*** verläuft in mehreren Phasen. Zunächst muss die Gusshohlform (Gussmuffel) vorgewärmt werden, was langsam und gleichmäßig erfolgt, bis die eingestellte Vorwärmtemperatur erreicht ist. Die Vorwärmtemperatur richtet sich in erster Linie nach der Einbettmasse, denn die Expansionswerte dieser Massen sind unmittelbar temperaturbezogen, und erst in zweiter Linie auf die Vorwärmtemperatur des Gussmetalls bezogen.

Die ***Vorwärmtemperaturen*** für die Einbettmassen sind allerdings von den Herstellern so konzipiert, dass keine Differenzen zwischen der Expansionstemperatur und der Vorwärmtemperatur für die Metalle entstehen, weswegen die Angaben über die Vorwärmtemperaturen auf die gebräuchlichen Gusslegierungen bezogen sein können.

Die ***zahntechnischen Gussverfahren*** sind für Güsse in unterkühlte Formen ungeeignet. Bei den äußerst grazilen, dünnwandigen Formen der dentalen Gussobjekte lassen sich die Schwindungen nicht berechnen, die Form kann nicht materialgerecht konstruiert werden, um die Abkühlung und Schrumpfung zu steuern, wie das bei industriellen Gussverfahren möglich ist.

Wird die ***Vorwärmtemperatur zu hoch*** eingestellt, vergrößert sich der Gusshohlraum zu sehr und das Gussobjekt wird später zu groß sein. Außerdem erfolgt durch die überschüssige Wärmemenge die Abkühlung und Erstarrung des Gussmetalls zu langsam und es entsteht ein grobkörniges Gefüge.

Ist die ***Vorwärmtemperatur zu niedrig***, wird das Gussobjekt zu klein, weil der Gusshohlraum nicht weit genug expandierte. Oder es entsteht ein Fehlguss, indem das Gussobjekt in den Randbereichen oder in sehr dünnen Teilen nicht ausfließt.

Die ***Gussmuffeln*** sind für Goldgusslegierungen auf 700°C, für Edelmetall-Aufbrennlegierungen auf 850 °C und NEM-Legierungen des Modellgusses auf 950 bis 1100 °C Vorwärmtemperatur aufzuheizen.

Der ***Vorwärmprozess*** der Gussmuffeln wird kontrolliert mit Zwischenstufen durchgeführt, um die während der Vorwärmphase in der Einbettmasse ablaufenden chemischen und physikalischen Prozesse nicht zu schnell ablaufen zu lassen.

Die ***erste Zwischenstufe*** ist bei ca. 300 °C einzuhalten, weil die Einbettmasse innerhalb dieses Temperaturintervalls freies Wasser und das Kristallwasser des Bindemittels abgibt. Um Rissbildungen in der Muffel zu vermeiden, muss die Aufwärmung langsam erfolgen. Auch wenn der Vorwärmprozess im Ofen kontinuierlich erfolgt, bleibt die Temperatur der Muffel trotz Energiezufuhr zunächst bei 100 °C konstant, bis alles Wasser abgegeben worden ist; danach steigt die Muffeltemperatur auf 300 °C an. Im Temperaturbereich um 300°C kommt es zu Umwandlungsexpansionssprüngen der Quarzbestandteile in der Einbettmasse (α-Cristobalit in β-Cristobalit bei 270 °C).

Die ***zweite Zwischenstufe*** liegt bei ca. 600 °C; hier soll die Umwandlung von a-Quarz in b-Quarz erfolgen. Danach wird kontinuierlich auf die Gießtempertur aufgeheizt, die mindestens 20 Minuten gehalten wird, damit die Gussmuffeln vollständig durchwärmen. Der Aufheizprozess auf die genannten Temperaturbereiche läuft kontrolliert in gesteuerten Vorwärmöfen mit 10° Temperatursteigerung pro Minute ab.

Die dentaltechnischen ***Vorwärmöfen*** haben einen Nutzraum, der vier-, drei- und zweiseitig beheizt wird. Die Wärmeübertragung auf die Muffeln ist bei einem vierseitig beheizten Vorwärmofen mit einem zusätzlichen Ventilator am günstigsten. Die Wärmeübertragung erfolgt durch die Wärmestrahlung der vier Nutzraumwandungen und durch die Zirkulation der warmen Luft.

Die ***Wärmeübertragung*** ist bei drei- bzw. zweiseitig beheizten Vorwärmöfen ungleichmäßig, was durch die sogenannte Umsetztechnik kompensiert werden kann. Dabei werden die Muffeln während des Aufheizens mehrfach umgelagert, um eine gleichmäßige Durchwärmung zu erreichen. Zusätzlich können die Gussmuffeln um 200 ° über die Gießtemperatur aufgeheizt und anschließend auf Gießtemperatur abgekühlt werden; auch dadurch ist eine gleichförmige Durchwärmung garantiert.

Die Steuerung der Vorwärmöfen erfolgt über variable und speicherbare Programme, mit denen Aufheizgeschwindigkeiten von 1° bis 15° pro Minute möglich sind. Damit lassen sich die Aufheizparameter der gängigen Einbettmassen vorwählen.

Bevor gegossen werden kann, muss die Gussmuffel eine längere Zeit auf der Vorwärmtemperatur belassen bleiben, um sicherzustellen, dass die gesamte Muffel vorgewärmt und korrekt expandiert ist.

Abb. 303 Die Wärmeübertragung im Nutzraum eines vierseitig beheizten Vorwärmofens erfolgt durch:

- direkte Wärmeleitung über den Kontakt der Muffel mit der Wandung;
- Zirkulation warmer Luft (Wärmeströmung);
- Wärmestrahlung von vier Wandungen.

Ein zusätzlicher Ventilator kann die Wärmeströmung verbessern. Die Heizleiter sind in Keramik eingebettet und bieten eine gleichmäßige Abstrahlung der Energie und gleichmäßige Aufheizung der Gussmuffel. Eine gleichmäßige Aufheizung ist in vierseitig beheizten Öfen am besten gesichert. (Umzeichnung nach Heraeus/Kulzer)

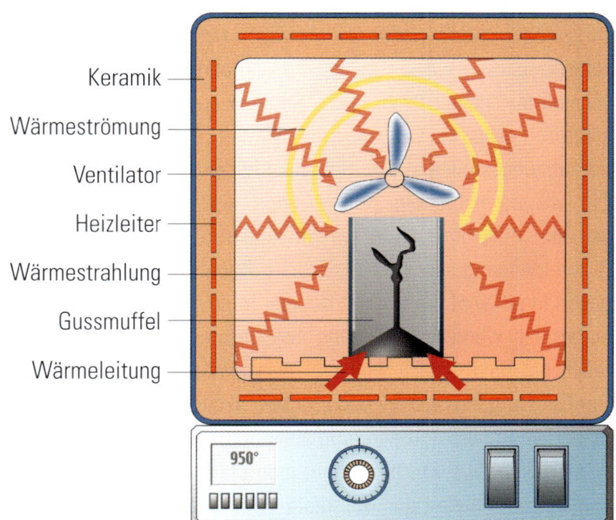

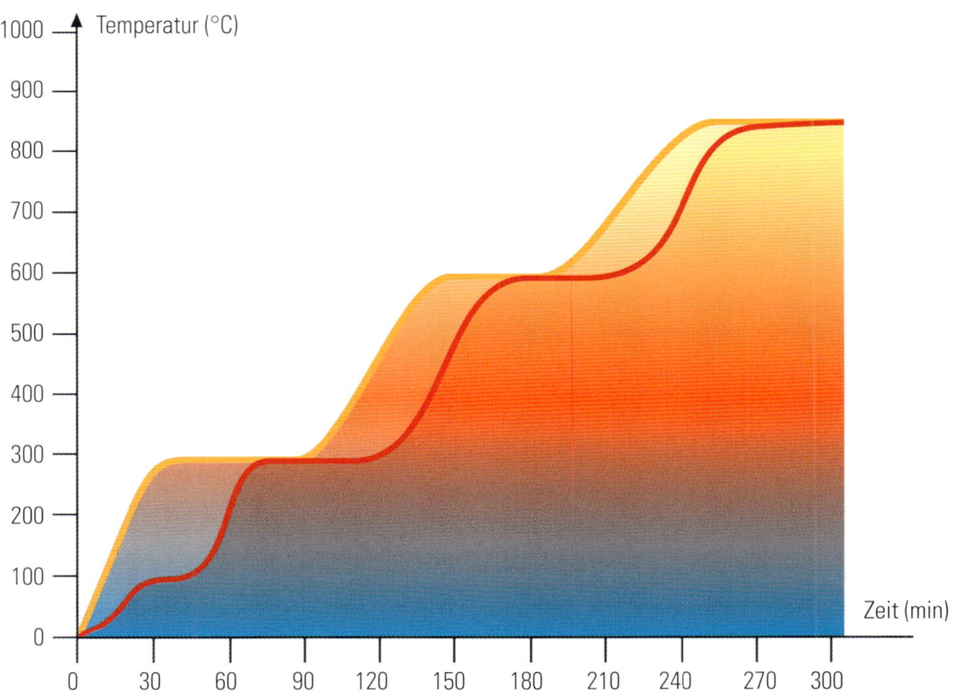

Abb. 304 Das Diagramm zeigt die zeitbezogenen Verläufe der programmgesteuerten Ofentemperatur und der Gussmuffeltemperatur während des Vorwärmens. Der (gelbe) Ofentemperaturverlauf zeigt die zwei Zwischenstufen bei 300 bzw. 600 °C und die angestrebte Gusstemperatur von ca 850 °C. Der Temperaturverlauf in der Gussmuffel verläuft verzögert und zeigt zudem ein kurzes Temperaturplateau bei 100 °C.

Gussvorgang

Die *zweite Phase des Gussvorganges* besteht im Aufschmelzen der Gusslegierung. Das Verfahren des Aufschmelzens richtet sich nach der Gussapparatur. Bei elektrisch beheizten Gussapparaten wird die Schmelztemperatur eingestellt und automatisch aufgeheizt.

Die *vorgewärmte Gussmuffel* stellt man unmittelbar vor dem Aufschmelzen in die Gussapparatur, wenn der Schmelzvorgang sehr schnell verläuft. Dauert dieser Vorgang länger, wird die Gussmuffel erst in dem Augenblick eingesetzt, wenn die Legierung ihre Gusstemperatur erreicht hat, und danach wird die Gussapparatur betätigt. Der Gussvorgang läuft in seiner dritten aktiven Phase bei modernen Apparaten selbsttätig ab.

Als *Gussverzugszeit* bezeichnet man die Zeit zwischen dem Herausnehmen der Gussmuffel aus dem Vorwärmofen, dem Einsetzen in die Gussapparatur und dem eigentlichen aktiven Gussvorgang. Die Gussverzugszeit ist sehr klein zu halten, weil in dieser Spanne die Gussmuffel abkühlt und ihre Expansionswerte in den Randbereichen schon verändert.

Die *Gießtemperatur* liegt ca. 50 bis 200° über der Liquidustemperatur der Gusslegierung und ist auf die Breite des Schmelzintervalls, die Viskosität der Schmelze und die Temperatur der Gussform bezogen. Vorzugsweise soll die Gießtemperatur nicht viel höher sein als die Liquidustemperatur, um Oxidations- und Verdampfungsverluste zu vermeiden.

Mehrere *Faktoren* sind für eine gute Gießarbeit bestimmend; das sind im einzelnen:

- die Qualität der Gussapparatur,
- die Eigenschaften der Gusslegierungen,
- die Eigenschaften der Gusseinbettmassen,
- die Konstruktionsformen der Gusskanäle.

Die drei erstgenannten Einflussgrößen unterliegen keiner direkten Kontrolle des Zahntechnikers. Die Konstruktion der Gusskanäle jedoch gehört zum Tätigkeitsfeld des Technikers und muss ausführlicher beschrieben werden.

Betrachten wir zunächst die Forderungen an die Guss-legierungen; *Gussmetalle* sollen:

- ein gutes *Formfüllungsvermögen* besitzen. Das ist abhängig von der Schmelzwärme und dem Schmelzintervall. Eine große Schmelzwärme ist günstig, da der Guss erst nach Abgabe großer Wärmemengen erstarrt und dadurch Zeit zum Ausfüllen der Form bleibt. Ein großes Schmelzintervall hingegen wirkt sich eher negativ aus, da die hochschmelzenden Legierungskomponenten frühzeitig erstarren, die Schmelze zähflüssig machen und das Ausfließen behindern;
- nur eine geringe *Volumenschwindung* aufweisen, weil hohe Kontraktionswerte zu Lunkern führen. Die Volumenschwindung tritt bei allen Gussmetallen auf als Schwindung im flüssigen und festen Zustand und als Erstarrungskontraktion. Infolge dieser Erstarrungskontraktion kann es im Gussobjekt zu Hohlräumen kommen, die je nach Größe als Lunker oder Mikrolunker bezeichnet werden;
- eine geringe *Warmrissempfindlichkeit* zeigen. Außer den Lunkern treten während der Erstarrungs- und Abkühlungsvorgänge starke Spannungen im Gussobjekt auf. Es können dabei Warmrisse entstehen, wenn durch große Temperaturunterschiede innerhalb des Gussobjekts einige Zonen schon erstarren und schwinden, während andere Bereiche noch teigig sind. Je größer das Schmelzintervall und die Erstarrungsschwindung, umso eher kommt es zu Warmrissen. Zu Rissen kommt es allerdings auch durch ungleichmäßiges Abkühlen nach der Erstarrung und wenn die Schwindung im festen Zustand so groß ist, dass die Gussform eine Schwindung behindert.

Die *Gießbarkeit* bzw. das Fließverhalten einer Schmelze ist abhängig von der Viskosität, Oberflächenspannung, Formtemperatur und der Gussformoberfläche. Eine geringe Viskosität und eine hohe Oberflächenspannung erfordert hohe Energie, um die Schmelze in dünne Formhohlräume zu pressen. Eine zu niedrige Formtemperatur und zu raue Gussformoberflächen behindern die Fließgeschwindigkeit und damit die Formfüllung.

Die *Formfüllung* und damit der eigentliche Gießvorgang ist in weniger als einer Sekunde vollzogen. Die Erstarrung selbst erfolgt in einem längeren Zeitraum, der abhängt vom Kristallisationsverhalten der Legierung und von den Temperaturverhältnissen in der Gussform.

Während der Erstarrung kommt es in der Schmelze zur *Erstarrungskontraktion*, durch die Lunker entstehen können. Darum muss die Temperatur in der Gussform bzw. die Erstarrungsfront in der Schmelze so geführt werden, dass eine Nachspeisung aller Anteile des Gussobjektes mit Schmelze bis zur völligen Erstarrung erfolgen kann.

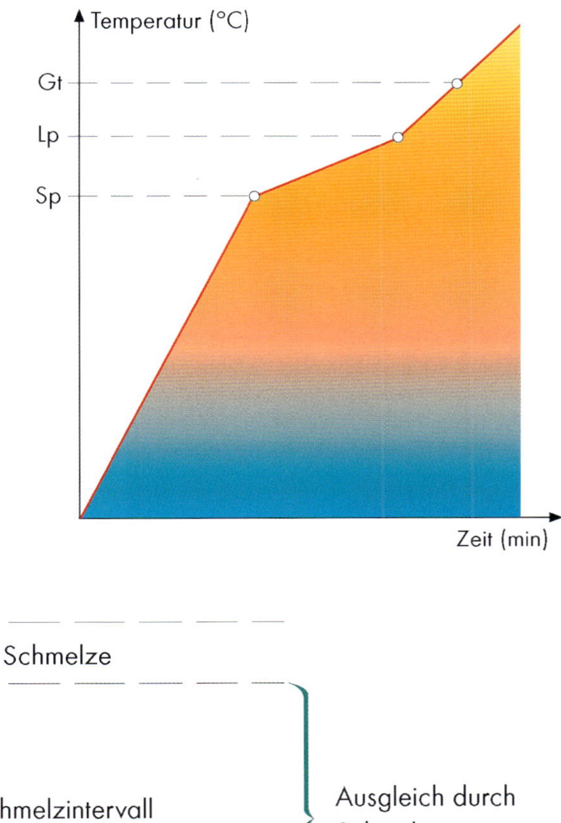

Abb. 305 Die Gusslegierung schmilzt nicht an einem Temperaturpunkt, sondern innerhalb eines Schmelzintervalls. Der untere Temperaturpunkt dieses Intervalls ist der Soliduspunkt (Sp); unterhalb dieser Temperatur ist die Legierung fest, oberhalb des Soliduspunktes beginnt die Legierung zu schmelzen. Die Temperatur steigt trotz gleichmäßiger Energiezufuhr nicht mehr ganz so schnell an; am Soliduspunkt entsteht ein Knick im Temperaturverlauf. Am Liquiduspunkt (Lp) ist die gesamte Legierungsmenge geschmolzen. Die Gießtemperatur (Gt) liegt 50 - 200° höher als der Liquiduspunkt, damit die Schmelze hinreichend dünnflüssig ist.

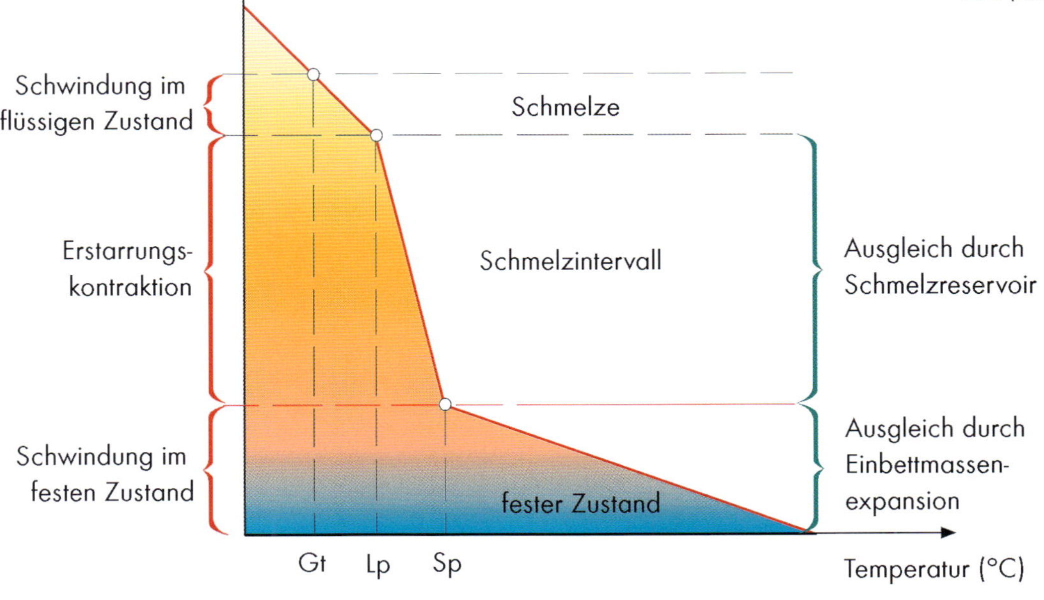

Abb. 306 Im obenstehenden Diagramm wird die Schwindung einer technischen Legierung beim Abkühlen, also eines Metallgemisches gezeigt. Während des Schmelzintervalls wird das Legierungsmetall kontinuierlich schwinden, und zwar stärker als im festen Zustand. Die Gesamtkontraktion der Legierung von Gießtemperatur bis zur Raumtemperatur setzt sich zusammen aus der Schwindung im festen Zustand, der Erstarrungskontraktion im Schmelzintervall und der Schwindung im flüssigen Zustand. Diese temperaturabhängige Volumenänderung von Metallen muss beim Gießen von zahntechnischen Teilen berücksichtigt werden. Daher wird für die Gussformen eine expandierende Einbettmasse benutzt, die sich um genau den Betrag ausdehnt, um den sich das Metall von Raumtemperatur bis zumsoliduspunkt ausdehnt. Die Hohlform ist daher größer als das modellierte Wachsteil, das eingebettet wurde. Und auch bei der Einbettmasse wird die Volumensteigerung durch Wärme erreicht. Es ist nämlich unerlässlich, die Gussmuffel exakt auf die Vorwärmtemperatur zu bringen, die für das entsprechende Metall vorgeschrieben wird.

Gusskanalsysteme

Die Konstruktion des Gusskanalsystems ist abhängig von:

- der verwendeten Gussapparatur
- dem Gussverfahren
- der Metallmenge
- der Art der Legierung
- der Größe des Gussobjekts
- den individuellen Erfahrungen

Obwohl über das Anbringen von Gusskanälen ganz unterschiedliche Auffassungen und Verfahrenshinweise bestehen, gibt es einige allgemeine Verfahrensgrundsätze, die sich aus den Aufgaben des Gusskanalsystems ableiten lassen. Durch die Gusskanäle soll die Schmelze dem Gusshohlraumso zugeführt werden, dass keine Lunker im Gussobjekt entstehen können.

Durch das Gusskanalsystem soll es zu einer *gelenkten Abkühlung* des Gussobjektes kommen. Es geht darum, die Schmelze so gezielt erstarren zu lassen, dass die *Erstarrungsfront* von den Randbereichen ausgehend über das Zentrum des Gussobjekts auf die Gusskanäle zuschreitet. Die Abbbildungen rechts zeigen die Funktion des Gusskanals in Bezug auf die gelenkte Erstarrung der Schmelze.

Die allgemeinen Verfahrensgrundsätze zum Anbringen von Gusskanälen lauten:

-Das *Gusskanalsystem* muss so dimensioniert sein, dass der Gusshohlraum schnell und vollständig gefüllt wird. Kurze, dicke Gusskanäle sind dazu am besten geeignet, doch richtet sich die Länge der Kanäle nach der Lage der Gussobjekte in der Muffel. Zu lange Gusskanäle (über 15 mm) müssen vermieden werden, weil sonst die Schmelze schon vor Erreichen des Gusshohlraums erstarrt.

Gusskanal setzt immer an der dicksten Stelle des Gussobjektes an, damit die Schmelze von weiten Querschnitten zu dünnen Teilen fließt. Dadurch soll auch die Erstarrungsfront von den dünnen Randbereichen über die dicken Teile hin zum Gusskanalsystem vorrücken. Wenn das Gussobjekt selbst Querschnittsverengungen aufweist, dann müssen mehrere Gusskanäle angesetzt werden, um eine gerichtete Erstarrungsfront von den dünnen Querschnitten zu den Kanälen hin zu erzwingen.

Gusskanal setzt in 45° zur Okklusionsebene an, damit die Schmelze ohne extreme Richtungsänderung in die Gusshohlform einfließen kann. Bei abrupten Richtungsänderungen kommt es zu Verwirbelungen im Strömungsprofil der Schmelze; dort entstehen grundsätzlich Porositäten.

Die *Neigung des Gusskanals* zur Okklusionsebene weist auch den Vorteil auf, dass das Objekt mit der zervikalen Öffnung beim Einbetten zur Einfüllöffnung der Muffel zeigt, und andere Teile eine hinreichende Schräge zeigen, so dass untersichgehende Stellen weitgehend vermieden sind.

Das *Gusskanalsystem ist das Schmelzreservoir*, das zuletzt erstarrt, damit das erstarrende Gussobjekt immer Schmelze nachsaugen kann. Die Größe und Form der Gusskanäle ist also auf das Guss-objekt zu beziehen; d. h. die Stärke der Kanäle richtet sich nach der Wandstärke des Objekts.

Der Gusskanal kommt immer aus dem sogenannten *Hitzezentrum*. Gemeint ist damit, das Gussobjekt nicht in das Zentrum der Gussmuffel zu setzen, sondern an den Muffelrand. Dabei muss eine hinreichende Einbettmasseschicht das Objekt umschließen. Grundgedanke ist, die Abkühlung von den Randbereichen der Muffel ausgehend auf das Gussobjekt zu übertragen, d. h., die Erstarrungsfront vom peripheren Gussobjekt auf das Gusskanalsystem im Hitzezentrum zu lenken.

geringer *Gussverzugszeit* ist die Gussmuffel im Augenblick des Gießens noch relativ gleichmäßig heiß und hat kein thermisches Zentrum. Erst beim Erstarren der Schmelze erzwingt das Gusskanalsystem mit seinem Schmelzreservoir einen Wärmestau und ein Temperaturgefälle zu den sich rasch abkühlenden Rändern der Muffel. Dadurch befindet sich das Gussobjekt in den relativ kühleren Zonen. Lange Gusskanäle sind hier vorteilhaft, weil durch sie keine schnelle Wärmeableitung nach außen über den Gusskegel erfolgen kann.

Der Gusskanal wird immer *glatt und kantenfrei* gestaltet und geht mit abgerundeten Ansätzen in das Objekt über. Es muss verhindert werden, dass Einbettmasse abreißt. Die Schmelze fließt nicht in einer geschlossenen Folge in den Gussraum ein, sondern sie füllt die Form im rhythmisch unterbrochenen Fluss, was die Einbettmasse beim Gussvorgang intermittierenden Stößen und Reibungen aussetzt.

Gusskanäle sind ohne Querschnittsverminderung und Richtungsänderung anstiften und nicht siphonartig verjüngen.

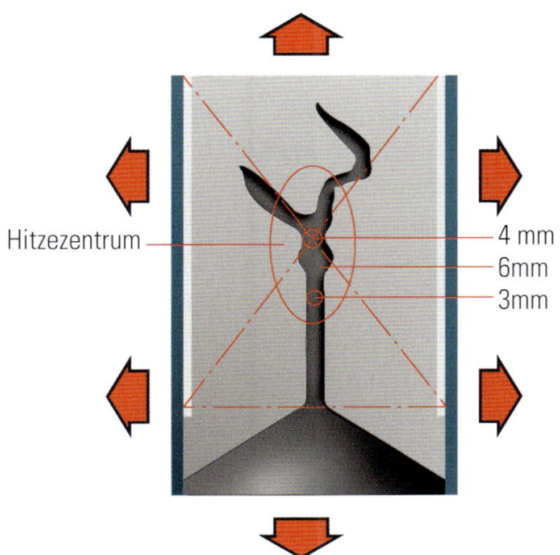

Abb. 307 Es ist nötig, das Gussobjekt mit einem langen Gusskanal so hoch in die Muffel zu stellen, dass es sich oberhalb des Hitzezentrums befindet. Gemeint ist damit, das Gussobjekt an den Rand bzw. den Boden der Muffel zu legen, damit es zuerst abkühlt und in einer gelenkten Erstarrung lunkerfrei erstarrt. Der Gusskanal muss so lang sein, um eine Wärmeabgabe vom Objekt über den Gusskegel zu vermeiden. Bei einem dünnen Gusskanal wird ein verlorener Kopf als Schmelzreservoir nötig. Dieser verlorene Kopf befindet sich im Zentrum der Muffel, von dem angenommen werden kann, dass es als letztes abkühlt.

Abb. 308 Wenn durch den Gussvorgang eine völlige Formfüllung erreicht wurde, dann kann durch die Schwindung beim Erstarren ein Bereich entstehen, der nicht mit Metall gefüllt ist. Diese sogenannten Lunker verbleiben in dem Bereich des Gussobjektes, der zuletzt erstarrt. Es wird daher nötig, das Gussobjekt so erstarren zu lassen, dass sich die Lunker im Gusskanalsystem befinden und nicht im Gussobjekt.

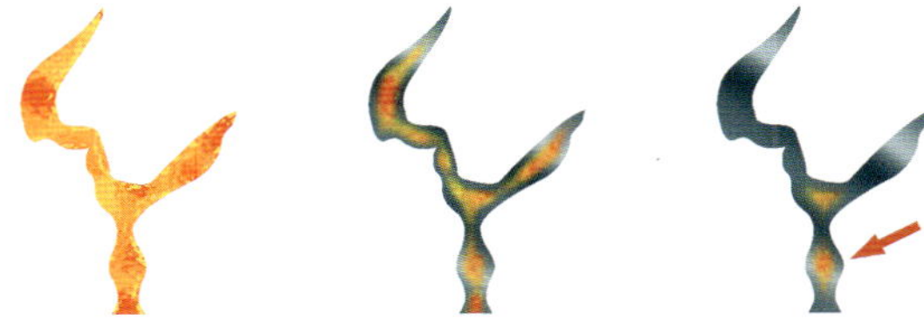

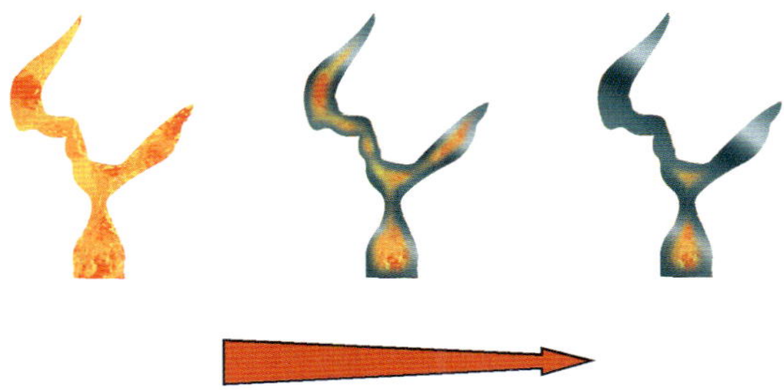

Abb. 309 Die Erstarrungsfront wird ebenfalls unterbrochen, wenn ein Gusskanal in einer Verengung am Gussobjekt ansetzt. Häufig wird nämlich ein Gusskanal angespitzt zum Objekt gesetzt, um ihn nach dem Guss besser abtrennen zu können. Dabei können jedoch Lunker im Objekt entstehen, weil aus dem Gusskanalsystem als Schmelzreservoir nicht nachgesogen werden kann, da ja die Anstiftung schon erstarrt ist.

Abb. 310 Das Gusskanalsystem ist so anzusetzen, dass es zu keinen Querschnittsverengungen kommt. Denn Richtungs- und Querschnittsänderungen verändern das Strömungsprofil der Schmelze. Es können Porositäten entstehen, wenn die Schmelze von dünnen Querschnitten zu dicken Teilen fließen muss. Weil sich beim Durchfließen einer engen Stelle die Strömungsgeschwindigkeit stark erhöht, kann Einbettmasse mitgerissen werden. Nach dem Durchfließen einer engen Stelle wird die Schmelze nicht mehr als geschlossener Flüssigkeitsstrahl weiterströmen, sondern in einem Düseneffekt zersprühen.

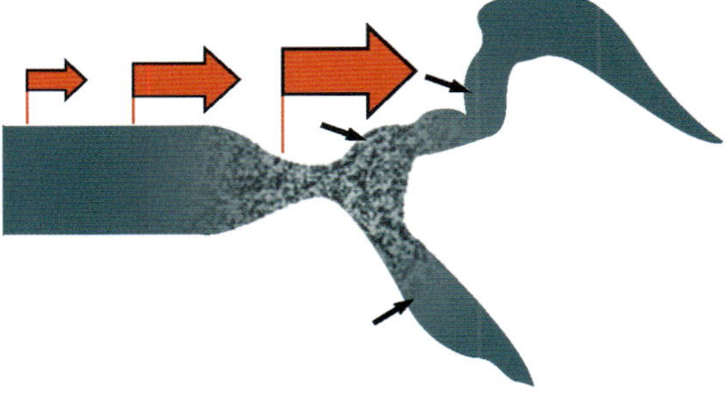

Gusskanalsysteme

Unterschieden wird bei den Gusskanälen zwischen der Versorgung von einteiligen (Einzelkronen) und mehrteiligen Gussobjekten (Brücken) sowie dem Gusskanalsystem für Modellgussgerüste.

Ein ***einteiliges Gussobjekt***, z B. eine Vollgusskrone, kann auf zwei Arten versorgt werden:

Ein ***Gusskanal mit verlorenem Kopf*** hat einen Mindestdurchmesser von 2 mm, an dem in einem Abstand von ca. 1,5 mm zum Objekt der verlorene Kopf sitzt. Der Kopfdurchmesser beträgt ca. 6 mm und mehr. Dieser dient als Schmelzreservoir und darf nicht zu dicht am Objekt liegen, um keinen Wärmestau entstehen zu lassen. Er darf aber auch nicht zu weit entfernt liegen, damit die Verbindung vom Objekt zum verlorenen Kopf nicht zu früh erstarrt. Der verlorene Kopf liegt im Hitzezentrum der Muffel.

Ein ***Gusskanal ohne verlorenen Kopf*** hat einen Durchmesser von 4 - 5 mm und wird direkt an das Gussobjekt herangeführt. Auch hier führt der Gusskanal das Objekt aus dem Hitzezentrum.

Müssen ***mehrere Einzelkronen*** gegossen werden, steht die Wahl zwischen der Versorgung mit Einzelkanälen oder mit einem Verteiler. Die Kronen sind an dem 4,5 bis 5 mm durchmessenden Verteiler anzustiften; die Verbindungskanäle haben einen Querschnitt von 1,5 bis 2,5 mm und sind 1,5 mm lang. Der Verteilerkanal dient als Schmelzreservoir und befindet sich daher im Hitzezentrum

Der Gusskanal darf sich am Ansatz nicht verengen, sondern es sind weiche, abgerundete Übergänge zu bilden. Wird der Gusskanalansatz siphonartig verengt, kommt es zumsogenannten Düseneffekt: In der Verengung erhöht sich der Druck und die Fließgeschwindigkeit der Schmelze. Nach der Verengung fällt der Druck stark ab und der vorher zusammenhängende Schmelzstrom zersprüht in viele Schmelztropfen.

Die ***Versorgung mehrteiliger Gussobjekte***, z. B. große Brücken, kann nach drei Prinzipien erfolgen:

1. Brückenglieder werden einzeln modelliert und wie Vollgusskronen gegossen, um danach verlötet zu werden. Das hat den Vorteil, eine gerichtete Erstarrung zu erzielen und Guss- und Passungenauigkeiten durch das Löten auszugleichen. Der Nachteil liegt in dem weiteren fehleranfälligen Arbeitsgang des Lötens und der Korrosionsanfälligkeit von Lotnähten. Dennoch sollten sehr weitspannige Brücken mit Keramikverblendungen grundsätzlich getrennt gegossen und nach einem Korrekturabdruck verlötet werden.
2. ***Jedes Brückenglied*** wird mit ***Einzelkanälen*** und verlorenem Kopf versorgt. Die Kanäle werden immer an der dicksten Stelle angesetzt, was meist problemlos möglich ist; ansonsten ist das Verfahren nicht praktisch.
3. Mehrteilige Brückengerüste werden auf einen ***Verteilerkanal*** gesetzt. Hierzu stehen ringförmige und auch geradlinige Verteiler mit einem Querschnitt von 5 mm zur Wahl. Die Gussobjekte sollen immer kreisförmig parallel zum Muffelrand angesetzt sein, um gleiche Abkühlungsbedingungen für alle Teile zu erzielen. Die Gusskanäle vom Gusstrichter zum Verteiler sind ebenfalls 5 mm stark, man setzt beim ringförmigen drei und beim geraden Verteiler zwei Gusskanäle an.

Die Anstiftungen zu den einzelnen Brückenteilen haben eine Länge von 1,5 mm und einen Querschnitt von 2,5 mm. Sie erreichen jedes Brückenglied und sind glatt und kantenfrei angewachst. Der Verteilerkanal stellt das Schmelzreservoir im Hitzezentrum der Muffel dar; die Gussobjekte liegen am Muffelrand mit hinreichender Einbettmassenstärke zur Muffelwandung.

Bei ***großen Gussteilen***, z. B. Brückenverbänden oder dicht zusammenliegenden Einzelkronen, kommt es auch zu einem ***Wärmestau*** zwischen den Einzelteilen. Bei Brückenverbänden werden dabei die voluminösen Brückenglieder ihre Wärme auf die Interdentalbereiche abstrahlen, so dass die engen, approximalen Querschnitte nicht zuerst, sondern zuletzt erstarren. Das bedeutet, die Brückenglieder saugen beim Erstarren Masse aus den interdentalen Verbindungen und es bilden sich dort die Lunker. Die Brücke kann an dieser Stelle brechen.

Ein ***Wärmeabzugskanal*** von 1 mm Querschnitt wird daher an diesen engen, approximalen Querschnitt gesetzt und in kühle Muffelbereiche geführt. Dadurch erstarren die Interdentalbereiche zuerst und die Erstarrungsfront zieht tatsächlich über die Brückenglieder zu den Gusskanälen.

So kann die ***gelenkte Abkühlung*** über den Boden und die Ränder der Gussmuffel erfolgen und nicht über den Gusstrichter bzw. Gusskegel.

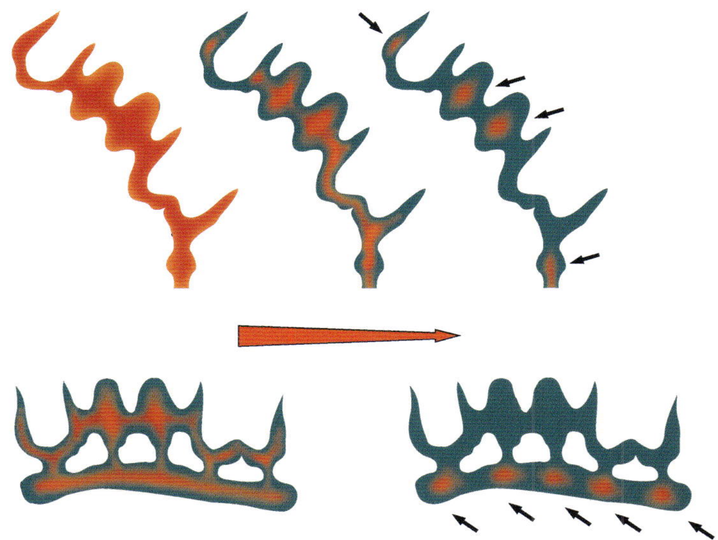

Abb. 311 Wird ein weitreichendes Gussobjekt nur mit einem Guss-kanal versehen, dann kann eine Einschnürung in dem Objekt die Erstarrungsfront teilen. Die Erstarrung schreitet nicht kontinuierlich bis zum Gusskanal fort, sondern wird an der Einschnürung unterbrochen, dadurch entstehen im Objekt Lunker. Erst wenn jedes große Objektteil mit einem Gusskanal versorgt ist, verläuft die Erstarrungsfront auf das Gusskanalsystem zu und das Objekt bleibt lunkerfrei. Das nennt man gelenkte Erstarrung.

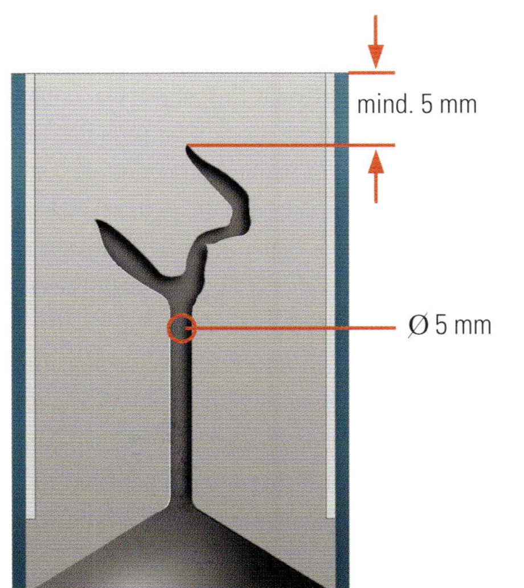

Abb. 312 Ein einteiliges Gussobjekt, z. B. eine Einzelkrone, lässt sich mit einem Gusskanal von 4 - 5 mm Durchmesser versorgen. Bei dieser Kanalstärke wird ein verlorener Kopf überflüssig. Das Gussobjekt wird aus dem Hitzezentrum in das obere Drittel der Muffel gesetzt. Die Einbettmasseschicht zwischen Gussobjekt und dem Boden der Muffel muss hinreichend dick sein, damit der Gusshohlraum während der Gussverzugszeit nicht zu schnell abkühlt und damit die Schmelze beim Gussvorgang nicht durch den Boden durchbrechen kann.

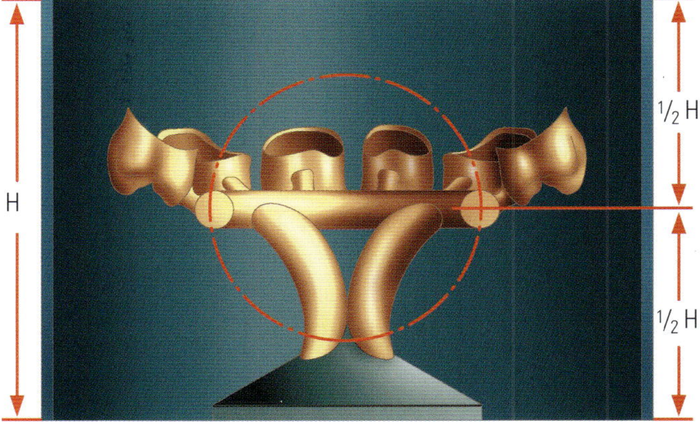

Abb. 313 Bei mehreren Einzelteilen bietet es sich an, die Objekte an einen Verteilerkanal anzustiften. Günstig ist ein ringförmiger Verteiler, der die Objekte gleichmäßig an den Rand der Muffel bringt. Der Verteiler selbst liegt im Zentrum der Muffel und erstarrt als Schmelzreservoir zuletzt. Verteilerkanal und Gusskanäle haben 5 mm Durchmesser, die Anstiftungen zu den Gussteilen sind dünner, ca. 3 mm stark.

Analyse der Gussfehler

Die Analyse der Verfahrensfehler des Gussvorganges kann helfen, Fehlgüsse und Materialschädigungen zu vermeiden. Die sechs häufigsten Gussfehler und ihre Ursache sollen daher untersucht werden, um Verfahrensfehlern vorzubeugen bzw. Verfahrenshinweise daraus abzuleiten.

Die *typischen Gussfehler* sind:

- Einschlüsse im Gussobjekt
- Porositäten im Gussobjekt (Lunker)
- Unvollständiger Guss
- Passungenauigkeiten
- Fehlerhafte Gussoberflächen
- Warmrissbildungen

Einschlüsse im Gussobjekt

Einschlüsse sind in der Regel Verunreinigungen aus dem Gusstiegel oder aus dem Gussmetall selbst, weil ein alter Gusskegel benutzt wurde, ohne diesen korrekt abzustrahlen oder abzubeizen. Verkohlungsrückstände von Wachs, das nicht korrekt ausgetrieben wurde, ergeben auch Verunreinigungen. Einschlüsse werden meist erst beim Ausarbeiten der Gussobjekte bemerkt. Die in den Formhohlraum einschießende Schmelze kann beim aktiven Gussvorgang lose Partikel aus dem Tiegel mitreißen oder grazile, scharfkantige Oberflächenteile der Gusshohlform abbrechen und mitschwemmen. Hier wirkt sich die Zentrifugalkraft beim Schleuderguss nachteilig aus, wenn die Schmelze mit hohen Beschleunigungskräften einschießt. Diese Effekte treten beim Vakuum-Druckguss seltener auf, weil hier die Schmelze durch ihr Eigengewicht in die Gusshohlform einfließt und erst danach mit Druckluft beaufschlagt wird.

Schmilzt man das Metall mit *offener Flamme*, besteht die Gefahr des Überhitzens, wobei das Brenngas, vor allem aber der Sauerstoff mit dem Metall reagiert. Bei kupferhaltigen Legierungen kann sich ein Kupferoxidul bilden, wenn mit falscher Flammeneinstellung gegossen wird. Eine nicht *reduzierte Flamme* (mit Sauerstoffüberschuss im Gemisch) oxidiert alle unedlen Legierungsbestandteile; die Flamme muss reduzierend mit Sauerstoffmangel eingestellt sein. Das Gießen im Kohletiegel, unter Schutzgas oder Vakuum verhindert diesen Fehler.

Rückstände von Flussmitteln, die zum Abdecken der Schmelze benutzt wurden, können ebenfalls vom Gussmetall eingeschlossen sein. Bei der Verwendung von Keramiktiegeln wird häufig Schmelzpulver zugesetzt, um die Oxidation der Legierung beim Schmelzen zu unterbinden. Es bildet sich Schlacke, das ist ein Gemisch aus Oxiden und zugesetztem Schmelzpulver, die beim Gießvorgang im Keramiktiegel verbleibt. Sind die Zentrifugalkräfte jedoch zu groß, können Teile der Schlacke mitgerissen werden und in das Gussobjekt gelangen. Daher muss der Schmelztiegel nach der Benutzung gesäubert werden, um Schlackereste und Gussmetallreste vom vorhergehenden Schmelzvorgang aus dem Tiegel zu entfernen.

Porositäten im Gussobjekt (Lunker)

Porositäten sind Poren im Gussobjekt in Form von *Schwundvakuolen* (Grob- und Feinlunker) und *Gasblasen*, die äußerlich gut zu unterscheiden sind: Schwundvakuolen sind rauwandig, Gasblasen sind glattwandig und blank. Durch *fehlerhafte Abkühlung* und Erstarrung entstehen Lunker. Da ist zunächst das falsche Anbringen von Gusskanälen zu nennen. Entweder sind die Gusskanäle zu dünn und ohne verlorenen Kopf oder das Gussobjekt war größer als das Schmelzreservoir. Durch die falsche Lage des Objekts in der Muffel, d. h. zu nahe am Wärmezentrum, kann ein Wärmestau entstanden sein, der zu falschen Abkühlungsverläufen führte, sowie durch abrupte Richtungsänderungen im Schmelzfluss und massive Querschnittsänderungen kann es zu Lunkern im Guss kommen.

Die *falsche Temperaturführung* beim Vorwärmen und beim Gussvorgang gilt als zweite Fehlerquelle. Wurde die Gussform nicht gleichmäßig durchwärmt, ist also am Rand wärmer als im Zentrum, weil nicht genug vorgewärmt wurde, dann erstarrt das Gusskanalsystem zuerst und das Objekt ist voller Lunker.

Gasblasen im Gussobjekt entstehen durch Gasaufnahme beim Schmelzen mit offener Flamme. Der Gasdruck presst die Gasblasen in die Schmelze, die dann in die Form mitgerissen werden. Beim Überhitzen der Schmelze ist die Gasaufnahme noch wesentlich erhöht. Das Schmelzen in elektrisch beheizten und automatisch geregelten Gussapparaten unter Schutzgas oder Vakuum verhindert diesen Fehler.

Gasporosität entsteht auch durch die Reaktion des Gussmetalls mit dem Kohlenstoff eines Graphittiegels oder den Graphitbestandteilen der Einbettmasse. Das in der Schmelze gelöste Kohlenmonoxid/-dioxid-Gas kann nicht vollständig entweichen und bildet Gasporositäten.

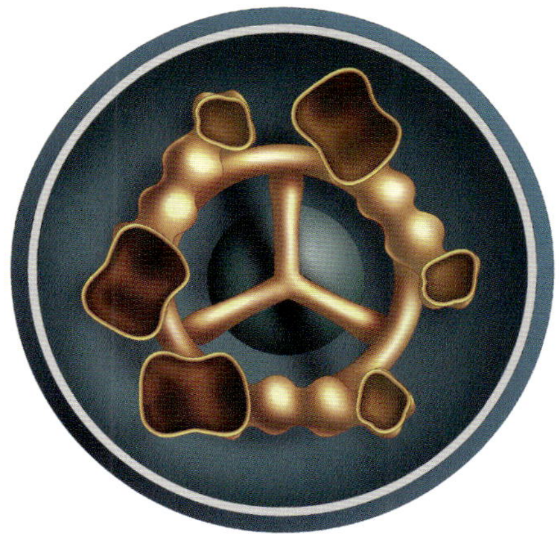

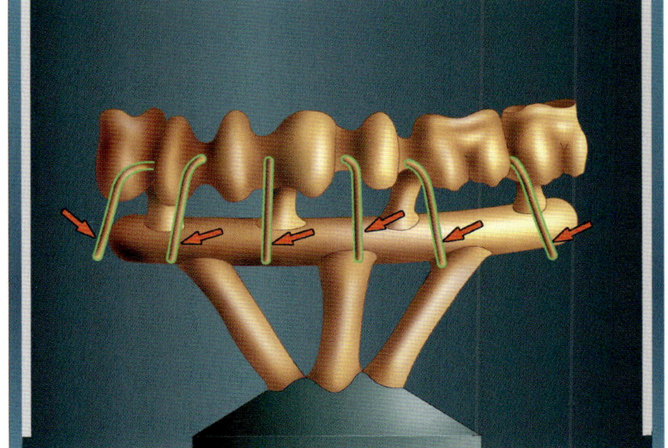

Abb. 314 Mit einem ringförmigen Verteiler lassen sich auch Brücken sehr günstig in der Muffel platzieren. Es ist ungünstig, die Brücken parallel zueinander im Zentrum der Muffel anzusetzen, denn einmal kühlen die Objekte unterschiedlich schnell ab, aber vor allem kommt es bei der mittleren Brücke im Muffelzentrum zu einem Wärmestau.

Abb. 315 Sind voluminöse Brückenglieder über schmale Approximalstege verbunden, entstehen dort Lunker, obgleich sie dünner als die Brückenglieder sind und eher erstarren müssten. Das entsteht, weil die dünnen Teile durch die benachbarten Teile solange aufgeheizt werden, bis die dicken Teile fest sind und bei ihrer Erstarrung aus den Approximalbereichen Schmelze abziehen. Wenn die Approximalstege zuerst erstarren sollen, muss durch Wärmeabzugskanäle (bzw. Kältesteiger) die Wärme an den Muffelrand geführt werden. Dünne Kanäle (1 mm) werden in dem Approximalbereich angebracht, gegen den Muffelrand geführt, enden dort blind und leiten die Wärme ab.

Abb. 316 Ursache von Lunkern beim Gießen

Fehlerquelle		Lunker	Fehlerquelle	
Gusskanal ist zu dünn				Gussobjekt sitzt zu tief
Gussobjekt ist zu groß				Muffel ist innen zu kalt
Gusskanal ist angespitzt				Muffel ist zu heiß
abrupte Richtungsänderung				Schmelze ist zu heiß

Unvollständiger Guss

Der Einsatz einer zu *geringen Metallmenge* ist die häufigste Ursache für fehlende Gussteile. Die Gussmetallmenge muss für die Gusshohlform, bestehend aus Gussobjekt und Gusskanalsystem, bemessen werden. Die nötige Gussmetallmenge lässt sich berechnen, indem die modellierten Wachsobjekte zusammen mit dem Gusskanalsystem gewogen und auf die Dichte des Metalls umgerechnet werden; eine Gussreserve für den Gusskegel wird aufgeschlagen. Ist die *Gießtemeratur der Schmelze* nicht eingehalten, erstarrt sie in der Gusshohlform zu früh und das Gussobjekt fließt nicht völlig aus. Vorgegebene Gießtemperaturen (Herstellerangaben) sind einzuhalten. Meist liegt die Gießtemperatur 150 - 200° über der Liquidustemperatur.

Sind die *Gusskanäle zu lang* oder die Gusshohlform wurde nicht hoch genug bzw. einseitig vorgewärmt, wird der Schmelze auf dem langen Fließweg vom Tiegel zur Gusshohlform Energie entzogen und sie erstarrt vor der Formfüllung. Durch einen *Luftstau* bei *großvolumigen Gussojekten* fließen dünnste Teile am Rand nicht aus oder enthalten Einschlüsse nicht vollständig verdrängter Luft.

Eine ganz besondere Ursache für den Fehlguss stellt die sogenannte *Pseudokontraktion* dar. Sie tritt auf, wenn ein großflächiges Gussteil (Gaumenplatte) die Gussform in zwei Einbettmasseblöcke teilt, die dann unabhängig voneinander expandieren, also sich auch in den Gusshohlraum hinein ausdehnen. Dann ist der Hohlraum zu eng, als dass das Metall einfließen könnte. Zu dünne Formteile sind ohnehin gefährdet, nicht auszufließen.

Passungenauigkeiten

Während der Erstarrung auftretende Gussspannungen führen zu Dehnungen und Verwindungen und damit zu Passungenauigkeiten des Gussobjektes. Durch Wachsspannungen verzieht sich das Formstück während des Einbettens und das Gussobjekt passt später nicht; das Wachsobjekt muss beim Einbetten spannungsfrei sein. Beim Abheben der Wachsmodellation vom Modell können sich Ränder abbiegen oder das ganze Formteil verbiegen. Beim Modellguss können sich Wachsteile abheben, wenn sie nicht sachgemäß verklebt oder festgewachst waren. Falsche Expansionswerte der Einbettmasse durch unkorrekte Temperaturführung, verschobene Mischungsverhältnisse oder alte entmischte Einbettmasse lassen die Objekte zu groß oder zu klein werden.

Fehlerhafte Gussoberflächen

Die Gussobjektoberfläche kann Perlen, Gussfahnen oder Oberflächenrauigkeiten aufweisen.

Perlen am Gussobjekt entstehen, weil das Gussobjekt nicht entfettet wurde oder Rückstände vom Entfettungsspray auf der Oberfläche verblieben. Oder es werden beim Einbetten Luftblasen eingeschlossen, weil das Gussobjekt starke untersichgehende Bereiche hat, in denen sich die Lufteinschlüsse bilden. Hier ist das Gussobjekt vor dem Zugießen mittels eines weichen Pinsels mit Einbettmasse zu beschichten. Perlen entstehen aber auch, wenn die Einbettmasse nicht unter Vakuum angerührt und unsachgemäß - meist zu schnell - eingefüllt wurde.

Gussfahnen am Gussobjekt entstehen durch *Risse in der Einbettmasse*. Wenn eine zu feuchte Muffel zu schnell erhitzt wird, zerreißt der explosiv austretende Wasserdampf die Form. Wenn das Mischungsverhältnis bei der Einbettmasse nicht stimmt oder alte entmischte Einbettmasse im Gebrauch ist, sind die Wärmespannungen in der Gussform beim Vorwärmen und während des Gussvorganges so groß, dass die Form reißt.

Wenn die *Einbettmasse ungleichmäßig erhitzt* oder wenn gipsgebundene Einbettmasse überhitzt wird, kann die Form ebenfalls reißen. Die Überhitzung gibsgebundener Einbettmassen führt häufig auch zur Schwefelschädigung des Metalls durch den zerfallenden Gips.

Wenn in dem Muffelring das *Einbettvlies fehlt*, führen Spannungen zwischen Ring und Einbettmasse zu Rissen und damit zu Gussfahnen am Objekt.

Oberflächenrauigkeiten in Form von Runzeln, Riefen und Schlieren entstehen durch grobkörnige Einbettmassen oder durch Reaktionen des Gussmetalls mit der Einbettmasse. Bei zu niedriger Gießtemperatur und zu schneller Erstarrung entsteht auch eine raue Oberflächenstruktur. Wenn beim Modellieren der Wachsteile an den Innenflächen der Kronenkäppchen Isoliermittelreste haften bleiben, können runzelige Oberflächen entstehen.

Als Schülpe bezeichnet man unregelmäßige metallische, plattenförmige Verdickungen, die parallel zum Gussobjekt liegen und Einbettmassereste eingeschlossen haben. Sie entstehen durch Schalenbildung der heißen Formhohlraumflächen durch die Quarzausdehnung der Einbettmasse oder durch Rückstände von Modelliermaterialien.

Warmrisse treten während des Abkühlens infolge von Gussspannungen auf, so dass das Gussobjekt bricht. Gussspannungen treten gehäuft auf bei Gussobjekten, die aus großen Massivteilen mit grazilen Verbindungsstegen bestehen. Häufig bildet sich im Interdentalraum eine schwammige Gussstruktur, wo die Warmrissgefährdung sehr groß ist. Lunkrige Gussobjekte reißen unter der Einwirkung der Gussspannungen sehr schnell. Mit korrekten Gusskanalsystemen sind lunkrige Güsse und Warmrisse vermeidbar. Ist das Gussmetall verunreinigt, kann das Gussobjekt unter den Gussspannungen ebenfalls brechen. Verunreinigungen lagern sich bevorzugt an den Korngrenzen ab und schwächen das Gefüge des Gussobjektes.

Wurde die ***Gussmuffel überhitzt***, läuft die Abkühlung nicht mehr kontrolliert ab, weil das Temperaturgefälle nach außen eine rasante Abkühlung erzwingt und auch Warmrisse im Objekt entstehen. Bei der ***Überhitzung der Schmelze*** kommt es zu gleichen Erscheinungen.

Zu niedrige Temperaturen der Gusshohlform oder Schmelze führen auch zum Bruch des Gussobjekts. Ist das Gussobjekt mit mehreren Gusskanälen versorgt, fließt die Schmelze nicht als einziger Schmelzstrom in den Gusshohlraum ein, sondern mehrere getrennte Schmelzströme vereinigen sich in der Form. Bei unterkühlten Verhältnissen besteht die Gefahr des Kaltschweißens, weil die Schmelzströme vor der vollständigen Mischung an der Oberfläche erstarren. Werden Oxidhäute vom Schmelzprozess mit der Schmelze in den Gusshohlraum getragen, verhindern sie das vollständige Verschmelzen der Metallströme und verursachen Brüche im Gussobjekt.

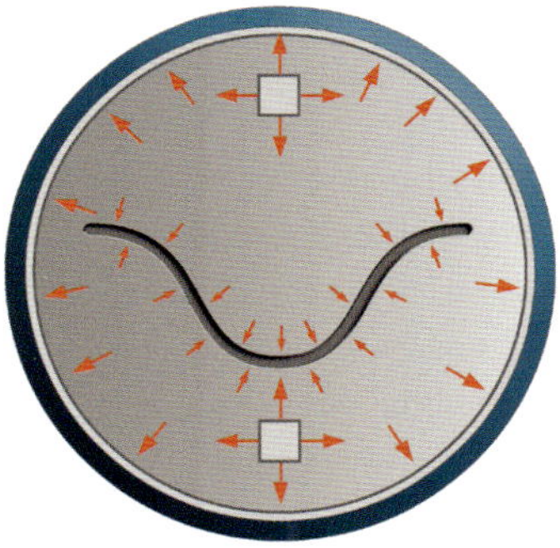

Abb. 317 Perlen am Gussobjekt entstehen, wenn Luftblasen beim Einbetten an der Wachsoberfläche haften bleiben oder wenn sich vom Entfettungsspray Tropfen auf dem Objekt bilden.

Abb. 318 Ein großflächiges Gussobjekt teilt die Einbettmasseform in zwei Einbettmasseblöcke, die unabhängig voneinander expandieren, wenn vorgewärmt wird. Dadurch erfolgt auch eine Ausdehnung in den Gusshohlraum hinein, d. h., der Gusshohlraum wird nicht größer, wie es bei der Vorwärmung erreicht werden soll, sondern er wird kleiner. Das Gussobjekt wird dadurch ebenfalls kleiner bzw. es wird dünner oder fließt gar nicht vollständig aus.

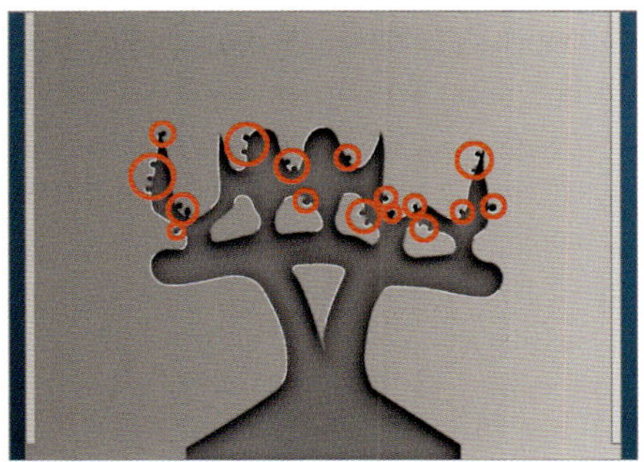

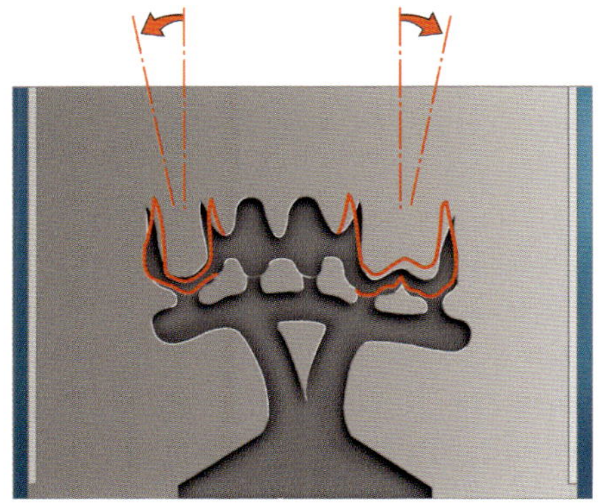

Abb. 319 Wachsverarbeitungsfehler können sich bei Gussobjekten als massive Passungenauigkeiten auswirken. Spannungen im Wachs führen zum Verziehen der Modellation, Ränder biegen auf oder Brü-ckenkörper verbiegen sich. Selbst beim Modellguss können Wachsteile vom Modell abheben und zu massiven Fehlern beim Gussobjekt führen.

Gießtechnik nach Sabath

Moderne *Gusseinbettmasse*n sind sehr homogen und feinkörnig, um sehr glatte, dichte Oberflächen im Gusshohlraum zu erzeugen; sie bieten exakte Expansionswerte für den jeweiligen Anwendungsbereich. Durch diese Oberflächendichte kann es im Gießhohlraum der Muffel zum Luftstau kommen, wenn die Schmelze einfließt, weil die Luft sich nicht so schnell aus dem Gusshohlraum verdrängen lässt. Ein *großer Luftanteil* muss durch die dichte Einbettmasse entweichen, aber ein großer Restluftanteil muss über das Gusskanalsystem herausgedrängt werden. Diese entweichende Luft erzeugt beträchtliche Verwirbelungen in der einfließenden Schmelze und kann sie enthomogenisieren; außerdem kann es auch zu Lufteinschlüssen kommen oder dünne Randbereiche des Gussobjektes fließen nicht aus. Bei großen Gussobjekten ist es daher üblich, Luftabzugskanäle zu setzen, um den Luftstau zu vermeiden. Der Luftstau hat jedoch auch positive Wirkung: Bei einem normalen Gusskanalsystem wird die Schmelze verdichtet. Wenn Luftabzugskanäle gesetzt werden unterbleibt die vorteilhafte Verdichtung der Schmelze.

Bei dem *Gusskanalsystem* nach Sabath werden daher anstatt der Luftabzugskanäle zusätzliche Luftstauräume in Form der sogenannten *Spülköpfe* am Gussobjekt angebracht. Die Schmelze soll durch nur einen Gusskanal schneller einfließen und den Luftbestand komprimieren. Die einfließende Schmelze muss über den gesamten Gießprozess gegen den sich ständig erhöhenden Luftdruck den Gießhohlraum befüllen, sie wird verdichtet und es entsteht ein sehr homogenes Legierungsgefüge. Weil das Gussobjekt mit einem extrem reduzierten Gusskanalsystem versorgt wird, benötigt die Gießtechnik nach Sabath bedeutend weniger Gussmetall. Neben der Materialersparnis bietet diese Gusstechnik eine stark verbesserter Gussqualität.

Die *Wachsfertigteile* für die Gießtechnik nach Sabath werden von der Firma Bredent geliefert und bestehen aus niederschmelzenden Wachs, das rückstandsfrei austreiben lässt. Die Gusskanäle und Spülköpfe werden auf den Gussobjekten mit dem gleichen Wachs verschwemmt, ohne dass Aufschrumpfspannungen entstehen. Es stehen unterschiedlich dimensionierte Gusskanäle jeweils für den Schleuderguss oder Vakuum-Druckguss von 3,5 - 5,5 mm Durchmesser zur Wahl. Für volumenstarke Gussteile sind die Gusskanäle mit einem Schmelzreservoir (verlorener Kopf) versehen. Der Ansatzdurchmesser zum Schmelzreservoir muss den Zufluss der Legierungen nach dem Gießvorgang sicherstellen und muss mindestens 2,5 mm betragen. Das *Schmelzereservoir* ist bei den Bredent-Wachsfertigteilen richtig zur Ansatzstärke dimensioniert. Da das Volumen des Schmelzereservoirs dem Volumen des Gussobjektes entsprechen soll, ist im Zweifelsfall der Kanal und das Reservoir etwas größer zu wählen.

Die *Spülköpfe* sind sowohl Luftstauraum und Schmelzereservoir, so dass ihre Anbringung und Dimensionierung beim Vakuumdruckguss und Schleuderguss gleich sind. Der Gusskanal wird am Höcker einer Krone und der Spülkopf am nebenliegenden Höcker angebracht, wobei beide in Richtung zum Hitzezentrum zeigen. Die Spülköpfe sind so dimensioniert, dass sich der Restluftbestand komprimieren kann. Damit es zu einem frühen Druckaufbau kommt, werden die Spülköpfe eher etwas geringer dimensioniert.

Gusskanäle werden bei Vakuumdruckguss an der Ansatzstelle des Gerüstes oder bei Einzelobjekten reduziert, Beim Einfließen schiebt die Schmelze den Restluftbestand in den Spülkopf und verdrängt ihn durch hohen Druck in die Einbettmasse. Eine Luftrückflutung durch den Gusskanal und Luftstauporositäten am eingezogenen Gusskanalansatz treten nicht auf. Werden eingezogene Gusskanäle ohne Spülkopf verwendet, kann die Luft nur durch den Gusskanal zurückfluten und erzeugt am Gusskanalansatz Porositäten.

Der *Gusskanaldurchmesser* ist abhängig von den Volumina der Gussobjekte (Kronen, Zwischenglieder) und von der Legierungsart: Je größer das Gussvolumen und je geringer die Dichte der Gusslegierung, umso größer der Gusskanaldurchmesser. Legierungen mit geringem spezifischen Gewicht, wie Palladium-Basis oder NEM-Legierungen, haben einen geringeren Einflussdruck durch die Schwerkraft und erfordern daher beim Vakuumdruckguss 4 - 5 mm Guskanaldurchmesser.

Eine *gelenkte Erstarrung* der Schmelze von den dünnwandigen Teilen über große Volumina hin zum Schmelzreservoier lässt sich durch Kristallisationskühlrippen sicherstellen. Kristallisationskühlrippen in Form von 1 mm Wachsdrähten mit 1,5-2 cm Länge werden als Steiger ohne Verbindung zueinander angebracht und weisen zum kühlen Rand der Muffel.

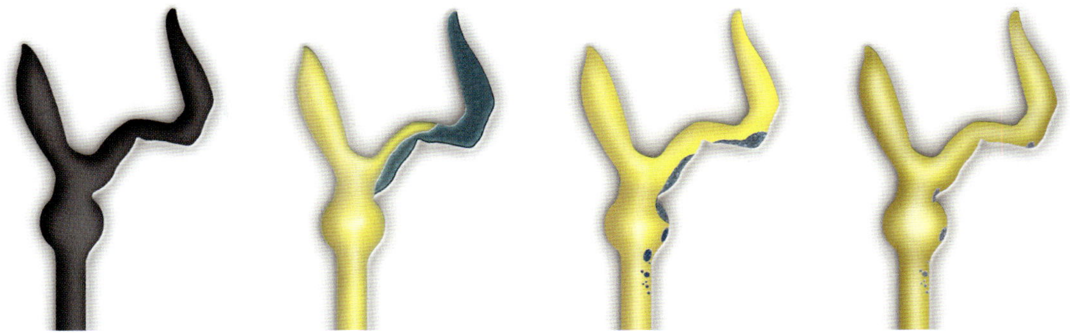

Abb. 320 Bei der Formfüllung muss die Luft im Gusshohlraum verdrängt werden. Die sehr dichten Einbettmassen behindern bei schneller Formfüllung den Abfluss der Luft, so dass ein Luftstrom gegen die einschießende Schmelze über den Gusskanal abfließt und zu Verwirbelungen, Enthomogenisierungen und Lufteinschlüssen führt.

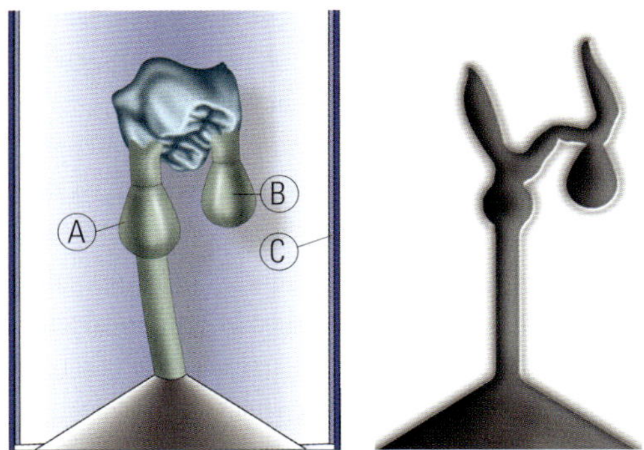

Abb. 321 Bei der Gießtechnik nach Sabath werden Luftstauräume (Spülköpfe) am Gussobjekt angebracht, damit die Schmelze schneller einfließen kann, auch wenn der Luftbestand komprimiert wird. Der Gusskanal wird an einem Höcker, der Spülkopf am nebenliegenden Höcker angebracht, beide liegen im Hitzezentrum.
A) Schmelzreservoir, B) Spülkopf, C) Einbettvlies

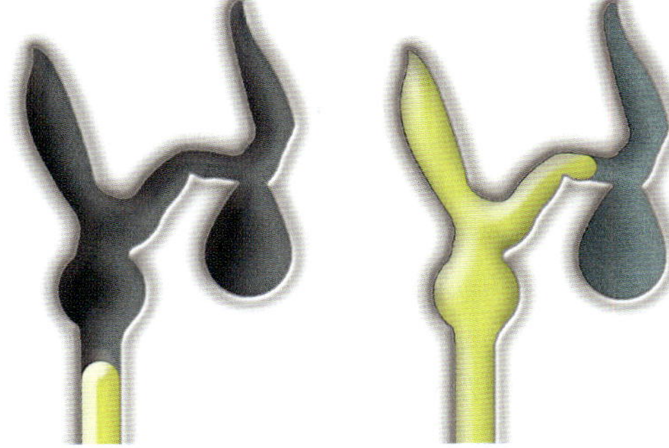

Abb. 322 Wenn die Schmelze einfließt, entsteht ein erheblicher Luftstau im Gießhohlraum, die Luft wird komprimiert und langsam durch die Einbettmasse verdrängt. Der Fülldruck der einfließenden Schmelze und der Gegendruck des Luftstaus sorgen für eine sehr gleichmäßige Befüllung des Gießhohlraumes.

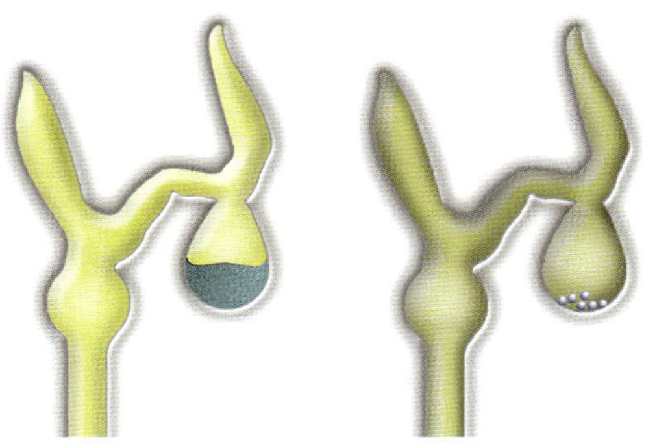

Abb. 323 Der Spülkopf liefert ein zusätzliches Luft/Schmelzereservoir, das der einfließenden Schmelze ein vergrößertes Gesamtvolumen entgegenstellt, was das Füllungsverhalten beeinflusst: Die Schmelze fließt im ersten Drittel des Hohlraums wesentlich schneller ein als bei herkömmlichen Verfahren. Erst dann bietet die komprimierte Restluft der Schmelze Widerstand und kann sich im Spülkopf ansammeln. Über das Gusskanalsystem wird keine Luft abgeführt, es entstehen keine Verwirbelungen in der Schmelze.

Umformen

Das *Umformen* ist nach DIN das zweite Fertigungsverfahren nach dem Urformen. Hier erfolgt die Formänderung von festen Körpern durch plastische Verformung, wodurch Werkstoffe zu Blechen, Drähten und anderen Profilen weiterverarbeitet werden und Halbzeuge oder Halbfertigteile entstehen.

Bei den *Umformverfahren* wird die Form des Werkstücks geändert, das Volumen und der Zusammenhalt der Werkstoffes bleiben aber erhalten. Daher lassen sich nur solche Werkstoffe umformen, die eine plastische Verformung ertragen, ohne zerstört zu werden.

Durch äußere Kräfte lässt sich ein Werkstoff zur Formänderung zwingen. *Zugkräfte* verlängern das Werkstück in Kraftrichtung, Druckkräfte verkürzen es. Dabei verändern die Atome im Werkstück ihre Lage zueinander, die Atomreihen verschieben sich gegenüber benachbarten Atomreihen. Bei der *elastischen Verformung* federn die Atome nach der Belastung wieder in die Ursprungslage zurück, ohne dass eine Gefügeänderung oder äußere Formveränderung stattfindet.

Bei der *plastischen Verformung* verschieben sich Atomreihen innerhalb des Kristallgitters um einen oder mehrere Atomabstände, aber ohne dass der Werkstoffzusammenhalt aufgehoben wird. Die Atome behalten ihre neue Lage im Gitteraufbau bei, das Werkstück ist bleibend verformt.

Im *Zugversuch* lassen sich die elastische und plastische Verformbarkeit von Werkstoffen ermitteln und im Spannungs-Dehnungsdiagramm grafisch darstellen. Die unterschiedlichen Verformbarkeiten von Metallen werden qualitativ und quantitativ erfasst: Gold und Kupfer lassen sich sehr gut plastisch formen, sie sind duktil; Gusseisen dagegen weist nur eine geringe elastische Dehnung auf und bricht, ohne sich plastisch verformt zu haben; es ist spröde.

Die *Kraft zum Umformen* eines Werkstücks hängt von der Festigkeit des Werkstoffes ab. Festigkeit ist temperaturabhängig; mit zunehmender Temperatur nimmt die Festigkeit stark ab. Daher ist das Warmumformen eines Werkstückes leichter als die Umformung im kalten Zustand. Außerdem können Gefügespannungen beim Warmumformen während des Umformvorgangs ausgeglichen werden, so dass größere Verformungsgrade erzielt werden.

Die *Kaltumformung* eines Werkstoffes lässt sich nur mit großem Kraftaufwand durchführen. Nach dem ersten Kaltumformen muss der Kraftaufwand sogar erheblich gesteigert werden, weil sich der Werkstoff bei der Umformung verfestigt hat. Diesen Effekt nennt man Kaltverfestigung. *Kaltverfestigung* entsteht durch die starke Verformung der Gefügekörner, und weitere Verschiebungen der Atome gegeneinander werden behindert. Die Verformung innerhalb eines Kristalls vollzieht sich im Raumgitter: Die Atome gleiten entlang der Gitterebenen, Bindungen zu den Nachbaratomen werden aufgelöst und neue Bindungen wieder hergestellt.

Je mehr *Platzwechselvorgänge der Atome* auftreten, desto mehr Gitterebenen werden blockiert, und mit zunehmender Verformung verfestigt sich das Gefüge. Als Gleitebenen werden bevorzugte Gleitrichtungen in einem bestimmten Kristall bezeichnet. Es sind die am dichtesten besetzten Ebenen in einem Gitter, wo für Verlagerungen der Atome die Energieschwelle am kleinsten ist.

In *Abhängigkeit vom Verformungsgrad* verfestigt sich das Metallgefüge, weil bei der Kaltverformung die Atome in eine Zwangslage geschoben werden. Es entstehen im Gittergefüge mehr oder minder große Spannungen, die einer weiteren Verformung entgegenwirken. Es kommt zur Änderung der mechanischen Eigenschaften: Festigkeit, Härte und Elastizität erhöhen sich bei abnehmender Dehnbarkeit; das Metall wird korrosionsanfällig und man bemerkt eine Zunahme des elektrischen Widerstandes. Die Folgen der Kaltverformung, wie die Festigkeitssteigerung, lässt sich technisch nutzen, z. B. gewalztes Material wird zu stabilen Formteilen kaltverformt.

Zahntechnische Umformverfahren sind das Biegen von Drähten für Klammern, Federn oder Bügel bei kieferorthopädischen Geräten und das Tiefziehen von thermoplastischen Folien oder Platinfolien als Brennträger für Keramik. Früher wurden Metallbleche zu Prothesenbasen geprägt oder zu Kronendeckeln gestanzt.

Kaltverformen von Gussmetall, wie es beim Aktivieren einer Gussklammer erfolgt, verändert das Gussgefüge. Es tritt die Kaltverfestigung auf und die Federkraft der Klammer erhöht sich unkalkulierbar. Die Klammer übt nun in der Ruhelage Federkräfte aus, weil sie unter Vorspannung steht, und muss sich beim Aufsetzen weiter aufbiegen. Die Klammer verformt sich plastisch und es kommt zur weiteren Kaltverformung, bei der die Klammer zu Bruch geht.

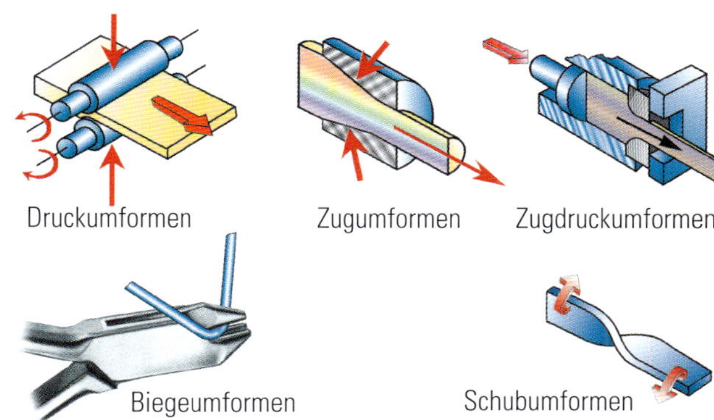

Abb. 324 Nach der DIN 8582 unterscheidet man fünf Umformverfahren nach der Art der äußeren Krafteinwirkung, durch die die Formänderung herbeigeführt wird. Die Umformung von Werkstücken kann im kalten und warmen Zustand erfolgen. Bei der Kaltumformung kommt es zu Kaltverfestigungszuständen, während beim Warmumformen durch Rekristallisationvorgänge eine Kornverfeinerung auftreten kann.

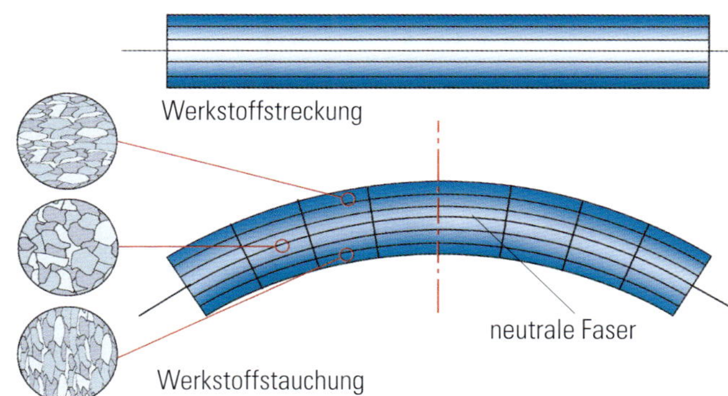

Abb. 325 Beim Biegen kommt es in einem Werkstück im äußeren Bereich zu einer Werkstoffstreckung und im inneren Bereich zu einer Werkstoffstauchung. Zwischen beiden Bereichen liegt eine Ebene, in der weder eine Streckung noch eine Stauchung auftritt. Diese Schicht, die ihre Ausgangslänge beibehält und in der keine Spannungen auftreten, wird als neutrale Faser bezeichnet.

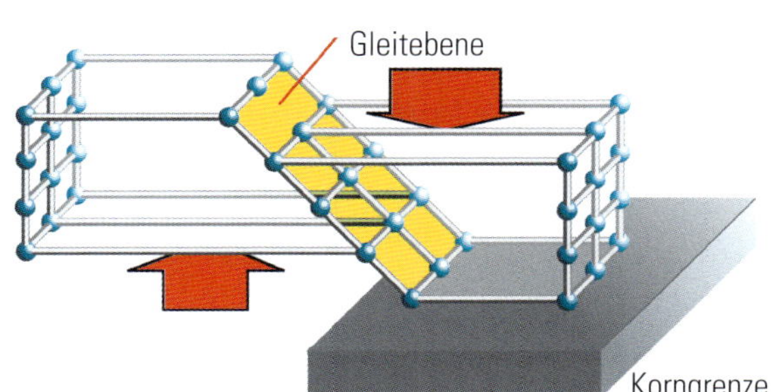

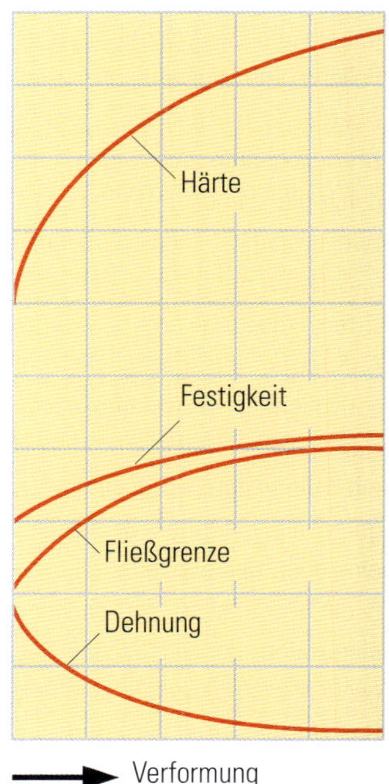

Abb. 326 Kaltverformung ist die plastische Verformung von Metall im kalten Zustand. Dabei vollzieht sich die Verformung innerhalb eines Kristalls entlang der Gitterebenen. Es gibt bevorzugte Gitterebenen, auf denen die Platzwechselvorgänge der Atome auftreten. Diese Platzwechselvorgänge sind jedoch nur bis zu einem bestimmten Grade möglich, weil die Korngrenzen auch eine Grenze der Gleitungen darstellen. Sind alle Gitterebenen blockiert, so verfestigt sich das Gefüge, es kommt zu einer Kaltverfestigung. Bei weiterer Verformung wird das Gefüge zerstört, ohne dass ein äußerer Bruch erkennbar wird. Erst wenn die Verformung die Bindekräfte zwischen den Atomen überwindet, bricht das Metall.

Trennen/Spanende Umformung

Das Trennen ist nach dem Urformen und Umformen das dritte Fertigungsverfahren. Bei den Verfahren des Trennens wird der Werkstückzusammenhalt aufgehoben und eine neue Form entsteht. Nach DIN 8580 lassen sich folgende sechs Verfahren des Trennens unterscheiden:

- *Zerteilen* ist ein spanloses Trennen, z. B. Schneiden;
- *Spanen* ist ein spanabhebendes Trennen, z. B. Fräsen und Schleifen;
- *Abtragen* ist ein physikalisch-chemisches oder elektrochemisches Vermindern der Oberfläche;
- *Zerlegen* ist das Auseinandernehmen zusammengebauter Teile;
- *Reinigen* ist das Entfernen unerwünschter Stoffteilchen von der Werkstoffoberfläche;
- *Evakuieren* ist das Gas- oder Luftleermachen von Hohlräumen; z. B. beim Vakuum-Druckguss.

Die *Oberflächen* der zahntechnischen Werkstoffe und Hilfswerkstoffe müssen in geeigneten Verfahren bearbeitet werden, um beim Ausarbeiten Formkorrekturen vorzunehmen oder um beim Polieren verdichtete, hygienisch glatte Oberflächen zu schaffen. Die dazu angewandten Fertigungsverfahren sind die spanende Umformung und das Abtragen des Materials durch elektrolytische Vorgänge. Die *spanende Umformung*, auch spanabhebende Umformung genannt, findet man beim Schleifen, Fräsen oder Polieren, also immer dann, wenn mit einem Werkzeug die Oberfläche mechanisch abgetragen wird. In der *Zahntechnik* bearbeitet man ganz unterschiedliche Materialien durch die spanende Umformung. Nach DIN 8580 werden zwei spanabhebende Bearbeitungsverfahren definiert:

- *Spanen* mit geometrisch bestimmten Schneiden (Bohren, Fräsen, Finieren);
- *Spanen* mit geometrisch unbestimmten Schneiden (Schleifen, Feinschleifen oder Polieren).

Das Spanen mit geometrisch bestimmten Schneiden kann mit rotierenden Instrumenten (Fräsern, Bohrern) oder mit geradlinig geführten Schneidinstrumenten erfolgen, die eine oder mehrere keilförmige Schneiden besitzen, wie z. B. ein Hobelmesser, ein Schaber, ein Keil, eine Schere bzw. eine Zange oder eine Säge. In der Zahntechnik werden alle genannten Werkzeugformen benutzt.

Das *Hobeln oder Schaben* ist eine spanabhebende Umformung mit geradlinig geführten Schneidinstrumenten. Diese Verfahren werden im Allgemeinen bei weichen Werkstoffen angewendet, wenn nämlich Wachs, normaler Modellgips und auch Kunststoff durch Schaben, Schneiden oder Sticheln umgeformt werden. In der Holzverarbeitungstechnik sind diese spanenden Umformverfahren verbreiteter.

Das *Modellieren* von Prothesenkörpern und von Kronen und Brücken geschieht teilweise auch durch Schaben, Kratzen und Schneiden des Wachses; auch manuell gefertigte Frästeile werden zunächst aus Wachs geschabt. Hierzu werden (scharf-)kantige Modellierinstrumente benutzt: Zum *Ausmodellieren* von Prothesenkörpern nimmt man Wachsmesser, Le-Cron-Instrument, Federmesser oder spitze Wachsschaber; zum Wachsfräsen einen Wachsfräser oder Wachsschaber mit gerader Kante. Die Wachsfräser besitzen einen Schaft, der im Parallelometer festgespannt wird, um auf die Einschubrichtung bezogene Passflächen zu schaben.

Fräsen ist eine spanabhebende Umformung mit rotierenden Schneidinstrumenten, die Fräswerkzeuge (kurz Fräser) genannt werden. Die Fräswerkzeuge besitzen meißelförmige Schneiden mit unterschiedlichen Schneidwinkeln, Verzahnungsarten, Schneidenanzahlen und unterschiedlichen Werkstoffen.

Das Fräsen mit metallenen Schneidinstrumenten ist das Verfahren zum Zerspanen von Kunststoff, Metall und Gips. Es wird beim Fräsen eine glatte, weniger aufgeraute Oberfläche als beim Schleifen erreicht; die entstehenden Späne sind größer als die Schleifstaubteile und die Wärmeentwicklung kann besser kontrolliert werden.

Als *Fräswerkzeuge* gelten: Fräser, Bohrer und Finierer aus Werkzeugstahl (WS) oder Hartmetall (HM). Der Unterschied zwischen Bohrern und Fräsern besteht darin, dass ein Bohrer mit den an der Stirnfläche des Werkzeugs angebrachten Schneiden das Material abträgt, während ein Fräser (und Finierer) mit den Schneiden an den Werkzeugflanken Späne abhebt.

Der Übergang zwischen Bohrern und Fräsern ist bei den in der Zahntechnik gebräuchlichen Instrumentenformen fließend. Man unterscheidet daher die Arbeitsgänge:

- *Bohren* zum Vertiefen von Hohlräumen
- *Fräsen* zum flächigen Abtragen von Oberflächen
- *Finieren* zum Glätten von Oberflächen bzw. zum Verkleinern der Rautiefe.

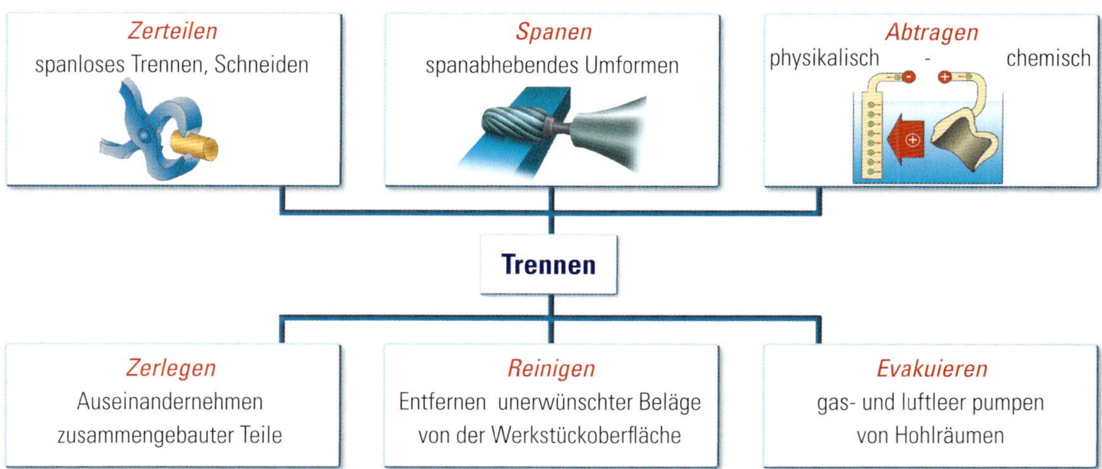

Abb. 327 Fertigungsverfahren Trennen

Abb. 328 Das Prinzip der spanabhebenden Umformung wird verwirklicht beim:

- Hobeln mit geradlinig geführten Schneidinstrumenten, die das Material in Spänen abheben;
- Fräsen mit rotierenden Schneidinstrumenten, die Fräser genannt werden;
- Schleifen mit rotierenden Schleifkörpern mit vielschneidigen Körnern.

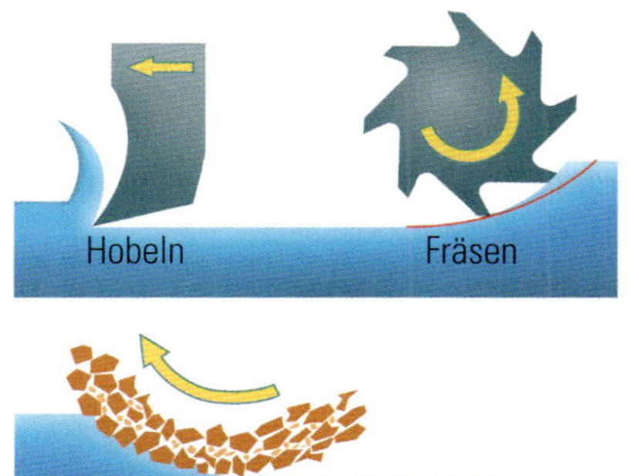

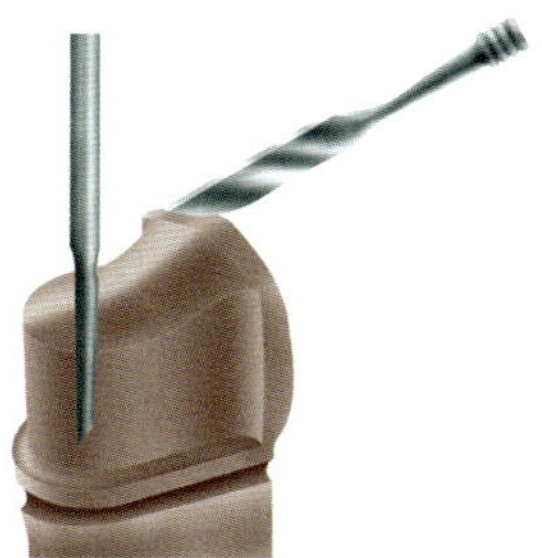

Abb. 329 Zum Hobeln oder Schaben werden unterschiedliche Schneidinstrumente benutzt, wie Hobel, Schaber, Keil, Säge oder Messer. In der Zahntechnik werden verschiedene Schaber benutzt, mit denen vorzugsweise Wachsmodellationen angefertigt werden. Hier wird stellvertretend für die Modellierinstrumente das Le Cron-Instrument gezeigt. Die Wachsschaber daneben sind für die Modellation von Frästeilen geeignet, denn sie lassen sich in einen Parallelometer einspannen.

Abb. 330 Der Unterschied zwischen Bohrern und Fräsern besteht darin, dass mit einem Bohrer Vertiefungen geschaffen werden, weil ein Bohrer mit der Stirnfläche schneidend abträgt, während ein Fräser mit den Werkzeugflanken flächig abträgt. Zahntechnische Fräswerkzeuge zeigen Übergangsformen, denn man kann mit Fräsern auch häufig mit der Stirnfläche fräsen.

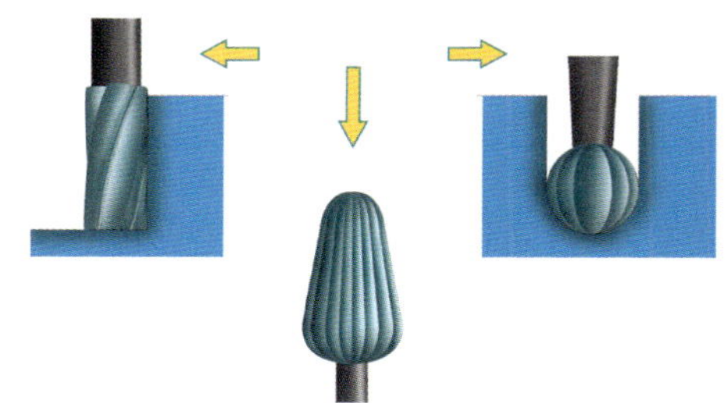

Schleifen und Polieren

Schleifen ist eine spanabhebende Umformung von Werkstoffen mittels rotierender Schleifkörper mit vielschneidigen Körnern. Man unterscheidet Schleifkörper mit unterschiedlicher Korngröße, Kornformen und Kornschichten, unterschiedlicher Bindung der Körner und unterschiedlichem Schleifmaterial. Das Schleifen eignet sich grundsätzlich für alle Werkstoffe der Zahntechnik zum großflächigen Abtragen der Oberfläche, aber auch zum Feinschleifen und Glätten von Oberflächen. Keramische Massen lassen sich ohnehin besser schleifen als fräsen.

Polieren mit entsprechenden Poliermitteln und Polierwerkzeugen gehört dem Prinzip nach zur spanabhebenden Umformung des Feinschleifens. Schleifen und Polieren lassen sich gegeneinander abgrenzen durch die:

- Aufgaben der beiden Arbeitsgänge,
- Schleif- bzw. Poliermittel,
- physikalischen Vorgänge im zu bearbeiteten Werkstoff.

Die *Aufgaben des Schleifens* (und Fräsens) bestehen in der Formkorrektur und Formgebung von Werkstücken beim Ausarbeiten, dem großflächigen Abtragen von Oberflächenmaterial und dem Entfernen von Pressfahnen, Graten, Gussperlen und Rauigkeiten.

Die *Aufgabe des Polierens* besteht darin, eine glatte, glänzende und verdichtete Oberfläche zu schaffen. Das dient der Ästhetik, der Hygiene und dem Verletzungsschutz. Eine verdichtete Oberfläche stellt natürlich auch eine Materialveredlung dar, denn eine Verdichtung der Oberflächenstruktur bedeutet eine Verkleinerung der aktiven Oberfläche und eine Reduzierung feinstruktureller Angriffspunkte. An einer glatten, glänzenden und verdichteten Oberfläche setzen sich Speisereste, Zersetzungsprodukte, Beläge und Zahnstein weniger schnell fest.

Hochglanzpolierte Kunststoffoberflächen zeigen auch eine geringere Wasseraufnahme. Hochglanz ist also eine unabdingbare Forderung aus weiteren Gründen; denn bei Kunststoffteilen hängt auch das Maß der Passgenauigkeit davon ab, welche Wasseraufnahme und Quellung der Kunststoff zeigt. Eine mangelhafte Politur, d. h. fehlender Hochglanz, ist also ein massiver Materialverarbeitungsfehler. Das *Schleifen* erfolgt immer in der Abstufung von groben zu feineren Schleifmaterialien; das Feinschleifen kann dann als eine Art Vorpolitur gelten, denn die Verwendung von sogenannten Gummipolierern stellt eine Oberflächenbearbeitung mit sehr feinem Schleifmaterial dar. Das Polieren mit Polierpasten ist dann ein Schleifen mit noch feineren Schleifmaterialien und ist für Formkorrekturen völlig ungeeignet.

Betrachten wir die *physikalischen Vorgänge* beim Schleifen und Polieren. Beim spanabhebenden Vorgang des Schleifens oder Fräsens ist das Schleifmittel immer härter als das zu bearbeitende Material. Die Härte von Schleifkörpern hängt von der Härte des gebundenen Schleifkorns und der Festigkeit der Bindung ab; die Härte der Fräser entspricht direkt der Härte des verwendeten Werkzeugmetalls.

Je feiner die *Körnung der Schleifsteine* oder je feiner die Schneiden auf dem Fräser, umso feiner sind die Bearbeitungsrillen, umso glatter ist die Oberfläche. Schleifen und Fräsen bedeutet das Abtragen feiner Späne, indem viele kleine Schneiden gleichzeitig am Werkstück angreifen. Beim Schleifen sind die Späne in der Regel kleiner als beim Fräsen; beim Schleifen entsteht auch entsprechend der Vielzahl der Schneidspitzen eine rauere Oberfläche als beim Fräsen.

Das *Mikroprofil* einer beschliffenen Oberfläche wird mit dem Begriff der maximalen Profilhöhe (Rautiefe; R_y) beschrieben. Das ist der Abstand zwischen den höchsten und den tiefsten Punkten eines welligen Oberflächenprofils. Das Verhältnis von maximaler Profilkuppenhöhe (R_p) und maximaler Profiltaltiefe (R_m) wird dabei als arithmetischer Mittenrauwert (R_a) bezeichnet. Damit wird die Oberflächengüte defieniert, das ist eine dichte, belastbare Oberfläche. Durch das Polieren wird ein guter arithmetischer Mittenrauwert erreicht, weil durch Reibungswärme die oberen Materialschichten thermoplastisch bewegt und in die volumengleichen Vertiefungen des Rautiefenprofils gepresst werden und sich der arithmetische Mittenrauwert verringert.

Als *Unterschied zwischen Schleifen und Polieren* kann angesehen werden, dass beim extremen Feinschleifen mit Poliermitteln auch die Reibungswärme genutzt wird, um einen Hochglanz bzw. eine hohe Verdichtung der Oberfläche zu erreichen. Die Reibungswärme ist beim Schleifen und Fräsen an sich schädlich für Werkzeuge und Werkstoffe, weswegen die Schleifstelle gekühlt werden muss; auch beim Polieren darf die Wärmeentwicklung nicht zu hoch sein, weil sonst die Materialeigenschaften und die Materialstruktur verändert werden können.

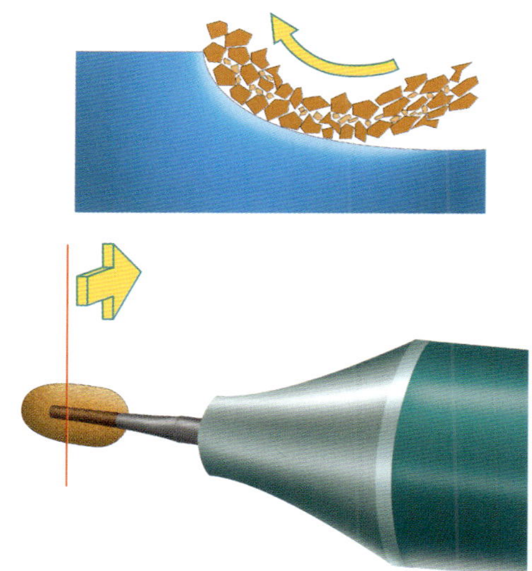

Abb. 331 Ein Schleifkörper besteht aus vielschneidigen Körnern, die auf der Oberfläche eines rotationssymmetrischen Körpers angebracht sind. Die Schleifkörper unterscheiden sich nach Form und Größe, vor allem in der Größe der Körnung, der Kornformen und Kornschichten sowie in der Art der Bindung. Es sind in der Zahntechnik für nahezu jeden Verarbeitungszweck und jeden Werkstoff die unterschiedlichsten Schleifkörper im Einsatz

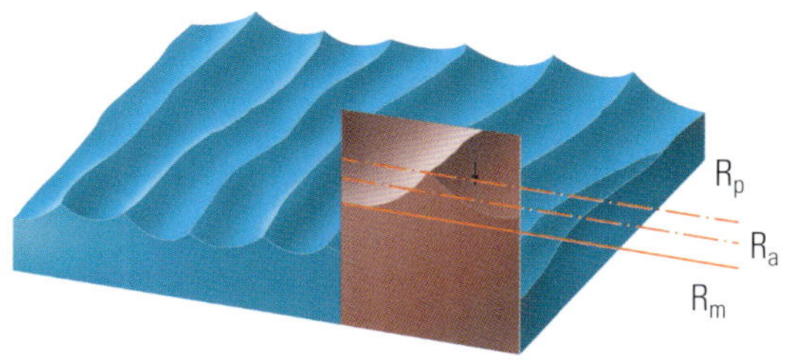

Abb. 332 Eine beschliffene Oberfläche zeigt eine bestimmte Rauigkeit, die von dem verwendeten Schleifinstrument abhängig ist. Der Grad der Rauigkeit wird mit maximaler Profilhöhe (Rautiefe; R_y) umschrieben. Gemeint ist damit der Abstand zwischen dem höchsten und dem niedrigsten Punkt des rauen Oberflächenprofils. Als arithmetischer Mittenrauwert (R_a) wird dabei das Verhältnis von maximalen Profilkuppenhöhe (R_p) und maximaler Profiltaltiefe (R_m) bezeichnet.

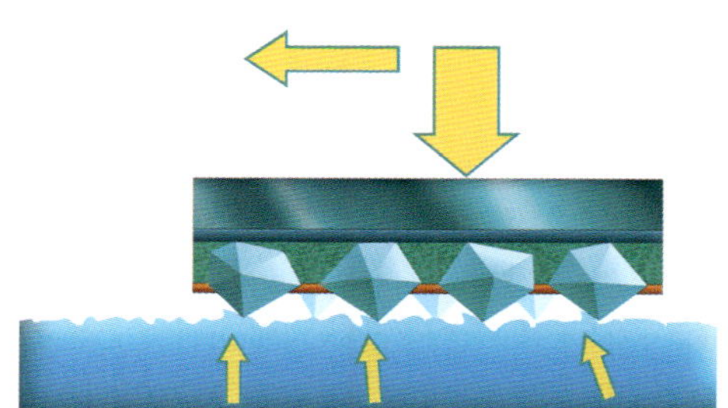

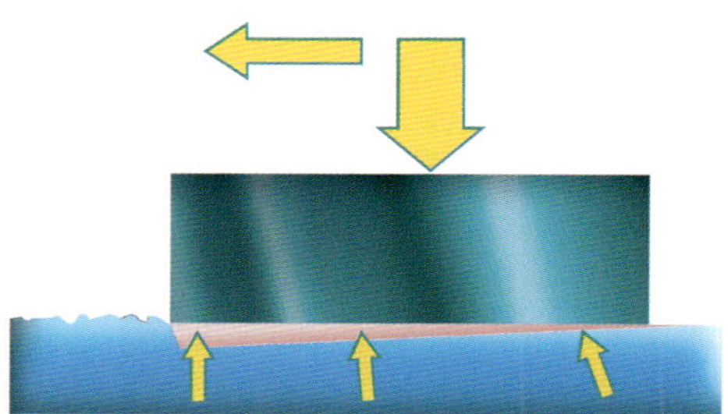

Abb. 333 Der Unterschied zwischen Schleifen und Polieren besteht darin, dass beim Schleifen spanabhebend abgetragen und beim Polieren an der Oberfläche thermoplastisch geglättet wird. Die Vorgänge lassen sich nicht voneinander abgrenzen, denn beim Feinschleifen kommt es schon zu thermoplastischen Vorgängen und beim Polieren oft noch zu spanabhebenden Anteilen. Der Übergang vom Feinschleifen zum Polieren lässt sich an der Wirkung der Schleif- bzw. Poliermittel auf die bearbeitete Oberfläche erkennen: Wird noch überwiegend spanabhebend umgeformt, so handelt es sich um Feinschleifen; überwiegen die thermoplastischen Fließvorgänge, so wird poliert.

Schnittgeschwindigkeit und Schneidleistung

Beim Fräsen und Schleifen handelt es sich in der Zahntechnik grundsätzlich um ein Zerspanen des Werkstoffes mit rotierenden, mehrschneidigen Werkzeugen, entweder mit meißelförmigen Schneiden bei den Fräsern oder den Kornspitzen an Schleifkörpern. Die Schneiden oder Kornspitzen führen kreisförmige Bewegungen durch, und je schneller die Bewegung ist, umso größer wird die Schnittgeschwindigkeit. Die ***Schnittgeschwindigkeit*** berechnet sich aus dem Weg, den die Schneidspitzen in einer bestimmten Zeit zurücklegen. Die Formel zur Berechnung der Schnittgeschwindigkeit lautet bei rotierenden Instrumenten:

Schnittgeschwindigkeit = Umfang x Drehzahl

$$V = d \pi n \left(\frac{mm}{min}\right) = \frac{d \pi n}{1000 \cdot 60}\left(\frac{m}{s}\right)$$

d (mm) = Durchmesser des Instrumentes

n (min^{-1}) = Drehzahl

Üblich ist es, die Schnittgeschwindigkeit bei Fräsern in Metern pro Minute und bei Schleifkörpern in Metern pro Sekunde anzugeben, weswegen die Formeln zur Angabe in Metern durch den Faktor 1000 zu teilen sind, wenn der Durchmesser (d) in Millimetern angegeben ist. Durch den Faktor 60 ist zu teilen, wenn in Meter pro Sekunde angegeben wird. Je kleiner der ***Durchmesser*** eines Instrumentes ist, umso höher muss die Drehzahl sein, um auf vergleichbare Schnittgeschwindigkeiten und entsprechende Schleifleistung zu kommen. Die Schnittgeschwindigkeit kann nicht beliebig erhöht werden, denn die Festigkeit des Fräsers oder Schleifkörpers stellt eine Grenze dar.

Werden die ***Richtdrehzahlen*** überschritten, tritt ein höherer Verschleiß der Werkzeuge auf, Schleifkörper können durch zu hohe Zentrifugalkräfte zu Bruch gehen und zu hohe Reibungswärme schadet Werkzeug und Werkstück. Die richtige Drehzahl bietet optimale Schleif- oder Schneidleistung, geringe Wärmeentwicklung und rationellen Werkzeugeinsatz.

Die ***Schleif- oder Schneidleistung*** muss in diesem Zusammenhang ebenfalls definiert werden: Unter Schneidleistung versteht man die Zerspanmenge pro Zeiteinheit. Die Schneidleistung ist abhängig von der Drehzahl, der Schärfe des Instruments, dem Arbeitsdruck und Vorschub sowie der Zerspanbarkeit des Werkstückmaterials. Bei den zahntechnischen Arbeitsvorgängen kommt es in der Regel eher auf eine kontrollierte Formgebung bei mittlerer Schneidleistung an als auf eine maximale Schneidleistung. Die ***Standzeit*** ist die Gebrauchszeit, in der die mittlere Schneidleistung mit einem Werkzeug möglich ist, währenddessen der Schleifkörper bzw. der Fräser verschleißt. Beim Zerspanen müssen die Schneiden fortlaufend Material abtrennen, wobei das Werkzeug mechanisch und thermisch belastet wird. Bei Fräsern kommt es zur Schneidenabnutzung und das Instrument wird stumpf.

Schleifkörper verschleißen, indem sich entweder die einzelnen Schleifkörner abnutzen und das Instrument stumpf wird, oder indem die Schleifkörner herausbrechen und neue scharfe Schleifkörner freigelegt werden, während das Instrument sich in seinem Durchmesser verkleinert.

Fräser und Schleifinstrumente werden beim Ausarbeiten von Hand geführt. Dabei ist, um Späne abtragen zu können, neben der Rotation der Instrumente eine Vorschubbewegung über das Werkstück nötig. Der Vorschub, der Arbeitsdruck und die Drehzahl bestimmen dabei die Zerspanungsmenge, also die Schleifleistung ganz wesentlich. Damit aber bei Formkorrekturen eine glatte, wenig aufgeraute Oberfläche entstehen kann, muss mit geringem Arbeitsdruck und geringem Vorschub zerspant werden.

Der ***Vorschub*** kann dabei in zwei Richtungen erfolgen. Bei einem Schleifkörper ist die Vorschubrichtung prinzipiell unerheblich für die Schleifleistung; hier wird ein großer Vorschub bei hohem Arbeitsdruck eine raue, wellige Oberfläche erzeugen, während bei geringem Vorschub und Arbeitsdruck eine relativ glatte Oberfläche entsteht.

Beim ***Fräser*** mit meißelförmigen, winklig angestellten Schneiden ist die Vorschubrichtung wichtig. Man unterscheidet zwischen Gegenlauf- und Gleichlauffräsen. Beim Gegenlauffräsen erfolgt der Vorschub gegen die Drehrichtung, beim Gleichlauffräsen wird der Fräser mit der Drehrichtung geführt. Der Fräser gleitet im Gegenlauf über den Werkstoff, die Schneiden greifen „weich" in das Material ein; der Schnittdruck ist vom Werkzeug weg gerichtet. Die Oberfläche zerspant sauber, ohne dass Grate verbleiben.

Im ***Gleichlauf*** geführte Fräser ***rattern*** entweder über das Werkstück oder ziehen sich in den Werkstoff hinein und fressen sich fest, weil der Schnittdruck zum Werkzeug hin gerichtet ist. Es entstehen Rattermarken, Grate, Verschmierungen und ein hoher Verschleiß der Fräser durch mechanische Überlastung.

Abb. 334 Die Schnittgeschwindigkeit ist ein guter Richtwert, mit dem man die Schleifleistung feststellen kann. Die Schnittgeschwindigkeit ist aber auch ein gutes Vergleichsmaß, um die Belastung eines Fräsers oder Schleifkörpers beschreiben zu können. Die Schnittgeschwindigkeit errechnet sich aus dem Umfang eines rotierenden Schleifkörpers oder Fräsers und der Drehzahl.

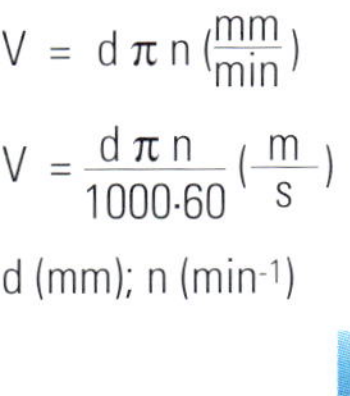

$$V = d\,\pi\,n \left(\frac{mm}{min}\right)$$

$$V = \frac{d\,\pi\,n}{1000 \cdot 60} \left(\frac{m}{s}\right)$$

d (mm); n (min^{-1})

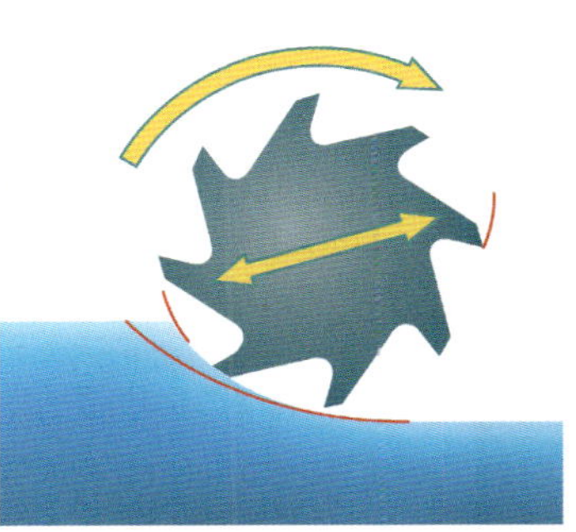

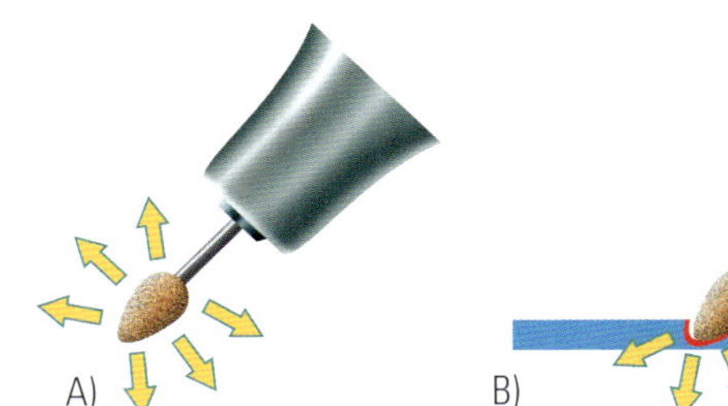

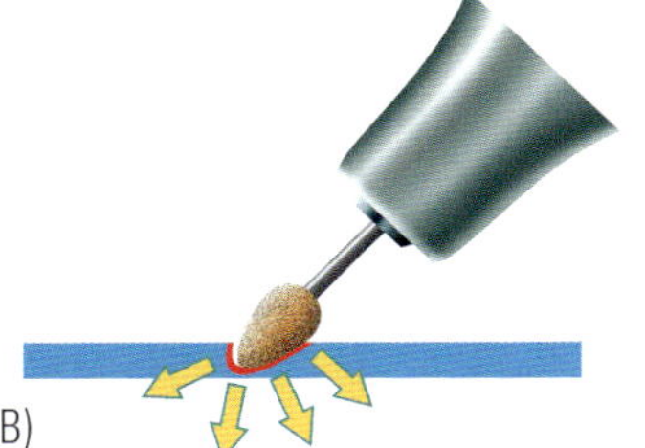

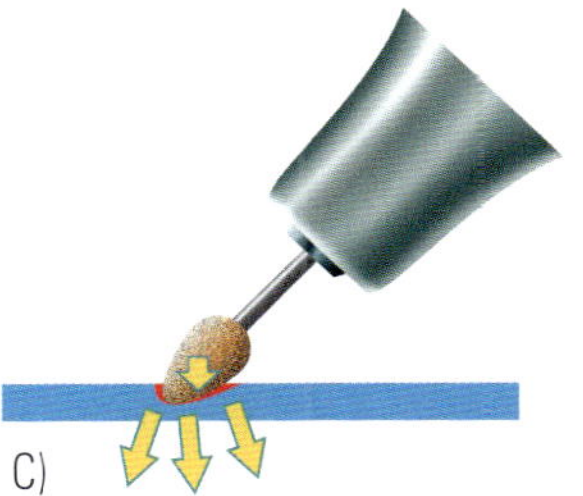

Abb. 335 - 337 Der Verschleiß eines rotierenden Oberflächenbearbeitungsinstrumentes ergibt sich aus seiner Belastung beim Zerspanen. Die Belastungsspitzen entstehen durch:

A) zu hohe Drehzahlen und den daraus entstehenden Fliehkräften

B) zu starkes Eintauchen in den Werkstoff, wodurch zu hohe Wärme entsteht, ebenso wie durch

C) zu hohen Arbeitsdruck.

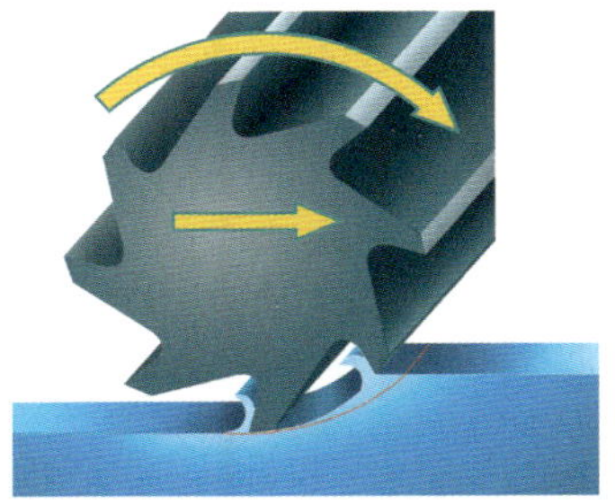

Gleichlauffräsen

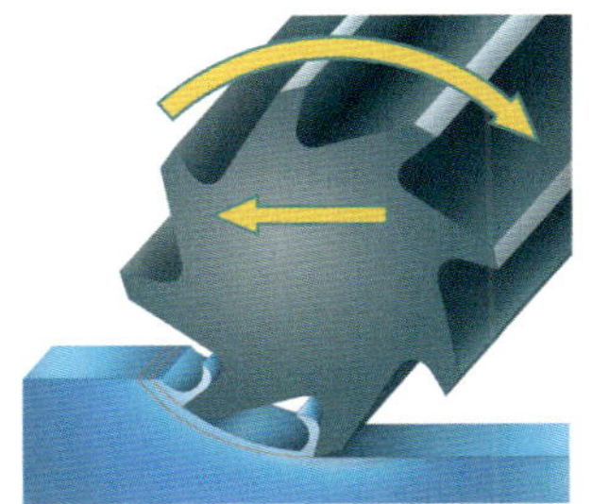

Gegenlauffräsen

Abb. 338 - 339 Bei der Vorschubbewegung eines rotierenden Instruments unterscheidet man zwischen Gleichlauf- und Gegenlauffräsen. Wird ein Fräser mit seinen meißelförmigen Schneiden mit der Drehrichtung geführt (Gleichlauffräsen), so springt er über die Werkstoffoberfläche, es entstehen Rattermarken oder der Fräser frisst sich fest. Wird die Vorschubbewegung gegen die Drehrichtung geführt (Gegenlauffräsen), so greift der Fräser weich in den Werkstoff ein, es entsteht eine glatte Oberfläche und der Fräser kann leicht geführt werden. Bei Schleifkörpern ist die Vorschubrichtung ohne Belang.

Schneidengeometrie rotierender Instrumente

Die Schneid- und Schleifleistung, die Formen der Späne, die Wärmeentwicklung auf der Bearbeitungsfläche und am rotierenden Instrument sowie der Verschleiß des Werkzeugs sind direkt abhängig von den Schneideformen des Fräsers oder des Schleifmittels.

Bei ***Schleifmitteln*** werden die Wirkwinkel von den Kornformen bestimmt und lassen sich bei der Herstellung der Schleifkörper nicht beeinflussen. Die Schleifmittelkörner haben Wirkwinkel, die von Korn zu Korn verschieden sind.

Die ***Schneidenform von Bohr- und Fräswerkzeugen*** lässt sich durch mehrere Winkel an der Schneide, den Wirkwinkeln, beschreiben. Die Winkel an der Werkzeugschneide in Bezug zur Werkstückoberfläche werden nach DIN 6581 gekennzeichnet und lassen sich bezogen auf die Aufgabe individuell gestalten. Die Form der spanabhebenden Werkzeugschneide wird als ***Schneidkeil*** bezeichnet.

Die ***Keilflächen*** des Schneidkeils bilden den Keilwinkel, der mit dem griechischen Buchstaben β benannt wird. Die Keilflächen bezeichnet man als:

- ***Spanfläche***, das ist die Fläche, an der der Span abgehoben wird,
- ***Freifläche***, das ist die zur Schnittfläche des Werkstücks weisende Fläche.

Der ***Keilwinkel*** legt fest, wie groß der Kraftaufwand beim Eindringen der Schneide in den zu zerspanenden Werkstoff ist. Je kleiner der Keilwinkel, desto schmaler bzw. spitzer ist der Schneidkeil. Bei einem schmalen Schneidkeil, d. h., bei einem kleinen Keilwinkel ist der Kraftaufwand zum Spanen geringer. Je größer jedoch die Festigkeit des Werkstoffs ist, desto größer muss der Keilwinkel gewählt werden. Ist eine Schneide mit kleinem Keilwinkel zu schmal, bricht sie bei sehr harten Materialoberflächen ab. Der Keilwinkel muss auf den zu bearbeitenden Werkstoff abgestimmt sein.

Der ***Freiwinkel*** (α) ist der Winkel zwischen der Freifläche des Schneidkeils und der Schnittfläche des Werkstücks. Vom Freiwinkel ist abhängig, wie groß die Reibung ist, die zwischen dem Schneidkeil und dem zu zerspanenden Werkstoff auftritt.

Ein ***großer Freiwinkel*** verringert die Reibung zwischen Frei- und Schnittfläche, wodurch sich die Schneide weniger stark erwärmt und der Verschleiß geringer ist. Ein großer Freiwinkel begünstigt das Eindringen der Schneide in den Werkstoff; aber der Keilwinkel wird kleiner und die Schneide instabil.

Ein zu ***geringer Freiwinkel*** verhindert das Eindringen der Schneide in den Werkstoff, erhöht die Reibung und Wärmeentwicklung, wodurch der Werkstoff negativ beeinflusst wird und das rotierende Instrument schneller verschleißt. Für das Spanen von Metall sind Freiwinkel von 6° bis 8° günstig.

Der ***Spanwinkel*** γ ist der Winkel zwischen der Spanfläche des Schneidkeils und einer Senkrechten auf der Schnittfläche. Der Spanwinkel hat Einfluss auf die Spanbildung, die Schneidleistung, die Schnittkräfte und die Wärmeentwicklung. Je ***größer der Spanwinkel:***

- umso schmaler wird der Schneidkeil
- umso geringer wird die erforderliche Schnittkraft an der Spanfläche
- umso geringer ist die Reibung und die Wärmeentwicklung an Werkzeug und Werkstück.

Der Frei-, Keil- und Spanwinkel bilden zusammen einen rechten Winkel. Deshalb kann der Spanwinkel ebensowenig wie der Freiwinkel beliebig vergrößert werden. Eine Vergrößerung des Span- oder Freiwinkels schwächt den Schneidkeil.

Rotierende Dentalwerkzeuge haben, um den Spanwinkel zu vergrößern, in der Regel einen negativen Spanwinkel, d. h., der Spanwinkel wird zu dem Keil- und Freiwinkel über 90° hinaus dazu gesetzt. Dadurch verringert sich die Schneidleistung und es entstehen sehr kurze Späne. Die Winkel an der Werkzeugschneide sind so gewählt, dass folgende Anforderungen erfüllt werden:

- geringe Werkzeugbeanspruchung durch Kräfte und Erwärmung;
- geringe Werkstückbelastung durch Erwärmung;
- mittlere Schleifleistung;
- geringer Verschleiß der Werkzeugschneiden.

Neben den Winkeln an der Werkzeugschneide nehmen auch ***Drallwinkel*** und ***Drallrichtung*** Einfluss auf die Schneidleistung und Spanentstehung. Als Drall wird der gewundene Schneidenverlauf bei Fräsern bezeichnet, der sowohl rechts- als auch linksgewendelt sein kann.

Mit der gedrallten Fräserschneide entsteht ein radial-axialer Spanabtrag, d. h., der Span wird „abgeschält“ und selbsttätig abgeführt. Die gedrallten Fräser haben zwar eine geringere Schneidleistung, aber sie laufen ruhiger und erzeugen eine glattere Oberfläche.

Abb. 340 Die Schneidegeometrie der Fräswerkzeuge wird anhand der Wirkwinkel dargestellt. Der Keilwinkel (β) spannt sich zwischen den Keilflächen auf und bestimmt die Breite des Schneidkeils. Als Keilflächen gelten die Spanfläche und die Freifläche.
Der Freiwinkel (α) befindet sich zwischen Freifläche und Schnittfläche am Werkstück und hat unmittelbar Einfluss auf die Reibung zwischen Werkstück und Werkzeug. Der Spanwinkel (γ) spannt sich zwischen der Spanfläche des Schneidkeils und einer Senkrechten zur Schnittfläche auf; er hat Einfluss auf die erforderlichen Schnittkräfte.

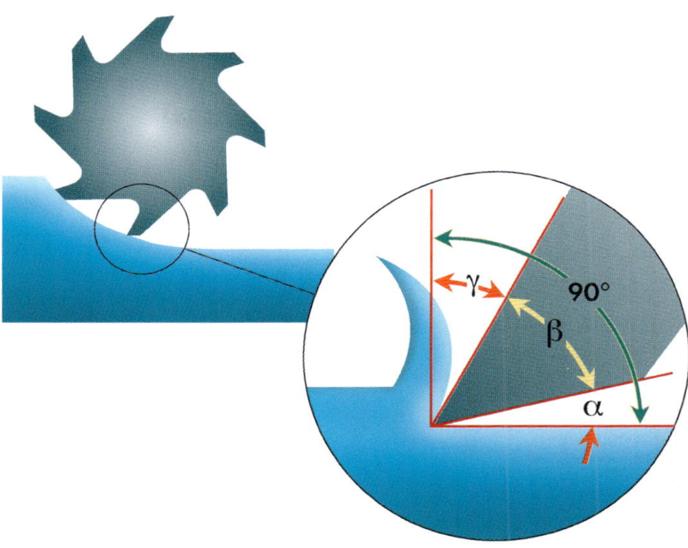

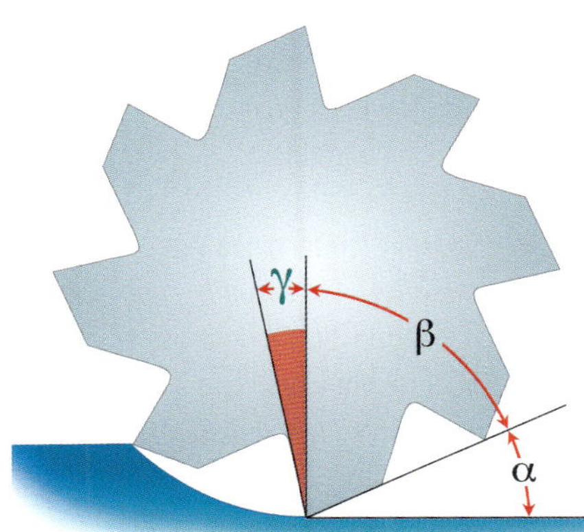

Abb. 341 Die rotierenden Dentalwerkzeuge weisen in der Regel einen negativen Spanwinkel auf, der zwar eine geringere Schneidleistung bietet, aber dafür stabile Schneiden für langlebige Instrumente hat. Der negative Spanwinkel (γ) wird über 90° hinaus dem Keilwinkel (β) und Freiwinkel (α) zugeschlagen. Mit einem solchen Fräser werden kurzen Späne abgetragen und die Erwärmung wird verringert.

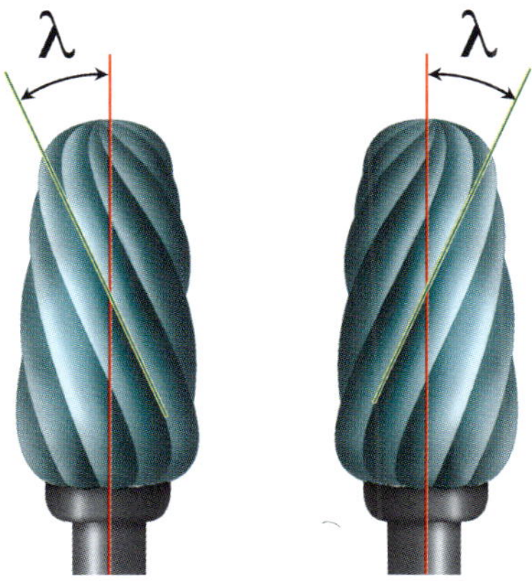

Abb. 342 Die gewundene Seitenverzahnung bei Fräsern wird als Drall bezeichnet, wobei zwischen rechtsgewundenem (Rechtsdrall) und linksgewundenem (Linksdrall) unterschieden wird. Gedrallte Fräserschneiden ermöglichen eine selbsttätige Spanabfuhr. Bevorzugt werden Linksdrallfräser, weil sie einen ruhigeren Lauf haben und sich nicht in den Werkstoff hineinziehen.

Fehleranalyse zur spanenden Umformung

Bevor wir zur eigentlichen Fehleranalyse kommen, betrachten wir den Belastungsfall eines Fräsers oder Schleifkörpers, der in ein Handstück eingespannt ist. Das rotierende Werkzeug wird bei der Anwendung in zweifacher Weise beansprucht:

Torsion ist die Verdrehung des Schaftes in seiner Längsachse, wenn der Motor gegen den Schneid- oder Schleifwiderstand des Werkzeugs auf der Werkstückoberfläche den Schaft drehen muss. Die Torsionsbelastung wird selten so groß, dass der Werkzeugschaft zu Bruch geht. Die Torsionskräfte sind abhängig von:

- Arbeitsdruck,
- Drehzahl,
- Schneid- oder Schleifwiderstand,
- Fräserverzahnung oder Schleifkörperkörnung,
- Durchmesser und Schnittbreite des Werkzeugs.

Sind die *Belastungen zu hoch* oder klemmt das Werkzeug fest, kann der Schleifkörper oder Fräser eher am Werkzeugkopf zerbrechen oder der Schaft in der Spannzange durchrutschen, als dass sich der Schaft verdreht und bleibend verformt.

Biegewechselbelastung entsteht im rotierenden Instrumentenschaft, wenn dieser durch Arbeitsdruck auf die Werkzeugspitze und durch Fliehkräfte im Werkzeug aufgrund von Rundlauffehlern gebogen wird. Denn während der Rotation wird der Schaft des Instruments kontinuierlich in andere Richtungen belastet.

Diese Beanspruchung fordert vom Werkzeugmaterial eine hohe *Biegewechselfestigkeit*, vor allem an der Stelle der maximalen Biegespannung bzw. Biegemomente. Die Biegespannung ist an der Einspann-stelle am größten, wo die Spannzange des Handstücks das Instrument fasst. Untersuchen wir im Rahmen der Fehleranalyse die Faktoren, die Einfluss auf die Biegespannung haben und dadurch das Werkzeug verbiegen oder zu Bruch gehen lassen.

Die Biegespannung ist abhängig von:

- Arbeitsdruck, mit dem gefräst/geschliffen wird;
- stoßweisen Ansetzen des Instruments;
- Fliehkräften aus Rundlauffehlern;
- Ausspannlänge des Instruments;
- Drehzahl, mit der gearbeitet wird;
- Schaftdurchmesser.

Unabhängig von der Biegespannung können die Instrumente natürlich aufgrund von Materialfehlern und Materialermüdung zu Bruch gehen.

Der *Arbeitsdruck* darf nicht zu hoch sein, weil die Anpresskräfte auf das Werkstück direkt mit der Ausspannlänge multipliziert das Biegemoment ergeben. Wenn die vorgeschriebenen, materialgerechten Arbeitsdrücke für die einzelnen Werkzeuge eingehalten werden, bleiben die Biegespannungen im Bereich der Normalbelastung und sind werkzeugschonend.

Erfolgt das *Ansetzen des Instruments* stoßweise, kommt es zu kurzzeitigem Überschreiten des Anpressdrucks um ein Vielfaches des zulässigen Arbeitsdrucks. Dadurch kann das Werkzeug geringfügig verbiegen, es läuft nicht mehr rund und schlägt. Bei einem Fräser werden dadurch die Schneiden beschädigt, bei einem Schleifkörper können exzentrische Abnutzungen auftreten.

Die *Standzeit der Werkzeuge* wird beeinflusst von:

- Härte und Warmhärte des Werkzeugmaterials,
- Schneiden und Kornform des Werkzeugs,
- Drehzahl und den Rundlauffehlern,
- Vorschub und Arbeitsdruck,
- Werkstoffpaarung von Werkzeug und Werkstück.

Direkter mechanischer Verschleiß, wie die Kantenabrundung bei scharfen Schneiden, lässt sich durch geringen Arbeitsdruck vermindern. Der Verschleiß lässt sich auch verringern, wenn mit geringer Schleifwärme gearbeitet wird, denn Härte, Festigkeit und Verschleißwiderstand des Werkzeugs lassen bei steigender Temperatur rapide nach. Wenn die Schneiden eines Fräsers abbrechen oder sich ein Schleifkörper zu schnell und ungleichmäßig abnutzt, dann hat das folgende Ursachen:

- das rotierende Instrument läuft nicht rund, es schlägt;
- der Arbeitsdruck und die Drehzahl sind zu hoch;
- das Instrument wurde zu schnell, zu fest aufgesetzt;
- Werkzeug und Werkstück vibrieren.

Bei *stumpfen Fräsern* oder stumpfen Schleifkörpern ist man versucht, um noch zu gleicher Schneidleistung zu kommen, den Arbeitsdruck zu erhöhen. Dadurch wird die Schleifwärme extrem erhöht, die Oberfläche des Werkstückes wird verändert und meistens wird nicht mehr spanabhebend abgetragen, sondern die stumpfen Instrumente verschmieren oder verschweißen den Werkstoff oder verfärben die Oberfläche.

Abb. 343 - 345 Das Schleifen oder Fräsen erfolgt dadurch, dass das Instrument mit einem bestimmten Druck auf das Werkstück gesetzt und unter diesem Druck über die Oberfläche gezogen wird. Dabei können folgende Fehler auftreten:

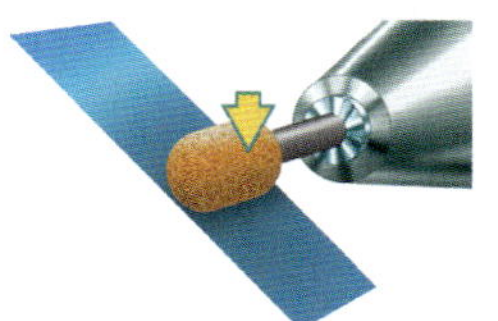

Wird das Instrument zu stark aufgesetzt und angedrückt, kommt es zur Überhitzung und hohem Werkzeugverschleiß.

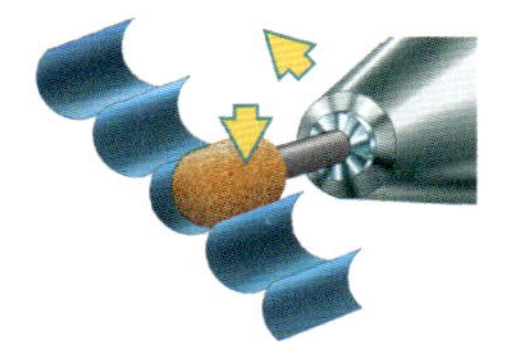

Bei zu hohem Arbeitsdruck entstehen auch ungleichmäßige Mulden in der Bearbeitungsoberfläche.

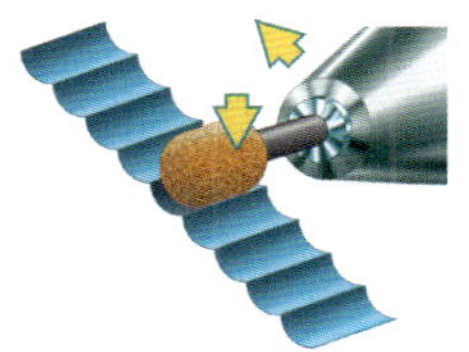

Geringer Arbeitsdruck und kleiner Vorschub sind die besten Verfahrensweisen.

Abb. 346 Der von den Herstellern angegebene Arbeitsdruck bezieht sich auf die Festigkeitswerte der Werkzeuge. Für die verschiedenen Werzeugtypen werden folgende Arbeitsdrücke empfohlen, um den Verschleiß gering zu halten:

a) metallgebundene Diamantschleifkörper: 0,2 - 1 N
b) HM-Bohrer: 1 N
c) WS-Bohrer: 5 N
d) Werkzeugstahl-Fräser: 5 N
e) Hartmetall-Fräser: 7,5 N
f) keramisch gebundene Schleifkörper: 8 N

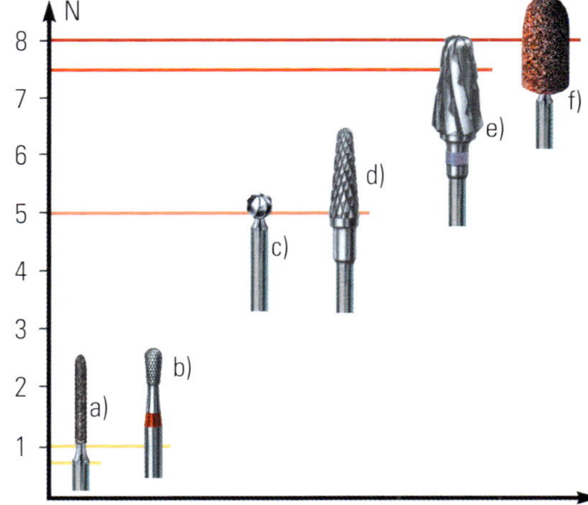

Abb. 347 Für rotierende Instrumente gelten Schnittgeschwindigkeitsrichtwerte, bei denen die Festigkeitswerte der Werkzeuge und der Werkstoffe berücksichtigt sind. Aus den Schnittgeschwindigkeiten ergeben sich die Drehzahlangaben für die Durchmesser der einzelnen Zerspanungswerkzeuge und Arbeitsgänge; nachstehende Schnittgeschwindigkeitstabelle mit Drehzahlumrechnungen beziehen sich auf die maximalen Schnittgeschwindigkeiten:

Werkzeug	Werkstück	Schnittgeschwindigkeit	Drehzahl bezogen auf den Durchmesser 1 mm	2 mm	3 mm	5 mm	10 mm
WS-Fräser	Weiche Kunststoffe	200 - 250 m/min	80.000	40.000	25.000	16.000	8.000
	Harte Kunststoffe	150 - 200 m/min	64.000	32.000	21.000	12.000	6.500
	Metalle	120 - 180 m/min	58.000	29.000	20.000	11.000	5.800
HM-Fräser	Harte Kunststoffe	250 - 375 m/min	120.000	60.000	40.000	24.000	12.000
	Keramik	375 - 500 m/min	160.000	80.000	53.000	32.000	16.000
	Metalle	500 - 750 m/min	240.000	120.000	80.000	48.000	24.000
Diamantschleifer	Kunststoffe/Keramik	480 - 720 m/min	230.000	115.000	76.000	46.000	23.000
	Metalle	600 - 1250 m/min	390.000	195.000	128.000	78.000	39.000
Silizium-Karbid Edelkorund	Harte Kunststoffe	300 - 600 m/min	190.000	95.000	63.000	38.000	19.000
	Keramik	600 - 1500 m/min	480.000	240.000	160.000	96.000	48.000
	Metalle	1200 - 1500 m/min	480.000	240.000	160.000	96.000	48.000

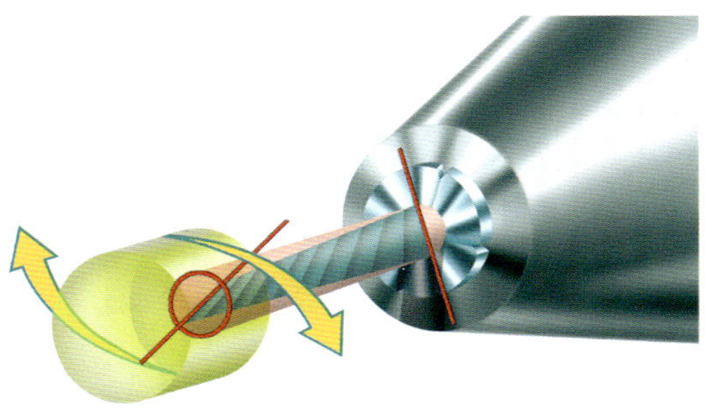

Abb. 348 Jeder rotierende Schleifkörper wird im Gebrauch auf Torsion belastet. Gemeint ist damit, dass der Schaft des Schleifkörpers oder Fräsers eine Verdrehung um seine Achse ertragen muss. Diese Verdrehung entsteht, wenn der eingespannte Schaft gegen den Reibungswiderstand auf der Schleifoberfläche drehen muss. Durch die Torsionskräfte geht ein Schleifkörper sehr selten zu Bruch.

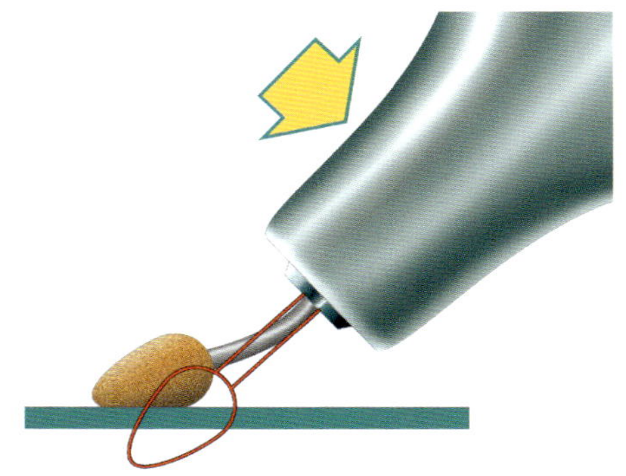

Abb. 349 Die Biegebelastung eines eingespannten Schleifkörpers ist abhängig von dem Arbeitsdruck, den Fliehkräften im rotierenden Werkzeug und der Ausspannlänge. Die Gesamtbelastung kann sehr schnell so groß werden, dass der Schaft verbiegt, wodurch der Schleifkörper zerstört wird. Häufig wird ein plötzlich umschlagender Schleifkörper schwere Verletzungen an den Händen erzeugen.

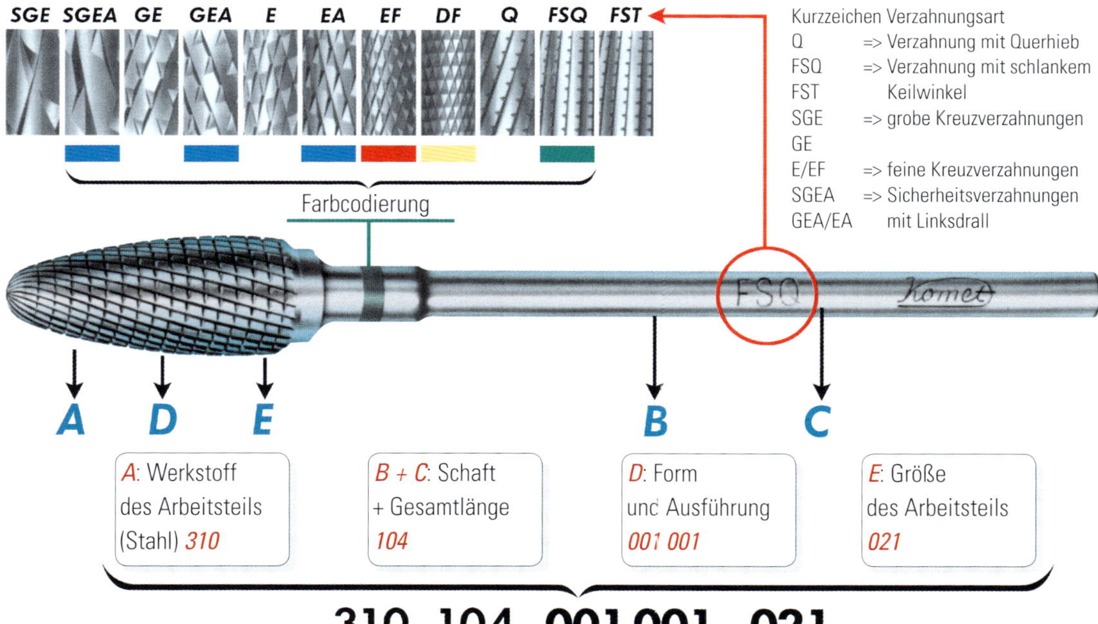

Abb. 350 Es gibt eine ISO-Norm zur Beschreibung von Fräsern und Schleifkörpern. Mit einer 15-stelligen Zahl kann jedes rotierende Bearbeitungsinstrument eindeutig beschrieben und bei der Herstellerfirma bestellt werden. Die ISO-Norm-Bezeichnung wird in der Darstellung oben erläutert: Die ersten drei Zahlen benennen den Werkstoff des Werkzeuges; die drei folgenden Zahlen kennzeichnen die Schaftlänge und den Schaftdurchmesser und -form; die mittleren sechs Ziffern legen die Form des Werkzeuges und seine Ausführung fest, ob Fräser, Bohrer, Schleifkörper u.a.m.; die letzten drei Zahlen benennen die Größe des Instrumentes.

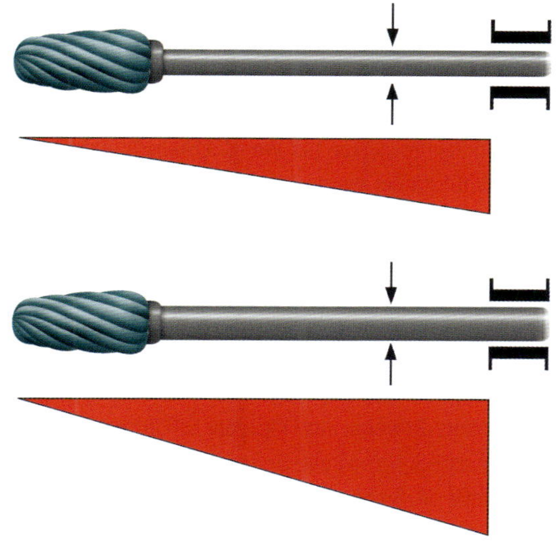

Abb. 351 Der Durchmesser des Schaftes rotierender Bearbeitungsinstrumente hat Einfluss auf die Belastbarkeit des Werkzeugs auf Biegung. Ein drei Millimeter starker Schaft hat gegenüber einem normalen 2,35 mm Schaft mehr als die doppelte Biegesicherheit, d. h., er kann doppelt so stark belastet werden.

Schaftdurchmesser

Bohrer und Fräser für die Zahntechnik werden in zwei Schaftdurchmessern für Handstücke angeboten: 2,35 mm und 3 mm.

Die Standardlänge der Schäfte beträgt 44,5 mm; es werden aber auch lange (64,5 mm) und extra lange (70,0 mm) Schäfte angeboten.

Die Biegespannung wirkt im Werkzeugschaft. Spannung wird definiert als Kraft pro Fläche. Hier bedeutet das Kraft pro Querschnittsfläche des Schaftes. Ein Schaft mit größerem Durchmesser wird demnach eine höhere Belastung ertragen. Betrachten wir am Beispiel der Berechnungsformel für Biegespannung an der Einspannstelle des Schaftes die einzelnen Einflussgrößen, vor allem den Einfluss des Schaftdurchmessers:

1. $R_m = \frac{M_b}{W_b} = \frac{F \cdot a \cdot 32}{\pi \cdot d^3} \; (\frac{N}{mm^3})$

2. $R_m = \frac{F_z \, a}{W_b} \Rightarrow$

3. $R_m = \frac{M_b}{W_b} = \frac{m \cdot e \cdot a \cdot n_2 \cdot \pi \cdot 32}{90 \cdot d^3} \; (\frac{N}{mm^3})$

R_m = Biegespannung

M_b = Biegemoment

W_b = Widerstandsmoment des Schaftes

a = Ausspannlänge (mm)

d = Schaftdurchmesser (mm)

m = Werkzeuggewicht (kg)

e = Rundlauffehler (m)

n = Drehzahl (min^{-1})

F_z = Fliehkraft

Der Schaftdurchmesser geht mit der 3. Potenz in die Berechnung der Biegefestigkeit ein, so dass ein Schaft mit 3 mm Durchmesser mehr als die doppelte Belastung erträgt als ein Schaft mit 2,35 mm Durchmesser. Der Einfluss des Rundlauffehlers und der Drehzahl wird durch die zweite Formel deutlich, in der die Fliehkraft das Biegemoment erzeugt. Werkzeuge mit einem Kopfdurchmesser bis 6 mm sind mit einem Schaftdurchmesser von 2,35 mm hinreichend sicher. Kopfdurchmesser über 6 mm erfordern allerdings Schäfte mit 3 mm Durchmesser, denn diese bieten die zweifache Sicherheit. Die stärkeren Schäfte sind starrer und ertragen die anderen genannten Belastungen ebenfalls besser, der Arbeitsdruck verbiegt den Schaft nicht so stark und es treten geringere Vibrationen auf.

Rundlauffehler der Instrumente

Ein ungleichmäßig abgenutzter Schleifkörper vibriert, weil er nicht mehr rund läuft. Das nennt man einen Rundlauffehler, wobei zwischen radialen und axialen Rundlaufabweichungen unterschieden wird. Die *radialen Rundlaufabweichungen* bezeichnen den Rundlauffehler, der bei allen rotierenden Werkzeugen vorhanden ist und als die Maßabweichung des drehenden Umfangs zur idealen Drehachse besteht. Eine extreme radiale Rundlaufabweichung wäre danach ein verbogener Werkzeugschaft.

Die *axiale Rundlaufabweichung* bezieht sich auf den Rundlauffehler in Achsenrichtung, wie er grundsätzlich bei Schleifscheiben und -rädern auftritt; die Schleifräder „eiern".

Jedes *rotierende Instrument* weist mehr oder weniger starke Rundlaufabweichungen auf; rotierende Werkzeuge ohne Rundlauffehler gibt es nicht. Anders gesagt: Die Rundlauffehler sind zunächst fertigungstechnisch bedingt. Es ist zwar grundsätzlich technisch möglich, Werkzeuge mit geringsten Rundlauffehlern anzufertigen, doch sind diese Instrumente unverhältnismäßig teuer.

Die *Rundlaufabweichungen* werden von den Herstellerfirmen in einer Toleranz angegeben, wie sie für den Einsatz hinreichend gering sind; die maximalen Rundlaufabweichungen schwanken je nach Instrumentenform zwischen 0,02 bis 0,08 mm radialer und 0,05 mm axialer Rundlauffehler für WS- und HM-Instrumente.

Ein *radialer Rundlauffehler* von 0,02 bis 0,05 mm ergibt sich für Diamantschleifkörper und 0,2 mm für keramisch gebundene Schleifkörper und auswechselbare Scheiben; die zementgebundenen Schleifscheiben weisen einen radialen und axialen Rundlauffehler von 0,25 mm auf, was auch für die organischen Bindungen, Gummipolierer und Trennscheiben gilt. Schleifscheiben, Gummipolierer u. a. m. müssen zur Verringerung der radialen Rundlauffehler sorgfältig (bei geringen Drehzahlen) abgerichtet werden.

Die Rundlauffehler haben folgende *Auswirkungen*:

- punkt- oder linienförmiges Abtragen von Spänen,
- anfangs hohe, schnell nachlassende Schneidleistung,
- geringe Standzeit,
- geringe Oberflächengüte der Bearbeitungsfläche,
- erhöhte Bruchgefahr durch Fliehkräfte.

Daher müssen *schlagende* Instrumente, also solche mit sichtbaren Rundlauffehlern, sofort ausgewechselt werden, sonst zerspringen sie bei hohen Drehzahlen oder knicken schlagartig um. Die Verletzungsgefahr ist dabei ganz besonders hoch. Mit steigender Drehzahl wirkt sich ein Rundlauffehler immer stärker aus, weil die Fliehkräfte durch die Exzentrizität größer werden; das umso mehr, je schwerer das Werkzeug ist.

Ausspannlänge des Instruments

Wenn das Biegemoment an der Einspannstelle am größten ist, dann wirkt sich neben dem Arbeitsdruck auch die Ausspannlänge direkt aus. Je größer nämlich die Ausspannlänge, umso größer wird das Biegemoment und damit die Biegespannung. Je weiter das Fräs- oder Schleifwerkzeug aus dem Handstück herausragt, umso größer wird an der Einspannstelle die Biegespannung für den Schaft. Außerdem fasst die Spannzange des Handstücks den Werkzeugschaft nicht hinreichend fest, wenn das Instrument nicht völlig eingesteckt ist. Das wiederum kann die Exzentrizität bzw. die Rundlaufeigenschaften des Werkzeugs negativ beeinflussen: *Zu lang ausgespannte Werkzeuge* haben starke Rundlauffehler, vibrieren stark und erzeugen schlechte Oberflächen; die Unfallgefahr steigt, weil durch die Fliehkräfte das Werkzeug aus der Spannzange gezogen wird.

Drehzahl

Der Einfluss der Drehzahl wurde schon angedeutet: Mit *steigender Drehzahl* erhöht sich die Fliehkraft bei exzentrischen Schleifkörpern. Dabei wird die Fliehkraft umso stärker, je größer der Rundlauffehler und das Gewicht des Werkzeugs ist.

Bei *großen Schleifscheiben* und Gummipolierern ist das Gewicht und der Rundlauffehler (Exzentrizität) relativ groß; diese Werkzeuge dürfen nur mit geringen Drehzahlen gefahren und müssen abgerichtet werden oder es besteht die Gefahr, dass der Werkzeugkopf (Gummipolierer oder Schleifscheibe) abreißt und mit hoher Geschwindigkeit wegfliegt. Die Verletzungsgefahr ist enorm.

Die *Paarung von Werkzeug und Werkstoff* hat auf Zerspanleistung und Standzeit der Instrumente großen Einfluss. Die Härte und Zerspanbarkeit des Werkstoffs legen fest, mit welchem Werkzeug gearbeitet werden muss; allerdings bestimmt das Werkzeug auch die Zerspanmenge, so dass auch sie zu betrachten ist. Herstellerfirmen schlagen bezogen auf das Zerspanungsziel und die Zerspanmenge permanent aktualisierte Werkzeug-Werkstoffpaarungen vor, nach denen sich der Zahntechniker richten sollte.

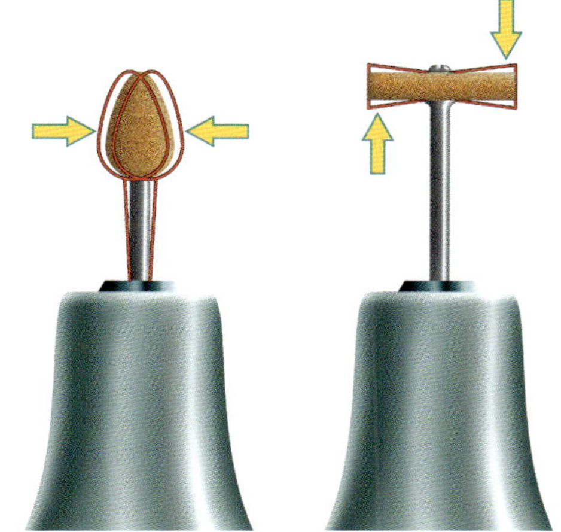

Abb. 352 Es wird zwischen radialen und axialen Rundlauffehlern unterschieden. Die radiale Rundlaufabweichung bezeichnet die Differenz des drehenden Umfangs zur idealen Drehachse. Ein verbogener Werkzeugschaft ist danach ein großer Rundlauffehler. Die axiale Rundlaufabweichung bezieht sich auf den Fehler in Achsenrichtung. Er zeigt sich bei Schleifrädern.

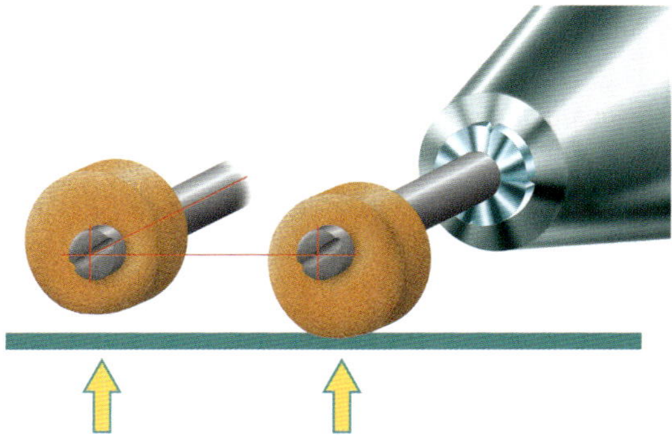

Abb. 353 Bearbeitungsinstrumente mit Rundlauffehlern vibrieren und zeigen einen höheren Verschleiß. Außerdem tragen sie die Späne nicht gleichmäßig ab, sondern nur punktförmig.

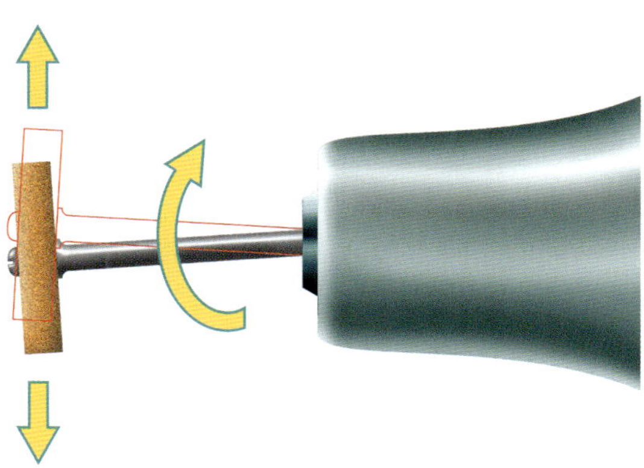

Abb. 354 Der radiale Rundlauffehler bei Schleifrädern, Gummipolierern und Trennscheiben erzeugt Fliehkräfte, die den Werkzeugschaft auf Biegung beanspruchen. Die Fliehkräfte sind umso größer, je schwerer der Schleifkörper und je größer der Rundlauffehler ist. Schlagende Instrumente müssen sofort ausgewechselt werden.

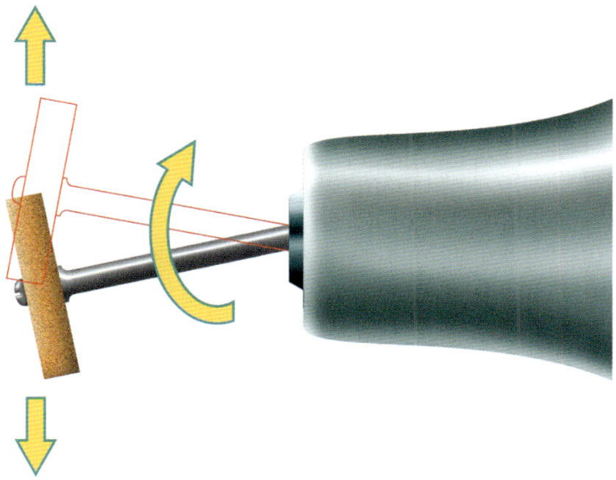

Abb. 355 Der Rundlauffehler eines Instrumentes wird um ein Vielfaches verstärkt, wenn das Instrument nicht völlig in die Spannzange gesetzt wurde. Ein zu lang ausgespanntes Instrument vibriert, erzeugt schlechte Oberflächen, hat einen hohen Verschleiß und erhöht die Unfallgefahr enorm.

Fräswerkzeuge

Fräswerkzeuge bestehen in der Zahntechnik aus metallischen Werkstoffen. Für die verschiedenen Fräser sind unterschiedliche Metalle im Einsatz:

Werkzeugstahl (WS) aus Wolfram-Vanadium-Legierungen wird im Hüttenwerk geschmolzen und zu Stangen gewalzt. Durch geeignete Verfahren werden die Stangen auf das geforderte Maß in einer Toleranz von fünf Tausendstel Millimeter gezogen, gehärtet, geschliffen und poliert. Die Stangen kommen in einer Länge von 2 bis 3 m zu den Herstellerfirmen für rotierende Instrumente des Dentalbereichs. Werkzeugstahl hat eine relativ hohe Härte von ca. 850 HV, die allerdings bei geringer Wärme rapide abnimmt. Ab 180 °C wird die Härte des Fräsers so stark gemindert, dass er schnell verschleißt und unbrauchbar wird. Eine solche Grenztemperatur wird als Warmhärte bezeichnet. Die Warmhärte für WS liegt bei 180 °C. Der Verschleiß eines Fräswerkzeugs hängt also von der Härte und der Warmhärte ab.

Hartmetall (HM) sind Werkstoffe aus Metall-Karbiden und Legierungen mit großer Warmhärte, Verschleißfestigkeit und Korrosionsbeständigkeit. Die Hartmetalle für Dentalinstrumente sind hauptsächlich Sinterhartmetalle aus hochschmelzenden Karbiden (wie Wolfram-, Titan-, Molybdän-, Vanadium-Karbiden) und Bindemetallen (wie Kobalt, Nickel und Eisen).

Zur **Herstellung der Hartmetallfräser** werden feingemahlene Karbidpulver mit Metallpulvern gemischt und bei hoher Temperatur (900 -1500 °C) im Doppelpressverfahren gepresst und gesintert. Bei der direkten Formung werden die Teile direkt fertig gesintert und nach dem Pressen und Sintern nicht nachgearbeitet, während bei der indirekten Formung die Teile aus vorgepressten Stangen und Platten durch Drehen, Bohren und Schleifen in gewünschte Form gebracht und dann fertig gesintert werden. Beim **Pressen und Sintern** schrumpft das Hartmetall um die Hälfte des Volumens (50 - 60 %) zusammen.

Die **Härte von HM-Fräsern** liegt mit ca. 1600 HV fast doppelt so hoch wie die der WS-Instrumente, und auch die Warmhärte mit 900 °C liegt wesentlich höher. Daraus ergibt sich die große Verschleißhärte der HM-Werkzeuge. Auch sehr harte Materialien lassen sich mit HM-Fräsern zerspanen. Um zu günstigen Standzeiten (Gebrauchszeiten) zu kommen, sind bei den spröden HM-Instrumenten sorgfältige Handhabung und besondere Schneidenformen nötig.

Auch die **Schneidenformen** sind bei WS- und HM-Fräsern unterschiedlich. Die metallische Struktur der Werkzeugstähle ermöglicht es, spitze, sehr scharfe Schneiden zu fertigen. Nachdem der Werkzeugstahl geschmolzen, gewalzt und vorgeformt wurde, fräst man die messerscharfen Schneiden ein. Solchermaßen gefertigte Fräser benötigen nur einen geringen Arbeitsdruck (max. 5 N), um das Material abzutragen, und es entsteht nur sehr wenig Wärme beim Zerspanen.

Bei **Sinterwerkstoffen** mit ihrem körnigen Aufbau können keine scharfkantigen Schneiden geformt werden, denn die spitzen, spröden Schneiden würden sofort abbrechen. Die Schneiden der HM-Fräser sind daher stumpfwinklig geformt. Aber auch hier wird mit geringem Arbeitsdruck (max. 7,5 N) zerspant.

Die **Schneiden** der WS-Fräser werden in der Regel gefräst, wodurch die scharfkantigen aber auch schartigen Schneiden entstehen. Die HM-Instrumente haben glatt geschliffene Schneiden, wodurch bessere Oberflächen beim zu bearbeitenden Werkstück erzeugt und größere Standzeiten möglich werden.

WS-Fräser haben aufgrund der geringeren Härte und Warmhärte und der scharfkantigen Schneiden einen stärkeren Abriebverschleiß, während bei HM-Fräsern eher ein höherer Bruchverschleiß durch falsche Handhabung entsteht. Neben den Fräsern werden auch Bohrer sowohl aus Wolfram-Vanadiumlegierungen als auch aus Hartmetall hergestellt. Es gelten für diese rotierenden Instrumente denn auch die gleichen Herstellungs- und Handhabungsbedingungen wie für Fräser:

WS-Bohrer haben eine Warmhärte von 180 °C, weswegen mit höheren Drehzahlen und geringerem Arbeitsdruck (max. 5 N) gearbeitet wird, um eine schnelle Erwärmung und einen schnellen Verschleiß zu verhindern.

HM-Bohrer sind ebenfalls mit höheren Drehzahlen und mit geringem Arbeitsdruck (max. 1 N) zu benutzen. HM-Bohrer sind ähnlich bruchgefährdet wie die HM-Fräser, daher nicht verkanten oder verklemmen und plötzliche Drehzahländerungen vermeiden.

Drehzahl ist abhängig vom Bohrerdurchmesser und vom zu bearbeitenden Werkstoff, um auf gleiche Schnittgeschwindigkeiten zu kommen, die beim Werkstoff zu hinreichenden Zerspanleistungen führen, ohne den Bohrer zu schädigen.

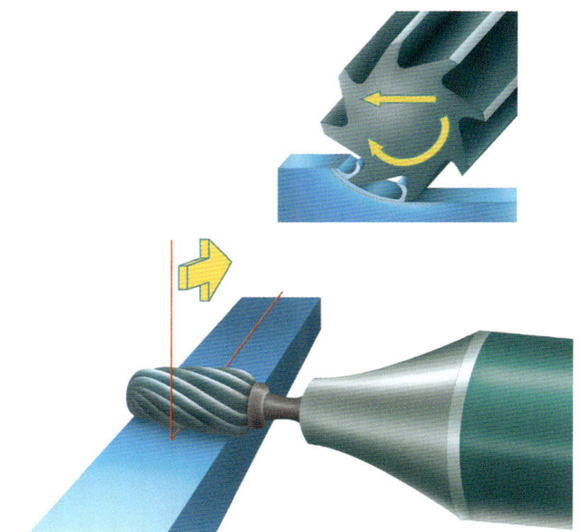

Abb. 356 Fräswerkzeuge besitzen meißelförmige Schneiden mit unterschiedlichen Schneidwinkeln, Verzahnungsarten und Schneidenanzahl. Fräswerkzeuge werden Fräser genannt. Sie können aus unterschiedlichen Werkstoffen bestehen. Sie eignen sich zum Zerspanen von Kunststoff, Metall und Gips. Es entsteht eine glatte Oberfläche, wobei die entstehenden Späne größer sind als der Schleifstaub beim Schleifen.

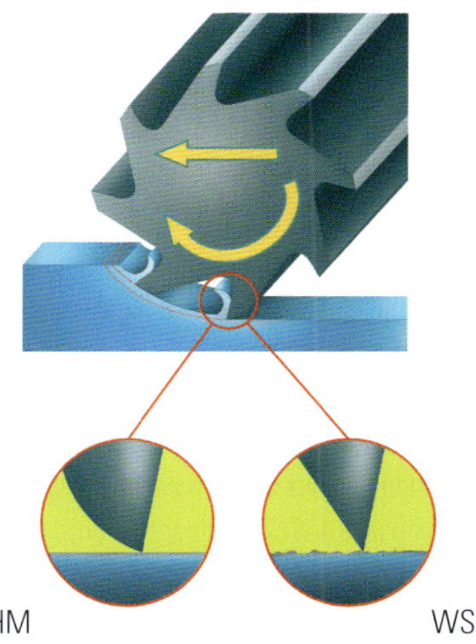

Abb. 357 Die Schneiden bei den WS- und HM-Instrumenten unterscheiden sich in der Form, weil die verschiedenen Werkstoffe unterschiedliche Herstellungs- und Verarbeitungsweisen erfordern. Werkzeugstahl wird erschmolzen, gewalzt oder gezogen und die Schneiden werden gefräst. Dadurch entstehen scharfkantige Schneiden, mit denen bei geringem Arbeitsdruck schneidend abgetragen wird und wenig Wärme entsteht. Hartmetall als Sinterwerkstoff ist sehr hart und spröde mit körnigem Aufbau. Spitze Schneiden sind nicht möglich; die stumpfwinkligen Schneiden sind sehr glatt geschliffen und erzeugen eine saubere Oberfläche.

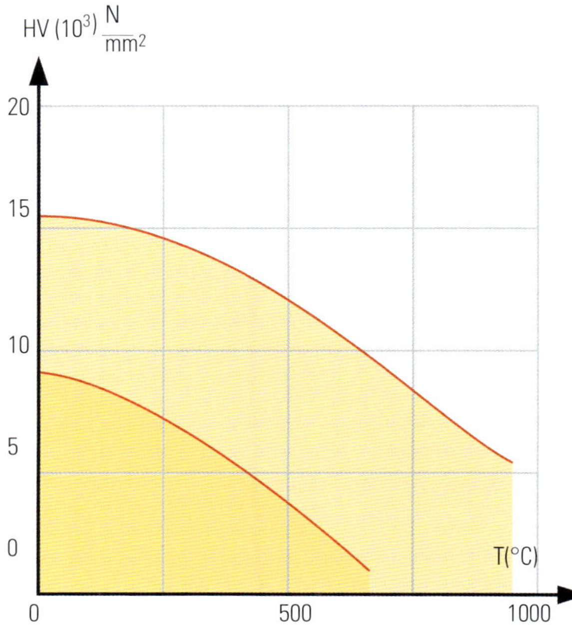

Abb. 358 Das Diagramm der Warmhärte zeigt den quantitativen Unterschied zwischen den Werkzeugstahl-Instrumenten und den Hartmetall-Fräsern.

Verzahnungsart und Schneideigenschaften

Ein ***Fräser*** ist dem Prinzip nach ein Zylinder oder Kegelstumpf, auf dessen Mantelfläche die Schneiden symmetrisch angesetzt sind. Die Schneiden lassen sich gerade, parallel zur Mittelachse des rotierenden Instrumentes ansetzen oder verwunden um das Instrument herumführen; dabei können sich die Schneiden überkreuzen, oder sie können sägezahnartig unterbrochen sein. Die Zerspanmenge und die Standzeiten der Werkzeuge werden von der Verzahnungsart, das ist die Lage der Schneiden, beeinflusst. Man unterscheidet folgende *Verzahnungsarten*:

Fräser mit geraden Schneiden stellen den Grundtypus dar, der sehr gut für weiche Werkstoffe geeignet ist und dort herausragende Schneidleistungen aufweist. Bei harten und spröden Werkstoffen erzeugen die geraden Schneiden eine starke Vibration, so dass durch das Rattern raue Oberflächen oder starke Kantenabsprengungen entstehen. Dabei kann der Fräser leicht einhaken und zu Bruch gehen.

Fräser mit Querhieb haben Schneiden mit sägezahnähnlichem Profil. Sie eignen sich für Werkstoffe, bei denen lange Späne entstehen (wie bei Kunststoff). Diese Späne werden beim Fräsen zerkleinert und dadurch der Schnittdruck verringert. Bei diesen Fräsern ist die aktive Schneidenlänge verringert, was zu Lasten der Schneidleistung und der Standzeit geht. Harte Werkstoffe lassen sich nicht gut mit Querhiebfräsern bearbeiten. Zum Aufrauen von Oberflächen sind Fräser mit Querhieb besser geeignet als Schleifsteine, die eher verschmieren.

Fräser mit gewundenen Schneiden können im Rechtsdrall oder Linksdrall um den Fräserkern verlaufen. Diese Instrumente laufen vibrationsfrei, vermindern Kantenabsprengungen und das Einhaken in den Werkstoff. So können auch harte und spröde Werkstoffe bearbeitet werden. Bei Metallverarbeitung entstehen allerdings spitze, nadelförmige Späne, die zu Verletzungen führen können. Fräser mit *gewundenem Rechtsdrall* schneiden sehr aggressiv und werden durch die Schnittdruckrichtung in das Werkstück hineingezogen und fressen sich fest. Bei *gewundenem Linksdrall* besteht diese Gefahr nicht, weil der Fräser vom Werkstück weggedrückt wird; allerdings ist die Schneidleistung vermindert, doch wird eine glattere Oberfläche erzielt.

Fräser mit Kreuzverzahnung entstehen durch Kombination aus gewundenem Schneiden-Links- und Rechtsdrall. Sie verbinden die Vorteile beider gewundener Schneidenformen. Sie sind einerseits aggressiv wie Rechtsdrall-Fräser und andererseits schonend wie Linksdrall-Fräser. Es lässt sich ohne hohen Arbeitsdruck vibrations- und ermüdungsfrei arbeiten. Dabei entstehen körnige Späne bei der Metallverarbeitung, was die Verletzungsgefahr mindert.

Kreuzverzahnte Hartmetallfräser eignen sich für alle zahntechnischen Werkstoffe wie Kunststoff, Gips, Metalle und sogar Keramik. Durch den geringen Arbeitsdruck wird bei sehr hoher Zerspanungsleistung:

- weniger Wärme entwickelt,
- weniger Leistung und Energie benötigt,
- körnige Frässpäne gut abgeführt,
- wesentlich höhere Standzeiten erreicht.

Die *Oberflächengüte* der bearbeiteten Werkstücke wird von der Schneidenform und Verzahnungsart, aber vor allem von der Schneidenanzahl des Fräsers beeinflusst; man unterscheidet:

- grobverzahnte Fräser mit wenigen Schneiden,
- normalverzahnte Fräser mit mittlerer Schneidenzahl,
- feinverzahnte Fräser mit vielen Schneiden.

Die *grobverzahnten Fräser* besitzen eine sehr gute Schneidleistung, wenn weiche Werkstoffe zerspant werden (Kunststoff/Gips). Durch die großen Zwischenräume (Spankammern) zwischen den Schneiden können große Spanmengen abgeführt werden. Mit den Spänen wird auch viel Zerspanwärme abgeführt. Allerdings entstehen durch die grobe Verzahnung starke Vibrationen, raue Oberflächen und Kantenabsprengungen nicht nur bei spröden Materialien. Für feine Formkorrekturen (Modellvorbereitung, differenziertes Ausarbeiten) lassen sich grobverzahnte Fräser ebensowenig benutzen wie für Metallverarbeitung; dabei spielt auch eine günstige Verzahnungsart eine Rolle.

Die *normalverzahnten Fräser* besitzen ebenfalls eine hohe Zerspanleistung und bei Kreuzverzahnung auch sehr gute Schneideigenschaften. Die Oberfläche ist hinreichend glatt, weil sich das Instrument nahezu vibrationsfrei führen lässt. Für Metallbearbeitung sind normalverzahnte Fräser aber nur bedingt geeignet.

Die *feinverzahnten Fräser* eignen sich dafür umso besser für die Metallbearbeitung, denn bei zwar geringer Schneidleistung lassen sich sehr glatte Oberflächen erzeugen. Auch sehr differenzierte Formkorrekturen lassen sich mit feinverzahnten Fräsern ganz hervorragend ausführen.

Abb. 359 - 363 Bei Fräsern unterscheidet man folgende Verzahnungsarten:

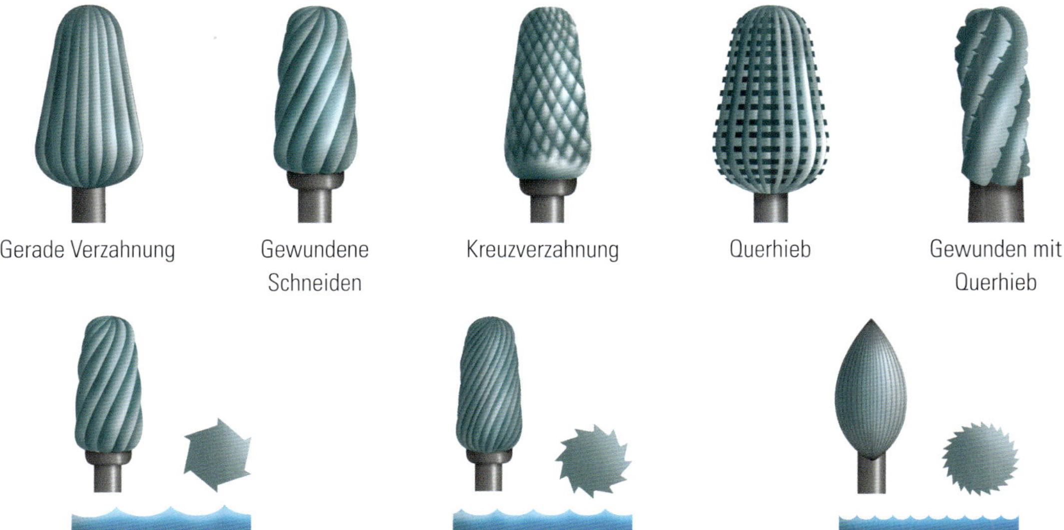

Abb. 364 Grobverzahnte Fräser haben wenige Schneiden auf ihrem Umfang und ergeben eine raue, wellige Bearbeitungsoberfläche.

Abb. 365 Normalverzahnte Fräser haben eine mittlere Anzahl von Schneiden; sie erzeugen eine relativ glatte Bearbeitungsoberfläche.

Abb. 366 Feinverzahnte Fräser haben sehr viele Schneiden. Die geringe Schneidleistung wird durch sehr glatte Berabeitungsflächen ausgeglichen.

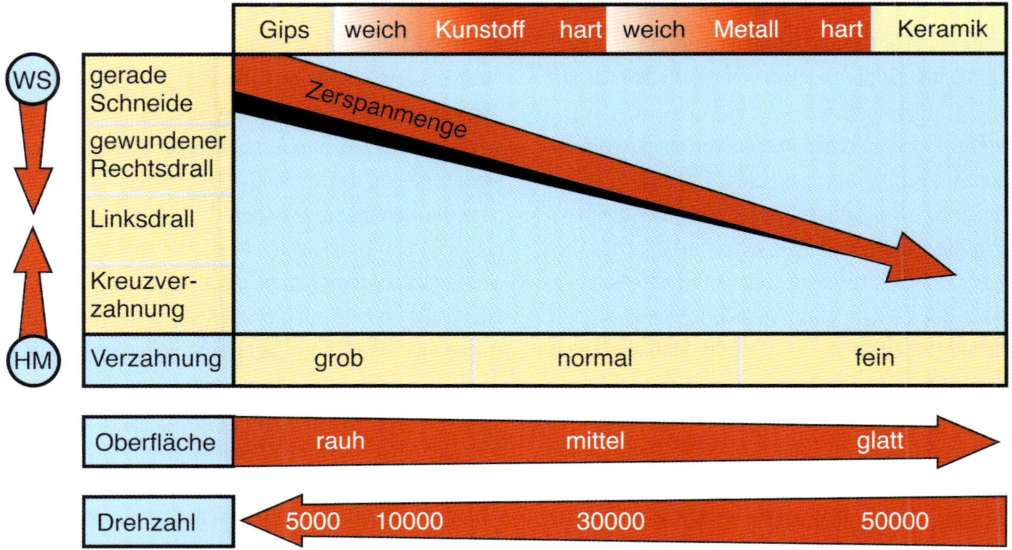

Abb. 367 Dieses Diagramm gibt den Zusammenhang zwischen Schneidenzahl und Verzahnungsart einerseits und Oberflächengüte und Zerspanmenge andererseits wieder.

Schleifwerkzeuge

Schleifwerkzeuge bestehen aus hartem Schleifmaterial und weicherem Bindemittel. Schleifwerkzeuge arbeiten weicher, ruhiger und schonender als Fräser. Außerdem können die Schleifleistungen, bezogen auf die ganz unterschiedlichen Werkstoffe, differenzierter durch die verschiedenen Bindungen der Schleifkörper abgestimmt werden. ***Schleifleistung*** und Schleifeigenschaften von Schleifkörpern sind von folgenden Bedingungen abhängig:

- Schleifmaterial und Bindungsmaterial,
- Korngröße und Kornart,
- Belegungsdichte der Körner,
- Einbettung der Körner.

Als ***Schleifmaterial*** kommen Diamantstaub, Bornitrid, Siliziumkarbid und Aluminiumoxid zur Anwendung, die mit anorganischen oder organischen Bindemitteln gebunden sind. ***Diamant*** ist kristalliner Kohlenstoff und der härteste Werkstoff (ca. 10060 HV und Warmhärte ca. 900 °C). Als Schleifmittel für die Dentalinstrumente werden Naturdiamanten und synthetisch hergestellte Diamanten benutzt. ***Naturdiamanten*** werden vom Fundort zu Spezialfirmen zur Aufbereitung gebracht: Sie werden mechanisch zerkleinert und gebrochen, so dass scharfkantige Körner entstehen. Die gebrochenen Körner werden nach verschiedenen Korngrößen und Kornformen (quadratisch oder länglich) gesiebt und sortiert. ***Künstliche Diamanten*** werden aus Graphit (hexagonaler Kohlenstoff) in der Hochdruck-Hochtemperatur-Synthese bei Drücken von ca. 45.000 bar und bei über 1200 °C synthetisiert.

Diamantkörner werden beim Aufbereiten auf gleichmäßige oktaedrische Formen hin ausgesucht. Denn diese Körner haben immer einen negativen Spanwinkel, aber durch die hohe Härte, die spitzen und scharfen Kanten bleibt das Korn über längere Zeit schnittfreudig. Diamantschleifkörper eignen sich zur Bearbeitung aller Werkstoffe, außer solcher, die zur Kohlenstoffaufnahme neigen, z. B. Stahl und Eisen. ***Kubisch kristallines Bornitrid*** ist eine Bor-Stickstoff-Verbindung mit kubisch-holoedrischer Kristallstruktur. Es ist nach Diamant das zweithärteste Schleifmittel, wird aber für Dentalinstrumente nicht verwendet.

Siliziumkarbid (SiC, Karborundum) bietet nach dem Diamant das härteste Schleifkorn (ca. 3500 HV, Warmhärte 1300 °C). Es wird aus Quarzsand und Koks mit verschiedenen Zuschlägen im Schmelzofen bei ca. 2000 °C hergestellt. Es wird gebrochen, gesiebt, sortiert und bietet scharfkantige und sehr schnittfähige Kristalle, die allerdings auch sehr spröde sind.

Siliziumkarbidkörner sind sehr scharfkantig und spitz und sehr schnittfreudig bei geringerer Wärmeentwicklung. Allerdings zerbricht das Korn durch seine Sprödigkeit sehr schnell, was einen schnellen Verschleiß bedeutet. Siliziumkarbid ist zur Bearbeitung von Keramik und Metall geeignet. ***Aluminiumoxid*** (Al_2O_3) kommt in verschiedenen Modifikationen vor: u. a. als Rubin (rot), Saphir (blauer Korund), Korund (weiß = Diamantspat), Schmirgel oder Tonerde. Als Schleifmittel werden hauptsächlich reinste Korunde, sogenanntes Edelkorund, eingesetzt. Die Korundkörner sind sehr hart, bruchfest und scharfkantig (ca. 2800 HV, Warmhärte 2000 °C). Zur Herstellung wird Tonerde bei 2000 °C im Elektroofen geschmolzen, danach gebrochen, gesiebt, sortiert und mit unterschiedlich harten Bindungen zu Schleifkörpern geformt.

Korundkörner sind kompakt und stumpfwinklig. Dadurch dringt das Korn nicht so tief in den Werkstoff ein, es gibt glattere Oberflächen. Schleifkörper mit Edelkorund werden überwiegend für die harten Werkstoffe (Modellguss-Metall) eingesetzt. Es muss mit höherem Arbeitsdruck geschliffen werden, was die Reibungshitze erhöht.

Die ***Korngrößen*** der Schleifmittel werden nach DIN 69100 in den Abstufungen von 24 bis 220 und als extrafeine Körnung bis hin zur Höchststufe von 400 eingeteilt. Diese Angaben beziehen sich auf die Abstufungen der Siebmaschenzahl pro Zoll zum Aussieben der Körnung. Die lichte Maschenweite der Körnung 100 beträgt z. B. 0,16 mm, so dass die Korngröße zwischen 0,16 bis zur nächsten Körnung 80 mit 0,2 mm lichten Maschenweite liegt.

Schleifwerkzeuge gibt es in verschiedenen Korngrößen, wobei Instrumente mit grobem Korn zum Vorschleifen und solche mit feinem Korn zum Feinschleifen eingesetzt werden. Zur optischen Kennzeichnung sind die Diamantschleifkörper mit unterschiedlichen Farbringen versehen; hier die Farbkodierung der Firma Brassler (Lemgo):

- super-grobes Korn (SGK) => schwarzer Ring;
- grobes Korn (GK) => grüner Ring;
- normales/mittleres Korn (NK) => kein Ring;
- feines Korn (FK) => roter Ring;
- extra-feines Korn (EFK) => gelber Ring.

Die drei gebräuchlichen Schleifmittel für zahntechnische Schleifkörper weisen unterschiedliche Kornformen auf, was einer Erläuterung bedarf:

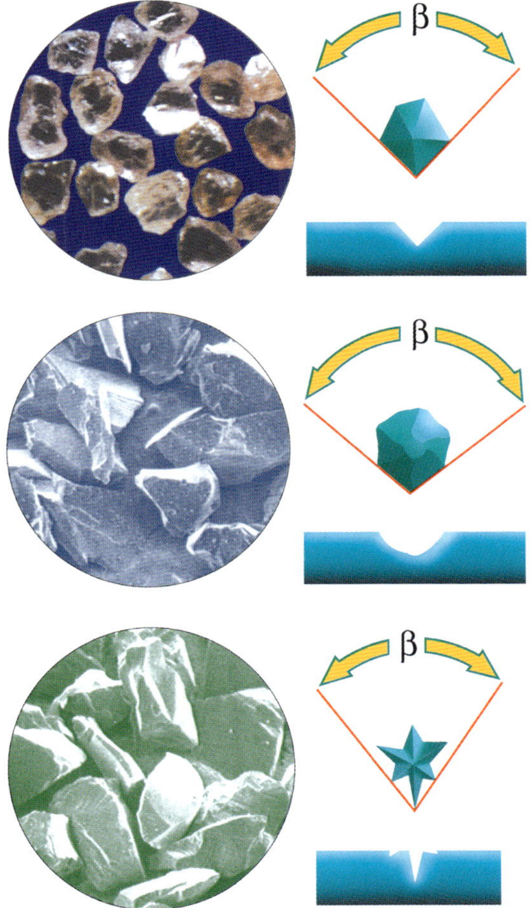

Abb. 368 Diamantschleifkörner haben vorwiegend Oktaederform. Durch die enorme Härte bleibt das Korn lange schnittfreudig, erzeugt aber raue Oberflächen; stumpfe, abgerundete Körner erzeugen glattere Oberfläche bei größerer Wärmeentwicklung. (Foto-Ausschnitt Fa. Brassler)

Abb. 369 Edelkorundkörner sind kompakter und stumpfwinkliger, wodurch das Korn nicht so tief in den Werkstoff eindringt, also eine bessere Oberfläche erzeugt. Allerdings kommt es auch zu größerer Wärmeentwicklung. (Foto-Ausschnitt Fa. Brassler)

Abb. 370 Siliziumkarbidkörner sind kantige, spitze und scharfe Körner. Sie sind sehr schnittfreudig, brechen aber wegen ihrer Sprödigkeit sehr schnell, d. h., der Verschleiß ist hoch. (Foto-Ausschnitt Fa. Brassler)

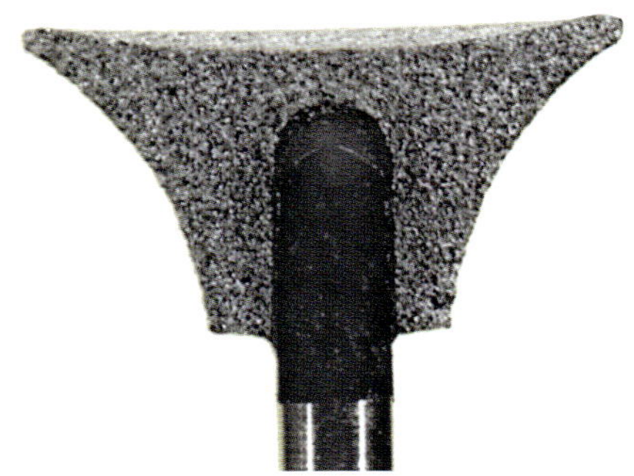

Abb. 371 Schleifwerkzeuge bestehen aus dem Schleifkörper (Arbeitsteil) und einem Stahlschaft. Der Schleifkörper wird separat hergestellt und besteht aus dem gekörnten Schleifmaterial, das mit dem Bindungsmaterial zusammengehalten wird. Man unterscheidet montierte und unmontierte Schleifwerkzeuge. Bei montierten Schleifwerkzeugen ist der Schleifkörper durch einen Kleber mit dem Stahlschaft verbunden, wie bei der Schnittabbildung eines keramisch gebunden Schleifwerkzeugs der Firma Gebr. Brassler zu erkennen ist.

Bindungsarten

Die Bindung soll die Schleifmittelkörner in der Werkzeugform halten, bis sie stumpf sind. Dann sollen sich die stumpfen Körner rechtzeitig herauslösen, damit neue scharfe Körner zur Wirkung kommen.

Das *Bindemittel* muss daher weicher sein als das Schleifmittel, aber die Härtedifferenz zwischen beiden muss abgestimmt sein, damit sich das Schleifkorn erst dann aus der Bindung löst, wenn es stumpf geworden ist. Durch die Änderung der Bindungshärte lässt sich die Standzeit des Schleifkörpers wirtschaftlich regulieren.

Eine *hohe Standzeit* ist bei Schleifkörpern aber nicht unbedingt wirtschaftlich, denn: Eine weiche Bindung zeigt zwar einen schnellen Verschleiß, also geringe Standzeiten, aber eine außergewöhnlich hohe Schleifleistung bei relativ guter Oberflächenqualität. Eine harte Bindung hingegen zeigt zwar einen sehr geringen Verschleiß, aber auch eine sehr geringe Schleifleistung. Damit wird die hohe Standzeit unwirtschaftlich.

Weiche Bindungen zeigen eine hohe Schleifleistung, weil die stumpfen Körner schneller ausbrechen; dadurch verschleißen die Schleifkörper in einer geringen Standzeit.

Harte Bindungen haben eine geringe Schleifleistung, weil stumpfe Körner zu spät herausbrechen; sie haben aber eine hohe Standzeit.

Die *Härte der Bindung* ist auch abhängig von der Drehzahl, mit der der Schleifkörper bewegt wird. Bei hoher Drehzahl wirkt die Bindung härter und bei niedriger Drehzahl weicher. Daher kann eine weiche Bindung besser bei hoher Drehzahl gefahren werden; Schleifkörper mit harter Bindung eignen sich besser für niedrige Drehzahlen.

Grundsätzlich gilt daher:

Weiche Bindungen eignen sich am besten für *harte* Werkstoffe.

Harte Bindungen eignen sich am besten für *weiche* Werkstoffe.

Die *Bindemittel* bestimmen die Bindungsqualität, weshalb sie folgende Eigenschaften haben müssen:

- *hinreichende Warmhärte*, die aber unterhalb der der Schleifkörnung liegt. Dabei sollen sie formbeständig und bruchfest bleiben. Organische Bindemittel sollen hochelastisch sein;
- *chemische Stabilität*, denn die Schleifkörper sollen sich reinigen oder sterilisieren lassen, ohne sich dabei zu verändern, d. h., sie müssen gegen Reinigungsmittel (Ultraschall) oder gegen Sterilisationstemperaturen (130 - 180 °C) widerstandsfähig sein;
- *chemisch neutral* gegenüber den zu bearbeitenden Werkstoffen, also keine Verfärbungen auf der Oberfläche hinterlassen. Das gilt besonders für Metallbindungen bei Diamantschleifkörpern, mit denen Keramik bearbeitet wird;
- *keine Verschweißungen* auf der Werkstoffoberfläche bilden. Sehr harte Bindungen neigen dazu, weil mit zu hohem Arbeitsdruck und zu hoher Wärmeentwicklung gearbeitet wird.

Folgende Bindungsarten werden unterschieden nach dem Material:

Galvanische Metallbindung sieht vor, die Schleifkörner, meist Diamantkörner, auf dünne Trägerscheiben aus Edelstahl (0,06 mm stark) mit einem Bindemetall elektrochemisch einzubinden. Die Scheiben werden in einem Elektrolytbad mit dem Diamantkorn beschichtet, während das Bindemetall (Nickel, Chrom oder Messing) aufgalvanisiert wird. Die Verankerung in galvanischer Bindung ist äußerst fest, so dass eine flache Einbettung möglich ist, d. h., nur 2/3 des Korndurchmessers liegen in der Bettung.

Gesinterte Metallbindung (Diamant-Sinter-Bindung; DSB) für geformte Schleifkörper wird hergestellt, indem die Schleifkörnung mit dem Metallpulver (Eisen-Mangan oder Bronze) gemischt und in einer Hohlform um den Schaft des Schleifkörpers durch Induktionsstrom (800 °C) angeschmolzen wird. Der gesamte Schleifkörper ist mit Diamantkorn durchsetzt, wodurch die große Lebensdauer des DSB-Schleifer (Fa. Brassler, Lemgo) resultiert.

Die *Metallbindungen* besitzen eine Warmhärte von 800 °C, aber weil dabei auch eine Wärmedehnung eintritt, löst sich das Korn oft schon vorher aus der Bindung. Schleifkörper aus Diamantkörnung und Metallbindung vertragen einen Arbeitsdruck zwischen 0,2 bis 1 N.

Keramische Bindung wird hauptsächlich für Edelkorund- und Siliziumkarbidkörnung eingesetzt (ca. 80 % aller Schleifkörper). Eine keramische Masse aus Tonerde, Quarz, Kaolin und Feldspat wird in unterschiedlichen Mischungsverhältnissen zwischen 1150 und 1500 °C gebrannt, so dass sehr fein abgestufte Härten der Bindung entstehen.

Die Warmhärte beträgt bei keramischen Massen als Bindematerial 900 °C. Damit kann ein maximaler Arbeitsdruck von 8 N aufgebracht werden.
Die *Bindungshärten* bei der keramischen Bindung sind farblich gekennzeichnet und reichen von sehr weich (violett), weich (braun) über mittel (rosa), hart (weiß) bis sehr hart (grün; Fa. Brassler, Lemgo)
Magnesitbindung für Siliziumkarbid besteht aus einer Mischung von Magnesiumoxid und Magnesiumchlorid, die zu einer fest-harten Zementmasse (Sorrelzement) erstarrt; die Magnesitbindung ist also eine Zementbindung. Die Schleifköper werden in einer Hohlform gegossen und binden an der Luft ab. Die Magnesitbindung ist weicher als keramische Bindungen und hat eine Warmhärte von ca. 700 °C. Durch die weiche Bindung bricht das Korn schnell heraus, der Stein bleibt immer sehr scharf und ein weiches, wärmearmes Schleifen bei hoher Schleifleistung wird möglich.
Kunststoffbindung ist eine sehr elastische organische Bindung mit sehr geringer Härte und Warmhärte (ca. 250 °C). Sie wird bei dünnen Trennscheiben aus Silizium-Karbid angewendet. Die Bindung nutzt sich sehr schnell ab, der Schleifstein bleibt immer sehr scharf mit sehr hoher Schleifleistung, aber äußerst geringer Standzeit.
Elastische Bindungen bestehen aus Gummi, Nylon, Schellack und Polysiloxan mit einer Warmhärte von ca. 200 °C. Wegen der hohen Abnutzung werden solchermaßen gebundene Schleifkörper nur mit sehr feiner Körnung zum Feinschleifen und Vorpolieren benutzt. Die Standzeit ist von der Wärmeentwicklung abhängig; wenn mit hohem Arbeitsdruck gearbeitet wird, ist die Standzeit gering. Wasserkühlung ist bei dieser Bindung angebracht.
Degussit-Stifte sind bindemittelfreie Schleifkörper, die aus gesintertem Feinschleifmittel bestehen. Es handelt sich um die oxidkeramischen Degussit-Stifte aus kristallinem Aluminiumoxid- und Chromoxidgemisch. Die roten Steine (rotes Aluminiumoxid = Rubin) besitzen eine hohe Härte und einen hohen Verschleißwiderstand. Sie eignen sich zum extremen Feinschleifen bzw. Polieren von gefrästen Passflächen.

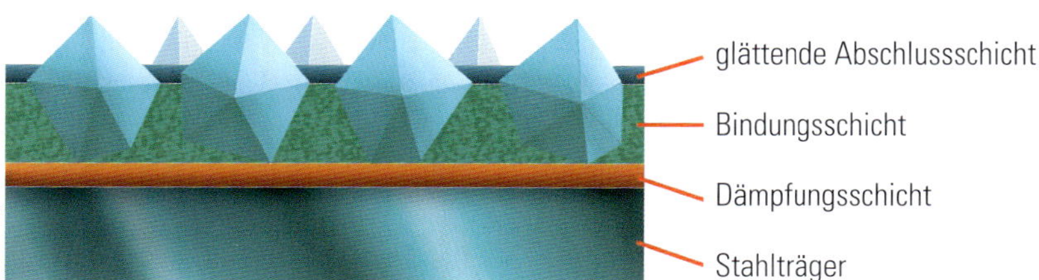

Abb. 372 Die Anzahl der Schleifkörner auf der Oberfläche eines Schleifinstrumentes und die Art der Einbettung dieser Körner in das Bindemittel sind ausschlaggebend für die Schleifleistung. Hier wird der schematische Aufbau eines Schleifkörpers gezeigt.

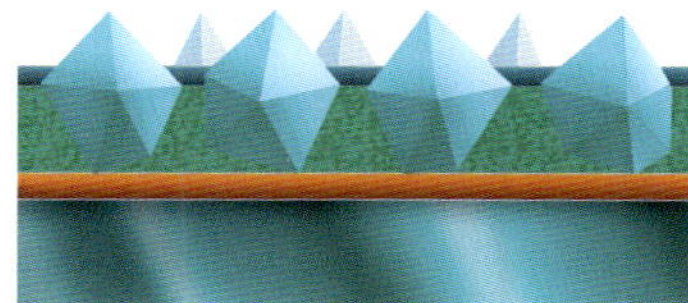

Abb. 373 Dieses Bild zeigt die dichte Belegung bei optimaler Einbettung.

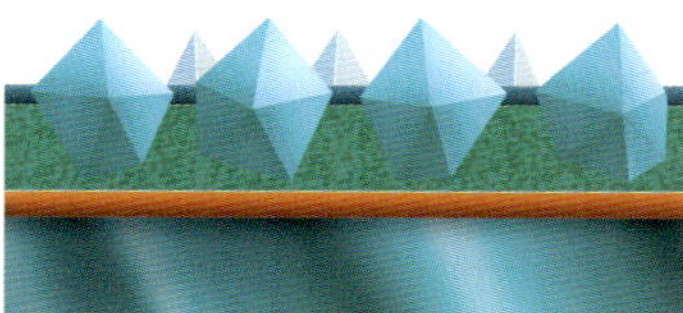

Abb. 374 Die flache Einbettung lässt das Korn sehr frei liegen; diese Einbettung eignet sich für weiche Werkstoffe.

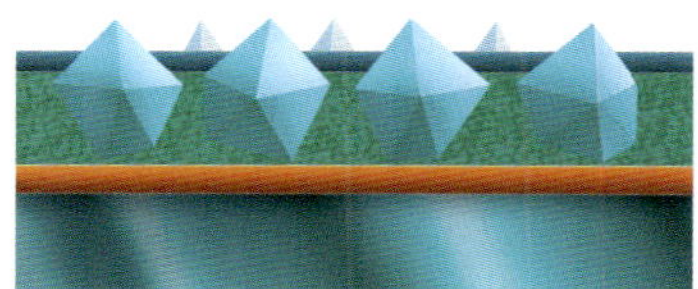

Abb. 375 Die tiefe Einbettung eignet sich besser für feste, harte Werkstoffe.

Einbettung der Schleifkörnung

Für die ***Qualität des Schleifkörpers*** ist eine gleichmäßige Schleifkörnung ausschlaggebend. Damit die Körner in der Bindung fest verankert sind, soll das einzelne Korn jedoch eine unregelmäßige Oberfläche haben. Ganz entscheidend wirken sich für die Schleifqualität die unterschiedlich harten und scharfen Schleifmittel aus.

Die ***Schleifleistung*** wird durch die Belegungsdichte und die Einbettungstiefe der Schleifkörner im Bindemittel beeinflusst; eine hohe Schleifleistung ergibt sich bei groben Schleifkörnern in dichter Belegung auf der Schleifsteinoberfläche. Die ***Belegungsdichte*** wird nach der ***Korngröße*** unterschieden:

- ***grobe Körnung*** kann dicht belegte Schleifkörper liefern für eine große Schleifleistung, aber raue Oberflächen. Außerdem erzeugen solche Schleifkörper Vibrationen, tiefe Riefen und bei sprödem Werkstoff auch Abplatzungen.
- ***mittlere Körnung*** lässt eine hohe Belegungsdichte zu. Bei normalem Arbeitsdruck ist ein solcher Schleifkörper sehr schnittfreudig und bietet eine gute Schleifleistung bei geringen Vibrationen und wenig aufgerauten Oberflächen.
- ***feine Körnung*** eignet sich für eine sehr hohe Belegungsdichte für Schleifkörper mit harter Bindung und tiefer Einbettung. Hiermit wird ein weiches, schonendes Schleifen, fast ohne Vibrationen und sehr guten Oberflächen möglich. Die Schleifleistung ist sehr gering, und bei hohem Arbeitsdruck kann der Stein leicht verschmieren oder zu heiß werden.
- ***feinste Körnung*** ermöglicht die dichteste Belegung. Schleifkörper mit dieser Belegungsdichte und mit elastischer Bindung bieten die glattesten Oberflächen. Die Schleifleistung ist äußerst gering, so dass diese Schleifkörper zum Vorpolieren und selten zu Formkorrekturen verwendet werden.

Die ***Einbettungstiefe*** beeinflusst die Standzeit des Schleifkörpers ganz wesentlich. Die Einbettungstiefe bezieht sich darauf, wie weit das Schleifkorn vom Bindemittel eingefasst ist; man unterscheidet eine:

- ***tiefe Einbettung*** des Korns; es ragt nur kurz aus dem Bindemittel heraus und die Schleifleistung ist gering;
- ***mittlere Einbettung*** des Korns; es ragt weiter aus dem Bindemittel heraus und die Schleifleistung ist größer;
- ***flache Einbettung*** des Korns, es ragt weit aus dem Bindemittel und die Schleifleistung ist sehr groß.

Je weicher das Bindemittel, desto tiefer muss das Schleifkorn eingebettet werden; die flache Einbettung erfordert ein hartes Bindemittel, z. B. eine Metallbindung.

Durch das ***Abrichten*** auf einem geeigneten Abrichtstein lässt sich bei Diamantschleifkörpern mit gesinterter Metallbindung das Bindemittel abtragen, um zu regulieren, ob das Diamantkorn flach oder tief eingebettet ist.

Feinschleif- oder Poliermittel sind entweder mit elastischen Bindemitteln zu Polierkörpern geformt, liegen in wässriger Aufschlämmung oder auch in Hartfett- und Wachsbindung (Stearin) als Polierpasten vor. Sie lassen sich mit Polierkörpern und Polierwerkzeugen verwenden. Polierkörper lassen sich direkt benutzen, während man Poliermittel in Aufschlämmungen oder Pastenform mit Filzen, Bürsten oder Schwabbeln verwenden muss.

Der Unterschied zwischen Feinschleif- oder Poliermittel besteht in der Wirkung der Materialien auf den zu bearbeitenden Gegenstand. Beim ***Feinschleifen*** wird noch vorwiegend spanabhebend umgeformt; beim ***Polieren*** überwiegen die thermoplastischen Fließvorgänge auf dem Oberflächenrelief. Hierbei spielt natürlich auch die Härtedifferenz zwischen Schleif- und Poliermittel und zu bearbeitendem Werkstoff eine Rolle; ein sehr weiches Schleifmaterial (z. B. Schlämmkreide) lässt sich bei harten Werkstoffen nicht als Feinschleifmittel, sondern nur als Poliermittel einsetzen.

Die ***Feinschleifmittel*** werden in Polierkörpern mit elastischer Bindung, sowohl Diamant und Siliziumkarbid als auch Aluminiumoxid in feinster Körnung, in der Härteabstufung nach Mobs von 10 (C), 9,5 (SiC) und 9 (Al_2O_3) verwendet. Als aufgeschlämmte oder in Pasten verarbeitete ***Poliermittel*** gibt es:

- ***Kieselgur*** mit der Härte 6 HM (ein fossiles Naturprodukt aus Algen);
- ***Bimsstein*** mit der Härte 5 HM (Lavagestein: SiO_2, Al_2O3, Fe_2O_3, $CaCO_3$), beide in wässriger Aufschlämmung;
- ***Schlämmkreide*** ($CaCO_3$,HM3) in wässriger Aufschlämmung für Hochglanzpolitur von Kunststoff;
- ***Metalloxide*** wie Magnesiumoxid (MgO, HM 6, weiß); Chromoxid (Cr_2O_3, HM 6, grün); Eisenoxid (Fe_2O_3, HM 6, rot); Zinkoxid (ZnO, HM 5, weiß) werden in Pastenform zur Vorpolitur und zum Hochglanz verwendet.

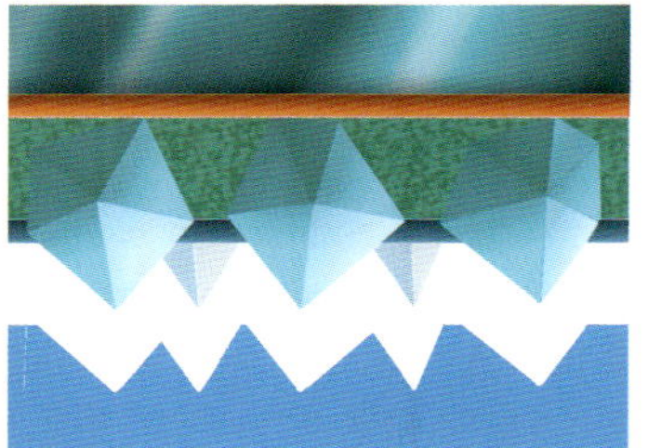

Abb. 376 Die Belegungsdichte richtet sich nach der Größe des Korns. Grobe Körnung lässt sich nicht so dicht legen.

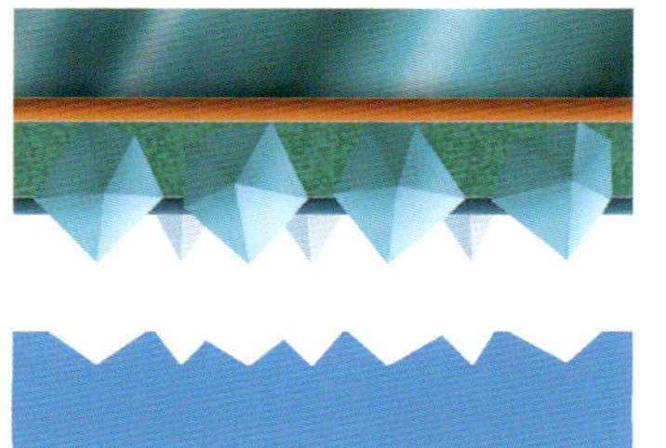

Abb. 377 Mittlere Körnung mit hoher Belegungsdichte ist sehr schnittfreudig und bietet eine hohe Schleifleistung.

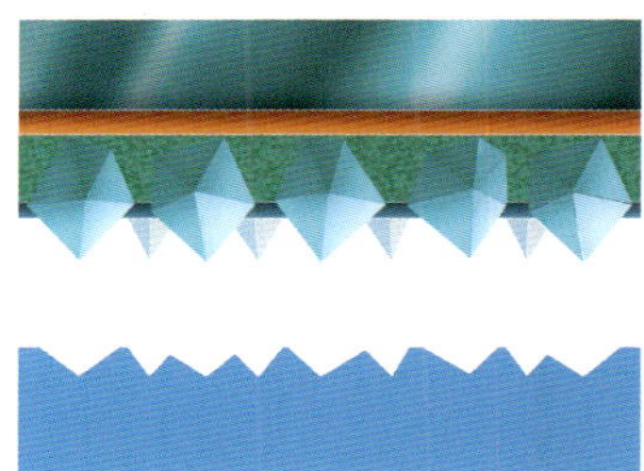

Abb. 378 Feine Körnung mit höchster Belegungsdichte und harter Bindung eignet sich für weiches, schonendes Schleifen.

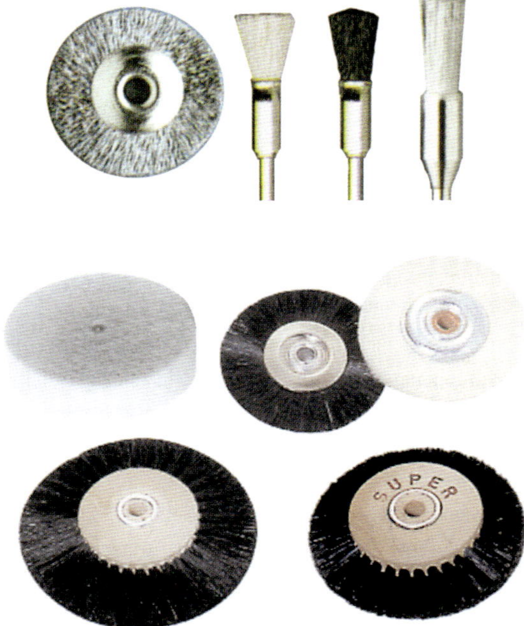

Abb. 379 Polierwerkzeuge gibt es als rotierende Instrumente für das Handstück und für Poliermotoren. Es sind in der Regel Filzkegel und Filzräder, ein- oder mehrreihige Bürsten aus Naturhaar, Kunststoffborsten oder Metalldrahtborsten (Neusilber, Stahl, Messing) und Schwabbelscheiben aus Wollfäden, Textiltüchern (Flanell, Nessel, Filztuch) oder Lederstreifen. Filzkegel, Bürsten und Schwabbeln für den Poliermotor besitzen unterschiedliche Größen, Härten und Formen. (Polierwerkzeuge der Fa. Girrbach)

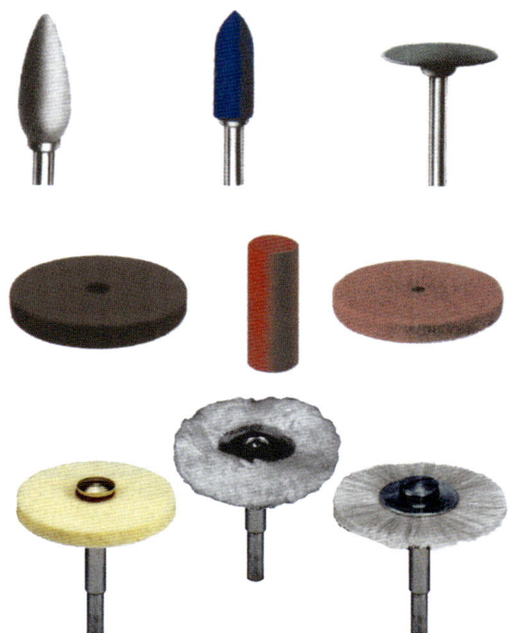

Abb. 380 Polierwerkzeuge für Handstückinstrumente besitzen variable Formen: Polierräder, -walzen oder -spitzen können fest auf einen Träger montiert oder auch mit einem Mandrell auswechselbar geliefert werden. Es gibt festmontierte Filzräder und Baumwollbürsten sowie Bürstenräder oder Bürstenpinsel, bei denen Borsten senkrecht kreisförmig auf der Instrumentenspitze angebracht sind. Diese Bürsten können aus Kunsthaar- oder Metallborsten bestehen. (Polierwerkzeuge der Fa. Gebr. Brassler)

Handhabung von rotierenden Instrumenten

Formulieren wir nun einige Grundsätze zur Handhabung von rotierenden Instrumenten, um zum einen den Verschleiß gering zu halten und energiesparend zu spanen und um zum anderen ermüdungsfrei zu arbeiten und die Verletzungsgefahr auszuschließen. Es ist wichtig, leistungsfähige und robuste Handstücke bzw. Handbohrmaschinen einzusetzen, bei denen folgende Kriterien erfüllt sein müssen:

- das ***rotierende Werkzeug*** muss sich tief genug, fest und sicher einspannen lassen;
- die ***Spannzange*** muss auch bei niedrigen Drehzahlen vibrationsfrei und spielfrei laufen, sie muss exakt gelagert sein;
- die Spannzange darf nur geringste Rundlaufabweichungen zeigen (max. 0,03 mm radialen Rundlauffehler).

Dazu ist es nötig, die ***Handbohrmaschine*** (oder das Handstück) sorgfältig zu pflegen und zu warten. Das Werkzeug muss einen sauberen Schaft haben, damit die Spannzange nicht verschmutzt. Spannzange und Spannzangenaufnahme sollten täglich gereinigt werden. Das Lagerspiel und die Rundlaufabweichung sind monatlich zu überprüfen.

Handbohrmaschinen mit weitem, stufenlos regelbarem Drehzahlbereich sind vorteilhaft, weil sich diese handlichen Geräte gut führen lassen und von dem relativ schwer zu bewegenden Bohrschlauch wie bei den Technikbohrmaschinen nicht behindert werden.

Sind noch ***Technikbohrmaschinen*** im Gebrauch, ist darauf zu achten, dass keine Behinderung durch Zugkräfte aus dem hängenden oder geknickten Bohrschlauch auftreten. Der Bohrschlauch ist ebenfalls regelmäßig zu überprüfen (fetten), damit er vibrationsfrei und kühl läuft. Ein trockener Bohrschlauch läuft heiß und verschleißt sehr rasch.

Rotierende Werkzeuge müssen sorgfältig gelagert werden, damit die Schäfte nicht verschmutzen oder beschädigt werden. Denn beschädigte Schäfte erzeugen Rundlauffehler. Die Instrumente sind auch vor Korrosion zu schützen, denn korrodierte Schäfte sind im Querschnitt vermindert, brechen leicht oder kni-cken ab. Natürlich dürfen keine verbogenen Fräser, Schleifkörper oder Mandrelle eingesetzt werden, weil hohe Fliehkräfte entstehen, die das Instrument stärker verbiegen oder zerbrechen lassen.

Ein ***Schleifkörper***, der bei hohen Drehzahlen plötzlich umknickt, kann tiefe Fleischwunden reißen oder Fingerknochen zertrümmern; ein Schleifkörper, der bei hohen Drehzahlen aufgrund der Fliehkräfte zerspringt, wird mit enormer Wucht weggeschleudert und kann ebenfalls schwere Verletzungen erzeugen. Dabei kann auch das zu bearbeitende Werkstück schwer beschädigt oder gar zertrümmert werden.

Es sollen ***keine stumpfen Werkzeuge*** eingesetzt werden, weil damit ein höherer Arbeitsdruck nötig wird, der zu Überhitzung, Verbrennungen oder Verschweißungen auf der Werkstückoberfläche führt. Kleinere Instrumente können durch zu hohen Arbeitsdruck zu Bruch gehen, wenn die Warmhärte des Werkzeugs überschritten wird.

Durch ***zu hohe Drehzahlen*** entstehen größere Fliehkräfte, weil jedes rotierende Werkzeug einen gewissen Rundlauffehler besitzt. Aber auch ohne diese Rundlaufabweichung werden bei großen Schleifkörperdurchmessern die Fliehkräfte so hoch, dass das Instrument zerbrechen kann. Vor allem Schleifscheiben mit weicher Bindung oder große Gummipolierer sind gefährdet.

Die ***maximale Drehzahl*** muss beachtet werden, auch wenn das Instrument gut abgerichtet wurde. Bei den normalen Drehzahlen (von 50.000 U/min), die mit den gängigen zahntechnischen Maschinen erreicht werden, ist es aus Sicherheitsgründen nötig:

- Instrumente tief genug einzuspannen,
- angebogene Instrumente sofort auszusortieren,
- Instrumente nicht zu verkanten oder verhebeln,
- Drehzahlminderungen durch schwankenden Arbeitsdruck zu vermeiden.

Eine ***abgestützte Werkzeugführung*** ist zu wählen. Bei normalen zahntechnischen Abläufen werden das Werkzeug und das Werkstück von der Hand geführt. Dabei muss das Werkstück mit der einen Hand so fest wie möglich fixiert sein, während die andere Hand den Vorschub des Werkzeugs durchführt. Beide „Führungsgrößen" sind nur im beschränkten Maße zuverlässig; die Hände können nicht völlig ruhig gehalten werden, wodurch sowohl das Werkzeug als auch das Werkstück stark vibrieren. Der Arbeitsdruck und der Vorschub beim Werkzeug und die Fixierung des Werkstücks sind ungleichmäßig, unregelmäßig, instabil und unsicher.

Für das ***Freihandschleifen*** ist es unerlässlich, mindestens die Unterarme auf einer festen Unterlage abzustützen. Besser ist es, die Hand, in der das Werkstück gehalten werden muss, auf dem Arbeitstisch abzustützen. Die modernen Arbeitstische (KaVo) sind mit Absaugstutzen versehen, an denen Auflageflächen für die Hände geboten werden. Absaugstutzen, Stützflächen und Handstücke sind so angebracht, dass ermüdungsfrei in abgestützter Werkzeugführung gearbeitet werden kann.

Das *zahntechnische Verfahren*, sowohl Werkzeug als auch Werkstück mit den Händen zu führen, ist enorm fehleranfällig. Das bedeutet, zu den Systemfehlern, wie Rundlauffehler von Werkzeug und Maschinen, wird noch ein weiterer Fehler hinzugefügt. Es gehört eine lange Konditionierung dazu, beide Komponenten der spanabhebenden Umformung manuell so sicher zu führen, dass ein brauchbares Produkt entsteht. In der handwerklichen Ausbildung zum Zahntechniker übt man sich denn auch zunächst in einfachen Schleif- und Fräsarbeiten, um zu einem sicheren Umgang mit den Instrumenten und dem Werkstück zu finden.

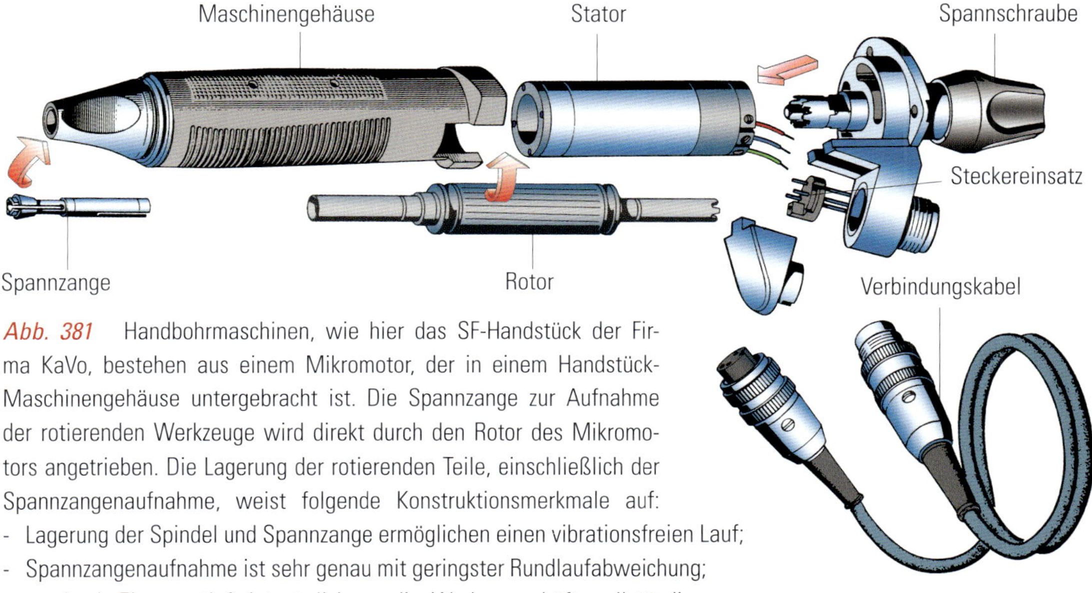

Abb. 381 Handbohrmaschinen, wie hier das SF-Handstück der Firma KaVo, bestehen aus einem Mikromotor, der in einem Handstück-Maschinengehäuse untergebracht ist. Die Spannzange zur Aufnahme der rotierenden Werkzeuge wird direkt durch den Rotor des Mikromotors angetrieben. Die Lagerung der rotierenden Teile, einschließlich der Spannzangenaufnahme, weist folgende Konstruktionsmerkmale auf:

- Lagerung der Spindel und Spannzange ermöglichen einen vibrationsfreien Lauf;
- Spannzangenaufnahme ist sehr genau mit geringster Rundlaufabweichung;
- maximale Einspanntiefe ist möglich, um die Werkzeugschäfte vollständig einspannen zu können.

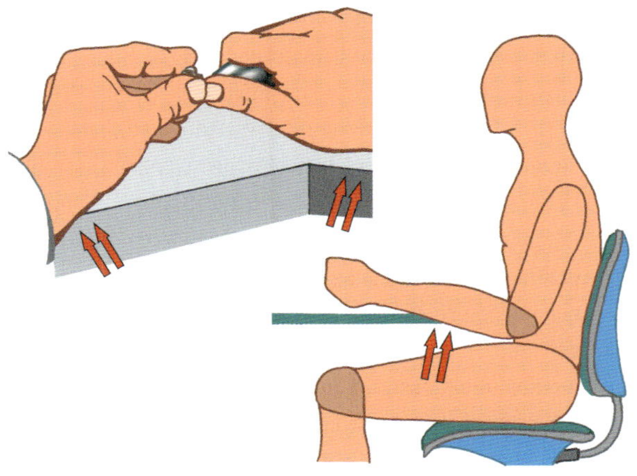

Abb. 382 Beim sogenannten Freihandschleifen werden sowohl das Werkzeug als auch das Werkstück mit der Hand geführt. Dabei ist es unerlässlich, beide Unterarme auf einer festen Unterlage abzustützen. Dazu sind die Arbeitstische mit Auflageflächen für Unterarme und Hände auszurüsten.

Fügen/Verbinden

Fügen ist das lösbare und unlösbare Zusammenbringen von zwei oder mehr festen Werkstücken.
Die *lösbaren Verbindungen* sind in der Zahntechnik zusammenfügbare, manuell gefertigte oder konfektionierte Passteile für den kombinierten Ersatz. Man unterscheidet kraft- bzw. reibschlüssige Verbindungen in Form von Parallel-, Konus- oder auch Federpassungen von den formschlüssigen Verbindungen in Form von Riegeln, Federbolzen oder Schrauben.
Die *unlösbaren, stoffschlüssigen Verbindungen* werden durch Schweißen, Löten oder Kleben von Bauteilen hergestellt, um bei kombiniertem Zahnersatz Teleskopkronen bzw. Sekundärteile von Geschieben an ein Modellgussgerüst oder die Primärteile mit Kronen zu verbinden.
Stoffschlüssige Verbindungen müssen allen Beanspruchungen standhalten, wobei die Kräfte von einem Bauteil zum anderen Bauelement weitergeleitet werden. Der Kraftfluss muss gleichmäßig über die Verbindungsstelle auf die Bauelemente verteilt werden, ohne dass die Beanspruchung den Zusammenhalt der gefügten Bauteile zerreißt.
Homogene Schweißverbindungen zeigen beste Festigkeitswerte und höchste Korrosionsstabilität, Lötverbindungen zeigen hinreichende mechanische und chemische Festigkeiten, während Klebeverbindungen gegen bestimmte Belastungen anfällig sind.
Der *Anguss* ist neben dem Schweißen, Löten und Kleben ein weiteres zahntechnisches Verfahren, zwei metallische Werkstücke miteinander zu verbinden. Fertige Formteile werden direkt durch Angießen mit dem Gussobjekt zusammengebracht. Der Verbund beider Werkstoffe erfolgt über eine Anguss-Schmelz-Schweißung, wobei die Diffusion ein Legieren im Kontaktbereich erzeugt.
Die *Angusslegierung* (Gussmetall) sollte dabei die Solidustemperatur der festen Legierung fast erreichen, damit eine Verschweißung der Teile erfolgt. Dazu muss die Angussstelle groß genug und oxidfrei sein. Es werden angussfähige Legierungen nötig, die inoxidabel sind, weil sie keine unedlen Bestandteile enthalten. Versuche an Prüfkörpern angegossener Teile ergeben Festigkeitswerte ähnlich einer guten Lötnaht.
So können Kronendeckel an Kronenringe, Wurzelstifte an Wurzelkappen, aber vor allem prothetische Hilfsteile angegossen werden. Konfektionierte Geschiebeteile sind häufig so konstruiert, dass das Primärteil aus Kunststoff angefertigt und die Passflächenformteile aus einer Folie angussfähiger Platin-Iridium-Legierungen eingelassen sind.
Die Vorwärmung erfolgt beim Anguss nur in einem Elektroofen; reduzierende Einbettmassen sind für den Anguss günstig. Die Werkstoffpaarungen müssen angeglichen sein.
Das *Schweißen* ist nach DIN 8580/ISO 857-1 das Vereinigen von Werkstücken aus gleichem Metall oder gleichen anderen Werkstoffen im teigigen schmelzflüssigen Zustand ohne oder mit Zusatzwerkstoffen. Es lassen sich nur gleichartige Materialien verbinden. Dabei ist für Metalle eine hohe Arbeitstemperatur nötig, die zum Verziehen der Teile und zu Gefügeumbildungen führen kann. Die Grundwerkstoffe sind plastisch oder flüssig, wodurch die Formteile ineinander verschmelzen und sehr hohe Festigkeitswerte der Schweißnähte zustande kommen.
In der Zahntechnik werden Bauteile (auch unterschiedliche Metalle) durch das Punktschweißen miteinander verbunden, meistens um die Teile für den Lötvorgang zueinander zu fixieren. Das Laserschweißen eignet sich für die Herstellung dauerhafter Schweißverbindungen.
Das *Löten* ist nach DIN 8505 ein thermisches Verfahren zum stoffschlüssigen Fügen von Werkstücken aus gleichen oder verschiedenen Metallen mit einem metallischen Zusatzwerkstoff. Der Zusatzwerkstoff (Lot) hat seinen Schmelzpunkt unter dem des Werkstückes und wird beim Löten verflüssigt. Während der Zusatzwerkstoff schmelzflüssig vorliegt, müssen die Grundwerkstoffe im festen Zustand verbleiben. Durch das Löten lassen sich verschiedene Metalle bei relativ niedrigen Arbeitstemperaturen verbinden. Man *unterscheidet* entsprechend der Arbeitstemperaturen zwischen *Hartlöten* (oberhalb 450 °C) und *Weichlöten* (unter 450 °C). In der Zahntechnik wird danach nur hartgelötet. Die Festigkeitswerte der Lotnaht sind beim Hartlöten geringer als die einer Schweißnaht.
Durch *das Kleben* lassen sich stoffschlüssige Verbindungen herstellen, bei denen Bauteile durch Adhäsion oder durch einen chemischen Verbund zwischen dem Klebstoff und den zu verklebenden Oberflächen zusammengefügt werden. Als Klebstoffe dienen nichtmetallische, meist organische aber auch anorganische Materialien, die durch eine chemische Reaktion aushärten, z. B. polymerisieren.

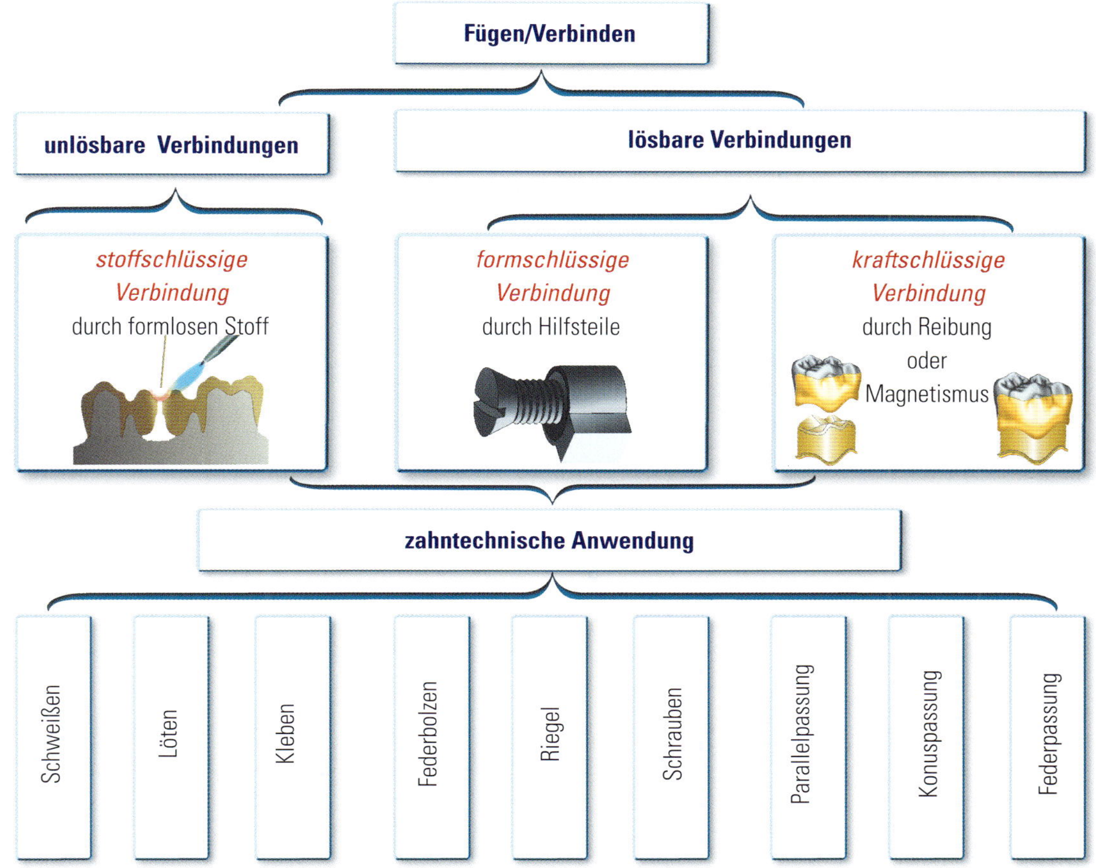

Fügen/Verbinden

unlösbare Verbindungen

lösbare Verbindungen

stoffschlüssige Verbindung
durch formlosen Stoff

formschlüssige Verbindung
durch Hilfsteile

kraftschlüssige Verbindung
durch Reibung oder Magnetismus

zahntechnische Anwendung

Schweißen
Löten
Kleben
Federbolzen
Riegel
Schrauben
Parallelpassung
Konuspassung
Federpassung

Abb. 383 Schema der Fertigungsverfahren des Fügens

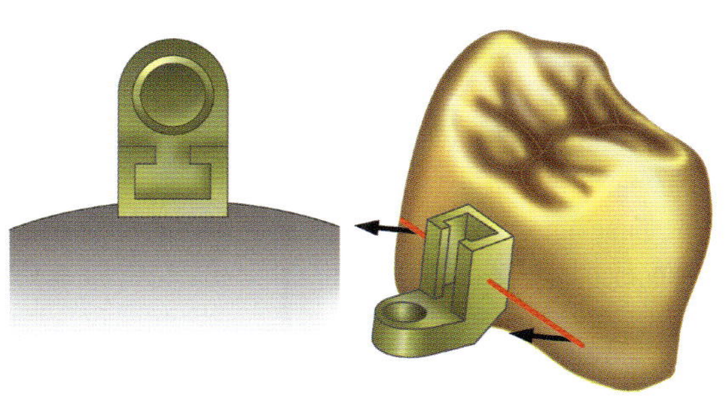

Abb. 384 Das Prinzip des Angussverfahrens wird sehr häufig bei konfektionierten Geschiebeteilen angewandt, wenn das Primärteil mit der Ankerkrone verbunden werden soll. Dabei wird ein vorgefertigtes Metallteil - hier eine Platin-Iridium-Folie für die Passflächen - mit der Wachsmodellation eingebettet. Das Metallteil besteht aus angussfähigem, d. h. aus inoxidablem Material; es muss die gesamte Vorwärmdauer ohne Oxidbildung überstehen und muss sich beim Gießen mit der Schmelze verbinden. Es kommt zu einer Verschweißung beider Metalle.

Laserschweißen

Das ***Laserschweißen*** ist im Gegensatz zum Elektroschweißen oder dem Schweißen mit offener Flamme das Schweißen mit einem Laserschweißgerät. Die nach DIN-EN 29333 für Dentallote geforderte mechanische Festigkeit von mehr als 350 MPa wird von lasergeschweißten Verbindungen weit überschritten.
Metallverbindungen bei artgleichen Legierungen bilden beim Laserschweißen korrosionsstabile und damit biokompatible Schweißnähte. Beim Laserschweißen von NEM-Legierungen und Titan wird mit Schutzgas (Argon) gearbeitet, um die Oxidation während des Schweißvorganges zu unterbinden. Palladium-Basislegierungen lassen sich nicht mit Co-Cr-Mo-Legierungen verschweißen, weil die Schweißnaht versprödet. Der in Legierungen gelöste Kohlenstoff wird im Schweißpunkt über Carbide gebunden und führt zu einer lokalen Versprödung.
Der ***Laserstrahl*** führt der Materialoberfläche an der Auftreffstelle mehr Energie zu, als durch Wärmeleitung im Material abgeführt werden kann. Dadurch entsteht ein Wärmestau im Material, das örtlich begrenzt aufgeschmolzen wird. Der ***Wärmestau*** ist abhängig von der Leistungsdichte des Laserstrahls und den Eigenschaften des Werkstoffes. Er ist umso größer, je mehr Energie (Wärmemenge) pro Zeiteinheit (Pulsleistung) während der Einwirkdauer des Laserstrahls in das Material abgegeben wird und je kleiner die Einwirkfläche (Schweißdurchmesser) des Laserstrahls ist. Wegen der geringen ***Wärmeeinflusszone*** kann das Laserschweißen neben dem Schweißpunkt in unmittelbarer Nähe von Keramik- oder Kunststoffverblendungen ausgeführt werden. In der ***Zahntechnik*** verwendet man als Laserschweißgeräte sogenannte Festkörper-Laser. Das sind optisch gepumpte quantenelektronische Verstärker mit elektrisch nichtleitenden, dotierten Kristallen als aktives Medium (Laseraggregat). Damit werden die hochfrequenten Schwingungen mit Hilfe von gespeicherter Energie phasenrichtig verstärkt. Das ***Laseraggregat*** ist bei einem Festkörper-Laser das aktive Medium in Form elektrisch nichtleitender, dotierter Kristalle, die hochfrequente Schwingungen phasenrichtig verstärken können. Die Kristalle bestehen aus synthetisch hergestelltem, mit dreiwertigen Chromionen dotiertem Aluminiumoxid (Al_2O_3; Rubin) oder aus Yttrium-Aluminium-Granat, das mit Neodym-Ionen dotiert wird. Ein ***Laser-Kristall*** besteht aus synthetisch hergestelltem, mit Chromionen dotiertem Aluminiumoxid (Rubinkristall). Das emittierte und verstärkte rote Licht hat die Wellenlänge 694 nm. Das optische Pumpen geschieht mit intensiven Lichtblitzen über eine Gasentladungslampe. Diese Lampe kann wendelförmig um den stabförmigen Rubinkristall geführt sein oder sie ist stabförmig in einer der beiden Brennlinien eines Reflektors mit spiegelnder Innenwand angebracht.
Als ***Laserparameter*** bezeichnet man die einstellbaren Größen, die ein reproduzierbares Schweißergebnis ermöglichen. Bei Laserschweißgeräten lassen sich Laserparameter, wie Wellenlänge und Leistungsdichte des Laserstrahls, Emissionscharakteristik (Strahlung kontinuierlich, getaktet, gepulst), Impulslänge, Leistungsdichte, Impulsenergie, Impulsfrequenz und Fokussierung des Laserstrahls, festlegen. Das ***Laser-Schweißgerät*** (Heraeus-Laser Nd YAG) besteht aus dem Lasergerät und dem Arbeitsplatz, die über Glasfaserkabel zur verlustfreien Übertragung des Laserlichtes miteinander verbunden sind.
Die ***Laserleistung*** und alle notwendigen Parameter sind einstellbar und lassen sich am Display überwachen. Jeder Schweißpunkt kann durch ein Stereomikroskop mit vielfacher Vergrößerung über ein Fadenkreuz angepeilt werden. Die Optik ist mit einem Blendschutz gesichert, der bei jedem kurzfrist gen Schweißvorgang aktiviert wird, um eine Blendung durch die helle Schweißfackel zu vermeiden.
Die ***Geräteparameter*** wie Leistung, Pulsdauer und Fokus sind auf die materialspezifischen Verhältnisse von zugeführter zu reflektierter Energie einstellbar. Die Leistungsdichte ist in Abhängigkeit von der Wärmeleitfähigkeit der zu schweißenden Legierung einstellbar. Der ***Laserlichtstrahl*** ist mit einer Pulsleistung zwischen 0,5 und 5 kW variabe , die Pulsdauer liegt zwischen 0,5 und 20 ms, der Schweißfleck kann zwischen 0,3 bis 2 mm Durchmesser fokussiert werden.
Zum ***Laserschweißen*** wird die Verbindungsstelle vorbereitet, indem die zu verbindenden Teile auf dem Modell verzugs- und spannungsfrei zueinander (mit einem Schweißpunkt) fixiert werden. Der Schweißbereich muss frei von Loten sein. In jedem ***Schweißpunkt*** entstehen während der Abkühlung Spannungen und möglicherweise Rissbildungen, die zu kompensieren sind, indem die Schweißpunkte diagonal gesetzt werden, um die Spannung der vorherigen Schweißung auszugleichen.

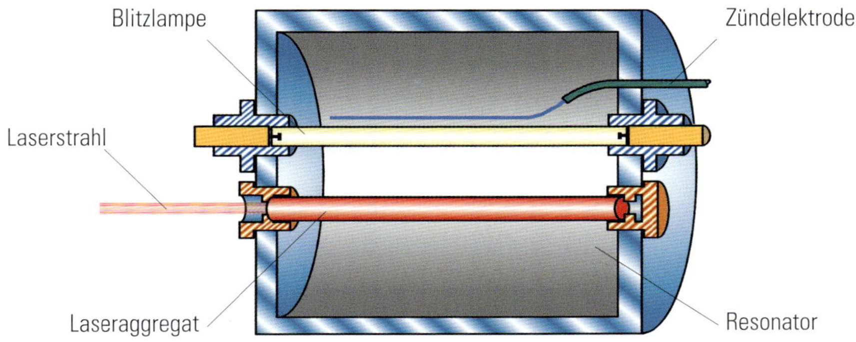

Abb. 385 Ein Laser (engl.; **L**ight **a**mplification by **s**timulated **e**mission of **r**adiation = Lichtverstärkung durch angeregte Strahlungsemission) ist ein elektronischer Verstärker für sichtbares Licht und angrenzende Spektralbereiche. Er besteht aus einer monochromatischen Lichtquelle, die das Licht mit gleicher Wellenlänge, gleicher Phase und hoher Leistungsdichte ausstrahlt. Die hochfrequenten Schwingungen werden durch induzierte oder stimulierte Emission phasenrichtig verstärkt. Atome, Ionen, Moleküle oder Festkörper lassen sich in einem elektromagnetischen Strahlungsfeld in einen energetisch höher liegenden Ernergiezustand anregen. Sie fallen nach kurzer Zeit unter Energieabstrahlung in den ursprünglichen Energiezustand zurück und geben kohärente (parallel und in gleicher Phase) Strahlung ab. Das aktive Medium (Laseraggregat, Resonator) wird an den planparallelen Endflächen des Kristallstabes verspiegelt. Die in der Zahntechnik verwendeten Festkörper-Laser benutzen einen mit Neodym dotierten Yttrium-Aluminium-Granat-Kristall (Nd-YAG-Laser).

Abb. 386 Ein Festkörper-Laser besteht wie ein Hochfrequenzverstärker aus einem verstärkenden Element, den frequenzselektiven Einrichtungen und einem Rückkopplungsweg. Zur Verstärkung eines kohärenten Lichtsignals wird das Lichtsignal gebündelt und durch ein aktives Lasermedium geschickt. Die resonanzartige Verstärkung erfolgt nur für eine Laufrichtung des Lichts mit offenen optischen Resonatoren aus zwei sich gegenüberstehenden Spiegeln. Zwischen den Spiegeln befindet sich das aktivierbare Lasermedium. Die Spiegelflächen bewirken die Resonanzverstärkung des Lichtes im aktivem Medium.

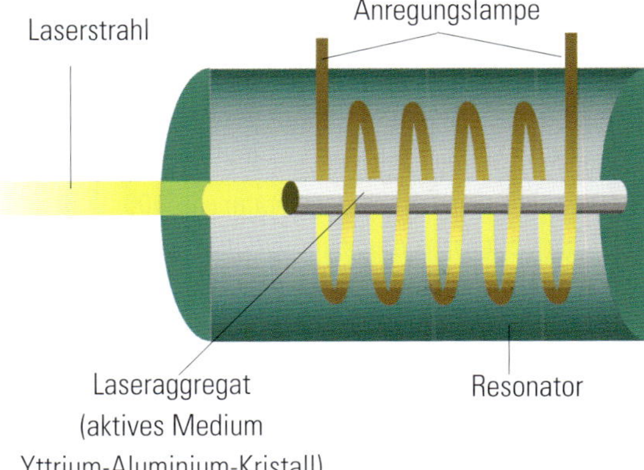

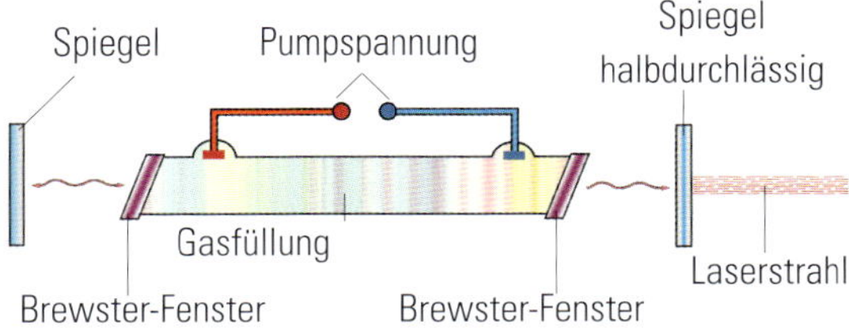

Abb. 387 Bei den Gaslasern befindet sich das aktive Medium (Helium/Neon) in einem Gasentladungsrohr, das an den Stirnseiten mit schrägen, polarisierten Brewster-Fenstern abgeschlossen ist. Das Gas wird durch eine Pulsspannung aufgeladen. Hinter den Stirnflächen des Gasentladungsrohrs befinden sich Spiegel. Der eine Spiegel reflektiert total, der andere hat eine Durchlässigkeit von ca. 30 %. Die angeregten Lichtquanten werden in Achsrichtung zwischen den Spiegeln reflektiert und verstärkt.

Löten in der Zahntechnik

Man unterscheidet nach Art der Energieeinbringung zum Schmelzen des Lotes mehrere *Lötverfahren*:

- Löten mit offener Flamme (Bunsenbrenner, Lötlampe, Azetylen-Sauerstoffbrenner);
- Ofenlötung mit exakter Temperaturführung;
- Widerstands- bzw. Induktionslötung;
- Tauchlötung;
- Löten mit Lötkolben.

Die beiden erstgenannten Techniken sind die verbreitesten Lötverfahren in der Zahntechnik.

Das *Lot* für das Zustandekommen einer brauchbaren Verbindung muss die gleichen Materialwerte aufweisen wie das Grundmetall, nämlich gleiche Festigkeit, Farbe und Mundbeständigkeit. Außerdem muss das Lot das gleiche elektrische Potential wie der Grundwerkstoff besitzen, sonst kommt es zu elektrolytischen Vorgängen im Mund. Deswegen sind in der Zahntechnik nur Lote von den Scheideanstalten bzw. den Legierungsherstellern zu benutzen.

Durch spezielle *Legierungszusätze* niedrigschmelzender Metalle werden die erniedrigten Schmelztemperaturen der Lote erreicht, ansonsten enthalten die Lote als Legierungskomponenten hauptsächlich Gold, Palladium und Silber. Im Allgemeinen liegen die Arbeitstemperaturen 50 - 100 °C tiefer als die Solidustemperaturen der Grundwerkstoffe.

Es müssen für die *unterschiedlichen Legierungen* die passenden Lote gewählt werden. Die hochschmelzenden Hartlote haben eine Arbeitstemperatur um 1100 °C (Hauptlot 1); die niedrigschmelzenden Hartlote liegen bei Arbeitstemperaturen von 850 °C. Dazu werden Nachlote (Lot 2) geliefert, deren Schmelzpunkte wiederum um 50 °C unterhalb der Arbeitstemperatur der Hauptlote liegen; Reparaturlote (Lot 3) liegen dann wiederum 50 °C niedriger. Einige Scheideanstalten bieten eine Lotstaffelung über vier Arbeitstemperaturen an: von 1100 °C - 1060 °C - 850 °C - 800 °C.

Der *Grundwerkstoff* wird während des Lötvorganges fest bleiben; weil er aber bis nahe dem Soliduspunkt erwärmt wird, erhöht sich in seinem Gitter die Atombewegung, die Atomabstände vergrößern sich, das Gitter weitet sich auf und es kommt zur Erwärmungsexpansion. Damit ist die technische Schwierigkeit angedeutet, bei großen Werkstücken Wärmespannungen und das Verziehen zu kompensieren; die Ofenlötung sorgt für eine gleichmäßige Durchwärmung.

In dem *flüssigen Lot* sind die Atome frei beweglich und dringen an den Korngrenzen und von dort in das geweitete Gitter des Grundwerkstoffs ein. Durch Diffusion dringen vor allem die leicht fließenden, das sind die „unedlen" Lotbestandteile, im Grenzbereich der Lötstelle im Werkstück vor. Die *Grenzschicht der Lotnaht* reichert sich auf diese Weise mit unedlen Legierungskomponenten aus dem Lot an. Der Grundwerkstoff wird in dieser Grenzschicht in dem Maße unedler, wie das Lot edler wird. Beim Erkalten erstarren die diffundierten Lotatome im Grundwerkstoff, wodurch es zum Legieren in dieser Randzone kommt.

Die *Lotnaht* hat sich durch die gleichmäßige Verteilung (Diffusion) der unedlen Bestandteile in ihren Gütewerten gegenüber dem Lot erheblich verändert: Der Schmelzpunkt der Lotnaht erhöht sich gegenüber dem Lot in dem Maße, wie weitgehend die Diffusion ist. In gleicher Weise wird die Lotnaht auch korrosionsfester als das ursprüngliche Lot.

Das *Härteprofil einer Lotnaht* zeigt günstige Festigkeitswerte. Zwar kommt es zu einem kontinuierlichen Härteabfall vom Grundwerkstoff über die Diffusionszone hin zum Lot, jedoch kommt es in der Diffusionszone zu einem Härteanstieg gegenüber dem Grundmetall und dem Lot, weil in der Diffusionszone eine neue Mischkristallphase vorliegt.

Die *Gütewerte einer Lotnaht* sind abhängig vom Diffusionsgrad. Es kommt darauf an, durch gleichmäßige, gründliche Durchwärmung eine tiefgehende Diffusion des Lotes zu erreichen. Der *Diffusionsgrad* ist umso größer:

- je geringer der Temperaturunterschied zwischen Lot und Grundwerkstoff ist;
- je länger die Arbeitstemperatur gehalten wird, weswegen notfalls nachzuwärmen ist;
- je gleichartiger das Lot und der Grundwerkstoff in ihrer Legierungsstruktur sind.

Die *Gütewerte einer Lotnaht* kann der Zahntechniker beeinflussen durch:

- richtige Auswahl des passenden Lotes;
- Verwendung von wenig Lot, um wenig unedle Bestandteile in den Grundwerkstoff zu bringen;
- nicht mit Lot die Lotnaht zuschmieren;
- gleichmäßige und gründliche Erwärmung der Lotnaht mit dem Werkstück;
- Nachwärmen der Lotnaht zur Erhöhung der Diffusion;
- langsames Abkühlen; Lötstück niemals abschrecken!

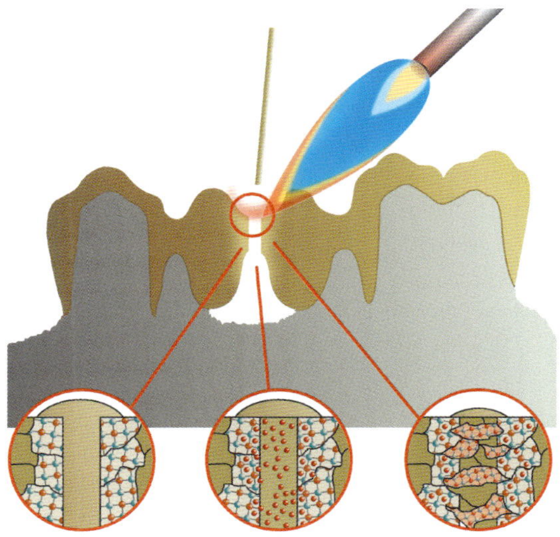

Abb. 388 Das Löten ist das Verbinden zweier Metallteile mit Hilfe eines schmelzflüssigen Zusatzmetalls, dem Lot. Die zu verlötenden Teile werden in der korrekten Lage zueinander fixiert, dann wird der Lötbereich erhitzt und das Lot schmelzflüssig zwischen die beiden Teile gebracht. Die Lotnaht muss für die Lötung sachgerecht vorbereitet sein: sie ist schmal, parallelwandig und sauber; sie wird mit Flussmittel abgedeckt, um ungewünschte chemische Reaktionen zu unterbinden. Das Lot wird durch Kapillarwirkung in den Lotspalt gezogen und diffundiert in den Grundwerkstoff beider zu verlötenden Teile ein.

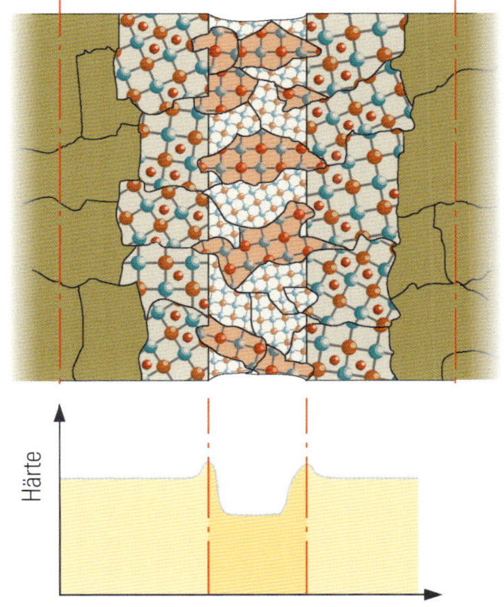

Abb. 389 Durch die Diffusion von vorzugsweise niedrigschmelzenden Lotbestandteilen in den Grundwerkstoff kommt es zu Veränderungen im Randbereich der Lotnaht. Der Randbereich wird legiert, dem Lot werden niedrig schmelzende Anteile entzogen, die sich im Grundwerkstoff anreichern und damit die chemischen und mechanischen Werte des Metalls verändern.
Die physikalischen Veränderungen lassen sich in einem Härteprofil darstellen. Obgleich das Lot und damit die Lotnaht gegenüber dem Grundwerkstoff weicher ist, kommt es im Randbereich häufig zu einem Härteanstieg, weil in diesem Bereich neue Mischkristalle entstanden sind.

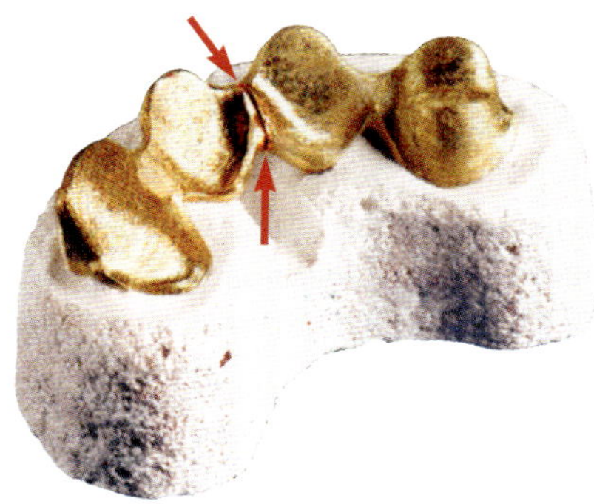

Abb. 390 Ein Lötmodell aus Löteinbettmasse wird angefertigt, um die zu verlötenden Teile gegeneinander zu fixieren. Das Lötmodell muss klein sein, damit es sich schnell und sicher durchwärmen lässt und gleichzeitig die Wärme lange genug halten kann. Das Lötmodell aus expandierender Löteinbettmasse muss bei der Löttemperatur im gleichen Maße wie der Grundwerkstoff expandieren. Der Lötblock ist in einem Ofen vorzuwärmen und, wenn nicht im Ofen gelötet wird, mit einer großen weichen Flamme auf Löttemperatur zu bringen. Ungleichmäßige Erwärmung bedeutet ungleichmäßige Expansionswerte, Wärmespannungen, Reißen des Lötblockes und Verlagerung der Teile. (Foto-Ausschnitt Fa. Degussa)

Herstellung einer Lotnaht

Der wichtigste Arbeitsgang beim Löten ist die Gestaltung der Lötfuge bzw. des Lötspaltes. Die zu verlötenden Werkstücke sollen so aneinander gefügt werden, dass die Lötstellen parallel zueinander stehen und einen Abstand von 0,05 mm bis 0,2 mm haben. In diesem Fall kann von einem Lötspalt gesprochen werden; ist der Abstand größer als 0,2 mm, so handelt es sich um eine Lötfuge.

Der ***Lötspalt*** sollte parallelwandig und sehr schmal sein, damit das Lot durch Kapillarwirkung in den Spalt gezogen wird. Die ***Kapillarwirkung*** beruht auf dem Verhalten eines flüssigen Körpers auf einer festen Unterlage. Wenn die Unterlage relativ rau ist und die Flüssigkeit eine geringe Oberflächenspannung aufweist, wird die feste Unterlage benetzt.

Die ***Adhäsionskräfte*** zwischen festem und flüssigem Körper sind größer als die Kohäsionskräfte in der Flüssigkeit. Wenn die Adhäsionskräfte geringer sind, dann perlt die Flüssigkeit zu einem Tropfen zusammen und die Oberfläche, auf der der Tropfen liegt, wird nicht benetzt.

Liegen zwei feste Oberflächen planparallel zusammen, dann können die Adhäsionskräfte eine Flüssigkeit zwischen die festen Oberflächen ziehen. Deswegen steigt in einer sehr dünnen (kapillaren) Röhre die Flüssigkeit entgegen der Schwerkraft nach oben. Ein enger Lötspalt wirkt wie eine kapillare Röhre und zieht das Lot hinein.

Für einen ***engen Lötspalt*** wird nur wenig Lot benötigt. Dadurch kommt nur sehr wenig unedles Metall in die Lotnaht, der Diffusionsgrad liegt höher, denn weniger Lotatome behindern sich auch weniger bei der Diffusion, und die Lotnaht wird feinkörnig und korrosionsfester. Wenn der Lötspalt zu breit ist, fehlt der kapillare Fülldruck, der das Lot treibt. Die Lötung bleibt unvollkommen, entweder weil das Lot nicht die ganze Lötstelle erfasst oder weil im Inneren des Spaltes Lunker verbleiben; beides stellt eine Schwächung der Lotnaht dar. Der Lötspalt kann aber auch nicht beliebig schmal sein, weil sonst die Reibung zwischen Grundwerkstoff und einschießendem Lot so groß wird, dass der Spalt sich nicht füllt.

Die ***Lötflächen*** müssen beschliffen werden, um eine größere Oberfläche zu schaffen. Denn eine aufgeraute Oberfläche ist größer als eine glatte oder gar polierte Fläche. Die aufgeraute Fläche wird sich wesentlich besser mit Lot benetzen lassen, wodurch eine bessere Kapillarwirkung, eine bessere Diffusion und besseres Legieren stattfindet und eine Oberflächenverzahnung zwischen Lot und Grundwerkstoff erreicht wird. Das Beschleifen der Lötflächen dient noch einem weiteren Zweck: Lötflächen müssen schmutz-, fett- und oxidfrei sein; durch das Anschleifen ist die Säuberung der Lötflächen zu erreichen.

Ein ***Flussmittel*** wird nötig, um den ***Lötbereich*** auch während des Lötens frei von Schmutz, Fett und Oxiden zu halten. Flussmittel bieten durch ihre reduzierende Wirkung Schutz vor der Oxidbildung, die oberhalb von 750°C entstünde. Nur auf einer oxidfreien Oberfläche findet eine vollständige Benetzung durch das Lot statt.

Als ***Flussmittel*** werden von den Scheideanstalten auf die Löttemperatur bezogene Mischungen aus Borsäure (H_3BO_3), Borax ($Na_2B_4O_7 10 \cdot H_2O$) und Fluoriden (Na_3AlF_6) angeboten. Flussmittel müssen in dem Arbeitstemperaturbereich von 750 bis 1100°C (DIN 8511) zähflüssig die Lotnaht abdecken, Oxide reduzieren und die Oxidbildung verhindern. Da die Flussmittel in dem Temperaturbereich nur eine begrenzte Lösungsfähigkeit von Oxiden haben, sollte die Gesamtlötzeit 5 Minuten nicht überschreiten.

Die zu ***verlötenden Werkstücke*** müssen eindeutig und unverschieblich gegeneinander fixiert sein. Ein ***Lötmodell*** ist dazu in der Regel unerlässlich. Der Lötblock aus Löteinbettmasse muss so klein sein, dass er bei Flammenlötung schnell und sicher zu durchwärmen ist, aber er muss so groß sein, dass er die Wärme lange genug halten kann. Der Lötblock muss dabei so expandieren, wie auch der Grundwerkstoff bei der Löttemperatur expandiert; Gusseinbettmasse ist daher ungeeignet, weil sie sich zu stark ausdehnt und den Lötspalt auseinanderzieht.

Eine ***gleichmäßige, vollständige Durchwärmung*** des Lötblockes wird nötig. Wird nur die Lötstelle auf Arbeitstemperatur gebracht, dann treten starke Wärmespannungen auf, so dass der Lötblock reißt. Das ist zwar nicht unmittelbar schädlich, jedoch stehen die Werkstücke unter gleicher Spannung und verziehen sich. Meistens wird bei einseitiger Erwärmung der Lötspalt massiv verringert, weil sich die Werkstü-cke nur in den Lötbereich hinein ausdehnen können. Die Passgenauigkeit der verlöteten Teile ist dadurch oft bis zur Unbrauchbarkeit verringert.

Bei der ***Ofenlötung*** ist dieser Fehler ausgeschaltet, da im Ofen gleichmäßige Durchwärmung garantiert ist.

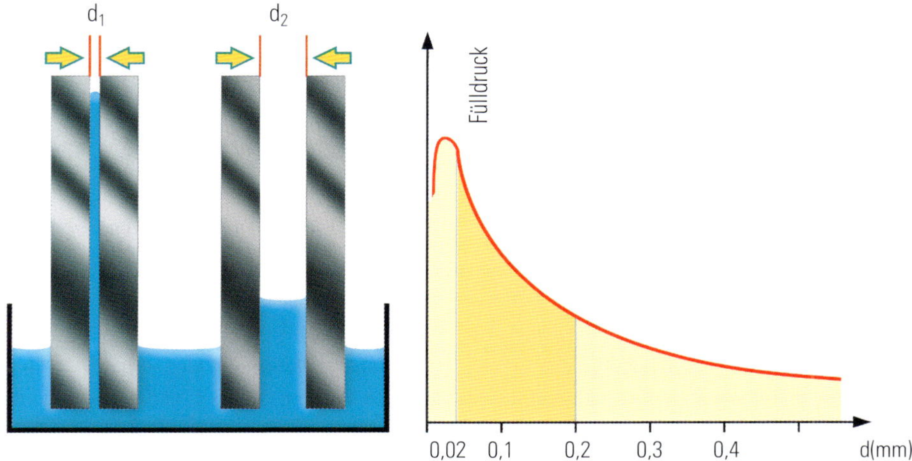

Abb. 391 Liegen zwei Oberflächen planparallel zusammen, können die Adhäsionskräfte Flüssigkeit zwischen die festen Oberflächen ziehen. Die Flüssigkeit steigt auch gegen die Schwerkraft nach oben; das nennt man Kapillarwirkung. Wenn ein Lötspalt schmal genug ist, dann wird das Lot durch diese Kapillarwirkung in den Spalt gezogen. Ist der Lötspalt zu breit, fehlt der kapillare Fülldruck und der Lötspalt wird nicht gefüllt. Aber auch wenn der Spalt zu schmal ist, füllt er sich nicht völlig mit Lot, weil der Reibungswiderstand größer als der kapillare Fülldruck wird. Das Diagramm zeigt die Abhängigkeit zwischen kapillarem Fülldruck und Spaltbreite, wobei der dunkel unterlegte Bereich eine günstige Spaltbreite darstellt.

Abb. 392 Der Unterschied zwischen einer Lötfuge und einem Lötspalt liegt in der Breite zwischen den Lötteilen, die miteinander verbunden werden sollen. Ein Abstand zwischen 0,05 und 0,2 mm wird als Lötspalt und über 0,2 mm als Lötfuge bezeichnet. Eine breite Lötfuge lässt sich nicht mit Lot ausfüllen, weil diese Lotnaht porös wird. In eine breite Lötfuge werden Füllstücke eingesetzt, um den Abstand zu überbrücken und wenig Lot zu verwenden.

Abb. 393 Ein Lötspalt soll parallelwandig und schmal sein, damit das Lot durch Kapillarwirkung in den Spalt gezogen wird. Außerdem soll zur Unterstützung der Kapillarwirkung die Oberfläche des Lötspalts aufgeraut, d.h. angeschliffen sein. Dadurch wird die Oberfläche auch gleich sauber und oxidfrei.

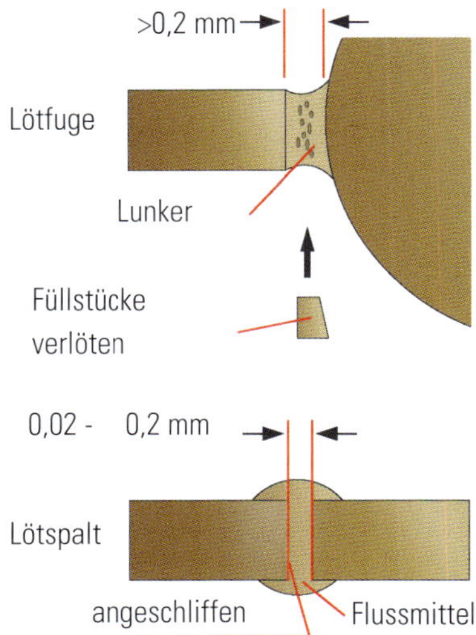

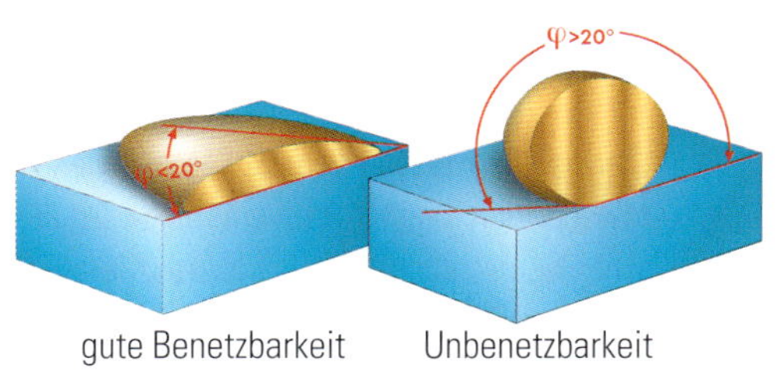

Abb. 394 Vorbedingung für eine gute Lotnaht ist die Benetzbarkeit der oxidfreien, aufgerauten, sauberen Lötflächen durch das dünnflüssige Lot. Die Lötflächen werden benetzt, wenn auf der aufgerauten Oberfläche die Oberflächenspannung des flüssigen Lottropfens so gering ist, dass das Lot auf der festen Unterlage zerfließt. Wenn der Winkel zwischen flüssigem Lottropfen und Werkstückoberfläche kleiner oder gleich 20° ist, liegt eine gute Benetzbarkeit vor.

Kleben

Kleben ist das *stoffschlüssige Fügen* zweier fester Teile aus gleichen oder unterschiedlichen Materialien (Keramik, Kunststoff, Metall) mit einem Klebstoff. Die *Klebeverbindung* entsteht durch Adhäsion des Klebstoffs an den Oberflächen der zu verbindenden Teile und durch Kohäsion des Klebers, das ist seine Eigenfestigkeit.

Weil eine *Klebeverbindung* auf Adhäsionskräften beruht, müssen die Klebstoffe die zu verbindenden Teile gut benetzen; je besser die Benetzung der Oberfläche, desto größer die Adhäsion. Raue, fettfreie und saubere Oberflächen lassen sich gut benetzen und geben dem Klebstoff auch einen mechanischen Halt. Außerdem ist eine raue Fläche viel größer als glatte. Großflächige Klebestellen können stärker belastet werden als kleinflächige.

Nahezu *alle Materialien* lassen sich verkleben. In der Zahntechnik wird die Verklebung nicht nur bei Reparaturen oder zum Fixieren von Bauteilen verwendet, sondern auch für die dauerhafte Verbindung von Metallteilen eingesetzt. Die permanente *Verklebung von Metallteilen* kann die Nachteile von Metalllötungen (Korrosionsanfälligkeit, Spannungen an der Verbindungsstelle) beseitigen. Weil Klebstoffe keinen elektrischen Strom leiten, unterbinden sie auch die Bildung von Lokalelementen zwischen verklebten Metallteilen.

Mechanisch *feste Klebeverbindungen* werden bei kombiniertem Zahnersatz angewandt, um Sekundärteile von teleskopierenden Konstruktionselementen (Teleskop-kronen, Geschiebe) aus EM-Legierung mit einem Co-Cr-Basisgerüst zu verbinden. Klebeverbindungen müssen mundbeständig und wasserfest sein und hinreichende mechanische Festigkeit haben, um Kaukräften von über 600 N zu widerstehen, die maximal am Zahnersatz angreifen. Die Festigkeit (Kohäsion) der Klebstoffe ist zwar geringer als die der zu verklebenden Werkstoffe, ihre Dauerfestigkeit ist dagegen sehr gut. Als *Klebstoffe* werden organische oder anorganische (nichtmetallische) Werkstoffe verwendet. Der zunächst fließfähige Kleber härtet entweder durch eine Abbindereaktion (Ein- oder Zweikomponentenkleber), durch Verdunsten von Lösungsmitteln (Lösungsmittelkleber) oder durch Abkühlen (Schmelzkleber) aus.

Einkomponentenkleber (Reaktionsklebstoffe) für punktförmige und kleinflächige Verklebungen binden durch eine chemische Reaktion ohne Beimischung eines Zusatzes ab. Ein Reaktionsklebstoff ist z. B. der Cyanoacrylsäureester, eine farblose, stechend riechende und reizende Flüssigkeit mit einem Siedepunkt von 47 bis 49 °C.

Die *Cyanoacrylsäureester* sind lösungsmittelfrei und polymerisieren schnell unter Einwirkung von Feuchtigkeit, sie haben eine sehr hohe Verklebefestigkeit und sind physiologisch verträglich. Wegen der kurzen Abbindezeit nennt man sie „Sekundenkleber".

Cyanoacrylatkleber werden in der Medizin zum Verkleben von Wunden, Gefäßen und Knochen, in der Zahnmedizin als Fissurenversiegler verwendet. In der Zahntechnik benutzt man sie, um abgebrochene Modellteile, Bruchreparaturen vor der Modellherstellung oder Modellstifte in vorgebohrte Löcher zu verkleben.

Zweikomponentenkleber, die vorzugsweise aus Polymerisaten, Polykondensaten oder deren Mischungen (Methacrylate, Acrylate) bestehen, werden vermischt und polymerisieren ohne wesentliche Volumenveränderung. Sie können ohne Energiezufuhr (Autopolymerisation) oder durch Licht (lichthärtend) auspolymerisieren.

Zur *Festigkeitssteigerung* und zur Verminderung der *Polymerisationskontraktion* sind die Klebstoffe für die Zahntechnik und Zahnmedizin mit Füllstoffen versetzt und damit den Komposits vergleichbar. Sie enthalten Stabilisatoren für eine gute Lagerfähigkeit und Pigmentbeimischungen für die Farbechtheit.

Eine *Klebestelle* sollte in Form von Nut und Feder gestaltet sein, wie bei geschiebeartigen Passungen; plane Klebeflächen wie bei Lötfugen halten nicht. Die *Klebespalten* sollen möglichst dünn sein (ca. 0,05 und 0,25 mm).

Die *Klebeflächen* werden gesäubert und mit Azeton entfettet, danach mit Aluminiumoxid abgestrahlt und aufgeraut, um eine bessere Benetzung mit dem Klebstoff zu ermöglichen. Für den notwendigen guten Kontakt zu den Klebeoberflächen lässt sich der Kleber dünnflüssig bis pastenförmig auftragen.

Um eine *molekulare Verbindung* zwischen Klebefläche und Kleber herzustellen, lassen sich die Klebeflächen silanisieren, entweder durch einen Haftvermittler oder durch tribochemische Beschichtung. Die silanisierte Metalloberfläche und das Befestigungskomposit binden sich molekular aneinander. Die Brü-cke zwischen silanisierter Metalloberfläche und Klebekomposit bildet das Methacrylat-Silan.

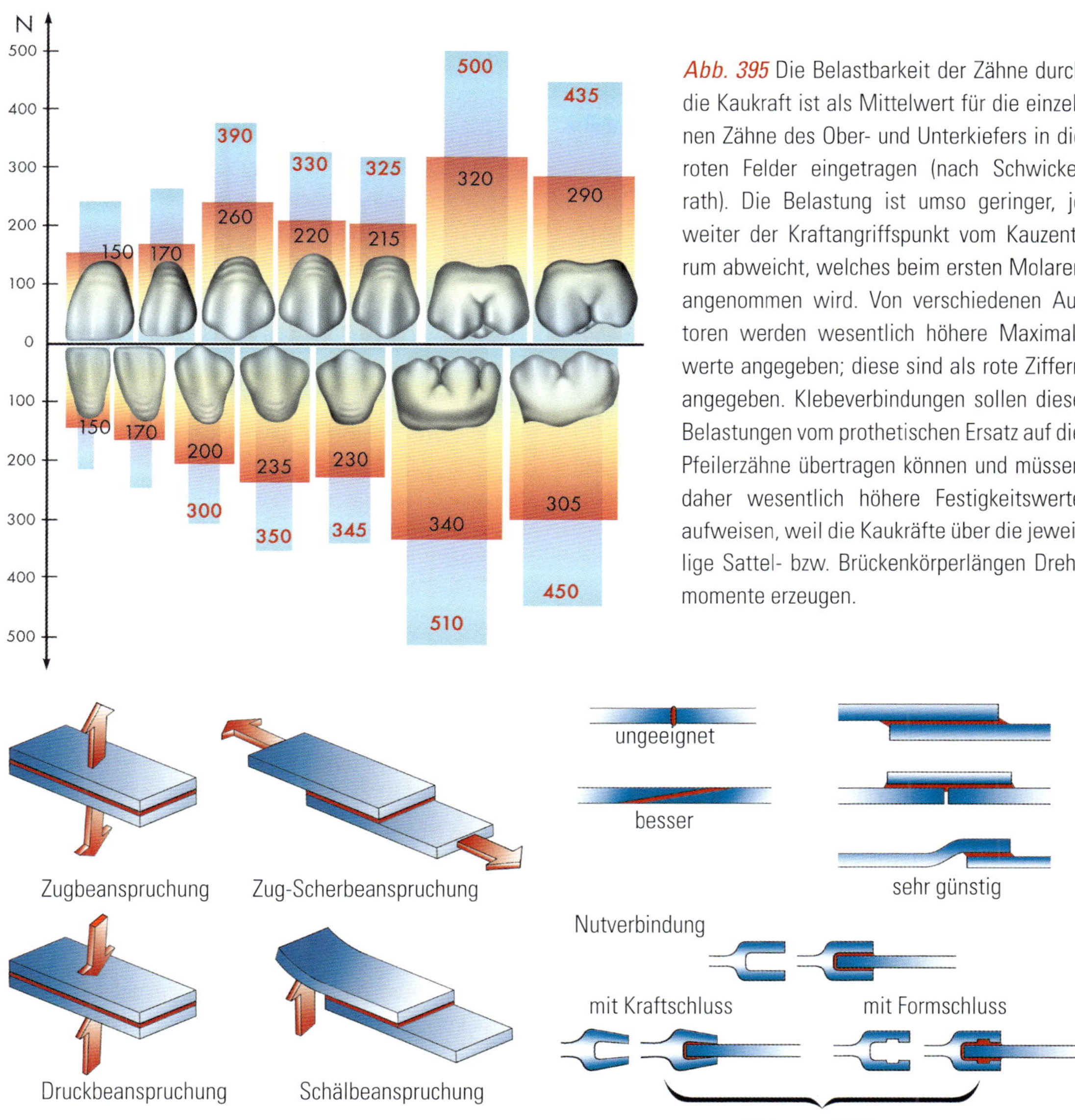

Abb. 395 Die Belastbarkeit der Zähne durch die Kaukraft ist als Mittelwert für die einzelnen Zähne des Ober- und Unterkiefers in die roten Felder eingetragen (nach Schwickerath). Die Belastung ist umso geringer, je weiter der Kraftangriffspunkt vom Kauzentrum abweicht, welches beim ersten Molaren angenommen wird. Von verschiedenen Autoren werden wesentlich höhere Maximalwerte angegeben; diese sind als rote Ziffern angegeben. Klebeverbindungen sollen diese Belastungen vom prothetischen Ersatz auf die Pfeilerzähne übertragen können und müssen daher wesentlich höhere Festigkeitswerte aufweisen, weil die Kaukräfte über die jeweilige Sattel- bzw. Brückenkörperlängen Drehmomente erzeugen.

Abb. 396 Auf eine Klebeverbindung wirken bei Kaubelastung unterschiedliche Kräfte, die von dem Kleber aufgenommen werden müssen. Bei Zugbeanspruchung werden die verklebten Teile auseinandergezogen; bei Zug-Scherbeanspruchung werden sie auf Zug und Abscherung belastet und bei Druckbeanspruchung zusammengepresst. Bei Schälbeanspruchung wirken Hebelkräfte auf die verklebten Teile und heben die Teile voneinander ab. Für die Haltbarkeit der Klebestelle ist die Geometrie der Verbindung ausschlaggebend.

Abb. 397 Durch die geometrische Gestaltung der Klebeflächen kann die Festigkeit und Haltbarkeit einer Klebung verbessert werden. Die Klebefläche muss zur Kraftübertragung ausreichend groß sein. Die Geometrie wird so gewählt, dass nur Druck- oder Zugscherspannungen im Klebstoff auftreten. Eine Kraft- oder Formschluss-Unterstützung ist bei hochbelasteten Klebungen zu empfehlen.

Stoffeigenschaftändern

Fertigungsverfahren zur Änderung der Stoffeigenschaften bezeichnet man nach DIN 8580 als Stoffeigenschaftändern. Zur Veränderung der Eigenschaften von metallischen Werkstoffen wird meist die Wärmebehandlung eingesetzt. *Änderungen der Stoffeigenschaften* werden nötig, wenn durch vorhergehende Verarbeitungsschritte die gewünschten Materialeigenschaften noch nicht erreicht oder die Stoffeigenschaften ungünstig verändert wurden und wieder hergestellt werden sollen. In der *Zahntechnik* werden zur Stoffeigenschaftsänderung von Metallen Wärmebehandlungen angewendet, um Gitterstrukturfehler zu beseitigen, welche durch Verfahrensfehler bei Kaltverformung, Aufschmelzen oder ungleichmäßiger Abkühlung entstanden sind, oder mit denen eine Steigerung der Stoffeigenschaften herbeigeführt werden soll. Im Gegensatz zum allgemeinen Maschinenbau werden in der Zahntechnik Wärmebehandlungen überflüssig, wenn die Metalle entsprechend den Gebrauchsvorschriften bearbeitet wurden. Bei *zahntechnischer Verarbeitung* von Metallen können im Gefüge Strukturfehler und Strukturveränderungen entstehen durch Gussfehler, Abkühlungsfehler oder Kaltverfestigung des Metalls. Allerdings erreichen bestimmte Legierungen ihre endgültigen Materialeigenschaften erst nach mehreren Glühbehandlungen, z. B. aushärtbare Aufbrennlegierungen. Man unterscheidet in der Zahntechnik fünf *Arten der Wärmebehandlung:*

- Diffusionsglühen (Homogenisieren),
- Aushärten (Vergüten),
- Spannungsfreiglühen,
- Rekristallisationsglühen,
- Oxidationsglühen.

Das *Diffusionsglühen* (Ausgleichsglühen, Homogenisieren) erfolgt bei hohen Temperaturen mit langzeitigem Halten der Temperatur und nachfolgendem gleichförmigen Abkühlen, um eine gleichmäßige Verteilung der Legierungsbestandteile zu erhalten. Das Diffusionsglühen wird bei verschiedenen Legierungen folgendermaßen durchgeführt: Gold-Kupfer-Legierungen werden bei 750 - 800 °C ca. 30 Minuten lang behandelt; Gold-Platin-Legierungen bei 800 - 850 °C 5 - 15 Minuten und Silber-Palladium-Legierungen bei 850 °C etwa eine Stunde lang. Anwendung finden die Verfahren bei Legierungen, die überhitzt oder zu schnell und ungleichmäßig abgekühlt wurden.

Strukturfehler und *Strukturveränderungen* lassen sich deshalb durch Wärmebehandlung beheben, weil die Legierungsmetalle das Bestreben haben, ihre Raumgitter gleichmäßig und vollständig aufzubauen, also Konzentrationsunterschiede, Inhomogenitäten und Gitterfehler zu beseitigen. Wenn die Bewegungsenergie der Atomrümpfe ausreicht, tauschen die Atome ihre Gitterplätze auch im festen Zustand.

Als *Diffusion* bezeichnet man die Fähigkeit der Atome, sich im festen Gitter zu bewegen. Die Diffusionsgeschwindigkeit ist temperaturabhängig und kann über Wärmezufuhr gesteuert werden. Anders gesagt, das Prinzip der Wärmebehandlung bei Metallen beruht darauf, dass durch dosierte Energiezufuhr die Atome im Gitter mehr oder weniger schnell bewegt werden, um andere Plätze einzunehmen.

Innerkristalline Seigerungen sollen mit dem Diffusionsglühen beseitigt werden. Es werden Konzentrationsunterschiede in einem Zonenmischkristall abgebaut, so dass jedes Korn entsprechend der Legierungszusammensetzung überall gleiche Mischungen aufweist. Das wird als homogener Zustand bezeichnet.

Homogenes Gefüge ist in seinem Materialverhalten besser; es ist korrosionsfester und mundbeständiger, aber auch härter und fester. Inhomogenes Gefüge ist dagegen wenig korrosionsfest und nicht mundbeständig. Inhomogenes Gefüge tritt in der Regel im Zusammenhang mit grobem Korn auf; ein Gefüge mit Kornzahlen über 500/mm^2 ist homogen.

Inhomogenes, grobkörniges Gefüge entsteht durch Grobkornbildung bei überhitzter Schmelze, Gussformüberhitzungen, durch Abschrecken aus der Rotglut oder Verunreinigungen beim Schmelzen. Verunreinigungen setzen sich an den Korngrenzen fest, so dass es bei grobem Korn zu Häufungen der Verunreinigungen an den wenigen Korngrenzen kommt, die wiederum eine wesentlich geringere Festigkeit als die Körner selbst bekommen. Grobkörniges Gefüge ist weniger fest und korrosionsfester als feinkörniges. Die *Verunreinigungen* auf den Korngrenzen stellen die Angriffspunkte der Korrosion dar. Bei feinkörnigem Gefüge sind die Verunreinigungen feiner verteilt, weswegen das Gefüge chemisch resistenter ist. In einem grobkörnigen Gefüge können Gleitungen in den Gitterebenen relativ ungestört ablaufen, da sie von wenigen Korngrenzen aufgehalten werden. Bei feinkörnigem Gefüge behindern die vielen Korngrenzen die Gleitungen viel stärker, denn die Wahrscheinlichkeit, die Gleitung an andere Kristalle weiterzugeben, ist wegen der unterschiedlichen Gitterordnungen äußerst gering.

Ein ***feinkörniges Gefüge*** entsteht, wenn die Schmelze nur gering oberhalb Liquidus in eine relativ kühle Gussform vergossen wird. Dem entgegen steht die Forderung nach hinreichender Formfüllung, die nur bei etwas überhitzter Schmelze und hoher Vorwärmtemperatur erreichbar ist; beides erzeugt aber grobes Korn.

Auch bei ***überhitzten Gussformen*** entstehen grobe Körner und Inhomogenitäten, weil durch den Wärmestau die Abkühlungsgeschwindigkeit der Schmelze zu gering ist. Ein ***Abkühlungsfehler*** tritt auf, wenn eine normal vergossene Gussform abgeschreckt wird, indem man sie während Rotglut in kaltes Wasser wirft. Hier können neben den massiven Gussspannungen und Warmrissen auch Gefügefehler entstehen. Das sind in der Hauptsache innerkristalline Seigerungen und übersättigte Mischkristalle, also massive Inhomogenitäten. Es ist, als würde ein unnormaler Legierungszustand eingefroren.

Bei der ***innerkristallinen Seigerung*** (Dendritenstruktur) liegt ein Mischkristall vor, bei dem sich Zonen mit unterschiedlicher Zusammensetzung als die Prozentuale der gesamten Legierung zeigen. Bei ***übersättigten Mischkristallen*** sind Legierungskomponenten ineinander gelöst, die im festen Zustand unlöslich sind; es liegt eine Zwangsmischung vor, die sich bei langsamer Abkühlung entmischt hätte.

Zur ***Metallidbildung*** kommt es durch extrem langsame Abkühlung. Die Legierungskomponenten finden sich in festen Verhältnissen zusammen, den sogenannten intermetallischen Verbindungen. Es bilden sich molekülartige Anordnungen, z. B. AuCu, $AuCu_3$, Ag_3Sn oder Ag_2Pd. Die intermetallischen Verbindungen zeigen im Kristallgitter Überstrukturen und massive Gitterverzerrungen, was die Legierung härter und spröder und in der Regel für technischen Einsatz unbrauchbar macht.

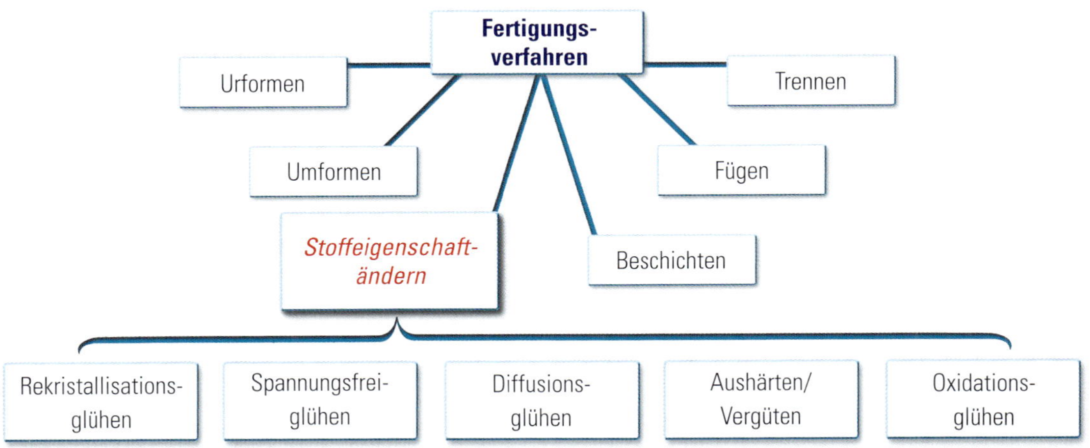

Abb. 398 Das Ändern von Stoffeigenschaften gehört zu den Fertigungsverfahren nach DIN 8580. Bei metallischen Werkstoffen lassen sich Strukturveränderungen im Gefüge durch das zeitlich begrenzte Erwärmen auf bestimmte Temperaturen beseitigen und dadurch die Werkstoffeigenschaften verbessern. Das Spannungsfreiglühen erzeugt eine Kristallerholung, das Rekristallisationsglühen führt zur vollständigen Neubildung des Gefüges, das Diffusionsglühen gleicht inhomogenes Gefüge aus, während das Aushärten übersättigte Mischkristalle entmischt. Durch das Oxidationsglühen werden Stoffeigenschaften auf der Metalloberfläche verändert, indem eine Oxidschicht für das Aufbrennen der Keramik gebildet wird.

Wärmebehandlungen

Weitere Formen der Stoffeigenschaftänderung durch Wärmebehandlung beziehen sich auf Strukturveränderungen des Gefüges oder des Kristallgitter, die durch Kaltverformung entstanden sind.

Als *Kaltverformung* bezeichnet man die plastische Verformung des Metalls im kalten Zustand. Durch äußere Krafteinwirkung wie Biegen, Stauchen, Walzen oder Tiefziehen verändert sich das Gefüge in auffallender Weise. Einzelne Kristalle werden gestreckt, nehmen faserige Formen an und das Gefüge verfestigt sich, was Kaltverfestigung genannt wird. Kaltverfestigungen stellen eher Strukturveränderungen als Strukturfehler dar.

Bei einer *weiteren Verformung* zerstört man das Gefüge, ohne dass äußere Brüche sichtbar sind. Die Atome stehen in amorpher Anordnung zueinander. Übersteigen äußere Kräfte danach eine bestimmte Grenze, werden die Bindekräfte der Atome überwunden und das Metall geht zu Bruch.

Kaltverfestigungen nach Kaltverformungen sind in der Regel sogar erwünscht, wenn z. B. weicher Klammerdraht nach sachgemäßem Biegen, angepasst an die Zahnkontur, die notwendige Festigkeitssteigerung erfährt, so dass er sofort im Kunststoff befestigt werden kann.

Nach *starker Kaltverformung* kommt es zur Zerstörung des Gefüges. Durch das Glühen im Rekristallisationsbereich wird das zerstörte Gefüge neu gebildet. Je größer die Kaltverformung, umso mehr besteht im Werkstoff die Neigung zur Neubildung von Körnern, umso niedriger kann die Rekristallisationstemperatur liegen. Liegt die Temperatur zu hoch und wird zu lange geglüht, entsteht ein grobes Korn.

Die *neuen Körner* wachsen durch Diffusionsvorgänge an Rekristallisationskeimen. Bei feinkörnigem Gefüge kommt es infolge der stärkeren Gleitbehinderungen an den Korngrenzen bei großer Kaltverformung zu sehr vielen Störstellen, die als Rekristallisationskeime dienen. Ein stark kaltverformtes ehemalig feinkörniges Gefüge bildet viele Rekristallisationskeime und wird auch wieder feinkörnig. Auch ein anderer Zusammenhang wird deutlich: Je stärker kaltverformt wurde, umso feinkörniger wird das Gefüge. Die Rekristallisationstemperatur für Goldlegierungen liegt bei 700 - 750 °C, für Silber-Palladium-Legierungen bei 855 - 900 °C und die der Aufbrennlegierungen bei 950 - 1000 °C. Geglüht wird 2 - 3 min lang bei schnellem Aufheizen.

Das *Abkühlen nach dem Rekristallisieren* richtet sich ebenfalls nach dem Material; man unterscheidet nicht aushärtbare Legierungen (Blech), die langsam an der Luft abkühlen und erst nach Verschwinden der Rotglut abgeschreckt werden, von aushärtbaren Legierungen (Drähte), die bei Dunkelrotglut abgeschreckt werden, um Verfestigungen zu vermeiden. Zahntechnische Verarbeitungsweisen, die nachträgliche Wärmebehandlung erzwängen, sind den Verfassern nicht bekannt; wenn von dem kurzen Spannungsfreiglühen abgesehen wird, das nach dem Falten von Platinhütchen oder Goldkappen in der Keramikverarbeitung angebracht werden kann.

Als *Spannungsfreiglühen* bezeichnet man das Glühen bei einer Temperatur unterhalb des sogenannten Umwandlungspunktes, bei dem ein Gefüge sich umwandeln würde. Das Glühen erfolgt kurzzeitig unterhalb von 650 °C mit anschließendem langsamen Abkühlen. Es dient der Beseitigung der inneren Spannung als Folge plastischer Verformung, nämlich der Kaltverformung, oder nach unsachgemäßer, zu schneller Abkühlung nach dem Löten oder Gießen. Es tritt eine *Kristallerholung* auf, ohne dass sich die Korngrenzen verschieben oder das Gefüge neu gebildet würde. Meistens werden durch Diffusion die Versetzungen der Atome beseitigt. Die vorliegenden Eigenschaften des Metalls erfahren keine wesentlichen Änderungen.

Bei der *veralteten Verfahrenstechnik* des Stanzens von Kronendeckeln oder dem Prägen von Stahlplatten war eine abschließende Wärmebehandlung nötig, beim Stanzen ergab sich diese durch das Verlöten mit dem Kronenring und beim Prägen wurde in der Tat ein Weichglühen zwischen den Prägeschritten angesetzt. Das Anlöten der Retentionen oder Verklammerungen brachte den letzten Wärmebehandlungsschritt. Bei beiden Techniken handelt es sich um antiquierte Verfahren, die die Wärmebehandlung nach Kaltverformung benötigten. Eine andere Form der Wärmebehandlung ist das sogenannte *Aushärten*, bei dem eine Änderung der Stoffeigenschaften auftritt.

Bei *rascher Abkühlung* nach dem Guss oder beim Abschrecken nach dem Löten zeigen bestimmte Legierungen Mischkristallgefüge in einem Zustand, wie er für höhere Temperaturen typisch ist; d. h., durch das schnelle Abkühlen ist die vollständige Löslichkeit der Legierungskomponente aus höheren Temperaturen eingefroren. Es liegen

sogenannte *übersättigte Mischkristalle* vor, die eine starke Verspannung im Gitter aufweisen.
Bei *langsamer Abkühlung* würden sich die übersättigten Mischkristallgefüge zu Kristallgemischen oder anderen Mischkristallen entmischen, bei denen die zwangsgelösten Atome ausgeschieden würden. Wird ein übersättigtes Mischkristall nachträglich auf mittlere Temperaturen (300 - 350 °C, 15 min) gebracht, diffundieren die zwangsgelösten Atome in sogenannte Entmischungszonen und es kommt zu einer Überhärtung der Legierung. Erst nach längeren Glühzeiten (20 - 60 min) treten die Ausscheidungen auf, es bilden sich durch Gefügeumwandlung neue Kristallgitter, und ein *Ausscheidungsmischkristall* entsteht.
Die Härte und Festigkeit der Legierung wird also bei relativ kurzen Glühzeiten beträchtlich erhöht, weil die Sammlung der Atome in Entmischungszonen zu starken Verspannungen im Gitter führt; hier liegt eine sogenannte *Ausscheidungshärtung* vor. Diese Anomalie bei der Wärmebehandlung wird technisch genutzt. Nach längeren Glühzeiten vollzieht sich die Ausscheidung zu völlig neuen Mischkristallen und die Gitterverspannungen gleichen sich aus. Die anfängliche Härtesteigerung geht wieder zurück.
Damit wird deutlich, dass normal abgekühlte Gusslegierungen nicht mehr wärmebehandelt werden dürfen, weil hier schon der maximale Sättigungsgrad erreicht ist und eine Härtesteigerung durch Glühen gar nicht mehr möglich wird, sondern eher das Gegenteil eintritt.
Aushärtbare Legierungen aus der Keramik werden durch die Glühbehandlung beim Aufbrennen ihre Aushärtung erfahren. Oder sie werden 15 min lang bei ca. 600 °C nach dem Aufbrennen und Löten ausgehärtet und bei ruhender Luft abgekühlt. Oder es gibt besondere Klammerdrähte, die durch die Wärmebehandlung beim Löten an das Prothesengerüst die gewünschte Aushärtung erhalten.
Dieses Verfahren wird in der Zahntechnik auch als Vergüten bezeichnet. Nach den DIN-Erläuterung definiert man unter *Vergüten* das Härten und Anlassen von Stählen in einem Temperaturbereich von 450 - 600 °C.

Abb. 399 Das Rekristallisationsglühen ist eine Wärmebehandlung nach starker Kaltverformung, wenn das Gefüge zerstört wurde. Durch das Glühen im Rekristallisationsbereich wird das zerstörte Gefüge neu gebildet. Die neuen Körner wachsen durch Diffusionsvorgänge an Rekristallisationskeimen. Je größer die Kaltverformung, umso niedriger kann die Rekristallisationstemperatur sein. Die Rekristallisationstemperatur liegt über 700 °C; geglüht wird 2 bis 3 min.

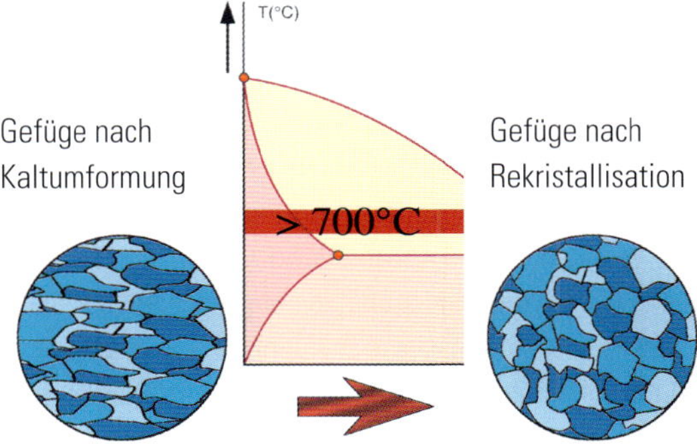

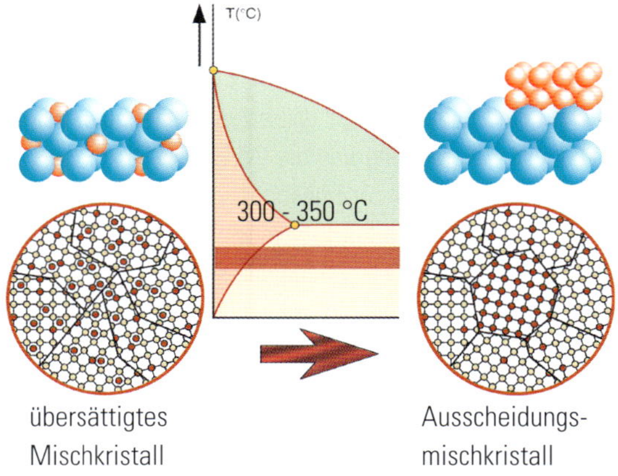

T(°C)
300 - 350 °C
übersättigtes Mischkristall
Ausscheidungs-mischkristall

Abb. 400 Die Ausscheidungshärtung wird bei übersättigten Mischkristallen nötig, um zwangsgelöste Atome aus dem normalen Legierungsgitter auszuscheiden. Bei rascher Abkühlung nach dem Guss liegen bei bestimmten Legierungen übersättigte Mischkristalle vor, die eine starke Verspannung im Gitter aufweisen. Es soll bei Temperaturen von 300 - 350 °C ca.15 min lang geglüht werden, um ein Ausscheidungsmischkristall mit größer Festigkeit zu erzeugen.

Kunststoffe

Kunststoffe sind makromolekulare Werkstoffe, die durch chemische Umwandlung aus Naturprodukten oder vollsynthetisch hergestellt und als Polymere bezeichnet werden. Ihre Eigenschaften entstehen durch den strukturellen Aufbau, den Grad der Vernetzung ihrer Moleküle und durch die chemische Zusammensetzung. Kunststoffe setzen sich hauptsächlich aus einem Kohlenstoffgerüst mit den Elementen Wasserstoff und Sauerstoff zusammen, die durch Atombindungen mit organischem Charakter untereinander verbunden sind. Kunststoffe mit einem Grundgerüst auf Siliziumbasis bzw. Siliziumoxidbasis, wie z. B. Polykieselsäuren oder Polysiloxane (Silikone), haben eher anorganischen Charakter. Die niedermolekularen Rohprodukte und Vorprodukte der Kunststoffe sind die Monomere, die als kleinste Baueinheiten in einer Polyreaktion zu den Makromolekülen zusammengesetzt werden. Man unterscheidet aus Naturstoffen hergestellte (z.B. Kautschuk, Celluloid, Cellophan) und rein synthetische Kunststoffe. Vollsynthetische Kunststoffe sind Polykondensate wie die Phenoplaste und Aminoplaste, Polymerisate wie Polyäthylen und Polystyrol und Polyaddukte wie die Polyurethane.

Kunststoffe sind schlechte Wärmeleiter und elektrische Isolatoren. Die Eigenschaften der Kunststoffe werden bestimmt von der dreidimensionalen Ordnung und Beweglichkeit der Molekülketten, vom Polymerisa-tionsgrad, dem Vernetzungsgrad sowie der Packungsdichte der einzelnen Ketten zueinander und den organischen oder anorganischen Füllstoffen. Diese Füllstoffe in Form von Fasern, Splittern, Plättchen oder Kugeln sind in dem Grundgerüst der Makromolekülketten eingebunden, weswegen man von Verbundkunststoffen oder Kompositen spricht.

Verbundkunststoffe sind aus vielen unterschiedlichen Materialien zusammengesetzt, die in Wechselwirkung stehen. Zu diesen Materialien, die in einer Polyreaktion zum Verbundkunststoff vereinigt werden, gehören zunächst die Monomere mit den Wirkstoffen (Initiatoren und Katalysatoren), dann die Füllstoffe und Pigmente sowie die Additive, das sind Stabilisatoren und Weichmacher. Mit den Initiatoren oder Katalysatoren werden die Polyreaktionen des Monomers geregelt, die Füllstoffe, Pigmente und Additive bestimmen die charakteristischen Eigenschaften des Kunststoffes, wie Bruch- und Abriebfestigkeit, Elastizität und Alterungsbeständigkeit.

Polyreaktionen bezeichnen die chemischen Reaktionen, in denen sich die Monomere zu Polymeren zusammenfügen. Bei den dentalen Kunststoffen lassen sich die Polymerisation, Polykondensation und Polyaddition unterscheiden.

Dentale Kunststoffe sind für die speziellen Anforderungen der zahnärztlichen Therapie entwickelt und erprobt worden. Die Qualitätsanforderungen beziehen sich auf den funktionellen Gebrauchswert und die technische Verarbeitbarkeit und betreffen die chemische, thermische und mechanische Widerstandsfähigkeit über die gesamte Lebensdauer. Die mechanischen Eigenschaften betreffen die hinreichende Festigkeit bei normalen Kaubeanspruchungen, den Abrasionswiderstand und die Bindungsqualität zu anderen Werkstoffen, z. B. auf den Verbund von Metall und Kunststoff. Die thermische Widerstandsfähigkeit ist bei heißen Speisen oder beim Reinigen mit heißen Reinigungsmitteln gefordert; die chemische Resistenz des Kunststoffs gegenüber Speichel, Speisen, Reinigungsmitteln und Mikroorganismen. Es ist also zu fordern, dass der Kunststoff leicht zu reinigen, besser sogar zu sterilisieren, ist.

Während der Funktion oder beim Reinigen darf Kunststoff nur in sehr geringem Maße Wasser aufnehmen, weil er sonst aufquellen würde und dabei einen Nährboden für Bakterien und Pilze abgäbe, wodurch die Farbstabilität, Farbechtheit und Alterungsbeständigkeit stark beeinträchtigt würden.

Der Prothesenkunststoff darf keine Schleimhautreizungen, Allergien oder gar Geschwülste erzeugen. Er muss völlig geruchlos und geschmacksneutral sein. Ein geringes Gewicht, gute Pass- und Formbeständigkeit sind für die Trageigenschaften ebenso wichtig wie die Benetzbarkeit der Kunststoffoberfläche, damit zwischen Schleimhaut und Basis ein Speichelfluss möglich wird. Nicht benetzbare Oberflächen sind immer stumpf und erzeugen Scheuerstellen. Rationelle Verarbeitung und die Wirtschaftlichkeit zeigen sich darin, dass sich der Kunststoff energie- und materialsparend verarbeiten lässt, er muss sich leicht schleifen und polieren, aber auch einfach und sicher reparieren lassen. Dabei dürfen keine gesundheitlichen Belastungen für den Techniker durch feinen Staub oder giftige Dämpfe auftreten. Das Material muss sich gut lagern lassen, über längere Zeit verarbeitbar bleiben und in den Herstellungs- und Anschaffungskosten niedrig sein.

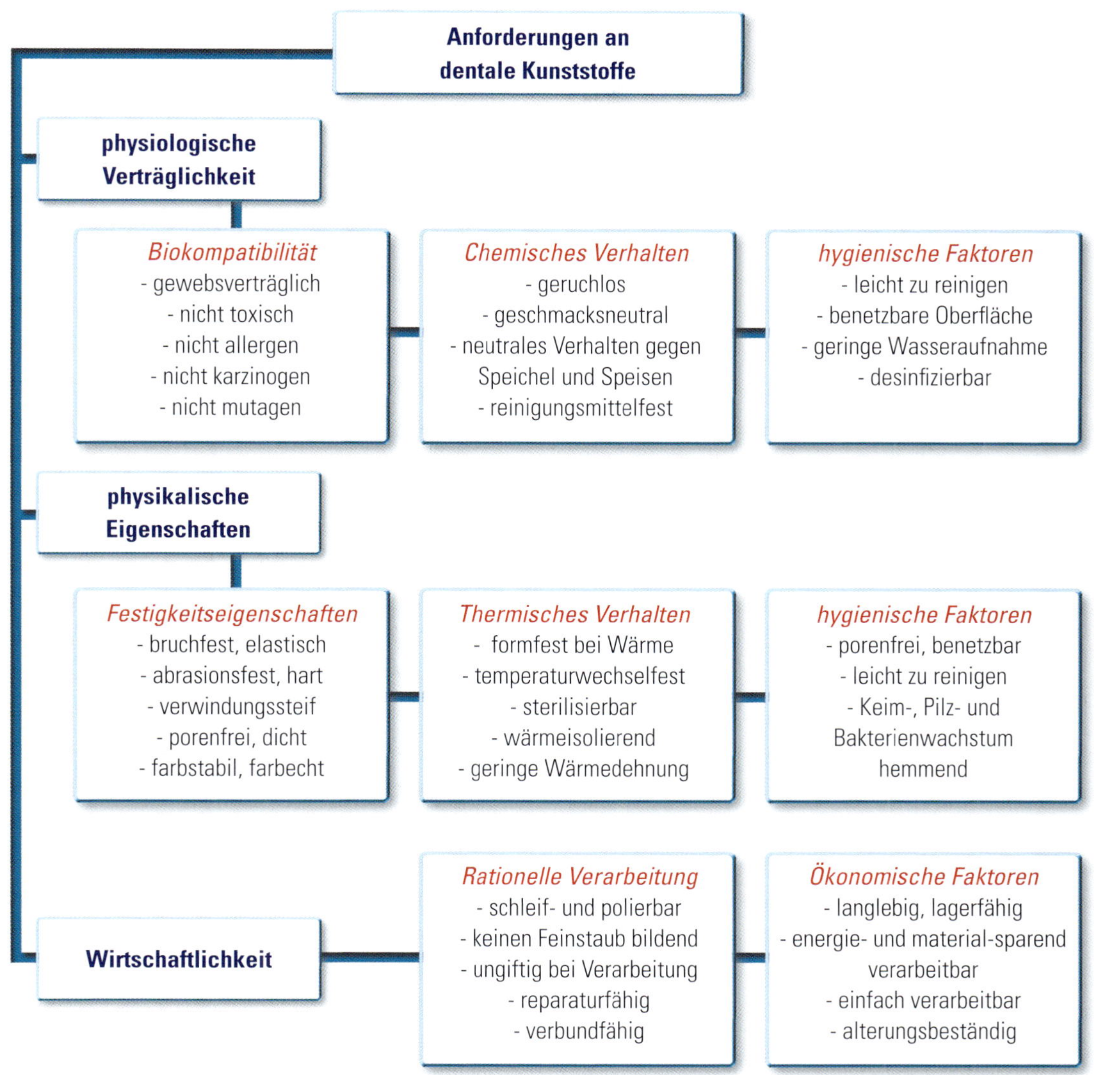

Abb. 401 Zahnarzt, Patienten und Zahntechniker stellen ganz unterschiedliche Forderungen an dentale Kunststoffe. Die Hersteller dentaler Kunststoffe reagieren auf diese Forderungen und statten ihre Produkte mit den gewünschten Eigenschaften aus. Außerdem bestehen normierte Anforderungen, die die mechanischen Eigenschaften der Werkstoffe betreffen. In mehreren DIN-Normen sind u. a. die Rohdichte (DIN 53 479), die Zugfestigkeit (DIN 53 455), die Reißdehnung (DIN 53 455), der Elastizitäts-Modul (DIN 53 457), die Kugeldruckhärte (DIN 53 456) und die Kerbschlagzähigkeit (DIN 53 453) festgelegt.

Atombindung

Die ***Polyreaktionen*** zur Herstellung von makromolekularen Kunststoffen sind chemische Reaktionen, bei denen sich reaktive Monomere (Radikale) mit freien (unpaaren) Elektronen unter Energieeinfluss in Atombindungen zusammenketten. Die Atombindung ist also der Bindungsmechanismus der Polymere. Diese Bindungsart soll daher im Folgenden genauer untersucht werden.

Die ***Atombindung*** wird als Elektronenpaarbindung bezeichnet, womit eine Bindung gemeint ist, bei der ein oder mehrere Elektronenpaare den beteiligten Atomen gemeinsam gehören. Diese unpolare Bindungsart, bei der die Atome ihre Ladung nicht verändern, tritt nur zwischen Atomen mit mehr oder weniger elektronegativem Charakter auf, also zwischen Nichtmetallatomen. Die Atombindungen sind räumlich gerichtet, wodurch Moleküle entstehen, die in einem Atomgitter angeordnet sind.

Atomgitter werden nur von wenigen Stoffen gebildet. In dem räumlichen Gitter sind die Gitterpunkte von elektrisch neutralen Atomen besetzt, die eben durch die Atombindung gehalten werden, im Gegensatz zu den Metallgittern oder Molekülgittern. Als Beispiel für das Atomgitter gilt der elementare Kohlenstoff in Form der Diamanten (Kohlenstoff = Carboneum, chemisches Symbol = C).

Beim ***Diamanten*** ist jedes Kohlenstoffatom durch vier Atombindungen, d. h. durch vier gemeinsame Elektronenpaare, mit vier benachbarten Kohlenstoffatomen verbunden. Dadurch ergibt sich ein außerordentlich fester Zusammenhalt. Das gilt für alle Stoffe mit einem Atomgitter; ihnen gemeinsam sind neben der Härte der hohe Schmelzpunkt und hohe Siedepunkt. Man nennt diese Stoffe auch diamantartige Stoffe. Das Atomgitter tritt bei zahlreichen Oxiden auf, wie z. B. Siliziumoxid (SiO_2), bei Sulfiden (Zinksulfid, ZnS) oder bei Edelgasen im festen Aggregatzustand. Moleküle mit Atomgitter werden auch von den elementaren Gasen (z. B. H_2, Cl_2) und von einer Reihe nicht salzartiger anorganischer Verbindungen (z. B. HCl, H_2O, NH_3, CO_2), vor allem aber von organischen Verbindungen des Kohlenstoffes gebildet. Als wichtigstes Beispiel dafür gilt Siliziumkarbid (SiC), auch Karborundum genannt, das wegen seiner großen Härte (Härteskala nach Mobs: 9,75, Diamant HM 10) als Schleifmittel benutzt wird.

Die ***Moleküle*** der unpolaren Elektronenpaarbindung tragen keine elektrische Ladung und leiten keinen elektrischen Strom. Die elektrostatische Wechselwirkung zwischen den positiv geladenen Atomkernen und den negativen Ladungen der bindenden Elektronen erzeugt hier den sehr festen innermolekularen Zusammenhalt, was zu der enormen mechanischen Festigkeit führen kann.

Bei ***chemischen Reaktionen*** zeigt sich eine bemerkenswerte Trägheit dieser Moleküle. Bevor ein Molekül dieser Art mit einem anderen Molekül reagieren kann, muss eine im Molekül bestehende Atombindung aufgespalten werden. Daher verlaufen die Reaktionen zwischen Molekülen mit Atombindungen, wie sie für die organische Chemie charakteristisch sind, in der Regel weitaus langsamer ab als jene Prozesse, wie die für die anorganische Chemie typischen Ionenreaktionen.

Entgegen der ***innermolekularen Festigkeit*** ist der Zusammenhalt zwischen den Molekülen eines Stoffes sehr gering, selbst wenn er wie bei manchen Stoffen schon bei Raumtemperatur zum Aufbau eines Molekülgitters ausreicht. Die Molekülgitter des Jod (J_2), Phenols (C_6H_5OH) oder des Naphtalins ($C_{10}H_8$) sind bei normaler Temperatur fest, gehen jedoch viel leichter in den gasförmigen Zustand über als die meisten – auf Ionenbindung beruhenden – Salze. Andere, aus ***Molekülen mit Atombindung*** aufgebaute, Stoffe sind bei Raumtemperatur flüssig, z.B. Brom (Br_2), Wasser (H_2O), Ethanol (C_2H_5OH), oder gasförmig, z. B. Chlor (Cl_2), Ammoniak (NH_3) oder Methan (CH_4). Die aus diesen Molekülen bestehenden Stoffe haben allgemein niedrige Schmelz- und Siedepunkte, weshalb sie unter der Bezeichnung flüchtige Stoffe zusammengefasst werden.

Mit zunehmender ***Molekülgröße*** nimmt die Flüchtigkeit ab. So sind Stoffe mit sehr großen Molekülen, den sogenannten Makromolekülen, nicht mehr flüchtig (z. B. Stärke, Zellulose, Kunststoffe). Allerdings beginnen sich diese Stoffe beim Erhitzen zu zersetzen, oft bevor sie sieden, viele von ihnen sogar schon bevor sie schmelzen. Als Oligomere werden Moleküle bezeichnet, die aus einer größeren Anzahl von Monomerbausteinen zusammengesetzt sind, aber noch nicht die Größe und die spezifischen Eigenschaften von Makromolekülen besitzen.

Die ***makromolekularen Stoffe*** nehmen eine Sonderstellung unter den Stoffen ein, die aus Molekülen mit Atombindung aufgebaut sind. Dentalkunststoffe bestehen aus Makromolekülen.

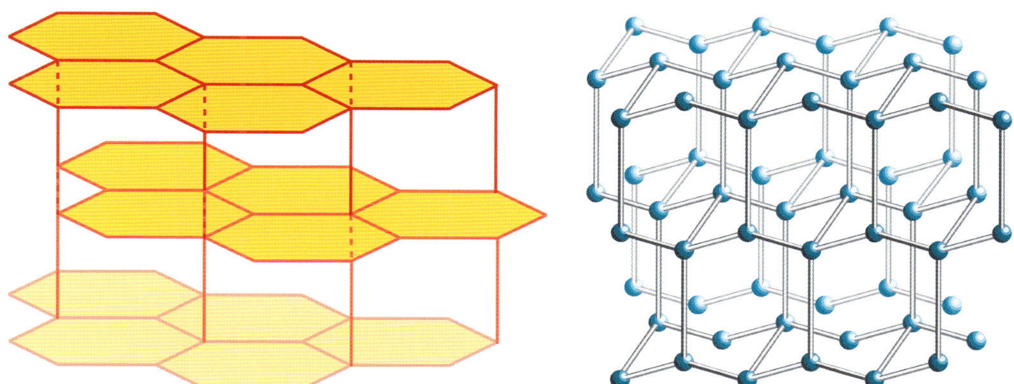

Abb. 402 Kohlenstoff kommt in elementarer Form in zwei Modifikationen vor. In beiden Arten geht der Kohlenstoff mit sich selbst eine Atombindung ein. Während Graphit einen Schichtgitteraufbau zeigt, ist die Gitterstruktur des Diamanten komplexer, weil jedes C-Atom mit seinen Nachbarn so verbunden ist, dass vier Atome einen Tetraeder bilden, in dessen Mitte ein fünftes C-Atom sitzt.

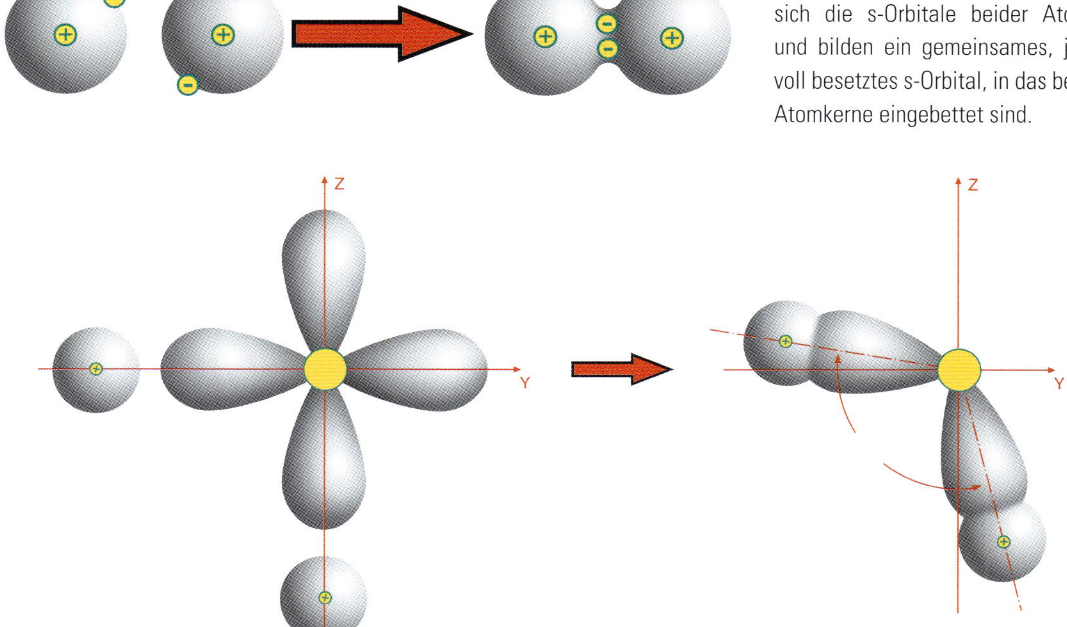

Abb. 403 Gehen zwei H-Atome eine Atombindung ein, so überlappen sich die s-Orbitale beider Atome und bilden ein gemeinsames, jetzt voll besetztes s-Orbital, in das beide Atomkerne eingebettet sind.

Abb. 404 Die Entstehung einer Atombindung eines Wassermoleküls erfolgt so, dass sich die bindungsfähigen p-Orbitale des Sauerstoffs mit je einem s-Orbital der H-Atome überlappen. Dabei kommt es zu einer Ladungsverschiebung in den p-Orbitalen, die sich zu Molekülorbitalen deformieren und einen Bindungswinkel von 105° bilden. Für Molekülorbitale gelten also andere Formen und andere räumliche Anordnungen als für Atomorbitale, was bei den Molekülorbitalen des Kohlenstoffs noch deutlicher wird.

Quantenmechanische Struktur der Atombindung

Die ***Atombindung*** erfolgt über die Bildung von gemeinsamen Elektronenpaaren auf dem äußeren Hauptenergieniveau mit seinen s- und p-Orbitalen. Eine Atombindung entsteht, wenn zwei Nichtmetallatome aneinander geraten, von denen jedes mindestens ein nur einfach besetztes Orbital aufweist. Dann kann sich ein Elektronenpaar in einem Orbital bilden, wobei nur die Elektronen mit entgegengesetztem Spin (Drehimpulsrichtung) Paare bilden können.

Die ***Bildung von Elektronenpaaren*** bedarf der Erklärung. Die Valenzorbitale der bindenden Elektronen tauchen ineinander, es kommt zu einer Art Überlappung der Orbitale zweier Atome, wobei durch die Vereinigung von Atomen zu Molekülen der energieärmste Zustand angestrebt wird. Das bedeutet, dass bei der Bildung von Molekülen Energie freigesetzt werden kann.

Weil auf dem ***äußeren Energieniveau*** ganz verschiedene s- oder p-Orbitale nur einfach besetzt sein können, entstehen bei der Atombindung ganz unterschiedliche Molekülformen. Die Varianz der räumlichen Molekülformen wird noch erweitert, wenn die Valenzelektronen außerdem die Möglichkeit haben, ihre vollbesetzten Orbitale zu verlassen, um einfach besetzte und damit bindungsfähige Orbitale zu bilden. Was das bedeutet, wird am Beispiel der Hybridisation des Kohlenstoffatoms deutlich gemacht.

Das ***Kohlenstoffatom*** besitzt vier Valenzelektronen auf höchstem Energieniveau, die im normalen Grundzustand folgendermaßen verteilt sind: Das s-Orbital ist doppelt und zwei p-Orbitale sind einfach besetzt. In diesem Grundzustand könnte das Kohlenstoffatom nur mit den zwei einfach besetzten p-Orbitalen aktiv zwei Wasserstoffatome binden, denn das s-Orbital ist abgesättigt mit einem Elektronenpaar. Dieses ***Molekül CH_2*** kommt denn auch vor, aber wesentlich häufiger ist die Kohlenwasserstoffverbindung CH_4, das Methan. Dieses Molekül wird aber nur möglich, wenn das Elektronenpaar des s-Orbitals im Kohlenstoffatom so getrennt wird, dass ein Elektron in dem Orbital verbleibt und das andere in ein unbesetztes p-Orbital springt; wir wissen, wie das möglich ist: durch Energiezufuhr.

Durch ***Energieaufnahme*** könnte das C-Atom angeregt werden, ein Elektron aus dem s-Orbital in das unbesetzte p-Orbital zu heben, damit dann auf dem äußeren Hauptenergieniveau ein einfach besetztes s-Orbital und drei einfach besetzte p-Orbitale in den Raumrichtungen x-y-z entstünden. Und in der Tat lässt sich das C-Atom in der Weise anregen, damit die vier einfach besetzten s- und p-Orbitaie zu vier gleichwertigen Hybridorbitalen entarten. Dazu müssen sich die s- und p-Orbitale umformen und überlagern, damit daraus gleichartige Orbitale ganz neuer Art entstehen. Dieser Vorgang wird als Hybridisation bezeichnet und die entstehenden Orbitale werden ***Hybridorbitale*** genannt. Je nach Anzahl der hybridisierten p-Orbitale entstehen: sp, sp^2 oder sp^3 Hybridorbitale. Das angeregte C-Atom hybridisiert zu vier gleichwertigen sp^3-Hybridorbitalen, deren Energieniveau höher ist als der Grundzustand. Die für die Anregung aufgewendete Energie wird Anregungsenergie genannt. Die Energie für die anschließende Hybridisation heißt Hybridisationsenergie. Damit können die C-Atome in unterschiedliche Bindungszustände mit ihresgleichen geraten und drei Hybridisationsformen einnehmen:

- sp^3-Hybridisation für die Einfachbindung,
- sp^2-Hybridisation für die Doppelbindung und die
- sp-Hybridisation für die Dreifachbindung.

Die ***Anregungs-*** und ***Hybridisationsenergie*** kann aus der Bindungsenergie bezogen werden, die freigesetzt wird, wenn sich Atomorbitale überlappen und dabei die Valenzelektronen ein bindendes Molekülorbital mit niedrigerem Energieniveau besetzen. Zur Hybridisation kommt es also erst im Zusammenhang mit einer chemischen Bindung. Ab der vierten Hauptgruppe lassen sich aufgrund der Hybridisation vier Ladungsschwerpunkte am Atom feststellen, die sich an den Ecken eines Tetraeders befinden; in der Mitte des Tetraeders befindet sich der Atomkern.

Die ***Kohlenstoffatome*** kommen normalerweise nicht in ihrem Grundzustand vor, sondern befinden sich in einem angeregten Zustand der Hybridisation, da sie außer in den Kohlenstoffverbindungen auch im elementaren Zustand (Diamant, Graphit) immer an Atombindungen beteiligt sind. Zwei Eigenschaften des Kohlenstoffes bestimmen dabei den Charakter und die große Anzahl der organischen Verbindungen:

- Durch die Hybridisation vermag jedes Kohlenstoffatom vier Atombindungen einzugehen, d. h. an der Bildung von vier Elektronenpaaren teilzunehmen.
- Kohlenstoffatome haben die Neigung, sich untereinander zu verbinden, wodurch sich sehr lange Kohlenstoffatomketten ergeben können.

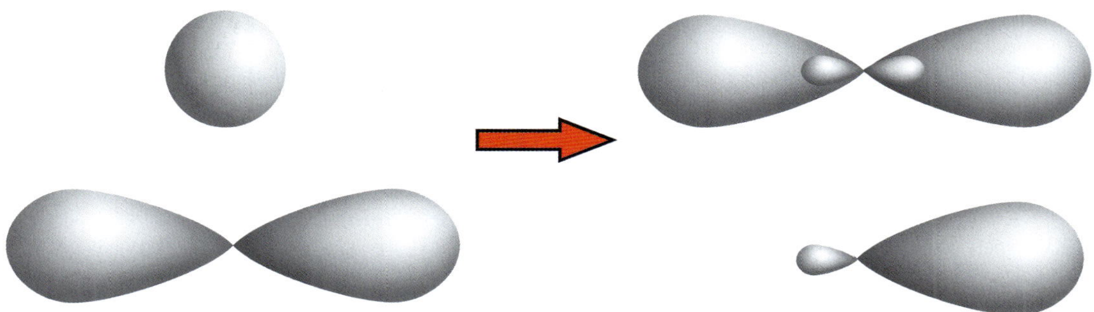

Abb. 405 Das Kohlenstoffatom hat auf dem äußeren Energieniveau vier Elektronen, die das s-Orbital doppelt und zwei p-Orbitale einfach besetzen. Um Bindungen einzugehen, muss das C-Atom angeregt werden, damit ein Elektron des s-Orbitals in ein unbesetztes p-Orbital springt. Es entstehen dabei sogenannte Hybridorbitale. Die sp-Hybridisation des C-Atoms führt zu den sp-Hybridorbitalen.

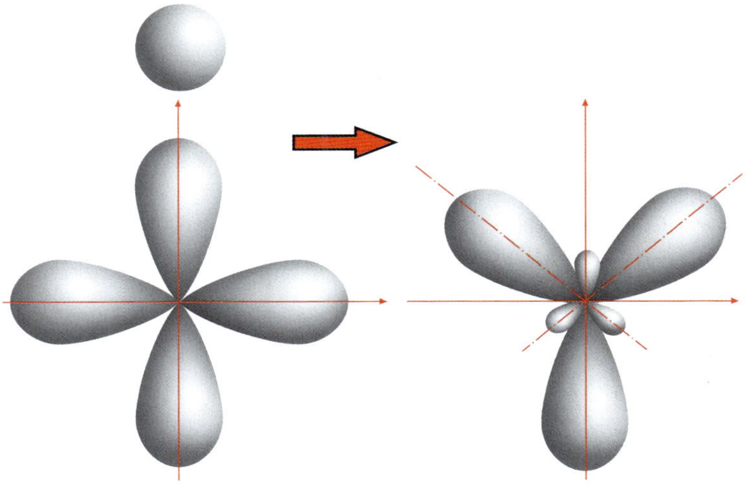

Abb. 406 Nach der Anzahl der an der Hybridisation beteiligten p-Orbitale entstehen die unterschiedlichen Hybridorbitale. Hier sind die p-Orbitale der z- und y-Achsen beteiligt an den sp^2-Orbitalen.

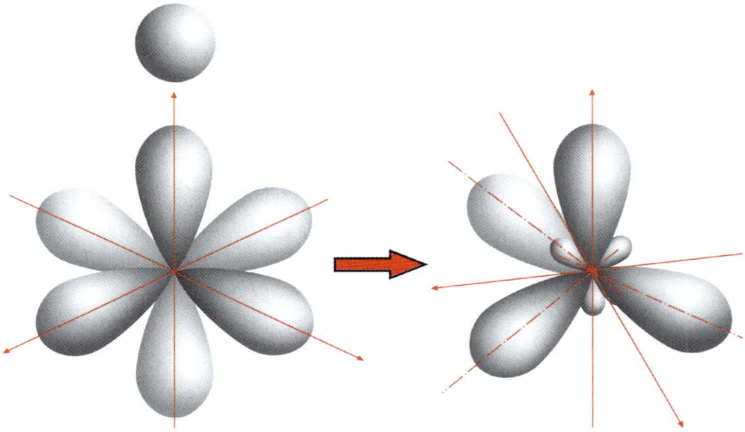

Abb. 407 Die vier gleichwertigen sp^3-Hybridorbitale entstehen, wenn alle Orbitale hybridisiert sind. Jetzt stehen die Hybridorbitale für Einfachbindungen mit anderen Atomen bereit.

Molekülbildung des Kohlenstoffes

Die ***Kohlenstoffatome*** haben die Möglichkeit, sich untereinander auf verschiedene Arten zu verbinden. Diese drei verschiedenen Bindungszustände lassen sich anhand von Beispielen aus der homologen Kohlenwasserstoffreihe erläutern.

Als ***homologe Kohlenwasserstoffreihe*** bezeichnet man eine Verbindungsreihe, bei der sich die einzelnen Glieder der Molekülverbindungen aus Kohlenstoff und Wasserstoff um einen bestimmten Molekülanteil unterscheiden. In der organischen Chemie ist es speziell eine Gruppe von Verbindungen, bei denen sich jedes Verbindungsglied vom vorhergehenden um eine CH_2-Gruppe unterscheidet.

Der ***einfachste Bindungszustand*** eines Kohlenstoffatoms zeigt sich beim Methan, wo sich an jedem der vier sp^3-Hybridorbitalen ein Überlappungsbereich mit je einem Wasserstoffatom bildet. Im Methan (CH_4) liegt der Kohlenstoff in tetraedrischer Bindung vor.

Die ***Einfachbindung*** der C-Atome untereinander zeigt beim Ethan (Äthan, C_2H_6) ebenfalls den tetraedrischen Bindungszustand. Bei der Einfachbindung haben sich ein sp^3-Hybridorbital zweier Kohlenstoffatome überlappt, während die drei verbliebenen sp^3-Hybridorbitale mit den s-Orbitalen von Wasserstoffatomen zur Überlappung kommen.

Eine ***Doppelbindung*** gehen die Kohlenstoffatome beim Ethen (Äthen, Ethylen, C_2H_4) in der Gruppe der Alkene ein. Hier verlieren die C-Atome ihre Tetraederform durch die sp^2-Hybridisation. Der Bindungswinkel des C-Atoms zu den H-Atomen verschiebt sich von 109°28' beim Tetraeder auf 120°. Mit der unterschiedlichen Bindungskonstruktion verändert sich auch die Bindungsenergie zwischen den C-Atomen: Bei der Einfachbindung beträgt sie 348 KJ/mol, bei der Doppelbindung fast doppelt soviel, nämlich 615KJ/mol. Die Doppelbindung wird durch die höhere Energielage reaktionsfreundlicher als die einfache Bindung mit der Neigung, von der Doppelbindung in eine Einfachbindung überzugehen.

Aus der ***räumlichen Anordnung*** der Orbitale kann die Neigung, von der Doppelbindung in eine Einfachbindung übergehen, ebenfalls abgeleitet werden. Die drei sp^3-Hybridorbitale liegen in einer Ebene und bilden untereinander Winkel von 120°; das verbliebene p-Orbital steht senkrecht zur Hybridorbitalebene. Beim Ethenmolekül überlappen sich je zwei sp^2-Hybridorbitale mit den s-Orbitalen von zwei Wasserstoffatomen, während das jeweils dritte sp^2-Hybridorbital der C-Atome sich miteinander überlappen. Jetzt liegen die zwei C-H-Bindungen und eine C-C-Bindung im Winkel von 120° in einer Ebene. Bei den C-Atomen sind dabei jeweils die nicht hybridisierten p-Orbitale übrig, die sich ober- und unterhalb der Molekülebene befinden.

Auch diese p-Orbitale bilden eine Atombindung durch Überlappung, die jedoch nicht so stark ist wie bei den hybridisierten Orbitalen. Denn ober- und unterhalb der Molekülebene befinden sich die p-Orbital-Überlappungen in einem gespannten Zustand, die leicht aufspringen, um in eine Einfachbindung zurückzukehren.

Die ***Dreifachbindung*** der C-Atome untereinander findet man in der Gruppe der Alkine beim Ethin (Azetylen, C_2H_2). Die beteiligten C-Atome haben je zwei sp-Hybridorbitale ausgebildet, die auf einer Achse liegen. In der Ebene senkrecht dazu befinden sich je zwei nicht hybridisierte p-Orbitale. Bei der Molekülbildung zum Ethin überlappen sich je ein sp-Orbital der C-Atome untereinander. Das jeweils verbliebene sp-Orbital bindet durch Überlappung ein H-Atom. Die H- und C-Atome liegen jetzt auf einer Achse. Die zu dieser Achse senkrecht stehenden p-Orbitale der C-Atome überlappen sich ebenfalls und bilden zwei Elektronenpaare zur Dreifachbindung. Die Überlappung der p-Orbitale geschieht jeweils in rechtwinklig zueinanderstehenden Ebenen.

Die ***Bindungsenergie*** der Dreifachbindung ist mit 812KJ/mol zwar geringer als das Dreifache der molaren Bindungsenergie einer Einfachbindung, dennoch besteht die Neigung, zur Einfachbindung zurückzuspringen.

Die ***Bindungszustände*** des Kohlenstoffes wurden bis zu diesem Punkt am Beispiel der homologen Kohlenwasserstoffreihe dargestellt und darum ist es nötig, diese Beschreibungssystematik der organischen Chemie kurz zu erläutern. Die Molekülverbindung zwischen Kohlenstoff und Wasserstoff wird als Kohlenwasserstoff bezeichnet. Kohlenwasserstoffe, die im Molekül neben der C-H-Bindung die stabile Einfachbindung der C-Atome enthalten, lassen sich theoretisch vom Methan ableiten. Wenn man nämlich dem CH_4-Molekül jeweils eine CH_2-Gruppe, die sogenannte Methylengruppe mit zwei Radikalen (freie Bindungsmöglichkeiten) zufügt, dann entsteht das jeweils nächste Glied in der homologen Reihe der Kohlenwasserstoffe.

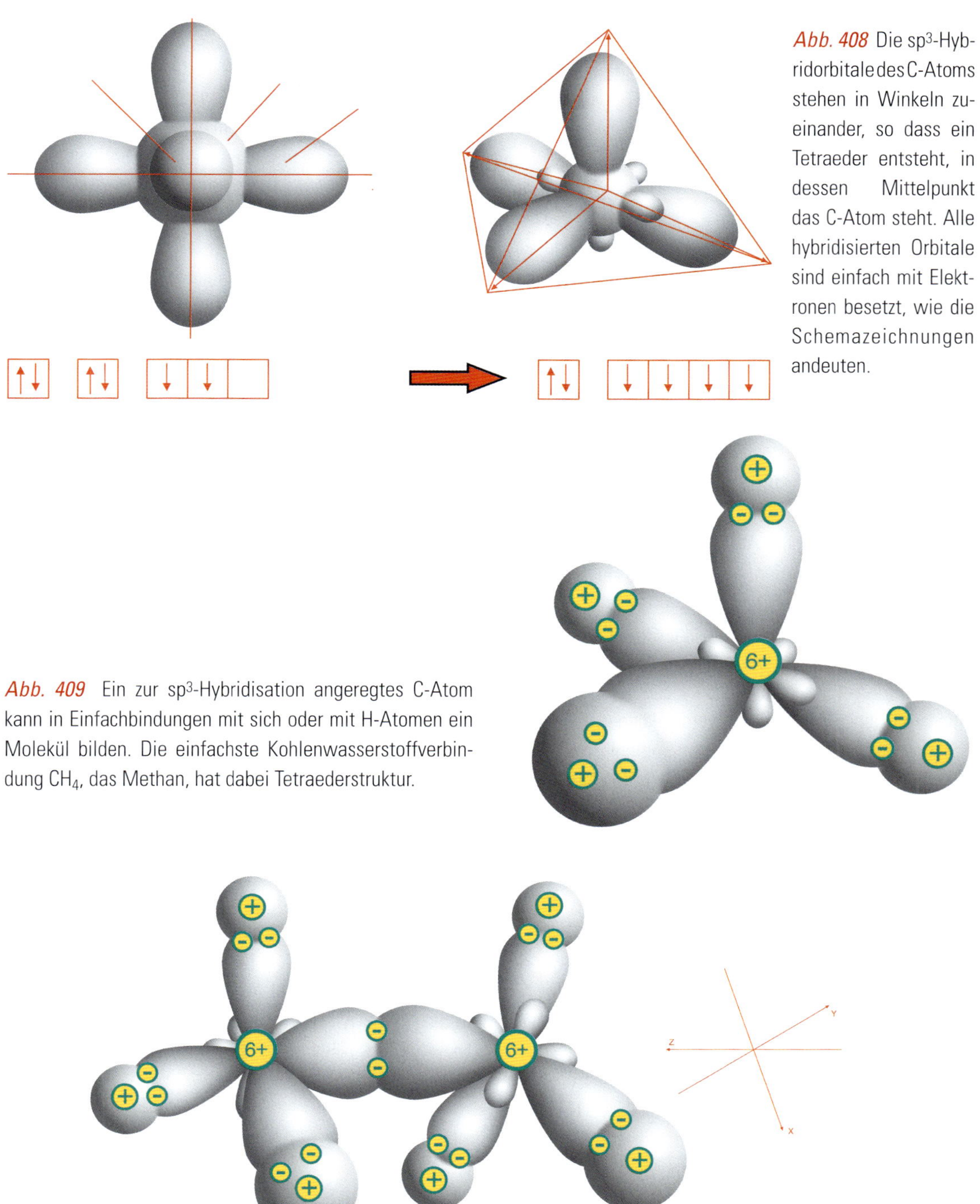

Abb. 408 Die sp^3-Hybridorbitale des C-Atoms stehen in Winkeln zueinander, so dass ein Tetraeder entsteht, in dessen Mittelpunkt das C-Atom steht. Alle hybridisierten Orbitale sind einfach mit Elektronen besetzt, wie die Schemazeichnungen andeuten.

Abb. 409 Ein zur sp^3-Hybridisation angeregtes C-Atom kann in Einfachbindungen mit sich oder mit H-Atomen ein Molekül bilden. Die einfachste Kohlenwasserstoffverbindung CH_4, das Methan, hat dabei Tetraederstruktur.

Abb. 410 Die Tetraederstruktur ist auch erkennbar, wenn zwei Kohlenstoffatome sich in einer Einfachbindung verbinden und an den anderen Hybridorbitalen H-Atome binden. Es entsteht die typische Form des Ethan-Moleküls.

Alkane, Alkene, Alkine, Karbonsäuren

Nach dem allgemeinen Bildungsgesetz: C_nH_{2n+2} wird die homologe Reihe der Alkane vom Methan abgeleitet. Die *Alkane* werden wegen ihrer chemischen Trägheit auch Paraffine genannt, von parum affinis (lat.), was soviel wie „wenig reaktionsfreudig" bedeutet. Die ersten Glieder der Reihe sind: Methan (CH_4), Ethan (C_2H_6), Propan (C_3H_8) und Butan (C_4H_{10}); die Namen der folgenden Glieder sind von den griechischen Zahlwörtern abgeleitet und mit der Endung „an" versehen.

Werden Alkane durch Abgabe eines Wasserstoffatoms zu Radikalen (Teilchen mit ungepaarten Elektronen) reduziert, so heißen sie *Alkyle*. Der Name entsteht, indem die Endung „an" durch die Endung „yl" ersetzt wird; z. B. Methan – Methyl, Ethan – Ethyl, Propan – Propyl. Für die Gruppe der Alkane ist die Substitutionsreaktion charakteristisch. Bei dieser Reaktion werden Atome oder Atomgruppen durch andere Atome oder Atomgruppen ersetzt, substituiert. Die Bindungen in den Alkanen stehen in Tetraederwinkeln zueinander.

Als *Alkene* werden in der homologen Reihe die Moleküle mit einer Doppelbindung bezeichnet, wobei hier die Doppelbindung reaktionsbestimmend ist und sogenannte Additionsreaktionen durchgeführt werden können. Bei dieser Reaktion werden Mehrfachbindungen aufgelöst und Atome oder Atomgruppen angelagert, addiert. Die Namen der Alkene werden von den Namen der Alkane abgeleitet, indem das Suffix „an" durch „en" ersetzt wird: also Ethan – Ethen, Propan – Propen, Butan – Buten usw. Man kann die Stellung der Doppelbindung im Molekül dadurch kennzeichnen, indem man die Nummer des C-Atoms, an dem die Doppelbindung beginnt, dem Namen des Alkens voranstellt (z. B. 2-Propen). Die allgemeine *Summenformel der Alkene* lautet: C_nH_{2n}

Die *homologe Reihe der Alkine* lässt sich vom Ethin ebenso ableiten wie die Alkenreihe vom Ethen oder die Alkanreihe vom Methan. Alkine sind durch die Dreifachbindung zwischen den C-Atomen im Molekül charakterisiert. Es gelten die gleichen Ordnungsvorgaben wie bei den Alkenen: Der Name entsteht durch die Endung „in" (statt „an" bei den Alkanen), die Standortfestlegung der Dreifachbindung durch die Voranstellung der Nummer des C-Atoms mit der Bindung, die Summenformel lautet: C_nH_{2n-2}

Die Alkene heißen mit dem Trivialnamen *Olefine*, während die Alkine auch als *Azetylene* bezeichnet werden. In beiden Fällen handelt es sich um ungesättigte Kohlenwasserstoffe, Die sich im physikalischen und chemischen Verhalten ähnlich sind: die niedrigen Glieder sind gasförmig, die höheren flüssig und fest.

Mit den *Alkenen und Alkinen* lassen sich Polymerisations- oder Additionsreaktionen durchführen, so dass diese Stoffklasse die Grundstoffe für die Kunststoffe bieten. Man gewinnt Alkene und auch Alkine durch die Dehydrierung von Erdöl, Alkoholen und durch Aufspaltung von Estern. Gemische aus Alkenen oder Alkinen bieten Treibstoffe, Heizmittel oder Brenngase für technische Zwecke.

Karbonsäuren (Karboxyl- bzw. Carbonsäuren) entstehen, wenn sich die Molekülreste der homologen Kohlenwasserstoffreihe mit der funktionellen Carboxylgruppe COOH verbinden. Die chemische Verbindung mit dieser COOH-Gruppe zeigt durch Abspaltung des an diese Gruppe gebundenen Wasserstoffs eine saure Reaktion. Der Säurestärke nach zählen alle Karbonsäuren zu den schwachen Säuren; sie werden den organischen Säuren zugerechnet.

Nach der *Anzahl der COOH*-Gruppen im Molekül unterscheidet man in Monokarbonsäuren, Dikarbonsäuren und Polykarbonsäuren. Nach der Art des Kohlenwasserstoffrestes unterscheidet man die Alkanmono- und die Alkenmonokarbonsäuren.

Zur Herstellung der Monomere für den gängigen Dentalkunststoff wird eine Alkenmonokarbonsäure, die 2-Methylenpropensäure, verwendet. Bei der formalen Darstellung der Methacrylsäure, wie die 2-Methylpropensäure mit ihrem Trivialnamen heißt, gehen wir von der einfachen Propensäure aus, die trivial als Akrylsäure bezeichnet wird: In der Methacrylsäure ist ein Wasserstoffatom durch ein Methylradikal CH_3 ersetzt:

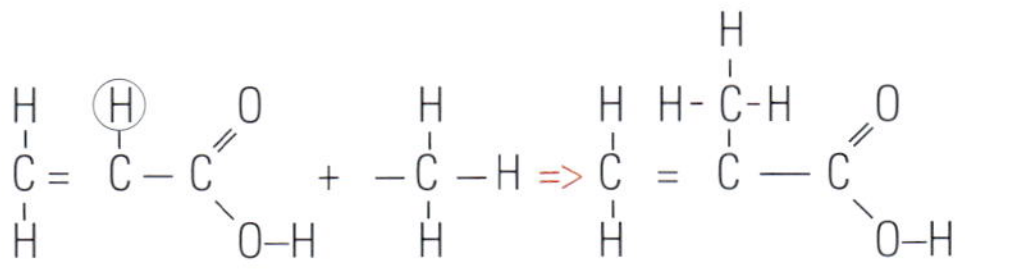

```
                                              H
                                              |
H  (H)    O        H         H  H- C-H    O
|   |    //        |         |     |     //
C = C - C     +  - C - H =>  C  =  C  - C
|        \         |         |           \
H         O-H      H         H            O-H
```

Methacrylsäure

Methylradikal

Methylmethacrylsäure

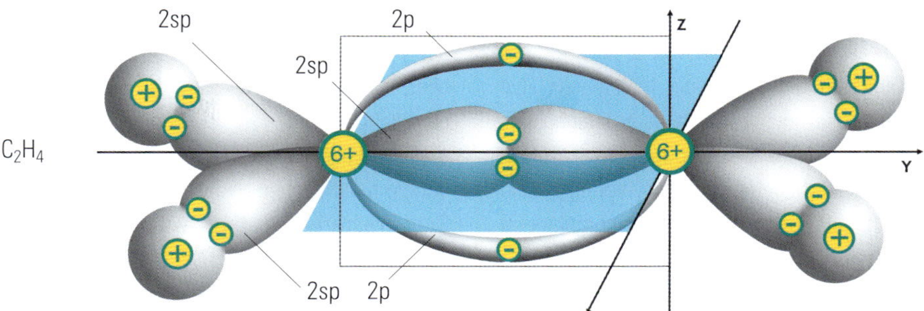

Abb. 411 Ein hybridisiertes Kohlenstoffatom mit drei sp^2–Hybridorbitalen kann eine Doppelbindung mit einem gleichermaßen angeregten Atom eingehen. Es entsteht das Ethen C_2H_4. Der Bindungswinkel hat sich gegenüber der Tetraederform verschoben; die sp^2-Hybridorbitale stehen im 120°-Winkel zueinander. Das verbliebene p-Orbital steht senkrecht zu der Ebene, in der sich die hybridisierten Orbitale befinden. Dadurch befindet sich dieses Orbital in einem Spannungszustand, und die Doppelbindung neigt leicht dazu aufzubrechen.

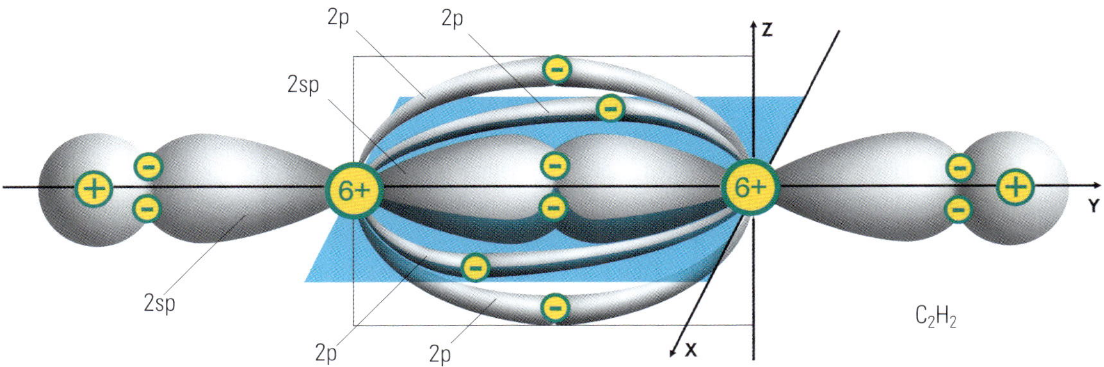

Abb. 412 Die Dreifachbindung eines Kohlenstoffatoms mit einem anderen Kohlenstoffatom entsteht, indem sich zwei sp-Orbitale ausbilden, die auf einer Achse liegen. Je ein sp-Orbital der Atome überlappt sich; das andere sp-Orbital bindet je ein H-Atom. Die übrigen p-Orbitale überlappen sich in jeweils senkrecht zueinander stehenden Ebenen. Wieder befinden sich die p-Orbitalüberlappungen in einem gespannten Zustand und neigen dazu aufzubrechen.

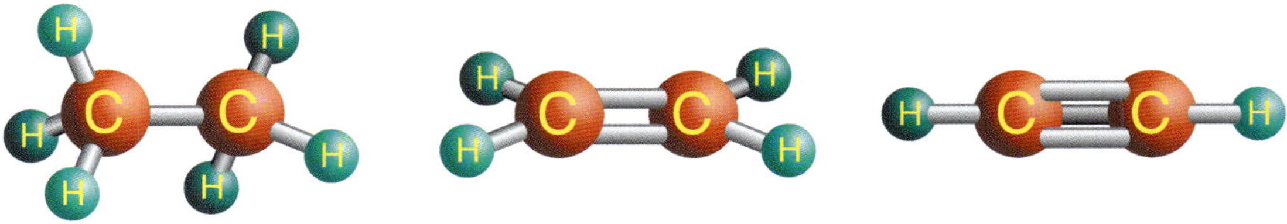

Abb. 413 Die schematischen Darstellungen des Ethans, Ethens und Ethins zeigen die Orbitalüberlappungen als Verbindungsarme. Diese vereinfachte Darstellung entspricht der Schreibweise bei den Valenzstrichformeln. Im Folgenden wird diese Darstellungsform benutzt, um komplexe Kohlenwasserstoffverbindungen anschaulich zu machen

Alkohole und Veresterung

Die Moleküle der homologen Kohlenwasserstoffreihe reagieren mit Sauerstoff und bilden die funktionelle Hydroxylgruppe OH aus, wodurch Alkohole entstehen. Die *funktionelle Hydroxylgruppe* ist an den Kohlenwasserstoffrest gebunden und bestimmt bei den niedrigen Gliedern (Methan, Ethan, Propan und Butan) die charakteristischen Eigenschaften.

Nach der *Anzahl der OH-Gruppen* im Molekül unterscheidet man ein-, zwei-, drei- oder mehrwertige Alkohole, wobei immer nur eine Hydroxylgruppe an ein Kohlenstoffatom gebunden sein kann. Nach der Stellung der OH-Gruppe im Molekül wird nach primären, sekundären und tertiären Alkoholen unterschieden, womit gemeint ist, wieviele H-Atome noch mit dem Kohlenstoffatom verbunden sind, das die funktionelle Gruppe trägt.

Bei dem *primären Alkohol* trägt das mit der OH-Gruppe verbundene C-Atom noch zwei H-Atome und einen Kohlenwasserstoffrest. Am entsprechenden C-Atom der sekundären Alkohole ist neben zwei Kohlenwasserstoffresten nur noch ein H-Atom gebunden, während beim tertiären Alkohol alle drei in Frage kommenden Valenzen des OH–tragenden C-Atoms durch Kohlenwasserstoffreste abgesättigt sind. Die *Benennung der Alkohole* kann nach zwei Prinzipien erfolgen: Entweder setzt man vor die Bezeichnung Alkohol den Namen des Kohlenwasserstoffrestes, z.B. Methylalkohol, Propylalkohol usw., oder man fügt dem Namen des Kohlenwasserstoffes das Suffix „ol" bei (Methanol, Ethanol, Propanol usw).

Die *einfachsten Alkohole* der niederen Glieder werden in ihren Eigenschaften von der OH-Gruppe bestimmt, so sind die Siedepunkte dieser Alkohole um mehr als 100 °C über die der entsprechenden Kohlenwasserstoffe erhöht. Der Siedepunkt des gasförmigen Ethans liegt bei -88,6 °C, dagegen der Siedepunkt des Ethanols bei + 78,3 °C. Weiterhin sind die Alkohole der niederen Glieder dieser Reihe in jedem Verhältnis mit Wasser mischbar.

Die mittleren Glieder der Reihe mit 4 bis 12 C-Atomen sind bereits zunehmend ölig werdende Substanzen, die sich nur schwer in Wasser lösen lassen. Die höheren Glieder sind mit ihrem steigenden Molekulargewicht dann feste, geruchlose Substanzen, die sich gar nicht mehr in Wasser lösen lassen. Bei steigender Anzahl der OH–Gruppen bekommt das Molekül einen zunehmend süßen Geschmack, der sich schon beim zweiwertigen Ethandiol (Glykol) und beim dreiwertigen Propantriol (Glyzerin) zeigt. Mehrwertige Alkohole werden zunehmend löslicher im Wasser, was, ebenso wie das andere chemische Verhalten der Alkohole, auf die funktionellen Hydroxylgruppen zurückzuführen ist.

Die *Veresterung* ist die Reaktion der Alkohole mit organischen und anorganischen Säuren, die als chemisches Produkt den Ester hervorbringt, während Wasser abgespalten wird. Die Veresterung läuft, da es sich um eine Reaktion zwischen homoöpolar gebundenen Atomen handelt, viel langsamer ab als die Salzbildung bei der Ionenreaktion. Bei der Veresterung wird ein Atom oder eine Atomgruppe aus dem Molekül mitsamt dem ursprünglich bindenden Elektronenpaar abgespalten, während der Reaktionspartner ein neues Elektronenpaar für die entstehende Verbindung zur Verfügung stellt.

Der *Vorgang der Veresterung* soll anhand von Methacrylsäure und Methanol formal dargestellt werden. Methanol oder Methylalkohol ist der einfachste Alkohol, der aus dem Methanrest und der Hydroxylgruppe besteht; seine Summenformel lautet: CH_3OH. Der aus der Veresterung von Methacrylsäure und Methylalkohol entstehende Ester ergibt den Rohstoff der gängigen Dentalkunststoffe, nämlich das sogenannte Monomer des Methacrylsäuremethylesters (MMA): Methacrylsäure und Methylalkohol verestern zu Methacrylsäuremethylester unter Abspaltung von Wasser.

Der *Methacrylsäuremethylester* (MMA) hat die Summenformel $C_5H_8O_2$. Es handelt sich um eine farblose, ölige Flüssigkeit mit einem aromatischen Geruch. Sie verdunstet leicht, ist brennbar und hat einen Siedepunkt bei 100,3°C. MMA neigt dazu, sich langsam zu Makromolekülketten zusammenzuschließen, also zu polymerisieren. Deswegen werden zur besseren Lagerfähigkeit Stabilisatoren (z. B. Hydrochinon) zugesetzt und die Flüssigkeit wird in dunklen Flaschen oder metallenen Behältern kühl aufbewahrt.

MMA ist mit Wasser mischbar, wodurch der Siedepunkt dieser Mischung auf 83 °C sinken kann. Das Methacrylsäuremethylester hat die Dichte von 0,935 g/cm^3, während der gleiche Stoff zu Makromolekülketten zusammengeschlossen eine Dichte von 1,2 g/cm^3 und mehr erreichen kann. Das hat Auswirkungen auf die speziellen Verarbeitungstechniken in der Zahntechnik, wenn mit diesem Werkstoff gearbeitet wird.

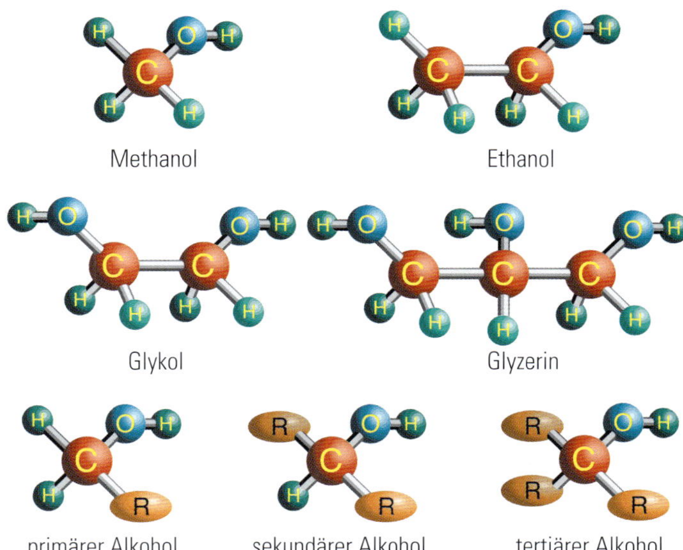

Abb. 414 Die Struktur der Alkohole wird durch die schematische Darstellung von einfachen Molekülen deutlich. Man unterscheidet zwischen einwertigen Alkoholen (Methanol und Ethanol), zweiwertigen (Glykol oder Ethandiol) und dreiwertigen Alkoholen (Glyzerin oder Propantriol). Bemerkenswert ist, dass jeweils immer ein C-Atom eine Hydroxylgruppe trägt. Bei primären, sekundären und tertiären Alkoholen wird unterschieden, wieviele Kohlenwasserstoff- bzw. wieviele H-Atome von dem C-Atom getragen werden, an dem sich die funktionelle Gruppe (OH) befindet. Danach ist Ethanol ein primärer und Propanol ein sekundärer Alkohol.

Abb. 415 Wenn sich die Molekülreste der homologen Kohlenwasserstoffe mit der Karboxylgruppe COOH verbinden, dann entstehen die Karbonsäuren. Diese schwachen Säuren werden zu den organischen Säuren gezählt. Die einfachste Säure ist die Ameisensäure (Methansäure). Die mit dem Trivialnamen als Akrylsäure bezeichnete Säure ist eine Alkenmonokarbonsäure, die zur Herstellung von Kunststoffen benutzt wird.

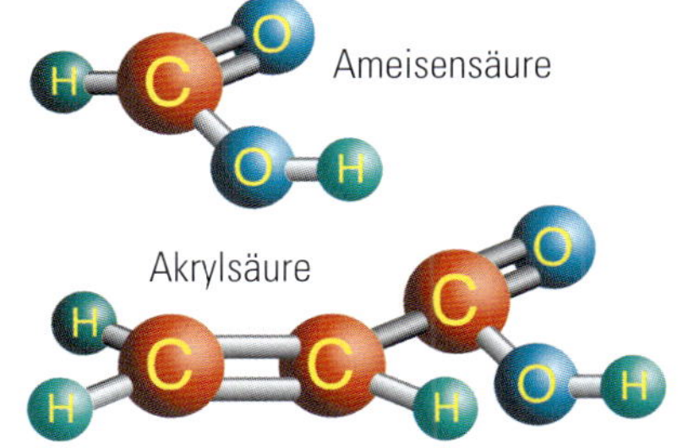

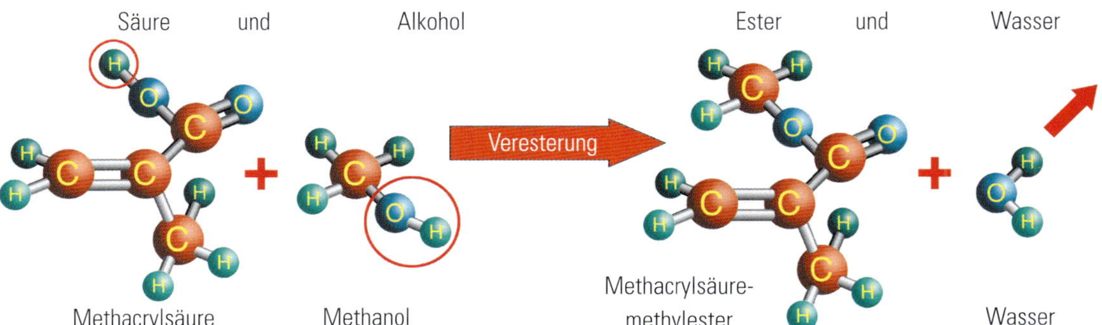

Abb. 416 Über den Vorgang der Veresterung entsteht aus Methacrylsäure und Methanol der Methacrylsäuremethylester unter Abspaltung von Wasser. Der formale Ablauf dieser chemischen Reaktion kann dargestellt werden, als würde das Wasserstoffatom aus der Karboxylgruppe der Säure und die Hydroxylgruppe des Alkohols abgespalten und das Wassermolekül bilden, während der Säure- und Alkoholrest zusammen den Ester bilden. Dieser flüssige Ester ist das Monomer der Dentalkunststoffe.

Polyreaktionen

Die Reaktionswege der Monomere, um zu den Makromolekülketten zu kommen, werden als Polyreaktionen bezeichnet; in der Zahntechnik sind nur die Polymerisation, Polykondensation und Polyaddition von Bedeutung.

Die ***Polymerisation*** beruht auf einem vielfach wiederholten Zusammenschluss von ungesättigten Monomeren zu Makromolekülen, wobei die Umsetzung ohne Abspaltung eines weiteren Reaktionsproduktes verläuft. Die Fähigkeit zu polymerisieren tritt ausgeprägt bei Verbindungen auf, deren Moleküle eine Doppel- oder Dreifachbindung enthalten, also bei Alkenen und Alkinen.

Für die Polymerisation müssen die ungesättigten Bindungen zwischen den C-Atomen aktiviert werden, d.h., die Elektronenpaare der nicht hybridisierten p-Orbitale werden aus der Doppel- oder Dreifachbindung in Einzelelektronen aufgespalten und bilden nun ungesättigte, reaktionsbereite Orbitale. Das Molekül wächst in einer Kettenreaktion, wobei sich in jedem Reaktionsschritt jeweils ein weiteres Monomermolekül an das aktivierte Polymermolekül anlagert. Es entstehen ***Polymere*** mit unterschiedlichem Polymerisationsgrad, d. h., es entstehen Molekülketten von unterschiedlicher Länge. Der Polymerisationsgrad gibt an, wieviele Monomermoleküle sich in einer Makromolekülkette angelagert haben, es ist also das Molekulargewicht des Polymerisats. Der durchschnittliche Polymerisationsgrad bestimmt weitgehend die Eigenschaften des Polymerisats. Die zahntechnische Polymerisation wird daher so geführt, dass im Kunststoff ein sehr hoher Polymerisationsgrad entsteht.

In der ***Zahntechnik*** werden in der Hauptsache Polymerisate des Methacrylsäuremethylesters, kurz *M*ethyl*m*eth*a*crylat (MMA) verarbeitet, die sich in einer radikalischen Reaktion verbinden. Die radikalische Polymerisation erfolgt nach dem Reaktionsschema: Startphase, Wachstumsphase und Abbruchphase.

In der ***Startphase*** wird die Kohlenstoffdoppelbindung des Monomers aufgebrochen, wodurch zwei reaktionsfreudige Valenzen freigesetzt werden; die monomeren Grundmoleküle werden aktiviert, zu Radikalen gemacht, durch Zufuhr von Aktivierungsenergie; die Startphase ist ein endothermer (energieverbrauchender) Vorgang. Das kann durch Wärme, Licht (UV-Lichtquanten), Ultraschall, radioaktive Strahlung, Druck usw. geschehen; chemische Reaktionen können auch von sogenannten Initiatoren in Gang gesetzt werden, die die Monomere zu reaktionsfähigen Radikalen aktivieren. Insbesondere oxidative Beschleuniger wie organische Peroxide führen zu einer gut regelbaren Polymerisationsreaktion. Das Benzoylperoxid lässt sich leicht in Radikale mit freien Valenzen aufspalten; diese freien Valenzen des Peroxidradikals wirken auf die Monomermoleküle und spalten dort die Doppelbindungen.

In der ***Wachstumsphase*** verbinden sich die aktivierten Monome des Methacrylsäuremethylesters in heftigen, expiosionsartigen Kettenreaktionen zu Polymeren. Dabei wird viel Wärme freigesetzt, denn die eigentliche Polymerisation ist eine exotherme Reaktion; es werden 13 cal/mol freigesetzt. Ein Teil der Energie kann verbraucht werden, um weitere Monomere zu aktivieren, die weitere Energie lässt die Temperatur im Kunststoffteig ansteigen.

Der ***Verlauf der Wachstumsphase*** ist davon abhängig, wieviele Grundmoleküle als Polymerisationskeime aktiviert wurden. Wenige Polymerisationskeime ergeben bei geringer Reaktionsgeschwindigkeit lange Ketten, während viele Keime einen schnellen Reaktionsverlauf erzwingen, der kurze Ketten erzeugt. Werden in der Startphase wenige Polymerisationskeime aktiviert, können in der Wachstumsphase durch gemäßigte Temperaturführung mit einem geringen Reaktionsfortschritt lange Molekülketten entstehen. Der Polymerisationsvorgang sollte also über einen langen Zeitraum (bis zu 8 Stunden) und durch eine geeignete Polymerisationslenkung geführt werden.

Die ***Abbruchphase*** beendet die Polymerisation, wenn alle vorhandenen monomeren Grundmoleküle zu Makromolekülen vereinigt sind. Die Reaktion kann jedoch auch abgebrochen werden, wenn chemische Wirkstoffe (Inhibitoren = Antioxidantien) zugegeben werden oder wenn einfach stark abgekühlt wird und die Reaktion durch Energiemangel abschließt. Die Temperatur ist ein sehr wirksamer Polymerisationsregler während aller drei Phasen des Vorgangs. In der Abbruchphase können zwei Kettenenden miteinander reagieren. Oder innerhalb einer Makromolekülkette wird der Elektronenbestand ausgeglichen, indem ein Wasserstoffatom abgetrennt und ausgetauscht wird, so dass ein gesättigtes und ein ungesättigtes Kettenende entsteht. Häufig werden die radikalen Kettenenden durch Zusatzstoffe abgesättigt, jene Zusatzstoffe, die vorher die Polymerisationslenkung unterstützten.

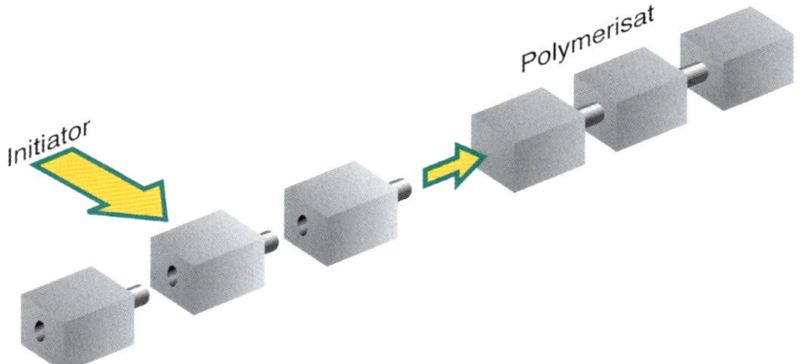

Abb. 417 Das Prinzip der Polymerisation besteht darin, dass sich gleichartige Grundmoleküle in einer chemischen Reaktion zu Makromolekülen zusammenschließen, ohne Nebenprodukte abzuspalten. Die Grundmoleküle müssen durch sogenannte Initiatoren reaktionsfähig gemacht werden.

Abb. 418 - 420 Der Polymerisationsverlauf erfolgt in drei Phasen; hier dargestellt am Metakrylsäuremethylester:

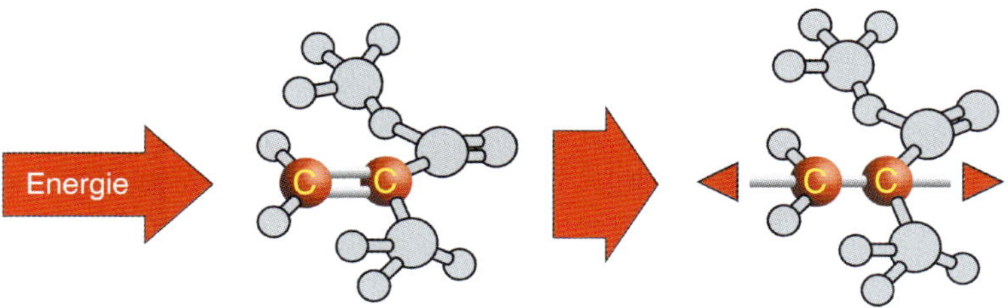

Startreaktion wird eingeleitet durch Aktivierungsenergie, wodurch die Doppelbindungen der Grundmoleküle aufbrechen und reaktionsfähige Radikale entstehen; daher die Bezeichnung radikalische Polymerisation.

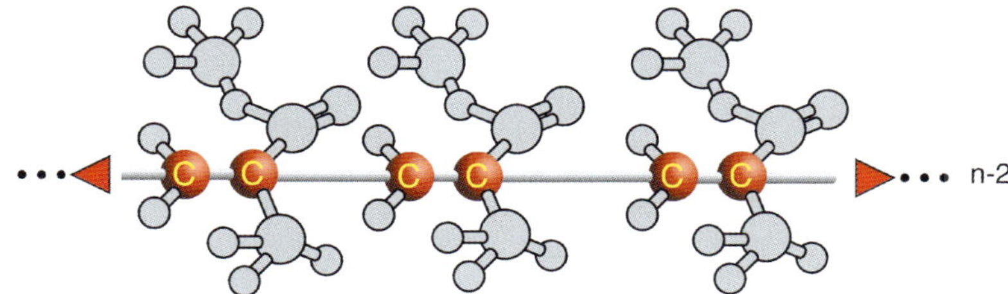

Wachstumsphase ist gekennzeichnet durch das Kettenwachstum, wenn sich die reaktionsfähigen Grundmoleküle zu Makromolekülen zusammenschließen. Hierbei wird Wärme freigesetzt, die abgeführt werden muss, wenn sich das Reaktionsgemisch nicht zu stark aufheizen soll.

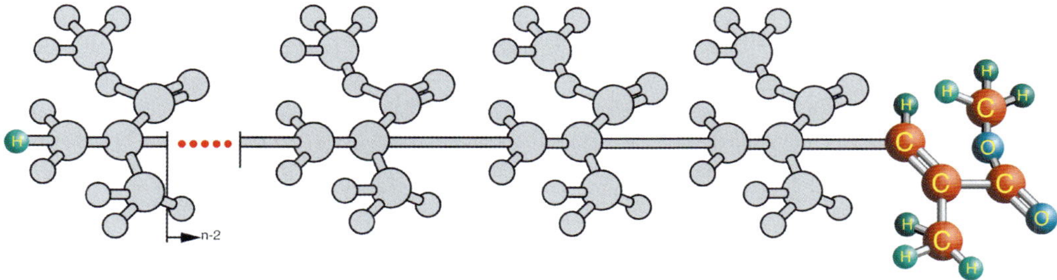

Abbruchreaktion tritt auf, wenn alle Grundmoleküle aufgebraucht sind oder wenn Energie entzogen wird; durch chemische Wirkstoffe lässt sich die Reaktion unterbinden.

Polymerisationslenkung

Da die Polymerisation keine Gleichgewichtsreaktion, sondern eine exotherme Kettenreaktion ist, muss sie von außen angeregt und gelenkt werden. Polymerisationslenkung ist daher die gezielte Beeinflussung der Polyreaktionsbedingungen durch Temperaturführung, Druckregelung und chemische Additive wie Katalysatoren, Initiatoren und Stabilisatoren.

Ziel der Polymerisationslenkung ist, einen hohen Polymerisationsgrad zu erreichen, da die Eigenschaften des Polymers von der Anzahl der makromolekular gebundenen Monomere abhängig sind. Der Polymerisationsgrad gibt die Anzahl der Grundmoleküle in einem Makromolekül an und gibt Auskunft über die Kettenlänge bzw. über das Molekulargewicht.

Der *Polymerisationsgrad* bestimmt die physikalischen und chemischen Eigenschaften des Polymers. Je länger die Makromolekülkette, umso höher der Polymerisationsgrad, umso besser werden die mechanischen Eigenschaften des Polymerisates. Der Polymerisationsgrad ist ein Mittelwert, ein mittleres Molekulargewicht, weil die Kunststoffe immer aus einer Mischung verschieden großer Makromoleküle bestehen. Bei räumlich vernetzten Makromolekülen lässt sich kein Polymerisationsgrad angeben, weil vernetzte Kunststoffe eigentlich aus einem einzigen Molekül bestehen.

Die *Temperaturführung* bei konstantem Druck ist ein wichtiger Polymerisationsregler, denn je höher die Temperatur steigt, umso schneller läuft die Polymerisation ab, umso größer ist die Zahl der reagierenden Moleküle und die dabei freiwerdende Wärme. Je höher die Temperatur, umso geringer wird der Polymerisationsgrad, umso geringer ist die Qualität des Kunststoffs. Schon in der Startphase muss die Energie geregelt werden, denn je geringer die Aktivierungsenergie, umso weniger Radikale, d. h. umso weniger Polymerisationskeime entstehen. Wenige Polymerisationskeime bedeuten weniger aber dafür längere Ketten.

Über *chemische Additive* und chemische Prozesse organischer Peroxide lässt sich die Polymerisation ebenfalls lenken. Initiatoren zur Auslösung der Polymerisation werden für Heißpolymerisate, Autopolymerisate (Selbsthärtung oder Kalthärtung) und für die Photopolymerisation (Lichthärtung) angewandt. Heißpolymerisate härten unter Hitzeeinwirkung (in kochendem Wasser, Wärmeschrank), Autopolymerisate här-ten nach dem Vermischen der Komponenten bei Raumtemperatur und lichthärtende Kunststoffe härten beim Bestrahlen mit UV-Licht aus. Alle genannten Kunststofftypen sind in der Zahntechnik Methaykrylate. Um die *radikalische Polymerisation* in Gang zu setzen, werden die Radikale durch oxidative Beschleuniger (Starter, Aktivatoren) gebildet. Für die Heißpolymerisate wird das Dibenzoylperoxid (DBPO) als typischer Initiator eingesetzt. Es beginnt bei ca. 70 °C in Radikale zu zerfallen, mit denen die Polymerisationsreaktion initiiert wird. Diese Heißpolymerisate sind bei höheren Umgebungstemperaturen (z. B. Hochsommer) nicht ausreichend lagerstabil und müssen daher gekühlt aufbewahrt werden. Für bessere Lagerfähigkeit können Peroxide mit Zerfallstemperaturen von über 110 °C verwendet werden.

Für die *Kalthärtung* werden Redoxinitiatorsysteme eingesetzt, die aus zwei Substanzen bestehen, die jeweils dem Pulver und der Flüssigkeit (Monomer) zugegeben werden. Werden Pulver und Flüssigkeit vermischt, kommen die Initiatorkomponenten ebenfalls in Kontakt und reagieren miteinander. Redoxsysteme aus Benzoylperoxid und Aminen oder Barbitursäurehydroperoxid und Einfluss von Chlor und Kupferionen sind solche Initiatorsysteme, sie sind vollkommen farbstabil.

Den *Monomeren* sind daneben reduzierend wirkende Stabilisatoren beigegeben, wie z. B. Hydrochinon (Benzolring mit zwei Hydroxylgruppen), Hydrochinonmomomethylether sowie verschiedene sterische Phenole. Sie dienen dazu, die Monomere oder monomerhaltigen Zubereitungen lagerfähig zu machen und vor einer ungewollten Polymerisation zu schützen.

Photoinitiatoren sind chemische Additive, die die Lichthärtung auslösen. Diese Verbindungen zerfallen bei der Bestrahlung mit Licht der Wellenlänge von 460 nm in Bruchteilen von Sekunden zu Radikalen. Als Photoinitiator für Dentalkunststoffe wird Campherchinon eingesetzt.

Daneben werden *UV-Stabilisatoren* (Lichtschutzmittel, UV-Absorber) zugesetzt, um bei lichthärtenden Kunststoffen Alterungsprozesse und Verfärbungen zu verhindern, die durch energiereiches Licht (UV-Licht) ausgelöst werden. Die UV-Stabilisatoren, meist 2-Hydroxybenzophenone oder 2-Hydroxyphenylbenzotriazole, absorbieren UV-Licht und verwandeln es in Wärmeenergie.

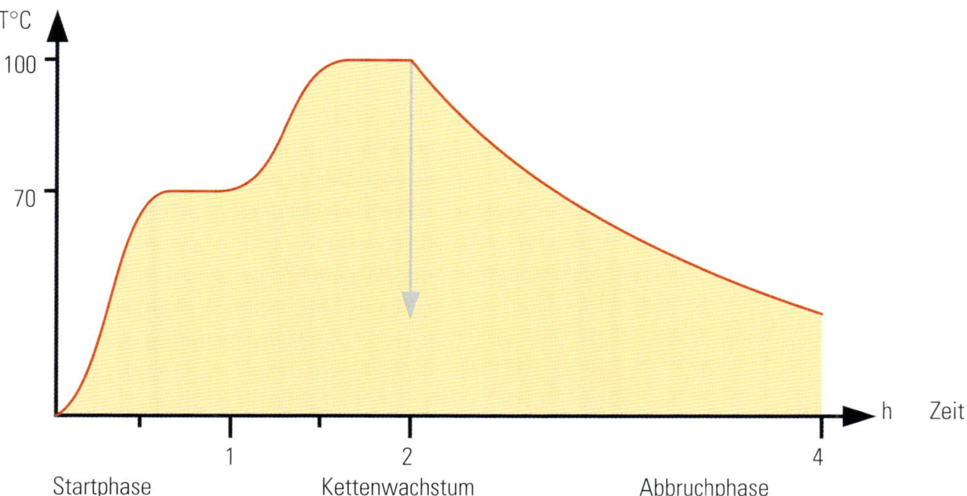

Abb. 421 Der Polymerisationsverlauf muss durch geeignete Polymerisationsmittel unterstützt werden. Die Polymerisationslenkung erfolgt über chemische Katalysatoren, über Druckregelung und Temperaturführung. Die Temperaturführung ist wichtigster Polymerisationsregler. In der Startreaktion wird Wärme zugeführt, damit sich Polymerisationskeime bilden. Je mehr Wärme zugeführt wird, umso mehr Keime und umso mehr Ketten bilden sich, die allerdings sehr kurz sind. Es wird also wichtig, mäßige Wärme in der Startreaktion zuzuführen, damit sich nur wenige Keime und wenige, aber lange Ketten bilden. In der Wachstumsphase muss Wärme abgeführt werden, damit sich der Kunststoffteig nicht überhitzt und depolymerisiert oder Siedeblasen und Porositäten bildet. In der Abbruchphase wird nicht etwa durch massiven Energieentzug der Kunststoff abgeschreckt, sondern schonend auf Zimmertemperatur abgekühlt.

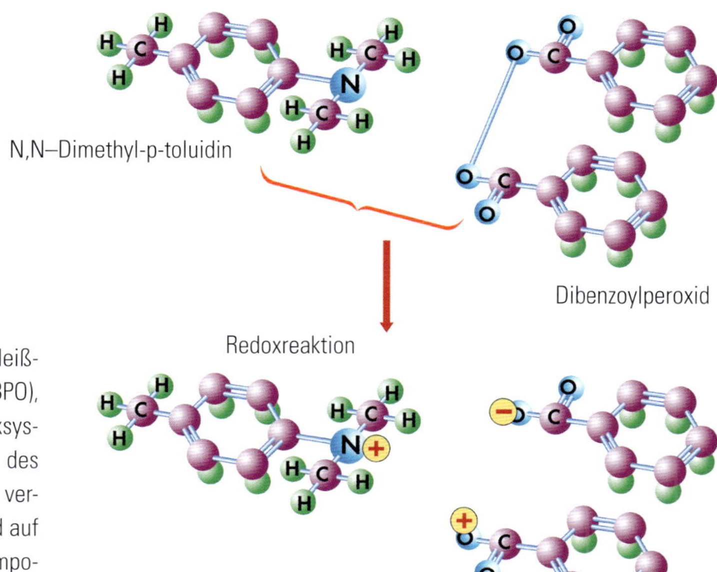

Abb. 422 Ein typischer Initiator für das Heißpolymerisat ist das Dibenzoylperoxid (DBPO), das mit dem Dimethyltoluidin ein Redoxsystem bildet. Die beiden Komponenten des Systems sind auf Pulver und Flüssigkeit verteilt. Wenn der Kunststoff angerührt und auf ca. 70 °C erwärmt wird, zerfallen die Komponenten in Radikale und initiieren die Polymerisationsreaktion. (nach R. Janda)

Polykondensation und Polyaddition

Die *Polykondensation* ist ebenfalls eine grundlegende Reaktion zur Herstellung von Makromolekülen, die darauf beruht, dass in der vielfach wiederholten Reaktion zweier gleicher oder ungleicher Moleküle kettenförmige und räumlich vernetzte Polykondensate entstehen unter Abspaltung von kleineren Molekülen, z. B. Wasser, Chlorwasserstoff oder Alkohol.

Der *Mechanismus* einer Kondensationsreaktion ist nicht radikalisch und besteht darin, dass zwei oder mehrere bifunktionelle Monomere das Kettenwachstum bewirken. Der Vorgang tritt als Stufenreaktion bifunktioneller Verbindungen wie Di-Alkoholen und Di-Säuren auf, womit gemeint ist, dass die Kondensation nach jeder Stufe unterbrochen und danach wieder weitergeführt werden kann. Die Polykondensa-tion tritt nicht nur bei Kohlenwasserstoffverbindungen auf, sondern auch bei den sogenannten Silikonen, die ebenfalls zu den zahntechnischen Werkstoffen zählen.

Diese *Polyreaktion* wird durch Katalysatoren ausgelöst und nicht durch Initiatoren. Die Katalysatoren liefern die notwendige Aktivierungsenergie für die Startreaktion, ohne an der chemischen Reaktion teilzunehmen. Katalysatoren bleiben völlig unverändert und haben nach dem Ablauf der Reaktion dieselbe Zusammensetzung wie vorher. Als Katalysatoren für die Polykondensation werden Metallorganyle, Säuren, Basen oder organische Zinnverbindungen eingesetzt. Durch Polykondensation entstehen thermo- und duroplastische Polykondensate, wie z. B. Polyamide, Polysulfone, Polyether, Polyester oder Polycarbonate.

Polykondensationsprodukte werden im zahntechnischen Bereich auch verarbeitet. In der Hauptsache handelt es sich dabei um Polykarbonate, das sind Polyester der Kohlensäure, z. B. das Bisphenol A. Es handelt sich um reversible thermoplastische Kunststoffe, deren Fließtemperatur um 140 °C liegt. Sie werden im Spritzgussverfahren verwendet. Diese Materialien werden als Granulat in geschlossenen Kartuschen geliefert. Polykarbonate zeigen bessere physikalische Eigenschaften als PMMA, wie Schlagfestigkeit, Zähigkeit, geringeres Quellvermögen. Allerdings sind sie nicht so warmfest, sondern nur bis 140° C formstabil.

Die *Polyaddition* bezeichnet die dritte grundlegende Reaktion zur Herstellung von Makromolekülen. Sie beruht auf der vielfach wiederholten Reaktion zweier gleicher oder ungleichartiger Moleküle zu Makromolekülen, ohne dass andere Moleküle abgespalten werden. Je nach Zahl der Verbindungsstellen unterscheidet man kettenförmige oder räumlich vernetzte Polyaddukte bzw. Additionspolymere. Hauptsächlich werden in der Polyaddition Alkohole und Isocyanate zu den hochmolekularen Polyurethanen zusammengefügt.

Damit die nicht radikalische Polyadditionsreaktion ablaufen kann, gilt ebenso wie bei der Polykondensation, dass die reagierenden Monomere mindestens bifunktionell sein müssen. Die Polyaddition verläuft ebenfalls in Stufen ab, aber ohne Unterbrechung. Für den Start der Polyaddition werden keine Initiatoren sondern Katalysatoren, meist organische Platinverbindungen, eingesetzt. Da dieser Reaktionsmechanismus ebenfalls nicht radikalisch ist, wird er nicht durch Radikalfänger oder Sauerstoff beeinflusst.

Die wichtigsten Kunststoffe, die über einen Polyadditionsmechanismus hergestellt werden, sind Epoxidharze (EP), Polyurethane (PUR) und Polysiloxane. Die linearen *Polyaddukte* sind Thermoplaste. Ein typischer Vertreter ist das Polyurethan, das vernetzt allerdings zu den Duroplasten gehört. Vernetzte Polyaddukte sind Duroplaste. Hier zeigt sich besonders deutlich der Unterschied in den Eigenschaften zwischen den linearen und den vernetzten Produkten der Polyaddition.

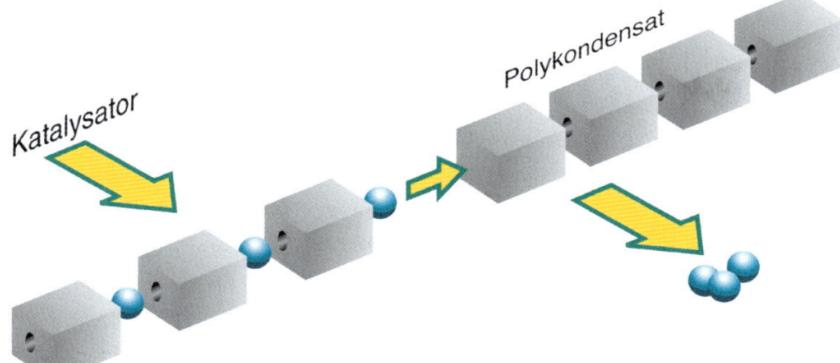

Abb. 423 Bei der Polykondensation verbinden sich gleiche oder ungleichartige reaktionsfähige Grundmoleküle zu Makromolekülketten unter Abspaltung von Nebenprodukten. Auch hier werden die Grundmoleküle durch Initiatoren angeregt. Es entstehen Polykondensate.

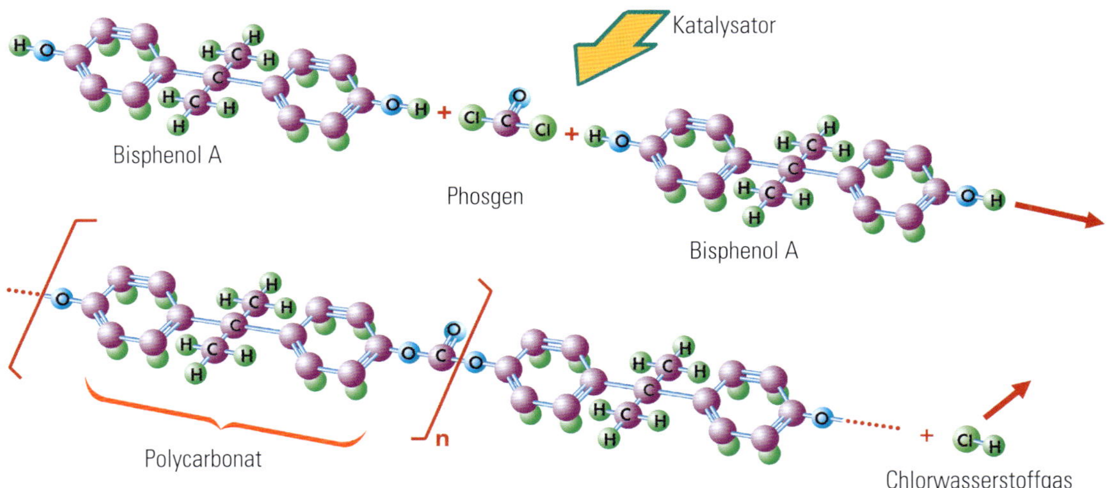

Abb. 424 - 425 Die Polykondensation erfolgt durch eine vielfach wiederholte Reaktion von bifunktionellen Molekülarten, hier Bisphenol A- und Phosgen-Moleküle, unter Abspaltung von Chlorwasserstoff. Bifunktionell heißt hier, dass die Moleküle zwei Bindungsmöglichkeiten durch Kohlenstoff-Doppelbindungen aufweisen. Die Grundmoleküle werden durch Initiatoren angeregt und es entsteht ein Polycarbonat.

Abb. 426 Ungleichartige Grundmoleküle schließen sich bei der Polyaddition zu Makromolekülketten zusammen. Es werden keine Nebenprodukte abgespalten, aber zur Einleitung der Reaktion sind Initiatoren nötig. Es entsteht ein Polyaddukt als Reaktionsprodukt.

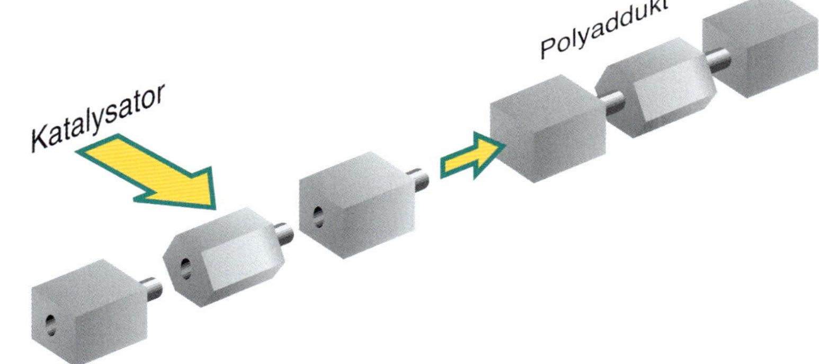

Struktur der Methacrylate

Die ***Methacrylate*** sind die wichtigsten Monomere für dentale Kunststoffe. Das einfache Polymerisat des Methacrylsäuremethylesters besteht aus langen fadenförmigen Molekülketten, die aus gleichen Grundmolekülen zusammengesetzt sind und die sich beim Erwärmen unabhängig gegeneinander verschieben lassen.

Methacrylsäuremethylester (**M**ethyl**m**eth**a**crylat, MMA) hat bei Raumtemperatur einen charakteristischen Geruch und siedet bei 100,6 °C. Bis-GMA, ein höherfunktionelles Methacrylat, ist geruchlos und kann nicht sieden (es zersetzt sich vorher). Höherfunktionelle Monomere sind lagerstabil, haben eine geringere Polymerisationsschrumpfung und zeigen eine geringere Wasseraufnahme; PolymethylMethacrylat (PMMA) ist unlöslich in Wasser, nimmt sehr wenig Wasser auf und quillt nicht auf.

Im ***Monomer*** liegen die Grundmoleküle des MMA unregelmäßig angeordnet beieinander und sind frei beweglich. In den Polymeren liegen sie zu Ketten verkoppelt dicht zusammen. Die einzelnen Ketten sind im Allgemeinen unregelmäßig lose verknäult und zeigen eine amorphe Struktur. Zwischen den Ketten können chemische Verkopplungen mehr oder wenige enge Netzwerke erzeugen, dennoch verbleibt auch im festen Zustand noch die Möglichkeit der Umlagerung von Atomgruppen und Grundmolekülen.

Manche ***Kunststoffe*** zeigen aber auch als strukturelle Eigenart einen hohen kristallinen Ordnungsgrad, wobei die Molekülketten parallel aneinander oder in enger Faltung quasikristalline Bezirke zeigen. Diese Kunststoffe [z. B. Polypropylen, $CH_2=CH(CH_3)$] besitzen zudem einen eng begrenzten Erweichungsintervall (Schmelzpunkt) und eignen sich darum für eine thermoplastische Formgebung. Das PolymethylMethacrylat (PMMA) zeigt eine amorphe Struktur.

Nach der ***Molekularstruktur***, d. h. der Art der Kettenbildung, unterscheidet man drei Kunststofftypen:

1. Thermoplaste, unvernetzte Kunststoffe
2. Duroplaste, vernetzte Kunststoffe
3. Elaste, teilvernetzte Kunststoffe.

Bezogen auf die ***funktionelle Methacrylgruppe*** lassen sich mono-, bi-, tri- oder noch höherfunktionelle Methacrylate unterscheiden. Die monofunktionellen Methacrylate tragen nur eine Methakrylgruppe, bifunktionelle tragen zwei, trifunktionelle drei, usw. Monofunktionelles Methacrylat (MMA) kann nur Fadenmoleküle auspolymersieren, weil das Kettenwachstum nur an einer Stelle im Molekül stattfinden kann. Eine Qualitätssteigerung des Polymers kann durch Zusatz von Vernetzersubstanzen zum Monomer erreicht werden. Denn durch die Querverbindungen der im Raumnetz verbundenen Molekülketten wird die Beweglichkeit völlig eingeschränkt.

Bei ***höherfunktionellen Methacrylaten*** kann das Kettenwachstum an mehreren Stellen des Moleküls gleichzeitig einsetzen und eine Vernetzung zwischen unterschiedlichen Ketten entstehen. Darum werden bi- oder höherfunktionelle Methacrylate auch als Vernetzer bezeichnet. Der chemische Aufbau des Bis-GMA zeigt zwei reaktionsfähige Doppelbindungen in seinen Molekülen, wie die nebenstehende Abbildung zeigt. Das Gemisch aus höherfunktionellen Methacrylaten, den Vernetzern, polymerisiert genauso wie beschrieben, nur bilden sich durch die zwei oder mehrfachen Doppelbindungen dieser Monomere zwischen den wachsenden Molekülketten Querverbindungen aus.

Die ***Vernetzungen*** liegen in allen Raumrichtungen. Es bilden sich Maschen und Ringe, die nach ihrer Anzahl den Grad der Vernetzung bestimmen. Durch die Vernetzung steigt der Innendruck der wachsenden Moleküle, das Volumen verringert sich und die Härte nimmt zu, aber es tritt auch eine Versprödung des Kunststoffs ein. Solchermaßen vernetzte Polymerisate haben gegenüber unvernetzten Kunststoffen einige wesentliche Vorteile: Es kommt zu einer bedeutenden Steigerung der Härte und Dauerfestigkeit, dadurch sind die Kunststoffe abriebfester.

Vernetzte Polymerisate zeigen eine größere Warmfestigkeit, d. h., sie sind bei höheren Temperaturen (über 200 °C) formbeständig. Dadurch bilden diese Kunststoffe bei größerer Schleifgeschwindigkeit, also bei größerer Schleifwärme, noch Späne, wo andere Kunststoffe verschmieren. Vernetzte Kunststoffe lassen sich wegen der Warmfestigkeit auch wärmebehandeln, d. h., Restmonomere und Spannungen lassen sich durch Wärmebehandlung beseitigen. Ganz wesentlich ist jedoch die hohe Chemikalienresistenz, d. h., die vernetzten Materialien sind in Lösungsmitteln (Monomere, Chloroform, Azeton) unlöslich. Als Nachteile der vernetzten Kunststoffe müssen gelten: die zunehmende Versprödung, die Abnahme der Schlag- und Biegefestigkeit und die Unlöslichkeit im Monomer, wodurch die Reparaturfähigkeit des Kunststoffs nachlässt.

Abb. 427 - 430 Die technische Herstellung des MMAs erfolgt (vereinfacht) über folgende Schritte:

Azeton

Blausäure
HCN

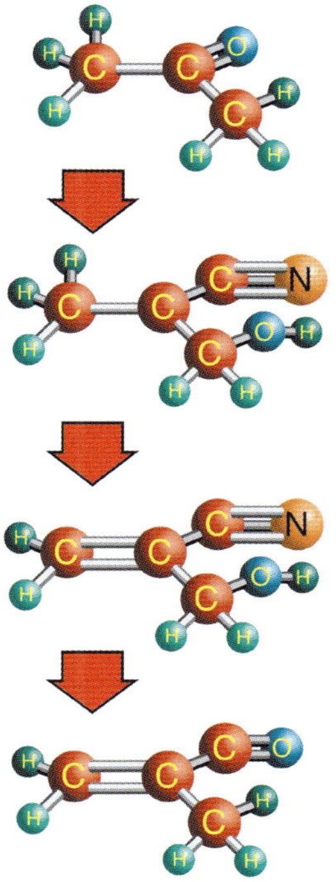

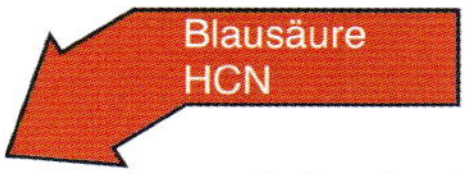

Azeton liefert durch Anlagerung von Blausäure ein Azetonzyanhydrin.

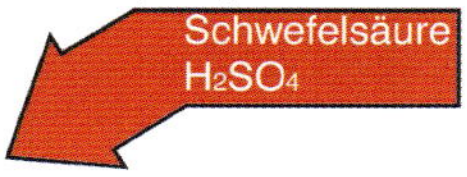

Azetoncyanhydrin

Schwefelsäure
H_2SO_4

Schwefelsäure reagiert mit Azetonzyanhydrin zu Methacrylsäurenitril.

Methacrylsäurenitril

Schwefelsäure
H_2SO4

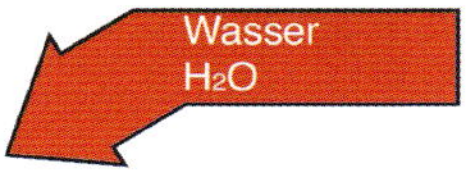

Wasser
H_2O

Methacrylsäure

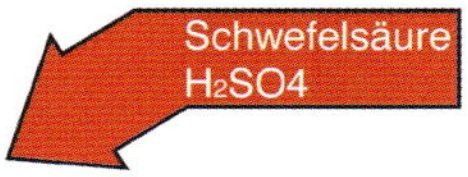

Im Wasser erfolgt dann die Hydrolyse zu Methacrylsäure.

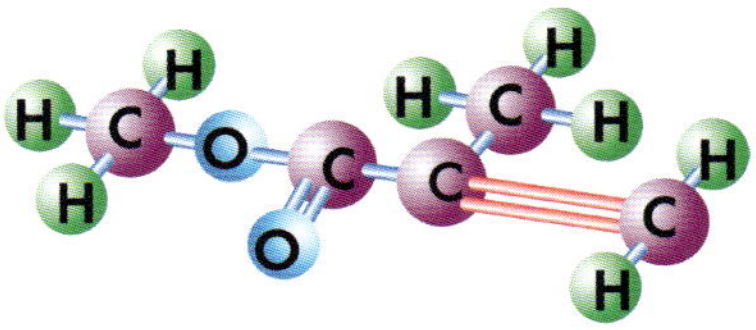

Abb. 431 Das monofunktionelle Methacrylat (MMA) hat eine Doppelbindung im Molekül und kann deswegen nur fadenförmige Makromoleküle bilden.

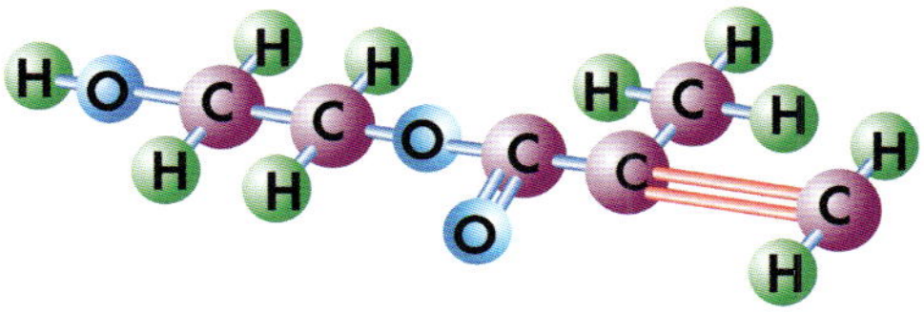

Abb. 432 Das monofunktionelle Hydroxyethylmethacrylat (HEMA) hat ebenfalls nur eine Doppelbindung im Molekül. Die Polymerisationsschrumpfung bei monofunktionellen Monomeren kann 20 – 30 % betragen.

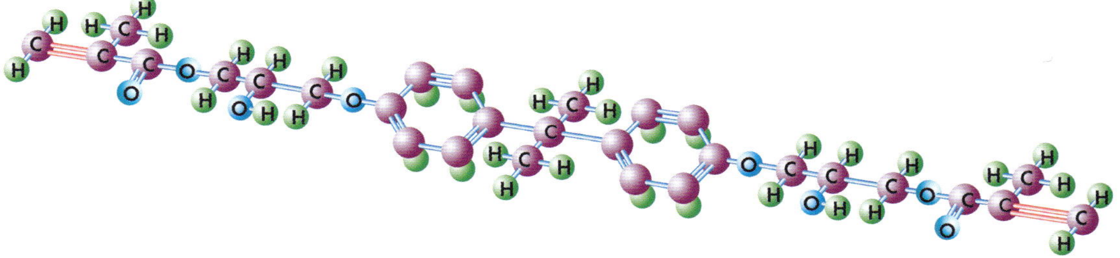

Abb. 433 Das bifunktionelle Bis-GMA (*Bis*-Phenol-A-*G*lycidyl-*M*eth*a*crylat) hat zwei Doppelbindungen im Molekül und bildet vernetzte Makromoleküle. Die bifunktionellen Monomere haben nur eine Polymerisationsschrumpfung von 5 % und lassen sich als Vernetzer in Polymerisationsgemischen mit MMA einsetzen oder sie bilden die Matrix bei den Verbundkunststoffen bzw. Kompositen.

Struktur der Makromoleküle

Thermoplaste werden durch Erwärmen weich und lassen sich warmformen, um nach dem Abkühlen in der neuen Form wieder fest zu werden; dieser Vorgang ist beliebig oft wiederholbar. Die Makromoleküle der Thermoplaste bestehen aus linearen, eventuell schwach verzweigten fadenförmigen Ketten in der Länge von etwa dem 1000-fachen des Kettendurchmessers. Die Kettenmoleküle sind untereinander nicht verbunden, sondern halten durch Kohäsionskräfte. Je nach der Zusammensetzung und Verarbeitung erscheinen die Kettenmoleküle in unterschiedlicher Ordnung:

a) Ungerichtete, amorph verfilzte Ketten bilden einen Kunststoff, der anisotrope Eigenschaften aufweist, d.h., in alle Richtungen gleiche Eigenschaft hat.
b) Teilweise ausgerichtete Molekülketten zeigen eine teilkristalline Struktur.
c) Vollständig ausgerichtete Molekülketten weisen in Längsrichtung eine höhere Zugfestigkeit auf als in Querrichtung. Kunststoffe mit dieser quasikristallinen Struktur lassen sich für Spritzguss verwenden.

Unvernetzte Kunststoffe mit sehr hohem Polymerisationsgrad lassen sich nicht mehr thermoplastisch verformen, wenn die Molekularstruktur amorph ist, denn hier können die verfilzten Knoten und Schlaufen sich in einer thermoplastischen Verformung nicht mehr entwirren. Thermoplaste sind also nur solche Kunststoffe mit niedrigem oder mittlerem Polymerisationsgrad.

Thermoplaste werden durch Polymerisation oder Polykondensation gewonnen. Das mechanische Verhalten ist stark temperaturabhängig; oberhalb von 70°C haben die meisten Thermoplaste ihren Fließbereich. Oberhalb der Fließtemperatur sind die Molekülketten frei beweglich, das Thermoplast ist plastisch. Unterhalb der Fließtemperatur ist das Plast zäh, weil die Bewegung der Moleküle stark eingeschränkt ist; Teilbewegungen sind jedoch noch möglich.

Die *unvernetzten Kunststoffe* (Thermoplaste) zeigen die Neigung, sich in geeigneten Lösungsmitteln vollständig zu lösen. Es muss eine gewisse Affinität des Lösungsmittels zu den betreffenden Polymeren bestehen, damit es sich zwischen die Molekülketten schieben kann, um dadurch die Kraft der Sekundärvalenzen überwinden zu können.

Die *Festigkeit der Thermoplaste* ist abhängig von der Kettenstruktur (ob amorph oder kristallin) und vom Molekulargewicht, dem Polymerisationsgrad. Die Festigkeit schwankt sehr und erreicht maximal 1200 N/mm^2. Der thermische Erweichungsbereich kann durch Weichmacher (Harze, Mineralöle) herabgesetzt werden.

Die *Duroplaste* zersetzen sich beim Erhitzen ohne vorheriges Erweichen. Diese Kunststoffe werden als Kunstharze bezeichnet und durch Polykondensation oder Polyaddition gewonnen. Bei der Polykondensation wird ein thermoplastischer Zustand durchlaufen, in dem die Produkte noch löslich und schmelzbar sind; in diesem Rohzustand bestehen die Duroplaste oft noch aus Fadenmolekülketten.

Durch *vernetzende Härter* werden die linearen Moleküle der reaktionsfähigen Thermoplaste zu einem räumlichen Netzwerk ausgehärtet. Hierbei gehen die verschiedenen Molekülketten vielfache chemische Verbindungen untereinander ein zu einem engen, starren und nach allen Richtungen gleich festen Raumnetz.

Bei der *technischen Warmformung* wird das Polykondensat im thermoplastischen Zustand gegossen oder mit Füll- und Farbstoffen versehen warmgepresst. Dabei wird die räumliche Vernetzung vollendet und zum Duroplast ausgehärtet.

Das *ausgehärtete Duroplast* besitzt große Korrosionsfestigkeit und gute mechanische Eigenschaften, die bis auf 150 °C erhalten bleiben. Durch die Füllstoffe wie Zellstoff, Glasfasern oder Gesteinsmehl, können den Duroplasten besondere Eigenschaften verliehen werden. Eine wesentliche Eigenschaft der Duroplaste ist ihre Resistenz gegen Lösungsmittel, denn durch die Vernetzung sind die Kunststoffe unlöslich, und je höher vernetzt wurde, umso ausgeprägter ist diese Resistenz.

Als *Elaste* werden Kunststoffe bezeichnet, deren Kettenmoleküle weniger stark vernetzt sind und daher elastische Eigenschaften aufweisen. Die Vernetzung erfolgt z. B. beim Kunstgummi durch den Schwefel, der bei der Vulkanisation zugegeben wird und der die einzelnen Molekülketten chemisch miteinander bindet. Elastische Kunststoffe bestehen also aus Netzmolekülen.

Die *elastischen Eigenschaften* überwiegen, wenn der Kunststoff nur wenig vernetzt ist, wie beim Weichgummi; dieser Kunststoff ist aufgrund der Vernetzung nicht plastisch verformbar. Je höher der Vernetzungsgrad, umso größer wird auch die Härte und Festigkeit des Kunststoffes (z. B. Hartgummi). Elastomere sind unlöslich, aber quellbar und schmelzbar.

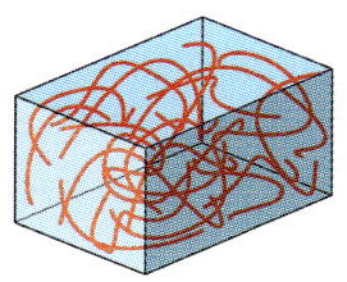

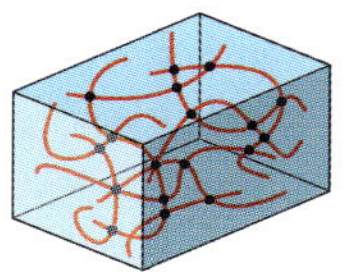

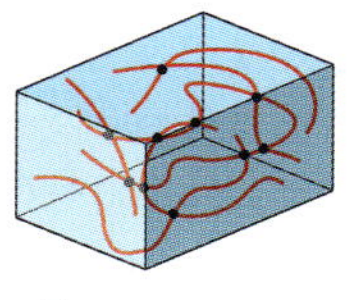

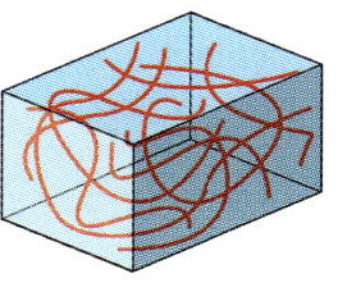

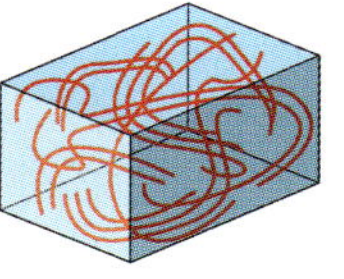

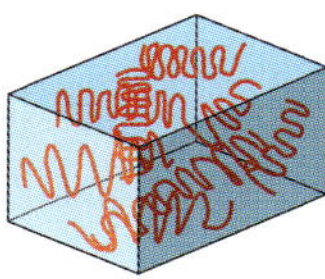

Abb. 434 Nach Anordnung der Molekülketten unterscheidet man drei Kunststoffgruppen:

- Thermoplaste zeigen eine regellose Molekularstruktur, in der die Molekülketten filzartig verknäult sind. Sie sind im warmen Zustand plastisch formbar.
- Duroplaste weisen eng vernetzte Molekülketten auf, die sich nicht gegeneinander verschieben lassen; sie sind wesentlich widerstandsfähiger.
- Elastomere haben leicht vernetzte Moleküle, so dass sie elastisch bleiben. Elaste sind auch im erwärmten Zustand nicht plastisch verformbar.

Abb. 435 Drei Strukturen der Molekülketten können unterschieden werden:

- Knäuelartige Molekülketten ohne geordnete Struktur, also amorphe Anordnung der Ketten.
- Die Molekülketten können jedoch eine teilkristalline Struktur zeigen, wenn die Kettenanteile parallel zueinander verlaufen.
- Gefaltete Ketten zeigen ebenfalls einen hohen Ordnungsgrad und sind dem kristallinen Aufbau ähnlich.

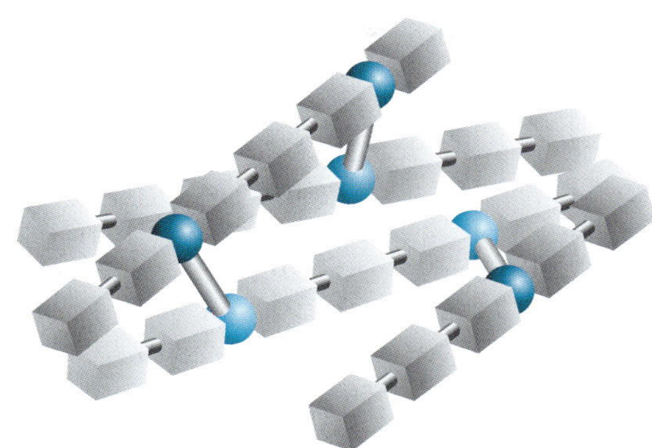

Abb. 436 Die Vernetzung erfolgt über bifunktionelle Moleküle, die zwei Doppelbindungen im Molekül aufweisen. Ein solches Molekül lagert sich während der Wachstumsphase gleichzeitig in zwei wachsende Ketten ein und verbindet diese miteinander. Die Vernetzung ist nicht linear, sondern räumlich aufzufassen.

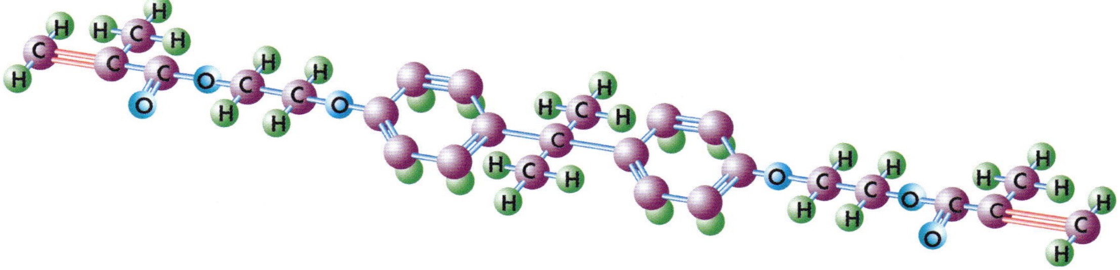

Abb. 437 Das bifunktionelle 2,2-Bis{4(3`–methacryloyl–oxy)ethoxypheny}propan (Bis-EDMA) hat zwei Doppelbindungen im Molekül und wird als Vernetzer für MMA-Monomere benutzt. Es kann sich in die wachsenden Molekülketten einlagern und dadurch ein Netzwerk in alle Raumrichtungen ausformen. Vernetzte Kunststoffe sind chemisch und mechanisch widerstandsfähiger. Kunststoffe aus ausschließlich bifunktionellen Monomeren finden mehr und mehr Anwendung im zahntechnischen Bereich. Die Verbundkunststoffe (Komposite oder gefüllte Kunststoffe) haben eine Kunststoffmatrix aus diesen bi- und mehrfunktionellen Monomeren.

Polymerisationsgemische

Drei Möglichkeiten des Aufbaus eines Polymers können qualitativ unterschieden werden:

- Homopolymerisat aus gleichen Grundmolekülen;
- Polymerisationsgemische aus gleichen Grundmolekülen und Vernetzungsstoffen;
- Mischpolymerisate oder Co-Polymerisate aus unterschiedlichen Monomeren.

Die ***Qualität des Polymers*** lässt sich gezielt verbessern, indem das MMA mit anderen Monomeren gemischt wird, die ebenfalls polymerisationsfähig sind. Solche Misch- bzw. Co-Polymerisate bestehen z. B. aus Vinylchlorid, Vinylazetat und dem genannten MMA (z. B. Luxene). Ein anderes Co-Polymerisat des MMA kann mit Styrol und Butadien (Rohstoff für synthetischen Gummi) gebildet werden.

Als wesentliche ***Qualitätsmerkmale*** der Mischpolymerisate gelten die Erhöhung der Schlag- und Biegefestigkeit, sowie der Dauerbiegefestigkeit, die wesentlich geringere Wasseraufnahmeneigung und das geringere Quellvermögen. Luxene werden nicht wie das normale MMA im chemoplastischen Verfahren, sondern in vorpolymerisierter Form im Schmelzpressverfahren verarbeitet.

Eine weitere Gruppe der Prothesenwerkstoffe findet man in den weichbleibenden Kunststoffen. Nach der chemischen Zusammensetzung lassen sich vier Arten ***weichbleibender Kunststoffe*** unterscheiden: Mischpolymerisate aus Polyvinylchlorid (PVC), Akrylsäurederivaten, Mischpolymerisate aus Acrylaten, Silikonen und Weichmachern. Sie werden vorwiegend als Unterfütterungsmaterial, als Basismaterial von schleimhautgetragenen Prothesen und Epithesen (Gewebsersatzprothesen) benutzt. Sie werden bei geringer Schleimhautresilienz und stark resorbierten Kiefern, zur Verbesserung des Haltes, zum Abdämmen der AH-Linie, im Sublingualbereich für paralinguale Flügel, bei Defektprothesen und Obturatoren (Gaumenverschlussplatten) eingesetzt.

Forderungen an weichbleibendes Basismaterial: Es muss mundbeständig und gewebsverträglich sein, eine gleichbleibende Weichheit, hohe Elastizität, Form- und Abriebbeständigkeit besitzen, polierfähig, farbkonstant und verbindungsfähig zum Prothesenkunststoff sein.

Nachteile weichbleibender Kunststoffe sind hohe Wasseraufnahme mit großer Quellung, eine geringe Alterungsbeständigkeit und eine starke Neigung zur Bakterienbesiedlung.

Als ***Weichmacher*** dienen hochmolekulare Substanzen, wie z. B. Dibutylphthalat oder Benzylbutyladipinsäureester, die sich als externe Weichmacher wie ein Gleitmittel zwischen die Fadenmoleküle setzen, so dass die Makromoleküle gegeneinander verschieblich werden und auch wieder zurückgleiten. Diese Weichmacher werden allerdings schnell ausgewaschen oder von Mikroorganismen zerstört. Daher hält der weichbleibende Kunststoff meist nur ein halbes Jahr und muss dann erneuert werden.

Das ***Polyvinylchlorid*** (PVC) ist ein synthetischer thermoplastischer Kunststoff, der ohne Weichmacher hart und spröde ist. Die Grundmoleküle werden aus Azetylen und Chlorwasserstoff entwickelt:

$$H-C\equiv C-H \quad + \quad HCl \;\Rightarrow\; \begin{matrix} H & & H \\ | & & | \\ C & = & C \\ | & & | \\ H & & Cl \end{matrix}$$

Vinylchlorid, mit Weichmachern versetzt, wird als fließfähige Paste bei 120-130 °C verarbeitet, um dabei in einen gummiartigen Zustand überzugehen.

Die ***Akrylsäurederivate*** bestehen aus Co-Polymerisaten des MMA mit Akrylsäureestern sowie inneren und äußeren Weichmachern. Dieser Kunststoff wird entsprechend eingefärbt für Epithesen und Obturatoren verwendet. Als Weichmacher sind sehr viele Substanzen bekannt, wovon häufig die Phthalsäureester benutzt werden. Man kann dem Kunststoff bis zu 80 % weichmachende Substanzen zugeben. Die Monomere verschiedener Acrylate lassen sich ohnehin zu weichen bis zähflüssigen Stoffen polymerisieren, so dass geeignete Gemische der Co-Polymerisate weichbleibende Kunststoffe bilden; dieses Verfahren wird als innere Weichmachung bezeichnet.

Die ***Silikone*** haben als reaktive Zentralatome Silizium- und Sauerstoffatome, an die organische Reste oder Halogenatome gebunden sind. Abgeleitet aus dem Monosilan (Siliziumwasserstoff SiH_4) können verschiedene Siloxaneinheiten entwickelt werden, die unterschiedliche Funktionen bei der Kettenbildung übernehmen:

$$\begin{matrix} & CH_3 & \\ & | & \\ CH_3- & Si & -O- \\ & | & \\ & CH_3 & \end{matrix} \qquad \begin{matrix} & CH_3 & \\ & | & \\ -O- & Si & - \\ & | & \\ & CH_3 & \end{matrix} \qquad \begin{matrix} & CH_3 & \\ & | & \\ -O- & Si & -O- \\ & | & \\ & O & \\ & | & \end{matrix}$$

monofunktionelle Stopper — bifunktionelle Kettenbildner — trifunktionelle Vernetzer

Die Anzahl und Stellung der Sauerstoffatome bringen das Reaktionsvermögen durch die freien Valenzen auf. Die Kettenbildung zwischen Siliziumatomen erfolgt in diesem Fall

```
      CH3     ┌  CH3     ┐   CH3        CH3          CH3
       |      │   |      │    |          |            |
CH3 - Si - O  │ - Si - O │ - Si - O  - Si -  O  -  Si - CH3
       |      │   |      │    |          |            |
      CH3     └  CH3     ┘n  CH3         O           CH3
                                         |
                              ····· - O - Si - O - ·····
                                         |
                                        CH3
 Stopper      Kettenbildner           Vernetzer
```

nur über die Sauerstoffbrücken: Durch Co-Polymerisation aus bifunktionellen Kettenbildnern und monofunktionellen Stoppern können lineare Polymere gebildet werden, die gummiartige Konsistenz aufweisen.

Vernetzte und damit harzähnliche harte Silikone entstehen aus Gemischen aller drei Siloxaneinheiten. Diese Gemische müssen mit Weichmachern wieder weich und verwendungsfähig gemacht werden. Die Mischpolymerisate aus Silikonen und Acrylaten eignen sich als weichbleibende Kunststoffe, weil sie die günstigen Eigenschaften beider Kunststoffarten verbinden und eine hinreichende Haftung am harten Prothesenwerkstoff garantieren.

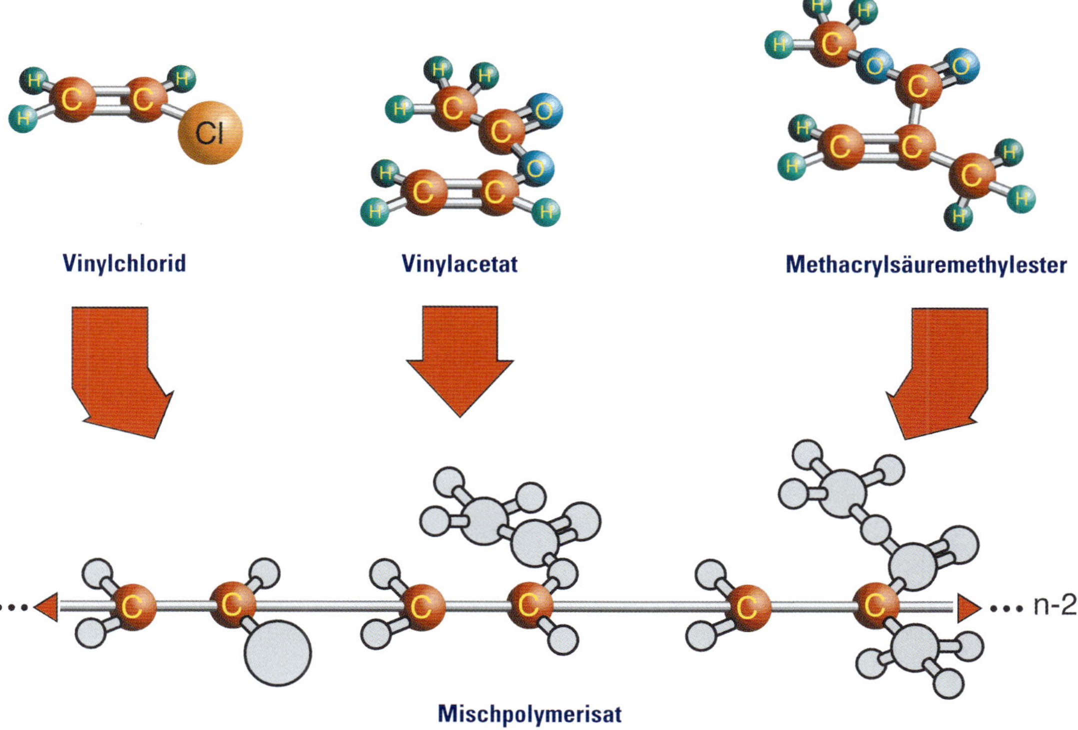

Abb. 438 - 441 Misch- oder Co-Polymerisate sind Gemische aus verschiedenen reaktionsfähigen Monomeren, wie z. B. Vinylchlorid, Vinylazetat und Methacrylsäuremethylester, die sich zu Makromolekülketten zusammenschließen. Solche Mischpolymerisate sind in den physikalischen und chemischen Eigenschaften oft vorteilhafter als jeder einzelne Bestandteil.

Prothesenkunststoffe

Als ***Prothesenkunststoff*** bezeichnet man den rosa eingefärbten Kunststoff, aus dem die Prothesenkörper von herausnehmbarem Zahnersatz angefertigt werden. Nach der DIN EN ISO 1567 für Prothesenkunststoffe werden vier Typen nach dem Verarbeitungsverfahren definiert:

Typ 1: Heiß polymerisierbare Kunststoffe:
- Gruppe A: Pulver/Flüssigkeitssysteme
- Gruppe B: vorbereitete Gemische Kapselmaterial

Typ 2: Kalt polymerisierbare Kunststoffe
Typ 3: Gießkunststoffe
Typ 4: Thermoplastisches Material/Granulat

Lichthärtende Materialien sind noch nicht erfasst.
Nach der ***chemischen Zusammensetzung*** lassen sich PolyMethacrylate, Polycarbonate, Polyacetat, Polyamide und Luxene unterschieden; wobei die PolyMethacrylate über 95 % des Verarbeitungsanteils einnehmen.
PolyMethacrylat aus dem Monomer Methacrylsäuremethylester hat gegenüber de n anderen Materialien sehr gute physikalische und chemische Eigenschaften; es lässt sich einfach verarbeiten und reparieren, es ist farbstabil und biokompatibel. Die Verarbeitungstechniken sind ausgereift für heiß-, kalt-, mikrowellen- und lichthärtende Prothesenkunststoffe.
Verbreitet sind ***Pulver-Flüssigkeits-Systeme***, bei denen die Flüssigkeit aus etwa 90 % Methylmethacrylat, 8 % Vernetzer (z. B. Butandioldimethacrylat) und etwa 2 % Additive (Stabilisatoren, UV-Stabilisatoren) bestehen, während das eingefärbte Pulver aus etwa 99 % PolymethylMethacrylat-Perlpolymer und 1 % Dibenzoylperoxid als Initiator besteht. Bei den Pulver-Flüssigkeits-Systemen, die heiß- und kalthärtend verarbeitet werden, lässt sich die Polymerisationsschrumpfung des MethylMethacrylates von ca. 20 Volumenprozent durch den Zusatz von drei Teilen Pulver (PMMA) zu einem Teil Flüssigkeit auf ca. 5 Volumenprozent reduzieren.
Bei den ***Autopolymerisaten*** (selbsthärtende Kunststoffe) und bei mikrowellenhärtenden Kunststoffen sind sowohl im Pulver als auch in der Flüssigkeit Initiatorbestandteile zugesetzt: 2 – 3 % Barbitursäure-Verbindungen und Kupferionen.
Die ***Heißpolymerisate*** polymerisieren in einem Wasserbad bei ca. 95 °C innerhalb einer Stunde, wobei das Dibenzoylperoxid bei ca. 60 °C die Polymerisation initiiert. ***Kalthärtende Materialien*** polymerisieren, wenn die Initiatorbestandteile unmittelbar nach dem Anmischen in Kontakt kommen. Die zuerst träge ablaufende Polymerisation lässt eine Verarbeitungsspanne von 8 bis 15 Minuten zu, danach beschleunigt sich die Reaktion unter Wärmeentwicklung (exotherme Reaktion) und der Kunststoffteig verfestigt sich.
Heißpolymerisiertes Polymethylmethacrylat (PMMA) hat bessere physikalische Gütewerte (Härte, Biegefestigkeit, Schlagzähigkeit), einen geringeren Restmonomergehalt und einen höheren Polymerisationsgrad als kalthärtendes PMMA. Weil die technischen Gütewerte zudem noch von den Verarbeitungsbedingungen (Verfahrens- und Systemfehlern) abhängen, können die qualitativen Unterschiede zwischen Heiß- und Kaltpolymerisat noch gravierender werden. Kaltpolymerisate sind allerdings einfacher, zeit- und energiesparender zu verarbeiten und haben eine höher Passfähigkeit, wenn sie in offene Formen (Vorwalltechnik) gestopft werden.
Die ***lichthärtenden Prothesenkunststoffe*** sind Einkomponenten-Materialien mit pastöser Konsistenz. Sie kommen verarbeitungsfertig angemischt in den Handel. Es handelt sich um Verbundkunststoffe aus hochmolekularem Dimethacrylat als monomerem Bestandteil und Splitterpolymere bzw. hochdisperses Siliziumdioxid als Füllstoffe sowie Pigmenten und Additiven; 1 % Campherchinon ist als Initiator zugesetzt. Die Polymerisation erfolgt durch Bestrahlung mit UV-Licht der Wellenlänge von ca. 350 bis 500 nm in 3 bis 10 Minuten.
Thermoplastische Materialien, das sind PolyMethacrylate bzw. deren Copolymere, haben keine monomeren Anteile, sondern kommen als Polymergranulate in den Handel und werden in polymerer Form im Spritzgussverfahren verarbeitet. Sie werden aufgeschmolzen und härten nach dem Einspritzen in die Hohlform aus. Weil keine Monomere vorhanden sind, bieten sie keinen Verbund zu den Kunststoffzähnen, weil sie diese nicht anlösen können. Andere thermoplastische Materialien, die im Spritzgussverfahren verarbeitet werden, sind das Polyoxymethylen und das Nylon 12 sowie die Luxene, ein Mischpolymerisat aus Polyvinylchlorid, Polyvinylacetat und Polymethylmethacrylat. Weil diese Kunststoffe in ihrer Verarbeitung sehr aufwendig sind, haben sie sich nicht durchgesetzt.

Qualitäts- und Prüfkriterien von Polymerisaten:

Mechanische Eigenschaften
- Härte
- Schlagfestigkeit
- Zugfestigkeit
- Dauerbiegefestigkeit
- Abrasionsfestigkeit
- Durchhärttiefe bei Lichtpolymerisaten
- Formbeständigkeit, Quellung

Chemische Eigenschaften
- Restmonomer
- Polymerisationsgrad
- Dichte
- Füllstoffgehalt,
- Wasseraufnahme,
- Oberflächenqualität,
- mikrobiologische Affinität

Thermische Eigenschaften
- Wärmeleitfähigkeit
- Ausdehnungskoeffizient
- Thermostabilität

Wärmeisolation

Optische Eigenschaften
- Farbe
- Verfärbungsneigung
- Transparenz
- Opazität

Biologische Aspekte
- Biokompatibilität
- Keimpenetration
- Plaquehaftung
- Desinfizierbarkeit

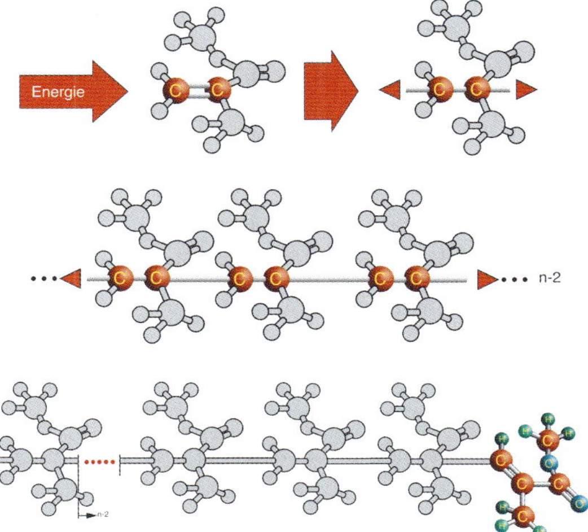

Polymethylmethacrylat (PMMA):

Dichte	1,18 g/cm³
WAK (Wärmeausdehnungskoeffizient)	$80 \cdot 10^{-6}$/K
therm. Kontraktion/10 °C	0,08 %lin
Wärmeleitfähigkeit	0,2-0,3 W/mK
E-Modul	2500-4000 N/mm²
0,2 % Dehngrenze	26-28 N/mm²
HV 5	13-19
Kegelfließpunkt	330-490 N/mm²
Biegefestigkeit	62-87 N/mm²
Druckfestigkeit	120 N/mm²
Wasseraufnahme	bis ca. 2,5 Vol %
Löslichkeit	bis ca. 0,6 m %

Abb. 442 Die Mindestanforderungen und die dafür notwendigen Prüfungen sind in der DIN EN ISO 1567 festgelegt. In der zahntechnischen Praxis werden u. U. umfangreichere Qualitätsanforderungen gestellt und von den Kunststoffherstellern auch erfüllt. Die in der Norm dargestellten Mindestanforderungen sollen bei vertretbarem Prüfaufwand eine hinreichende Produktsicherheit bieten.

Verbundkunststoffe

Mit ***Füllstoffen*** versehene Materialien werden als Verbundkunststoffe, Komposite oder gefüllte Kunststoffe bezeichnet. Auch der normale Prothesenkunststoff wird mit Perlpolymerisat oder Splitterpolymerisat aus PMMA aufgefüllt, um einen plastischen oder fließfähigen Teig zum Verarbeiten zu bekommen; vor allem aber um die Polymerisationsschrumpfung des MMA auszugleichen.

Die ***Polymerisationsschrumpfung*** lässt sich bei modernen Kunststoffen durch die Verwendung von bifunktionellen Monomeren und anorganischen, chemisch gebundenen Füllstoffen verringern; wichtige Werkstoffeigenschaften werden auch verbessert, wie:

- allgemeine Erhöhung mechanischer Qualität,
- größere Härte und Abriebfestigkeit,
- geringe Wärmedehnung, warmfester,
- bessere Farbwirkung und Farbstabilität.

Die ***gefüllten Kunststoffe*** sind aus unterschiedlichen Materialien zusammengesetzt und werden daher Komposite genannt, von Compositum (lat.): das Zusammengesetzte. Diese Kunststoffe, meist lichthärtende Einkomponentenmaterialien, werden als Verblendkunststoffe verwendet; sie sind aber auch als Basismaterial für Schablonen, Funktionslöffel oder Modellierkunststoff sowie als Füllungsmaterial in der Zahnarztpraxis im Einsatz.

Die ***Komposite*** bestehen aus:

- einer organischen Kunststoffmatrix (<50 %) aus Bis–GMA für die elastischen Eigenschaften;
- den anorganischen Füllstoffen (>50 %) in Form
  - ***pyrogener Kieselsäure*** (feinste Siliziumoxidperlen),
  - Silikatglassplittern und Yttriumfluoridperlen mit einer Korngröße zwischen 0,01 – 0,04 µm.

Bezogen auf die ***Korngrößen*** gelten diese Füllstoffe als Mikrofüller; sie garantieren eine homogene Oberfläche, eine gute Polierbarkeit mit Hochglanzeffekt, weil der mittlere Teilchendurchmesser kleiner ist als die Wellenlänge des sichtbaren Lichtes. Der Füllstoff ist mit einer Silanhaftvermittlerschicht chemisch in die Kunststoffmatrix eingebunden. Dazu sind die ***Füllstoffe*** mit trifunktionellen, ungesättigten Alkoxysilanen beschichtet, die eine Methakryleinheit tragen, womit der Verbund zu den Monomeren erreicht wird. Zur Erzeugung der verschiedenen ***Zahnfarben*** werden die Massen mit Pigmenten eingefärbt. Das sind gleichmäßig in der Kunststoffmatrix verteilte anorganische feste Teilchen mit Korngrößen zwischen ca. 0,01 und 1 µm. Pigmente müssen lange Zeit farbstabil bleiben, auch bei Wärme- oder Lichteinfluss, sie müssen gegenüber Oxidationsmitteln, Säuren oder Basen resistent und toxikologisch unbedenklich sein. Es werden meist Eisen-, Titan- oder Aluminiumoxid-Pigmente eingesetzt. Die sogenannten Leuchtpigmente absorbieren UV-Licht und wandeln es in weißlich/ gelbliches Licht um; damit kann die natürliche Fluoreszenz des Zahnes nachgeahmt werden.

Das ***lichthärtende Komposit*** enthält als Photoinitiator das Campherchinon, um die Polymerisation auszulösen. Dieser Photoinitiator zerfällt bei der Lichtbestrahlung von 460 nm Wellenlänge sehr schnell zu Radikalen. Andere Photoinitiatoren zerfallen bei anderen Wellenlängen. Bei der Lichtquelle muss das Emissionsspektrum mit dem Absorptionsspektrum des Photoinitiators übereinstimmen; bei normalem Umgebungslicht reagieren die Photoinitiatoren nicht, weswegen diese Kunststoffe sehr farb- und lagerstabil sind. Bei der ***Verarbeitung*** bifunktioneller Monomere verbleibt eine ca. 0,1 mm dicke oberflächliche Schmierschicht, weil der Sauerstoff im Kontakt mit dem Monomer die Polymerisation verhindert. Dieser Effekt wird genutzt, um den Kunststoff schichtweise aufzutragen und auszupolymerisieren; die Schmierschicht bildet das Adhäsivelement zur nächsten Schicht.

Beim ***schichtweisen Auftragen*** wird der Sauerstoff jeweils verdrängt und die Schmierschicht härtet nun zusammen mit der neuen Schicht aus. Die letzte Schicht wird unter Sauerstoffabschluss (Vakuum) ausgehärtet. Muss zu Korrekturarbeiten das Komposit nachgetragen werden, wird die Oberfläche angeschliffen und mit ungefülltem Kunststoff benetzt und damit aktiviert.

Die ***Vorteile des lichthärtenden Komposits*** liegen in der höheren mechanischen Qualität im Vergleich zu herkömmlichen Kunststoffen, aber auch in der hohen Farbbeständigkeit und relativ einfachen Verarbeitung. Bei der Schichttechnik mit einkomponentigem Material entfallen Anmisch- und Quellzeiten und die Hohlformherstellung. Die Komposite haben durch die Füllstoffe hervorragende optische Eigenschaften mit zahnähnlicher Transluzenz. Komposite haben im Vergleich mit Keramik eine höhere Flexibilität und lassen sich daher für teleskopierende Verblendkronen einsetzen.

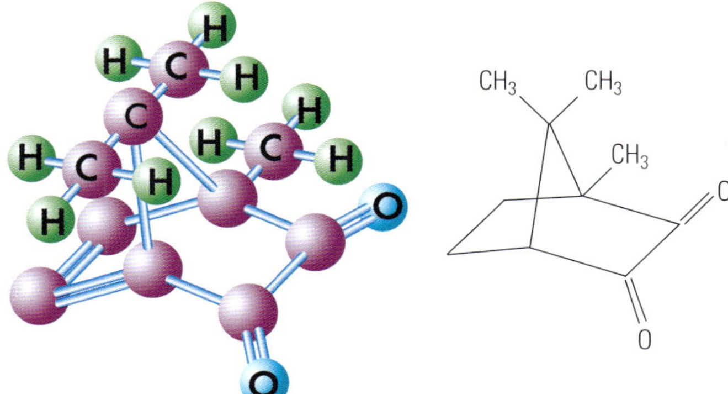

Abb. 444 Lichthärtende Kunststoffe enthalten einen Photoinitiator, der auf die Energie von Licht anspricht. Als Initiator hat sich Campherchinon bewährt, ein gelb gefärbter Stoff, der nach der Reaktion die Farbgebung des Kunststoffes aber nicht beeinflusst. Die Molekülstruktur des Campherchinons zeigt eine Doppelringstruktur aus Kohlenstoffatomen, an die drei CH_3-Gruppen angesetzt sind.

Abb. 443 Zur Silanisierung von Metallgerüsten als auch zum Verbund mit dem Füllstoff der Komposite wird im Dentalbereich hauptsächlich das 3-Methakryloyloxypropyltrimethoxysilan (kurz Alkoxysilan) benutzt. Dieses Material besitzt einen organischen und einen anorganischen Molekülanteil. Über die Si-OH-Gruppen erfolgt die Reaktion zum Füllstoff oder zur Metalloberfläche; über die Methacrylatgruppe wird die Verbindung zur Kunststoffmatrix erreicht.

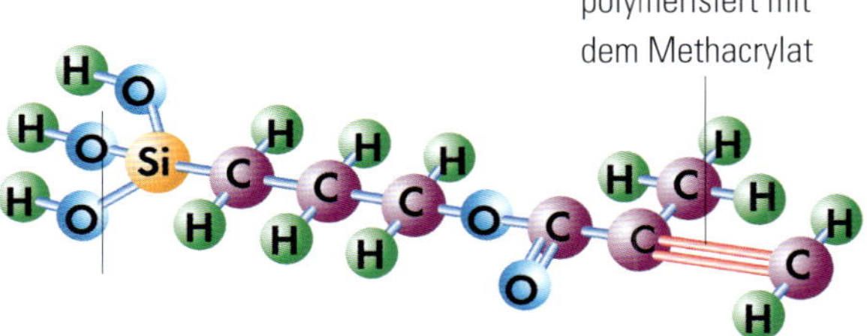

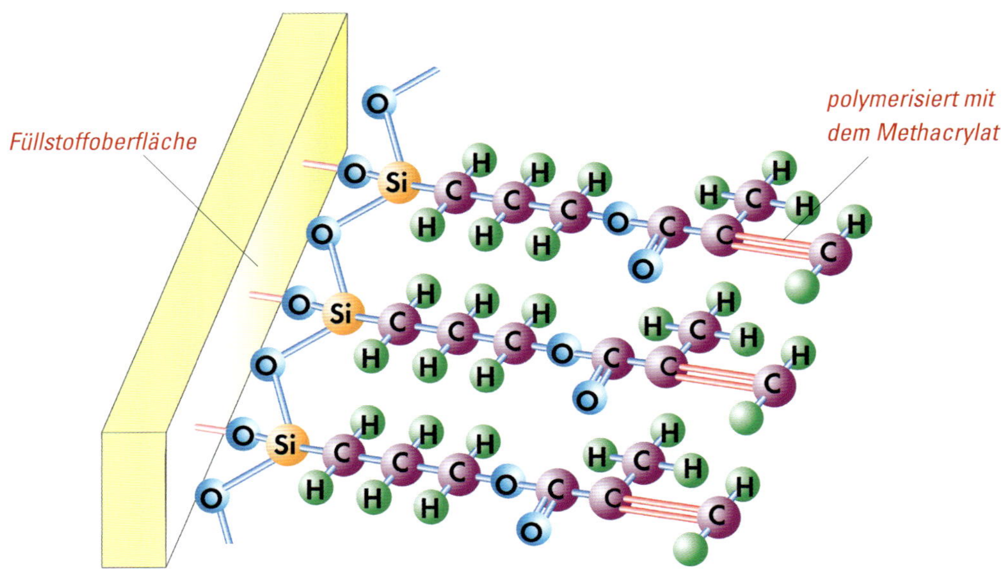

Abb. 445 An der Füllstoffoberfläche reagieren die Si-OH-Gruppen des ungesättigten Alkoxysilans, während sich die Doppelbindungen der Methacrylatgruppe mit der Kunststoffmatrix des Komposits verbinden. Die Oberflächen der Füllstoffpartikel werden dadurch mit polymerisierbarem Material beschichtet und es entsteht mit der Kunststoffmatrix ein elastisches, abrasionsfestes und hartes Verblend- und Füllungsmaterial.

Kunststoffverarbeitung

Bei der Kunststoffverarbeitung wird zwischen thermoplastischer und chemoplastischer Aufbereitung unterschieden:
Chemoplastische Aufbereitung
- Stopf-Press-Technik,
- Nachpress-Injektortechnik,
- Gießverfahren,

Thermoplastische Aufbereitung
- Schmelz-Press-Verfahren,
- Spritzguss-Verfahren.

Die ***Stopf-Press-Technik*** ist das verbreitetste Verfahren mit Heißpolymerisaten, bei dem alle Prinzipien der Kunststoffverarbeitung, aber auch alle grundsätzlichen Verfahrensfehler auftauchen. Daher soll dieses Verfahren ausführlicher dargestellt und in einer Fehleranalyse erweitert werden. Zahntechnisch-prothetische ***Formteile*** werden mittels verlorener Formen hergestellt. Ein Formteil wird in Originalgröße aus Wachs modelliert und davon eine geeignete Negativform hergestellt, aus der das Wachs zu entfernen ist. In die Hohlform wird entweder Kunststoff eingepresst oder Metall eingegossen; nach dem Erhärten des Werkstoffs wird die Hohlform zerstört. Die Wachsmodellation ist daher in allen Details anzufertigen, damit nach Formherstellung und Formfüllung mit dem gewünschten Werkstoff die prothetischen Teile in Detailtreue und Originaldimension entstehen.

Die ***Wachsmodellation*** der Vollprothese wird auf dem Funktionsmodell in allen Einzelheiten ausgeführt, wobei die Profilierung von Zahnfleischfurchen, Interdentalräumen, Zervikalrändern und Gaumenfalten sehr exakt erfolgt. Die saubere Wachsmodellation und die Zähne sind vor dem Einbetten mit einem dünnen Isolierfilm aus Silikon zu bestreichen, wobei die Okklusionsflächen freibleiben. Zur Haftung in der späteren Gipsform sind Retentionsperlen auf das Silikon zu streuen.

Die Wachsprothese wird mit dem Modell zusammen in einer ***zweiteiligen Küvette*** eingebettet. Dazu setzt man das Modell bis zum Funktionsrand in die untere Küvettenhälfte in Gips; die Wachsmodellation darf dabei den oberen Küvettendeckel nicht berühren. Die Gipsränder sind glattzustreichen und zu säubern, damit nach dem Abbinden die Isolierschicht angebracht werden kann.

Der ***Konter*** ist aus härterem Gips zu fertigen, den man in die obere Küvettenhälfte blasenfrei einrüttelt und danach den Deckel aufpresst. Nach dem Abbinden des Gipses werden die Küvettenhälften auseinander genommen, das Wachs ausgebrüht und auf der noch warmen Gipsform isoliert. Die nun folgende ***chemoplastische Verarbeitung*** lässt sich als Anteigverfahren beschreiben. Es wird ein Kunststoffteig aus Monomer (Flüssigkeit) und Polymer (Pulver) im Gewichtsverhältnis von 1:3 angesetzt. Das Monomer aus den Grundmolekülen des Methacrylsäuremethylesters ist der reaktionsfähige Ausgangsstoff, der später polymerisiert. Das Pulver ist fertiger, hochpolymerer Kunststoff, der hier als Füllstoff durch das Monomer gebunden wird.

Das Pulver soll die ***Schrumpfung des Monomers*** kompensieren. Reines Monomer besitzt eine Schrumpfung bei optimaler Polymerisation von ca. 35 %. Daher wird schon vorpolymerisiertes Monomer benutzt mit einem Polymerisationsgrad von ca. 200 - 500, was die Schrumpfung auf ca. 25 % verringert. Durch den Einsatz des Pulvers als Füllmaterial lässt sich die Schrumpfung auf ca. 5 % reduzieren. Je höher der Monomeranteil, umso größer wird die Polymerisationsschrumpfung; oft kann nach der Polymerisation noch Restmonomer im Kunststoff verbleiben, d. h., es ist nicht alles Monomer auspolymerisiert.

Die ***Flüssigkeits- und Pulverdosierung*** erfolgt entweder mit Messbechern oder in vom Hersteller angebotenen Verpackungseinheiten. Beim normalen Anteigen rührt man das Pulver zügig in die Flüssigkeit ein. Das Anrührgefäß ist danach abzudecken, damit der Kunststoff anquellen kann. Die Anquellzeit von ca. 5 min ist einzuhalten, damit das Monomer in die Molekularspalten des Polymers eindringen kann. Die einzelnen Pulveranteile quellen auf und verkleben an der Oberfläche. Bei der Polymerisation wachsen dann die Ketten in die Molekularspalten und es kommt zu einer intensiven Verzahnung der Molekularstrukturen. Eine chemische Verkettung findet nicht bzw. nur sehr selten statt; das Monomer übernimmt eher die Funktion einer Kittsubstanz.

Der Teig darf ***nicht mit bloßen Fingern*** berührt werden; man trägt Gummihandschuhe und legt den Teig zuerst in die untere Küvettenhälfte ein, dann stopft man den Konter und achtet darauf, dass sich die Zähne nicht verlagern. Zwischen die Küvettenhälften legt man eine PVC-Folie und presst die Hälften zusammen. Es soll bei langsamem, stetigem Zusammenpressen ein Überschuss zwischen den Küvettenhälften hervorquellen. Ein Probepressen ist immer nötig, um eine hinreichende Formfüllung zu überprüfen.

Der ***Pressvorgang*** dauert 5-10 min, dann wird die Küvette geöffnet, der Überschuss entfernt oder notfalls Teig nachgelegt; danach schließt man die Küvette ohne PVC-Folie und presst wieder. Durch das Pressen soll eine völlig Formfüllung erreicht und der Kunststoff verdichtet werden. Es wird so hoch gepresst, bis kein Überschuss zwischen den Küvettenhälften mehr hervorquillt.

Nach der ***Schlusspressung*** wird die Küvette in einen Bügel gespannt und im Wasserbad oder Warmluftschrank polymerisiert. Bei einer Langzeitpolymerisation im Wasserbad wird langsam auf 80 °C erwärmt und dann die Temperatur 10 Stunden lang gehalten. Wird im Trockenschrank über 10 Stunden polymerisiert, so heizt man auf 90 °C auf. Bei der Kurzzeitpolymerisation im Wasserbad stellt man die Küvette ins kochende Wasser und stellt sofort die Heizung ab. Auch im Trockenschrank kann bei 140 °C 2 Stunden lang kurzzeitig polymerisiert werden. Danach die Küvette nie im kalten Wasser abschrecken, sondern an der Luft abkühlen lassen.

Die ***Temperaturführung*** dient der Polymerisationslenkung zur Erreichung eines hohen Polymerisationsgrades; dabei sind Langzeitpolymerisationen immer vorteilhafter. Abweichende Temperaturführung darf nur entsprechend der Herstelleranweisung erfolgen.

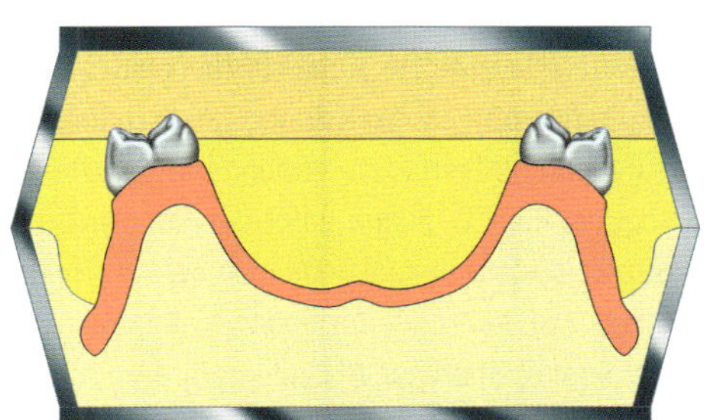

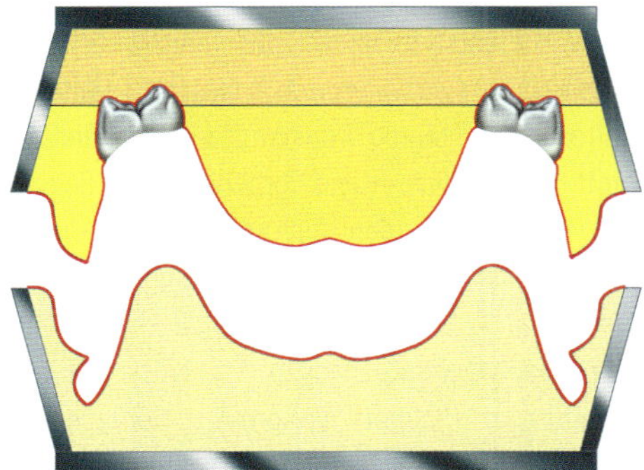

Abb. 446 Eine Kunststoffprothese wird mit einer zweiteiligen verlorenen Form hergestellt. Dazu wird die Wachsprothese exakt modelliert und eingebettet. Der Konter kann ein- oder zweiteilig angefertigt werden. Soll der Konter zweiteilig sein, füllt man den Gips erst bis zum Okklusionsniveau der Prothese ein, um nach dem Abbinden den Rest aufzufüllen und den Deckel zu schließen. Die Prothese lässt sich bei der dann dreiteiligen Form leichter ausbetten.

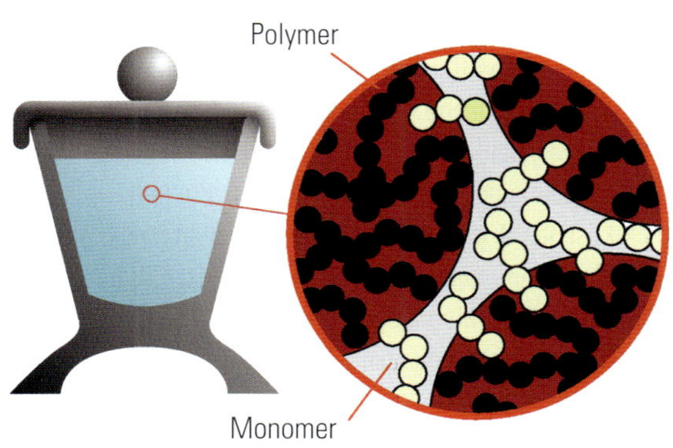

Abb. 447 Das Anmischen des Kunststoffes soll so erfolgen, dass das Pulver in die Flüssigkeit gestreut wird, damit keine Luftblasen eingeschlossen werden. Das Pulver (PMMA) ist im Monomer (MMA) unlöslich, daher dringt das Monomer in die Pulverpartikel ein, wodurch die einzelnen Pulveranteile aufquellen und an der Oberfläche miteinander verkleben. Damit ändert sich die Viskosität des Kunststoffteiges von gießbar über zäh-viskos bis zu teigartig-fest. In der gießbaren Phase lässt sich der Teig vergießen, in der zäh-viskosen modellieren und in der teigartig-festen pressen oder spritzen. Dadurch, dass das Monomer in die Molekularspalten der Pulverartikel eindringt, werden bei der Polymerisation die Makromoleküle in diese Spalten hineinwachsen und ein gemeinsames Netzwerk bilden

Nachpress-Injektortechnik

Beim ***Nachpressverfahren*** kommt die Wachsmodellation in spezielle Küvetten, die einen Einfüllstutzen für den Injektor des Nachpressgerätes besitzen. Das Einbetten verläuft in gleicher Weise, nur werden vom Prothesenkörper ausgehend Einspritzkanäle zum Einfüllstutzen vor dem Zugießen des Konters schon in Form von Platzhalterschablonen an dem Prothesenkörper angesetzt.

Der ***Prothesenkunststoff*** wird in genauem Mischungsverhältnis aus einer vordosierten Kartusche in die Küvettenhohlform gepresst. Der Einpressdruck (6 bar) wird während der gesamten Polymerisationsdauer auf dem Nachpressreservoir in der Kartusche aufrechterhalten, so dass der Kunststoffteig je nach dem Schrumpfungsfortschritt nachgeschoben wird. Die Wärmeeinbringung kann über ein Wasserbad oder im Mikrowellengerät erfolgen.

Die ***Polymerisationsschrumpfung*** lässt sich weitgehend ausschalten, weil ständig Kunststoffteig nachfließt, der Kunststoff hoch verdichtet und Porositäten aus Schwundvakuolen vermieden werden. Außerdem ist jede Bisserhöhung ausgeschlossen, wie sie bei normalem Stopf-Press-Verfahren möglich ist. Es können bei diesem Verfahren sowohl Heißpolymerisate (Ivocap; Fa. Ivoclar) als auch Kaltpolymerisate (Palajet-PalaXpress, Heraeus/Kulzer) verwendet werden. Die Nachpress-Injektortechnik stellt momentan das technische Optimum der Prothesenkunststoffverarbeitung dar.

Beim ***Gießverfahren*** wird die Wachsmodellation nicht in Gips eingebettet, sondern in einer Spezialküvette mit Dubliermasse oder Silikon umhüllt. Vom Prothesenkörper verlaufen Einguss- und Luftabzugskanäle zu den Einfüllöffnungen der Küvette. Das Modell mit der Wachsmodellation wird wieder aus der Dublierform herausgenommen, abgebrüht und die Zähne in die Dublier- bzw. Silikonmasse zurückgesetzt. Dann muss das Modell mit breitem hohen Sockelrand ebenfalls exakt eingesetzt werden. Der Kunststoff ist ein gießfähiges Kaltpolymerisat mit verlangsamter Reaktionszeit. Polymerisiert wird im Drucktopf bei 40 °C warmem Wasser ca. 15 min lang. Es handelt sich hierbei weder um ein eindeutiges Kaltpolymerisat noch um ein Heißpolymerisat, das aber mit höherem Monomeranteil angesetzt wird (Restmonomerrisiko). Als nachteilig zeigt sich die weiche Dubliermasse, in der sich die Zähne verlagern können und eine Okklusionsabsenkung entsteht.

Beim ***Schmelz-Press-Verfahren*** finden Mischpolymerisate Anwendung, z. B. Luxene: Vinylchlorid, Methacrylsäuremethylester und Vinylazetat. Das vorpolymerisierte Vinylgel wird in eine verschraubbare Spezialkartusche gefüllt; diese wird fest verschlossen und mit einer Schmelz-Press-Anlage verbunden. Von dort wird geschmolzenes Mischpolymerisat mit Luftdruck in eine Küvette gepresst und verdichtet. Die Polymerisation erfolgt im Wasserbad.

Beim ***Spritzguss-Verfahren*** werden Thermoplaste in Form eines PMMA-Copolymerisat-Granulat in dünnwandigen Metallkartuschen erhitzt und mit hohem Druck in die Prothesenhohlform gespritzt. In der Küvette kühlt das Thermoplast wieder ab und erhärtet. Dieses Verfahren erfordert einen speziellen apparativen Aufwand, damit die Erwärmung und die Druckführung beim Thermoplast automatisch erfolgen kann. Thermoplaste sind unvernetzte Kunststoffe. Unvernetzte Kunststoffe besitzen im Allgemeinen geringere Festigkeitswerte, sind chemisch weniger resistent und thermisch formbar. Die Spritztemperatur liegt bei ca. 260 °C, knapp unter der Depolymerisationstemperatur, so dass einmal Restmonomere im Thermoplast entstehen und zum anderen Spannungen durch Kontraktion bei ungleichmäßiger Abkühlung in der Prothese auftreten. Die verfahrenstechnischen Schwierigkeiten müssen noch überwunden werden.Weil Prothesenkunststoffe wenig alterungsbeständig und relativ bruchanfällig sind, bestehen Prothesengerüste bei partiellen Prothesen aus Metall. Erweiterungen und Unterfütterungen werden häufig nötig und darum muss sich der Prothesenkunststoff mit geeignetem Reparaturmaterial verbinden lassen.

Gießfähiges Kaltpolymerisat als Reparaturmaterial muss sich mit auspolymerisiertem Basismaterial verbinden, indem das Reparaturmonomer in die Molekularspalten der Oberfläche eindringt und Makromolekülketten hineinwachsen können. Je weiter das Monomer in die Oberfläche eindringt, umso besser ist der Verbund. In der praktischen Ausführung soll das Basismaterial aufgeraut werden, d. h., die Oberfläche wird angeschliffen und mit Unterschnitten als mechanische Retention versehen. Die Oberfläche wird dadurch enorm vergrößert, damit das Monomer besser eindringen kann. Um das zu unterstützen, wird die aufgeraute Reparaturstelle mit Monomer benetzt, bevor das Reparaturmaterial aufgebracht wird.

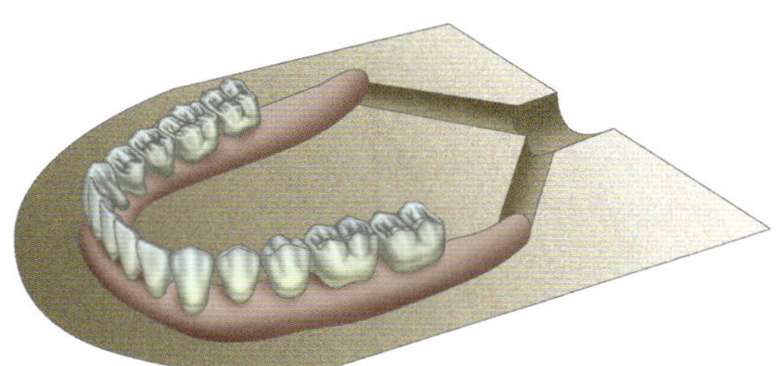

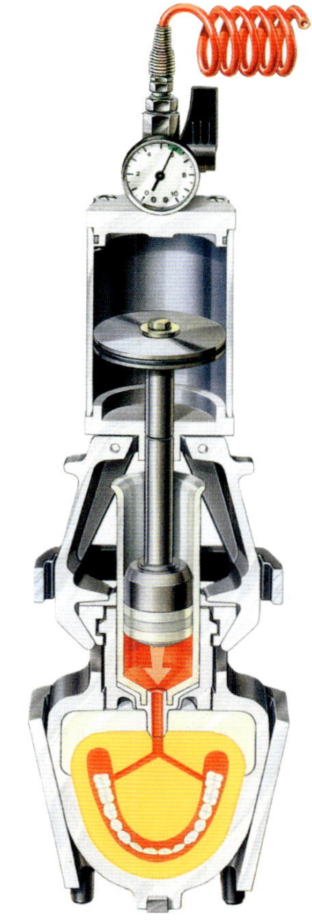

Abb. 448 - 449 Für die Nachpress–Injektortechnik wird eine besondere Einbettung und vor allem eine besondere Apparatur nötig. Die Küvette besteht aus zwei Teilen, so dass wie bei einem Normalverfahren eingebettet werden kann, allerdings muss eine Einbettschablone als Platzhalter für die Einspritzkanäle eingesetzt werden.

A) Die Einspritzkanäle werden nach dem Ausbrühen der Küvette bis zur Prothesenbasis gezogen, wobei für untere Prothesen zwei Kanäle nötig sind.

B) Die Küvette gehört in einen Spannrahmen, der mit einem Druckaufsatz verbunden wird. Dort wird der Kunststoff aus einem Druckkolben kontinuierlich in die Hohlform gepresst. Auch während der Polymerisation wird ständig Kunststoff nachgepresst, um die Polymerisationsschrumpfung auszugleichen (Firmenabbildung Ivoclar).

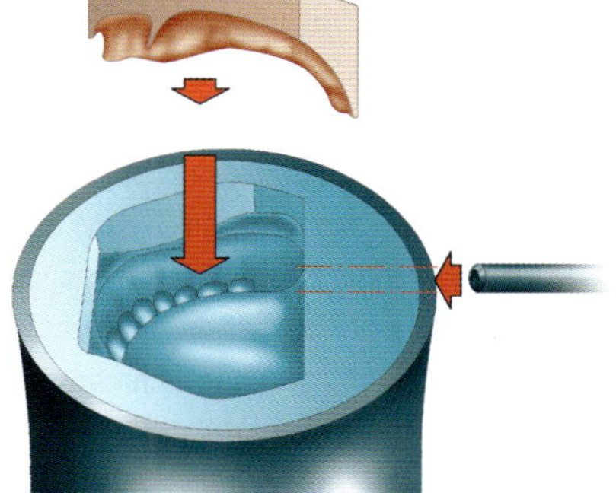

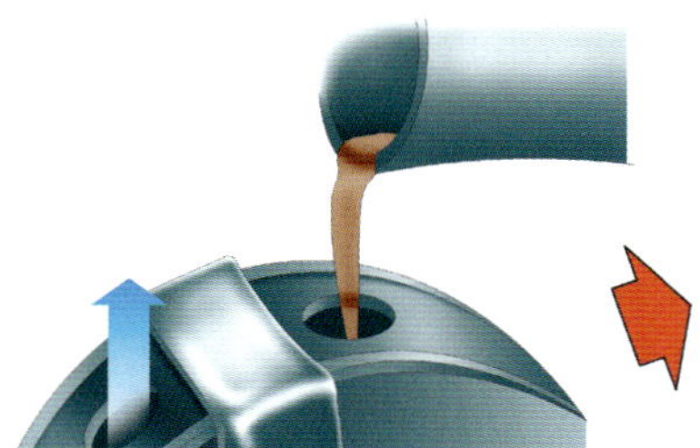

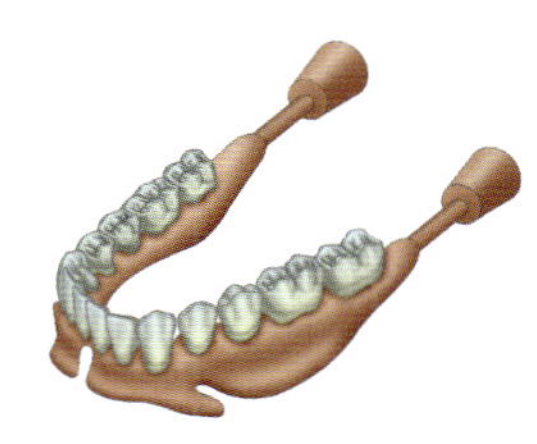

Abb. 450 - 452 Der gießfähige Kunststoff ermöglicht eine Verarbeitung, die wegen der Überschaubarkeit der Arbeitsgänge bemerkenswert ist. Das fertig modellierte Formstück wird nicht in eine Gipsform eingebettet, sondern in einer Spezialküvette dubliert. Nach dem Dublieren wird das Modell entfernt, abgebrüht und die Zähne in die Dublierform zurückgesteckt. Das isolierte Modell wird ebenfalls in die Dublierform zurückgesetzt und fixiert. Durch einen eingestochenen Kanal gießt man den Kunststoff in die Form, bis er an den Entlüftungskanälen hochsteigt.

Die Polymerisation erfolgt in 45 - 55 °C heißem Wasser bei 2 - 3 bar Druck und ca. 45 Minuten Polymerisationszeit.

Das Ausbetten ist denkbar einfach, wenn die Dubliermasse in Stücken abgeschnitten wird. Die Oberfläche ist äußerst sauber und glatt, so dass sich eine exakte Modellation der Wachsoberfläche bezahlt macht.

Porenbildung beim Kunststoff

Die fertige Kunststoffprothese muss grundsätzlich ohne Porositäten, Inhomogenitäten und ohne Spannungen sein. Denn diese Materialfehler beeinträchtigen die mechanischen, chemischen und thermischen Eigenschaften, was sich in dem hygienischen und ästhetischen Verhalten und bei der Passform sehr nachteilig zeigt.

Porositäten im Kunststoff bieten Ansatzstellen für Beläge und Mikroorganismen; außerdem stellen sie eine mechanische Schwächung und Versprödung des Materials dar. Feine, dichte Porositäten erzeugen auch die Weißfärbung des Kunststoffs durch die diffuse Lichtbrechung an den Grenzflächen der Bläschen. Sie sind aber auch Symptome für andere, nicht sichtbare Materialfehler, z. B. für ungenügend auspolymerisierten Kunststoff mit zu niedrigem Polymerisationsgrad; das aber bedeutet eine geringe chemische Resistenz gegen äußere Einflüsse.

Porosität ist die Häufung verschieden großer Hohlräume im fertigen Polymerisat, die durch unterschiedliche Verfahrensfehler auftreten können. Man unterscheidet als Porosität Luftblasen, Schwundvakuolen oder Siedeblasen.

Verfahrensfehleranalyse zu Porositäten im Kunststoff:
Bei der *Wachsmodellation* sind dicke Formteile des Prothesenkörpers zu vermeiden, denn hier entstehen durch die Polymerisationsschrumpfung massive Schwundvakuolen. Die Polymerisationsschrumpfung führt zu einem Druckabfall im polymerisierenden Teig, dadurch sinkt der Siedepunkt im Monomer und die Reaktion verläuft unvollständig. Ungleichmäßige Schrumpfungen sind immer Ursache von Spannungen und führen zum Verziehen der Prothese.

Durch die geringe *Wärmeleitfähigkeit* des Kunststoffes kommt es in dicken Formteilen zu einem Hitzestau, zu Siedeblasen und Depolymerisationserscheinungen. Die Prothesenkörper über stark geschrumpften Alveolarkämmen sind daher vestibulär schlank zu halten und lingual auszusparen. Das verringert das Volumen und schafft Platz für die Zunge. Dass die Wachsmodellation äußerst glatt anzufertigen ist, ist keine ästhetische Forderung, sondern es soll Gipskanten verhindern, die abbrechen und zu Einschlüssen in der Prothese führen.

Beim *Einbetten der Formteile* sind untersichgehende Stellen in der Form zu vermeiden, sonst kommt es zu Lufteinschlüssen beim Stopfen; dadurch kann der Polymerisationsdruck nicht aufrechterhalten werden. Gips kann in Unterschnitten beim Stopfen abbrechen und Einschlüsse in der Prothese erzeugen. In der Gipsform dürfen ebenfalls keine Blasen eingebettet sein, die durch den Pressdruck aufbrechen und sich mit Kunststoff füllen. Wenn Lufteinschlüsse über den Zähnen liegen, verpressen sich die Zähne und es kommt zu massiven Okklusionsstörungen.

Durch das *Ausbrühen* muss die Küvette schmutz-, fett- und wachsfrei und das Ausbrühwasser abgeblasen werden. Denn Schmutz, Wachs- und Fettreste bilden Poren, Verfärbungen und Zersetzungen im Kunststoff. Auch Handschweiß und Hautfett sind ebenso schädlich wie Arbeitsstaub. Also wird der Kunststoff in einem staubfreien Raum angerührt und gestopft. Es sind dabei Gummihandschuhe zu tragen, um die Haut vor dem reinen Monomer zu schützen, das aggressiv wirken kann; die Haut springt auf, Nagelbettentzündungen, allergische Reaktionen wie Hautausschlag, Augentränen und Schleimhautreizungen treten auf.

Beim *Isolieren der Gipsform* wird eine dünne, gleichmäßige Isolierschicht zweifach aufgetragen und die überschüssige Isolierung abgeblasen. Bei fehlerhafter Isolierung kann das Monomer in den Gips eindringen, wodurch das Mischungsverhältnis zwischen Pulver und Flüssigkeit gestört ist. In der Grenzschicht polymerisiert der Kunststoff nicht aus, es kommt zu einer körnigen Struktur und zu Verfärbungen. Dringt aus dem Gips Wasserdampf in den Kunststoff ein, entstehen verschiedenartige Schädigungen: Zunächst wird der Siedepunkt des Monomers herabgesetzt (ca. 78 °C), es entstehen Siedeblasen und der Kunststoff kann depolymerisieren. Der Wassereinfluss führt unmittelbar zu Verfärbungen, weil die Pulveranteile Wasser aufnehmen und aufquellen. Außerdem kommt es zu ungleichmäßigen Schrumpfungen und zum Verziehen des Prothesenkörpers.

Die *Formkonstanz des Kunststoffkörpers* wird durch den Wassereinfluss, den Monomerverlust in der Grenzschicht und die Siedeblasen massiv herabgesetzt. Denn die unterschiedlich dichten und unterschiedlich hoch polymerisierten Schichten zeigen im späteren Gebrauch ebensolche Unterschiede in der Wasseraufnahme und dem Quellvermögen des Kunststoffes. Es kommt zu Verwerfungen der Prothesenbasis, was die Passgenauigkeit sehr verringert. Die Fehler sind noch massiver, wenn die Isolierschicht nur auf einer Seite der Prothesenhohlform unzureichend ist, die andere Seite aber sehr gut isoliert ist.

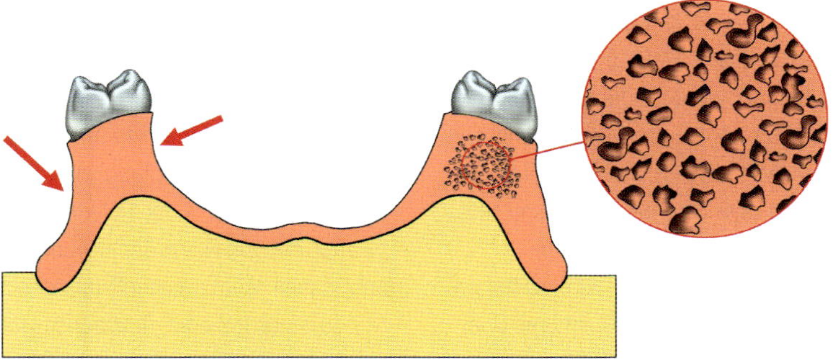

Abb. 453 Dicke Formteile zeigen deswegen häufig Porositäten, weil entweder durch die Polymerisationskontraktion Schwundvakuolen entstehen oder durch einen Wärmestau Siedeblasen. Bei dicken Formteilen wird durch die Schwindung auch der Druck im Kunststoffteig nachlassen, was die Entstehung von Siedeblasen begünstigt. Gerade im Bereich stark geschrumpfter Kieferkämme können sehr hohe Prothesenkörper nötig werden; dann müssen diese sehr grazil gestaltet werden, um das Volumen des Kunststoffes zu verringern. Grazile Prothesenkörper bieten auch einen größeren Zungenraum.

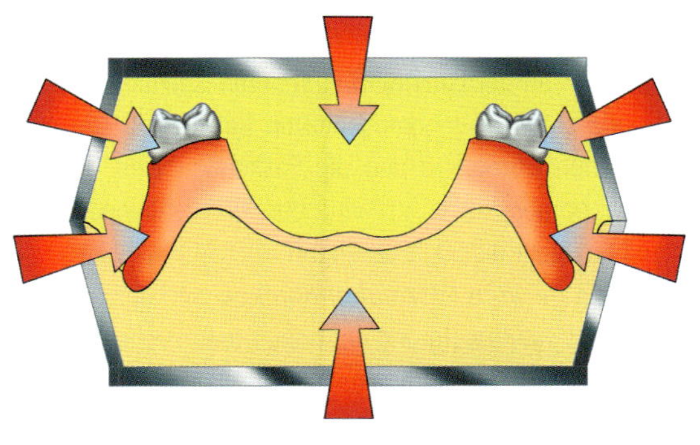

Abb. 454 Durch die geringe Wärmeleitfähigkeit von Gips und Kunststoff wird die Polymerisationsfront im Heißpolymerisat von außen nach innen voranschreiten. Bei einem voluminösen Prothesenkörper polymerisiert der vestibuläre Anteil zuerst, während das Prothesenkörperinnere zuletzt erstarrt. Dieser sich zuletzt verfestigende Anteil macht die stärkste Volumenänderung durch, weil er aus keinem anderen Bereich unpolymerisierten Kunststoff nachziehen kann. Dadurch kommt es zu Spannungen in der Prothese, die sich unterschiedlich auswirken.

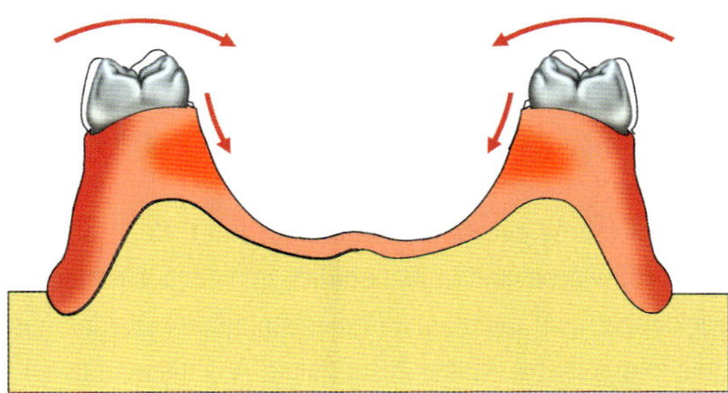

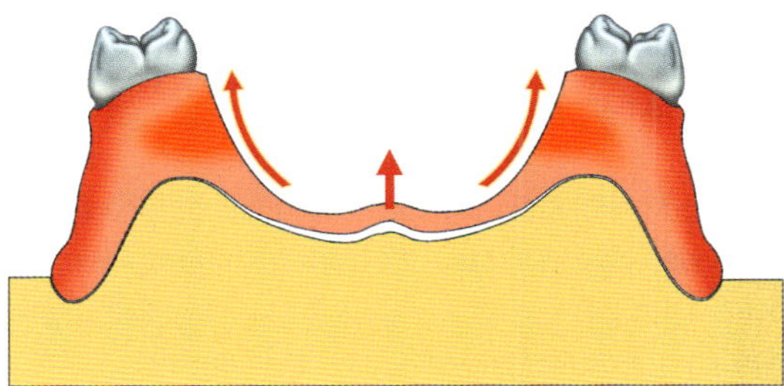

Abb. 455 - 456 Bei einem voluminösen Prothesenkörper polymerisiert das Prothesenkörperinnere zuletzt und schrumpft. Die dadurch entstehenden Spannungen können einmal die Zähne verlagern; meist kippen sie nach lingual, wodurch sich das Okklusionsniveau verlagert. Wenn die Zähne in ihrer Position stehen bleiben, kann sich durch die Schrumpfung des Prothesenkörpers bei einer oberen Prothese die Gaumenplatte im dorsalen Bereich anheben und einen Spalt erzeugen, wodurch die Haftwirkung der Prothese verloren geht. In den meisten Fällen wirkt sich die Schrumpfung bei einer Prothese zu gleichen Teilen aus, die Gaumenplatte hebt ab und die Zähne verlagern sich. Es gilt also durch geeignete Verfahren die Schrumpfung des Prothesenkörpers zu verringern.

Beim ***Anrühren des Kunststoffs*** gilt der Grundsatz der Sauberkeit: Es müssen saubere Gefäße, Anrührspachtel und Abdeckungen benutzt werden, die Umgebung ist staubfrei zu halten und man trägt Gummihandschuhe. Die abgemessene Menge Pulver wird in die Flüssigkeit gestreut, um Lufteinschlüsse gering zu halten; es soll ruhig durchgerührt werden, ohne Luft einzurühren.

Das ***richtige Mischungsverhältnis*** ist strikt einzuhalten. Zuviel Monomer führt zu Schwundvakuolen, inneren Spannungen und zu massiven Passungenauigkeiten; außerdem verbleibt Restmonomer im Prothesenkörper, wodurch Schleimhautreizungen und auch allergische Reaktionen beim Patienten auftreten können. Zuwenig Monomer erzeugt Inhomogenitäten und eine körnige Struktur im Kunststoff, weil dieser nicht völlig polymerisiert. Die Materialqualität ist minderwertig.

Die ***Anquellzeit*** ist einzuhalten, denn die Luftblasen sollen entweichen, das Monomer soll in die Molekularspalten eindringen, sonst presst sich das Monomer wieder aus dem Pulver heraus. Das Gefäß bleibt abgedeckt, damit das Monomer nicht verdunstet und das Mischungsverhältnis erhalten bleibt; außerdem fällt kein Schmutz in den Kunststoffteig.

Beim ***Stopfen und Pressen*** muss genügend Teig in die Form gepresst werden, ohne Luftblasen einzuschließen. Den Kunststoff nicht mit bloßen Fingern berühren! Langsam und stetig pressen, damit der Kunststoff fließen kann. Nicht spontan und zu hoch pressen, sonst können die Zähne brechen oder verpressen, die Form kann reißen oder das Monomer wird aus dem Pulver gepresst, was das Mischungsverhältnis zerstört.

Probepressen beim Stopf-Press-Verfahren ist unumgänglich, zur Kontrolle der Formausfüllung und ob Überschuss vorhanden ist. Der Pressdruck muss hoch genug sein, um bei zweiteiligen Formen auch die Bisserhöhungen zu vermeiden. Zur Schlusspressung sind die freien Kunststoffflächen mit Monomer zu benetzen, um die Monomerverdunstung während der Verarbeitung auszugleichen.

Polymerisationslenkung beginnt damit, während der Polymerisation den Druck aufrechtzuerhalten, wozu die Küvette unter Druck zu schließen, in einen Bügel zu spannen und evtl. in einen Drucktopf zu stellen ist. Infolge der exothermen Polymerisation kommt es auch dann noch zu einer Temperatursteigerung, wenn die Außentemperatur konstant gehalten wird. Wird eine Grenztemperatur überschritten, kommt es zu Siedeblasen und Depolymerisationserscheinungen. Zwar kommt es auch zu einem thermischen Expansionsdruck, der wird aber durch die fortschreitende Polymerisationsschrumpfung aufgehoben. Eine Temperaturführung muss also den Polymerisationsverlauf lenken:

- ***Langsam anheizen***, damit wenig Polymerisationskeime entstehen. Wird zu schnell und zu hoch aufgeheizt, kommt es zu einer höheren Reaktionsgeschwindigkeit mit höherer Reaktionswärme und der Gefahr von Siedeblasen;
- ***gleichmäßige, mittlere Temperatur*** entsprechend der Herstellerhinweise einhalten (80 °C im Wasserbad, 90 °C im Trockenschrank);
- ***keinen Druckabfall*** zulassen, was beim Stopf-Press-Verfahren praktisch nicht zu erfüllen ist.

Gleichmäßiges und langsames ***Abkühlen nach der Polymerisation*** erzeugt die Abbruchreaktion aus Energiemangel. Das spontane, schnelle Abkühlen im kalten Wasser (oder auch an der Luft) führt zu inneren Spannungen, die man als statische Inhomogenitäten bezeichnet. Die mechanischen Gütewerte und die Passgenauigkeit werden massiv herabgesetzt; so wird der Wechselbiegewiderstand um mehr als 60 % verringert.

Durch die ***geringe Wärmeleitfähigkeit*** von Gips und von Kunststoff sowie aufgrund der hohen thermischen Expansion des Kunststoffs kommt es bei der Abkühlung im kalten Wasserbad immer zu extremen Wärmespannungen, die das Formstück noch in der Küvette zerreißen können; oder es bricht die Prothese beim Ausbetten. Am besten ist eine Abkühlung über lange Zeiträume von ca. 10 Stunden.

Beim ***Ausarbeiten*** wird die äußere Schicht des Prothesenkörpers abgetragen, was zu Störungen des inneren Gleichgewichts der Kunststoffstruktur führt. Beim Schleifen und Polieren kommt es natürlich immer zu Wärmeentwicklungen und damit zu Wärmespannungen. Beides hat eine mangelhafte Passform zur Folge. Aus diesen Zusammenhängen lassen sich einige Forderungen ableiten.

Die ***Wachsmodellation*** wird äußerst exakt gestalten, um ein Abtragen der Oberfläche zu vermeiden. Wenn geschliffen werden soll, sind geeignete Schleif- und Poliermittel zu benutzen. Die Schleifkörper müssen scharf sein und dürfen nicht schmieren. Immer von groben zu feineren Schleifmitteln übergehen, nicht zu lange auf einer Stelle schleifen oder polieren.

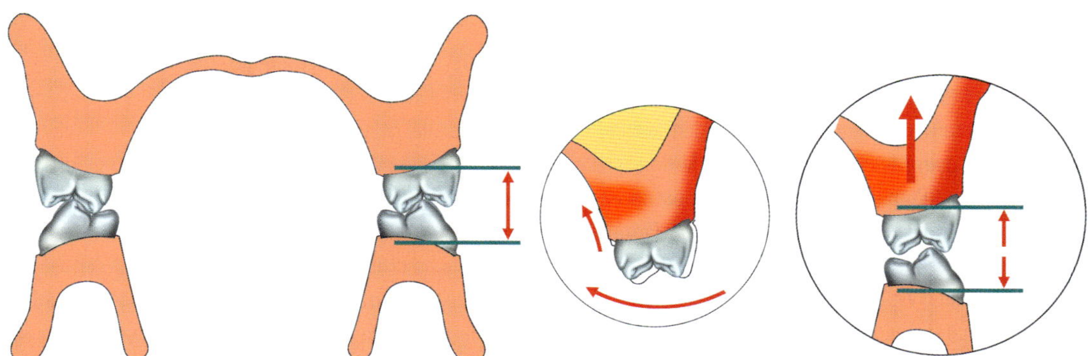

Abb. 457 - 459 Trotz der Polymerisationsschrumpfung kommt es bei totalen Prothesen zu einer Bisserhöhung, die durch abschließendes Reokkludieren und Einschleifen des Okklusionsfeldes wieder kompensiert werden muss. Wie kommt das? Wenn sich bei einem voluminösen Prothesenkörper durch die Polymerisationsschrumpfung die Seitenzähne verlagern, verändert sich das Okklusionsniveau und die Verzahnung zu den Anatgonisten ist gestört. Wie oben dargestellt, kippt der obere Seitenzahn nach lingual, wobei er vestibulär auf der konstanten Höhe gehalten wird, weil der vestibuläre Prothesenkörperanteil zuerst polymerisiert und aushärtet. Die Verlagerung des Seitenzahns schiebt diesen aus der Verzahnung zu seinem Antagonisten, eine Bisserhöhung ist die Folge. Eine Sperrung von 1 mm beim letzten Molaren lässt den Biss im frontalen Bereich ganz erheblich klaffen.

Abb. 460 Wechselwirkung Gewebe und Kunststoff

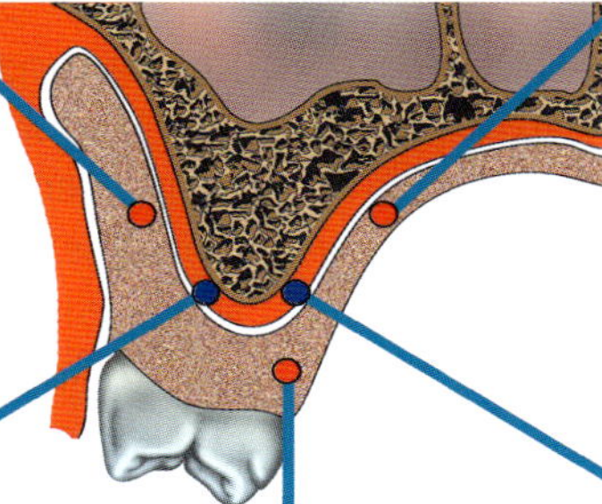

Belastung Gesamtorganismus
- durch Abrasionsprodukte
- durch Restmonomere
- ausgedampfte Inhaltsstoffe
- durch mikrobielle Belastung der gestörten Mundflora

Oberflächenveränderungen
- durch Flüssigkeitsaufnahme
- aufgeraute Oberfläche
- Beläge, Plaque
- mikrobielle Besiedelung
- mangelhafte Desinfizierbarkeit

Physikalische Belastung
- Gewebskomplex aus Schleimhaut, Knochen, Fett- und Drüsengewebe, Blutgefäße, Nerven,
- Druck- und Scherbelastung durch Prothesenbewegung beim Sprechen und Kauen
- Abkapslungseffekte: Gewebsveränderung, gestörte Abschuppung
- unphysiologische mechanische Belastung durch Saug- und Walkwirkung

Alterungseffekte
- Verfärbungen, Mikrorisse,
- Porositäten, Aufquellung
- Verformung, Bruchanfälligkeit
- Spaltbildung zu Gerüstteilen

Chemische Belastung der
- Schleimhäute auf Kiefern, Wangen und Zunge
- durch Restmonomere ausgedampfte Inhaltsstoffe (Benzoylperoxid)
- Geschmacksstörungen
- Schleimhautreizungen
- Hauteinrisse, Gewebsverhärtung, Verhornung
- allergische Reaktionen
- Turmorbildung
- Ekzeme im Übergangsepithel

Kunststoff-Metall-Verbund

Bifunktionelle ***MethylMethacrylate*** lassen sich sowohl für Vollkronen (Stufen- bzw. Mantelkronen) als auch für Verblendungen auf Metallgerüsten verwenden, wobei der Kunststoff mit dem Metall verbunden werden muss. Der Kunststoff-Metall-Verbund wird durch drei besondere Eigenschaften des Kunststoffs belastet, das sind im Einzelnen:

- Polymerisationsschrumpfung;
- unterschiedliche Wärmeausdehnung zum Metall;
- Wasseraufnahme und Quellfähigkeit.

Diese ***Kunststoffeigenschaften*** führen dazu, dass sich der Kunststoff vom Metallgerüst abhebt und Spalten bildet. Bei der Verblendtechnik mit Kunststoff steht also als erste Forderung, die Grenzfläche des Kunststoff–Metall–Verbundes spaltfrei zu gestalten und zu erhalten. Denn in den Spalt können Bakterien eindringen, die den Kunststoff zersetzen oder ihn durch Spannungsrisskorrosion zerstören oder es treten durch die Ablagerungen Verfärbungen der Verblendung auf.

Der ***Verbund*** zwischen beiden Komponenten wurde früher ausschließlich mit mechanischen Makroretentionen auf der Metalloberfläche erzeugt, wozu bestimmte Gestaltungsprinzipien einzuhalten waren. Dazu gehört eine Kastenretention mit vollständiger Umfassungsretention (Uhrglasfalz) und zusätzlichen Retentionsperlen, -drähten, -fahnen oder -schlaufen, sowie eine aufgeraute, benetzbare Oberfläche als Mikroretention. Durch exakte Polymerisationslenkung wurde versucht, die Schrumpfungen, Inhomogenitäten, Spannungsrisskorrosion und vor allem die Spaltbildung zu vermeiden.

Eine ***Verbesserung der Verbundqualität*** wurde erreicht durch die Veränderung der Kunststoffe (bifunktionelle Methacrylate) und durch die Entwicklung geeigneter molekular haftender Zwischenschichten, um in den Phasengrenzen zwischen Metall und Kunststoff chemische und physikalische Bindekräfte auszunutzen.

Als ***wesentliche Adhäsivkräfte*** treten physikalische Nebenvalenzkräfte in Form der Dipol-Dipol-Bindung, der Wasserstoffbrücken- und der Dispersionsbindung auf. Diese Bindekräfte wirken nur in einem Abstand zwischen 0,3 und 0,5 nm, weswegen die Verbundpartner sich spaltfrei berühren müssen. Die spaltfreie Anlagerung lässt sich nur erreichen, wenn die Metalloberfläche absolut sauber und effektiv benetzbar gemacht wird.

Die ***Metalloberfläche*** muss für die Benetzung mit dem flüssigen Kunststoff vorbereitet werden, indem sie im Sandstrahlverfahren aufgeraut wird. Durch das Sandstrahlen wird die Metalloberfläche aber nicht nur aufgeraut, sondern in ihrem energetischen Potenzial verändert. Zum einen kann die kinetische Energie des Strahlmittels die Metalloberfläche im Auftreffpunkt bis auf 2000 °C erhitzen und aufschmelzen, wodurch sich sogar Bestandteile des Strahlmittels einschmelzen können. Zum anderen wird die kristalline Struktur der Metalloberfläche verändert, es entstehen Versetzungen und Mikrorisse in den Kristallen und an den Korngrenzen.

Durch beide ***Effekte des Sandstrahlens*** erhöht sich die Oberflächenspannung und infolgedessen auch die Benetzbarkeit der Metalloberfläche. Daher darf sie nach dem Abstrahlen nicht mit Wasserdampf oder Alkohol u.a.m. gereinigt werden, sondern der Kunststoff muss unmittelbar nach der Sandstrahlbehandlung aufgebracht werden.

Nach dem ***Sandstrahlen*** bilden sich Oxide von unedlen Legierungsbestandteilen oder auch Hydroxyl-(OH)-Gruppen auf der Metalloberfläche aus, die mit einem Haftvermittler reagieren können. Aus karbonsäurehaltigen, flüssigen Kunststoffkomponenten des Haftvermittlers richten sich Karboxylgruppen (COOH) auf die oxidierte Metalloberfläche aus und es bilden sich Wasserstoffbrücken sowie Dipol-Wechselwirkungen aus. Der Kunststoff enthält anpolymerisierbare Doppelbindungen, z. B. Methacrylatgruppen, an die der Verblendkunststoff bzw. die Opakerschicht anpolymerisiert werden kann.

Alle ***physikalischen Nahwirkungskräfte*** ermöglichen einen belastbaren Metall-Kunststoff-Verbund, der jedoch unter Mundbedingungen sehr schnell an Verbundfestigkeit verliert, wenn zum einen der Kunststoff Wasser aufnimmt und aufquillt und zum anderen Wassermoleküle aus dem Speichel die Adhäsionsbindung unterwandern und schwächen. Dieser Vorgang, der als Hydrolyse bezeichnet wird, beschleunigt sich durch die normalen mechanischen Belastungen der Verblendung und durch Temperaturwechselbelastungen, so dass sich die Verblendung vom Metallgerüst ablöst.

Durch die Verbesserung von Haftvermittlern und durch die Ausbildung von spezifischen Zwischenschichten lässt sich die Hydrolyseanfälligkeit des Metall-Kunststoff-Verbundes beseitigen.

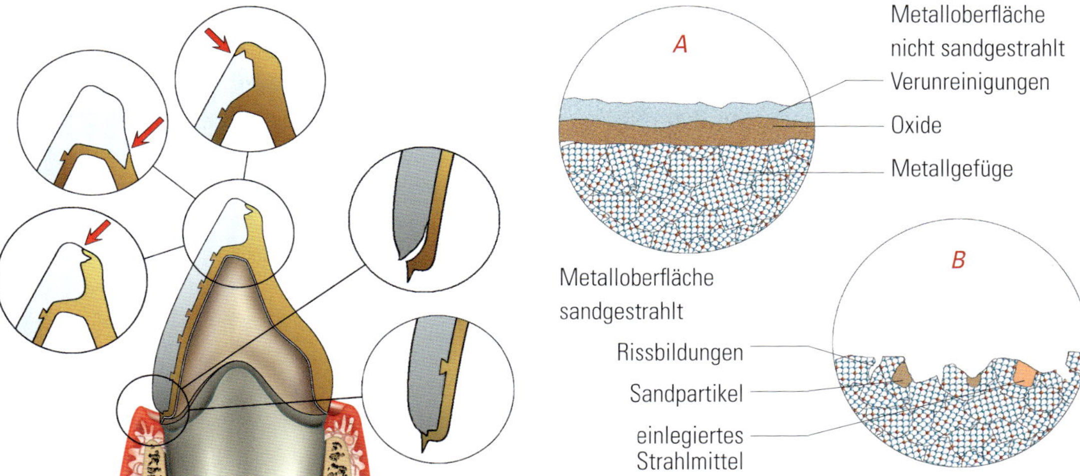

Abb. 461 Die mechanischen Retentionen beim Kunststoff–Metall–Verbund sehen eine untersichgehende Kastenretention vor, in die sich der Kunststoff beim Aufquellen durch Wasseraufnahme hineinpressen kann. Zur Spaltbildung kommt es, wenn der Kunststoff ohne Umfassung auf die Metalloberfläche gelegt wird.

Abb. 462 Metalloberflächen werden durch das Sandstrahlen aufgeraut und sind dadurch gut benetzbar, während ungestrahlte Oberflächen (A) unsauber und mit Oxiden belegt sind. Auf sandgestrahlten Oberflächen (B) können auch Anteile des Strahlmittels durch die hohe kinetische Energie einlegiert oder eingeschlossen werden.

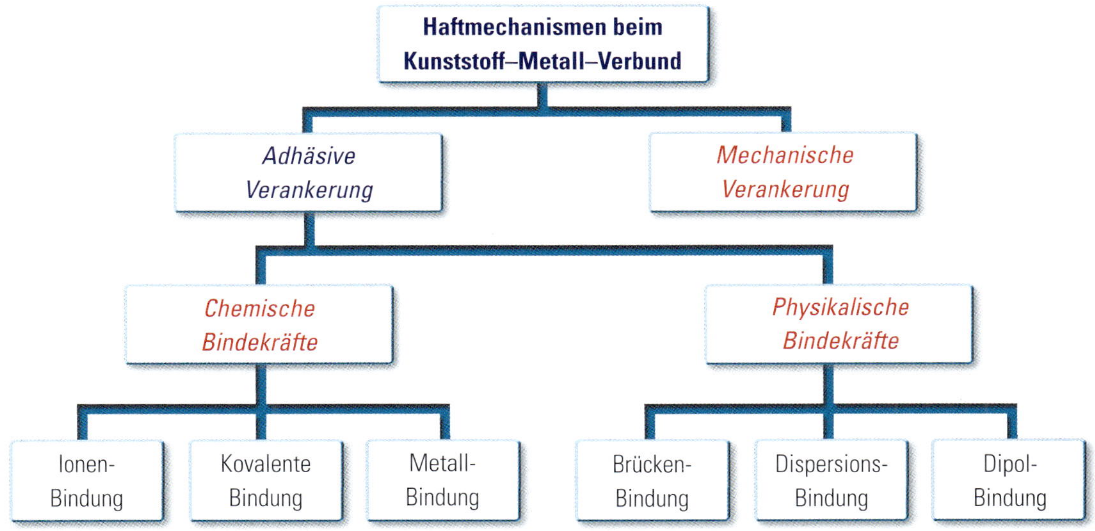

Abb. 463 Wird der Kunststoff–Metall–Verbund primär mit mechanischen Retentionen gesichert, kommt es durch Wasseraufnahme und Quellung zur Spaltbildung. Die adhäsive Verankerung kann durch unterschiedliche Bindungsqualitäten die Spaltbildung unterbinden und einen optimalen Verbund erzeugen. Die unterschiedlichen Haftmechanismen sind in dieser Übersicht dargestellt (nach Ludwig, Kiel aus Eichner/Kappert).

Chemische Haftvermittlung

Der ***Kunststoff-Metall-Verbund*** lässt sich optimieren durch hydrolysebeständige, elastische Zwischenschichten, an die der Kunststoff anpolymerisieren kann und welche die Volumenschwankungen des Verblendkunststoffes ausgleichen können. Man unterscheidet organische Zwischenzonenadhäsive und oxidische Zwischenschichten. Bei den organischen Zwischenzonenadhäsiven unterscheidet man Monomeradhäsive, hydrophobe Monomeradhäsive und Haftsilane; die oxidische Zwischenschicht wird durch die Silikatisierung der Metalloberfläche erreicht.

Als ***Monomeradhäsive*** bezeichnet man eine Mischung aus Methacrylsäuremonomeren und Haftvermittlern aus Trimellitsäurederivaten und Pyromellitsäurederivaten (z. B. SR-Chroma-Link, Firma Ivoclar). Die Karboxylgruppen dieser Moleküle binden sich an die oberflächlichen Oxide bzw. Hydroxylgruppen des Metalls, während an den endständigen Methacrylat-Gruppen der Verblendkunststoff anpolymerisiert. Durch vorheriges Glühen des Metallgerüstes lassen sich Haftoxide aufbringen und die Haftvermittlung intensivieren. Dennoch bleibt die Adhäsivschicht mit Monomeradhäsiven hydrolyseanfällig, weil die Verblendkunstsoffe selbst Wasser aufnehmen können.

Mit den ***hydrophoben Monomeradhäsiven*** kann die Wasseraufnahme verringert und die Adhäsivverbindung verbessert werden. Die wasserabweisende Wirkung wird erreicht, wenn Monomergemische aus polyfluoridierten Methacrylaten benutzt werden (z. B. Sebond-MKV-Sytem; Schütz Dental). Diese Polymerisationsgemische bieten eine sehr gute adhäsive Haftung am Metall und eine stark verringerte Wasseraufnahme.

Haftsilane für den Adhäsivverbund zwischen Metall und Kunststoff sind Siliziumverbindungen mit zwei organischen Funktionsgruppen. Die eine funktionelle Gruppe reagiert mit den Oxiden (und Hydroxylgrupen) der Metalloberfläche, wobei H_2O abgespalten wird (Kondensationsreaktion), während an die andere Funktionsgruppe der Verblendkunststoff anpolymerisiert. Weil besonders Edelmetalllegierungen keine hinreichende Menge oberflächlicher Oxide ausbilden, wird eine Vorbehandlung der Metallgerüste durch Verzinnung oder Chromierung sowie durch Silikatisierung notwendig.

Silikatische Oberflächen (Glas oder Keramik), die nicht aufquellen und wasserresistent sind, können eine chemische Verbindung mit Kunststoffen eingehen, wenn eine Zwischenschicht aus silizium-organischer Substanz aufgebracht wird. Wenn eine Glasoberfläche über den Vorgang der Silanisierung vorbehandelt wird, dann bildet sich eine im Glas chemisch verankerte organische Zwischenschicht, die mit dem Kunststoff zusammenpolymerisiert.

Auf die ***Metalloberfläche*** des Verblendgerüstes muss eine SiO_x-haltige Grundschicht aufgetragen werden, die mit einer Propan-Luft-Flamme auf das Kronengerüst aufgebrannt (Silicoater; Heraeus/Kulzer) oder durch Sandstrahlprozesse durch tribochemische Effekte aufgebracht werden kann (Rocatec; Espe).

Auf dem ***Metallgerüst*** bildet sich eine oxidische Zwischenschicht aus SiO_X, die zum Teil adhäsiv und zum Teil chemisch gebunden ist. Auf diese Schicht wird das Haftsilan aufgebracht, das mit den Silanolgruppen auf der Metalloberfläche eine kovalenten -O-Si-Bindung eingeht, an die sich der Kunststoff hydrolysefest anpolymerisiert. Beide Schichten (Glas und Silan) haben eine Stärke von ca. 0,1 mm. Beim Silicoater-Verfahren wird auf die abgestrahlte und aufgeraute Metalloberfläche die SiO_X-C-Schicht (Glasschicht) mit einer Gasflamme aufgebrannt. Das Silicoater-MD-Verfahren sieht vor, die abgestrahlte und aufgeraute Metalloberfläche mit einer Kieselsäurelösung zu behandeln, die bei 370 °C eingebrannt wird, die SiO_X-Schicht ist über Chromoxide an das Metall gebunden.

Das ***Rocatec-Verfahren*** erzeugt die silikatische Zwischenschicht durch sogenannte tribochemische Beschichtung. Als tribochemische Effekte bezeichnet man physikalisch-chemischen Änderungen von Festkörpern unter Einwirkung mechanischer Energie, wie z. B. Reibungsenergie. Das ***Metallgerüst*** ohne mechanische Retentionen wird normal abgestrahlt, um die Oberfläche aufzurauen; danach wird mit oberflächenbeschichtetem Korund-Strahlsand abgestrahlt. Die Oberflächenbeschichtung besteht aus einer Silizium-(Glas)-Verbindung. Die kinetische Energie der Strahlkörner wird auf der Metalloberfläche in Wärme umgesetzt, wodurch die Strahlkornbeschichtung abschmilzt und auf dem Metall als keramische Schicht haften bleibt. Die dunkle Färbung der Metalloberfläche zeigt unmittelbar den Beschichtungserfolg. Auf die Silikatschicht wird das Haftsilan (3Methacryl-oxypropyltrimethoxysilan) aufgetragen und bildet die Grundlage für den Verblendkunststoff.

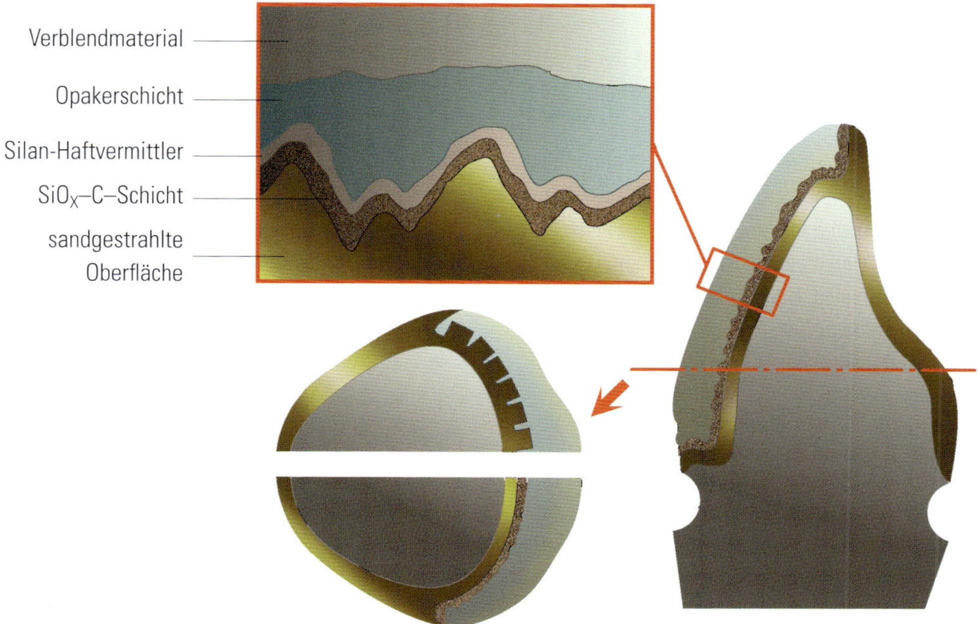

Abb. 464 - 466 Die schematische Darstellung des Schichtaufbaus einer im Silanisierungs-Verfahren verblendeten Krone. Bei dem chemischen Haftverbund zwischen Metallgerüst und Kunststoff lässt sich der Kunststoff auf eine organische Zwischenschicht aus Silan aufpolymerisieren. Die Metalloberfläche wird durch Abstrahlen aufgeraut und vergrößert, danach wird die SiO_x-Schicht (Silan) durch tribochemische Beschichtung aufgebracht und ein Silanhaftvermittler aufgetragen, der dann die Oberflächenkonditionierung darstellt, damit der Verblendkunststoff aufpolymerisiert werden kann. Die Gegenüberstellung einer mechanischen und einer chemischen Haftung des Verblendmaterials zeigt den Platzbedarf der mechanischen Retentionen.

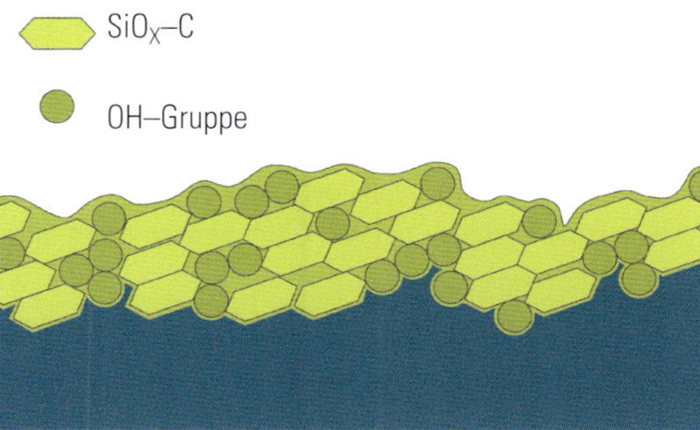

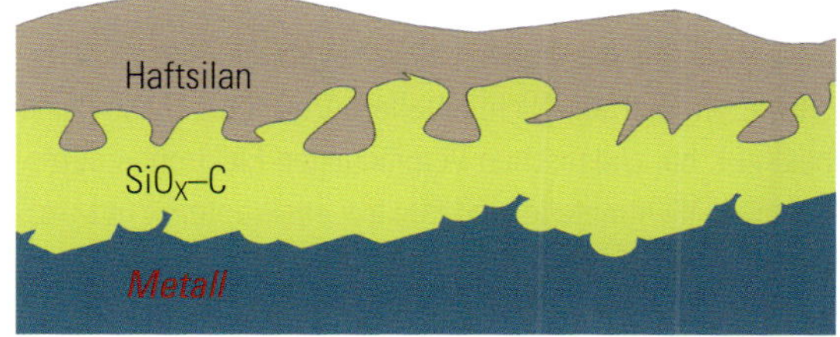

Abb. 467 Auf der Metalloberfläche des Kronengerüstes entsteht durch das Abstrahlen eine Rauigkeit, die eine Oberflächenvergrößerung bedeutet, in die wiederum die kleinen Molekülbausteine der SiO_X-C-Schicht in einem sehr dünnen Belag aufgebracht werden. Es entsteht eine sehr dünne Glasschicht, die durch den Einbau von Kohlenstoff und OH-Gruppen aufgelockert und elastisch ist.

Abb. 468 Auf die SiO_X-C-Schicht kommt eine weitere Schicht, nämlich der Silanhaftvermittler, wodurch eine organophile Oberfläche entstehen soll. Beide Schichten zusammen sind nur Bruchteile von Millimetern dick. Der Silanhaftvermittler bietet die Oberfläche, auf der der Kunststoff anpolymerisiert werden kann.

Metalle

Metalle werden in Bezug auf ihre chemischen und physikalischen Eigenschaften definiert. Alle Metalle haben in fester und flüssiger Form eine Anzahl physikalischer Eigenschaften, die man „metallischen Zustand“ nennt. Dieser Zustand liegt nicht mehr vor, wenn Metalle verdampfen. Aufgrund ihrer Stellung im Periodensystem weisen Metalle vergleichbare Merkmale auf, die allgemein zusammengefasst werden können; Metalle sind:

- bei Raumtemperatur fest (Ausnahme Quecksilber),
- plastisch formbar,
- metallisch glänzend,
- undurchsichtig, ohne Eigenfarbe,
- gute Wärmeleiter,
- gute Elektrizitätsleiter (Leiter 1. Klasse),
- miteinander mischbar, können Legierungen bilden,
- kristallin aufgebaut.

Metalle sind bestrebt, positive Ionen zu bilden, d. h., sie geben ihre Valenzelektronen ab. Metalle sind Elektronendonatoren (lat.; donator => Geber, Spender).

Als wichtigste *physikalische Eigenschaften* gelten die elektrische und gute thermische Leitfähigkeit, die Fähigkeit, bei hohen Temperaturen und unter Einfluss energiereicher Strahlung Elektronen zu emittieren (lat.; aussenden), der metallische Glanz, die leichte mechanische Verformbarkeit unter Druck und das Strukturprinzip des dichtgepackten Metallgitters, bei dem jedes Atom eine große Anzahl nächster Nachbaratome besitzt. 82 von den 104 bekannten Elementen sind Metalle, die die genannten Eigenschaften besitzen.

Elemente, die die meisten dieser Eigenschaften nicht besitzen, werden als Nichtmetalle bezeichnet. Diese sind bestrebt, bei chemischen Verbindungen Elektronen aufzunehmen. Nichtmetalle sind Elektronenakzeptoren (lat.; acceptor => Empfänger). Elemente, die weder den Metallen noch den Nichtmetallen zuzuordnen sind, werden Halbmetalle genannt.

Die *Einteilung* der Metalle erfolgt in Bezug auf die Eigenschaften; man unterscheidet bezogen auf die Dichte Leicht- und Schwermetalle, bezogen auf die chemische Reaktionsfähigkeit Edel- und Nichtedelmetalle, sowie bezogen auf den Schmelzpunkt niedrig- und hochschmelzende Metalle.

Metalle sind nur in geringer Menge in der Erdrinde enthalten (Ausnahme: Aluminium, Eisen, Magnesium); Edelmetalle mit weniger als einem Gramm pro Tonne Eruptivgestein. *Gold* und *Platin* kommen mit den Beimetallen Palladium, Rhodium, Iridium, Ruthenium und Osmium in gediegener Form vor; seltener auch Silber, Kupfer und Quecksilber. Die Metallgewinnung erfolgt durch hochmetallhaltige Mineralien oder Mineralgemenge (Erze), die Sulfide (Schwefelverbindungen), Oxide (Sauerstoffverbindungen) oder Salze der Metalle enthalten.

Die *spezifische Form* der chemischen Bindung der Atome von Metallen und Legierungen offenbart sich in der Bildung eines Metallgitters. Die Metallatome haben die Neigung, ihre Valenzelektronen abzugeben und positiv geladene Atomrümpfe zu bilden, die sich in einem ganz regelmäßigen Raumgitter zusammenschließen.

Die *Gitterpunkte* sind durch die Atomrümpfe besetzt, wobei jedes Atom (im kubisch-raumzentrierten Gitter) 8 nächste Nachbarn und noch 6 zusätzliche, geringfügig weiter entfernte Nachbarn hat. Durch diese große Anzahl der von einem Atom ausgehenden Wechselwirkungen mit den Nachbaratomen wird die gesamte Bindungsenergie in einem Metallgitterteilstück (Kristall) gegenüber einem Molekül praktisch verdoppelt (26 kcal/mol).

Der Begriff *Atomrumpf* anstatt der Bezeichnung Ion steht hier deswegen, weil zwei Vorstellungen über die metallische Bindung darin vereint sind: Zum einen geht man davon aus, dass die Metallatome Valenzelektronen abgeben und dadurch zu elektrisch geladenen Teilchen, zu Ionen, werden. Zum anderen wird mit dem Begriff Ion das entscheidende Merkmal der Beweglichkeit des Teilchens in einem elektrischen Feld verbunden (Ion = wandernd, griech.). Die Metallatome sind aber auf den Gitterpunkten fixiert, also nicht frei beweglich.

Wenn die *Atomrümpfe* positiv geladen sind, müss-ten sie sich gegenseitig abstoßen, oder allgemeiner gefragt: Wieso bilden Elemente Verbindungen mit sich selbst, obgleich die Anzahl der Außenelektronen nicht ausreicht, für jedes an der Verbindung beteiligte Atom eine stabile Edelgaskonfiguration zu erreichen? Hierzu sollen zwei Erklärungsmodelle erläutert werden. Zunächst wird das Bindekräftegleichgewicht vorgestellt, um das grundlegende Verständnis für die metallische Bindung zu eröffnen. Danach folgt das Energiebändermodell, woraus sich einige typische gemeinsame Eigenschaften der Metalle ableiten lassen.

Abb. 469 Einteilung der Metalle bezogen auf ihre Eigenschaften

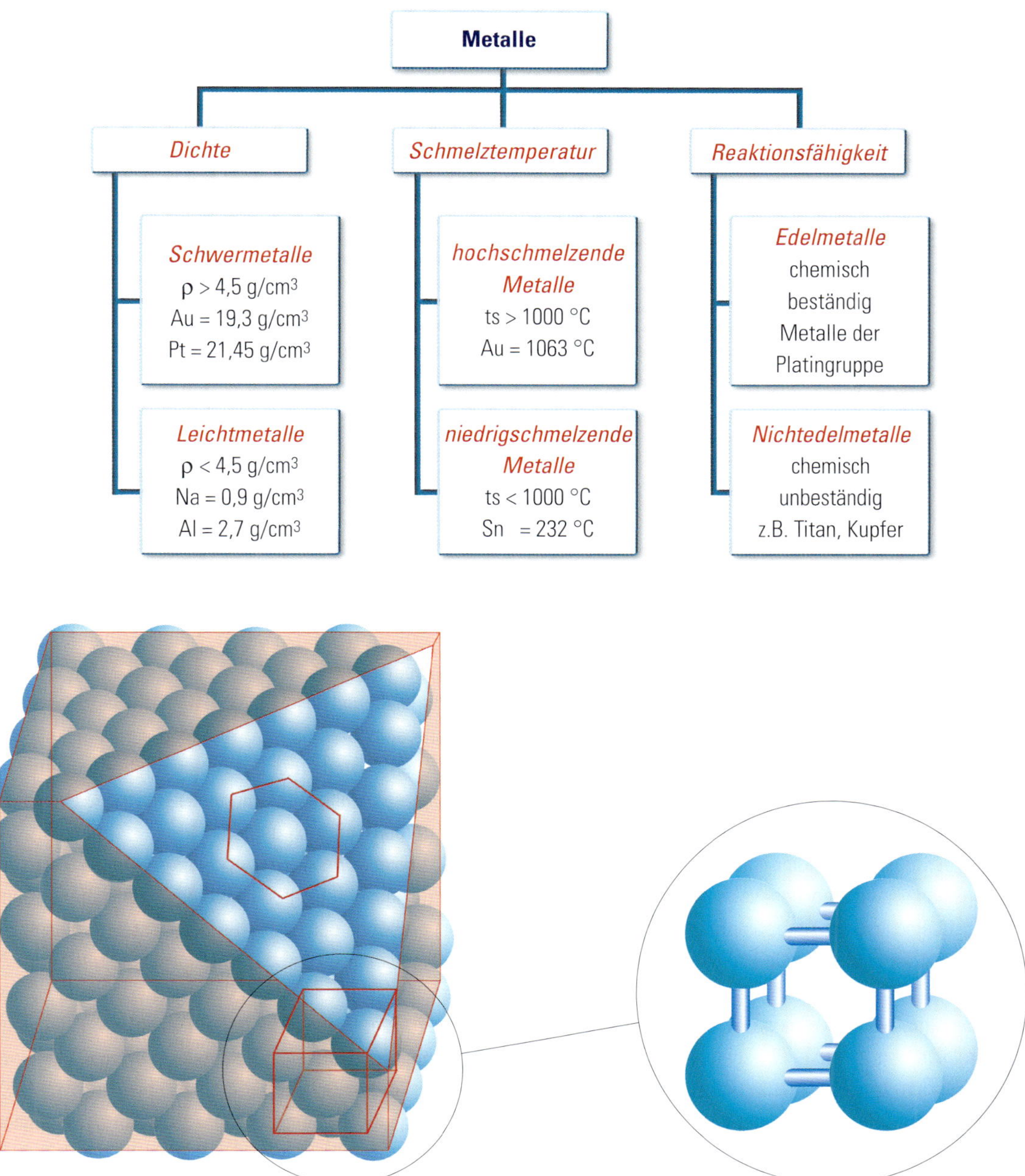

Abb. 470 Bei der regelmäßigen, dreidimensionalen Anordnung der Metallatome entsteht ein Raumgitter mit einer Kugelpackung unterschiedlicher Raumfüllungsdichte und Verformbarkeit. Die Gitterpunkte sind durch die Atomrümpfe besetzt. Das Raumgitter lässt sich auf eine kleinste Einheit reduzieren, die als Elementarzelle bezeichnet wird. Der Abstand der Atome auf den Gitterpunkten dieser Elementarzelle wird als Gitterkonstante bezeichnet. Jedes Atom steht mit seinen Nachbaratomen in einer Wechselwirkung, die die gesamte Bindungsenergie in einem Metallgitterteilstück bestimmt.

Metallbindung

Die *metallische Bindung* kann erklärt werden mit einer elektrostatischen Wechselwirkung zwischen den Atomrümpfen einerseits und durch die negative Ladungsdichte sämtlicher Valenzelektronen andererseits, wodurch alle positiv geladenen Atomrümpfe in einem elektrisch geladenen Feld mit negativer Ladungsverteilung hoher Dichte eingebettet sind.
Die *Bindungskräfte* der Elektronen wirken auf alle benachbarten Atomrümpfe gleichermaßen und so entsteht das Vorstellungsbild eines „Riesenmoleküls" in Form eines Kristalls, bei dem die bindenden Elektronen so beweglich und labil sind, dass sie schon in einem schwachen elektrischen Feld wandern und den elektrischen Strom leiten.
Die *Bindungsenergie* zwischen zwei einzelnen Metallatomen ist wesentlich geringer als die gerichteten Kräfte in der Atombindung, dennoch erreichen die Metallatome einen recht stabilen und energiearmen Zustand. Dadurch ist die Bindungsenergie in einem Gesamtkristall höher als in einem Molekül mit Atombindung. Wegen der geringeren Einzelbindungsenergie haben die Metalle geringere Schmelztemperaturen als die diamantartigen Stoffe, abgesehen von Wolfram (3410 °C), Rhenium (3180 °C) und Molybdän (2620 °C).
Die *elektrostatische Wechselwirkung* der Atomrümpfe untereinander muss nun noch genauer untersucht werden, denn es ist ja nicht unmittelbar einleuchtend, wie die freien Valenzelektronen mit ihrer negativen Ladungsverteilung eine Bindung zum Kristallgitter entgegen den Abstoßungskräften der positiven Atomrümpfe bewirken sollen. Die Ladungsstärke zwischen den Valenzelektronen und dem Ladungsüberschuss der Atomrümpfe ist ausgeglichen; anders gesagt: Es besteht keine Ladungsdifferenz zwischen Elektronenladung und Kernladung. Dennoch befinden sich die Atomrümpfe durch die negative Ladungsverteilung der Valenzelektronen im Zustand negativer potentieller Energie, die für die tatsächlichen Kernabstände ein Minimum besitzt, so dass eine Bindung mit typischen Kristallgittern möglich wird.
Atomrümpfe sind nach außen elektrisch positiv geladen, und dieser Ladungsüberschuss wirkt auf die Elektronenhülle der jeweiligen Nachbaratome und umgekehrt, denn die Atomhülle liegt dem jeweiligen Atom ja näher als der positive Atomkern des Nachbarn. Zu dieser relativ schwachen Wechselwirkung kommt die Bindekraft der Valenzelektronen hinzu. Daneben wirkt eine *Massenanziehung* zwischen den Atomrümpfen, die abhängig ist vom Abstand der Kerne zueinander. Die Massenanziehung gehört zu den starken Wechselwirkungen, deren Wesen nicht genau bestimmt ist.
Die *elektrostatischen Wechselwirkungen* aus Ladungsdichte der Valenzelektronen, aus der Anziehung der Elektronenhülle der Nachbaratome und der Massenanziehung einerseits und die Abstoßung der positiven Kerne andererseits lässt sich in einem Diagramm darstellen. Die Summe der Wechselwirkungen weist einen Zustand aus, in dem abstoßende und anziehende Kräfte im Gleichgewicht sind, nämlich dort, wo die Resultierende im Diagramm die Ordinate schneidet.
Der *Nulldurchgang* stellt den Abstand der Atome im Metallgitter dar; hier halten sich die abstoßenden und anziehenden Kräfte die Waage. Wird der Atomabstand vergrößert, treten anziehende Kräfte auf. Wird im Gegenteil der Atomabstand verringert, wirken plötzlich abstoßende Kräfte, die umso größer werden, je geringer der Abstand wird.
Im *Metallgitter* werden die Atome also einen festen Abstand zueinander einnehmen, der dieser Gleichgewichtslage entspricht, und das führt, weil alle Atome diesen festen Abstand einhalten müssen, zu einem ganz regelmäßigen räumlichen Kristallgitter. Die Atomrümpfe werden im Allgemeinen Schwingungen um diese Gleichgewichtslagen, die Gitterpunkte, durchführen.
Durch *thermische Anregung* (Energiezufuhr) können diese Schwingungen vergrößert werden, wodurch die Atome einen größeren durchschnittlichen Abstand voneinander einnehmen müssen und das Gitter sich aufweiten wird. Im Makroskopischen nimmt das Volumen des Metalls zu, was mit dem Begriff der thermischen Expansion (Wärmeausdehnung) beschrieben ist. Bei weiterer Wärmezufuhr werden die Schwingungen der Atome immer größer, bis sie sich aus dem Metallgitter lösen und das Gitter zusammenbricht; das Metall schmilzt. Die Schmelztemperatur steigt in der Regel mit zunehmender Anzahl an Valenzelektronen und mit geringerem Abstand der Atome im Gitter (Gitterkonstante).
Damit ist ein *triviales Erklärungsmodell* für die metallische Bindung geboten und gleichzeitig sind damit schon einige typische Eigenschaften der Metalle erläutert worden.

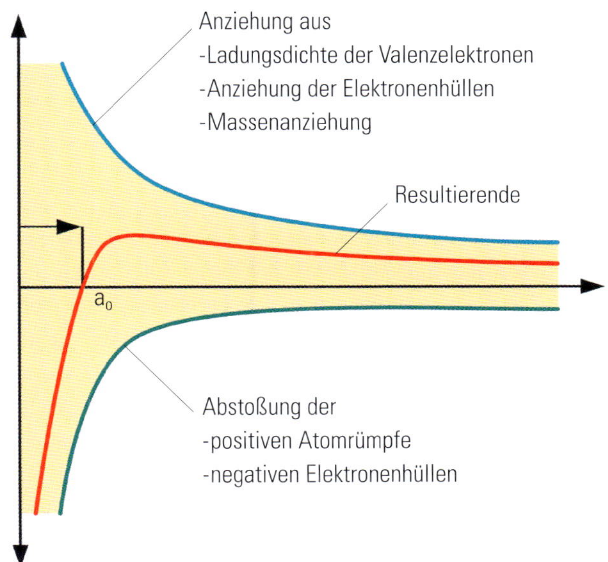

Abb. 471 In einen Diagramm lassen sich die elektrostatischen Wechselwirkungen aus Ladungsdichte der Valenzelektronen, die Anziehung der Elektronenhüllen zu den Nachbaratomen und die Massenanziehung in einer Kurve im positiven Quadranten zusammenfassen, während im negativen Quadranten die Abstoßung der positiven Atomrümpfe und der negativen Elektronenhüllen aufgezeichnet wird. Die Resultierende stellt die Summe aller wirksamen Kräfte dar und schneidet die Ordinate in einem Punkt, in dem die abstoßenden und anziehenden Kräfte gleich Null sind. Der mit a_0 bezeichnete Nulldurchgang der Resultierenden repräsentiert den Abstand der Atome im Metallgitter. Atome, die sich in diesem Abstand voneinander im Metallgitter einpendeln, befinden sich in einem Bindekräftegleichgewicht.

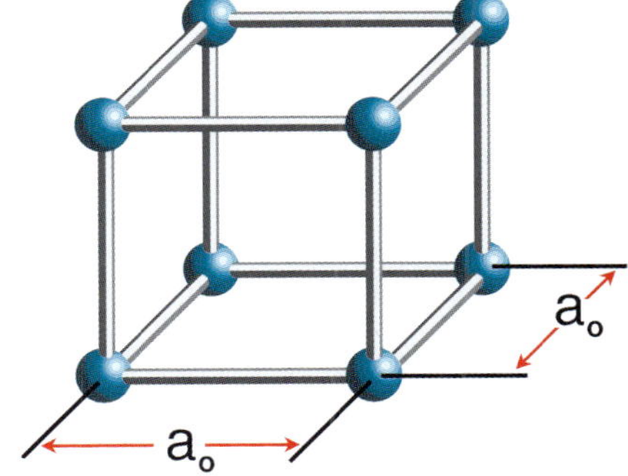

Abb. 472 Der Abstand der Atome (a_0) bildet den Gleichgewichtszustand zwischen anziehenden und abstoßenden Kräften. In diesem Abstand ordnen sich die Atome zueinander an und bilden das Metallgitter. Dieser Abstand, der die Kantenlänge einer Elementarzelle darstellt, wird als Gitterkonstante bezeichnet.

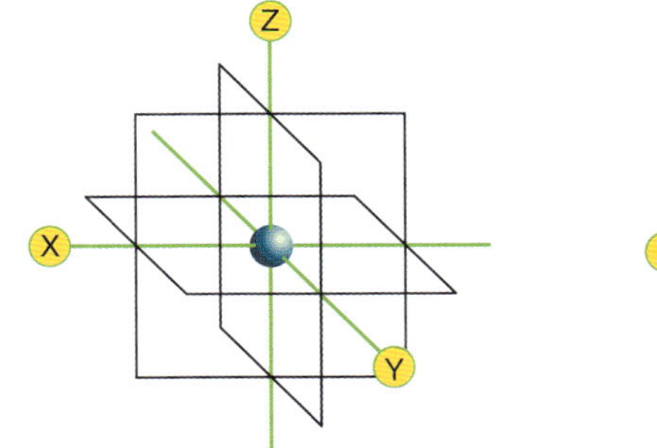

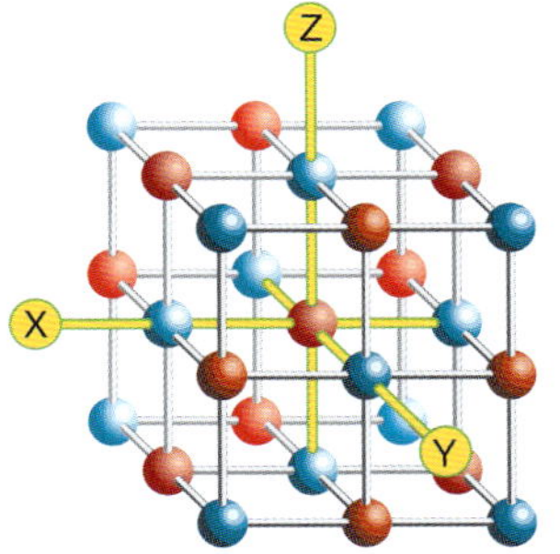

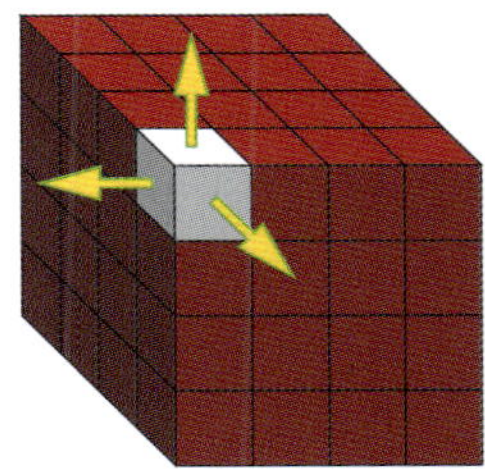

Abb. 473 - 475 Die Modellvorstellung eines Metallgitters sieht die Metallatome in ganz regelmäßiger Anordnung zueinander vor. Ausgehend von einem Atom, in das man ein Koordinatenkreuz legen kann, sind die Atome so geordnet, dass man die einzelnen Atome als Eckpunkte von Würfeln auffassen kann. Alle Würfel zusammengesetzt ergeben das Gittersystem bzw. ein Riesenmolekül aus dicht zusammenliegenden Metallatomen.

Energiebändermodell

Die freien *Valenzelektronen* im Metallgitter leiten den elektrischen Strom. Diese Eigenschaft gilt sogar als ein Unterscheidungsmerkmal der Metalle von anderen Stoffen. Wenn also die Struktur von Metallen erläutert werden soll, so ließe sich das über die Beschreibung der Eigenschaft der elektrischen Leitfähigkeit bewerkstelligen. Denn genauso wie es für die *Atombindung* ein quantenmechanisches Modell gibt, mit dem man die Natur vieler organischer Verbindungen erklären kann, gibt es ein quantenmechanisches Vorstellungsmodell, das diese besondere Metalleigenschaft erklärt, aber gleichzeitig die metallische Bindung und damit die Struktur der Metalle deutlich macht.

In der *Atomhülle* unterscheiden sich die einzelnen Elektronen eines Atoms durch ihren Energiezustand und ihren Spin. In den einzelnen Energieniveaus der Atomhülle ordnen sich die Elektronen daher paarweise an und füllen die Orbitale aus. Auch Metallatome weisen auf dem höchsten Hauptenergieniveau Orbitale auf, die teilweise oder vollständig mit Elektronen besetzt sind.

Nähern sich jetzt *zwei Metallatome*, so bilden sich aus den halb besetzten s- oder p-Orbitalen entsprechend neue Molekülorbitale für eine Verbindung. Jetzt sind diese Molekülorbitale mit je zwei Elektronen entgegengesetzten Spins besetzt. Nähert sich ein drittes Atom, das die gleichen s- oder p-Orbitale für eine Bindung zur Verfügung stellt, so können jetzt nicht drei gleiche Atomorbitale zu drei energiegleichen Molekülorbitalen zusammenfinden.

Hier gilt das *Pauli-Prinzip*, wonach jeweils nur zwei Elektronen mit entgegengesetztem Spin den gleichen Energiezustand aufweisen können; denn nur so ist ja erklärbar, wieso negativ geladene Elektronen, ohne sich gegenseitig abzustoßen, auf relativ engem Raum zusammentreffen können.

Wenn also in einem *Metallgitter* viele Atome zusammentreffen und ihre Valenzelektronen für die Bindung zur Verfügung stellen, dann müssen sich die ursprünglichen Energieniveaus der Einzelatome „verbreitern". Anders gesagt: Wenn in einem Metallgitter viele freie Elektronen vorhanden sind, dann müssen sich diese Elektronen in ihren Energiezuständen unterscheiden, auch wenn diese Unterschiede nur sehr gering zu sein scheinen.

An die Stelle der *Energieniveaus* der Atomhüllen tritt für die Valenzelektronen im Metallgitter ein ganzes Bündel sehr eng nebeneinander liegender Energieniveaus, das als Energieband bezeichnet wird. Es gibt in einem Metallgitter mehrere Energiebänder, was dem unterschiedlichen Energieniveau der Elektronen entspricht.

Jedes dieser *Energiebänder* besteht aus einer Vielzahl von unmittelbar benachbarten Energiezuständen, wo sich die Elektronen auch wieder paarweise zusammenfinden und so die einzelnen Niveaus der Bänder voll besetzen. Die Elektronen in den Bändern mit voll besetzten Niveaus sind dann nicht mehr freibeweglich und es kommt keine Leitung des elektrischen Stroms zustande.

Als *Valenzband* bezeichnet man das letzte vollbesetzte Energieband. Elektronen, die jetzt eine größere Energie haben, besetzen nun ein höheres Energieband. Das Band ist dann nicht mehr voll besetzt und den Elektronen ist eine freie Beweglichkeit möglich.

Als *Leitungsbänder* bezeichnet man die nicht voll besetzten Energiebänder, in denen sich frei bewegliche Elektronen befinden. Die elektrische Leitfähigkeit wird nur von diesen frei beweglichen Elektronen verursacht. Zwischen den Energiebändern liegen Bereiche von Energiezuständen, die bei den Elektronen nicht auftreten können. Man nennt diese Bereiche verbotene Zonen.

Die *Leitfähigkeit* kommt nach der Modellvorstellung der Energiebänder dadurch zustande, dass in den Leitungsbändern viele freie Energiezustände vorhanden sind, in die Valenzelektronen überwechseln können. Valenzelektronen können sogar aus dem Valenzband in das Leitungsband überwechseln.

Dieser *Übergang* in das Leitungsband ist ohne weiteres möglich, wenn sich das Leitungsband und das Valenzband überlappen. Liegt zwischen einem unbesetzten Leitungsband und einem Valenzband eine verbotene Zone, so ist ein Elektronenübergang nicht möglich und es liegt ein *Isolator* vor. Wenn die verbotene Zone allerdings so schmal ist, dass sie von einzelnen Elektronen nach Energiezufuhr übersprungen werden kann, dann handelt es sich um einen *Halbleiter*.

Mit dem Energiebändermodell wird die Erklärung geliefert, wieso zahlreiche Stoffe Metalle sind und elektrischen Strom leiten und andere Stoffe mit gleicher Kristallstruktur den Strom nicht gut oder gar nicht leiten. Aus dem Energiebändermodell lässt sich auch die Spannungsreihe der Metalle ableiten.

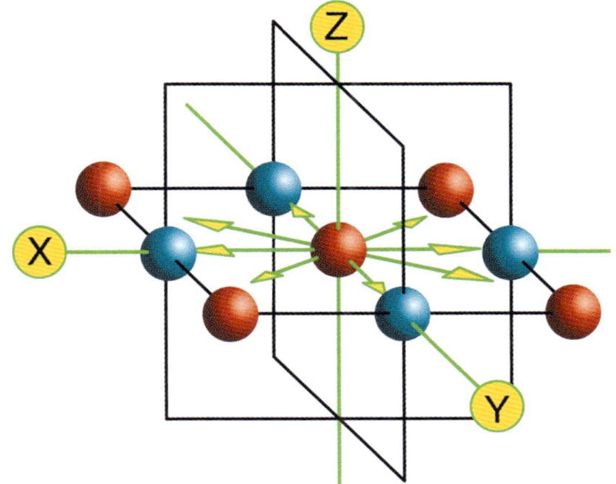

Abb. 476 Wenn sich die Atome in regelmäßigen Abständen zu einem räumlichen Gitter ordnen, können zwar die unmittelbaren Nachbarn im Koordinatensystem einen korrekten Abstand einnehmen, aber schon die Atome in der Ebene, die sich auf den Diagonalen zum ersten Atom anordnen wollen, haben einen größeren Abstand zu diesem. Anders gesagt, die regelmäßige Anordnung der Atome zueinander lässt sich geometrisch nicht so lösen, dass tatsächlich alle Atome den idealen Abstand zueinander finden. Es besteht also immer ein geringer Spannungszustand der Atome untereinander.

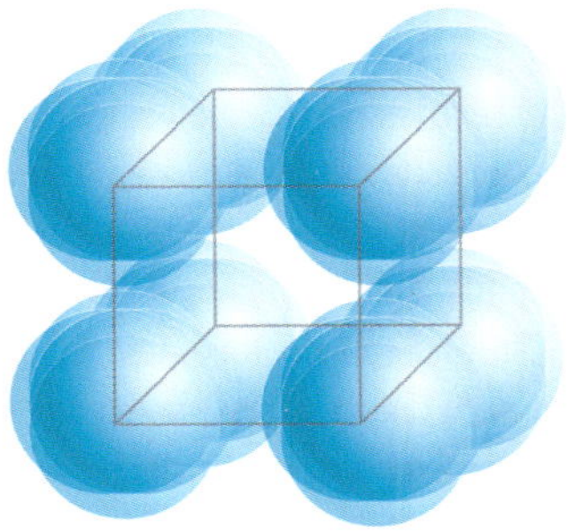

Abb. 477 Aufgrund des permanenten Spannungszustandes befinden sich die Atome nicht im Zustand der Ruhe, sondern schwingen auf ihren Gitterplätzen geringfügig hin und her. Diese Schwingung ist temperaturabhängig, mit steigender Temperatur wird die Schwingung der Atome auf den Gitterplätzen stärker.

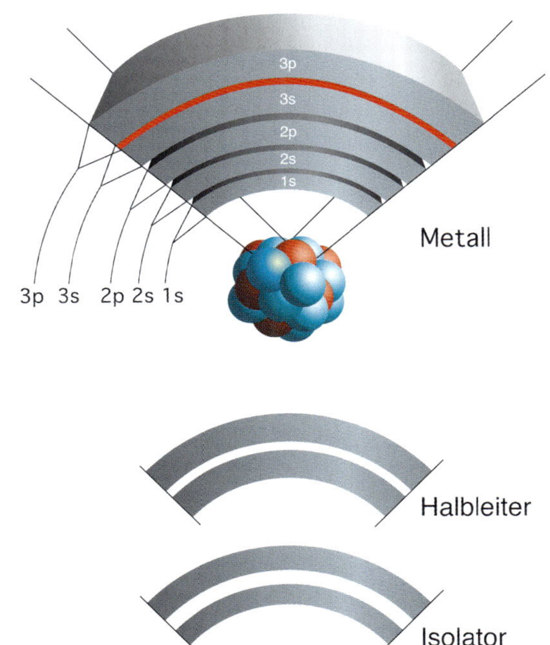

Abb. 478 Metallatome bilden keine Molekülorbitale wie z. B. das Kohlenstoffatom aus, sondern Energiebänder, auf denen sich Elektronen aufhalten können, die sich in den Energiezuständen gering unterscheiden. Damit können die Metallatome mit mehreren Nachbaratomen in Wechselwirkung treten. Die Energiebänder der Metallbindung werden als Valenzbänder bezeichnet; das höchste, nicht voll besetzte Energieband wird als Leitungsband bezeichnet. Die Elektronen des Leitungsbandes leiten elektrischen Strom. Bei Leitern 1. Klasse, also bei Metallen, überlappen sich die Valenz- und Leitungsbänder, so dass Elektronen in das Leitungsband überwechseln können und den Stromfluss vergrößern. Bei Halbleitern ist zwischen Leitungs- und Valenzband eine sogenannte verbotene Zone, die nur durch Energiezufuhr übersprungen werden kann. Bei Isolatoren ist der Abstand zwischen Leitungsband und Valenzband so groß, dass auch bei Energiezufuhr keine Elektronen überwechseln können. Hier findet kein Stromfluss über Elektronen statt.

Kristalliner Aufbau der Metalle

Feste Körper haben je nach der Anordnung der Atome einen amorphen oder kristallinen Aufbau. Amorph bedeutet gestaltlos (von morphe = Gestalt; gr.); d. h., die Atome sind regellos angeordnet. Wenn die Atome regelmäßig angeordnet sind, spricht man vom kristallinen Aufbau (von krystallos = Eis; (gr.)).

Metalle sind im festen Zustand kristallin aufgebaut, denn die metallische Bindung erzwingt für alle Atome einen festen Abstand zueinander. Zur Betrachtung des kristallinen Zustandes wird die kleinst mögliche Einheit gewählt, deren wiederholte Verschiebung um ihre eigene Kantenlänge in allen drei Raumrichtungen dann das Raumgitter ergibt. Diese kleinste Einheit im kristallinen Aufbau ist die Elementarzelle.

Die *Elementarzelle* kann die Gestalt eines Würfels haben, wobei die Kantenlänge des Würfels dem Atomabstand im Raumgitter entspricht. Das Kristall, dessen Raumgitter sich aus würfelförmigen Elementarzellen aufbaut, nennt man kubisch. In anderen Kristallgittern sind die Kanten ungleich lang; auch brauchen die Kanten nicht im rechten Winkel zueinander stehen. Es gibt sieben Kristallsysteme und mit ihnen 230 Kombinationsmöglichkeiten.

Gittergerade ist eine gerade Linie durch jede dieser Elementarzellen, auf der in regelmäßigen Abständen Atome liegen. Ebenso lässt sich durch jede Elementarzelle eine Ebene legen, auf der die Atome in gleichmäßigen Abständen angeordnet sind; das ist die *Gitter- oder Netzebene.*

Die meisten Metalle erstarren im kubischen oder hexagonalen System. Entsprechend der Verteilung und der Anordnung der Atome lassen sich im kubischen System drei Elementarzellen konstruieren:

Das *einfache kubische Gitter* ist ein (kubisch-primitiver) Würfel, bei dem die Ecken mit je einem Atom besetzt sind. Dieses Gitter kommt bei den reinen Metallen nicht vor, denn hier sind die Abstände der Atome zueinander nicht gleich.

Das *kubisch-raumzentrierte Gitter* (krz) benötigt 9 Atome, weil in der Mitte des Würfels noch ein Atom eingelagert ist. Dieses kubisch-raumzentrierte Gitter tritt bei α- Eisen, Chrom, Molybdän, Wolfram, Tantal und Vanadium auf.

Die *kubisch-flächenzentrierte* (kfz) Elementarzelle enthält neben den 8 Atomen an den Würfelecken noch 6 Atome jeweils auf den Würfelflächen. Beispiele für dieses Kristallsystem bieten: γ-Eisen, Aluminium, Kupfer, Nickel, Gold, Iridium, Platin, Silber und β-Chrom. Das kfz-Gitter gehört zu den am dichtesten gepackten Elementarzellen, weswegen sich die Metalle dieses Kristalltyps durch eine hohe Duktilität auszeichnen. Gemeint ist damit eine gute Verformbarkeit, bzw. die Fließfähigkeit des Metalls unter Druck im festen Zustand.

Das *hexagonale Gitter* mit dichtester Kugelpackung stellt die dichtestmögliche Packungsart überhaupt dar. In den Vertiefungen zwischen den Kugeln zweier dichtgepackten baugleichen Ebenen sind die Kugeln einer ebenfalls dichtest gepackten Zwischenebene eingeschoben. Beispiele für die hexagonale dichteste Packung sind Osmium, Ruthenium, Kadmium, Zink, Magnesium, Titan und α-Chrom.

Wenn man sich die Atome als volle sich berührende Kugeln vorstellt, so kann man für die Packungsdichte das Verhältnis des Volumens der beteiligten Atomkugeln zum Volumen der Elementarzelle berechnen. Man bekommt dann eine Zahl, die Ausdruck für die Ausfüllung des Gitterraums ist. Es gelten für die beschriebenen Elementarzellen folgende *Packungsdichten*:

kubisch-primitiv	= 52 % Raumfüllung
kubisch-raumzentriert	= 68 % Raumfüllung
kubisch-flächenzentriert	= 74 % Raumfüllung
hexagonal dichteste Packung	= 74 % Raumfüllung.

Das *dichteste hexagonale Gitter* hat die gleiche Raumausfüllung wie das kubisch-flächenzentrierte Gitter. Es muss sich im kfz-Gitter eine Gitterebene finden lassen, in der die Atome genauso dicht gepackt sind wie in hexagonalen Gitterebenen. Zwar sind beide Kristallsysteme gleich dicht gepackt, aber die Stapelfolge der einzelnen Gitterebenen ist anders. Das kfz-Gitter kann so konstruiert werden, dass zwischen den Gitterebenen mit hexagonalem Zuschnitt zwei Zwischenebenen versetzt eingeschoben werden. Das macht sowohl in der Packungsart als auch in der Raumfüllung keinen großen Unterschied, zeigt sich aber in der schwierigeren Verformbarkeit des hexagonalen Gitters. Nicht alle Kristalle sind so dicht gepackt wie die Metallgitter. Die Packungsdichte im Diamantgitter beträgt nur 34 %; interessanterweise ist die Packungsdichte der Kohlenstoffatome im Gitter des Eisens eingelagert auch nur 34 %. Für Metalle gilt jedoch, dass ihre Atome eine möglichst hohe Packungsdichte anstreben, denn nur so wird die metallische Bindung überhaupt möglich.

Abb. 479 Kristalline Strukturen

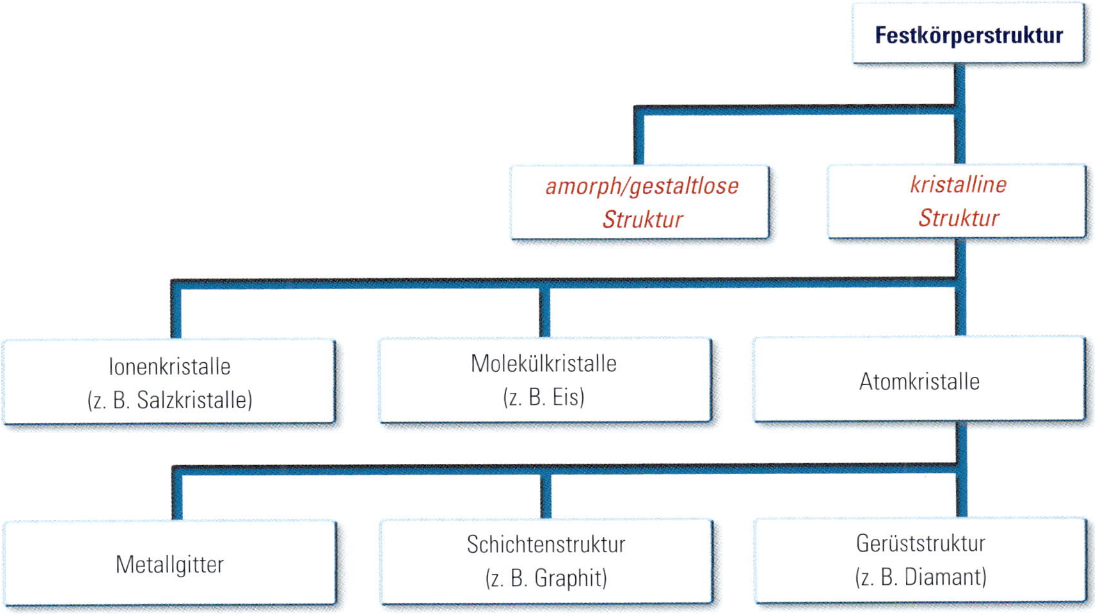

- **Festkörperstruktur**
  - *amorph/gestaltlose Struktur*
  - *kristalline Struktur*
    - Ionenkristalle (z. B. Salzkristalle)
    - Molekülkristalle (z. B. Eis)
    - Atomkristalle
      - Metallgitter
      - Schichtenstruktur (z. B. Graphit)
      - Gerüststruktur (z. B. Diamant)

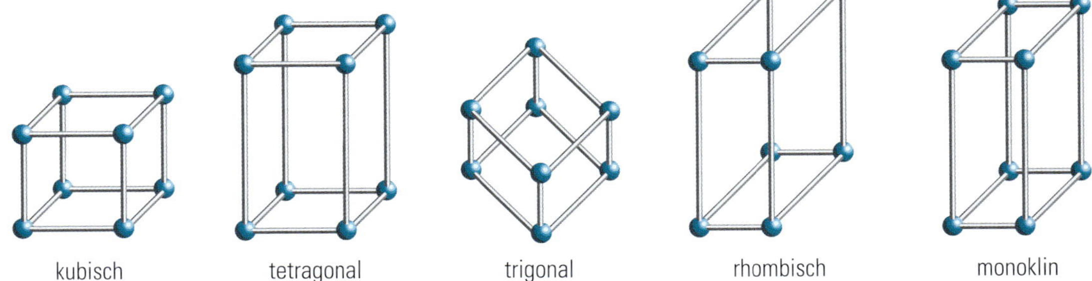

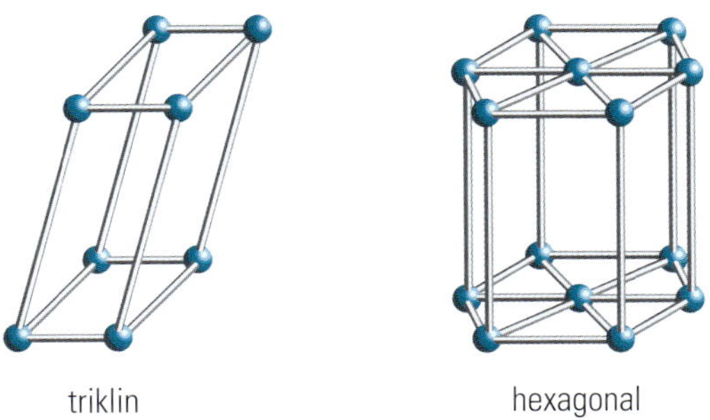

Abb. 480 - 486 Die Anordnung der Atome im Kristallgitter lässt sich mit verschiedenen geometrischen Figuren beschreiben. Man unterscheidet 7 Kristallsysteme, mit unterschiedlicher Packungsdichte der Kugeln. Bei den Beschreibungsmodellen der Kristallsysteme, ebenso bei den Zeichnungen, handelt es sich um Hilfsvorstellungen, mit denen die Atomanordnung beschrieben wird, um die unterschiedlich dichte Packung der Atome im Metallgitter zu deuten. Die Beschreibungsmodelle gehen davon aus, dass sich die Atomhüllen berühren und eine Kugelpackung entsteht.

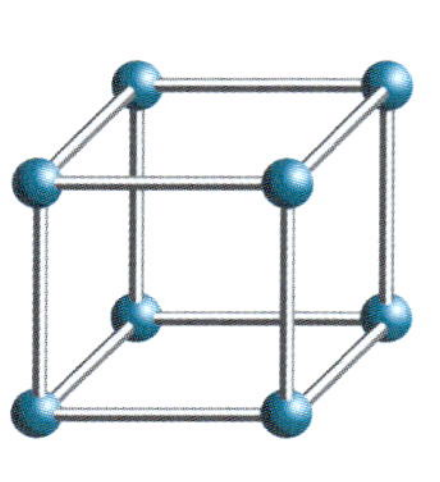

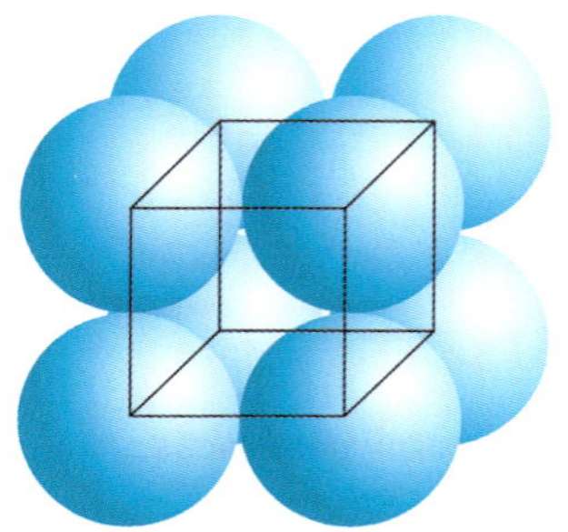

Abb. 487 Die Metallatome sind unterschiedlich dicht gepackt und haben dabei auch unterschiedliche Abstände zueinander. Das kubisch-primitive Gitter zeigt die Atome auf den Würfelecken sitzend, wobei die Atome in der Ebene einer Würfelfläche schon unterschiedliche Abstände zueinander haben. Dieses Gitter kommt bei reinen Metallen nicht vor.

Abb. 488 Beim kubisch-raumzentrierten Gitter sind die Würfelecken mit je einem Atom besetzt und in der Mitte des Würfels sitzt ein zusätzliches Atom. Hier beträgt die Raumfüllung 68 %.

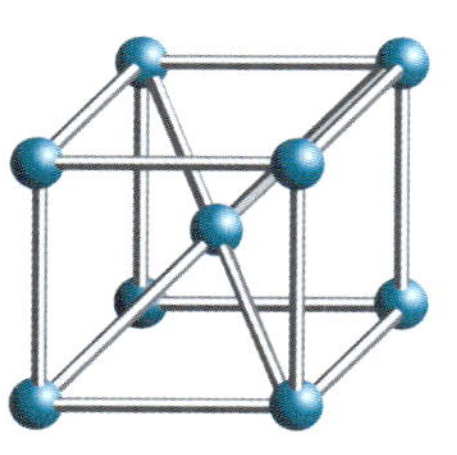

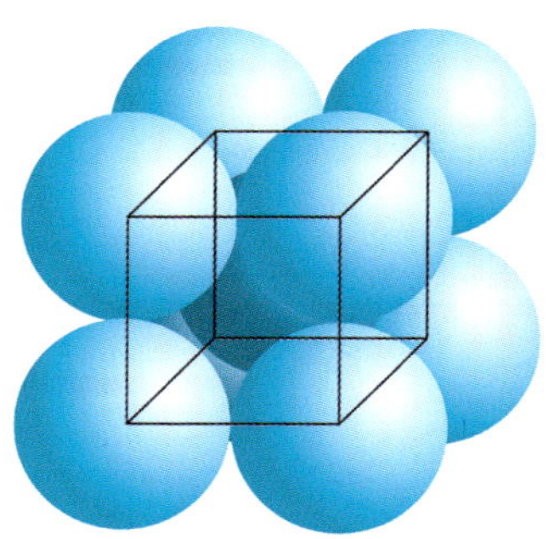

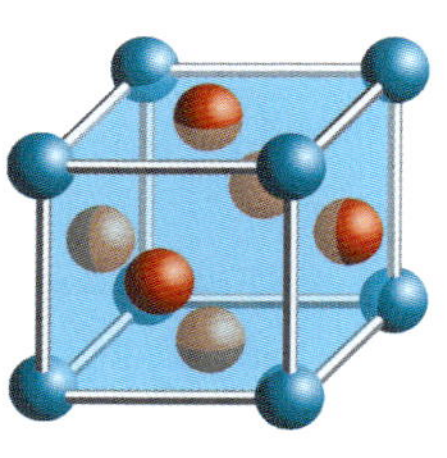

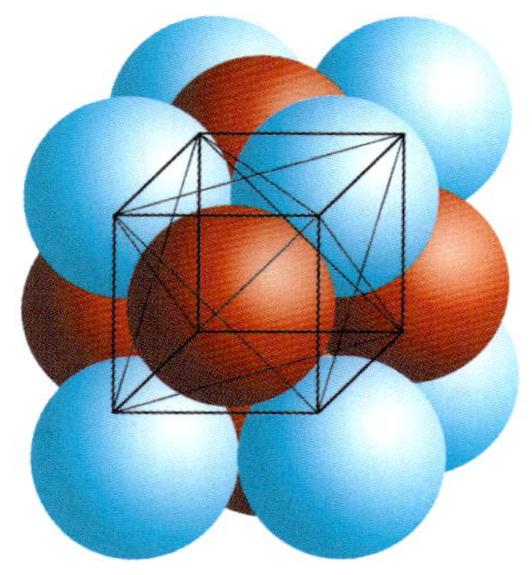

Abb. 489 Das kubisch-flächenzentrierte Gitter hat eine Raumfüllung von 74 %, weil bei dem Würfel außer den Atomen auf den Würfelecken auf jeder Fläche ein Atom sitzt. Diese Elementarzelle ist am dichtesten gepackt.

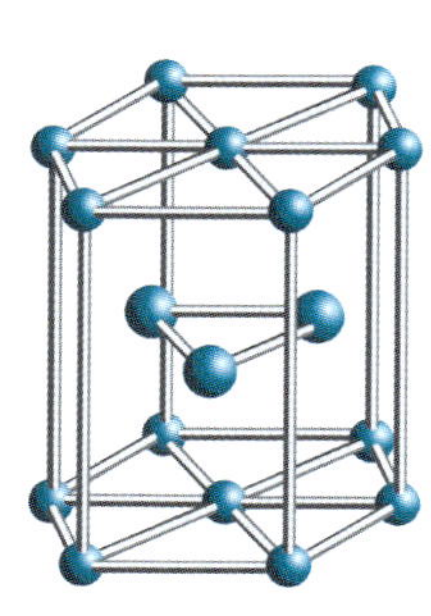

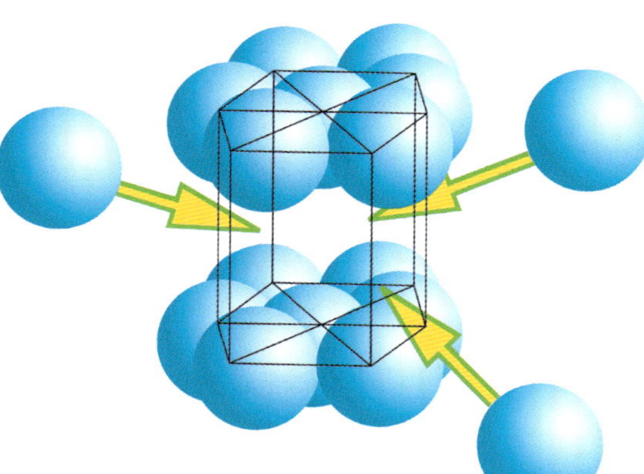

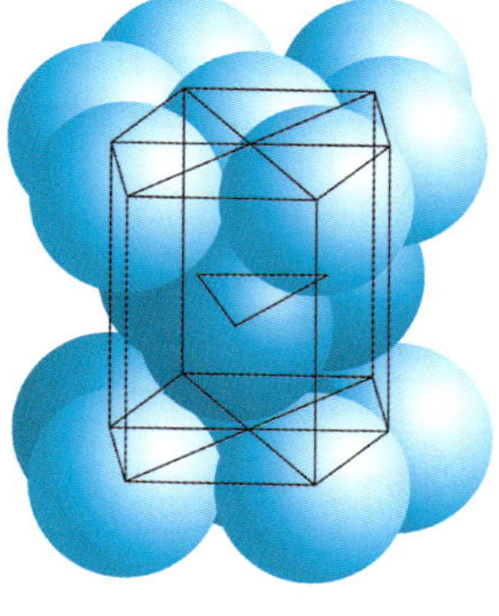

Abb. 490 - 491 Auch das einfachste hexagonale Gitter kommt bei Metallen vor und hat eine Raumfüllung von 74 %. Dieses Gitter besteht aus drei Ebenen: Obere und untere Ebene bestehen aus je 7 Atomen, die in einem Sechseck angeordnet sind; die Zwischenebene besteht aus 3 Atomen.

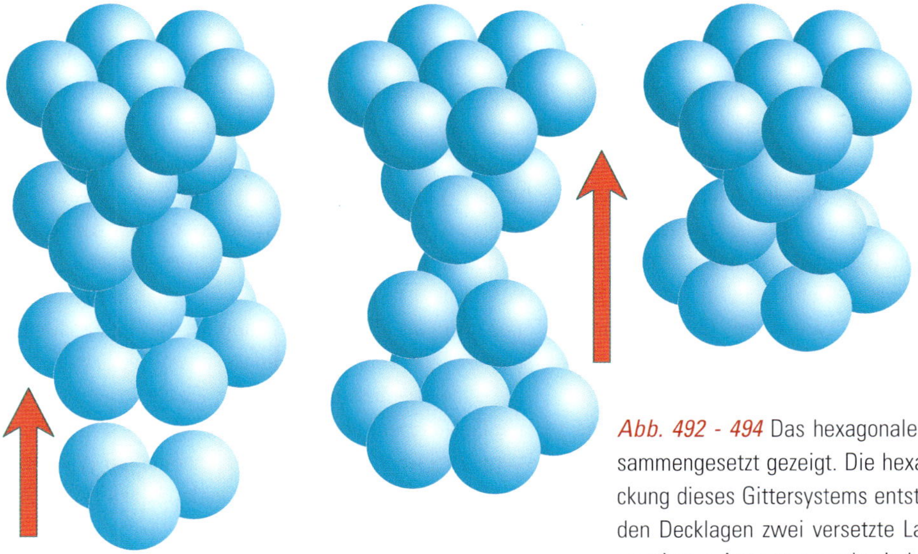

Abb. 492 - 494 Das hexagonale Gitter wird hier zusammengesetzt gezeigt. Die hexagonal-dichteste Packung dieses Gittersystems entsteht, wenn zwischen den Decklagen zwei versetzte Lagen aus drei raumzentrierten Atomen gepackt sind.

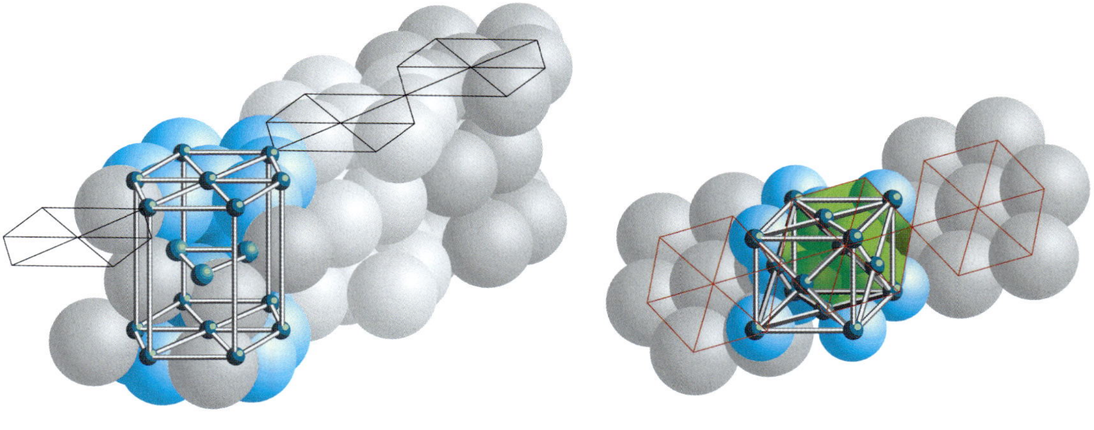

Abb. 495 Ein Vergleich zwischen hexagonalen und kubisch-flächenzentrierten Gittern zeigt, dass beide Gittersysteme sehr ähnlich sind. Wird das hexagonale Gitter gekippt, lässt sich das flächenzentrierte Gitter daraus konstruieren; allerdings ist dann eines der Gitter verzerrt. Der Unterschied zwischen beiden Gittern liegt nicht in der Packungsdichte, sondern in der Verformbarkeit; das hexagonale Gitter ist schwerer zu verformen.

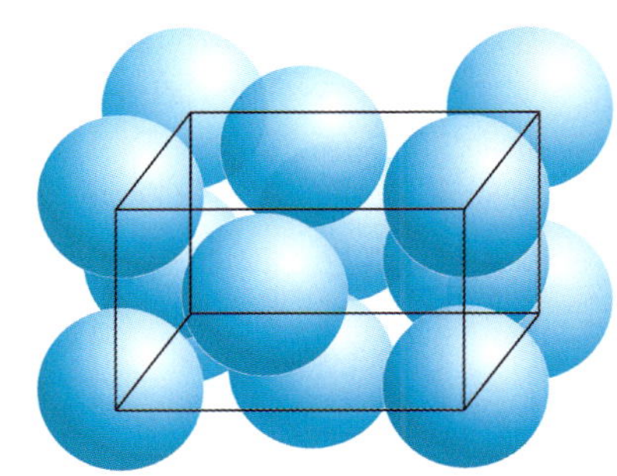

Abb. 496 Das tetragonale Gitter (gr. tetras = vier, gonia = Ecke) bildet einen Elementarkörper, dessen Seitenflächen Rechtecke und dessen Stirn- und Bodenfläche Quadrate sind. Dieses Gittersystem liegt in flächenzentrierter Form bei Indium und bei Zinn vor.

Gitterstrukturverhalten bei Energiezufuhr

Am absoluten Nullpunkt (0°Kelvin) liegen die Atome ohne Bewegung auf ihren Gitterplätzen. Bei Zufuhr von Wärme geraten diese bewegungslos gebundenen Atome in Schwingungen um ihre Ruhelage, nämlich um die Gitterplätze. Wenn sich bei diesen *Schwingungen* zwei Atome voneinander entfernen, dann beginnt eine Anziehungskraft zwischen ihnen zu wirken. Bewegen sich die beiden Atome während ihrer Schwingungen aufeinander zu, so wirkt dagegen eine Abstoßungskraft, wie es aus dem Diagramm des Bindekräftegleichgewichts ablesbar ist.

Die *anziehenden und abstoßenden Kräfte* der Atomrümpfe wachsen bei den Schwingungen ganz ungleich: Die elektrostatische Abstoßung der positiven Atomkerne und der ineinandertauchenden Elektronenhüllen nimmt schon bei geringen Annäherungen rapide zu.

Wenn zugeführte Wärme in *Schwingungsenergie* umgesetzt wird, muss mit zunehmender Schwingung der mittlere Atomabstand größer werden. Die zugeführte Wärme bewirkt sowohl eine Temperaturerhöhung als auch eine Volumenzunahme. Damit lässt sich der Sachverhalt der Wärmeausdehnung auf die Ausdehnung des Metallgitters zurückführen.

Einige Metalle wandeln während der Erwärmung ihr Gitter, d. h., bei unterschiedlichen Temperaturen zeigen sie unterschiedliche Gitterstrukturen, sogenannte allotrophe Modifikationen (lat. = abgewandelte Erscheinungsformen). Dies tritt bei Eisen, Mangan, Beryllium, Zinn und Kobalt auf. Dabei werden die Gitterformen bei Normaltemperatur mit dem griechischen Buchstaben α bezeichnet, z. B. α-Fe, α-Co; die folgenden Gitterformen bei steigenden Temperaturen mit den Buchstaben β, γ und δ.

Umwandlungstemperaturen sind:

Eisen:	769 °C, 911 °C, 1400 °C
	$\alpha(\delta)$-Fe kubisch-raumzentriert
	γ-Fe kubisch-flächenzentriert
Mangan:	742 °C, 1191 °C
Beryllium:	700 °C; α-Be hexagonal
Zinn:	18 °C; α-Sn kubisches Diamantgitter
Kobalt:	480 °C;
	α-Co hexagonal
	β-Co kubisch-flächenzentriert.

Bei Erreichen der *Schmelztemperatur* eines Metalls bleibt die Temperatur trotz Energiezufuhr plötzlich konstant. Jetzt wird die Wärmeenergie nämlich benutzt, um die Schwingungen der Atome so weit zu erhöhen, dass die Atome die Anziehungskräfte überwinden und sich aus dem Gitterverband lösen; aus den Schwingungen der Atome werden ungeordnete Bewegungen in einer Schmelze.

Dieser Übergang des Metalls von der festen in die flüssige Phase wird als *Phasenübergang* bezeichnet, das Metall schmilzt. Beim Schmelzen wird viel Energie verbraucht, die als Schmelzwärme bezeichnet wird. Da die Schmelzwärme zu keiner Temperaturerhöhung führt, nennt man sie latente Wärme. Zu einer Erhöhung der Temperatur bei Wärmezufuhr kommt es erst wieder, wenn in der Schmelze das Gitter völlig zerfallen ist.

Wenn die Atome aus dem geordneten Gitterverband in den ungeordneten Zustand der Schmelze gebracht werden, brauchen die Atome für ihre regellosen Bewegungen mehr Raum als vorher im Gitter. Darum kommt es zu einer sprunghaften Vergrößerung des Volumens, die bei Gold ca. 5 % beträgt. In dem Diagramm von Abb. 434 ist die Ausdehnung über der Temperatur aufgetragen; bei der Schmelztemperatur erkennt man die sprunghaft ansteigende Volumenveränderung.

Wenn das *Gittergefüge* völlig aufgelöst ist, steigt in der Schmelze bei kontinuierlicher Wärmezufuhr die Temperatur wieder, die Bewegungsenergie der Atome nimmt zu, wodurch das Volumen ebenfalls kontinuierlich zunimmt. Jetzt ist die Wärmeausdehnung im Allgemeinen größer als im festen Zustand.

Wird der *Siedepunkt* des Metalls erreicht, bleibt die Temperatur trotz kontinuierlicher Wärmezufuhr ein weiteres Mal konstant. Die zugeführte Wärme wird benötigt, um die Bewegungsenergie der Atome so weit zu steigern, dass sie sich aus der Schmelze lösen, die Kohäsionskräfte überwinden und verdampfen. Die Volumenveränderung des Metalls folgt jetzt den Gasgesetzen.

Die Wärme, die zum *Verdampfen* der Schmelze nötig ist, wird als *Verdampfungswärme* bezeichnet; es handelt sich ebenfalls um eine latente Wärme. Das Metall lässt sich in der gasförmigen Phase natürlich kontinuierlich weiter erhitzen, wobei das Metallgas sich immer weiter ausdehnen will.

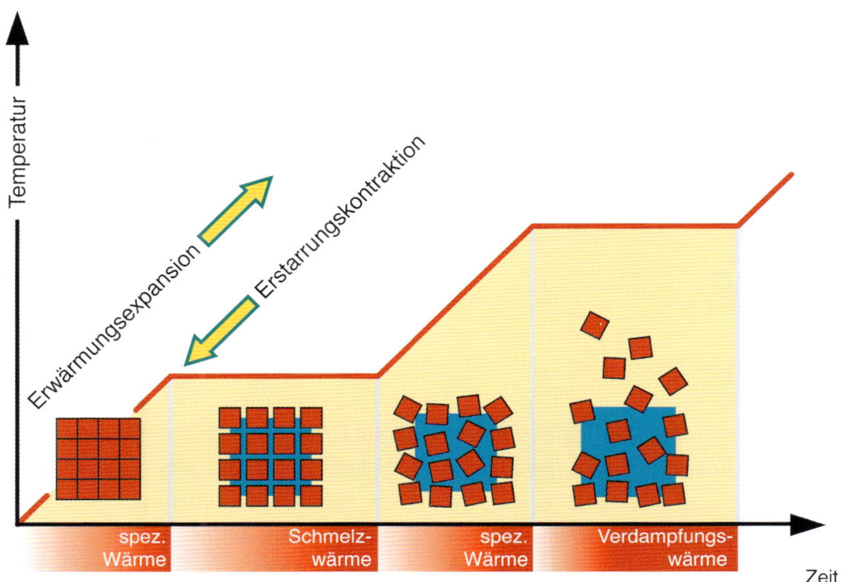

Abb. 497 Dieses Diagramm zeigt das Verhalten eines reinen Metalls bei Wärmezufuhr über einen bestimmten Zeitraum. Wird dem Metall Wärme zugeführt, so erhöht sich die Temperatur im Metall. Die Wärmemenge, die nötig ist, um das Metall gleichmäßig zu erwärmen, wird als spezifische Wärme bezeichnet. Während der Temperatursteigerung dehnt sich das Metall auch aus. Es kommt zur Erwärmungsexpansion (bei fallender Temperatur kommt es zur Kontraktion). Ist der Schmelzpunkt des Metalls erreicht, wird Schmelzwärme nötig, um das Metall zu verflüssigen. An diesem Phasenübergang steigt die Temperatur trotz Wärmezufuhr nicht an. Es tritt aber eine massive Volumensteigerung auf. Im flüssigen Zustand wird eine spezifische Wärmemenge nötig, um das flüssige Metall weiter zu erhitzen. Beim Siedepunkt wird die Wärmemenge benötigt, um das Metall zu verdampfen; diese Wärmemenge wird als Verdampfungswärme bezeichnet.

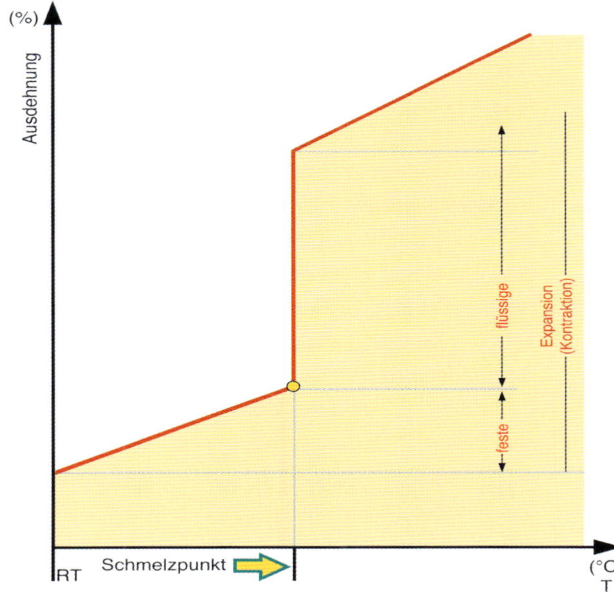

Abb. 498 Die Ausdehnung des Metalls in Abhängigkeit von der Temperatur ist von großer technischer Bedeutung. Im Diagramm wird die Wärmeausdehnung eines reinen Metalls über der Temperatur dargestellt: Im festen Zustand dehnt sich das Metall annähernd linear aus bis zum Schmelzpunkt des Metalls. An diesem Temperaturpunkt wird die Ausdehnung sprunghaft ansteigen, ohne dass die Temperatur auch ansteigt. Erst wenn alles Metall verflüssigt ist, wird die Temperatur wieder ansteigen und die Ausdehnung linear dazu.

Materialkonstanten

Die metallische Bindung erzeugt das typische kristalline Metallgitter und verleiht damit den Stoffen die charakteristischen Eigenschaften, die den metallischen Zustand ausmachen. Die physikalischen Eigenschaften, das chemische Verhalten und das Gitterstrukturverhalten bei Erwärmung werden mit Begriffen beschrieben, die einer Erläuterung bzw. Definition bedürfen. Es handelt sich dabei umsogenannte Materialkonstanten, womit gemeint ist, dass es materialabhängige Werte sind. Diese Werte werden experimentell ermittelt und lassen einen Vergleich der Materialien untereinander zu.

Die *Dichte* ρ (rho) bezeichnet nach DIN 1306 das Verhältnis vom Volumen (v) zur Masse (m) eines betreffenden Stoffes. Bei festen Körpern wird dabei die Dichte in g/cm³ angegeben. Anders gesagt, die Dichte ist eine Zahl, die angibt, wieviel Mal schwerer ein Stoff ist, als die von ihm verdrängte Wassermasse; es gilt:

$$\rho = \frac{m}{v} \left[\frac{g}{cm^3}\right]$$

Die *Messung der Dichte* erfolgt bei 20 °C, weil bei steigender Temperatur die Dichte abnimmt, wenn sich die Metalle ausdehnen. Durch Verunreinigungen im Metall und durch Hohlräume (Lunker und Poren) kann die Dichte variieren. Metalle haben räumliche Gittersysteme, in denen die Atome möglichst dicht beieinander liegen. Daher ist die Dichte bei Metallen vom Atomvolumen und von dem Abstand der Atome im Gitter abhängig. Metalle haben im Allgemeinen eine hohe Dichte; hier unterscheidet man zwischen Schwermetallen (von 4,5 bis 22,7 g/cm³) und Leichtmetallen (von 0,86 bis 4,5 g/cm³).

Der *Schmelzpunkt* ist der Temperaturpunkt, an dem reines Metall (bzw. ein Stoff) vom festen in den flüssigen Aggregatzustand übergeht. Der Schmelzpunkt ist abhängig vom Druck, denn bei zunehmendem Druck steigt der Schmelzpunkt an (Ausnahme: Wasser). Das Erstarren der Schmelze erfolgt beim Abkühlen an dem gleichen Temperaturpunkt, daher ist der Schmelzpunkt gleich dem Erstarrungspunkt.

Die *spezifische Wärme* (c) wird auch als spezifische Wärmekapazität bezeichnet und gibt an, welche Wärmemenge benötigt wird, um 1g eines Stoffes um 1 K zu erwärmen. Die Berechnung der Wärmemenge erfolgt nach der Formel: $Q = c \cdot m \cdot \Delta K$ (Q = Wärmemenge, m = Masse, ΔK = Temperaturbereich, um den erwärmt wird). Die spezifische Wärme ist eine temperaturabhängige Größe; die Zahlenangaben sind bei 20 °C exakt und bis 100 °C von hinreichender Genauigkeit.

Die *Schmelzwärme* oder spezifische Schmelzwärme (q) gibt die Wärmemenge an, die zum Verflüssigen von 1g eines Stoffes ohne Temperaturerhöhung nötig ist. Die Schmelzwärme wird in Joule pro Gramm angegeben. Die experimentelle Ermittlung des Wertes erfolgt über die Messung der Wärmemenge, die beim Erstarren des Stoffes abgegeben wird, weil man annimmt, dass die Erstarrung nach den gleichen Gesetzen verläuft wie das Schmelzen und daher beim Erstarren die gleiche Wärmemenge freigesetzt wird, die beim Verflüssigen aufgenommen wurde.

Der *Wärmeausdehnungskoeffizient* bemisst die Wärmeausdehnung bei Metallen im festen Zustand, die in erster Näherung linear ist, d. h., die Ausdehnung des Metallgitters erfolgt bei gleichförmiger Temperatursteigerung annähernd gleichförmig. Der Koeffizient gibt an, um wieviel sich ein Stab von 1 m Länge bei Erwärmung um 1 K ausdehnt.

$$\alpha = \frac{\Delta l}{l_\circ \cdot \Delta K}$$

Gemessen wird die Verlängerung eines Messstabes von einem Meter Länge nach einer Erwärmung über einen bestimmten Temperaturbereich. Der Ausdehnungsbetrag eines Metalles von Zimmertemperatur bis zum Schmelzpunkt schwankt zwischen 1,2 - 2,3 % bei den gebräuchlichen Dentallegierungen.

Der Begriff *lineare Wärmeausdehnung* kommt daher, dass die Ausdehnung fester Stoffe in einer Richtung (linear) gemessen und durch den linearen Ausdehnungskoeffizienten (α) ausgedrückt wird.

Die *Wärmeleitzahl* erfasst die Wärmeleitfähigkeit eines Stoffes λ (lambda) qualitativ. Es ist eine Vergleichszahl zu der Wärmeleitfähigkeit des Silbers als dem besten Wärmeleiter. Die Dimension dieser Zahl ist Watt pro Kelvinmeter: W/K · m . Silber hat die Wärmeleitzahl 418,47 W/K · m.

Der *Siedepunkt* ist die Temperatur, bei der ein Stoff bei normalem Druck vom flüssigen in den gasförmigen Zustand übergeht. Der Siedepunkt ist gleich dem Kondensationspunkt, bei dem sich ein Stoff aus dem gasförmigen Zustand verflüssigt. Die Siedetemperatur ist stark abhängig vom Druck: Eine Druckerhöhung hebt auch den Siedepunkt an, eine Druckminderung senkt die Siedetemperatur.

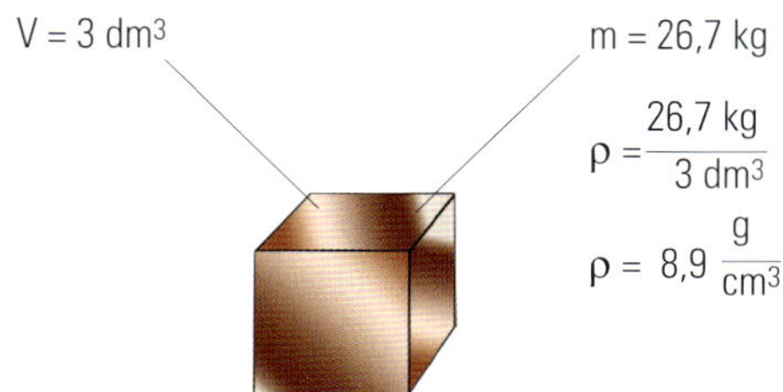

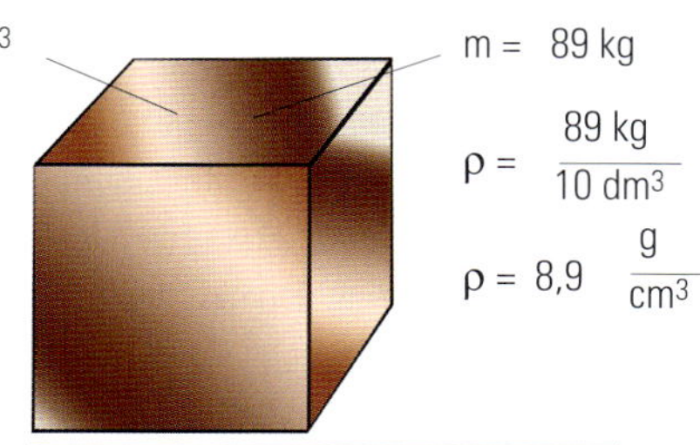

Abb. 499 Jeder Werkstoff hat eine für ihn charakteristische Massenkenngröße, die das Verhältnis von Masse zu Volumen, nämlich die Dichte, betrifft:

$$\text{Dichte} = \frac{\text{Masse}}{\text{Volumen}} = \rho\ (\text{rho}) = \frac{g}{cm^3}$$

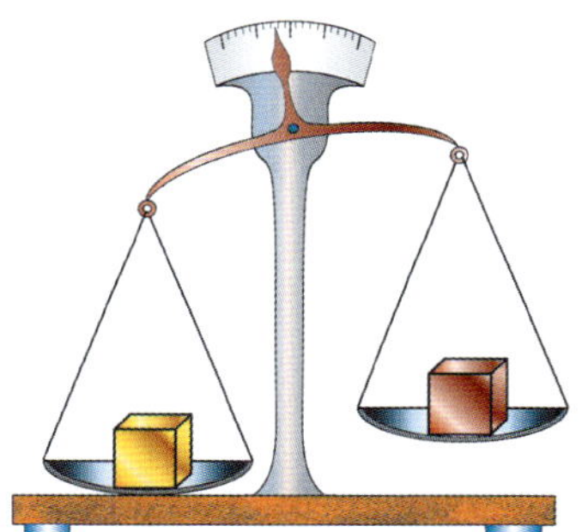

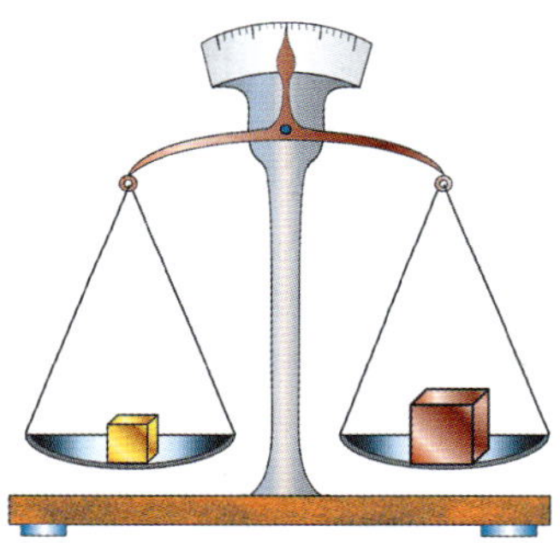

Abb. 500 Zwei gleich große Metallwürfel weisen beim Vergleichswiegen ein unterschiedliches Gewicht auf; der schwere Würfel aus Gold hat eine Dichte von 19,32 g/cm³ und der leichtere Würfel aus Kupfer hat eine Dichte von 8,92 g/cm³. Wird der Goldwürfel nahezu halbiert, hält er mit dem Kupferwürfel die Waage.

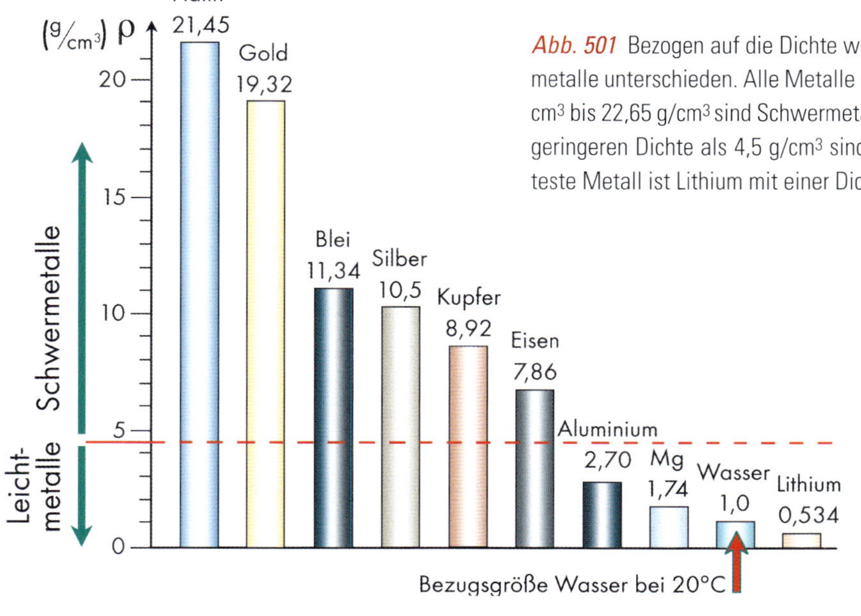

Abb. 501 Bezogen auf die Dichte werden Schwer- und Leichtmetalle unterschieden. Alle Metalle mit einer Dichte von 4,5 g/cm³ bis 22,65 g/cm³ sind Schwermetalle; alle Metalle mit einer geringeren Dichte als 4,5 g/cm³ sind Leichtmetalle; das leichteste Metall ist Lithium mit einer Dichte von 0,534 g/cm³.

Erstarren aus der Schmelze

Erstarrt flüssiges *reines Metall*, dann müssen sich die freibeweglichen Atome aus der Schmelze zu dem metalltypischen Gittersystem ordnen. Die Temperatur sinkt ab bis zum Schmelzpunkt, der jetzt Erstarrungspunkt wird, und hier beginnen die Atome in den geordneten Gitterzustand zurückzukehren.

Der *Erstarrungsvorgang* beginnt an vielen Stellen gleichzeitig und die vorher zugeführte Wärme wird als Kristallisationswärme wieder abgeführt. Es entsteht daher ein Haltepunkt in der Temperaturkurve, weil die nach außen abgeführte Wärme durch die Kristallisationswärme von innen gerade wieder ersetzt wird.

Im Zustand der *Unterkühlung* kann die Abkühlungskurve vom theoretischen Verlauf abweichen, dann nämlich, wenn die Kristallisation verspätet einsetzt. Dann ist das Metall nach dem Unterschreiten der Erstarrungstemperatur noch flüssig. Wenn dann die Kristallisation sehr heftig einsetzt, wird die Kristallisationswärme von innen die Temperatur in der Schmelze wieder so weit ansteigen lassen, bis die Erstarrungstemperatur erreicht ist. Zur Unterkühlung kann es aus verschiedenen Gründen kommen, u. a. wenn die Schmelze abgeschreckt wird oder aber, wenn eine überhitzte Schmelze zu wenige Kristallisationskeime aufweist.

Die *Erstarrung* beginnt an vielen Stellen gleichzeitig, sie geht von den Kristallisationskeimen aus. Als Keime können Fremdatome dienen, die ungewollt in der Schmelze sind oder die gezielt hinzulegiert worden sind. In jeder Schmelze bilden sich aber auch, statistisch gesehen, Bereiche zufälliger Anordnungen freibeweglicher Atome, die dem Gittertyp ähneln. Sie können sich vor allem dann zu einem Kristallisationskeim zusammenschließen, wenn über ein Energiegefälle Wärme an die kältere Umgebung abgegeben werden kann. In einem Gefäß beginnt die Erstarrung auch immer an der kalten Gefäßwand.

Die in der Schmelze verteilten wachstumsfähigen Keime vergrößern sich durch Anlagerung weiterer Atome zu Kristallgebilden, die auch Körner genannt werden.

Das *Wachstum der Kristallgebilde* erfolgt dabei nach allen Seiten ungleichmäßig über ein Kristallskelett (wie bei Eisblumen), wobei vor der Erstarrungsfront die Verunreinigungen hergeschoben werden. Die ungleichmäßig wachsenden Kristallite zehren die Schmelze auf, dehnen sich dabei so weit aus, bis die Erstarrungsfronten der unterschiedlichen Kristalle zusammenstoßen, wodurch unregelmäßig ausgebildete Grenzflächen entstehen.

Wachsenden *Kristallgebilde* können wegen der unregelmäßigen äußeren Form auch *Kristallite* genannt werden, um sie gegen die regelmäßige Form der Kristalle abzusetzen; da aber nur die innere Kristallstruktur des Raumgitters wichtig ist, wird ohne Rücksicht auf die äußere Form die Bezeichnung „Kristall" benutzt. In einem erstarrenden Metallstück entstehen also sehr viele einzelne Kristallite von unterschiedlicher Form und Größe, die zusammen ein lückenloses Gefüge bilden.

Unter *Gefüge* versteht man die Kornstruktur eines erstarrten Metallstückes, und diese Kornstruktur kann sichtbar werden, wenn man eine Schnittfläche unter dem Mikroskop betrachtet. Die Schnittfläche eines Metallstückes wird dazu beschliffen, poliert und geätzt, um ein Schliffbild zu erhalten, auf dem man die Körner, wie die Kristalle auch genannt werden, erkennen kann.

Zu unterscheiden sind die *Körner* einmal durch die *Korngrenzen*, die scharf gezogen sind, und durch die Helligkeitsunterschiede der einzelnen Körner. Die Helligkeitsunterschiede der Körner entstehen durch die ganz unterschiedlichen Gitterorientierungen, die dadurch ganz unterschiedliche Reflexionsrichtungen auf der geätzten Oberfläche aufweisen.

Die *Korngröße* eines Gefüges ist abhängig

- von der Anzahl der Kristallisationskeime;
- je mehr Keime, umso feinkörniger das Gefüge;
- von der Kristallisationsgeschwindigkeit;
- von der Abkühlungsgeschwindigkeit.

Angestrebt wird bei der Erstarrung von technisch nutzbaren Metallen ein *feinkörniges Gefüge*, weil solche Metalle bessere mechanische Eigenschaften aufweisen. Das lässt sich nur verstehen, wenn man die Eigenschaften kristalliner Körper allgemein betrachtet.

Bei der *Untersuchung* des chemischen und physikalischen Verhaltens von Kristallen wäre es günstig, wenn man zunächst ein Stück Metall untersuchen könnte, das nur aus einem Kristall bestünde; denn dann ließen sich typische Eigenschaften der Kristalle feststellen.

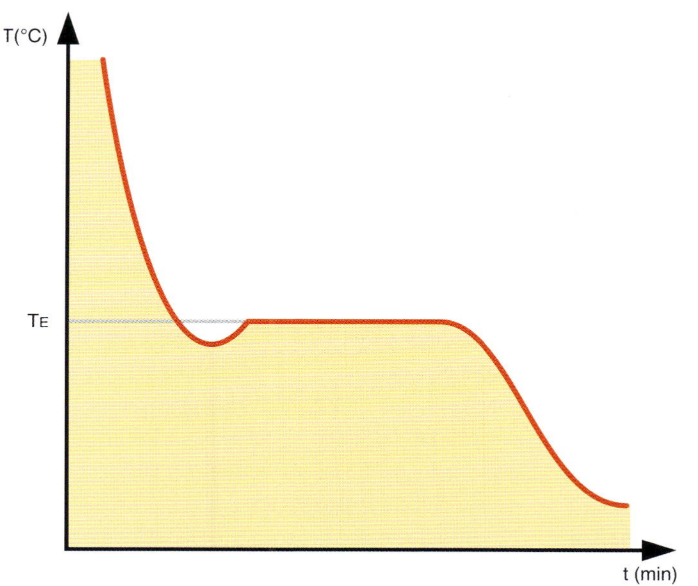

Abb. 502 Wird ein Metall aus der Schmelze sehr schnell abgekühlt, ohne dass Kristallisationskeime in hinreichender Anzahl vorhanden sind, dann kann die Temperatur in dem flüssigen Metall unter den Erstarrungspunkt sinken. Diese Unterkühlung wird jedoch schnell wieder behoben, wenn die Kristallisation heftig einsetzt und Kristallisationswärme freigesetzt wird.

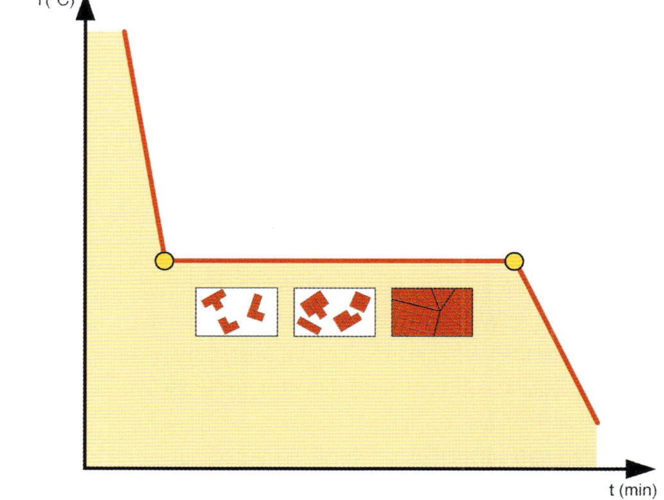

Abb. 503 Sinkt die Temperatur in der Schmelze bis zum Erstarrungspunkt ab, dann tritt ein Haltepunkt in der Temperaturkurve ein wie beim Schmelzen. Das Erstarren der Metallschmelze vollzieht sich kontinuierlich von den Kristallisationskeimen ausgehend, an die sich immer mehr Atome zu dem typischen Metallgitter anlagern, bis hin zur Bildung unregelmäßiger Körner mit den sichtbaren Korngrenzen.

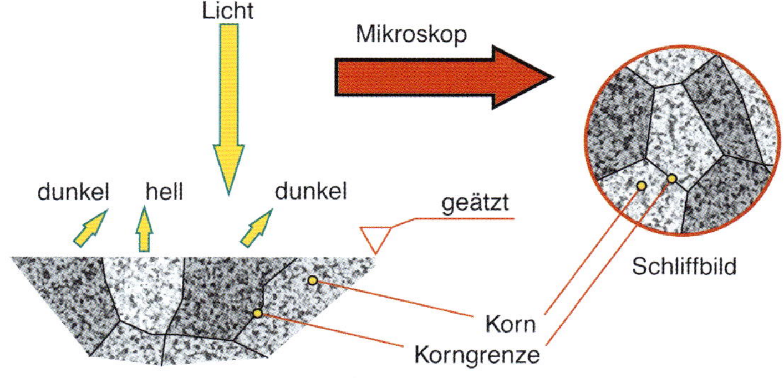

Abb. 504 Die Gefügestruktur eines Metalls wird unter dem Mikroskop deswegen sichtbar, weil nach dem Anschleifen und dem Ätzen der Metalloberfläche Helligkeitsunterschiede sichtbar sind. Das sogenannte Schliffbild zeigt die Körner in unterschiedlicher Helligkeit, wenn das auffallende Licht durch die unterschiedlichen Gitterorientierungen der Körner ganz unterschiedliche Reflexionsrichtungen aufweist.

Einkristall und Vielkristall

Im ***Experiment*** züchtet man aus der Schmelze sogenannte Einkristalle, indem man die Bildung von Kristallisationskeimen verhindert. Mit Hilfe eines Impfkristalls kann aus der Schmelze dann ein Einkristall gezogen werden.

Bei einem ***Einkristall*** zeigt sich, dass die Eigenschaften des Metallstücks davon abhängig sind, wie das Gitter der Atome ausgerichtet ist. Je nach der Beanspruchungsrichtung ist ein Einkristall unterschiedlich fest. So lässt sich ein Einkristall in einer Richtung leicht, in einer anderen Richtung nur schwer verformen, es zeigt also bevorzugte Gleitebenen, auf denen sich die Gitterstrukturen gegeneinander verschieben lassen. Es zeigt zudem eine bevorzugte Stromdurchflussrichtung und ein richtungsabhängiges Wärmeleitvermögen.

Das Einkristall zeigt also ***anisotrope Eigenschaften***, es verhält sich in den verschiedenen Richtungen nicht gleich (isos = gleich, tropos = Richtung; griech.).

Man unterscheidet nämlich:

1. Skalare Eigenschaften, bei denen es sinnlos ist, von einer Richtung zu sprechen, z. B. Temperatur oder Dichte.
2. Vektorielle Eigenschaften, die mit einer Richtung verbunden sind, z. B. elektrische Leitfähigkeit oder Dehnbarkeit.

Anisotrope, also richtungsabhängige Eigenschaften sind für technisch zu nutzende Metalle ungünstig, daher werden Metalle, die aus Vielkristallen bestehen, bevorzugt. Ein metallisches Werkstück besteht wie beschrieben aus einem mechanisch verzahnten Gefüge (Vielkristall oder Polykristall) vieler kleiner Kristallite (Körner), deren Größe im Bereich von 1mm bis 1cm liegt.

Ein ***Vielkristall*** entsteht über normale Erstarrung aus vielen Kristallisationskeimen zu einem feinkörnigen Gefüge. Dieses Material zeigt isotrope Eigenschaften wie amorphe Stoffe; d. h., es besteht keine bevorzugte Richtung der physikalischen Eigenschaften.

Normale Werkstoffe bestehen praktisch aus unendlich vielen Einzelkristallen mit unterschiedlicher Gitterorientierung, wodurch diese Werkstoffe scheinbar isotrope Eigenschaften aufweisen; denn in jeder Richtung treten statistisch gesehen die gleichen abweichenden und übereinstimmenden Gitterorientierungen auf. Man spricht daher von Quasiisotropie, weil nur amorphe Stoffe wie Glas echte isotrope Eigenschaften aufweisen.

Deutlich wird der Begriff ***isotrope Eigenschaft***, wenn man die Lichtdurchlässigkeit von Glas betrachtet, die ist nämlich in allen Richtungen gleich groß. So auch beim Vielkristall: Die elektrische Leitfähigkeit, die Wärmeleitfähigkeit, die Dehnbarkeit oder Verformbarkeit sind nicht richtungsabhängig.

Das ***Gefüge eines Vielkristalls*** eines reinen Metalls ist immer homogen, d. h., es weist nur eine Kristallart auf (einphasig) ohne Konzentrationsunterschiede (Kornseigerungen). Bei technisch zu nutzenden Metallen (Legierungen) wird in der Regel ein feinkörniges Vielkristall-Gefüge gewünscht, weil folgende Vorzüge damit erreicht werden: gleichmäßigere und feinere Verteilung der Verunreinigungen; vollkommene Isotropie; größere Festigkeit und Härte und bessere Korrosionsbeständigkeit.

Die ***Eigenschaften von Vielkristallen*** sind abhängig von der Korngröße; je kleiner (feiner) das Korn, umso günstiger sind die physikalischen und chemischen Eigenschaften. Durch Kornfeinung bei Legierungen lässt sich das mechanische Verhalten verbessern; mit kleineren Körnern verbessert sich auch das chemische Verhalten (Korrosionswiderstand) von Legierungen.

Damit ist eine Begründung gegeben, weswegen reine Metalle technisch wenig verwendet werden. Technische Anforderungen, wie große Härte, hohe Dehngrenze, Zugfestigkeit oder Bruchdehnung, werden von reinen Metallen nicht erfüllt.

Daher werden reine Metalle miteinander gemischt; diese Mischungen werden als ***Legierungen*** bezeichnet. Die Bestandteile einer Legierung heißen Legierungskomponenten; es müssen wenigstens zwei, es können auch mehrere Komponenten zusammengebracht werden. Bezogen auf die Anzahl der Komponenten lassen sich Zweistoff-, Dreistoff- oder Vierstoffsysteme (binäre, tertiäre bzw. quarternäre Legierungen) unterscheiden.

Atome der Legierungskomponeten verändern ihre chemischen Eigenschaften nicht; dennoch haben die Legierungen meist andere, oft nicht absehbare Eigenschaften als die Legierungskomponenten.

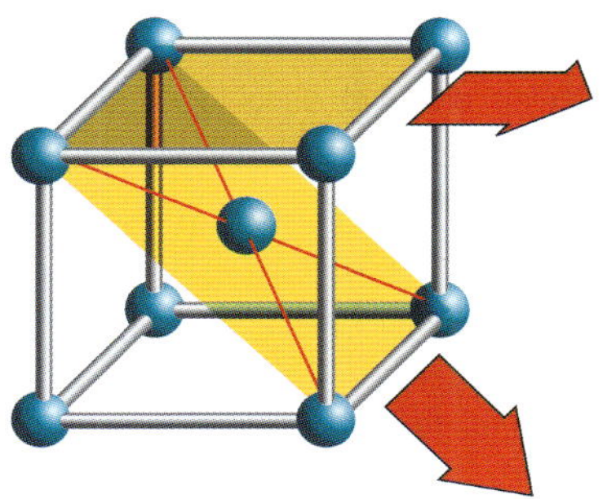
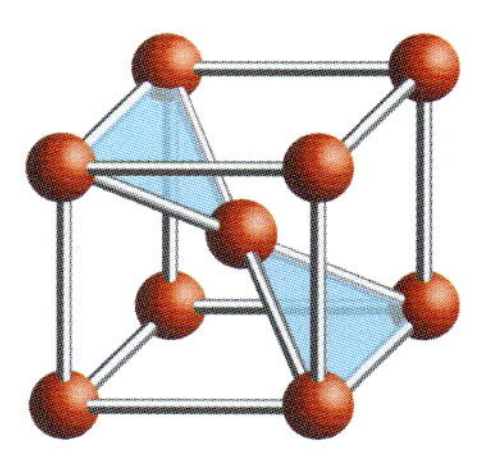
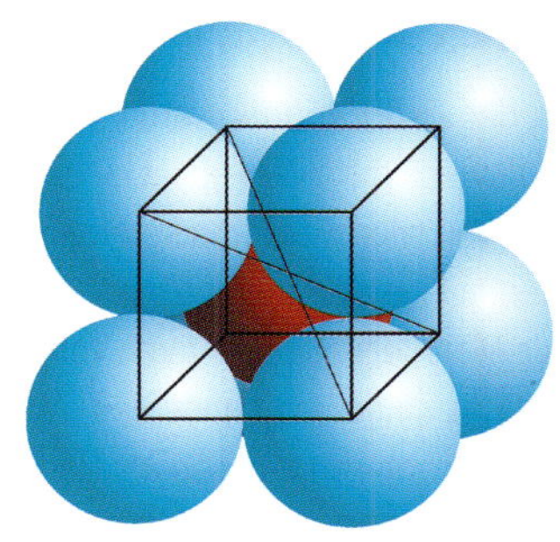

Abb. 505 An einer Elementarzelle eines Gitters kann man sich klarmachen, dass es im Einkristall bevorzugte Gleitebenen geben muss. Die Diagonale im kubisch-raumzentrierten Gitterwürfel ist eine solche Gleitebene, während die waagerechte Ebene eine weniger gute Gleitebene darstellt. Auf diesen Gleitebenen lassen sich die Atome leicht gegeneinander verschieben; gegen diese Gleitebenen gerichtete Schübe sind nur mit höherem Kraftaufwand durchzuführen. Parallel zu diesen Gleitebenen ist auch der Elektronenfluss ungehemmter, d. h., der elektrische Widerstand ist in dieser Richtung geringer als gegen diese Richtung.

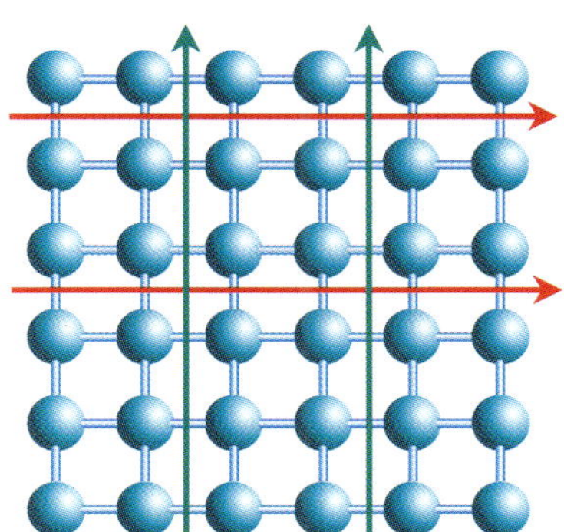
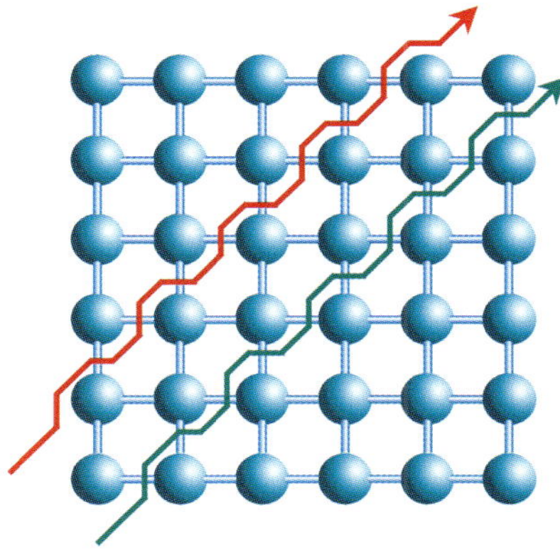

Abb. 506 - 507 Ein Einkristall mit der gleichmäßigen Ausrichtung seiner Atome im Raumgitter zeigt anisotrope Eigenschaften. Elektronen können das gleichförmige Gitter in der Gitterausrichtung geradlinig und ohne Hindernisse durchqueren. Bewegen sie sich jedoch diagonal zur Gitterausrichtung, müssen sie den Atomrümpfen auf einem „Zick-Zack-Kurs" ausweichen und brauchen mehr Zeit. In der Realität ist der elektrische Widerstand an einem Einkristall tatsächlich richtungsabhängig: In Gitterrichtung ist der Widerstand ganz gering, entgegen der Gitterrichtung messbar höher. Auch bei anderen Eigenschaften zeigt sich diese Anisotropie.

Abb. 508 Die Quasiisotropie eines Vielkristalls entsteht dadurch, dass bei Stromdurchfluss oder mechanischer Belastung die Zahl der zufällig mit der Belastung übereinstimmenden Gleitebenen in jeder Richtung gleich groß ist, denn die Körner eines Vielkristalls sind regellos ausgerichtet. Damit tritt eben Isotropie auf, ähnlich wie bei einem tatsächlich amorphen Stoff. Je feinkörniger das Gefüge eines Metalls, umso mehr nähert es sich dem Ideal der Isotropie.

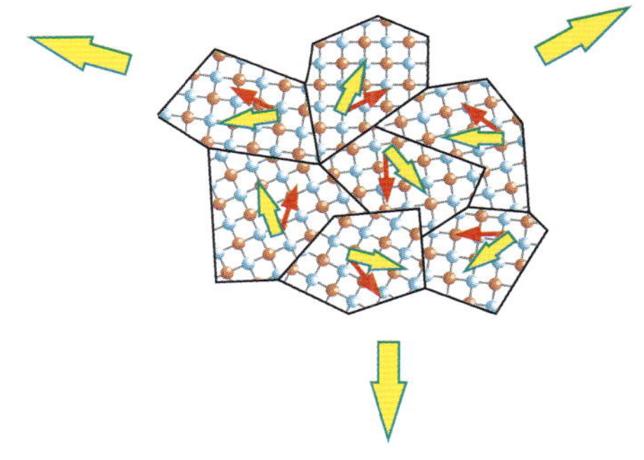

Gefüge von Legierungen

In der ***Zahntechnik*** werden reine Metalle meist nur als Hilfswerkstoffe verwendet, z. B. als Zinnfolien zum Hohllegen von Modellteilen oder Platinfolien als Brennträger für Keramik-Jacketkronen; Zinn kann in Ausnahmefällen auch als Metalleinlage in unteren Vollprothesen zur Gewichtserhöhung eingearbeitet werden. Ansonsten werden Metalle in Form von Legierungen als Dentalwerkstoffe verwendet.
Eine ***Legierung*** ist ein metallisches Material, das aus einer Mischung von mindestens zwei Metallen oder aus einem Metall und einem Nichtmetall besteht. Als bekannteste und älteste Beispiele gelten die Legierungen aus Gold und Kupfer und aus Eisen und Kohlenstoff, wobei letztere zwar nur ein Metall enthält, aber dennoch metallischen Charakter besitzt.
Legierungen entstehen im Allgemeinen dadurch, dass einem Basismetall ein oder mehrere Metalle hinzugefügt werden. Die beteiligten Metalle sind die Legierungskomponenten, die je nach Anzahl Zwei-, Drei- oder Vielstoffsysteme bilden. Gemeinhin setzt man voraus, dass die Legierungskomponenten zusammengeschmolzen werden. Da man jedoch verschiedene Metallpulver auch systematisch vermischen und hernach zusammensintern kann, nennt man solche Mischungen auch Pseudolegierungen.
Durch ***Diffusion*** lassen sich auch Legierungen bilden. Diffusion ist der Stoffaustausch durch das Wandern der Atome im festen Kristallgitter, wobei besonders Atome mit kleinem Durchmesser dazu fähig sind. Kohlenstoffatome können innerhalb weniger Stunden mehrere Millimeter in glühendes Eisen diffundieren und es dadurch härten. Die Diffusionsgeschwindigkeit ist temperaturabhängig und daher bei höheren Temperaturen ganz erheblich.
Um ***Metalleigenschaften*** gezielt zu verändern, stellt man Legierungen her. So lassen sich die physikalischen und chemischen Eigenschaften enorm steigern: Legierungen werden härter, fester, zäher, dichter und dennoch leichter verarbeitbar als die einzelnen Legierungskomponenten. Außerdem werden Legierungen korrosionsfester und säurefester sein als die einzelnen Komponenten.
Es lässt sich auch die ***Farbe*** verändern; das thermische Ausdehnungsverhalten kann bei Legierungen festgelegt werden; nicht zuletzt werden Legierungen für bestimmte technische Verarbeitungsverfahren gezüchtet: z. B. aushärtbare Legierungen, die nach notwendigen zahntechnischen Arbeitsabläufen erst ihre endgültigen physikalischen und chemischen Gütewerte erreichen, nämlich Aufbrennlegierungen.
Metalle lassen sich wie Flüssigkeiten zusammengießen und vermischen, wobei die Metalle ein ähnliches ***Mischungsverhalten*** zeigen wie andere Flüssigkeiten auch. So können bestimmte Metalle gemischt werden:
a) in jedem Verhältnis,
b) nur in bestimmten Verhältnissen,
c) gar nicht gemischt.
Bei Metallen ist dabei wichtig zu wissen, ob eine Mischung, die im flüssigen Zustand homogen war, auch im festen Zustand erhalten bleibt, ob also Metalle ineinander gelöst bleiben oder sich wieder entmischen, wenn die Legierung erstarrt. Im festen Zustand können folgende ***Löslichkeitsverhalten*** unterschieden werden:
a) Vollkommene Löslichkeit der Komponenten ineinander, wobei die Metalle sich in einem gemeinsamen Raumgitter anordnen und Mischkristalle entstehen lassen.
b) Teilweise Löslichkeit der Legierungskomponenten, denn die Metalle entmischen zum Teil und bleiben nur in bestimmten Verhältnissen gemischt. So entstehen Mischkristalle neben Kristallgemischen.
c) Vollkommene Unlöslichkeit der Komponenten führt dazu, dass sich die Metalle völlig entmischen und jedes eigene Kristalle (Körner) bildet, wodurch ein Kristallgemisch entsteht.

Von einem ***Mischkristall*** spricht man, wenn sich in einem Kristall mehrere verschiedene Arten von Atomen zu einem Gitter zusammenschließen. Mischkristalle werden auch als Lösungen im festen Zustand bezeichnet, aus denen die Legierungskomponenten auf mechanischem Wege nicht entfernt werden können.
Von einem ***Kristallgemisch*** spricht man, wenn mindestens zwei verschiedene Kristallarten ein Gefüge bilden; hierbei können entweder Mischkristalle unterschiedlicher Mischung oder reine Kristalle nebeneinander auftauchen.
Der Gitteraufbau eines Mischkristalls wird von Atomen mit ganz unterschiedlichem Atomdurchmesser gebildet, so dass sich aus der Analyse des Mischkristalls der Sachverhalt der unterschiedlichen Löslichkeit recht anschaulich klären lässt. Bei Mischkristallen unterscheidet man zwischen Austausch- und Einlagerungsmischkristall.

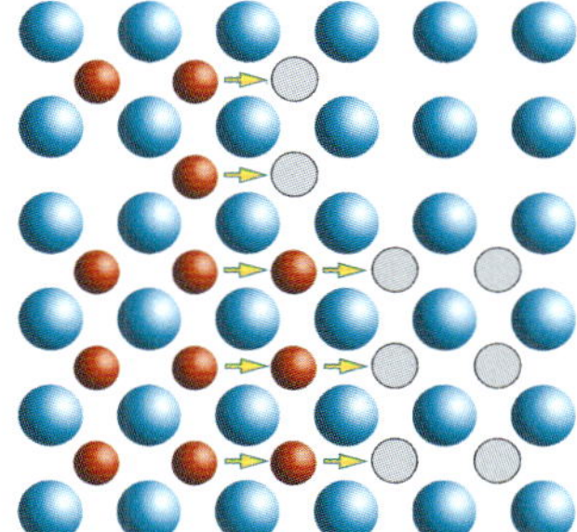

Abb. 509 Als Diffusion bezeichnet man den physikalischen Stoffaustausch, bei dem Teilchen (Atome, Moleküle, Kolloidteilchen) durch Wärmebewegung von Orten höherer Konzentration zu solchen niederer Konzentration gelangen, so dass allmählich ein Dichte- bzw. Konzentrationsausgleich erfolgt. So können sich Metallatome in einem festen Gitter bewegen, wenn sie genügend Bewegungsenergie besitzen und ein Konzentrationsgefälle in der Zusammensetzung der Legierung besteht. Atome mit kleinerem Durchmesser als die Grundgitteratome bewegen sich leichter, außerdem ist die Diffusionsgeschwindigkeit von der Temperatur abhängig.

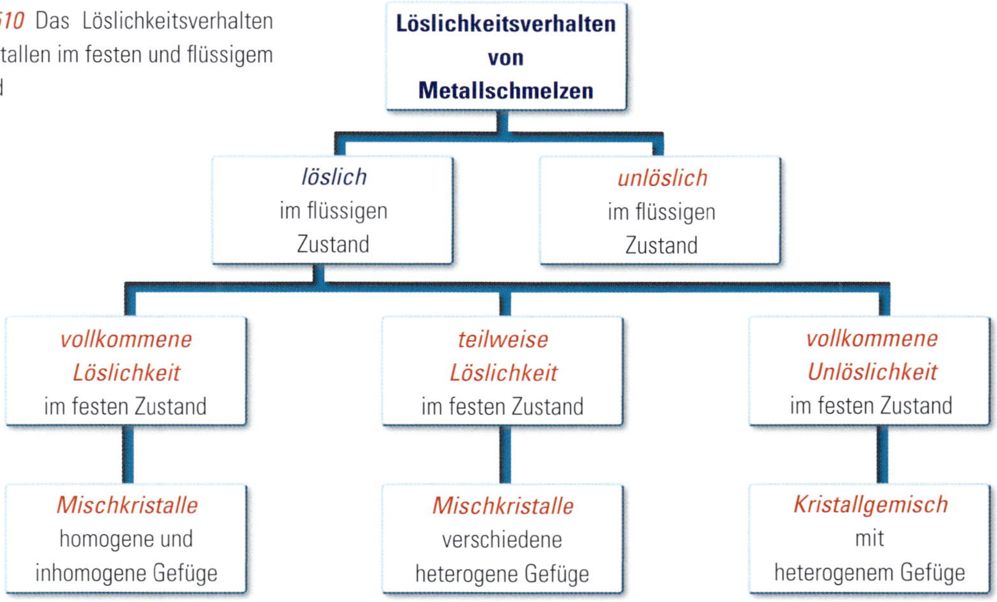

Abb. 510 Das Löslichkeitsverhalten von Metallen im festen und flüssigem Zustand

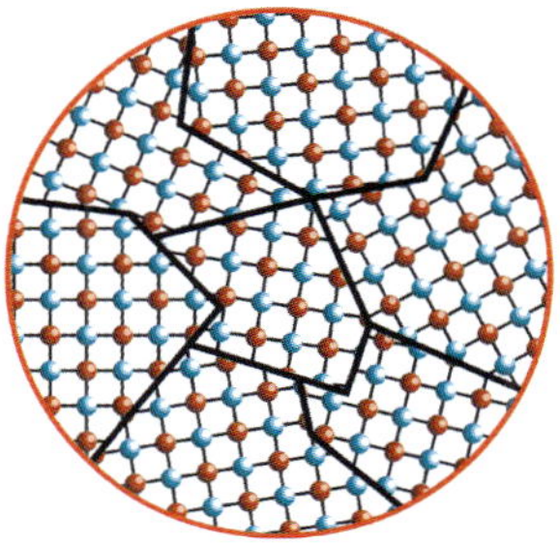

Löslichkeitsverhalten von Metallschmelzen

löslich im flüssigen Zustand

unlöslich im flüssigen Zustand

vollkommene Löslichkeit im festen Zustand

teilweise Löslichkeit im festen Zustand

vollkommene Unlöslichkeit im festen Zustand

Mischkristalle homogene und inhomogene Gefüge

Mischkristalle verschiedene heterogene Gefüge

Kristallgemisch mit heterogenem Gefüge

Abb. 511 Ein Mischkristall besteht aus Körnern mit verschiedenen Arten von Metallatomen in einem Gittern . Die Körner haben statistisch die gleiche Zusammensetzung.

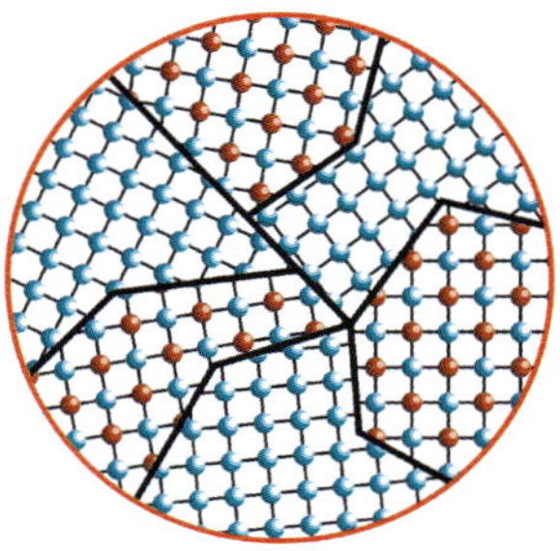

Abb. 512 Ein Kristallgemisch besteht aus verschiedene Kristallarten; hier ein Kristallgemisch aus reinen Kristallen und Mischkristallen.

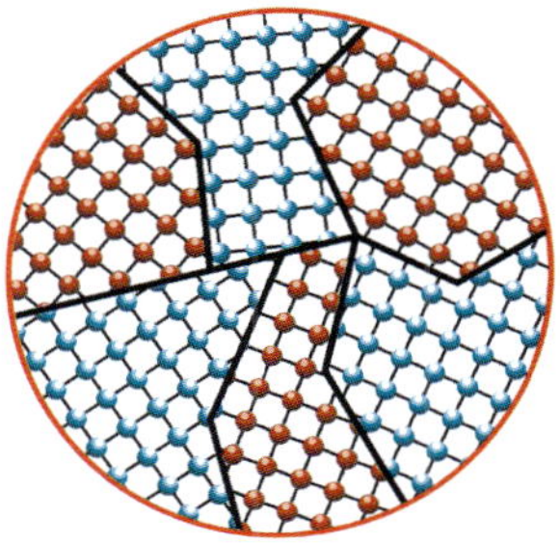

Abb. 513 Kristallgemische bestehen aus Körnern mit unterschiedlicher Zusammensetzung. Hier ist ein Kristallgemisch aus reinen Kristallen dargestellt.

Austausch- und Einlagerungsmischkristall

Das *Austauschmischkristall* wird als Substitutionsmischkristall bezeichnet und benennt eine Gitterstruktur, bei der die Fremdatome auf regulären Gitterplätzen sitzen, also ein Wirtsatom verdrängt haben. Ein Atom kann den Gitterplatz eines fremden Atoms bei einer Atomdurchmesserdifferenz von 30 % ohne Änderung der Struktur besetzen (z. B.: Cu-Ni, Ag-Au). Wenn die Atome statistisch gleichmäßig verteilt sind, ist das entstehende *Substitutionsmischkristall* ist homogen. Man spricht von vollkommener Löslichkeit, wenn sich die Atomsorten in jedem Verhältnis gegenseitig ersetzen können. Die Anordnung der Austauschatome ist meistens unregelmäßig; es kann aber auch eine regelmäßige Struktur entstehen, die dann wie ein überlagertes, eigenes Gitter wirkt; es entsteht eine Überstruktur. *Voraussetzung* für das Substitutionsmischkristall ist ein ähnlicher Gittertyp und ein ähnlicher Atomdurchmesser der Legierungskomponenten. Je ähnlicher sich die Komponenten in Atomdurchmesser und Gittertyp sind, umso besser ist die Löslichkeit, bis hin zur vollkommenen Löslichkeit. Ist die Atomdurchmesserdifferenz größer als 30 %, kommt es zur beschränkten Löslichkeit des Wirtsgitters für die Fremdatome. Ein *Beispiel* für vollkommene Löslichkeit bieten Kupfer und Gold, die beide ein kubisch-flächenzentriertes Gitter und einen vergleichbaren Atomdurchmesser aufweisen: Kupferatomdurchmesser = 0,255nm, Goldatomdurchmesser = 0,28 nm.

Beim *Einlagerungsmischkristall* sitzen Fremdatome auf Zwischengitterplätzen, d. h., Fremdatome mit kleinerem Durchmesser setzen sich in die Lücken zwischen den Atomen des Wirtsgitters. Die Anordnung ist unregelmäßig, zufällig und erst im Sättigungszustand kann eine Regelmäßigkeit entstehen, denn es ist nur eine beschränkte Löslichkeit der Legierungskomponente möglich.

Eine *Einlagerung* ist überhaupt nur möglich, wenn die Atomdurchmesser erheblich differieren, wenn das Fremdatom wesentlich kleiner als das Gastatom ist: $d/D < 0{,}58$.

Das *Mischungsverhalten* von vollkommener Löslichkeit über beschränkte bis hin zur völligen Unlöslichkeit ist abhängig vom Atomdurchmesser und vom Gittertyp der Komponenten. Das Eisen-Kohlenstoffsystem ist ein Beispiel für beschränkte Löslichkeit, bei der die Abhängigkeit vom Gittertyp und Atomdurchmesser deutlich wird: Eisen im kubisch-raumzentrierten Gitter kann nur 0,02 % Kohlenstoff lösen, das Eisen im kubisch-flächenzentrierten Gitter löst bis zu 6,67 % Kohlenstoff.

Eine *Sonderform der Löslichkeit* bei Legierungen stellt die Verbindungsbildung der Metalle untereinander oder mit Nichtmetallen dar, wobei sich die Komponenten in festen Verhältnissen zusammenfinden. Man nennt solche Verbindungen intermetallische Phasen. Hier kristallisieren die Legierungsbestandteile nicht in eigenen Gittertypen, sondern es bildet sich ein Gittertyp, in dem die Komponenten in den entsprechenden festen Verhältnissen eingebaut sind.

Intermetallische Phasen treten auch bei sonst unmischbaren Partnern auf, die ebenfalls in festen Atomanordnungen unter Bildung eines abweichenden Gitters metallischen Charakter behalten. Intermetallische Verbindungen sind aber immer verbunden mit einer starken Veränderung der physikalischen Eigenschaften, wie Schmelzpunkt, elektrische Leitfähigkeit und Widerstand usw., gegenüber den normalen Legierungen aus den betreffenden Stoffen; daher sind intermetallische Phasen technisch unerwünscht.

In einem *Legierungsgefüge* können verschiedene Körner unterschiedliche Phasen aufweisen, d. h., sie können verschieden zusammengesetzte Mischkristalle, Überstrukturen oder intermetallischen Verbindungen aufweisen. Das Gefüge wird als mehrphasig bezeichnet; man unterscheidet:

- *homogenes* Legierungsgefüge besteht nur bei Körnern einer Phase.
- *heterogenes* Legierungsgefüge weist Körner verschiedener Phasen auf.
- *inhomogenes* Legierungsgefüge hat innerhalb der Körner Konzentrationsunterschiede.

Die *Eigenschaften der Mischkristalle* werden bestimmt durch die Verzerrungen im Kristallgitter, die dadurch entstehen, dass die Fremdatome gegenüber den Wirtsatomen einen unterschiedlichen Durchmesser und andere Bindekräfte aufweisen.

Die *Deformationen des Gitters* führen zu inneren Spannungen, die eine Steigerung der Festigkeit des Kristalls bedeuten, außerdem wird das Gleiten einzelner Gitterebenen gegeneinander behindert, was auch eine Festigkeitssteigerung bedeutet. Außerdem wird es in den Mischkristallen zu einer dichteren Raumausfüllung kommen, was eine größere Plastizität erzeugt. Grundsätzlich sind Legierungsmischkristalle härter und fester als ihre Komponenten.

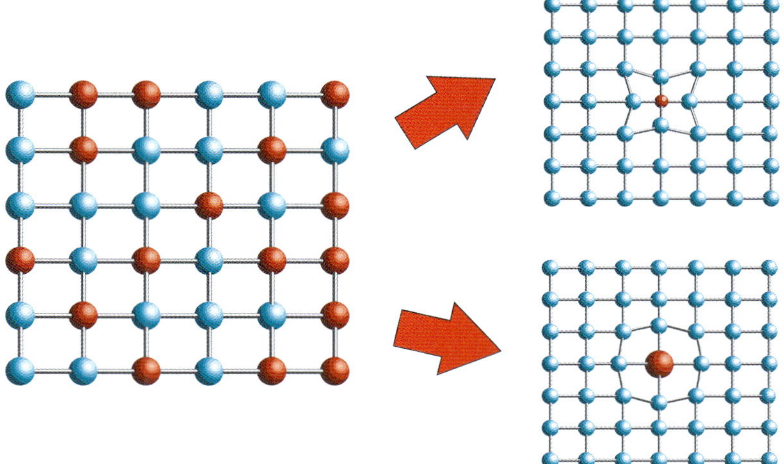

Abb. 514 In einem Mischkristall befinden sich die Legierungskomponenten im gelösten Zustand nebeneinander in einem Korn. Dabei können sich beide Komponenten an dem Gitteraufbau beteiligen, weil beide einen ähnlichen Gittertyp besitzen. Eine Komponente bildet die Gitterstruktur, und die Gastatome setzen sich auf reguläre Gitterplätze; es entsteht ein Austauschmischkristall. Bei unterschiedlicher Größe der Wirts- bzw. Gastatome kommt es zu Verzerrungen der normalen Gitterstruktur: entweder wird das Gitter durch ein zu großes Gastatom aufgeweitet oder durch ein zu kleines Gastatom verengt. Immer werden die inneren Gitterspannungen zur Verfestigung und Härtesteigerung des Legierungsgemisches führen.

Abb. 515 Beim Einlagerungsmischkristall besetzen die Gastatome Zwischengitterplätze. Je nach der Größe des Einlagerungsatoms kommt es zu ganz unterschiedlichen Formen der Einlagerung: Entweder sitzt ein Gastatom zwischen drei oder bei veränderten Größenverhältnissen zwischen vier Wirtsatomen. Das Wirtsgitter für das Einlagerungsmischkristall zeigt hier einige Leerstellen, die als Gitterfehler durch Diffusion ausgeglichen werden müssen.

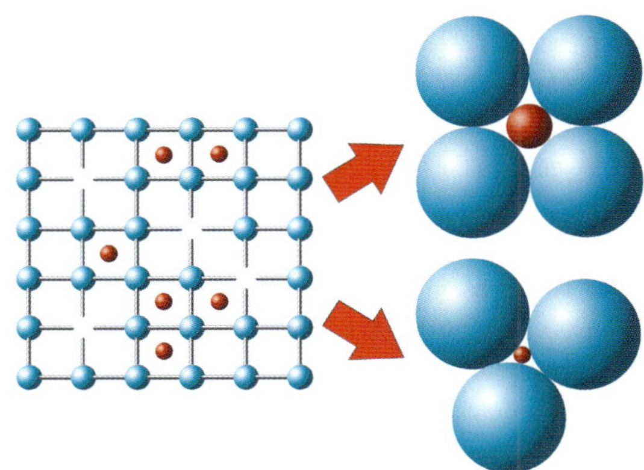

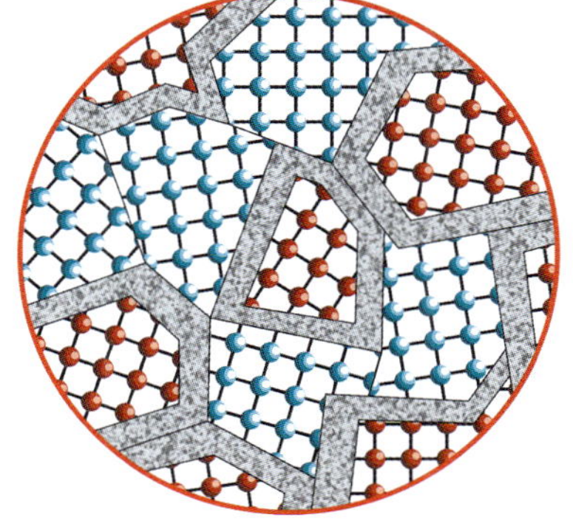

Abb. 516 Bei Legierungssystemen mit völliger Unlöslichkeit im festen Zustand können sogenannte intermetallische Phasen auftreten, bei denen sich die unlöslichen Komponenten zu festen Atomanordnungen zusammenfinden. Es bildet sich ein abweichendes Gitter, die physikalischen Eigenschaften verändern sich massiv, der Schmelzpunkt wird verändert und auch die elektrischen Eigenschaften.

Zustandsdiagramme von Zweistofflegierungen

Ein ***Legierungssystem*** kann beschrieben werden in seinem Verhalten in Abhängigkeit von Temperatur, Konzentration und Druck. Dabei werden die Legierungssysteme im festen und flüssigen Zustand (Phase) betrachtet, wo der Druck als konstant angesetzt wird. Als Variable werden die Temperatur und Konzentration der Legierungskomponenten im Zusammenhang betrachtet, wobei die Darstellung der Phasenzustände in Phasendiagrammen (Zustandsdiagramme, Zustandsschaubilder) erfolgt.

Anhand dieser ***Zustandsdiagramme*** lassen sich die grundsätzlichen Vorgänge beim Schmelzen, vor allem aber beim Erstarren von Legierungen darstellen und verstehen. So sind für alle wichtigen Legierungssysteme im Laufe der Zeit solche Zustandsschaubilder auch angefertigt worden. Mit Hilfe solcher ***Diagramme*** kann die Verschiebung des Mengenverhältnisses der Legierungskomponenten bei Temperaturänderung abgelesen werden, wodurch wiederum Aussagen über die Struktur und Zusammensetzung der Mischkristalle gemacht werden können.

Die ***Zustandsschaubilder*** stellen allerdings Idealdiagramme dar, die für sehr langsame Abkühlungen gelten. Außerdem unterscheidet man nach der Anzahl der beteiligten Legierungskomponenten binäre Diagramme für zwei Komponenten, ternäre Diagramme für Dreistoffsysteme, quaternäre Diagramme für Vierstoffsysteme usw.. Hier sollen zur Einführung und zur Klärung von Grundbegriffen zunächst die Zustandsschaubilder der Zweistofflegierungen (binäres System) für die unterschiedlichen Löslichkeiten im flüssigen und festen Zustand vorgestellt werden.

Bevor das Diagramm einer ***binären Legierung*** entwickelt wird, betrachten wir das Schmelzen einer Legierung allgemein. Bei gleichmäßiger Wärmezufuhr wird die Temperatur in dem Legierungsmetall genauso gleichmäßig ansteigen wie beim reinen Metall, ebenso kommt es zur Erwärmungsexpansion und es scheint zwischen reinen Metallen und Legierungen kein Unterschied zu bestehen.

Solange sich die Stoffe im ***festen Zustand*** befinden, stimmt das auch, aber beim Phasenübergang vom festen zum flüssigen Zustand zeigt sich die Differenz. Das reine Metall verflüssigt an einem Temperaturpunkt. Die Legierung benötigt einen Temperaturbereich, während dessen sie langsam von der festen über die zähbreiige zur mehr und mehr flüssigen Phase übergeht. ***Schmelzintervall*** wird dieser Temperaturbereich genannt und von dem ***Soliduspunkt*** (solidus = fest) und dem ***Liquiduspunkt*** (liquid = flüssig) begrenzt. Unterhalb der Solidustemperatur ist die Legierung fest, oberhalb der Liquidustemperatur ist die Legierung dann flüssig; dazwischen durchläuft sie die oben beschriebenen Zustände: weder feste noch flüssige Phasen. Die Temperatur sinkt im Schmelzintervall nicht so schnell wie im flüssigen oder festen Zustand; bei Liquidus und Solidus entsteht ein Knickpunkt in der Temperaturkurve.

Wir betrachten im Folgenden ein ***Zweistoffsystem mit vollkommener Löslichkeit*** im flüssigen und im festen Zustand. Abb. 454 zeigt, wie mit Hilfe eines Bündels von Abkühlkurven das Zustandsschaubild einer binären Legierung der Komponenten A und B erstellt wird: Man zeichnet Abkühlkurven (Temperatur über der Zeit) für festgelegte Mischungsverhältnisse der Legierungskomponenten auf und überträgt die Solidus- und Liquiduspunkte auf ein Sammeldiagramm, bei dem auf der X-Achse die Mischungsverhältnisse der entsprechenden Temperaturpunkte eingetragen sind.

Je dichter die Abstufung der Mischungsverhältnisse für die ***Abkühlkurven*** gesetzt werden, umso genauer wird jetzt das binäre Zustandsschaubild werden, wenn die Solidus- und Liquiduspunkte zu einer Solidus- und Liquiduskurve zusammengezogen werden und das typische Diagramm entstehen soll.

Auf der ***X-Achse*** ist im Nullpunkt die Konzentration des Stoffes A = 100 % und des Stoffes B = 0 %. Nach rechts hin nimmt B bis zum Wert 100 % zu bzw. A bis zum Wert 0 % ab.

Auf den ***Y-Achsen*** sind die Temperaturen ablesbar. Oberhalb der ***Liquiduskurve*** (obere Linie) befindet sich die flüssige Schmelze für alle Mischungsverhältnisse, unterhalb der ***Soliduskurve*** (untere Linie) ist die Legierung für alle Mischungsverhältnisse erstarrt. Zwischen den beiden Kurven befindet sich das Phasenfeld der Schmelzintervalle.

Mit diesem Diagramm lässt sich die Zusammensetzung der Schmelze und der Mischkristalle in Bezug zu jeder beliebigen Temperatur ablesen; es können auch Entmischungszustände der Mischkristalle quantitativ erfasst werden. Wie diese Diagramme benutzt werden, wird nachfolgend beschrieben.

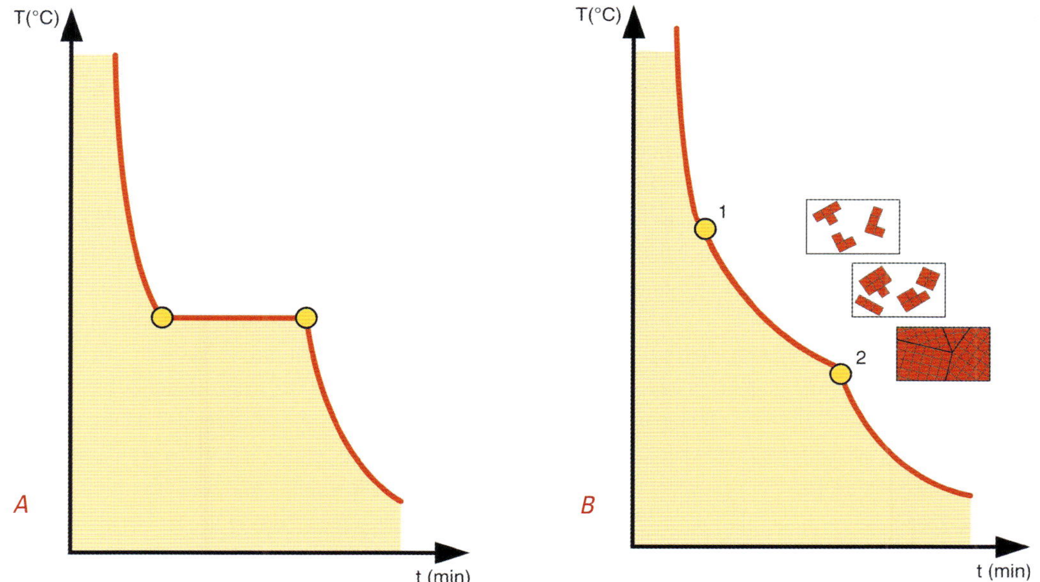

Abb. 517- 518 Der Vergleich der Abkühlungskurven von reinen Metallen und von Legierungen zeigt im Phasenübergang von fest nach flüssig die massiven Unterschiede zwischen Materialien:
A) Die Abkühlungskurve des reinen Metalls zeigt den Haltepunkt bei der Erstarrungstemperatur.
B) Die Abkühlungskurve der Legierung zeigt, dass das Erstarren der Legierung innerhalb eines Temperaturintervalls erfolgt. Der obere Temperaturpunkt (1) heißt Liquiduspunkt, weil oberhalb dieser Temperatur die Legierung flüssig ist, der untere Temperaturpunkt heißt Soliduspunkt (2), weil unterhalb dieser Temperatur die Legierung fest ist. Zwischen diesen Temperaturpunkten ist die Legierung breiig, zähflüssig. Die Erstarrung verläuft im Schmelzintervall allerdings ähnlich wie bei einem reinen Metall über Kristallisationskeime, Kristallwachstum bis zur Ausbildung der Körner und Korngrenzen.

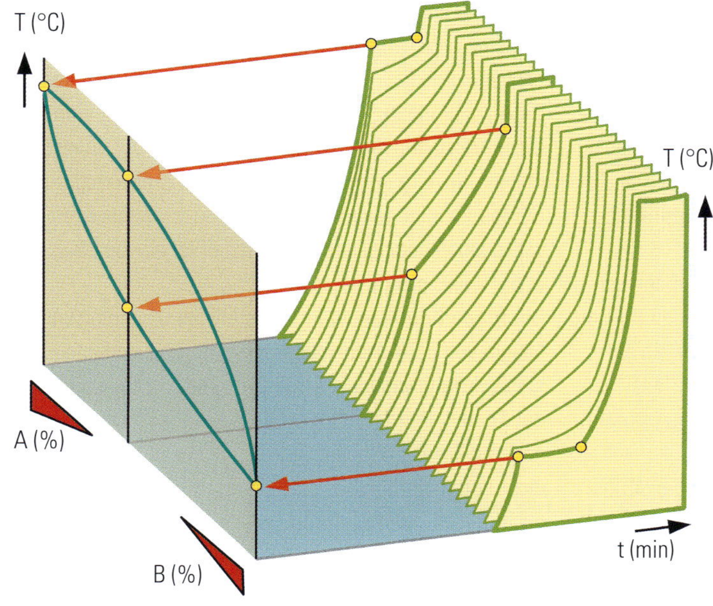

Abb. 519 Zustandsschaubilder sind Diagramme aus der Summe aller Abkühlungskurven eines Legierungssystems aus zwei Komponenten mit unterschiedlichen Mischungsverhältnissen. Das Bündel aller Abkühlungskurven wird nach den Mischungsverhältnissen nebeneinander geordnet und dann auf ein zweidimensionales Diagramm projiziert. Es entsteht dann eine Solidus- und eine Liquiduskurve in Bezug auf die Mischungsverhältnisse, wenn alle Liquidus- und Soliduspunkte aneinander gereiht werden.

Innerkristalline Seigerung

An dem Zustandsschaubild für eine binäre Legierung mit vollkommener Löslichkeit im flüssigen und festen Zustand lässt sich der Kristallisationsfortschritt und die Zusammensetzung der Mischkristalle an jedem Temperaturpunkt ablesen. Um den Gebrauchswert eines solchen Diagrammes zu demonstrieren, wählen wir ein bestimmtes Mischungsverhältnis aus, z. B. 50 % A und 50 % B und betrachten bei dieser angenommene Legierung den Erstarrungsvorgang bei fallender Temperatur.

1. Die ***Temperatur sinkt*** in der Schmelze bis auf den Temperaturpunkt (c), der dem Schmelzpunkt der Legierungskomponente A entspricht. Bei dieser Temperatur besteht die Neigung, dass sich einzelne Atome der Komponente A als zufällige Anordnungen eines rudimentären Gitters zusammenfinden.
2. Wenn jetzt die Temperatur bis auf die Liquiduskurve zum ***Punkt (d)*** sinkt, dann bilden diese zufälligen Anordnungen der hochschmelzenden Komponente A die Kristallisationskeime. Sie wachsen zu einem Kristallskelett mit tannenzweigähnlicher Struktur heran. Dabei werden jedoch auch schon Anteile der niedrigschmelzenden Komponente B miteinbezogen. Interessant ist dabei zu wissen, welche prozentuale Zusammensetzung das Kristallskelett in Punkt (d) hat; und das lässt sich feststellen.
3. Wenn man eine waagerechte Linie von Punkt (d) zur Soliduskurve bis auf den Punkt (e) zieht, dann kann man an dieser ***Temperaturhorizontalen*** die Zusammensetzung des Mischkristallskeletts ablesen: nämlich 20 % B und 80 % A. Weil aber Schmelze und Mischkristallbildung im Gleichgewicht stehen müssen, reichert sich die Schmelze mit der Komponente B an, was bei sinkender Temperatur noch deutlicher wird.
4. Betrachtet man den Zustand der Legierung auf der Temperaturhorizontalen durch die Punkte (f), (g) und (h), so kann man im Punkt (g; auf der Soliduskurve) ablesen, welche Zusammensetzung die Mischkristalle jetzt haben (30 % B und 70 % A) und welche Zusammensetzung die Schmelze hat (70 % B und 30 % A).
5. Auf den niedrigeren Temperaturhorizontalen durch die Punkte (i), (k) und (l) lassen sich die weiteren Zusammensetzungen von Kristallen und Schmelze ablesen, denn es lagern sich bei sinkender Temperatur zwar noch vorzugsweise die Atome der hochschmelzenden Komponente an, deren Schmelzpunkt ja schon weit unterschritten ist, aber es lagern sich mehr und mehr Atome der niedrigschmelzenden Komponente an, obgleich deren Schmelzpunkt noch nicht erreicht ist.
6. Interessant ist jetzt wieder der Punkt (m) auf der Soliduskurve, der auch gleichzeitig der Soliduspunkt unserer angenommenen Legierung ist. Wenn man wieder auf der Temperaturhorizontalen nach rechts auf den Punkt (n) zieht, erkennt man, dass auch nach Erreichen des Soliduspunktes eine Restschmelze der Zusammensetzung 90 % B und 10 % A vorhanden sein muss, obgleich die Legierung schon erstarrt ist. In diesem Zustand sind die Mischkristalle schon so weit zusammengewachsen, dass sie sich nicht mehr gegeneinander verschieben lassen.

Was lässt sich aus dieser Betrachtung ableiten?

Die ***Legierung kristallisiert*** zu einzelnen Mischkristallen aus, die absolut gesehen die gleiche Zusammensetzung haben wie die gesamte Legierung. Aber innerhalb der einzelnen Kristalle entstehen Konzentrationsunterschiede. Im Grunde genommen vollzieht sich beim Abkühlen und Erstarren eine beschränkte Entmischung der Komponenten.

Es entsteht ein inhomogenes Mischkristall (nicht mit heterogenen Kristallarten gleichzusetzen), das auch ***Zonenmischkristall*** genannt wird, d. h., das Mischkristall zeigt Zonen mit unterschiedlicher Zusammensetzung. Im Schliffbild eines solchen Zonenmischkristalls zeigt sich eine Tannenbaumstruktur, die als Dendritenstruktur (dendros = Baum) oder innerkristalline Seigerung bezeichnet wird.

Diese ***Konzentrationsunterschiede*** bei der innerkristallinen Seigerung sind umso größer, je grobkörniger das Gefüge ist; eine feinkörnige Legierung ist homogener. Ein vollkommen homogenes Mischkristall ist ein Idealfall, der in der Praxis nicht vorkommt.

Die ***Inhomogenität*** der innerkristallinen Seigerung ist abhängig von der Abkühlungsgeschwindigkeit im festen Zustand. Je langsamer die Abkühlung, desto homogener wird der Kristall. Konzentrationsunterschiede lassen sich durch nachträgliches Diffusionsglühen bei einer Temperatur dicht unterhalb Solidus ausgleichen; eine Legierung kann nachträglich homogenisiert werden. Anzustreben sind homogene und feinkörnige Legierungen, die bessere mechanische und elektrochemische Eigenschaften besitzen.

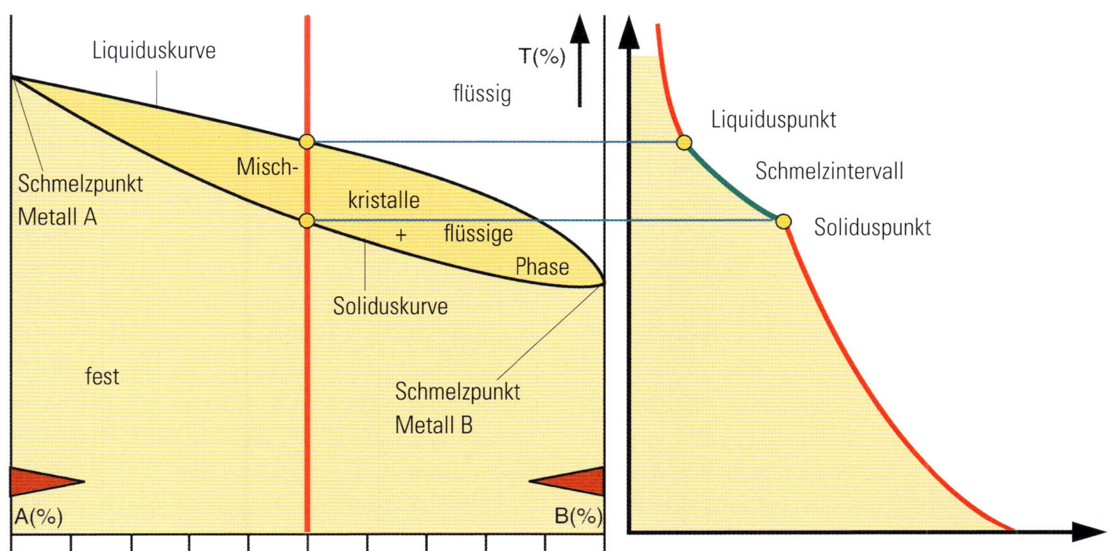

Abb. 520 Das Zustandsschaubild einer binären Legierung mit vollkommener Löslichkeit der Komponenten mit den zugeordneten Begriffen.

Abb. 521 Das Zustandsschaubild einer binaren Legierung kann Aufschlüsse über die Bildung von Mischkristallen geben. Vergleiche dazu den Text.

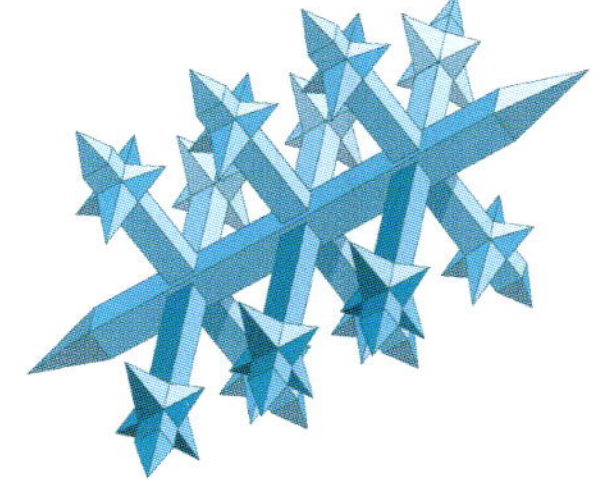

Abb. 522 Als Dendritenstruktur wird ein Mischkristall bezeichnet, bei dem während der Abkühlung aus der Schmelze die hochschmelzenden Komponenten das Kristallskelett bilden, das tannenzweigartig auskristallisiert. In einem Gefügeschliffbild ist die sehr regelmäßige Dendritenstruktur, die hier dreidimensional dargestellt ist, genau zu erkennen.

Zustandsschaubild für beschränkte Löslichkeit

Mit dem Verständnis über die beiden unterschiedlichen Zustandsschaubilder der binären Legierungssysteme mit völliger Löslichkeit und völliger Unlöslichkeit im festen Zustand lässt sich das komplizierte Diagramm von Legierungen erarbeiten, die eine beschränkte Löslichkeit im festen Zustand zeigen.

Legierungen mit ***beschränkter Löslichkeit*** bilden Mischkristalle aus beiden Komponenten in jenen Mischungsverhältnissen, in denen die Komponenten im festen Zustand löslich sind. Eine oder beide Komponenten können in ihrem Gitter die jeweils andere Komponente in beschränkter Anzahl von Atomen aufnehmen. Andere Mischungsverhältnisse sind nicht möglich, daher spricht man von einer Mischungslücke. Wie ist das zu verstehen? Eine Legierung dieses Systems kann Mischkristalle bilden, bei denen die Komponente A das Gitter bildet, in dem die Atome der Komponente B eingebaut sind; diese Mischkristalle werden α-Mischkristalle genannt. Die β-Mischkristalle entstehen, wenn die Komponente B das Grundgitter bildet, in das die Atome der Komponente A eingebaut sind. Ob es sich um Einlagerungsmischkristalle oder Austauschmischkristalle handelt, ist aus dem Diagramm nicht erkennbar.

Für beide *Mischkristalle* (α oder β) gilt, dass sie nur eine beschränkte Menge der jeweils anderen Komponente lösen können. Das bedeutet, es gibt ein Mischungsverhältnis, bei dem die Legierung erstarrt und nur α-Mischkristalle gebildet werden, und es gibt ein Mischungsverhältnis, bei dem nur β-Mischkristalle entstehen. Dazwischen gibt es aber ein breites Feld von Mischungsverhältnissen, bei denen eine solche eindeutige Mischkristallbildung nicht möglich ist. Das ist die *Mischungslücke*.

Das *Zustandsschaubild* des Legierungssystems mit beschränkter Löslichkeit im festen Zustand sieht so aus, als seien zwei Diagramme der vollkommenen Löslichkeit zusammengeschoben und am Schnittpunkt der Liquiduskurven durch eine waagerechte *Eutektikale* begrenzt. Die *Mischungslücke* ist begrenzt durch die Punkte, an denen die Soliduskurven die Eutektikale berühren. Die Liquiduskurven treffen sich am eutektischen Punkt. Die Soliduslinie besteht aus den Soliduskurven und der Eutektikalen. Zusammen mit den V-förmig verlaufenden Liquiduskurven werden zwei Felder gebildet, die die Schmelzintervallbereiche kennzeichnen.

In diesen *Schmelzintervallbereichen* liegen Schmelze und Mischkristalle vor; α-Mischkristalle bilden sich jeweils im Intervallbereich links, die β-Mischkristalle rechts vom eutektischen Punkt.

Um die *Außergewöhnlichkeit* der Legierungssysteme mit beschränkter Löslichkeit in der Gänze zu verstehen, sollen Legierungszusammensetzungen innerhalb der Mischungslücke betrachtet werden. Kühlt man z. B. eine Legierung (L_2) der Zusammensetzung A = 60 % und B = 40 % aus der Schmelze ab, so werden sich bei Erreichen der Liquiduskurve α- Mischkristalle bilden, die in der Schmelze schwimmen. Es werden entsprechend der Löslichkeit im festen Zustand immer auch B-Komponenten mit erstarren. Wenn die Temperatur die *Eutektikale* erreicht hat, bildet sich an dem Temperaturhaltepunkt das feine Gefüge des Eutektikums aus. Aber es bilden sich auch β-Mischkristalle, bei denen die B-Komponente das Gitter formt und als Gastatome A-Komponenten einbaut. Dieses Verhalten beim Erstarren war zu erwarten.

Kühlt eine Legierung (L_1) mit der Zusammensetzung A = 90 % und B = 10 % ab, so werden sich bis zur Soliduslinie nur α-Mischkristalle gebildet haben. Diese Mischkristalle haben jetzt eine Zusammensetzung, die im festen Zustand für diese Komponenten nicht möglich ist. Das α-Mischkristall ist mit Atomen der B-Komponente übersättigt. Wenn die *Temperatur weiter sinkt*, können die überschüssigen B-Atome vom A-Gitter nicht mehr in Lösung gehalten werden; darum werden die B-Atome von ihren Plätzen verdrängt. Jetzt bilden sich Bereiche, in denen plötzlich die B-Atome in der Überzahl sind; hier kippt das Gitter um und es bilden sich B-Gitter, in denen A-Atome in Lösung sind. Aus *übersättigten α-Mischkristallen* werden β-Mischkristalle ausgeschieden, obgleich keine β-Mischkristalle angelegt waren. Diese *Ausscheidung* geschieht kontinuierlich mit langsam sinkender Temperatur; sie kann aber durch plötzliche Abkühlung (Abschrecken) unterbunden werden. Die *Ausscheidung* bzw. Neubildung von Mischkristallen im festen Zustand wird durch Diffusion der Atome möglich. Die Ausscheidung erfolgt entlang der *Segregatlinie* (segregare = ausscheiden), die im Zustandsschaubild die Mischungslücke einfasst. Die Begriffe „Mischungslücke" und „Ausscheidung" kennzeichnen also die Legierungssysteme mit beschränkter Löslichkeit.

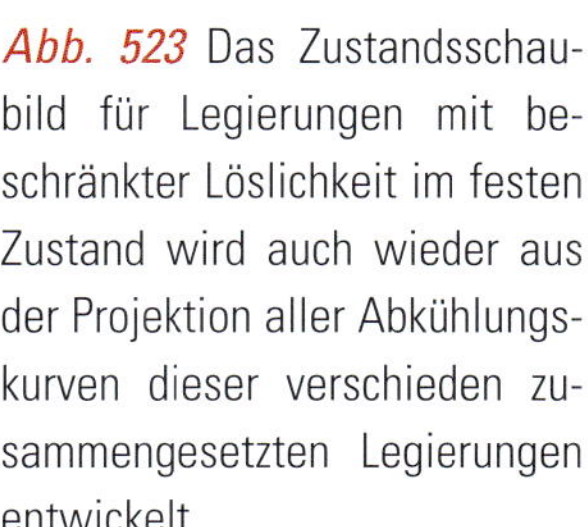

Abb. 523 Das Zustandsschaubild für Legierungen mit beschränkter Löslichkeit im festen Zustand wird auch wieder aus der Projektion aller Abkühlungskurven dieser verschieden zusammengesetzten Legierungen entwickelt.

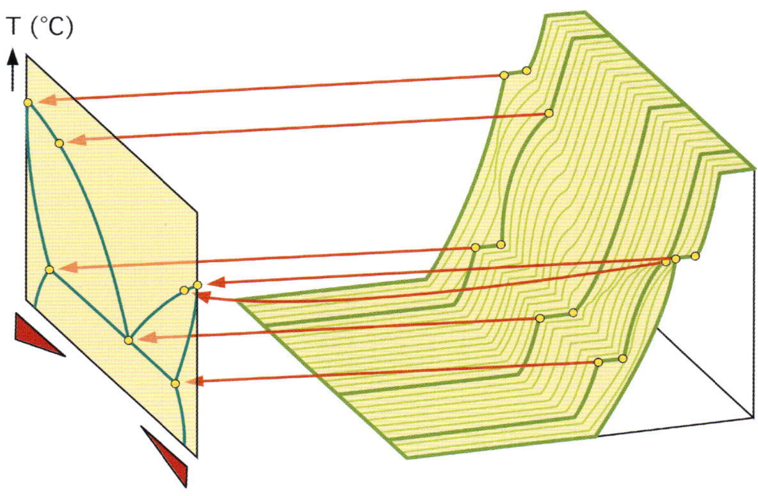

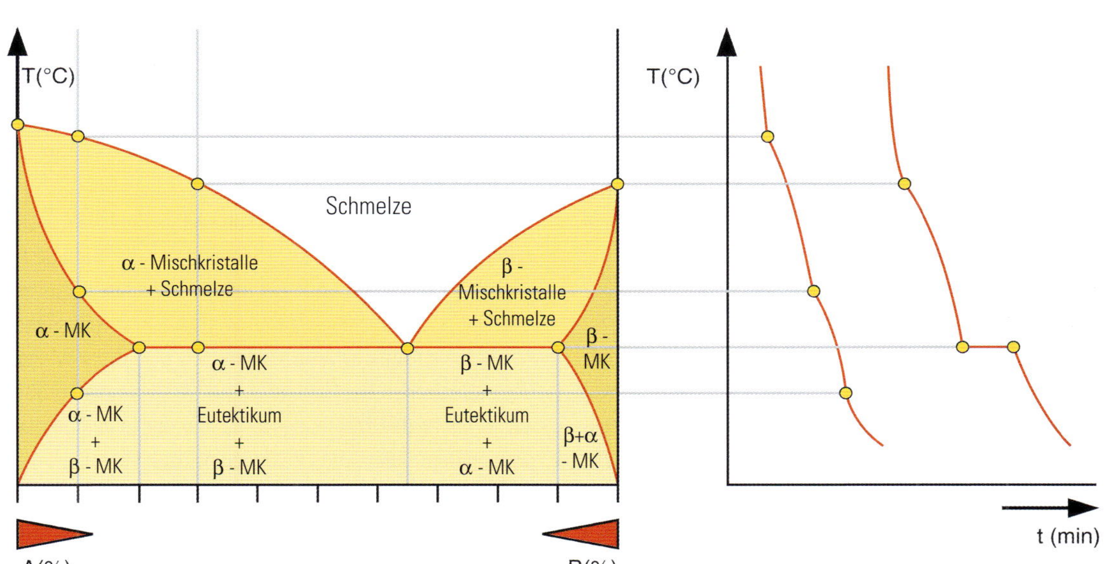

Abb. 524 Zustandsschaubilder für beschränkte Löslichkeit sind äußerst kompliziert. Das Zustandsschaubild für völlige Unlöslichkeit wird hier links und rechts durch jeweils zwei Soliduskurven eingeengt, die auf die Eutektikale ziehen. Von diesen Punkten aus verlaufen jeweils nach unten-außen die Segregatlinien. Wie dieses Diagramm zu deuten ist, muss im Text nachgelesen werden.

Abb. 525 Die übersättigten Mischkristalle der Legierungssysteme mit beschränkter Löslichkeit scheiden entlang der Segregatlinie die überschüssig gelöste Komponente aus. (A) zeigt das Gefüge vor der Ausscheidung, (B) zeigt das Gefüge mit dem Ausscheidungskorn schematisch.

A

B

Zustandsschaubild für völlige Unlöslichkeit

Als nächstes soll ein Zustandsschaubild betrachtet werden, mit dem die völlige Löslichkeit im flüssigen und die völlige Unlöslichkeit im festen Zustand beschrieben wird.
Legierungen, deren Komponenten im festen Zustand unlöslich sind, zeigen eine interessante Eigentümlichkeit beim Abkühlen: Es gibt bei solchen Legierungssystemen ein Mischungsverhältnis, bei dem sich statt eines Schmelzintervalls wieder ein Schmelzpunkt einstellt. Erstaunlich dabei ist, dass dieser Schmelzpunkt ganz erheblich unter den Schmelzpunkten beider Legierungskomponenten liegt.
Beide ***Komponenten*** wirken also so aufeinander ein, dass sich der Schmelzpunkt und Erstarrungspunkt unter die Erstarrungspunkte beider Einzelmetalle erniedrigt. Bei dieser niedrigen Erstarrungstemperatur bilden sich dann plötzlich sehr viele Kristallisationskeime, wodurch die entstehenden Kristalle sehr klein bleiben. Es bildet sich ein feines Gefüge aus Kristallen der Komponente A neben den feinen Kristallen der Komponente B.
Dieses ***außergewöhnlich feine Gefüge*** wird als ***Eutektikum*** bezeichnet. Diese Wortschöpfung aus dem Griechischen und Neulateinischen hat zwei Bedeutungen: „gut gebaut“ wegen des feinen Gefüges und „gut schmelzend“ wegen des erniedrigten Schmelzpunktes.
An diesem ***eutektischen Punkt***, dem niedrigen Schmelzpunkt, an dem das feine, eutektische Gefüge erstarrt, wird durch die freiwerdende Kristallisationswärme die Legierung auf konstanter Temperatur gehalten; hier verhält sich eine eutektische Legierung wie ein reines Metall. Was bisher über Legierungssysteme mit vollkommener Unlöslichkeit im festen Zustand gesagt wurde, galt für ein bestimmtes Mischungsverhältnis der Komponenten.
Betrachten wir jetzt eine Legierung mit willkürlichem Mischungsverhältnis von A = 70 % und B = 30 %. Wenn diese Legierung aus der Schmelze abkühlt und die Liquiduskurve erreicht, dann beginnen sich reine A-Kristalle zu bilden, wodurch die Schmelze reicher an freier B-Komponente wird.
Eine ***Legierung dieser Zusammensetzung*** hat aber einen niedrigeren Liquiduspunkt; deshalb hört das Wachsen der A-Kristalle wieder auf, bis wiederum die Liquiduskurve erreicht ist, dann wachsen die A-Kristalle erneut, wodurch wiederum die Schmelze mit B-Atomen angereichert wird usw. Dieser Vorgang vollzieht sich kontinuierlich, so dass die Temperatur an der Liquiduskurve im Zustandsschaubild entlang sinkt, wobei sich die Schmelze kontinuierlich mit der B-Komponente anreichert, weil sich nur A-Kristalle bilden.
Sobald jetzt die Schmelze die ideale Zusammensetzung erreicht hat, wie sie beim Eutektikum beschrieben wurde, ist auch die ***eutektische Temperatur*** erreicht; es bilden sich plötzlich viele Keime und die Legierung erstarrt völlig bei dieser Temperatur.
Aus dieser Betrachtung wird offensichtlich, dass jede Legierung, deren Komponenten im festen Zustand völlig unlöslich sind, bei Erreichen der eutektischen Temperatur immer eine Restschmelze mit eutektischer Zusammensetzung hat, die an diesem Haltepunkt auskristallisiert. Anders gesagt: Legierungen dieses Systems haben einen gemeinsamen Soliduspunkt; die Soliduskurve im Zustandsschaubild ist eine waagerechte Linie, die sinnvollerweise „Eutektikale“ genannt wird.
Die ***Soliduslinie*** ist also die waagerechte Eutektikale. Die ***Liquiduskurve*** ist in diesem Schaubild eine V-förmige Linie, die im eutektischen Punkt mit der Soliduslinie zusammenfällt. Die verschiedenen Legierungen mit vollkommener Unlöslichkeit unterscheiden sich nur in der Menge der eutektischen Restschmelze, die nämlich umso größer ist, je näher das Mischungsverhältnis der jeweiligen Legierung der eutektischen Zusammensetzung steht.
Das ***Zustandsschaubild*** für Legierungen mit völliger Unlöslichkeit im festen Zustand wird als V-Diagramm bezeichnet und lässt sich natürlich auch aus den Abkühlkurven der unterschiedlichen Mischungen projizieren. Das Kristallgemisch einer Legierung, die anders als die eutektische Legierung zusammengesetzt ist, erkennt man daran, dass neben den reinen A-Kristallen, die zuerst erstarren und daher größer sind, ein sehr feinkörniges Eutektikum deutlich zu erkennen ist (vgl. Abb. 464).
Bei ***zahntechnischer Verarbeitung*** (z. B. Gießen, Aufbrennen) erfolgt die Entmischung nur teilweise, weil die Ausscheidungsdiffusion längere Zeit braucht. Durch Wärmebehandlung, wie die Ausscheidungshärtung, lassen sich die übersättigten Mischkristallgefüge entmischen.

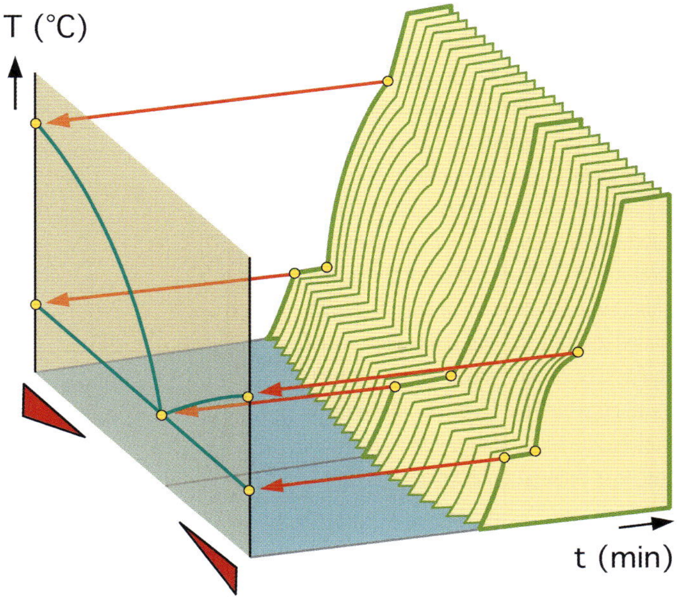

Abb. 526 Auch das Zustandsschaubild einer binären Legierung mit völliger Unlöslichkeit der Komponenten wird genauso konstruiert wie das Schaubild für vollkommene Löslichkeit. Die Summe aller Abkühlungskurven wird projiziert auf ein zweidimensionales Diagramm.

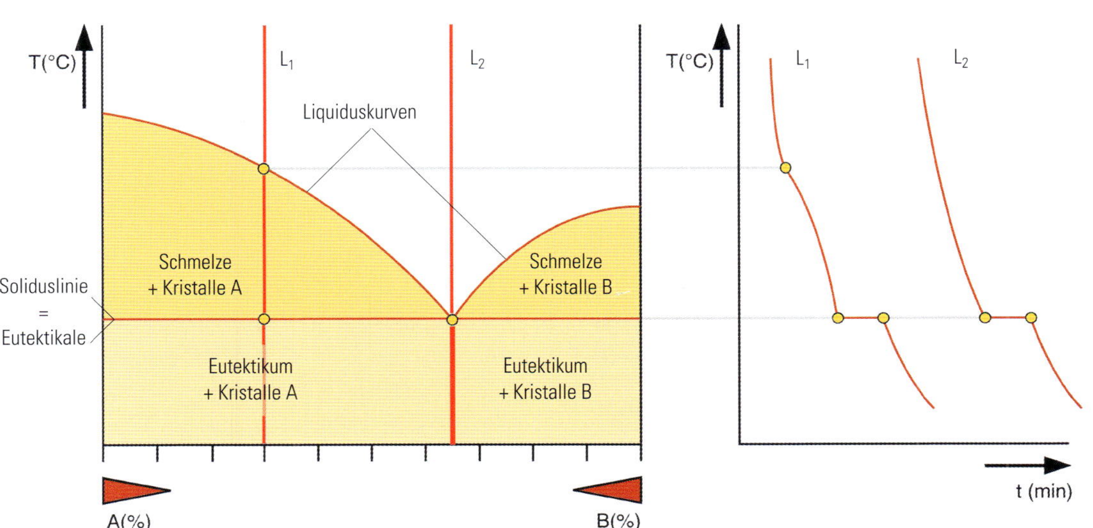

Abb. 527 Die Abkühlungskurven von Legierungssystemen mit völliger Unlöslichkeit im festen Zustand zeigen eine Besonderheit: Sie haben alle einen gemeinsamen Soliduspunkt. Die Legierung L_1 hat einen Liquiduspunkt, ein Schmelzintervall und einen Soliduspunkt wie es bei einer Legierung zu erwarten ist. Die Legierung L_2 jedoch hat nur einen Schmelzpunkt, und der liegt erheblich unter dem Schmelzpunkt der beteiligten Komponenten. Auch der Soliduspunkt der ersten Legierung liegt erheblich unter den Schmelzpunkten der beteiligten Metalle. Der gemeinsame Soliduspunkt bzw. die Soliduslinie wird als Eutektikale bezeichnet. Die Darstellung der Haltepunkte der reinen Metalle A und B ist zur Vereinfachung des Diagramms vernachlässigt.

Abb. 528 Betrachten wir eine Legierung mit 70 % A und 30 % B. Bei Erreichen der Liquidustemperatur bilden die Atome der A-Komponente ein Gitter, wodurch sich die Schmelze mit B-Komponente anreichert. Die Liquidustemperatur dieser Mischung liegt aber niedriger, so dass die Erstarrung sofort wieder aufhört, bis die Liquidustemperatur dieser Mischung erreicht ist. Dann erstarrt wieder die A-Komponente, die Mischung reichert sich mit B-Anteilen an, der Liquiduspunkt liegt wieder niedriger usw., bis stufenweise die Eutektikumtemperatur erreicht ist. Jetzt erstarren alle restlichen Anteile in äußerst feinkörniger Struktur.

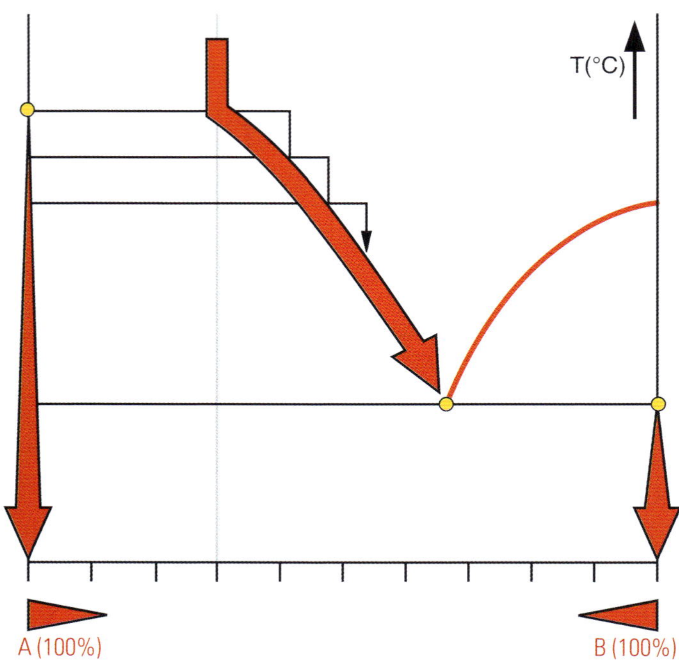

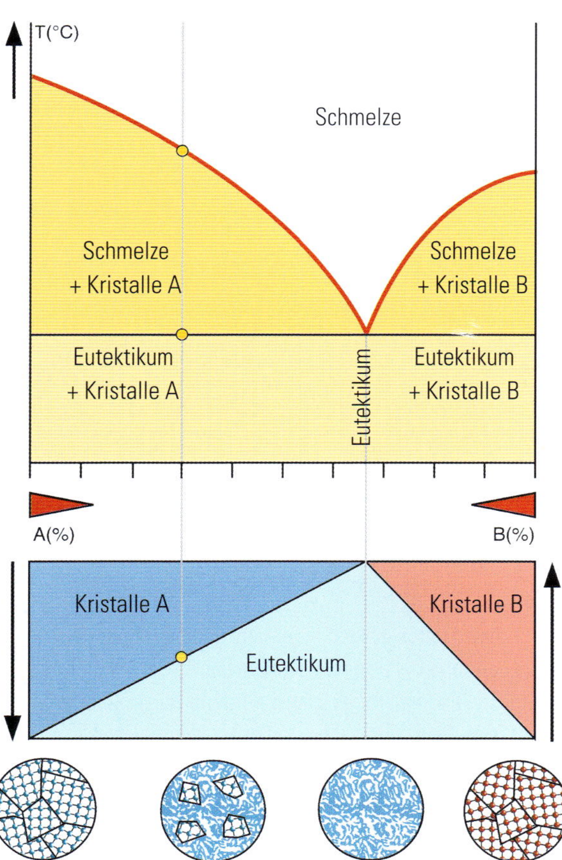

Abb. 529 Das Zustandsschaubild für völlige Unlöslichkeit im festen Zustand mit den schematischen Schliffbildern soll verdeutlichen, wie die Kristallgemische solcher Legierungssysteme zusammengesetzt sind. Eine eutektische Legierung zeigt nur das äußerst feinkörnige Gefüge des Eutektikums. Alle Legierungssysteme mit nicht eutektischer Zusammensetzung zeigen Mischkristalle mit A- oder B-Kristallen neben einem mehr oder weniger großen Anteil eutektischen Gefüges. Wie groß dieser Anteil jeweils ist, zeigt das Diagramm unterhalb des Schaubildes. Der Anteil des eutektischen Gefüges ist beim Eutektikum am größten und nimmt nach rechts und links hin ab; die reinen Komponenten haben natürlich keinen Anteil eutektischen Gefüges.

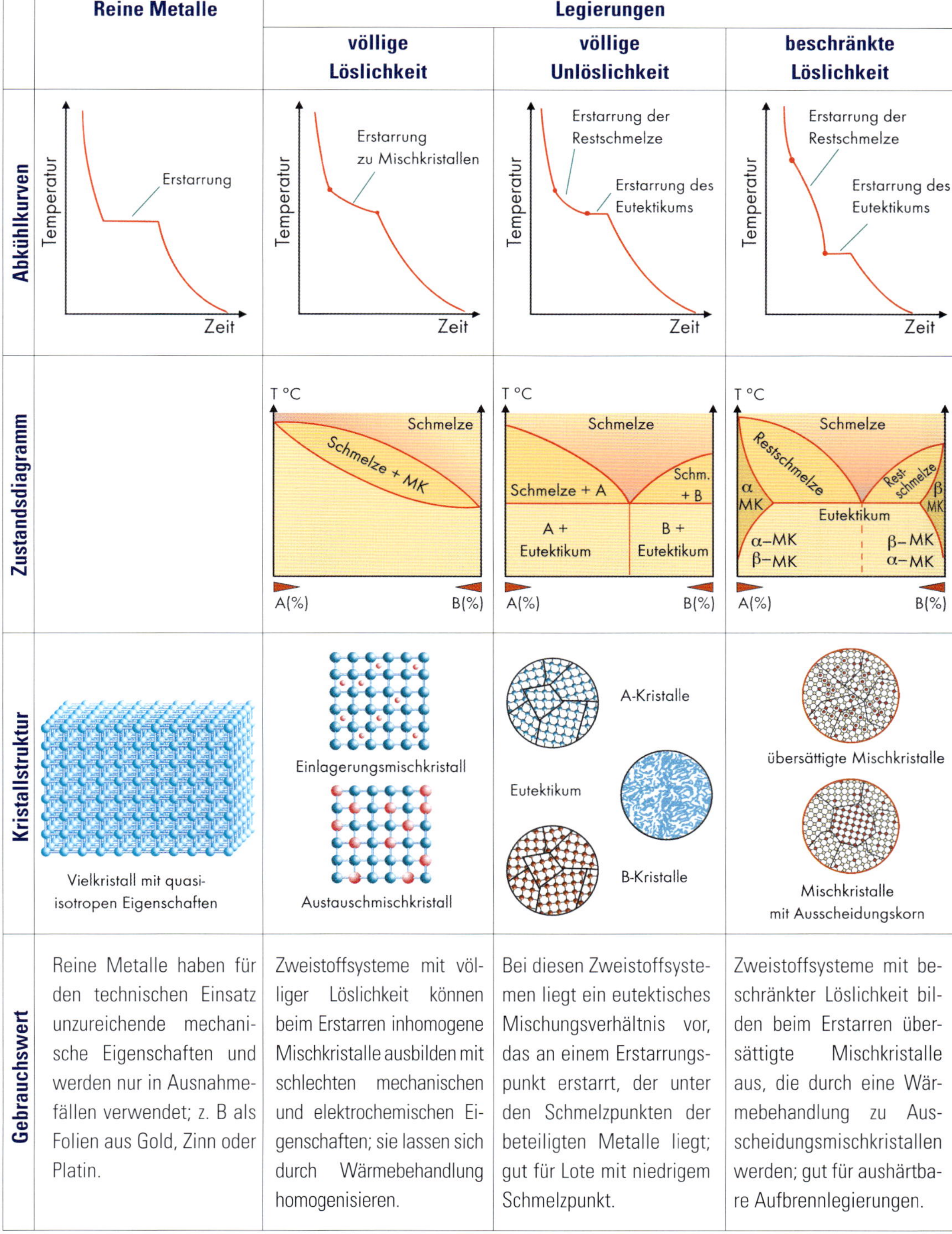

Abb. 530 Aus der Zusammenfassung über das Erstarrungsverhalten reiner Metalle im Vergleich zu Legierungen mit unterschiedlichem Lösungsverhalten im festen Zustand lässt sich deren Gebrauchswert ablesen.

Dreistoffsysteme

Die graphische Darstellung von Mehrstoffsystemen ist äußerst schwierig und als räumliche Abbildung unanschaulich. Nur für Dreistoffsysteme kann noch eine vollständige, räumliche Darstellung entwickelt werden.

Das ***Zustandsschaubild einer ternären Legierung*** zeigt in der vereinfachten Form das Konzentrationsdreieck. An den Eckpunkten dieses gleichseitigen Dreiecks stehen die reinen Metalle, z. B. Gold, Silber und Kupfer. Jeder Punkt in der Dreiecksfläche entspricht einer Legierungskonzentration aus den drei Komponenten. In Abb. 466 bezeichnet der Punkt eine Legierung aus 20% Kupfer, 30% Silber und 50% Gold.

Die ***Temperaturachsen*** stehen jeweils senkrecht auf den Dreieckspunkten, so dass ein räumliches Diagramm mit einer Dreiecksgrundfläche errichtet wurde, deren drei Seitenflächen die ***binären Zustandsschaubilder*** der jeweiligen Komponentenpaare bilden:

a) Zweistoffsystem Silber/Gold,
b) Zweistoffsystem Gold/Kupfer,
c) Zweistoffsystem Kupfer/ Silber.

Die Deckfläche dieses ***Raumdiagramms*** ist eine differenziert gewölbte Fläche, die im eigentlichen Sinne unübersichtlich scheint. Daher wird diese Fläche in der Draufsicht als Konzentrationsdreieck des Liquiduszustandes dargestellt. Man nennt dieses Diagramm die Au-Ag-Cu-Liquidusfläche.

Das ***Zustandsschaubild*** zeigt nämlich die Liquidustemperaturen der unterschiedlichen Legierungskonzentrationen in Form von Höhenlinien. Genauso verfährt man bei der Darstellung der Solidusfläche, auf der die Solidustemperaturen als Höhenlinien auftauchen bzw. die eutektischen Bereiche als waagerechte Plateaus gezeigt werden.

Weil ***eutektische Legierungen*** im eutektischen Punkt gleiche Solidus- und Liquidustemperaturen haben, werden für diese Legierungen die Liquidus- und die Solidusfläche eine Berührungslinie zeigen; diese Berührungslinie heißt eutektische Linie und ist im Diagramm der Abbildungen 467 – 469 mit E bezeichnet.

Die ***Solidus- und Liquidusflächen*** sind den Konzentrationsdreiecken der Form und dem Prinzip nach gleich, weil diese Flächen parallel zur Grundfläche gelegt sind. Aber damit ist die Anwendbarkeit der Dreistoffdiagramme noch nicht erschöpft. Man kann das Raumdiagramm der ternären Legierungen nämlich parallel zur Temperaturachse zerlegen, um ganz besondere Schaubilder zu bekommen.

Es wird ein ***senkrechter Schnitt*** durch das Diagramm geführt, womit ganz bestimmte Bereiche erfasst werden sollen. Als Beispiel könnte ein Schnitt von dem Gold-Eckpunkt bis zur Mitte der Silber-Kupfer-Kante gelegt werden. Jetzt entsteht ein zweidimensionales Diagramm, das Auskunft über den Zustand einer Legierung gibt, bei der Silber und Kupfer immer im gleichbleibenden Verhältnis zueinander stehen und nur der Goldanteil variabel gehalten wird. Anders gesagt: Es entsteht ein Zustandsschaubild wie bei einem binären System, bei dem die eine Komponente Gold und die andere Komponente ein Silber-Kupfer-Gemisch mit festem Verhältnis ist.

Deuten wir jedoch das ***räumliche Diagramm*** von Abb. 467, um uns einen Begriff von der Aussagekraft dieser ternären Zustandsschaubilder zu machen. In den binären Systemen aus Gold-Silber und Gold-Kupfer zeigen sich keine Mischungslücken, weil diese Systeme völlige Löslichkeit zeigen.

In dem ***binären System Silber-Kupfer*** liegt jedoch eine breite Mischungslücke vor, die sich bei fallender Temperatur noch verbreitert und weit in das Innere des Dreistoffsystems hineinreicht. Derartige temperaturabhängige Mischungslücken ermöglichen die Aushärtbarkeit von Gold- und Silber-Palladium-Legierungen, weil durch nachträgliche Wärmebehandlung eine Ausscheidung von besonderen Mischkristallen erzwungen wird, die das Gefüge hart machen.

Mit den ***Konzentrationsdiagrammen*** lässt sich aber noch etwas anderes darstellen, nämlich wie sich durch die Konzentrationsvariationen die Eigenschaften der Legierungen ändern: Das räumliche Diagramm zeigt die Änderung von Schmelztemperaturen, Kristallbildung und die Gefügearten.

Für die Härte, Festigkeit, chemische Resistenz, Farbe und Verarbeitbarkeit werden spezielle Konzentrationsdreiecke geboten, auf denen in Form von Höhenlinien die Eigenschaftsvariationen aufgezeichnet werden.

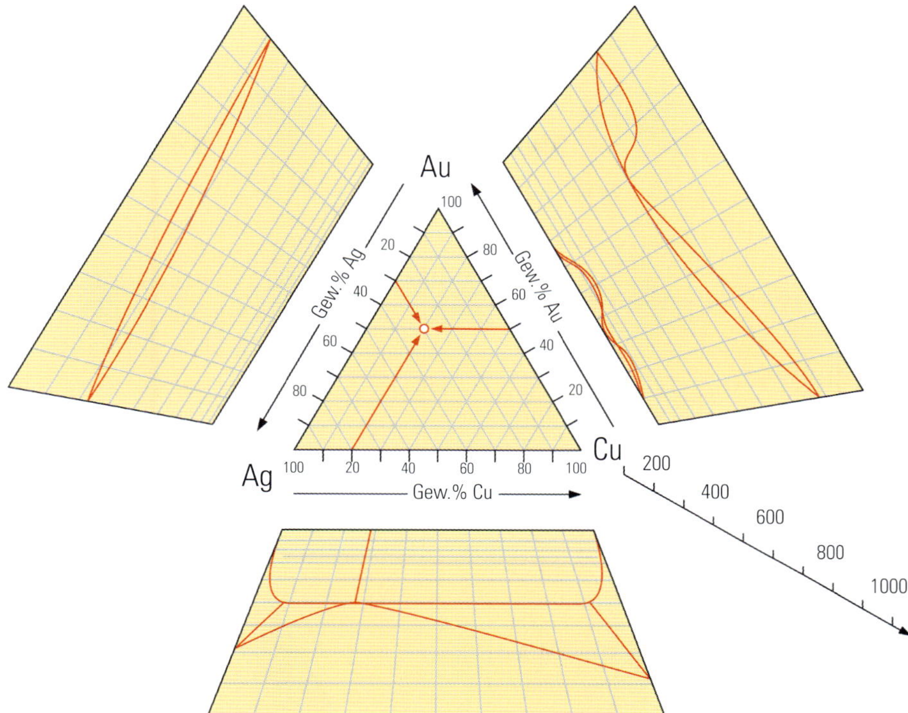

Abb. 531 Bei Zustandsschaubilder für Dreistoffsysteme bilden drei Zustandsschaubilder von binären Legierungssystemen einen Raum mit dreieckiger Grundfläche. Die Eckpunkte des dreieckigen Raumes werden von den reinen Metallen besetzt. Jeder Punkt der Dreiecksfläche stellt eine andere Legierungskonzentration dar, wie hier der eingezeichnete Punkt eine Zusammensetzung von 50 % Gold, 30 % Silber und 20 % Kupfer benennt.

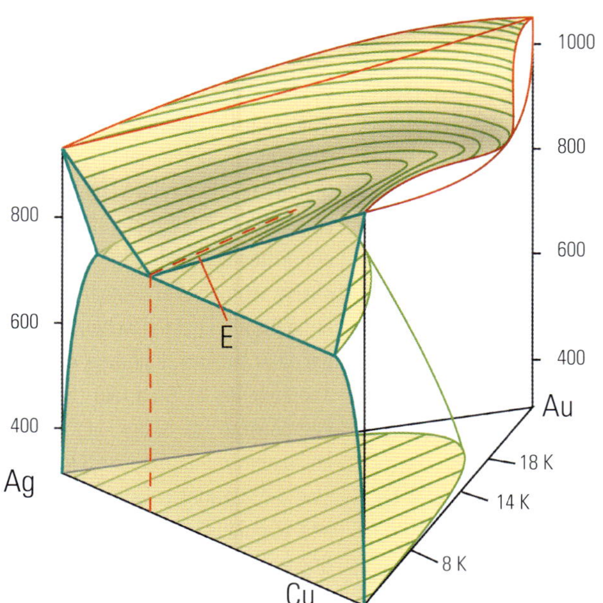

Abb. 532 Die drei Schaubilder binärer Legierungen ergeben ein Raumdiagramm mit einer sehr differenzierten Deckfläche, die die Liquidustemperaturen der möglichen Legierungssysteme darstellt. Die mit (E) bezeichnete Linie stellt die Eutektikale aller möglichen Legierungen mit eutektischer Zusammensetzung dar.

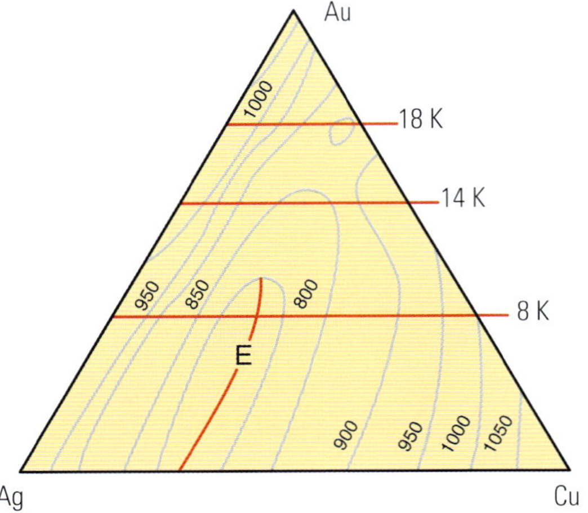

Abb. 533 Das vereinfachte Zustandsschaubild der Au-Ag-Cu-Liquidusfläche zeigt die verschiedenen Liquidustemperaturen als Höhenlinien. Die Eutektikale ist mit (E) bezeichnet.

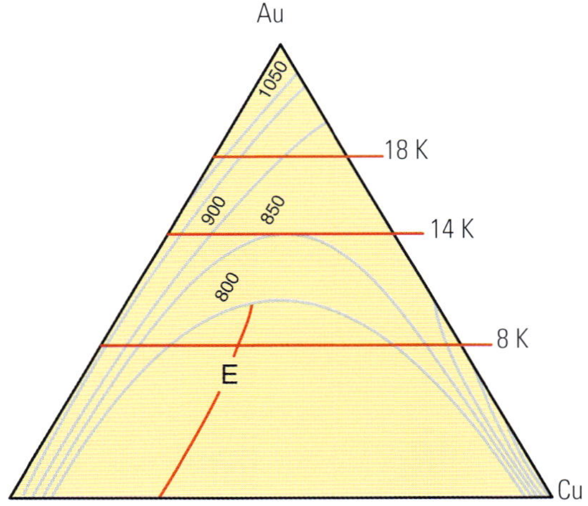

Abb. 534 Die Solidusfläche des Zustandsschaubildes einer Au-Ag-Cu-Legierung zeigt in vereinfachter Form die Solidustemperaturen als Höhenlinien. Hier ist die Eutektikale auf einem breiten Plateau gelegen.

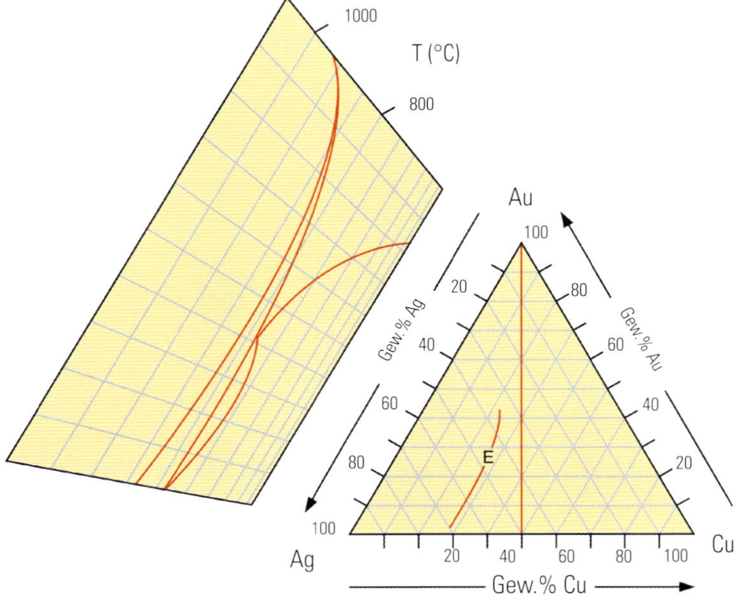

Abb. 535 Aus einem Raumdiagramm einer tertiären Legierung lässt sich für beliebige Mischungsverhältnisse ein Schaubild herausgreifen, bei dem zwei Komponenten im festen Verhältnis zueinander mit der dritten Komponente variabel gemischt werden. Bei diesem Beispiel entsteht ein Zustandsschaubild wie bei einer binären Legierung, die eine Komponente ist Gold, die „zweite" Komponente ist Silber und Kupfer im festen Verhältnis von 50/50. Es sind die bekannten Linien zu erkennen: Liquiduslinie, Eutektikale und Segregatlinie als auch die Felder der Mischungslücke.

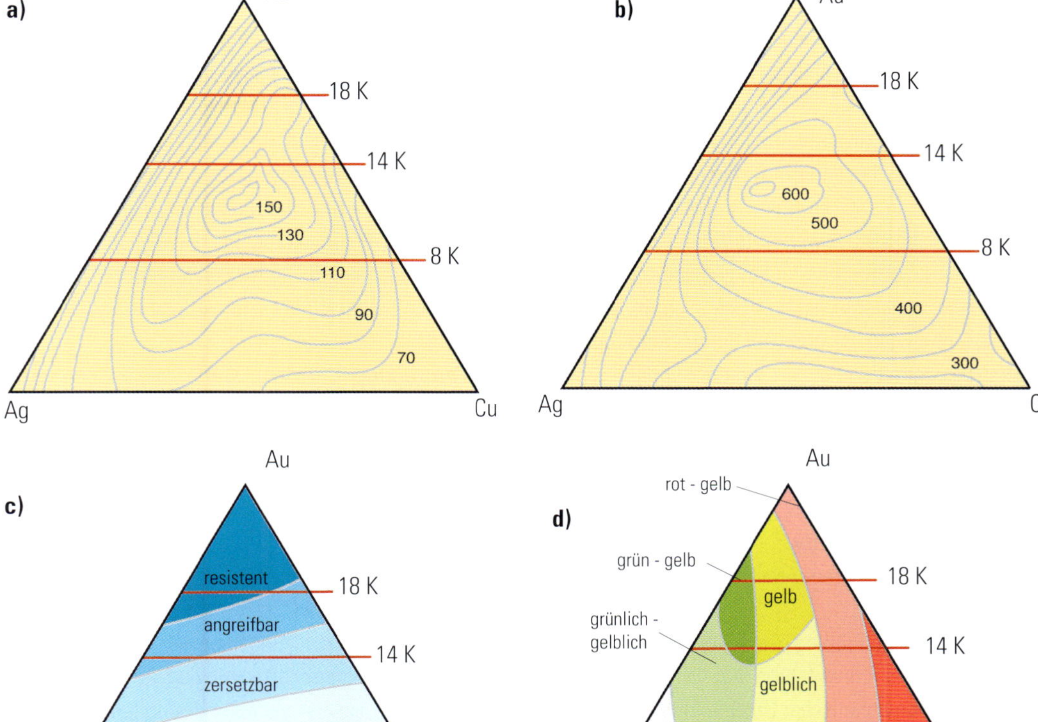

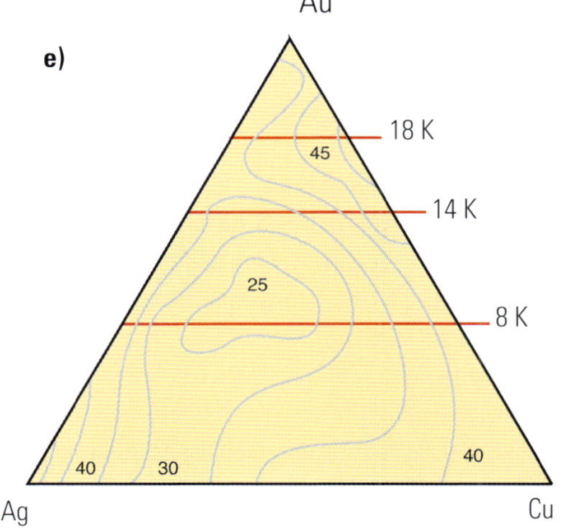

Abb. 536 - 540 Die Dreistoff-Zustandsschaubilder werden auch benutzt, um andere Eigenschaften der betreffenden Legierungen zu beschreiben. Die Zustandsschaubilder im Einzelnen:

a) Hier werden in Form von Höhenlinien die Brinellhärten aufgeführt.

b) Die Zugfestigkeit der Au-Ag-Cu-Legierung in Form von Höhenlinien.

c) Das chemische Verhalten der Legierung in Bezug auf die Zusammensetzung lässt sich ebenfalls in einem Zustandsschaubild darstellen.

d) Auch die Farbbereiche in einem Dreistoffsystem können in einem Zustandsschaubild aufgenommen werden.

e) Hier wird die Bruchdehnung des Dreistoffsystems Au-Ag-Cu dargestellt.

Technisch-physikalische Eigenschaften

Die *Werkstoffe in der Technik* allgemein und in der Zahntechnik speziell sind einer ganzen Reihe von Beanspruchungen ausgesetzt, denen sie über lange Zeiträume standhalten müssen. Zur objektiven Beurteilung der Verwertbarkeit ist es daher nötig, bestimmte Werkstoff- und Verarbeitungseigenschaften untereinander vergleichen zu können. Die zu vergleichenden *Eigenschaften* sind zu diesem Zweck definiert, und es sind für sie geeignete Prüfverfahren festgelegt; meistens werden diese sogar in *Normungen* (DIN) einbezogen. Bezogen auf die zu ermittelnden Eigenschaften oder auf die angewandten Prüfmittel werden folgende *Prüfverfahren* unterschieden:

a) Mechanisch-technologische Prüfverfahren, wie Zugversuch, Härteprüfung, Biegeversuch usw.;

b) Physikalische Prüfverfahren zur Ermittlung der Wärmeausdehnung, Leitfähigkeit usw.;

c) Chemische Prüfverfahren, Analyse, Ermittlung des Korrosionsverhaltens usw.;

d) Metallographische Prüfung über Gefügebilder;

e) Zerstörungsfreie Prüfverfahren mit Ultraschall, Röntgenstrahlen oder magnetischer Durchflutung.

Einige *grundsätzliche Bedingungen* der Werkstoffprüfung sind hier zu erläutern: In den Prüfverfahren werden charakteristische Betriebsbedingungen nachgeahmt, damit eine Übertragung auf reale Verhältnisse möglich wird. Prüfverfahren können in zerstörende und zerstörungsfreie Verfahren unterteilt werden. Prüfanordnung, Prüfkörperdimensionen und Prüfungsdurchführung sind festzulegen, um vergleichende Analysen zu ermöglichen. Prüfverfahren liefern Kennwerte, die keine absoluten Qualitätsangaben darstellen, sondern die Beanspruchungsbedingungen charakterisieren.

Die *Werkstoffeigenschaften* sind auf typische Belastungsformen bezogen, die man als Grundbeanspruchungen bezeichnet. Jede äußere Kraft (Belastung) erzeugt im Werkstoff eine innere Kraft (Beanspruchung), die als Spannung bezeichnet wird.

Spannung bezieht sich immer auf die Größe der Querschnittsfläche des Prüfkörpers; damit wird ein Vergleich zwischen verschieden starken Proben und Kräften möglich. Spannung ist definiert:

$$\text{Spannung} = \frac{\text{innere Kraft}}{\text{Querschnittsfläche}}; \quad \sigma = \frac{F}{A}$$

Je nach der *Beanspruchungsart* unterscheidet man folgende einfache Beanspruchungen:

a) *Druck* : äußere Kräfte erzeugen Druckspannungen, indem die Normalkraft senkrecht aufgebracht wird und den Werkstoffkörper verkürzt;

b) *Zug* : äußere Kräfte erzeugen Zugspannungen, die den Werkstoffkörper verlängern;

c) *Biegung* : äußere Kräfte verbiegen den Werkstoffkörper, ein Biegemoment entsteht und erzeugt Biegespannungen;

d) *Verdrehung* : äußere Kräfte stehen senkrecht zur Werkstoffkörperachse und erzeugen ein Drehmoment, wodurch eine Torsionsspannung entsteht;

e) *Abscheren* : äußere Kräfte verschieben Teile des Werkstoffkörpers gegeneinander und es entstehen Schubspannungen.

Die Werkstoffeigenschaften und die dazugehörigen Prüfverfahren sind direkt oder indirekt auf die Beanspruchungsarten bezogen. Beginnen wir bei der Betrachtung der Werkstoffeigenschaften mit dem Begriff der Härte.

Als *Härte* bezeichnet man den Widerstand eines Körpers gegen das Eindringen eines anderen Körpers; je größer der Widerstand, umso größer die Härte. Im allgemeinen Sprachgebrauch wird der Begriff Härte synonym zu dem Begriff Festigkeit verwendet. Aber jeder, der intensiver über die beiden Begriffe nachdenkt, wird feststellen, dass sie nicht grundsätzlich das gleiche bedeuten.

Es besteht natürlich ein enger Zusammenhang zwischen den beiden Eigenschaften, denn etwas, was hart ist, ist auch fest. Aber wie will man z. B. die Festigkeitseigenschaften von Glas gegenüber Metall abgrenzen?

Wenn beide Werkstoffe auf *Druck* belastet werden, können beide gleiche Druckfestigkeit zeigen; wenn beide Werkstoffe auf *Biegung* beansprucht werden, dann bricht das Glas und das Metall widersteht der Belastung. Und diesen Unterschied in Festigkeitseigenschaften muss man definitiv und qualitativ erfassen können.

Darum wird bei exakter Werkstoffbeschreibung zwischen Härte und Festigkeit unterschieden; Härte ist danach so etwas wie Druckfestigkeit. Es werden normierte Prüfverfahren eingesetzt, um diese Eigenschaften qualitativ und quantitativ zu bestimmen.

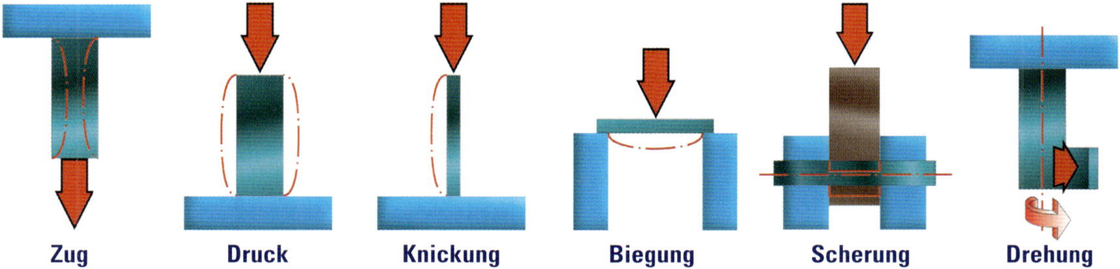

Abb. 541 - 546 Abhängig von der Beanspruchungsart entstehen im Werkstück folgende Beanspruchungen:
Zugkräfte erzeugen Zugspannungen, die das Werkstück verlängern.
Druckkräfte erzeugen Druckspannungen, die das Werkstück stauchen.
Knickung dieses Stabes erfolgt bei starken Druckkräften auf einen dünnen Stab.
Biegung tritt auf, wenn ein Stab auf zwei Auflagern ruht und mittig durch eine Kraft belastet wird; es wird ein Biegemoment und im Werkstück die Biegespannung erzeugt.
Scherung durch äußere Kräfte entsteht, wenn der Werkstoff mit hohen Schubspannungen belegt wird.
Drehung eines Werkstücks entsteht durch Drehmomente, die senkrecht zur Körperachse wirken; diese Drehmomente erzeugen die Torsionsspannungen.

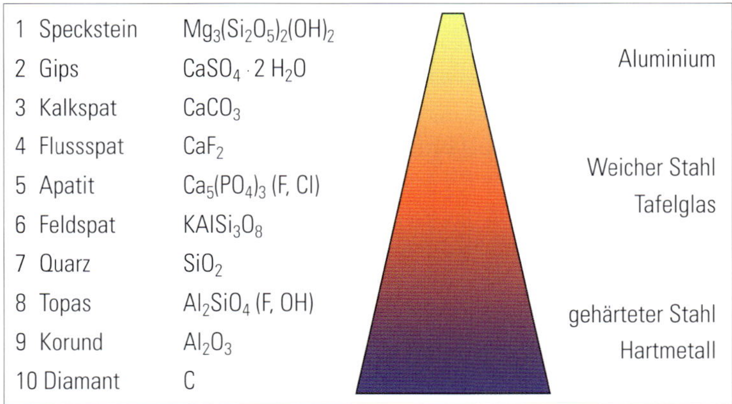

	Mineral	Formel
1	Speckstein	$Mg_3(Si_2O_5)_2(OH)_2$
2	Gips	$CaSO_4 \cdot 2\,H_2O$
3	Kalkspat	$CaCO_3$
4	Flussspat	CaF_2
5	Apatit	$Ca_5(PO_4)_3$ (F, Cl)
6	Feldspat	$KAlSi_3O_8$
7	Quarz	SiO_2
8	Topas	Al_2SiO_4 (F, OH)
9	Korund	Al_2O_3
10	Diamant	C

Abb. 547 Schon 1811 führte Professor Mohs ein Ritz-Verfahren zur Prüfung der relativen Härte von Mineralien ein. Es entstand eine Härteskala von zehn Mineralien, von denen jedes vom jeweils folgenden geritzt wird, während es selbst das vorhergehende zu ritzen vermag.
Diese Härteskala wird in der Mineralogie angewendet; vor allem wird die Härte von Schleifmitteln in diesen Relativwerten nach Mobs angegeben. Wie relativ die Härteangaben nach dieser Skala tatsächlich sind, wird deutlich, wenn ein objektives Prüfverfahren als Vergleichsmaßstab den Härteunterschied zwischen den Stufen 9 und 10 mit fünfmal größer bestimmt als die Härtedifferenz zwischen den Stufen 1 und 9; die Skalensprünge zeigen also nicht eine absolut gleiche Härtedifferenz an. Damit ist dieses Ritzhärte-Verfahren nicht objektiv genug und technisch nur beschränkt einsetzbar.

Härteprüfung für metallische Werkstoffe

Zur **Bestimmung der Härte** wurde das Eindruckhärte-Prüfverfahren entwickelt. Hierbei wird ein sehr harter Prüfkörper senkrecht in die Prüfstückoberfläche eingedrückt, wobei sich ein einachsiger Spannungszustand ausbildet. Auch sehr spröde Werkstoffe werden sich auf diese Weise ohne Rissbildung eindrücken lassen, und sehr weiche Werkstoffe werden sich aufgrund der Flächenpressung kalt verfestigen, wodurch mess- und vergleichbare Eindrucktiefen entstehen.

Zwei Vorteile zeigt die **Eindruckhärteprüfung**: Es handelt sich bei dieser Prüfung um eine den typischen Betriebsbeanspruchungen ähnliche Belastungsform für Werkstoffe im technischen Einsatz; die Eindruckhärte ist zudem eine in weiten Grenzen veränderbare Eigenschaft, vor allem bei Metallen. Außerdem wird das Prüfstück bei der Prüfung nicht völlig zerstört und bleibt meist noch brauchbar.

Es werden **Kennwerte** ermittelt, die abhängig vom Prüfverfahren sind. Daher kann eine Probe in den verschiedenen Prüfverfahren unterschiedliche Kennwerte zeigen. Die Verfahren unterscheiden sich in der Gestalt des Eindringkörpers (Kugel, Kegel, Pyramide), dessen Werkstoff (Stahl, Hartmetall, Diamant), in der Größe der Belastung (0,02 - 30 000 N) und der Art und Dauer der Belastung.

Die Härteprüfverfahren nach Brinell, Vickers und Rockwell sind geeignet, **duktile Materialien** zu prüfen. Die Härtewerte stellen ein direktes Vergleichsmaß für den abrasiven Verschleißwiderstand eines Werkstoffes dar

Härteprüfung nach Brinell (DIN EN 1003-1)

Der schwedische Ingenieur Brinell entwickelte im Jahre 1900 ein Härteprüfverfahren, bei dem einer Hartmetallkugel vom Durchmesser (D) mit einer Prüfkraft (F) in die ebene Oberfläche der Probe senkrecht eingepresst wird. Gemessen wird der Eindruckdurchmesser (auf ein Hundertstel Millimeter genau) und nach folgender Formel die Härte nach Brinell berechnet:

HB = Prüfkraft/Eindruckoberfläche = F/A

Der **Umrechnungsfaktor** von Kilopond in Newton beträgt 0,102, damit die Zahlenwerte für die Prüfverfahren auch nach Einführung der SI-Einheit „Newton" unverändert bleiben. Denn die Prüfkraft wird in Newton angegeben.

Der **Härtekennwert** wird vor das Kurzzeichen HB gesetzt; eine weitere Einheit wird nicht angegeben. Wenn bei einer Belastung von 1600 N eine Eindruckfläche von 4 mm^2 erzeugt wird, dann ergibt sich ein Härtekennwert von 40,8 HB. Eine **Ausrechnung** für jeden einzelnen Prüfwert wird überflüssig, wenn Härtetabellen benutzt werden, die die Brinellhärten für jede Kombination aus Prüfkraft, Kugeldurchmesser und Eindruckdurchmesser erfasst haben. Gemessen wird dann nur noch der Eindruckdurchmesser und in dem entsprechenden Tabellenabschnitt die Prüfkraft und der Kugeldurchmesser aufgesucht und der Härtewert abgelesen. Damit unterschiedlich harte Werkstoffe geprüft werden können, werden genormte Kugeln (Ø10; 5; 2,5 und 1 mm) aus Stahl (bis 400 HB), Hartmetall oder Wolframkarbid (über 400 HB) benutzt.

Bei zu **harten Werkstoffproben** wird die Abplattung der Prüfkugeln eine verfälschte, zu geringe Eindrucktiefe, aber einen zu großen Durchmesser erzeugen. Dadurch wird eine zu geringe Brinellhärte vorgetäuscht. Wenn dieser Fehler eintritt, muss eine andere Prüfmethode gewählt werden. Bei dem Brinell-Verfahren wird die Prüfkraft stoßweise in etwa 10 Sekunden aufgebracht; sie wirkt 10 Sekunden lang, bei sehr weichen Materialien jedoch mindestens 30 Sekunden und länger. Dabei soll der Eindruckdurchmesser nicht kleiner sein als 0,2 D, weil sonst ein unscharfer Abdruck entsteht, und er soll nicht größer sein als 0,7 D, weil es sonst zur Kraterbildung mit aufgewölbtem Rand kommt.

Die **Brinellhärte** ist abhängig von der Prüfkraft und der verwendeten Kugelgröße, d. h., dieselbe Probe kann bei gleicher Prüfkraft, aber verschiedenen Kugeldurchmessern unterschiedliche Härten nach Brinell zeigen; das gleiche ergibt sich für gleichen Kugeldurchmesser, jedoch variablen Kraftaufwand. Daher werden für die einzelnen Werkstoffe bestimmte Kombinationen aus Prüfkraft und Kugeldurchmesser empfohlen. Es wird dabei deutlich, dass die Brinellkennwerte keine objektiven Härteangaben darstellen, sondern nur Vergleichswerte.

Die **Duktilität** (lat.; Dehnbarkeit, Streckbarkeit, plastische Verformbarkeit) ist das Maß für die Plastizität eines plastischen Stoffes; bei Metallen wird die Fließfähigkeit unter Belastung im festen Zustand als duktiles Verhalten bezeichnet. Die Duktilität wird definiert als die Länge eines Fadens, bis zu der sich das Material bei einer bestimmten Beanspruchung ausziehen lässt.

Mineralische Stoffe lassen sich mit den Härteprüfverfahren nur schwer überprüfen. Für diese Werkstoffe wendet man den ***Druckversuch*** an. Dieser Druckversuch dient zur Ermittlung der Werkstoffeigenschaften unter homogenen, einachsigen Druckspannungen bei mineralischen Stoffen. Für duktile Stoffe werden in dem Druckversuch die Fließkurven ermittelt.

Die mineralischen Werkstoffe werden in spezielle ***Druckprüfpressen*** eingespannt, wobei die Druckplatten härter als das zu prüfende Material sind. Die Druckproben sind würfelförmig und werden bis zum Bruch belastet. In den Bruchstücken finden sich sogenannte Druckkegel, die über den Spannungsverlauf in dem Probestück Auskunft geben. Bei ***spröden Druckproben*** (mineralischen) wird die Druckbelastung bis zum Bruch abgelesen; bei zähen, fließfähigen (metallischen) Werkstoffen wird die Verkürzung (Stauchung) gemessen und eine Druck-Stauchkurve mit Quetschgrenze und Druckfestigkeit festgestellt. Bei mineralischen Werkstoffen lässt sich im Druckversuch der Elastizitätsmodul berechnen.

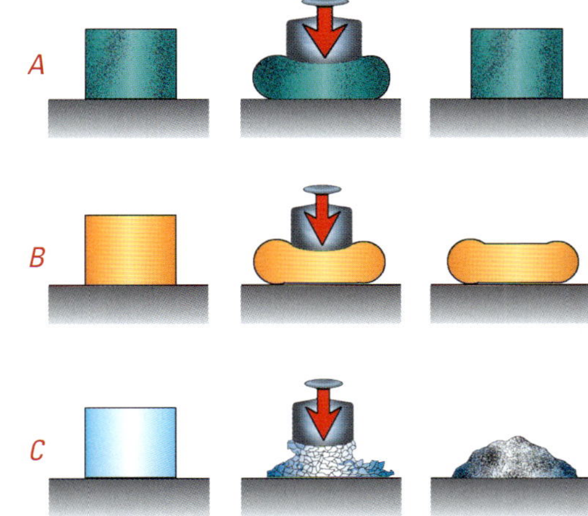

Abb. 548 - 550 Wird ein Werkstoff belastet, kann er sich je nach seiner Festigkeitseigenschaft elastisch oder plastisch verformen, oder er kann zu Bruch gehen.

A) Werkstoffe, die nach der Belastung ihre ursprüngliche Form wieder einnehmen, sind elastisch;
B) Werkstoffe, die sich unter Belastung bleibend verformen, sind plastisch;
C) Werkstoffe, die unter Belastung zu Bruch gehen, sind spröde.

Metalle zeigen unter Belastung alle Formen der Festigkeitseigenschaften.

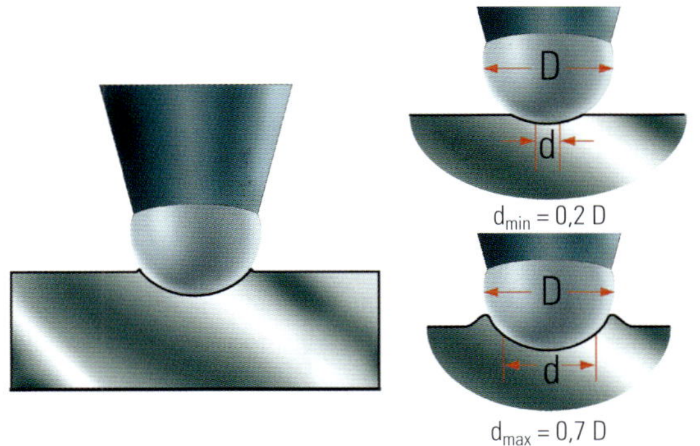

Abb. 551 Die Härteprüfung nach Brinell sieht vor, die Härte der Probe aus dem Quotienten von Prüfkraft und Oberfläche des bleibenden Kugeleindrucks zu bestimmen. Gemessen wird der Eindruckdurchmesser der Prüfkugel. Dazu muss der Kugelabdruck mindestens 0,2 D betragen. Ist der Kugelabdruck zu groß, tritt eine Verfälschungsmöglichkeit auf: Die Kugel kann einen „Kraterrand" erzeugen, wenn sie beim Eindringen das Material verdrängt. Die maximale Eindruckgröße darf 0,7 D nicht überschreiten.

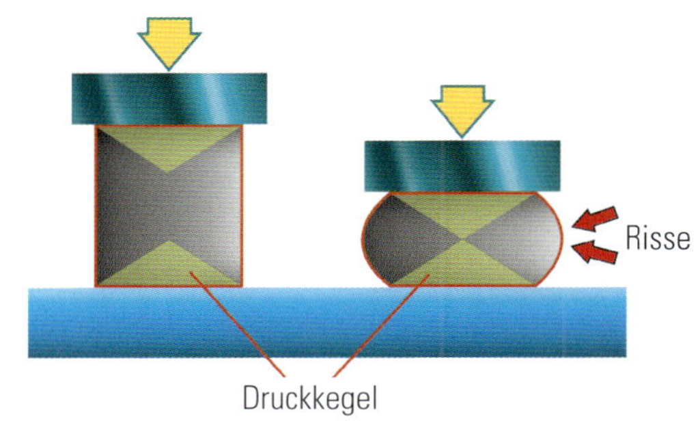

Abb. 552 Im Druckversuch sollen für die mineralischen Stoffe die Elastizitätsmodule und für die duktilen Stoffe die Fließkurven ermittelt werden. Ein Werkstück wird bis zum Bruch belastet, wobei sich in der Probe die typischen Druckkegel herausbilden, wenn im mittleren Randbereich Risse entstehen.

Härteprüfung nach Vickers (DIN EN ISO 6507-1)
Wegen der Ungenauigkeiten bei der Ermittlung von Härten über 400 HB durch die Abplattung der Prüfkugel wurde in den Vickerswerken 1925 ein Härteprüfverfahren von Smith und Sandland entwickelt, bei dem statt der Kugel eine vierseitige, regelmäßige Diamantpyramide mit einem Spitzenwinkel von 136° benutzt wird. Die Spitze erscheint unter dem Mikroskop spitz und nicht abgerundet. Der Prüfkörper wird ebenfalls senkrecht in die Probe gepresst; man misst die Eindruckdiagonalen auf $^2/_{1000}$ mm genau, bildet den Mittelwert und errechnet die *Vickershärte*:

$$HV = \frac{0{,}102 \cdot F\ 2 \cdot \cos 22^\circ}{d^2}$$

d = Eindruckdiagonalenmittelwert
cos22° = 1,8544

Auch wird der Faktor 0,102 zur Umrechnung von Kilopond in Newton eingesetzt, damit der Härtewert auch nach Einführung der SI-Einheit Newton unverändert bleibt.
Hier gibt es ebenfalls *Härtetabellen*, aus denen man die Vickershärte direkt nach dem Mittelwert der Eindruckdiagonalen ablesen kann. Auch bei sehr kleinen Eindrucktiefen entstehen sehr scharfe Ränder, denn unabhängig von der Tiefe bildet der Eindruck immer den gleichen Winkel zur Probenoberfläche und die Form des Eindrucks bleibt geometrisch gleich; eine doppelte Prüfkraft erzeugt die doppelte Eindruckfläche.
Die *Vickershärte* ist ab der Prüfkraft von mindestens 50 N aufwärts sehr genau. Unterhalb von 50 N zeigen sich Abweichungen bis zu 24 %. Da mit kleinen Eindrucktiefen gearbeitet werden kann, wird die Probe weniger beschädigt als bei der Brinellprüfung.
Der *Spitzenwinkel* von 136° wurde gewählt, weil dadurch die Vickershärte bis zu 300 HV mit der Brinellhärte übereinstimmt. Der Härtewert ist mit dem Kurzzeichen HV festgelegt. Eine Einheit wird nicht nachgestellt, wohl aber der Zahlenwert der Prüfkraft, der mit 0,102 multipliziert wurde; dazu wird durch Schrägstrich getrennt die Lasteinwirkzeit in Sekunden angehängt; z. B.: 220 HV 10/60 bedeutet: Prüfkraft ergibt sich aus 10 **:** 0,102 = 98,04 N, Einwirkzeit 60 Sekunden, Härtewert ist 220 HV. In der Regel wird die Prüfkraft innerhalb von 15 Sekunden stoßweise aufgebracht und wirkt 30 Sekunden ein. Bei ganz harten Prüfkörpern werden kleine Prüfkräfte eingesetzt, um den Diamanten zu schonen.

Härteprüfung nach Rockwell (DIN EN 10109-1)
Bei diesem Prüfverfahren wird der Eindringkörper (Kugel oder Kegel) in zwei Laststufen in die Probe eingedrückt und die bleibende Eindrucktiefe auf einer Messuhr abgelesen. Der Vorteil dieses Verfahrens liegt in seiner Einfachheit und der Schnelligkeit seines Ablaufes.
Systemfehler dieser Härteprüfung werden durch Verfahrenskorrekturen ausgeglichen. Die elastische Verformung der Probe und des Gerätes wird dadurch umgangen, indem das Ablesen der Eindrucktiefe erst vorgenommen wird, wenn die Prüfkraft wieder abgenommen worden ist.
Da die Zahlen auf dem *Messinstrument* direkt die Härte angeben und nicht die Eindringtiefe ablesbar sein soll, wird bei großem Zeigerausschlag (großer Eindringtiefe) ein weicher Werkstoff bezeichnet; harte Materialien zeigen nur geringe Zeigerausschläge.
Dieses *Härteprüfverfahren* lässt sich hervorragend industriell nutzen, weil es einfach und schnell anzuwenden ist. Man unterscheidet mehrere Verfahren, wovon zwei Verfahren in Deutschland genormt sind: Das *Rockwell-C-Verfahren*, bei dem ein Diamantkegel (C = cone = Kegel) mit einem Spitzenwinkel von 120° benutzt wird. Das *Rockwell-B-Verfahren*, bei dem eine gehärtete Stahlkugel (B = ball = Kugel) von 1,59 mm Durchmesser benutzt wird.
Die *Härteprüfung nach Knoop* ist ähnlich dem Vickers-Verfahren, nur dass hier ein Rechteckprisma aus Diamant mit den Flächenöffnungswinkeln 130° bzw. 172,5° verwendet wird. Bei den Eindrü-cken entsteht eine Längsdiagonale, die 7,11 mal so lang ist wie die Querdiagonale. Die Eindrücke sind, verglichen mit der Vickers-Pyramide, bei gleicher Last deutlich größer, bei gleichzeitig geringerer Eindringtiefe. Darum wird diese Prüfung für Messungen im Mikrobereich und an dünnen Schichten verwendet.
Die *Härteprüfung nach Shore* benutzt die Messung der Rücksprunghöhe eines Fallhammers, um die Härte hartelastischer Prüfkörper nach ihrer Elastizität zu bestimmen. Ein Fallkörper (0,2 N) mit abgerundeter Diamantspitze fällt in einem senkrechten Glasrohr aus 112 mm Höhe auf die Prüffläche. Die Fallenergie wird in elastische Verformung umgesetzt und lässt den Fallkörper zurückspringen. Je härter die Probe, umso größer die Rücksprunghöhe. Die Rücksprungskala von 130 gleichen Teilstrichen ist auf unlegierten, gehärteten Stahl geeicht. Der Shore-Härtewert hat keine Beziehung zu den Härtgraden HB oder HV.

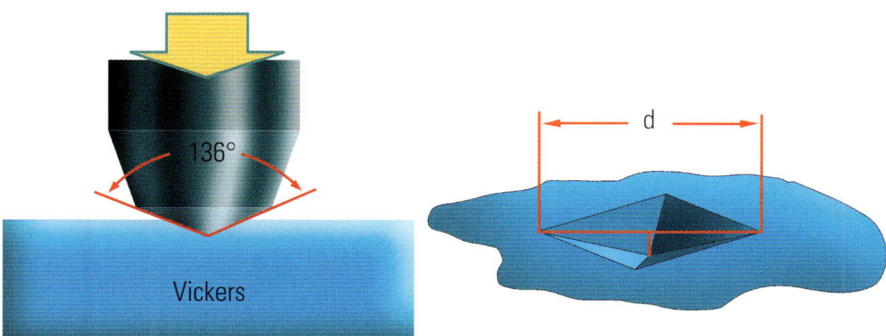

Abb. 553 Das Eindruckhärte-Prüfverfahren nach Vickers stellt eine Verbesserung des Brinell-Verfahrens dar, weil die vierseitige Diamantpyramide einen viel genaueren Eindruck hinterlässt, der auch besser zu messen ist, weil immer scharfe Ränder abgezeichnet sind. Außerdem ist dieses Verfahren auch für sehr harte Werkstoffe sehr genau.

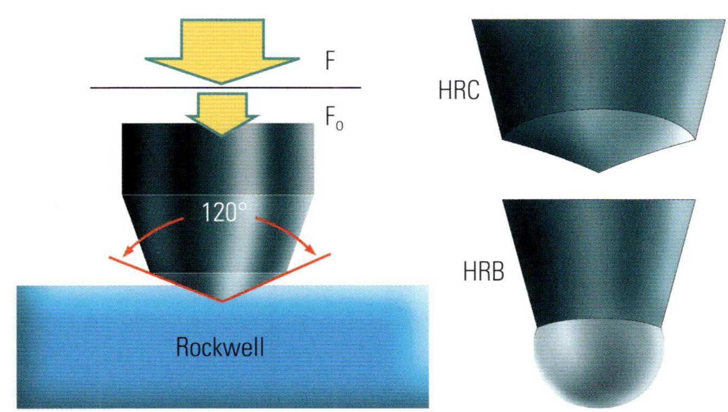

Abb. 554 Die Härteprüfung nach Rockwell stellt ein industriell verwertbares Verfahren dar, bei dem die Härtewerte direkt abgelesen werden können, wenn ein Kegel oder eine Kugel in den Werkstoff gepresst wird. Bei dem Rockwell C-Verfahren (HRC) wird ein Diamantkegel und beim Rockwell B-Verfahren (HRB) eine Hartmetallkugel benutzt. Die Prüfkraft wird in zwei Laststufen in die Probe gebracht, wobei die bleibende Verformung auf einer Messuhr abgelesen werden kann.

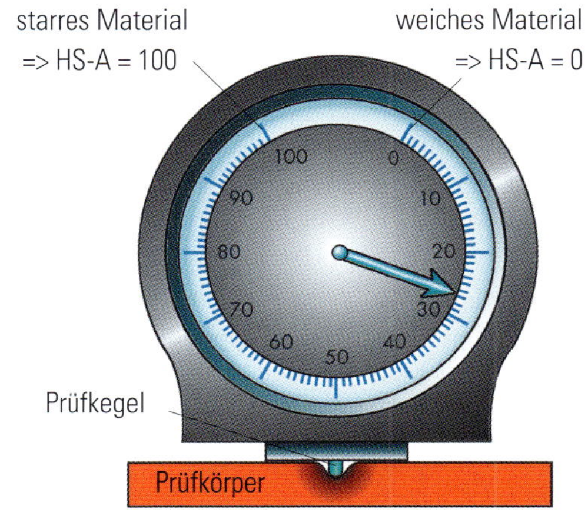

Abb. 555 Die Eindrückbarkeit gummielastischer Werkstoffe (Elastomere; z.B. Abformwerkstoffe) lässt sich mit einem messuhrähnlichen Prüfgerät ermitteln, bei dem ein Prüfkegel durch Federkraft in das Prüfmaterial gedrückt wird. Je weiter der Prüfkegel in das Gerät gedrückt wird, umso größer ist die Härte; d. h. umso geringer die elastische Verformbarkeit des zu prüfenden Werkstoffs. Die in diesem Verfahren gemessene Härte zwischen 0 - 100 ist die Shore A-Härte (HS-A).

Festigkeit

Unter Festigkeit versteht man in der technischen Werkstoffkunde den Widerstand eines Stoffes gegenüber Formveränderungen. Formveränderung kann durch verschiedene Grundbeanspruchungen entstehen, man unterscheidet entsprechend der ***Beanspruchung*** zwischen: Druck-, Zug-, Biege-, Torsions-, Schub- und Abriebfestigkeit; aufgrund der ***Krafteinwirkung*** unterscheidet man zwischen:

a) ***Statische Festigkeit***, als Widerstand gegen stoßfreie, stetig wachsende Beanspruchung;
b) ***Dynamische Festigkeit***, als Widerstand gegen stoßweise Belastung;
c) ***Dauerfestigkeit***, als Widerstand gegen sich permanent wiederholende Belastung.

In der ***Technik*** wird der Begriff Festigkeit allgemein für die Zugfestigkeit oder Bruchfestigkeit benutzt, womit angegeben wird, welche Zugkraft in Newton pro Querschnittsfläche ein Metall erträgt, bevor es zu Bruch geht, d. h., bevor es zerreißt. Die Eigenschaften ***Härte*** und ***Festigkeit*** stehen bei Metallen in einem engen Zusammenhang, denn mit zunehmender Festigkeit steigt auch die Härte; anders gesagt: Härte und Festigkeit werden von gleichen Faktoren bestimmt, nämlich von der Temperatur, von der Metallzusammensetzung (Legierung), von der Verarbeitung (Kaltverfestigung) und von dem Gefüge des Metalls.

Bei ***mineralischen Werkstoffen*** zeigt sich zwischen Härte und Festigkeit eine massive Differenz, weil die Gitterstruktur der Metallbindung eine ganz andere Qualität besitzt als das Ionengitter der Mineralien. Hier macht sich die Gefügebeschaffenheit des Metalls bemerkbar, die durch die Vielkörnigkeit eine Quasiisotropie aufweist. Zur Bestimmung der Festigkeit werden ganz unterschiedliche Prüfverfahren eingesetzt, um die realen Belastungsverhältnisse, denen ein Werkstoff ausgesetzt ist, so genau wie möglich zu treffen. Einige der verschiedenen mechanischen Prüfverfahren sollen im Folgenden dargestellt werden.

Im ***Zugversuch*** (DIN EN 10002-1) wird das Werkstoffverhalten der Metalle bei einachsiger, gleichmäßiger Zugbeanspruchung ermittelt. Die genormte Zugprobe wird in einer Zerreißmaschine statisch belastet, d.h. stoßfrei und gleichmäßig gedehnt, bis sie zerreißt, wobei Belastung und Verlängerung der Probe laufend gemessen werden. Die auftretende Spannung wird den Probestab dehnen, wobei er sich zunächst einschnürt und dann zerreißt. Dieser Vorgang wird im Spannungs-Dehnungs-Diagramm dargestellt. Es handelt sich dabei un ein vom Schreibgerät der Zerreißmaschine aufgezeichnetes Kraft-Verlängerungs-Diagramm, bei dem zur Ermittlung der Kennwerte für den Werkstoff die wirkende Kraft auf die Probenabmessungen bezogen wird.

In dem ***Spannungs-Dehnungs-Diagramm*** wird auf der ***Ordinate*** (senkrecht) die Prüfkraft in Bezug auf den Ausgangsquerschnitt A_0 aufgetragen; das ist die sogenannte Nennspannung:

$$\sigma = \frac{F}{A}$$

Auf der Abszisse (waagerecht) wird die Dehnung (s) aufgetragen. Unter Dehnung versteht man das Verhältnis von Verlängerung (A_L) eines Prüfstückes zur Ausgangslänge L_0. Die Verlängerung ergibt sich aus der Differenz der Ausgangslänge und der Messlänge (L_X) nach der Verlängerung. Damit ist die Dehnung:

$$\varepsilon = \frac{\Delta L}{L_0} = \frac{L_X - L_0}{L_0} \cdot 100\%$$

ε ist eine dimensionslose Zahl und stellt das Maß für die Eigenschaft der Dehnbarkeit eines Stoffes dar. Dehnbarkeit wird definiert als die Verformbarkeit bis zum Bruch. Sie ist abhängig von der Temperatur; mit steigender Temperatur nimmt die Dehnbarkeit zu (Schmieden); mit steigendem Kaltverformungsgrad nimmt die Dehnbarkeit jedoch ab.

Im ***Zugversuch*** lässt sich die Dehnbarkeit eines Metalles nur dann mit hinreichender Genauigkeit ermitteln, wenn der Prüfkörper zerstört wird. Nur dann kann die Bruchdehnung gemessen und in Prozent angegeben werden. Dazu wird ε mit 100% multipliziert. Die Dehnung kann bei Goldlegierungen bis zu 50% und bei Modellgusslegierungen 10-15% betragen.

Die ***0,2%-Dehngrenze*** ($R_{p0,2}$) wird als technisches Unterscheidungsmerkmal für die Festigeit von Legierungen benutzt. Sie bezeichnet die Spannung, die erforderlich ist, um den Prüfkörper um 0,2% dauerhaft, nicht linear-elastisch zu verformen. Je höher der Wert, der in N/mm² angegeben wird, umso mehr Kraft ist nötig, um das Metall plastisch zu verformen. Für eine Füllung muss der Wert niedrig sein, weil dann die Füllungsränder gut anfiniert werden können, für ein weitspanniges Gerüst muss er dagegen sehr hoch liegen.

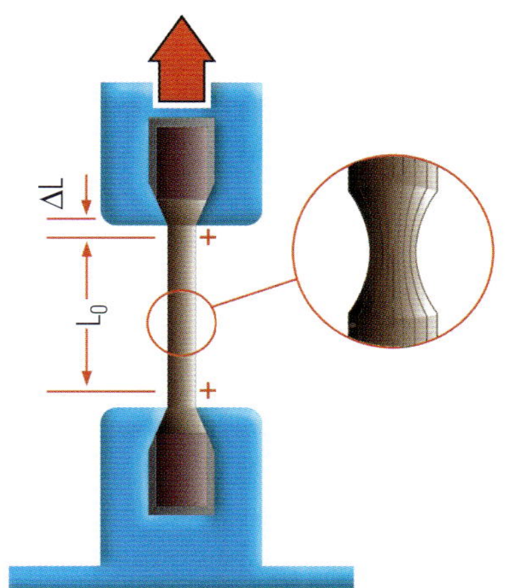

Abb. 556 Im Zugversuch wird eine genormte Zugprobe bis zum Bruch belastet. Die Probe wird in die Zerreißmaschine gespannt und statisch belastet, wobei die Verlängerung gleichlaufend mit dem Kraftaufwand gemessen wird. Zunächst schnürt sich die Probe ein, um dann zu zerreißen. Im Spannungs-Dehnungs-Diagramm werden die Verlängerung und der Kraftaufwand laufend bis zum Bruch der Probe eingetragen.

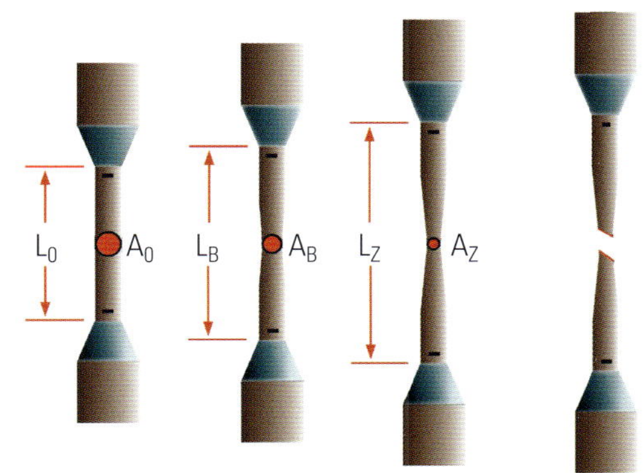

Abb. 557 Eine Zugprobe, die bis zum Bruch belastet wurde, zeigt neben der Gleichmaßdehnung eine Einschnürung, bevor sie zu Bruch geht. Der Ausgangsquerschnitt (A_o) ist das Maß, auf das sich die Berechnung der Spannung bezieht. Schon bei der Bruchspannung ist der Querschnitt (A_B) wesentlich kleiner und er verringert sich noch bis zum Zerreißquerschnitt (A_Z).

Abb. 558 Das typische Spannungs-Dehnungs-Diagramm zeigt das Werkstoffverhalten bis zum Bruch bei einachsiger Beanspruchung. Zunächst verformt sich die Zugprobe elastisch und die Hookesche Gerade wird aufgezeichnet. Bis zum Punkt R_P ist die Dehnung proportional zur Kraft und heißt Proportionalitätsgrenze. Die Dehngrenze ($R_{p0,2}$) kennzeichnet die Spannung, bei der eine bleibende Verformung von 0,2% auftritt. Die Streckgrenzen (R_{eH}, R_{eL}) legen den Spannungszustand fest, bei dem eine bleibende Dehnung von 0,5 - 4% entsteht. Die Zugfestigkeit (R_m) ist die höchste Spannung, die eine Probe erreicht und zu Bruch geht. Von der Streckgrenze bis zur Zugfestigkeit dehnt sich die Probe gleichförmig ohne Einschnürung, weswegen dieser Bereich auch Gleichmaßdehnung genannt wird. Nach dem Erreichen der Zugfestigkeit schnürt sich der Probenstab ein, die Spannungskurve sinkt ab und bei der Zerreißspannung geht der Stab zu Bruch. A ist die Bruchdehnung; Ag ist die Gleichmaßdehnung, At ist die gesamte Dehnung.

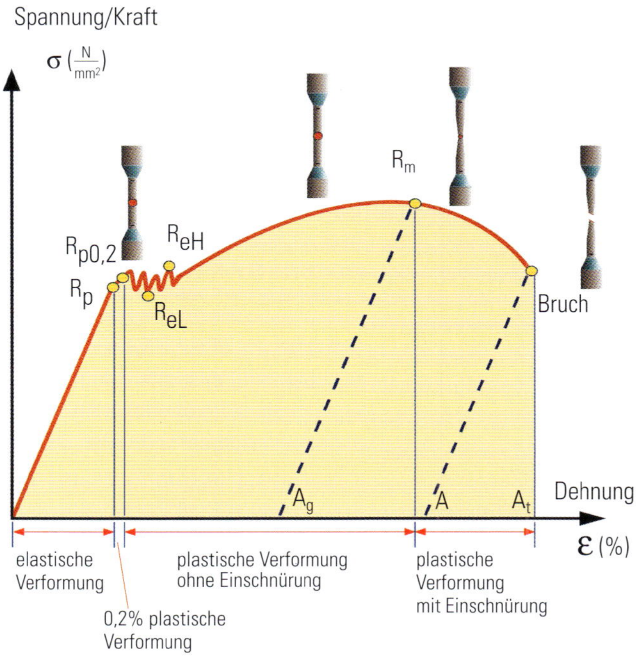

Spannungs-Dehnungs-Diagramm

Im Spannungs-Dehnungs-Diagramm wird das typische Werkstoffverhalten bei Kaltverformung dargestellt. Die Kurve im Diagramm zeigt Merkmale und Punkte, die Hinweise geben über Eigenschaftsänderungen des Materials bei Kaltverformung. Für jeden Werkstoff zeigen sich ganz individuelle Kraft- und Kurvenverläufe bei einem Zugversuch mit den Festigkeits- und Verformungskennwerten:

- Proportionalitätsgrenze (R_p),
- Dehngrenze; früher Elastizitätsgenze (R_p),
- Streckgrenze (R_e),
- Bruchdehnung (R_m).

Im ***ersten Abschnitt*** der Kurve steigt die Spannung steil proportional an; dieses ist die Hookesche Gerade (Hooke, 1678 „ut tensio, sic vis" = wie die Streckung, so die Kraft). Das Hookesche Gesetz lautet als Gleichung: $\sigma = E \cdot \varepsilon$.
Damit ist die ***elastische Verlängerung*** beschrieben, wozu ein neuer Proportionalitätsfaktor eingeführt wurde, nämlich der Elastizitätsmodul, kurz E-Modul genannt (lat., modulus = Maß). Der E-Modul ist das Maß für den Widerstand eines Stoffes gegen seine elastische Formveränderung. Es ist auf die Querschnittsfläche bezogen und trägt darum die Dimension einer Spannung. Je größer der E-Modul, umso steiler ist die Hookesche Gerade, umso mehr Kraft ist nötig, den Werkstoff zu verformen.
Unter ***Elastizität*** wird die Eigenschaft verstanden, nach der Verformung in die Ursprungslage zurückzukehren, wie es für Gummi ganz typisch ist. Die gegenteiligen Eigenschaften zu elastisch sind plastisch und starr. Die Elastizität ist eine materialabhängige Größe, so sind Stahllegierungen und Gold-Platin-Legierungen elastischer als Zinn oder Gusseisen. ***Kaltverformtes Metall*** ist weniger elastisch, wenn es sich kaltverfestigt, obgleich gewalztes Blech oder gezogener Draht hohe Elastizität aufweisen können. Die Elastizität ist vom Gefüge des Metalls abhängig und hier wird einleuchten, dass feinkörniges Gefüge wegen der Quasiisotropie elastischer sein wird als ein grobkörniges Gefüge. Durch die Formgebung des Prüfkörpers kann die Elastizität beeinflusst werden: Ein langer, dünner Draht ist elastischer als ein kurzer, dicker; ein flaches Brett ist biegsamer als ein hochkant stehendes.
Die ***Proportionalitätsgrenze*** (R_p) kennzeichnet den Punkt, bis zu dem die Spannung und Dehnung proportional verlaufen.
Als ***Elastizitätsgrenze*** ($R_{p0,2}$) wird allerdings erst diejenige Spannung bezeichnet, bei der zuerst eine bleibende Dehnung von 0,2 % (0,01 %) auftritt. Von diesem Grenzwert an setzt die bleibende Dehnung ein. Um die Elastizitätsgrenze messtechnisch zu ermitteln, wird die Zerreißprobe stufenweise belastet und entlastet, bis die bleibende Dehnung von 0,2 % bzw. 0,01 % der Messlänge erreicht ist.
Nach dem ***Grenzwert*** R_p tritt bei gleichbleibender Spannung eine typische Unstetigkeit im Kurvenverlauf auf; obgleich die Spannung nicht ansteigt sondern schwankt, tritt eine sichtbare, bleibende Dehnung von 0,5 bis 4 % auf.
Eine untere und eine obere ***Streckgrenze*** R_{eH} und R_{eL} werden festgelegt, wenn die Spannung schwankt. Während dieser Unstetigkeit wird der gesamte Prüfstab von dieser Streckung erfasst; erst wenn eine hinreichende Kaltverfestigung eingetreten ist, wird die Spannung weiter ansteigen.
Als ***Bruchdehnung*** R_m wird ein Spannungshöchstwert bezeichnet, bis zu dem sich der Prüfkörper gleichmäßig dehnt, nachdem die Streckgrenze überschritten ist. Dabei dehnt sich der Prüfkörper über die gesamte Länge, weswegen dieser Bereich Gleichmaßdehnung genannt wird.
Wenn die ***Bruchspannung*** erreicht ist, beginnt sich die Probe an der schwächsten Stelle einzuschnüren und dann verläuft die Dehnung nur noch an der Einschnürung bis zum Bruch. Um die Gesamtdehnung zu ermitteln, werden die Bruchteile wieder zusammengefügt und gemessen.
Die aufgezeichnete Spannungs-Dehnungs-Kurve zeigt die ***Nennspannung***, das ist die auf den Ausgangsquerschnitt bezogene Kraft. Weil sich aber während des Zugversuchs der Probenquerschnitt verringert, muss eine wahre Spannung in der Probe bestehen, die ganz erheblich über der Nennspannung liegt. Im Bereich der Gleichmaßdehnung kann eine Querschnittsverringerung von 30 %, in der Einschnürung sogar bis zu 70 % auftreten. Dennoch wird mit der Nennspannung operiert, weil sie identisch ist mit dem Kraftanstieg und Kraftabfall während der Belastung.
Die ***Spannungs-Dehnungs-Kurve*** zeigt an, ob es sich um einen spröden, zähen, elastischen oder sehr dehnbaren Werkstoff handelt. Liegt der Wert der Bruchdehnung sehr hoch, ohne dass es zu nennenswerten Querschnittsveränderungen gekommen ist, handelt es sich um einen spröden Stoff. Ist der Bereich der Gleichmaßdehnung sehr lang, handelt es sich um ein weiches, sehr dehnbares Material.

Abb. 559 Die Spannung wird definiert als Kraft pro Querschnittsfläche. Wenn also bei einem Zugversuch der Probestab im Querschnitt massiv verringert wird, dann ist der im Spannungs-Dehnungs-Diagramm angegebene Spannungsverlauf in der Weise unkorrekt, weil er sich auf den Ausgangsquerschnitt bezieht. Wird der Spannungsverlauf auf den tatsächlichen Querschnitt bezogen, dann ergibt sich die wahre Spannung. Ab der Streckgrenze verläuft sie nämlich stetig ansteigend bis zur Zerreißspannung, die wesentlich höher liegt als die Bruchspannung. Dieser höhere Wert ergibt sich aus der Kaltverfestigung des Materials im Verlauf des Zugversuches.

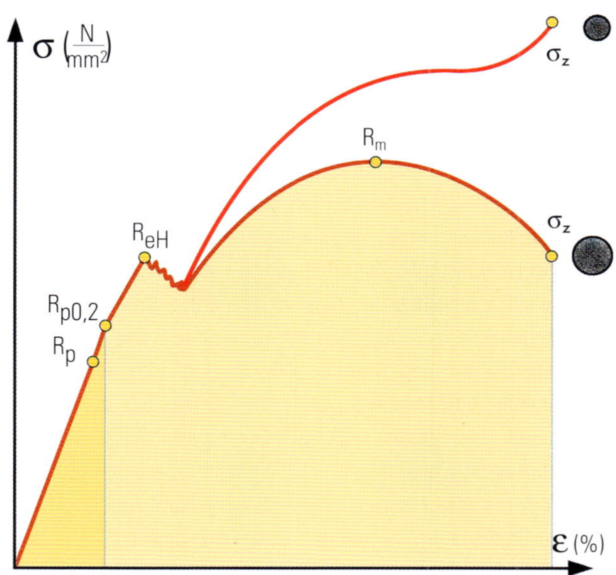

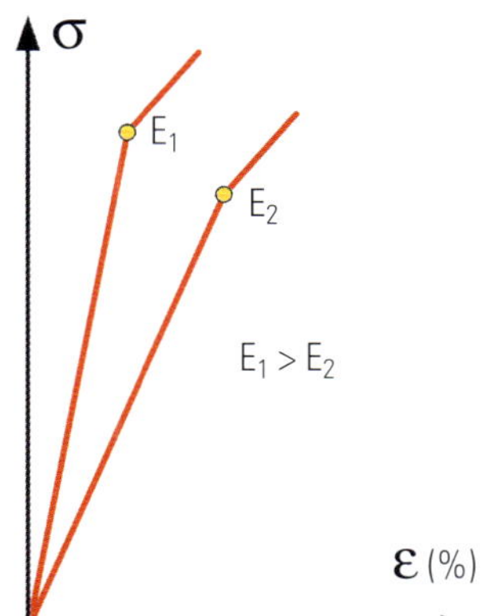

Abb. 560 Die Hookesche Gerade gibt Auskunft über das elastische Verhalten eines Werkstückes. Eine steile hohe Hookesche Gerade besagt, dass viel Kraft aufgewendet werden muss, um diesen Werkstoff elastisch zu verformen, er besitzt also ein großes Elastizitätsmodul. So sind hier zwei Hookesche Geraden aufgezeichnet, bei denen die Elastizitätsmodule unterschiedlich groß sind: Bei annähernd gleichem Kraftaufwand wird der eine Werkstoff (E_1) weniger gedehnt als der andere. Damit ist das Elastizitätsmodul E_1 größer als E_2.

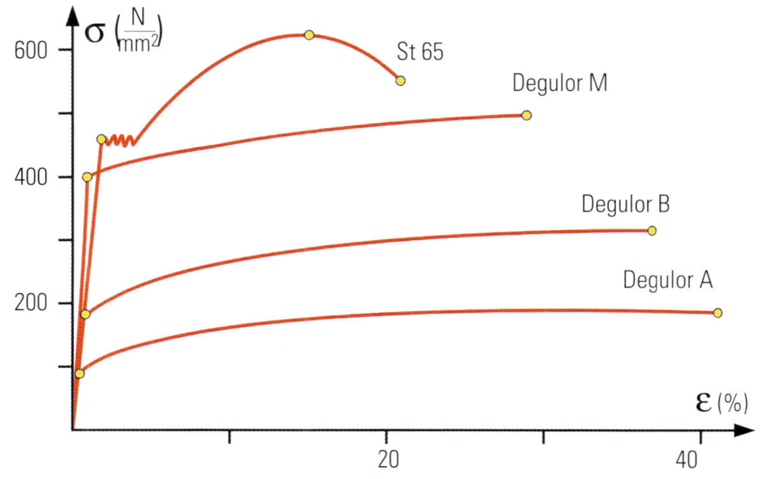

Abb. 561 Das Spannungs-Dehnungs-Diagramm lässt interessante Vergleiche der Werkstoffe untereinander zu. Hier sind vier Legierungen mit ihrer Dehnungs-Kurve dargestellt. Der unterschiedliche E-Modul ist erkennbar anhand der Hookeschen Geraden. Degulor M hat einen ähnlichen E-Modul wie St 65, ein sehr fester technischer Stahl. Degulor A ist sehr duktil mit großer Bruchdehnung und starker Einschnürung.

Biegeversuch

Mit dem Zugversuch können vorwiegend duktile Werkstoffe geprüft werden, das sind hauptsächlich Metalle. Will man die Festigkeit von spröden Materialien bestimmen, wie z. B. Keramik oder Hartgips, dann eignet sich dazu der sogenannte Biegeversuch, bei dem die Biegefestigkeit gefunden wird. In dem auf Biegung belasteten Körper treten in Längsrichtung Zug- und auch Druckspannungen auf, die von einer neutralen Faser in der Mittelachse auf den Höchstbetrag am Rand gesteigert werden. Diese eigentümliche Belastung lässt vor allem die Eigenschaften der Keramik und Modellwerkstoffe deutlich werden, die ja eine sehr hohe Druckfestigkeit, aber eine sehr geringe Zugfestigkeit aufweisen.

Die ***Biegefestigkeit*** muss nach dem Biegeversuch für die spröden Stoffe berechnet werden, indem das größte Biegemoment bestimmt und das Widerstandsmoment des Probenkörpers berechnet wird. Jetzt können auch die beim Druckversuch gefundenen Festigkeitswerte herangezogen werden. Das Widerstandsmoment ist eine auf das Probenkörperprofil bezogene geometrische Größe, denn die Querschnittsform hat ganz erheblichen Einfluss auf die Biegesteifigkeit und damit die Biegefestigkeit. Die Biegespannung in dem Probenkörper steht in folgendem Zusammenhang mit dem Biegemoment und dem Widerstandsmoment:

$$\text{Biegespannung} = \frac{\text{Biegemoment}}{\text{Widerstandsmoment}}$$

Mit dem Biegeversuch lässt sich das Elastizitätsmodul der Mineralien, der Hartmetalle, Karbide und Modellwerkstoffe bestimmen. Mit den aus dem Zug-, Druck- und Biegeversuch gefundenen Kennwerten zusammen lässt sich dann die Torsionsfestigkeit berechnen.

Dauerschwingversuch (DIN 50100)

In den ***statischen Prüfverfahren*** des Zug-, Druck- und Biegeversuchs werden Kennwerte ermittelt wie Elastizitätsmodul, Zugfestigkeit, Biegefestigkeit, Dehngrenze und Bruchdehnung, mit denen die technischen Werkstoffe nahezu vollständig charakterisiert sind. Dennoch zeigt sich, dass Konstruktionsteile zerbrechen, obgleich sie hinreichend stark dimensioniert waren und die Belastung weit unterhalb der durch die Prüfverfahren ermittelten Grenzwerte lag. Diese Brüche treten nach längerer Betriebsdauer auf, ohne dass vorher eine plastische Verformung eingetreten war.

Verformungslose Brüche lassen sich nicht durch zeitweise Überlastung erklären, sondern werden hervorgerufen durch Ermüdungserscheinungen des Materials. Daher sind Prüfverfahren entwickelt worden, in denen ein Ermüdungsbruch produziert wird. In einem sogenannten ***Dauerschwingversuch*** wird das mechanische Werkstoffverhalten während einer dauernden, häufig wiederholten, schnell wechselnden und schwellenden Belastung untersucht. Mit Schwingung ist hier nicht nur eine periodisch wiederkehrende, gleichmäßige Wechselbeanspruchung aus Ober- und Unterspannung gemeint, sondern jede beliebige Form zeitlicher Spannungsänderung.

Die ***Dauerfestigkeit***, die ermittelt wird, ist der größte Spannungsausschlag, den eine Probe „unendlich oft" erträgt, ohne zu brechen. Bei Überschreiten der Dauerfestigkeit kommt es zu einem Dauerbruch, dem keinerlei makroskopische Verformungen vorangehen. Die ***Dauerbruchstelle*** zeigt einige charakteristische Merkmale beim Metall:

a) Die eigentliche Dauerbruchstelle mit den sogenannten Rastlinien, die entstehen, wenn die Schwingbelastung zeitweise absinkt. Diese Rastlinien können wie die ganze Dauerbruchstelle blankgescheuert oder je nach Material korrodiert sein. Der Ausgangspunkt des Dauerbruches ist deutlich sichtbar.

b) Die grobkörnige, teilweise deformierte Restbruchstelle, die als Gewaltbruch entsteht.

Die meisten ***auftretenden Schäden*** an Werkstoffen sind auf Dauerbruch (90%) zurückzuführen. Eine gebrochene Klammer an einem Modellguss gibt an der Bruchstelle Hinweise auf die Bruchursache, ob es sich um einen Dauerbruch oder einen Gewaltbruch handelt. Bei Dauerbrüchen ist der Hinweis auf mögliche Vermessungsfehler bei der Klammerkonstruktion gegeben; ein Gewaltbruch entsteht, wenn mit einer Zange die Klammer unsachgemäß aktiviert wurde. Die ***Durchführung des Dauerschwingversuchs*** lässt sich am Beispiel einer Dauerbiegemaschine darstellen, weil damit Klammerdrähte auf ihre Dauerbiegefestigkeit geprüft werden könnten. Ein Klammerdraht (250 mm lang, 1,4 mm Durchmesser) wird in das Spannfutter eines Motors eingespannt und dann leicht gebogen am anderen Ende ebenfalls in ein drehbares Spannfutter gesetzt. Wenn jetzt der Motor in Umdrehung gesetzt wird, entstehen in dem Draht schnell wechselnde Druck- und Zugspannungen, weil der Draht gegen die Drehachse gebogen ist. Je nachdem wie stark der Draht bei laufendem Motor gebogen wird, lässt sich die Dauerfestigkeit in Abhängigkeit von Belastungswechseln und Belastungsstärke bestimmen. Die Grenze der Lastspiele (Belastungswechsel entspricht der Umdrehungen des Motors) liegt bei Stählen zwischen 10 und 100 Millionen, bei einer Lastspielfrequenz von 2000 bis 6000 pro Minute; daraus ergibt sich eine Dauerfestigkeit von ca. 300 N/mm^2. Die Dauerfestigkeit wird in Bezug auf die Lastspiele, Belastungsstärke und die Lastspielfrequenz angegeben, wenn Vergleichskennwerte ermittelt werden sollen. Die ***spezifische Werkstoffcharakteristik*** der Modellwerkstoffe (Gips, Stonegips, Zemente) bezieht sich auf Biegefestigkeit, hohes Elastizitätsmodul und Abriebfestigkeit. Die beiden erstgenannten Kennwerte sind erläutert worden und die Prüfverfahren bekannt. Die Biegefestigkeit von Modellwerkstoffen bewegt sich zwischen 20 - 50 N/mm^2, die Elastizitätsmodule zwischen 5000 und 26 000 N/mm^2.

Die ***Abriebfestigkeit*** wird in einer Abriebvorrichtung bestimmt: Eine Klinge wird mit einer festgelegten Belastung (1,2 - 5N) hin- und herschabend an dem Probestück vorbeigezogen. Gemessen wird die abgeschabte Schichtstärke (Abriebtiefe). Da es sich um Abriebtiefen von Tausendstel Millimetern handelt, wird der Wert über Gewichtsmessungen indirekt bestimmt, indem die Probe vor und nach dem Abrieb gewogen wird. Je geringer die Abriebtiefe, umso abriebfester ist der Modellwerkstoff. Der Wert liegt bei der Belastung von 5 N zwischen 2 - 30 µm.

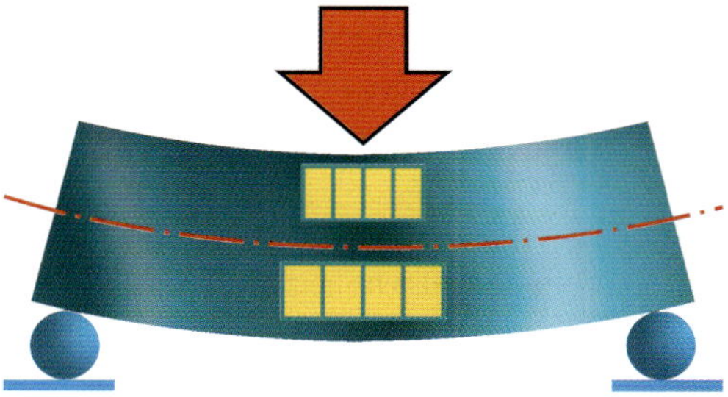

Abb. 562 Wird ein Werkstück auf Biegung beansprucht, ergeben sich im Probenkörper sowohl Zug- als auch Druckspannungen, während die Achse spannungsfrei bleibt; man spricht von der neutralen Faser. Wenn ein Werkstück wechselnd hin und her gebogen wird, dann wechseln ebenso Zug- und Druckspannungen. Diese Wechselbeanspruchung führt viel eher zum Bruch als eine normale statische Druck- oder Zugbelastung.

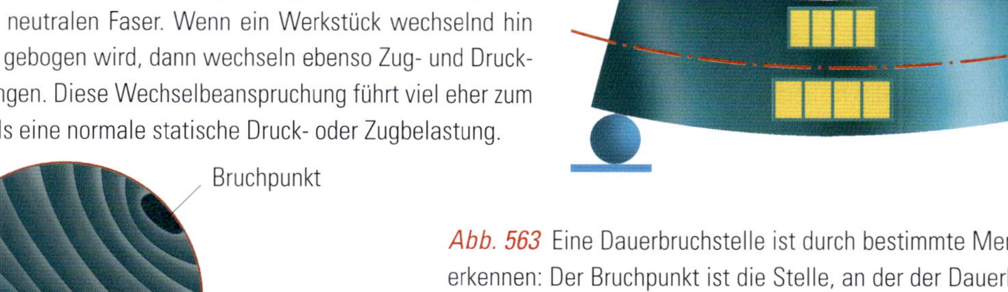

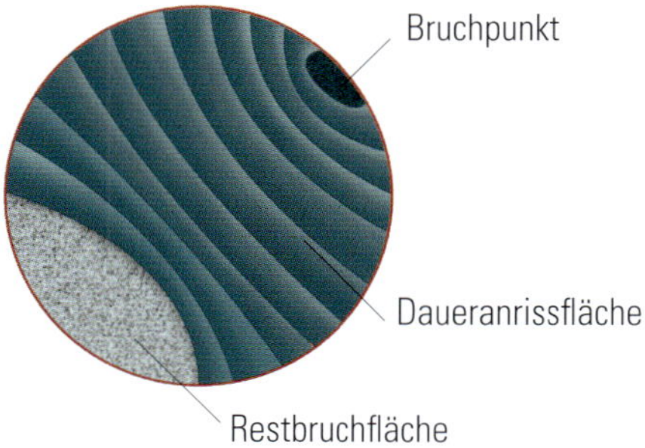

Abb. 563 Eine Dauerbruchstelle ist durch bestimmte Merkmale zu erkennen: Der Bruchpunkt ist die Stelle, an der der Dauerbruch ansetzt. Die Daueranrissfläche zeigt die sogenannten Rastlinien, an denen die Belastung abgesunken war. Die Restbruchstelle ist grobkörnig wie ein Gewaltbruch.

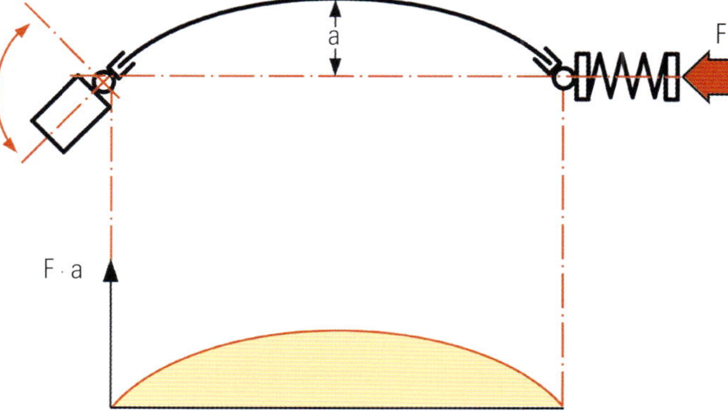

Abb. 564 Für einen Dauerschwingversuch wird ein Draht im gebogenen Zustand in eine Maschine eingespannt und dann um seine Achse gedreht, wodurch er unter schnellwechselnde Zug- und Druckspannungen gesetzt wird. Die Drehbiegung (a) und die Biegekraft (F) sind variabel. Sowohl die Lastfrequenz als auch die Anzahl der Lastspiele geben Auskunft über die Dauerfestigkeit des Werkstoffes.

Metallographische Prüfverfahren

Zu den metallographischen Prüfverfahren gehören in erster Linie die mikroskopischen Strukturuntersuchungen des metallischen Gefüges im Schliffbild. Die Feinstrukturuntersuchungen mit Röntgenstrahlen und Gammastrahlen stellen daneben eine spezielle metallographische Prüfung dar. Außerdem zählen die Prüfung mit Ultraschall und die Magnetpulverprüfung zur Feststellung von Strukturfehlern, Rissen und Lunkern zu den gängigen Verfahren.

Zweck dieser *Untersuchungen* ist die Analyse der Feinstruktur der Metalle, um Deformationen und Neubildungen der Gefügekristalle nach Kaltverformung, oder Fertigungs- bzw. Werkstofffehler wie Seigerungen, Lunker, Einschlüsse, Risse oder Hohlräume im Gussmetall zu finden und deren Ursachen zu ergründen. Im Allgemeinen kann die Untersuchung der Feinstruktur des Metalls und auch anderer Werkstoffe, für die ähnliche Untersuchungsmethoden angewandt werden, nicht mit bloßem Auge erfolgen, sondern muss im mikroskopischen Bereich liegen. Dazu bedarf es mindestens eines Lichtmikroskops oder sogar eines Elektronenrastermikroskops und speziell präparierter Proben des Werkstoffes.

Für die mikroskopische Untersuchung ist eine vollkommen ebene, polierte Schlifffläche herzustellen, damit das Gefüge im Schliffbild in allen Einzelheiten scharf erkennbar ist. Die starke Vergrößerung (bis zu 2000-fach) bietet nur eine sehr geringe Tiefenschärfe.

Von dem zu *prüfenden Werkstoff* wird eine Probe abgetrennt und in einer Flächenschleifmaschine an der für eine Gefügeuntersuchung geeigneten Fläche geschliffen und poliert. Das Schleifen erfolgt in der Abstufung immer feiner werdender Körnungen des Schleifmittels, das Polieren mit weichen Mitteln. Beim Schleifen und Polieren dürfen keine Verformungen oder unzulässigen Erwärmungen auftreten, weil dadurch Gefügeveränderungen entstehen können. Bestimmte Metallproben werden in einem Glanzbad elektrolytisch poliert.

Gefügebestandteile lassen sich nach dem Polieren allerdings nur mit Mühe durch schwache Hell-Dunkel-Färbungen erkennen, weswegen durch Ätzung die Schliffprobe nachbehandelt werden muss. Es werden geeignete Ätzlösungen, meist verdünnte Säuren, aufgetragen. Die Ätzfläche färbt sich matt und die Gefügebestandteile treten deutlich hervor. Dabei kann die Ätzlösung folgende Wirkung erzeugt haben:

a) *Kornfärbung:* unterschiedliche Färbung der Gefügebestandteile durch dunkle Niederschläge;

b) *Kornflächenätzung:* Bildung von Oberflächenrauigkeiten durch variable Ätztiefe entsprechend der Kristallgitterordnung;

c) *Kornflächenätzung:* Reliefbildung durch variable Ätztiefe entsprechend der unterschiedlichen Löslichkeit von Gefügebestandteilen;

d) *Korngrenzenätzung:* Auflösung unedler Verunreinigungen auf den Korngrenzen.

Nach dem Ätzen wird die Probe abgespült und getrocknet. Damit die Schliffprobe waagerecht unter dem Objektiv des Mikroskops liegt, werden kleine Proben in Kunststoff eingebettet, waagerecht beschliffen, poliert und geätzt.

Bei *Metallmikroskopen* wird mit auffallendem Licht gearbeitet, das je nach dem Einfallswinkel auf den Ätzflächen ganz unterschiedlich stark reflektiert wird; man spricht von einer Hellfeld- oder Dunkelfeldbeleuchtung. Die Beleuchtungsart kann umgeschaltet werden. Die unterschiedliche Reflexion entsteht im Hellfeld bei senkrecht auffallendem Licht und im Dunkelfeld bei schräg einfallendem Licht.

Untersuchung der Schliffbilder mit ultraviolettem Licht zeigen größeres Auflösungsvermögen gegenüber weißem Licht; mit UV-Licht kann eine dreitausendfache Vergrößerung erzielt werden. Allerdings kann hier nur mit einem Leuchtschirm oder mit Fotografien gearbeitet werden.

Zur *Grobstrukturuntersuchung* von Metall werden Ultraschallschwingungen benutzt, die mit geringer Frequenz und geringer Ausbreitungsgeschwindigkeit arbeiten. Die Werkstoffprobe wird entweder im Durchschallungsverfahren oder im Impulsechoverfahren untersucht, wobei durch Reflexion der Schallwellen an Fehlerstellen im Werkstoff die Anzahl, Lage und Ausdehnung von Schadstellen festgestellt werden kann.

Mit der *Magnetpulverprüfung* können nur ferromagnetische Stoffe untersucht werden, weil hier ein magnetischer Fluss Voraussetzung ist. Das Verfahren beruht darauf, dass magnetische Feldlinien abgelenkt und deformiert werden, wenn Lunker, Risse, Schla-ckeeinschlüsse und Hohlräume in der Probe enthalten sind. Die Probe wird magnetisiert, so dass die austretenden Kraftlinien durch feines Eisenoxidpulver, auf die Probenoberfläche gebracht, sichtbar gemacht werden können.

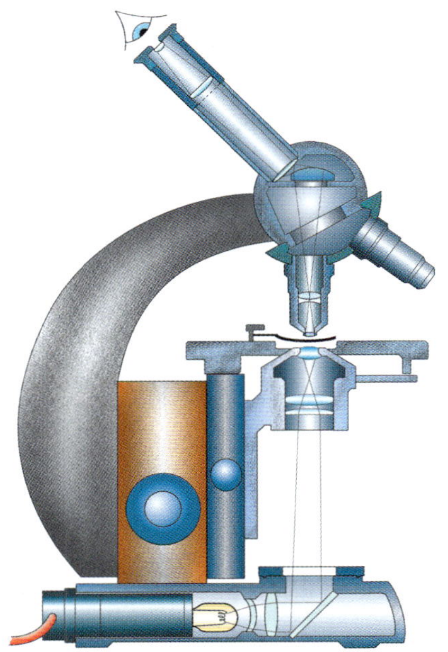

Abb. 565 Das Mikroskop ist ein optisches Gerät zum Beobachten sehr kleiner Objekte, indem die optischen Systeme den Sehwinkel vergrößern. Man unterscheidet die Durchlicht- und die Auflicht-Mikroskope. Die Durchlicht-Mikroskope dienen der Untersuchung hinreichend durchsichtiger Objekte im durchfallenden Licht; mit Auflicht-Mikroskopen werden undurchsichtige Proben mit Hilfe des reflektierten oder gebeugten Lichtes untersucht. In beiden Fällen kann die Hellfeldbeleuchtung oder die Dunkelfeldbeleuchtung angewendet werden, wobei verschiedene Kondensoren in den Beleuchtungsstrahlengang eingesetzt werden.

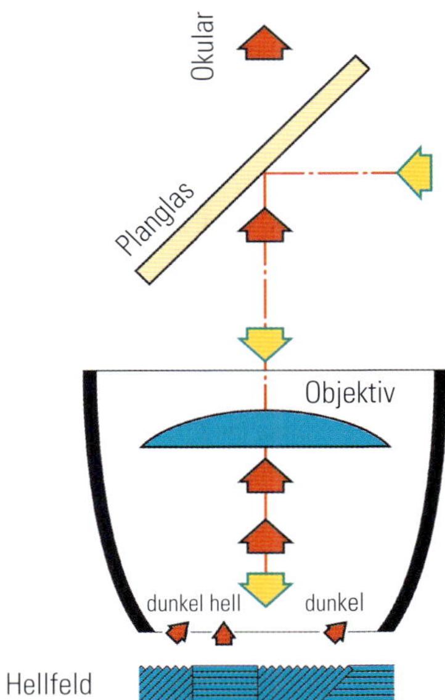

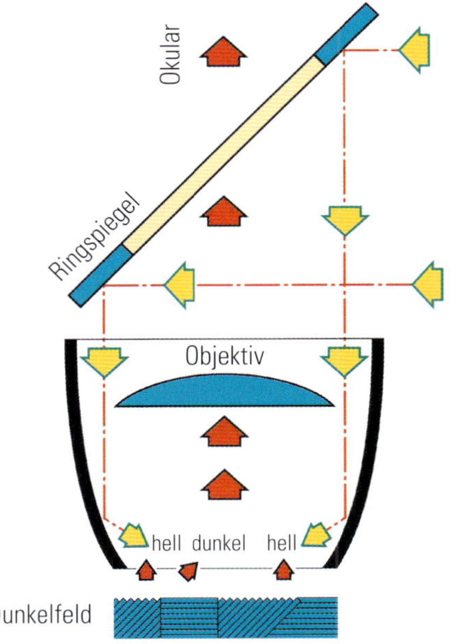

Abb. 566 - 567 Ein Mikroskop zur Untersuchung von Schliffbildern arbeitet mit auffallendem Licht. Je nachdem, ob dabei das Licht senkrecht oder schräg auf die Schlifffläche fällt, entsteht die Hellfeld- oder Dunkelfeldbeleuchtung. Der Wechsel zwischen den Beleuchtungsarten entsteht durch einfaches Umschalten am Gerät, wodurch das Licht entweder durch das Objektiv direkt auf das Objekt geleitet wird (Hellfeldbeleuchtung) oder über einen Ringspiegel und Seitenspiegel in einem Winkel auf das Objekt gebracht wird (Dunkelfeldbeleuchtung). Die unterschiedliche Reflexion des Lichtes auf den Kristalloberflächen lässt die unterschiedlich gerichteten Gitterorientierungen in differenzierten Helligkeiten erscheinen.

Feinstrukturuntersuchung von Metallen

Ein ***Rasterelektronenmikroskop*** ermöglicht gegenüber einem Lichtmikroskop eine Vergrößerung, die bei dem 200.000-fachen liegen kann. Hierzu werden die Proben in ähnlicher Weise vorbereitet wie beim Lichtmikroskopieren und es werden Oberflächenabbildungen angefertigt.
Ein sehr fein ***gebündelter Elektronenstrahl*** wird in regelmäßigen Rastern über das Objekt bewegt. Die reflektierten, zurückgestreuten Elektronen oder aus der Oberfläche des Objekts herausgelösten Sekundärelektronen werden mittels eines Elektronenvervielfachers verstärkt und der Helligkeitssteuerung einer Fernsehröhre zugeführt.
Dieses ***Mikroskop***, das an Stelle von Licht Elektronen zur Abbildung benutzt, besitzt als Linsen elektrische und magnetische Felder zur Bündelung des Elektronenstrahls. Es werden damit Bilder von ungewöhnlicher Tiefenschärfe und damit eines plastischen Eindrucks möglich, bei denen ein Schatteneindruck wie bei Aufnahmen mit Licht entsteht. Hiermit sind die Möglichkeiten des Elektronenmikroskops noch nicht erschöpft. Wird der gebündelte Elektronenstrahl mit höherer Energie auf die Metalloberfläche gelenkt und statt des Elektronenvervielfachers ein Röntgenspektrometer eingesetzt, dann lässt die Aufzeichnung der emittierten (ausgesendeten) Röntgenstrahlen eine ***Substanzanalyse*** zu. Denn beim Auftreten der schnell bewegten Elektronen auf der Objektoberfläche werden von den getroffenen Atomen charakteristische Röntgenstrahlen abgegeben.
Die ***Röntgenstrahlen***, nach ihrem Entdecker Wilhelm Conrad Röntgen benannt, sind elektromagnetische Strahlen, die sich mit Lichtgeschwindigkeit ausbreiten. Sie haben gegenüber Radio- und Lichtwellen eine sehr viel kleinere Wellenlänge und dementsprechend eine höhere Frequenz.
Röntgenstrahlung entsteht, wenn hochbeschleunigte Elektronen auf eine feste Oberfläche auftreffen und plötzlich abgebremst werden; die emittierte elektromagnetische Strahlung wird daher Röntgenbremsstrahlung genannt. Es entsteht dabei jedoch auch eine Eigenstrahlung, wenn ein sehr schnell bewegtes Elektron die äußeren Schalen des Atoms durchdrungen hat und aus den tieferen Schalen ein Elektron herausschlägt.
Die ***entstandene Leerstelle*** wird sofort von einem Elektron der höheren Schalen ausgefüllt, wobei dann dieses Elektron einen größeren Energiebetrag in Form von Röntgenstrahlung einer ganz typischen, hohen Frequenz aussendet. Daher entstehen beim Bestrahlen mit hochbeschleunigten Elektronen zwei überlagerte Spektren: ein kontinuierliches Spektrum der Bremsstrahlung und ein strahlungsintensives Linienspektrum der Eigenstrahlung.
Eine ***Röntgenspektralanalyse*** wird möglich, weil die Röntgenstrahlung für jedes Atom charakteristisch ist. Da allerdings der Elektronenbeschuss nur in die oberen Atomschichten der Metallproben eindringt, wird nur eine Mikroanalyse der Oberflächenzusammensetzung möglich sein.
Die ***Strukturprüfung*** von Metallen wird möglich, weil die Röntgenstrahlung alle Stoffe, auch Metalle, durchdringen kann. Je kürzer die Wellenlänge, also je härter die Röntgenstrahlung ist, umso größer ist die Durchdringungsfähigkeit; also auch dichte Stoffe wie Blei oder Gold können durchstrahlt werden. Allerdings ist die Schichtstärke des durchstrahlten Körpers wichtig.
Eine ***Grobstrukturuntersuchung*** von Poren, Lunkern, Rissen und Hohlräumen mit Röntgenstrahlung kann durchgeführt werden, indem Röntgenstrahlen das Prüfstück durchdringen und auf einen Röntgenfilm fallen.
Eine ***Feinstrukturuntersuchung*** mit Röntgenstrahlen lässt die Gestalt und Größe der Kristallgitter erkennen. Hier können mechanische Spannungen aus der Änderung der Atomabstände erkannt werden, es können die Gitterorientierungen einzelner Kristallite und auch Phasen mit anderen Gittern sichtbar gemacht werden. Hierbei wird die Röntgenstrahlung nicht etwa ein Abbild dieser Atomgitterstrukturen liefern, sondern prinzipiell werden aus den Interferenzmustern gebeugter Röntgenstrahlen Rückschlüsse auf die Feinstruktur möglich.
Auch mit ***Gammastrahlen*** werden diese Feinstrukturuntersuchungen möglich. Gammastrahlen liegen im Frequenzband der Röntgenstrahlen und haben auch die gleiche Wirkung wie diese, sie unterscheiden sich nur durch die Art ihrer Entstehung. Gammastrahlung entsteht, wenn beim Zerfall eines Neutrons in ein Proton und Elektron ein Beta-Teilchen abgespalten wird; Gammastrahlung wird also beim radioaktiven Zerfall von Elementen freigesetzt.

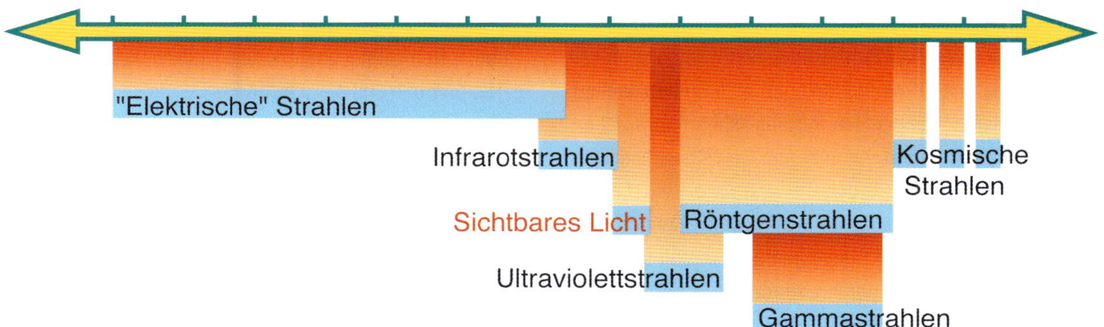

Abb. 568 Das Schema des elektromagnetischen Spektrums zeigt den schmalen Bereich des sichtbaren Lichtes im Gegensatz zum breiten Band der Röntgenstrahlung, das Bereiche der UV-Strahlen und Gammastrahlen umfasst. Das linke Ende des Spektrums umfasst unter anderem die Radiostrahlen, während das rechte Ende aus dem Bereich der kosmischen Strahlung gebildet wird.

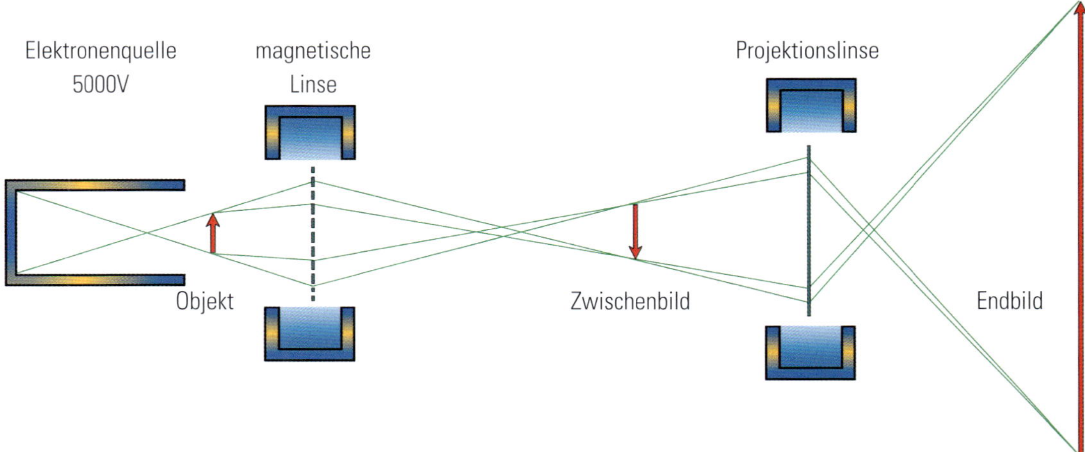

Abb. 569 Das Schema eines Elektronenmikroskops zeigt den Strahlengang der besonders kurzwelligen Elektronenstrahlung. Die Elektronen stammen von einer Glühkathode; sie werden beschleunigt und mit Hilfe eines Kondensors zu einem Strahl gebündelt, um das Objekt zu durchstrahlen. Das Objekt befindet sich auf sehr dünnen Objektträgern. Nachdem der Elektronenstrahl das Objekt durchdrungen hat, wird er durch Elektrolinsen geführt, die zunächst ein vergrößertes Zwischenbild liefern, das dann durch eine Projektionslinse stark vergrößert auf einem Fluoreszenzschirm projiziert wird. Das Schirmbild kann mit einem optischen Mikroskop betrachtet werden oder es wird über einen Bildverstärker auf einem Fernsehschirm projiziert. Beim Elektronenrastermikroskop wird die Oberfläche des Objekts zeilenweise mit einem feinen Elektronenstrahl abgetastet, wobei die Auflösung ca. 10 nm beträgt.

Biologische Wirkung von Metallen

Prothesenmaterialien üben auf das Gewebe Fremdkörperreize aus. Zwischen Prothesenwerkstoff einerseits sowie Gewebe und Körperflüssigkeiten andererseits kommt es zu Wechselwirkungen von mechanischen, thermischen und chemischen Reizen, die massive Gewebsveränderungen entstehen lassen. Wenn *unterschiedliche Legierungen* durch okklusale oder approximale Kontakte im Mund in direkten Kontakt gelangen oder metallische Gegenstände in den Mund geführt werden (z. B. Essbesteck), kann der Speichel als Elektrolyt wirken und Metallionen aufnehmen. Es entstehen galvanische Elemente im Mund, die unterschiedliche Beschwerden hervorrufen, von Geschmacksbeeinträchtigung (Metallgeschmack) bis hin zu Nervenreizungen (Schmerzen). Im *Mundmilieu* liegt die Potentialdifferenz zwischen Goldlegierungen und Amalgamen annähernd bei 500 mV; ein Wert, der Beschwerden hervorrufen kann. Daneben können galvanische Elemente im Mund auch Verfärbungen von Metallteilen erzeugen.

Metalle können in den Körper gelangen, entweder als feste Staubteilchen durch Abrieb oder Staub, oder in Ionenform durch galvanische Elemente oder in molekularer Form als Metalloxide. Die Metalle werden in Körperflüssigkeiten gelöst über die Darmschleimhaut oder über die Lungenschleimhaut aufgenommen. Hierbei können sich feste Stäube in den Lungenbläschen ablagern und den Gasaustausch behindern oder Verletzungen hervorrufen, in denen sich Krankheitserreger einnisten.

Metalle und Metallverbindungen können chemisch-toxische Reaktionen hervorrufen, wobei die Wirkung von der aufgenommenen Menge abhängt. Es kann zu akuten bzw. chronischen Entzündungen oder Gewebewucherung (Tumorbildung) mit den damit verbundenen Funktionsstörungen kommen. Neben den chemisch-toxischen Effekten sind vor allem die *sensibilisierenden Eigenschaften* von Metallstäuben und Metallverbindungen von besonderer Bedeutung. Bei entsprechender Sensibilisierungsbereitschaft und bei Kontakt mit dem Schadstoff (Antigen) reagiert der Körper mit der Bildung von Antikörpern (= Sensibilisierung). Bei einem nächsten Kontakt mit dem Antigen kommt es zur allergischen Reaktion (Antigen-Antikörper-Reaktionen). Während die *Sensibilisierung* unbemerkt und dosisabhängig erfolgt, tritt die allergische Reaktion bei geringsten nichttoxischen Dosen auf; sie ist dosisunabhängig. Daher gelten alle *Schutzmaßnahmen*, die den Kontakt mit Schadstoffen verhindern, das sind Mundschutz, Schutzbrille, Handschuhe und die schützende Berufskleidung. Gegen *Stäube und Dämpfe* müssen geeignete Bearbeitungsverfahren und Absaugvorrichtungen schützen, damit die MAK-Werte (zulässige **m**aximale **A**rbeitsplatz **K**onzentration) von schädlichen Stoffen nicht überschritten werden. Die mögliche schädliche Wirkung von Metallen und anderen Werkstoffen tritt nicht nur bei der Verarbeitung auf, sondern kann auch den Patienten betreffen. Daher ist die Gewebsverträglichkeit von Werkstoffen ein entscheidendes Qualitätskriterium.

Biokompatibilität bedeutet, dass die Legierung oder der Werkstoff keine Wirkung auf das Gewebe ausübt; Biokompatibilität kann also mit Gewebsverträglichkeit übersetzt werden. Der Grad der Biokompatibilität lässt sich einteilen in biotolerierte, bioinerte und bioreaktive Eigenschaften von Werkstoffen. *Biotolerierte* Nichtedelmetalllegierungen wie die Chrom-Cobalt-Molybdän-Legierungen sind gekennzeichnet durch meist reizloses Verhalten gegenüber dem Gewebe. *Bioinerte Materialien* (lat.; iners => untätig) zeigen ebenfalls keine Reaktionen mit dem Gewebe. Auch als Implantatwerkstoffe geben sie kaum Ionen ab und zeigen keine Reaktion mit dem Lagergewebe; es entsteht eine direkte Anlagerung des Knochens an das Implantatmaterial. *Bioreaktive Materialien* sind meist Hydroxylapatite, Kalziumphosphat und Biogläser, die eine aktive stimulierende (bioaktive) Wirkung besitzen. Sie eignen sich hervorragend als Implantatwerkstoffe.

2-phasige Legierungen sind solche Legierungen, die nach Wärmebehandlung Ausscheidungsphasen zeigen, bei denen unterschiedliche prozentuale Zusammensetzungen und damit unterschiedliches chemisches Verhalten festgestellt wird. Eine Ag-Pd-Cu-Legierung einer festgelegten Zusammensetzung kann zwei Phasen ausweisen, wobei die eine Silber-Palladium-Phase keine, jedoch die Palladium-Kupfer-Phase sehr starke chemisch toxische Reaktionen zeigt. Ganz allgemein heißt das, dass vor allem komplexe Legierungssysteme aus dem edelmetall-reduzierten Bereich 2-Phasen-Systeme durch Ausscheidungsvorgänge bei nachträglichem Glühen entwickeln, wodurch korrosionsanfällige Gerüste entstehen, die eine stark herabgesetzte Biokompatibilität besitzen.

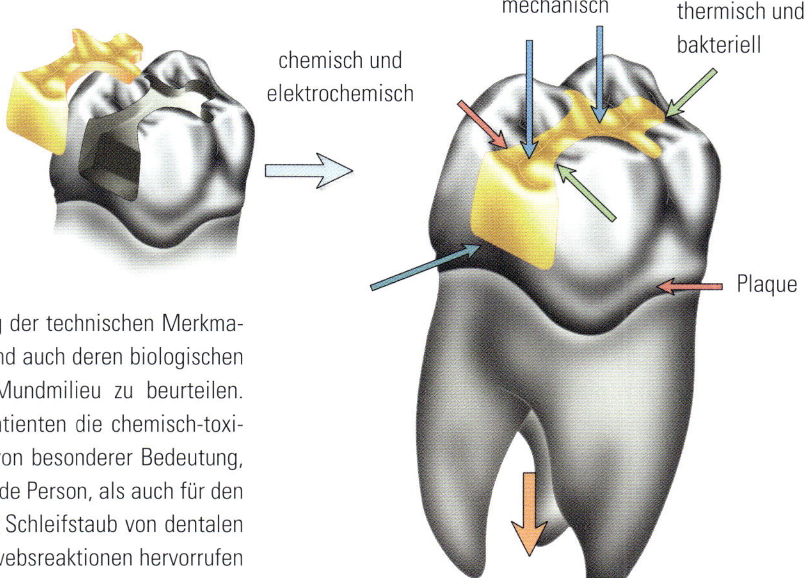

Abb. 570 Neben der Festellung der technischen Merkmale von dentalen Werkstoffen sind auch deren biologischen Wechselwirkungen mit dem Mundmilieu zu beurteilen. Dabei sind nicht nur für die Patienten die chemisch-toxischen Effekte der Werkstoffe von besonderer Bedeutung, sondern auch für die behandelnde Person, als auch für den Zahntechniker. Der Kontakt mit Schleifstaub von dentalen Werkstoffen kann ähnliche Gewebsreaktionen hervorrufen wie der inkorporierte Werkstoff im Mundraum.

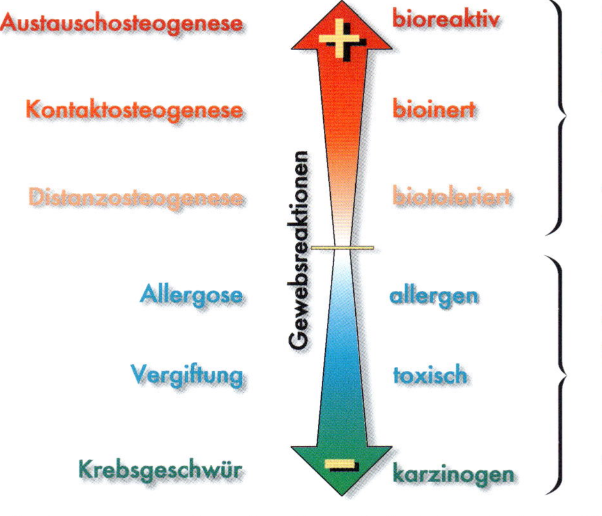

Abb. 571 Die Gewebsreaktionen auf dentale Werkstoffe reichen von extrem heftigen negativen Reaktionen, wie die Bildung von bösartigen Geschwulsten (Krebs Karzinom), bis zum bioaktiven Verhalten, wenn Knochengewebe direkt und aktiv an die Implantatoberfläche anwächst. Als Biokompatibilität werden die positiven biotolerierten, bioinerten und bioreaktiven Eigenschaften von Werkstoffen bezeichnet. In der Implantologie bezeichnen diese Eigenschaftsbenennungen bestimmte Knochengewebsreaktionen, die die Qualität des Implantatverbundes betreffen. Alle Dentallegierungen setzen Ionen ihrer Bestandteile frei, wodurch eine Wechselwirkung mit dem Organismus möglich wird. Eine toxische Wirkung ist dabei von der Menge, der Art und dem chemischen Zustand der abgegebenen Stoffe abhängig. Die Giftigkeit von Metallen entsteht, wenn sich Ionen an schwefelhaltige Gruppen von Proteinen anlagern und dadurch deren Funktion verändert. Die Aminosäure Cystein z. B. enthält schwefelwasserstoffhaltige Thiolgruppen, an die sich Metallionen mit hoher Schwefelaffinität (z.B. Quecksilber) anlagern. Auch allergische Reaktionen können auf diesen Mechanismus zurückgeführt werden. Allergien in der Mundhöhle sind selten, was auf die Struktur der Mundschleimhaut zurückzuführen ist. Selbst Nickel-Chrom-Legierungen erzeugen nicht notwendigerweise allergische Reaktionen, selbst wenn der Patient gegen Nickel allergisch ist.

Elektrochemische Spannungsreihe

Metallatome haben die Eigenschaft, sich unterschiedlich leicht zu positiven Ionen umzuwandeln, bzw. sie sind unterschiedlich chemisch aktiv. Aus dieser besonderen Eigenschaft lässt sich eine ***elektrochemische Spannungsreihe*** der Metalle ableiten: Man ordnet Metalle nach der Tendenz, in den Ionenzustand überzugehen bzw. positive Ionen in einem Elektrolyt zu bilden.

Chemisch passive Metalle, die sich schwer ionisieren lassen, werden als edle Metalle bezeichnet, die sich im Periodensystem rechts befinden und eine hohe Ordnungszahl besitzen. ***Chemisch aktive Metalle***, die sich leicht ionisieren lassen, bezeichnet man als unedel; ihre Atomkerne vermögen ihre Elektronen nicht fest genug zu binden. Die chemische Aktivität wird daran gemessen, in den Ionenzustand überzugehen und sich mit einem geeigneten Oxidationsmittel zu verbinden. Interessant ist bei dieser Betrachtung, dass ein unedles Metall ein edles Metall aus einer Verbindung herausdrängt; das chemisch aktivere Metall verdrängt das passivere Metall aus den Lösungen ihrer Salze: Wenn ein Aluminiumblech in eine Goldlösung getaucht wird, dann scheidet sich elementares Gold ab, während gleichzeitig Aluminium in Lösung geht: AuCl + Al => AlCl + Au. Hierbei handelt es sich um eine ***Redoxreaktion***, in der das Gold reduziert und das Aluminium oxidiert wird; Aluminium geht in Ionenform in Lösung, das edlere Gold wird elementar abgeschieden und schlägt sich an der Gefäßwand nieder. Das unedlere (chemisch aktivere) Metall wirkt als Reduktionsmittel gegenüber den edleren Metallionen, während diese Ionen als Oxidationsmittel gegenüber dem unedleren Metall auftreten.

Wasserstoff kann wie alle Metalle positive Kationen bilden und wurde deswegen auch in die Spannungsreihe aufgenommen. Es zeigt sich denn auch, dass Metalle, die in der Spannungsreihe unter dem Wasserstoff stehen, diesem gegenüber als Reduktionsmittel auftreten, also den Wasserstoff aus verdünnten Säuren drängen.

Die ***elektrochemischeSpannungsreihe*** spiegelt nicht nur die Tendenz wider, in positiv geladene elektrische Ionen überzugehen, sondern sie deutet darauf hin, dass sich eine elektrische Spannung zwischen den Metallen aufbauen lässt. Die Spannungsdifferenz lässt sich nicht direkt messen, sondern gemessen wird in Bezug zu einer Wasserstoffelektrode die Potentialdifferenz an der Phasengrenze des Metalls in der Lösung seiner Ionen. Interessant ist das Ergebnis dieser Messungen, nämlich die Spannungsreihe der Metalle.

Tabelle der Normalpotentiale E_0 wichtiger Metalle:

	E_0/V
Lithium	- 3.00
Calcium	-2,84
Natrium	-2,713
Magnesium	-2,38
Aluminium	-1,66
Titan	-1,63
Mangan	-1,05
Zink	-0,763
Chrom	-0,71
Eisen	-0,441
Cadmium	-0,400
Kobalt	-0,283
Nickel	-0,236
Zinn	-0,136
Blei	-0,126
Eisen	-0,045
Wasserstoff	±0,0000
Wismut	+0,2
Arsen	+0,3
Kupfer	+0,345
Silber	+0,799
Quecksilber	+0,854
Platin	+ 1,2
Gold	+ 1,7

Die ***Spannungsdifferenz*** zwischen den Metallen erzeugt eine elektrische Spannung, wenn zwei verschiedene Metalle in eine Elektrolytlösung getaucht werden. Konkret heißt das: Taucht man einen Kupferstab und einen Zinkstab in verdünnte Schwefelsäure, dann ergibt sich eine Spannungsdifferenz zwischen Kupfer (+0,34V) und Zink (- 0,76V) von 1,1 Volt. Die Spannungsdifferenz entsteht aufgrund der unterschiedlichen Tendenz der Metalle, in den Ionenzustand überzugehen. Schließt man die Stäbe mit einem elektrischen Leiter zusammen, wird der Stromkreis geschlossen und das unedlere Zink wird in Ionenform in Lösung gehen, wobei es allmählich aufgelöst und zerstört wird. Diesen Vorgang bezeichnet man als ***elektrochemische Korrosion***.

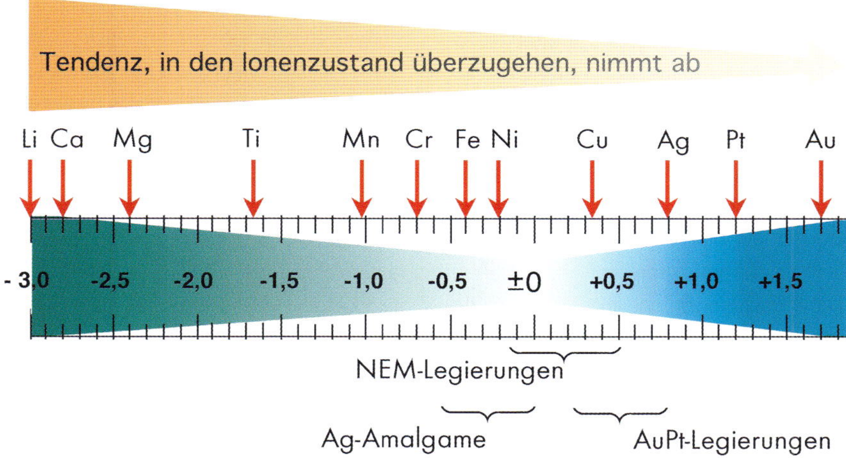

Abb. 572 Mit der Spannungsreihe der Metalle lässt sich erklären, dass unedlere Metalle die edlen Metalle aus ihren Lösungen drängen. Auch die elektrochemische Korrosion von Metallen und Legierungen lässt sich aus der Spannungsreihe erklären: Sie entsteht dadurch, dass innere Inhomogenitäten an den Korngrenzen anodische und kathodische Bereiche im Elektrolytmilieu erzeugen. Theoretisch herrscht nur in 100%ig reinen Metallen zwischen den Metallkörnern keine Polarität.

Werkstoff	ABE-Potential (mV) im Blutserum	
Titan	+	3500
Niob	+	1850
Tantal	+	1650
Platin	+	1450
Palladium	+	1350
Rhodium	+	1150
Iridium	+	1150
Gold	+	1000
Chrom	+	750
Cr-Co-Mo-Legierung	+	650
Zirkon	+	320
V 2 A	+	300
Nickel	+	200
Chromstahl	+	75
Kupfer	-	30
Zinn	-	200
Kobalt	-	350
Unlegierter Stahl	-	480
Eisen	-	500
Zink	-	950
Magnesium	-	1150

Abb. 573 Es lässt sich zwischen dem elektrochemischen Normalpotential eines Elementes und der klinisch beobachtbaren Korrosion von Metallen und Legierungen im biologischen Milieu keine befriedigende Korrelation feststellen. Daher wurde die Messung der Potentialdifferenz zwischen einer Bezugselektrode und dem Testmetall im Blutserum bei 37 °C durchgeführt. Das elektrische Potential der biologischen Spannungsreihe wurde als ABE-Potential (Anodic Back Electromotive Force; nach Clarke und Hichman,1953) bezeichnet. (nach Fallschüssel)

Elektrochemisches Verhalten von Metallen

Metalle und Legierungen für den Langzeitersatz müssen unter Mundhöhlenbedingungen gegen Zersetzungsprozesse beständig sein. Denn *Korrosionsvorgänge* zerstören das Metall und können folgende Beschwerden bei Patienten auslösen: Geschmacksveränderungen (Metallgeschmack); Zahnschmerzen; Pulpennekrosen; nervale Störungen; Reizungen und Rötungen der Schleimhäute und Zunge; verstärkter Speichelfluss; Vergiftungserscheinungen (z.B. an Magen, Darm, Leber, Herz, Nerven) und allergische Reaktionen; Verfärbung von Metall in der Mundhöhle durch Ablagerungen muss aus ästhetischen Gründen verhindert werden.

Korrosion (lat.; corrodore, corrosum = zernagen) ist die Zerstörung von Metall durch chemische oder elektrochemische Reaktionen mit seiner Umgebung. Man unterscheidet die chemische Korrosion als einen chemischen Zersetzungsprozess von der elektrochemische Korrosion, welche in der Mundhöhle durch den Speichel als Elektrolytlösung einsetzt. Der Korrosionsvorgang setzt sich stets aus einer Oxidation des angegriffenen Metalls und einer Reduktion des Angriffsmittels zusammen. Dabei geht das Metall in Ionenform über und löst sich von der Oberfläche her durch elektrochemische Reaktionen auf.

Die *chemische Korrosion* verläuft auch ohne eine Elektrolytlösung; sie entsteht z.B., wenn sich beim Auskristallisieren von Edelmetalllegierungen zwischen den Korngrenzen Oxide von Nichtedelmetallen ablagern. Dadurch vermindert sich die Duktilität der Legierung, die dann zur Rissbildung neigt.

Die *Schwefelschädigung* bei Gusslegierungen, wie sie in einer Muffel mit gipsgebundener Einbettmasse entstehen kann, ist eine chemische Korrosion, bei der Metallsulfide entstehen. Die Zersetzung von Goldlegierungen durch Quecksilber aus Amalgamfüllungen ist ebenfalls eine Form der chemischen Korrosion. Dabei diffundiert das Quecksilber an den Korngrenzen in die Legierung.

Elektrochemische Korrosion tritt ein, wenn zwei verschiedene Metalle an ihrer Berührungsstelle mit einer Elektrolytlösung zusammengebracht werden. Dabei wird stets das unedlere Metall zerstört, indem es oxidiert wird und sich auf dem edleren Metall absetzt. Es genügt schon, wenn zwei metallische Teile (Goldkrone und Modellgussplatte im Mund) mit Speichel als Elektrolyt in Berührung kommen.

Die *Geschwindigkeit* der elektrochemischen Korrosion hängt dabei von der Leitfähigkeit des Elektrolyten ab. Wasser wird zum hervorragenden Elektrolyt durch atmosphärische Einflüsse, wenn durch das aus der Luft aufgenommene Kohlendioxid das Wasser sich zur Kohlensäure umsetzt; oder wenn das in den Abgasen enthaltene Schwefeldioxid zur schwefligen Säure umgesetzt wird. Damit besteht eine enorme Korrosionsgefahr an allen metallischen Geräten!

Als *Korrosionselemente* lassen sich metallische Bauteile bezeichnen, die aufgrund direkter Kontakte im Speichel als Elektrolyt kurzgeschlossene galvanische Elemente bilden: Inlays, Kronen, Brücken, Modellgussteile, Amalgamfüllungen, Implantate, konfektionierte Halteelemente aus Metall; z. B. Gold-Platin-Legierungen und Amalgamfüllungen bilden Korrosionselemente.

Beispiele für Korrosionselemente:

- *Lötstellen* sind immer unedler als die verlöteten Legierungen und können daher, besonders bei Ag-Pd-Legierungen, Ansatzstellen der Korrosion sein;
- *Kontakt verschiedener Legierungen* bei an-tagonierenden Kronen oder Brücken (Kontaktkorrosion);
- *verschiedene Legierungen* in einer Prothesenkonstruktion, z. B. kombinierte Modellgussprothese auf Teleskopen und Implantaten verankert;
- *inhomogene Mischkristalle* bilden mikrofeine, zur Korrosion neigende Lokalelemente;
- *Fremdkörpereinschlüsse* in Gusslegierungen oder *Lunker*, Poren bzw. Hohlräume in Gussteilen;
- *Klammern* aus V2A-Stahl in einer Kunststoffprothese (Spaltkorrosion);
- *Löffel, Gabel, Messer* können während des Essens als Korrosionselemente wirken, wobei der Speichel als Elektrolyt auftritt.

Bauteile aus Au-Pt bilden im Allgemeinen zu Co-Cr-Mo-Legierungen aufgrund der ähnlichen Stellung in der elektrochemischen Spannungsreihe keine Korrosionselemente. Unedle Metalle oder Legierungsbestandteile lösen sich im Mund auf, weil sie einen hohen Lösungsdruck haben. Deshalb dürfen im Mund nur edle Metalle und Legierungen eingegliedert sein.

Elektrochemische Korrosion im Mund kann verhindert werden, wenn nur Legierungen benutzt werden, die elektrochemisch gleich sind. Grundsätzlich gilt, nur eine Legierungsart bei mehreren Bauteilen im Mund zusammenzubringen.

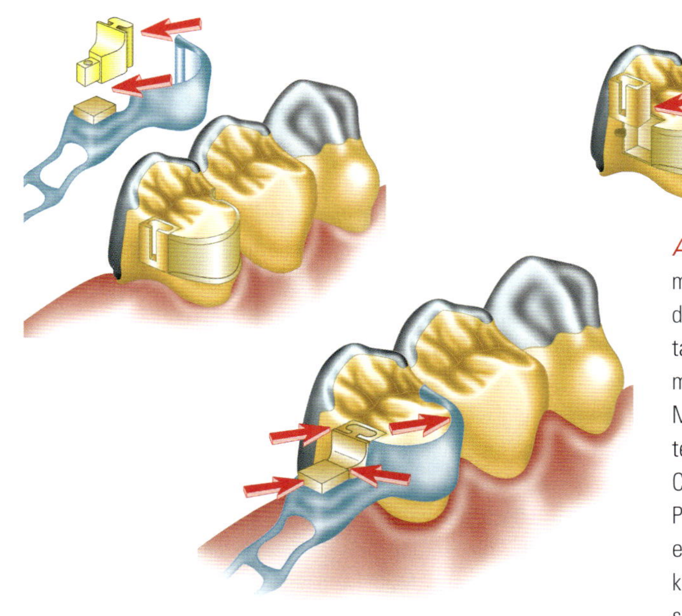

Abb. 574 Die Kontaktkorrosion tritt auf bei metallischen Bauteilen, die im Mundmilieu mit dem Speichel als Elektrolyt in flächigen Kontakt geraten. Es entstehen lokale Korrosionselemente, wenn bei kombiniertem Zahnersatz die Modellgussprothese mit telekopierenden Bauteilen verankert wird. Obgleich Gerüstteile aus Co-Cr-Mo-Legierungen und Bauteile aus Gold-Platinlegierungen eine ähnliche Stellung in der elektrochemischen Spannungsreihe aufweisen, können an den Lötverbindungen und in abgekapselten Passungsspalten Lokalelemente entstehen.

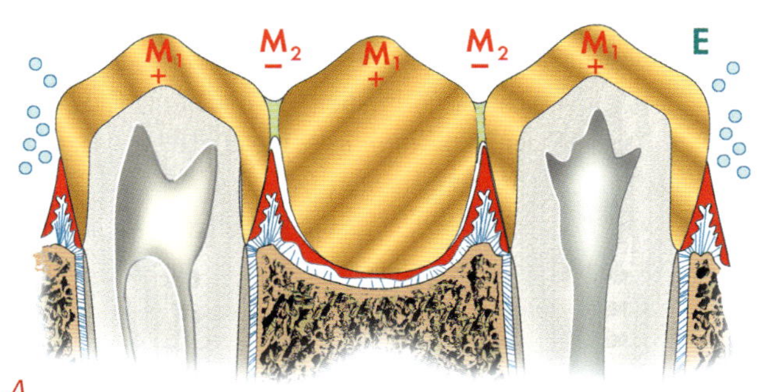

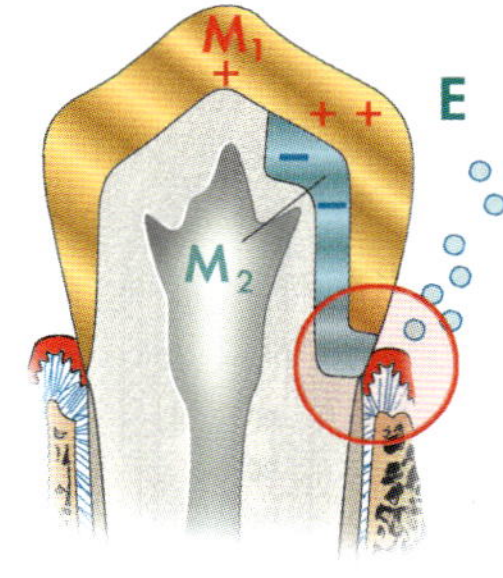

Abb. 575 - 577 Die Kontaktkorrosion tritt zwischen unterschiedlich edlen metallischen Bauteilen im Mundmilieu auf, weil durch die Kontaktsituation eine Art Kurzschluss zwischen den Metallelementen entsteht.

A) Bei einer Lötverbindung löst sich das unedlere Lot auf, weil eine Potentialdifferenz zu den Brückenteilen besteht.

B) Eine ähnliche Potentialdifferenz tritt auf zwischen einer Ammalgamfüllung und einer darüber gesetzten Krone.

C) Die typische Kontaktsituation besteht bei Approximalberührung zwischen Füllungen aus unterschiedlichen Metallen.

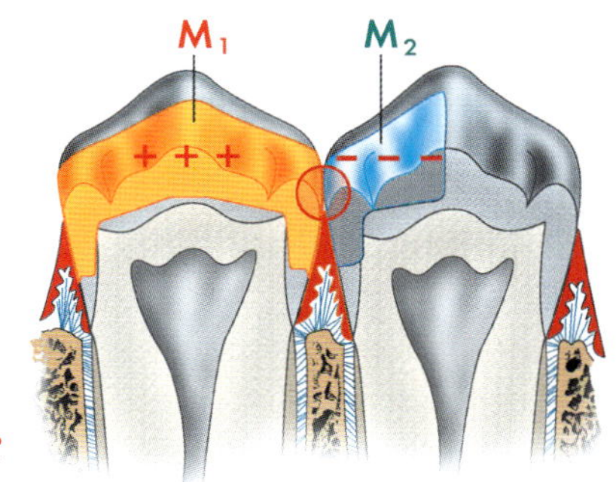

Korrosionsformen

Die *elektrochemische Korrosion* setzt sich stets aus einer Oxidation des angegriffenen Metalls und einer Reduktion des Angriffsmittels zusammen. In flüssigen Elektrolyten können beide Teilvorgänge gleichzeitig erfolgen.

Laufen bei der *elektrochemischen Korrosion* die Oxidation und Reduktion dicht nebeneinander ab, entstehen kleinflächige galvanische Elemente, mit einer Fläche von unter 0,01 mm^2, die als Lokalelemente bezeichnet werden. *Lokalelemente* können sich innerhalb einer heterogenen Legierung zwischen edleren und unedleren Metallkomponenten ausbilden (z.B. inhomogen erstarrte Goldlegierungen, Seigerungen, Lunker, Fremdmetalleinschlüsse). Es kommt zu einer *interkristallinen Korrosion* bevorzugt entlang der Korngrenzen, wodurch es schnell zu einer Verminderung der Festigkeitseigenschaften des Werkstoffs kommt. Bei der *intrakristallinen Korrosion* erfolgt der Angriff direkt im Korninneren.

Lokalelemente mit lokal unterschiedlicher Sauerstoffsättigung im Speichel lassen die Korrosion durch unterschiedliche Belüftung in einem oberflächlichen Lunker entstehen.

Ein *Belüftungselement* mit Lochfraßkorrosion entsteht, weil Metalle in einem sauerstoffarmen Elektrolyten schneller in Lösung gehen als in einem sauerstoffreicheren, wenn das Metall mit beiden Elektrolyten in Verbindung steht. Stark belüftete Regionen, die vom Speichel und der Luft ständig umspült sind, besitzen ein höheres elektrisches Potential als die unbelüfteten Regionen im engen Spalt.

In den *Poren oder Spalträumen* einer Legierung kommt es daher zur Korrosion, wenn im Poreninnern die unedleren Metallionen im sauerstoffarmen Speichel in Lösung gehen, um außerhalb der Poren mit Sauerstoff zu reagieren.

Als *Spaltkorrosion* wird ein Belüftungselement bezeichnet, bei dem die Korrosion in einem Spalt stattfindet. Sie entsteht oft an Stahldrähten, in Kunststoffprothesen oder an Wurzelstiften, sofern dort ein für Speichel zugänglicher Spalt vorhanden ist.

Die *Lochfraßkorrosion* erfolgt zunächst an eng begrenzten Stellen mit oberflächlichen kleinen Löchern, die sich in die Tiefe ausweiten.

Die *Kontaktkorrosion* entsteht über eine Potentialdifferenz verschiedener im Mund einander berührenden Legierungen. Die Kontaktelemente bilden ein temporär kurzgeschlossenes galvanisches Element, bei dem das unedlere Metall im Speichel (dem Elektrolyt) korrodiert, sich auflöst. Eine Edelmetallkrone und eine Amalgamfüllung können allein nicht korrodieren. Aber jeder antagonistische oder approximale Kontakt führt zur Bildung eines Kontaktelementes und damit zur Auflösung der Amalgamfüllung.

Als *Berührungskorrosion* bezeichnet man den Korrosionsverlauf infolge einer Berührung eines metallischen mit einem nichtmetallischen Körper.

Eine *Spannungsrisskorrosion* tritt auf, wenn auf einen Werkstoff neben dem elektrochemischen Angriff gleichzeitig mechanische Spannungen einwirken. Es entsteht eine intrakristalline Spannungskorrosion, die eine schnelle Zerstörung des Werkstoffs durch Rissbildung und korrosive Auflösung bewirkt.

Als *Korrosionsprodukte* werden die bei der Korrosion entstehenden Metallverbindungen bezeichnet, die flüchtig, löslich oder festhaftend sein können. Die *löslichen Korrosionsprodukte* lassen sich leicht von der Reaktionsstelle entfernen, z. B. wegspülen; danach kann die Korrosion unvermindert weitergehen. Wenn sich die Korrosionsprodukte auf der Metalloberfläche als dünner, dichter, unsichtbarer Film festhaften und eine unmittelbare Berührung zwischen Angriffsmittel und Metall verhindern, so kommt es zur *Passivierung* des Metalls und es findet kein merklicher Angriff mehr statt.

Als *Korrosionsversuche* bezeichnet man labortechnische und klinische Untersuchungsreihen über Legierungen für den zahnmedizinischen Einsatz. Sie sollen Aufschluss geben über die anfängliche Ionenabgabe nach Einsetzen einer Prothese.

Korrosionsversuche zeigen, dass bei Edelmetalllegierungen die anfänglich zu beobachtende Ionenabgabe nach wenigen Tagen, bei vielen Legierungen schon nach wenigen Stunden, völlig zum Erliegen kommt. Dies beruht auf einer Anreicherung der edlen Komponenten Gold und Platin an der Oberfläche. Dadurch wird die Legierung wirksam vor weiterer Korrosion geschützt. Dentaltechnische Bauteile geben geringe Spuren, vor allem von Zink, an den Speichel ab; dieser Effekt kann durch einen kurzen Beizvorgang im zahntechnischen Labor vorweggenommen werden.

Im Folgenden werden Zusammenhänge der elektrochemischen Elemente zu klären sein.

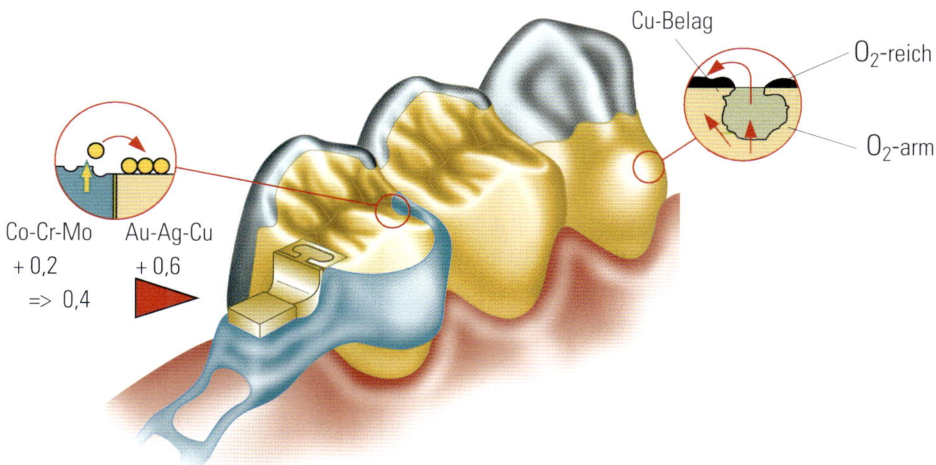

Abb. 578 Die elektrochemische Korrosion, wie sie bei galvanischen Elementen auftritt, kann auch beobachtet werden, wenn zwei unterschiedlich edle Metalle im Mund zusammengebracht werden, wobei der Speichel als Elektrolyt wirkt. Die unedlere Modellgussprothese aus einer Co-Cr-Mo-Legierung zersetzt sich gegenüber einer Goldbasis-Legierung. In diesem Zusammenhang muss eine weitere Art der elektrochemischen Korrosion, die durch unterschiedliche Belüftung des Speichels hervorgerufen wird, genannt werden. Ein Lokalelement (wie diese elektrolytische Korrosion genannt wird) entsteht in den Poren einer lunkerhaltigen Legierung, indem im Poreninnern die Metallionen im sauerstoffarmen Speichel in Lösung gehen, um außerhalb der Pore mit Sauerstoff zu reagieren. Es bildet sich am Porenrand daher ein Oxid oder Sulfid als Belag.

Abb. 579 Eine innerkristalline Korrosion tritt als Form der chemischen Korrosion ohne eine Elektrolytlösung auf, wenn sich in Gusslunkern bis in die Korngrenzen Oxide von Nichtedelmetallen ablagern. Wenn die Lunker bis an die Metalloberfläche reichen, entstehen sogenannte Belüftungselemente (Lochfraß). Die schlecht belüfteten, sauerstoffarmen Stellen wirken als Anode (der unedle Bereich) und werden aufgelöst.

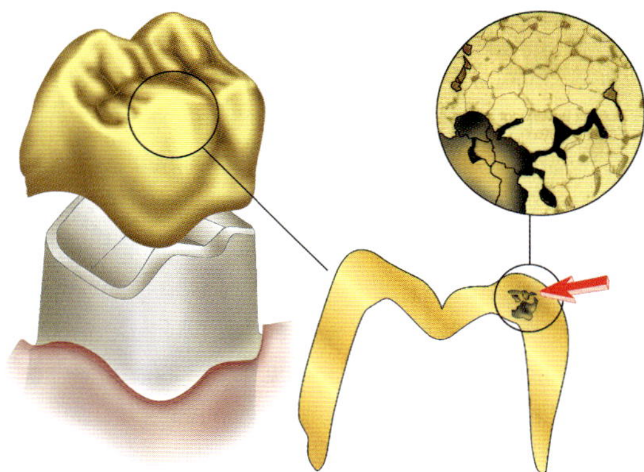

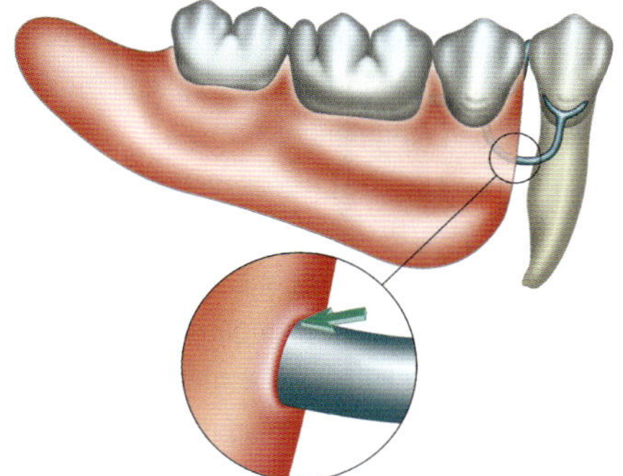

Abb. 580 Als Spaltkorrosion bezeichnet man ein Belüftungselement z. B. bei einer gebogenen V2A-Klammer, die an der Eintrittsstelle zum Kunststoff korrodiert und abbricht. Zwischen dem Kunststoff und der Drahtklammer entsteht ein Spalt, in den der Speichel eindringen und ein Belüftungselement ausbilden kann. Spaltkorrosion tritt auch auf bei kunststoffverblendeten Nichteledelmetallgerüsten, wenn durch Kunststoffquellung das Verblendmaterial abhebt und einen Spalt bildet.

Galvanisches Element

Eine ***elektrische Spannung*** kann erzeugt werden, wenn zwei verschiedene, geeignete Metallstäbe in ein Elektrolyt getaucht werden. Diese Versuchsanordnung nennt man ein elektrochemisches Element. Es wirkt allein aufgrund seines Aufbaus als Spannungsquelle. Dabei entsteht an dem einen Metallstab ein Elektronenüberschuss (am Beispiel vom Zinkstab, Abb. 512), am anderen Metallstab entsteht Elektronenmangel (am Beispiel von Kupfer). Der eine Stab wird also zum Minuspol (das unedlere Metall) und der andere Stab wird zum Pluspol.

Mit dem ***elektrochemischen Element*** kann elektrischer Strom erzeugt werden, und wenn der Strom abgenommen wird, zersetzt sich das unedlere Metall. Diese Versuchsanordnung wiederum wird als ***galvanisches Element*** bezeichnet.

Jetzt ändern wir die Versuchsanordnung und tauchen zwei gleiche Metallstäbe in einen Elektrolyten, z. B. in eine Natriumchloridschmelze. Wenn jetzt an die Metallstäbe eine Gleichspannung angelegt wird, dann wandern die positiven Natriumkationen zum Minuspol (Kathode) und die negativen Chlorionen zum Pluspol (Anode), wobei sich beide Ionen entladen. Anders gesagt: Es scheiden sich elementares Chlor und Natrium ab.

Diese ***Zerlegung in elementare Stoffe*** wird als Elektrolyse bezeichnet. Zwei Teilvorgänge laufen ab: Am Minuspol (Kathode) werden Elektronen aufgenommen, die Ionen werden reduziert; am Pluspol werden Elektronen abgegeben, die Ionen werden oxidiert. Man bezeichnet diese Vorgänge auch als anodische Oxidation und kathodische Reduktion.

Die ***Festlegung des Minus- und Pluspoles*** muss noch einmal deutlich gemacht werden: Der Minuspol ist gekennzeichnet durch Elektronenüberschuss und daher negativ; der Pluspol hat einen Elektronenmangel, so dass die positive Ladung überwiegt. Als Kathode wird immer der Pol bezeichnet, zu dem die Elektronen im Metall hinfließen, also eine Elektronenabgabe erfolgt. Darum sind die Bezeichnungen Anode und Kathode bei einer Stromquelle einerseits und einem Stromverbraucher andererseits vertauscht.

Bei der ***Elektrolyse*** können an dem Pluspol ganz unterschiedliche Vorgänge induziert werden, was davon abhängt, aus welchem Material die Anode besteht. Es gibt die Möglichkeit, die Anode an dem elektrochemischen Vorgang zu beteiligen. Die oben genannte Versuchsanordnung bezog sich auf einen Elektrolyten, der sich in der Elektrolyse zersetzt. Hierbei benutzt man unangreifbare Kohleelektroden.

Ersetzt man die ***Elektroden*** durch geeignete Metalle, dann kann an der Anode die Elektrolyse ansetzen, d.h., nicht der Elektrolyt wird zersetzt, sondern die Anode. Die Anode wird daher als ***Lösungselektrode*** und die Kathode als Ausscheidungs- oder Niederschlagselektrode bezeichnet.

Diese Versuchsanordnung findet Anwendung in der ***Galvanotechnik***. Beim galvanischen Verfahren besteht die Lösungselektrode (Anode) aus Silber. Das zu versilbernde Werkstück wird als Ausscheidungselektrode (Minuspol) in eine Lösung aus Silbersalz gehängt. Durch die Gleichspannung wird das Silber oxidiert, d. h., es kommt zu einer anodischen Oxidation, während am Werkstück die kathodische Reduktion abläuft und das Silber elementar abgeschieden wird.

Als ***Lösungselektrode*** kann auch das zu bearbeitende Werkstück selbst in eine Elektrolytlösung gebracht werden. Wenn eine Gleichspannung angelegt wird, kommt es am Werkstück, dem Pluspol, zu einer anodischen Oxidation und das zu bearbeitende Werkstück wird an der Oberfläche zersetzt, indem es schichtweise abgetragen wird. In der Zahntechnik werden auf diese Weise Modellgussgerüste geglänzt.

Das ***Werkstück als Lösungselektrode*** an eine Gleichspannung anzuschließen, kann noch weitaus differenzierter genutzt werden. Ein Werkzeug (Minuspol) wird mit dem Werkstück (Pluspol und Lösungselektrode) in ein geeignetes Elektrolytbad gesetzt, z. B. in eine wässrige Salzlösung. Durch die ***anodische Oxidation*** am Werkstück wird das Material ganz gezielt abgetragen. An dem Werkzeug wird u. a. Wasserstoff abgeschieden und die Werkstückionen werden in der Salzlösung aufgefangen.

Dieser besondere elektrolytische Prozess wird in der allgemeinen Technik als ***Elysieren*** bezeichnet und für schwer spanbare Werkstoffe (hochlegierte Späne und Hartmetalle) angewendet. Das Elysieren kann die Aufgabe des Bohrens, Schneidens, Schleifens oder Fräsens übernehmen. Auch in der Zahntechnik wird dieses Verfahren angewendet.

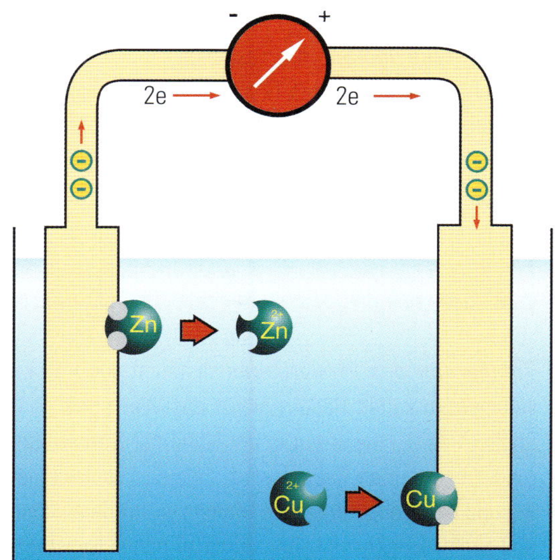

Abb. 581 In einem galvanischen Element wird folgender Sachverhalt ausgenutzt: Taucht man zwei unterschiedliche Metalle in eine Elektrolytlösung, in diesem Fall einen Kupfer- und einen Zinkstab, dann ergibt sich aufgrund der unterschiedlichen Neigung beider Metalle, in den Ionenzustand überzugehen, eine Spannungsdifferenz. Schließt man jetzt die beiden Stäbe mit einem elektrischen Leiter zusammen, dann fließt ein Strom, das Zink wird in Ionenform in Lösung gehen und aufgelöst.

Abb. 582 Die Versuchsanordnung des Galvanoelements kann benutzt werden, um, anstatt das Elektrolyt oder die Kathode zu zersetzen, eine anodische Oxidation durchzuführen. Wenn in ein geeignetes Elektrolyt ein metallisches Werkstück und eine Silberelektrode gebracht werden, dann wird sich das Silber auflösen und auf dem Werkstück als metallischer Belag absetzen, wenn eine Gleichspannung angebracht wird. Dazu muss das Werkstück an den Minuspol und die Silberelektrode an den Pluspol angeschlossen sein. Dieses Verfahren wird beim Versilbern z. B. von Abformungen angewendet.

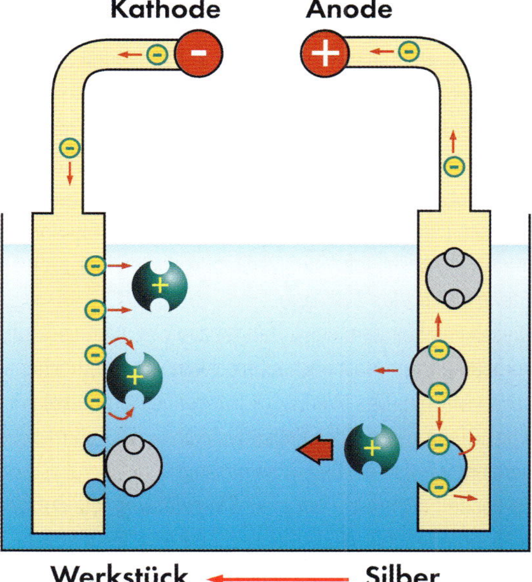

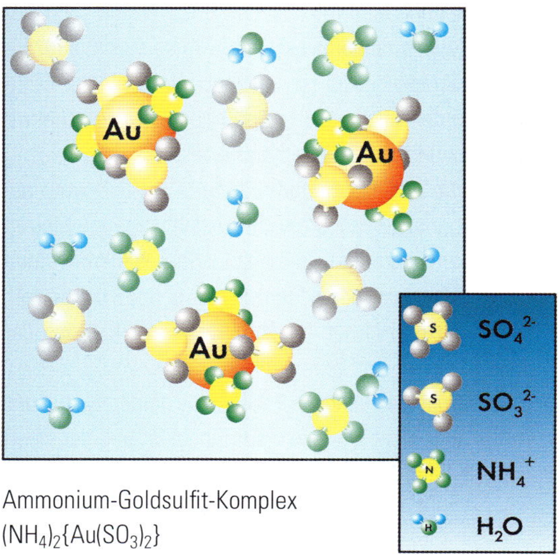

Ammonium-Goldsulfit-Komplex
$(NH_4)_2\{Au(SO_3)_2\}$

Abb. 583 In der Galvanotechnik wird die Kathode durch das zu beschichtende Werkstück gebildet, das in einem elektrisch leitfähigen galvanischen Bad hängt. Die galvanischen Bäder sind wässrige Lösungen aus verschiedenen Salzen, in denen die Metalle in komplex gebundener Form enthalten sind. Die Elektrolytbestandteile des galvanischen Bades (AGC-Bades der Firma Wieland) sind Ammonium-Goldsulfit-Komplexe; das sind Elektrolyte aus elektrisch positiv und negativ geladene Ionen, die den elektrischen Strom leiten. Die Metallabscheidung (hier Gold) findet an der Kathode statt. Unter Aufnahme eines Elektrons wird der Metallkomplex aufgespalten und elektrisch neutrales Metall setzt sich auf der Kathode ab. Die Reste des verbrauchten Salzes bleiben im Elektrolyten zurück.

Elektrolytische Verfahren

Als elektrolytische Verfahren der Galvanisationstechnik werden in der Zahntechnik die elektrolytische Oberflächenbearbeitung, wie das elektrolytische Polieren, Glänzen (Polierelysieren), die elektroerosive Bearbeitung (Funkenerosion) und das Galvanoforming, verwendet.

Mit ***mechanischen Feinbearbeitungsverfahren*** soll zum einen die Oberflächenbeschaffenheit (Rauigkeit) eines Werkstücks verändert werden und man nutzt dazu solche Verfahren wie das Feinschleifen und Polieren; zum anderen soll die Formgenauigkeit und Maßgenauigkeit der bearbeiteten Flächen gesteigert werden, wozu man die Verfahren des Parallelfräsens benutzt. Mit der elektrolytischen Oberflächenbearbeitung ist ebenfalls eine Feinbearbeitung von Oberflächen möglich.

Mit *elektrolytischen Feinbearbeitungsverfahren* wie dem Polierelysieren und der Funkenerosion können die Oberflächengüte, Form- und Maßgenauigkeit gesteigert werden. Diese schneidlosen Materialabtragverfahren sind nur für elektrisch leitende Werkstoffe anwendbar.

Elektrolytisches Polieren

Dieses Feinbearbeitungsverfahren dient der Verbesserung vorbearbeiteter Flächen hauptsächlich mit elektrochemischen Mitteln. Das Werkstück (Modellgussprothese) wird zum „Glänzen“, wie das Polierelysieren in der Zahntechnik genannt wird, in ein Elektrolyt gehängt.

Es handelt sich dabei um eine ***Säurelösung***, die auf den zu bearbeitenden Werkstoff bezogen ist. Das Werkstück wird an den Pluspol einer Gleichspannung angeschlossen und bildet so die Anode, während die Kathode (Kupferkathode) in der Gefäßwandung untergebracht ist.

Der Vorgang stellt die Umkehrung des galvanoplastischen Verkupferns oder Versilberns dar, denn bei eingeschaltetem Strom wird von der Oberfläche des Werkstücks Material abgetragen. Die Oberfläche wird dadurch eingeebnet, weil an den Spitzen der Oberflächenrauigkeit der Materialabtrag wesentlich höher ist als in den Rautiefen.

Die Menge des ***Abtragvolumens*** ist von mehreren Faktoren abhängig:

1. ***Oberfläche*** muss feingeschliffen sein, also keine Schmutz- oder Oxidreste aufweisen. Daher wird vor dem Glänzen gründlich abgestrahlt.
2. *Stromstärke und Spannung* sind nach oben begrenzt. Es werden zwischen 9 bis 12 Volt Spannung bei 2 bis 4 Ampere anzusetzen sein. Zu hohe Stromstärken führen zur Erwärmung des Elektrolyten. Dann wird die Oberfläche ganz ungleichmäßig abgetragen; an Kanten, Spitzen und Vorsprüngen geht sehr viel Material verloren.
3. *Elysierzeit* ist begrenzt, denn wenn zu lange geglänzt wird, kann sich das Werkstück schließlich ganz auflösen.
4. *Temperatur des Elysierbades* bestimmt das Abtragvolumen: In kalten Bädern glänzt das Werkstück ganz ungleichmäßig, meist nur in der Nähe der Stromzuführung. In zu heißen Bädern wird ebenfalls ungleichmäßig und zuviel abgetragen, es kommt zur Streifenbildung und zu Passungenauigkeiten durch zu hohen Substanzverlust. Günstig ist es, das Bad auf 40 bis 50 °C vorzuwärmen, mehrmals ca. 5 min lang zu glänzen und zwischen den Arbeitsgängen das Werkstück abzuwaschen.

Der *Vorteil des Polierelysierens* liegt darin, dass auch Oberflächendetails erfasst werden, die mit der normalen spanabhebenden Umformung nicht erreicht werden. Außerdem wird bei harten Materialien die Oberfläche so gut vorbereitet, dass ein anschließendes mechanisches Feinschleifen und Polieren wesentlich rationeller erfolgen kann.

Polierelysierte Flächen können auf Rautiefen von etwa 0,1 µm gebracht werden, wobei ca. 40 µm abgetragen werden können. Solchermaßen bearbeitete Oberflächen haben eine höhere Korrosionsfestigkeit und sind auch mechanisch widerstandsfähiger, weil Ausgangspunkte für Risse und Spannungsspitzen entfernt wurden. In der Zahntechnik werden vorzugsweise Co-Cr-Legierungen geglänzt, aber auch Au-Pt-Legierungen lassen sich glänzen.

Edelmetalle und Edelmetall-reduzierte Legierungen lassen sich aber auch durch rein chemische Vorgänge (Beizen und Brennen) bearbeiten. In erhitzten Säurebädern werden diese Oberflächen von Oxiden, Schmutz und Fett befreit. Hier handelt es sich um das Abbeizen oder Brennen der Metallteile in einem Säurebad.

Ein *Abtragen* der Werkstoffoberfläche findet zwar auch statt, ist aber nicht nennenswert. Eine Glättung der Oberfläche wie beim Polierätzen (Polierelysieren) tritt nicht auf.

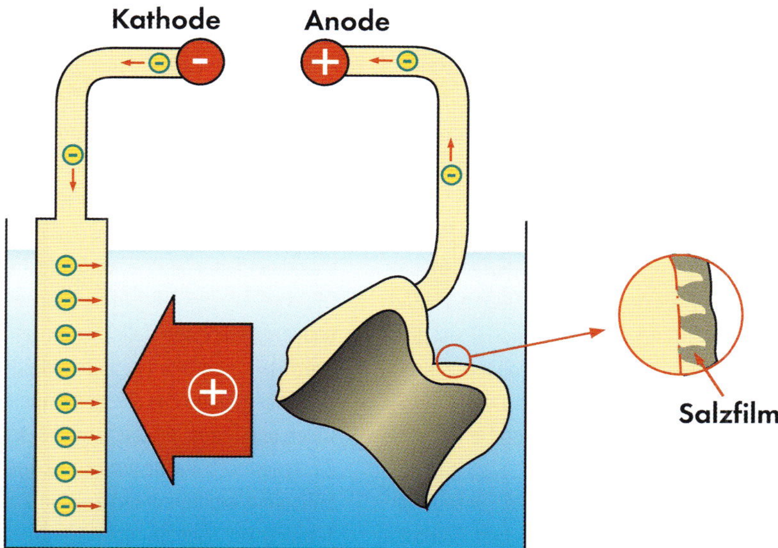

Abb. 584 Es besteht auch die Möglichkeit, das Werkstück als Lösungselektrode einzusetzen. Das Werkstück und eine metallische Kathode werden in eine Elektrolytlösung gehängt, das Werkstück wird an einen Pluspol mit Gleichspannung und die Kathode an den Minuspol gebracht. Jetzt wird sich das metallische Werkstück an der Oberfläche zersetzen, d.h., es wird von der Oberfläche gezielt Material abgetragen. Dieses Verfahren findet beim Glänzen, dem elektrolytischen Polieren, Anwendung.

Elektroerosive Bearbeitung

Elektroerosive Bearbeitung ist ein materialabtragendes Verfahren zur Erhöhung der Form- und Passgenauigkeit der zu bearbeitenden Oberfläche. Es können mit dem Elektroerodieren besonders harte Metalle, die mit spanabhebenden Verfahren nur mühsam zu bearbeiten sind, sehr genau umgeformt werden.

Das ***physikalische Prinzip*** der elektroerosiven Bearbeitung besteht darin, dass zwischen dem Werkzeug (negative Elektrode) und dem Werkstück (positive Elektrode) elektrische Entladungen stattfinden, wobei beide Teile durch ein nicht leitendes Arbeitsmedium, dem sogenannten Dielektrikum (ein Petroleum) getrennt sind. Je nach der Art der Entladungen kann zwischen Funken- und Lichtbogenerosion unterschieden werden.

Die ***elektrische Entladung*** in Form eines Funkens entsteht, wenn die Spannungsdifferenz zwischen Werkzeug und Werkstück größer ist als die Durchschlagsspannung (Isolierfähigkeit) des Dielektrikums. Wenn die Spannung angelegt ist, bildet sich beim Zündvorgang zwischen den Elektronen eine Schicht ionisierten Gases von hoher Temperatur (ca. 800 °C); diese Schicht wird als Plasmakanal bezeichnet. Das Plasma besteht aus verdampften Metallatomen des Werkstückes in einer hochverdichteten Dampfblase von mehreren Atmosphären Druck.

Der ***Materialabtrag*** geschieht, indem durch die Funkenentladung das Metall des Werkstückes verdampft wird. Der Funken ist ein sehr kleiner Lichtbogen, der im Auftreffpunkt so hohe Temperaturen erzeugt, dass der Werkstoff verdampft. Das Abtragvolumen ist hierbei von der Höhe der elektrischen Entladung (Stromstärke und -spannung) und der Frequenz der Entladung abhängig.

Das ***Abtragvolumen*** bei Stahl liegt im Bereich von 6 bis 12 mm^3/min, bei Hartmetallen wesentlich niedriger, wobei auch ein Werkzeugverschleiß von bis zu 100 % auftreten kann; ansonsten ist die Werkstückerosion 99,5 % und die des Werkzeuges 0,5 %. Die Rautiefen an der bearbeiteten Oberfläche betragen in günstigen Fällen 1 bis 3 µm, was einer Passgenauigkeit (Abbildungsgenauigkeit der Elektrodenform) von +0,01 mm entspricht.

Beide Qualitäten (***Rautiefe und Abtragvolumen***) sind direkt abhängig von der Funkenentladungsfrequenz. Je höher die Frequenz (ca. 5 - 6 KHz), umso geringer ist das Abtragvolumen, aber umso geringer ist auch die Rautiefe, also umso größer ist die Passgenauigkeit.

Durch die sehr häufigen ***Entladungsvorgänge*** werden die Werkstoffpartikel durch Schmelzen und Verdampfen, aber auch durch Abplatzen abgetragen und vom Dielektrikum fortgeschwemmt. Auf diese Weise bildet sich, entsprechend der Form der Werkzeugelektrode, eine Vertiefung.

Die ***Werkzeugelektroden*** können aus Kupfer bestehen und erodieren ebenfalls ab; in der Zahntechnik werden spezifisch geformte Graphitelektroden verwendet, mit denen sehr genaue Passflächenformen für Geschiebe, Stege, Rillen und Riegel erodiert werden können.

Es lassen sich ***verschiedene Legierungen*** in einem Arbeitsgang erodieren, um z. B. in Parallelpassungen einen Tertiäranker (Schub- oder Steckriegel) einzubringen. So kann die Graphitelektrode z. B. zylindrisch sein und einen Durchmesser aufweisen, der einem vorgefertigten Stift entspricht; der Stift wird dann in die passgenaue, erodierte Führung geschoben. Die Graphitelektrode kann auch die Querschnittform eines „T's" aufweisen, umso ein T-Geschiebe zu erodieren, in das ein konfektioniertes Sekundärteil geschoben werden kann.

Die ***Funkenerzeugung*** erfolgt über einen Generator im Funkenerosionsgerät, dessen Hauptfunktion darin besteht, die Zünd- und Entladungsspannung zu liefern, den Entladestrom und die Entladedauer zu begrenzen und die Funkenfrequenz zu erzeugen. Die Funkenfrequenz wird durch elektrische Schaltkreise erzeugt: durch Kippkreisverfahren (RC–Generator) oder Schwingkreisverfahren (RCLD–Generator), bei denen Spannungsspitzen über die Entladung von Kondensatoren erreicht werden.

Bei den ***Impulsgeneratoren***, wie sie in der Zahntechnik verwendet werden, steuert ein Oszillator die Funkenfrequenz. Mit diesen Impulsgeneratoren können energiegleiche Funken bei konstanten Funkenstrecken entstehen, während die Funkenfrequenz variabel steuerbar ist. Dadurch lässt sich eine gleichmäßige Oberflächenqualität bei gleichbleibendem Materialabtrag erreichen. Mit den Impulsgeneratoren werden die differenziert geformten Graphitelektroden verwendet.

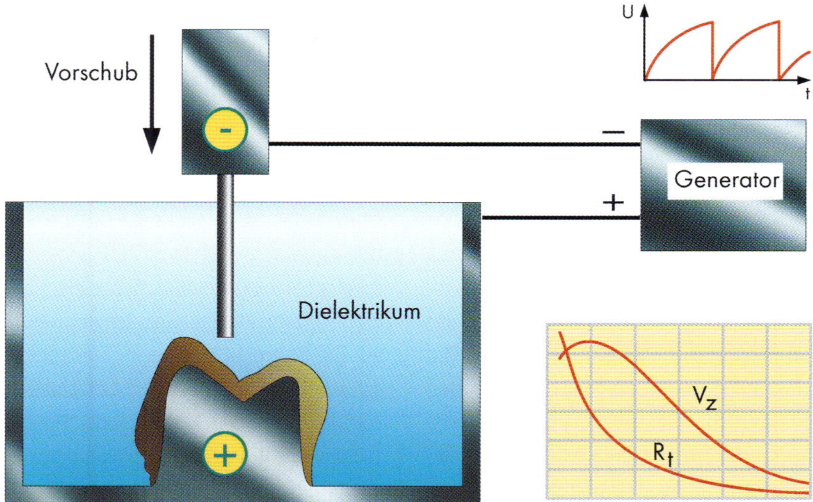

Abb. 585 Das Elektroerodieren ist ein materialabtragendes Verfahren, das nur für elektrisch leitende Werkstoffe anwendbar ist. Das Abtragen des Materials erfolgt über elektrische Entladungsvorgänge zwischen dem Werkstoff und dem Werkzeug. Die grundsätzliche Anordnung zeigt den Generator zur Erzeugung des Lichtbogenstroms und das Arbeitsgefäß mit dem Dielektrikum. Die Minus-Elektrode wird über eine mechanische Vorrichtung an die Plus-Elektrode (Werkstück) herangeführt. Durch die kleinen sehr häufigen Entladungsvorgänge zwischen den Elektroden werden Werkstoffpartikel von dem Werkstück abgetragen und durch das Dielektrikum fortgeschwemmt. Die Funkenerzeugung wird vom Impulsgenerator erzeugt. Das nebenstehende Diagramm zeigt den Zusammenhang zwischen Rautiefe, Abtragsvolumen und Funkenfrequenz: Bei hoher Funkenfrequenz sind Abtragvolumen und Rautiefe gering.

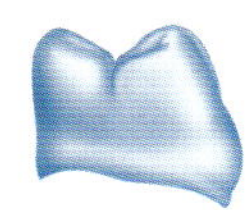
1. Wachskrone

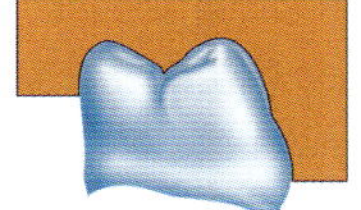
2. Einbetten der Wachskrone bis zum Äquator

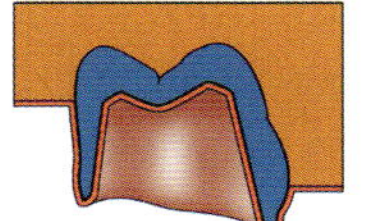
3. Galvanisches Beschichten mit Kupfer

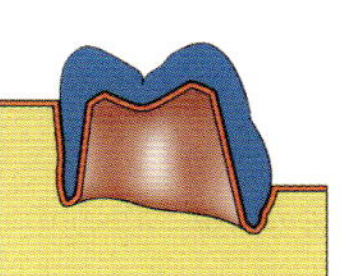
3a. Verstärkung der Galvanoschicht mit Epoxitharz

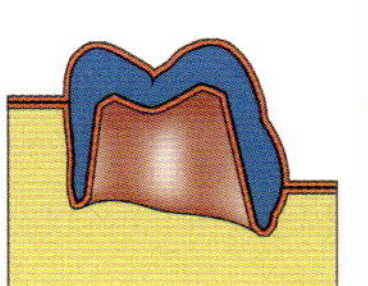
4. Galvanisches Beschichten mit Kupfer

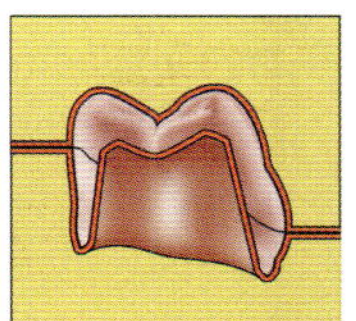
4a. Verstärkung der Galvanoschicht mit Epoxitharz

Abb. 586 - 593 Kronen lassen sich durch Funkenerosion herstellen, indem zunächst auf galvanischem Wege zwei Negativformen der Krone angefertigt werden, die als Formelektroden dienen. Zunächst wird die modellierte Wachskrone (1) bis zum Äquator eingebettet (2) und der Stumpfteil mit einer Kupferlegierung galvanisch beschichtet (3); danach wird der okklusale Anteil (4) angefertigt. Die zweiteilige Form-Elektrode wird als Kathode und der Legierungsrohling (5) als Anode geschaltet, an den Impulsgenerator angeschlossen und beides in das Dielektrikum getaucht. Dieses Verfahren ist im Vergleich zur üblichen Herstellungsweise sehr zeit- und materialaufwendig und erfordert größere Investitionen.

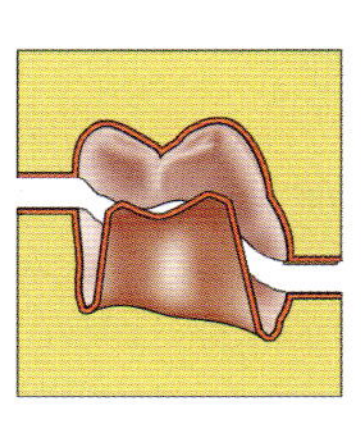
4 b. zweiteilige Formelektroden

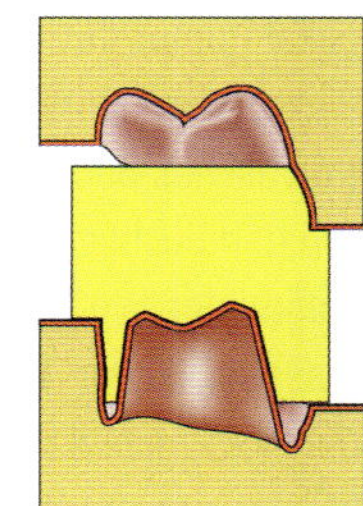
5. Formelektroden mit Legierungsrohling

Galvanische Metallabscheidung

Die *Elektrolyse* ist die Umkehrung des Galvanoelementes, mit der auf galvanischem Weg Metall abgeschieden wird. Beim Galvanoelement liefern die chemischen Reaktionen elektrische Energie, während bei der Elektrolyse die chemischen Reaktionen durch elektrischen Strom ausgelöst werden.

Bei der *galvanischen Metallabscheidung* auf elektrisch leitende Oberflächen wird der zu galvanisierende Gegenstand als Kathode in ein elektrolytisches Bad gehängt, das ein komplexes Salz des abzuscheidenden Metalls enthält. Anode (Pluspol) und Kathode (Minuspol) sind in einen Stromkreis mit niedriger Gleichspannung (bis 12 V) eingebunden. Bei *eingeschaltetem Strom* scheidet sich der Metallniederschlag an der Kathode ab, weil das Salz des Elektrolysebades dissoziiert und die positiven Metallionen der Salzlösung mit dem Gleichstrom zur Kathode wandern.

Dabei laufen folgende *Elektrodenvorgänge* ab:

anodische Oxydation: $Me \Rightarrow Me^+ + e^-$;

kathodische Reduktion: $Me^+ + e^- \Rightarrow Me$.

Mit diesem Verfahren lassen sich dicke Schichten aus reinem Metall auf elektrisch leitende Oberflächen abscheiden. Beim normalen Galvanisieren können ca. 0,1 bis 10 µm starke Schichten und beim Galvanoforming bis zu 1 mm starke Schichten aufgetragen werden. Im zahntechnischen Bereich verwendet man die *Galvanisation* für:

- das *Versilbern* von Modellen (Modellgalvanoplastik),
- das *Vergolden* von Metallkonstruktionen (Oberflächenveredelung),
- die *Galvanoplastik* (Trägerkäppchen für Aufbrenn-teile, Sekundärteleskope)

Bei der *Galvanoplastik* wird auf einen elektrisch leitenden Kern, der anschließend entfernt wird, eine bis zu 1 mm starke Schicht abgeschieden. Zuerst wird ein Duplikatstumpf mit Silberlack beschichtet, dieser mit einem elektrischen Leiter verbunden und als Kathode in ein elektrolytisches Bad gehängt.

Die gebräuchlichen *galvanischen Elektrolyte* sind Goldsulfitbäder, wo das Gold in ungiftigen Sulfitkomplexen in wasserlöslicher Form vorliegt. Das sulfitische Goldbad der AGC-Technik (Auro Galvano Crown; Firma Wieland) ist ein Ammonium-Gold-Sulfit-Komplex $\{(NH_4)_3Au(SO_3)_2\}$, mit dem sich gleichmäßige Schichtstärken erzeugen lassen. Goldsulfitbäder sind aufwendig in Herstellung und Prozessführung und daher teuer. Die chemische Stabilität der Bäder ist allerdings geringer als bei den früher verwendeten giftigen cyanidbasierten Goldbädern.

Wird dieses *Ammonium-Gold-Sulfit-Salz* in Wasser gelöst, dissoziert es zu elektrisch positiv und negativ geladenen Ionen. Wird ein Gleichstrom eingeleitet, nimmt der Goldkomplex ein Elektron auf und zerfällt; das Goldion scheidet sich als metallisches, elektrisch neutrales Metall an der Kathode (Silberlackschicht des Duplikatstumpfes) ab. Die Salzreste bleiben im Elektrolyt zurück. Die abgeschiedene Schichtdicke und Schichtstruktur ist abhängig von Zeitdauer und Strommenge. Hohe Stromdichten erzeugen eine grobkörnige Schicht, eine dicke Metallschicht entsteht bei langer Abscheidungsdauer.

Die entstandende *Feingoldkappe* hat eine gleichmäßige, homogene Materialstärke mit herausragender Passgenauigkeit. Lunker, Inhomogenitäten und Verunreinigungen, wie sie beim Gießen vorkommen, treten beim Galvanoforming nicht auf; und da die Galvanokappe aus fast reinem Gold besteht, ist sie sehr korrosionsbeständig.

Nach dem *Galvanisieren* werden der Duplikatstumpf und der Silberlack aus der Feingoldkappe entfernt und diese mit einem Haftvermittler (Bonder) versehen, wenn eine Aufbrennkeramikkrone hergestellt werden soll. Das Aufbrennen der Keramik kann in bewährten Verfahren erfolgen. Durch die Glühbehandlung (Bonder- und Keramikbrand) bildet sich die amorphe Materialstruktur jedoch in ein sehr feinkörniges kristallines Gefüge um, womit eine Abnahme der Härte verbunden ist.

Mit diesem Verfahren lassen sich, außer den Feingoldkappen für die Aufbrennkeramik, auch Sekundärteile für *Teleskope* und *Trägergerüste* für sogenannte *Galvanoinlays* herstellen. Auch hierzu wird der galvanische Metallüberzug auf einem Duplikatstumpf hergestellt. Auf das Trägergerüst für das Galvanoinlay wird die Keramik aufgebrannt, während die Teleskopsekundärkappe in eine Teritärkonstruktion (Modellgussgerüst) eingeklebt wird.

Doppelkronenkonstruktionen besitzen durch die sehr gute Passgenauigkeit des Sekundärteils ein bemerkenswertes Haft- und Gleitreibungsverhalten. Die weichen Galvanokappen zeigen bei normaler Belastung einen hohen Abrieb, der sich durch galvanisches Vergolden wieder aufbauen lässt.

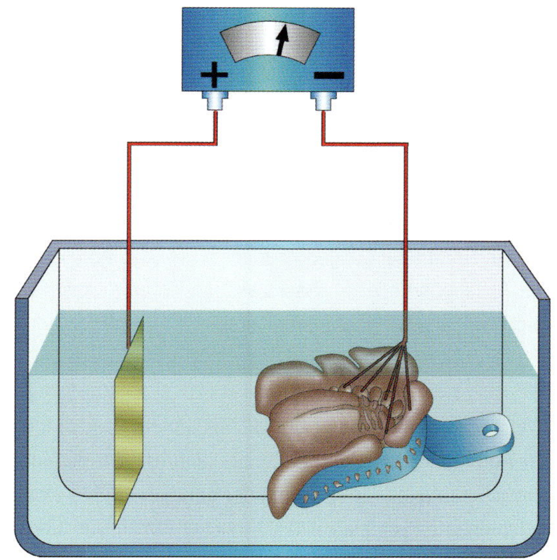

Abb. 594 Bei der galvanoplastischen Modellherstellung werden Modelle oder Modellteile mit einem galvanoplastischen Metallüberzug aus Kupfer, Silber oder Nickel versehen. Dazu wird das nichtleitende Abformmaterial (Silikon, Polyäther) mit elektrisch leitendem Graphit, Silberspray oder Galvospray besprüht und mit dem negativen Pol verbunden, um in ca. 12 Stunden, bei 2,8 bis 6 V, 10 mA im Elektrolytbad galvanisiert zu werden. Die im Elektrolytbad enthaltenen Metallionen setzen sich auf der negativ gepolten Kontaktschicht ab. Nach dem Galvanisieren wird der verbleibende Hohlraum mit Gips ausgegossen und ein normales Sägeschnittmodell hergestellt. Das Verfahren ist zeitaufwendig, teuer und erfordert einen hohen apparativen Aufwand, bietet aber herausragende Oberflächenqualität.

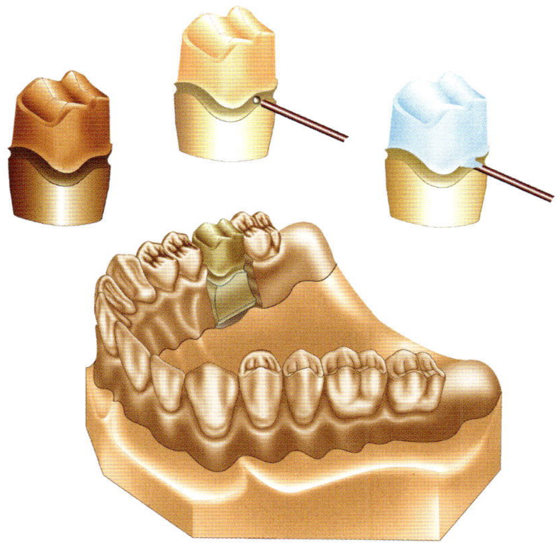

Abb. 595 Der prinzipielle Herstellungsgang der Galvanoplastik sieht vor, einen Duplikatstumpf anzufertigen, der mit Silberleitlack beschichtet wird, und diese elektrisch leitende Schicht mit einem elektrischen Leiter zu verbinden. Der Silberleitlack bedeckt den Zahnstumpf oder die Kavität eines Inlays bis an die Präparationsgrenze. Der elektrische Leiter (meist Kupferdraht) wird in einer Bohrung im Stumpf mit Sekundenkleber befestigt und mit dem Silberleitlack am Zahnstumpf verbunden. Danach wird der Leiter mit einem Gummischlauch isoliert.

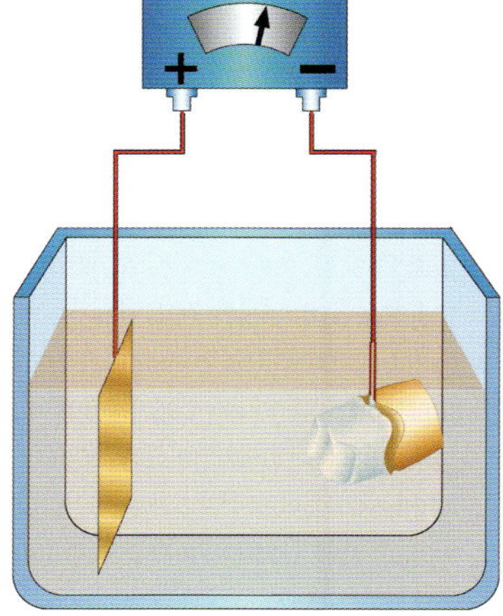

Abb. 596 Der beschichtete Stumpf wird als Kathode in das elektrolytische Ammonium-Gold-Sulfitbad gehängt. In einem Galvanisierungszeitraum von fünf bis zwölf Stunden wird eine 0,2 - 1,0 mm starke Schicht aus Feingold abgeschieden. Der Stumpf lässt sich mechanisch und chemisch aus dem Feingoldkäppchen lösen und der Silberleitlack durch Abstrahlen beseitigen. Da der Leitlack den Ausdehnungsbereich vorgibt, wird der Randbereich entsprechend der Vorarbeit genau sein. Der Rand lässt sich mechanisch nacharbeiten.

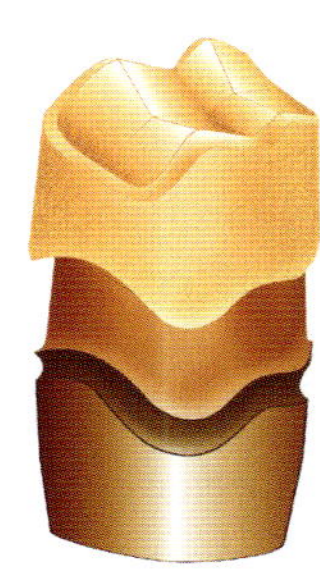

allgemeine Eigenschaften	*zahntechnische Verwendung*
Aluminium ist ein sehr weiches und duktiles Leichtmetall aus der dritten Hauptgruppe des Periodensystems der Elemente. Es ist in der oberen Erdkruste zu 8,1% vorhanden, also häufiger als Eisen. Das dreiwertige Aluminium ist chemisch sehr unedel und ist in Säuren und Laugen löslich. Dennoch ist reines Aluminium sehr korrosionsbeständig, weil es sich unter Luftsauerstoff sehr schnell mit einer auch in Säuren beständigen Oxidschicht überzieht (Passivierung). Die Herstellung des Rohaluminiums erfolgt über Schmelzflusselektrolyse und erfordert pro Kilogramm 20 kWh Strom.	Aluminium wird als Griffmaterial für individuelle Löffel verwendet sowie als konfektionierte Blechhülsenkrone für den provisorischen Ersatz. Es ist als geringer Legierungsbestandteil in Titanlegierungen und in Keramikwerkstoffen enthalten (Aluminiumoxidkeramik). Aluminiumoxidpulver (Korund) ist ein sehr hartes Schleifmittel und Sandstrahlmittel. Der Feinstaub aus Korund ist scharfkantig und bildet die Gefahr der Lungenschädigung, so dass Korund nur mit Absaugung oder in geschlossenen Geräten (Abstrahlkammern) angewendet werden soll.
Beryllium ist ein silberglänzendes Leichtmetall, das zu den seltenen Elementen zählt und nicht gediegen auftritt, sondern nur in Form verschiedener Minerale. Beryllium hat amphoteren Charakter, ist leicht oxidierbar und überzieht sich mit einer passivierenden Oxidschicht; in nicht oxidierenden Säuren (z.B. Salzsäure) wird es schnell aufgelöst; es löst sich auch in wässrigen Alkalien. Berylliumstaub und Berylliumverbindungen sind giftig. Berylliumvergiftung betrifft die Atemwege und die Lunge durch Einatmen von berylliumhaltigem Staub oder Berylliumdämpfen.	Wenn Beryllium in einigen Nichtedelmetalllegierungen für Aufbrennkeramik enthalten ist, kann es trotz geringer Gewichtsanteile (1,8%) wegen der geringen Dichte einen Volumenanteil von bis zu 20% erreichen. Nach DIN 13912 sollen Dentallegierungen wegen der Gesundheitsgefährdung kein Beryllium enthalten. Es wirkt als Kornfeiner, senkt die Gießtemperatur und bewirkt die Aushärtbarkeit von Legierungssystemen. Es setzt die Korrosionsfestigkeit der Legierung herab. Es oxidiert leicht beim Löten und verhindert eine saubere Lotnaht.
Blei ist ein Schwermetall, das an frischen Schnittflächen silberhell glänzend ist; es besitzt geringe Elastizität, aber große Dehnbarkeit und lässt sich zu dünnen Folien ausziehen. Blei oxidiert an der Luft, wobei sich eine sehr dünne Schutzschicht aus oxid-, hydroxid- und carbonathaltigen Bleiverbindungen bildet, die eine weitere Oxidation verhindert. Bleiverbindungen sind stark giftig. Blei wird für die Ummantelung von Kabeln, für Wasserrohre, für Akkumulatoren, für Dichtungen und Folien, Behälter und Röhren, die mit Säuren in Berührung kommen, und für den Strahlenschutz verwendet.	Verzinnte Bleifolie wird zum Hohllegen, Abdecken und Ausblocken von Modellteilen oder Platzhalterschablonen verwendet. Blei ist Legierungsbestandteil in niedrigschmelzenden Sondermetallen (Sprühmetalle oder Wood-Metall aus Wismut, Blei, Zinn und Kadmium, für Stanz- und Prägeformmetalle). Blei erzeugt Bleivergiftungen (Saturnismus) durch Einatmen von Bleistaub, Bleirauch und Bleidampf oder durch perorale Aufnahme und Hautresorption. Symptome sind Allgemeinbeschwerden, später Magenbeschwerden, Gelenkschmerzen, Muskellähmungen und Nierenschädigung, Bleisaum am Zahnfleisch u.a.m.
Cadmium (Kadmium) ist ein leicht schneidbares Metall, das zu den seltenen Elementen zählt und als Nebenprodukt bei der Zinkgewinnung gewonnen wird. Es lässt sich zu dünnen Folien und Drähten ausziehen, überzieht sich an der Luft rasch mit einer dünnen Oxidschicht und wird als korrosionshemmender Überzug auf metallischen Werkstücken, zur Herstellung leicht schmelzbarer Legierungen, als Bestandteil von Amalgamfüllungen und von Lagermetalllegierungen verwendet.	Cadmium und seine Verbindungen sind in größeren Mengen für Mensch, Tier und Pflanze stark giftig, es ist dennoch ein lebensnotwendiges Spurenelement, das in der Medizin als mildes antiseptisches Mittel verwendet wird. Cadmiumoxid, eine Sauerstoffverbindung des Cadmiums, wird für Glasuren und galvanische Überzüge verwendet. Cadmium war Bestandteil von Silber-Palladiumlegierungen und den Loten; wegen der Gesundheitsgefährdung weitgehend ersetzt.

physikalische Eigenschaften				*Metalle*
				Aluminium 13 **Al** 26,982
Dichte	2,6982 g/cm^3	Härte (HV 3/50)	19	
Schmelzpunkt	660,25 °C	Zugfestigkeit	60 N/mm^2	
Siedepunkt	2518,85 °C	E-Modul	$7{,}11 \cdot 10^4$ N/mm^2	
Farbe	stahlgrau	Bruchdehnung	55 %	
Wärmeausdehnungskoeffizient;	WAK: α 23,86 $\cdot 10^{-6} \cdot K^{-1}$			
Kristallgitter	kubisch-flächenzentriert			
Vorkommen	nie in reiner Form, nur als Oxid Al_2O_3			
				Beryllium 4 **Be** 9,012
Dichte	1,85 g/cm^3	Härte (HV 3/50)	125	
Schmelzpunkt	1277,85 °C	Zugfestigkeit	310 N/mm^2	
Siedepunkt	2468,85 °C	E-Modul	$28{,}72 \cdot 10^4$ N/mm^2	
Farbe	stahlgrau	Bruchdehnung	4 %	
Wärmeausdehnungskoeffizient;	WAK: α 12,3 $\cdot 10^{-6} \cdot K^{-1}$			
Kristallgitter	hexagonal			
Vorkommen	nur gebunden als Mineral Beryll: $Be_3Al_2Si_6O_{18}$			
				Blei (Plumbum) 82 **Pb** 207,2
Dichte	11,342 g/cm^3	Härte (HV 3/50)	14	
Schmelzpunkt	327,65 °C	Zugfestigkeit	13 N/mm^2	
Siedepunkt	1748,85 °C	E-Modul	$1{,}57 \cdot 10^4$ N/mm^2	
Farbe	blaugrau	Bruchdehnung	31 %	
Wärmeausdehnungskoeffizient;	WAK: α 29,4 $\cdot 10^{-6} \cdot K^{-1}$			
Kristallgitter	kubisch-flächenzentriert			
Vorkommen	in Bleierzen z. B. Galenit, selten gediegen			
				Cadmium 48 **Cd** 112,4
Dichte	8,69 g/cm^3	Härte (HV 3/50)	16–22	
Schmelzpunkt	321,18 °C	Zugfestigkeit	66,7 N/mm^2	
Siedepunkt	766,85 °C	E-Modul	$6{,}23 \cdot 10^4$ N/mm^2	
Farbe	silberweiß	Bruchdehnung	55 %	
Wärmeausdehnungskoeffizient;	WAK: α 29,4 $\cdot 10^{-6} \cdot K^{-1}$			
Kristallgitter	hexagonal			
Vorkommen	in Zinkerzen als Cadmiumblende			

allgemeine Eigenschaften	*zahntechnische Verwendung*
Chrom (gr.; chroma = Farbe) ist ein sehr hartes und sprödes Gebrauchsmetall; es ist zähelastisch und bearbeitbar, wie z. B. Titan und Zirkon. Chrom ist wichtiger Legierungsbestandteil der Kobalt-Chrom-Legierungen für den Modellguss und Aufbrennkeramik und in Silber-Palladium-Legierungen zur Verbesserung der Korrosionsfestigkeit und der Härte; es dient als Haftoxidbildner für die Keramikhaftung. Chromfeinstaub führt zur Reizung der Atemwege. Chromoxid (grün) wird als Poliermittel und als Farbstoff in keramischen Massen verwendet.	*Chrom-Nickel-Molybdän-Stähle* sind Edelstähle zur Herstellung von Drähten, Schrauben und Stiften. Der Zusatz von Molybdän erhöht die Lochfraßbeständigkeit. *Chrom-Nickel-Stähle* (V2A- Stahl) sind Eisenbasis-Legierungssysteme, die aus 74 % Eisen, 18 % Chrom und 8 % Nickel bestehen. Die dentalen V2A-Stähle weisen zusätzlich 0,06 bis 0,08 % Kohlenstoff mit austenitischem Gefüge (Austenit) auf. Sie sind mundbeständig, hart, fest, zäh und werden nur kaltverformend als Klammerdrähte verarbeitet.
Eisen ist das häufigste Schwermetall, das in Form einer großen Zahl von Mineralen (Braun-, Rot- und Magneteisenstein) vorkommt. Die umfangreichen Eisenerzlager sind als Sedimentablagerung von Eisenoxid-ausscheidenden Bakterien entstanden. Eisen wird in Hochofenprozessen als Roheisen mit Kohlenstoffanteil gewonnen. Es neigt zum Rosten (Oxidbildung) infolge von Korrosion durch den Sauerstoff der Luft. Mit oxidierenden Säuren bildet Eisen eine passivierende Oxidschicht aus, die vor einem weiteren Angriff der Säuren schützt.	Eisen wird fast ausschließlich in Form von Legierungen, besonders der Eisen-Kohlenstoff-Legierungen (Roheisen, Gusseisen, Stahl) für Werkzeuge, Bohrer, Fräser. Als Stahl werden alle schiedbaren Eisenlegierungen bezeichnet, die einen Kohlenstoffgehalt unter 1,7% besitzen. Eisen ist Legierungsbestandteil von Dentallegierungen (Co-Cr-Legierungen) und in Aufbrennlegierungen als Haftoxidbildner; es macht die Legierungen feinkörniger, härter und fester. Als Edelstahl wird Eisen in der Zahntechnik für Drähte, Hilfsteile und Federn verarbeitet.
Gold ist ein rötlichgelb gefärbtes, edles Schwermetall, das resistent gegen Säuren, Basen und Salzen ist und nur von Königswasser angelöst wird. Das reine Metall ist sehr duktil (Mohshärte 2,5 bis 3,0) und kann zu sehr dünnen Drähten oder Folien (Blattgold) ausgewalzt oder gehämmert werden. Gold lässt sich leicht legieren, wodurch es sehr hart wird und sich gezielt in der Farbe verändern lässt. Rotgold wird mit Kupfer, Weißgold mit Silber oder Platinmetallen hergestellt. Der Goldgehalt (Feingehalt) wird in Promille angegeben. Gold kommt gediegen mit Verunreinigungen bzw. als Legierungen mit Silber und Kupfer in Form von Berggold vor; etwa 90% stammen aus Golderzen, der Rest wird aus Zwischenprodukten der Schwermetallerzeugung gewonnen. Golderze werden mit Amalgamation sowie Cyanidlaugung bearbeitet. Das Rohgold aus beiden Prozessen enthält Silber und Platinmetalle. Gold wird zu technischen, medizinischen und zahnmedizinischen Zwecken, in der Schmuckverarbeitung und als Sicherheit in Währungssystemen verwendet. Es wird zum Vergolden und zur Rotfärbung von Gläsern (Rubinglas) sowie in der fotografischen Industrie zur Tönung von Bildern, in der pharmazeutischen Industrie für Arzneimittel verwendet.	Wegen seiner hohen Kohäsivität lässt sich reines Gold kalt schweißen und wurde früher für gehämmerte Goldfüllungen oder für Goldstopffüllungen verwendet. Gold ist Legierungsbestandteil der Ag-Pd-Legierungen und edelmetallreduzierten Legierungen für prothetische Hilfsteile, Drähte, Bleche und Lote. Es ist sehr korrosions-, anlauf- und mundbeständig, senkt die Oxidation bei hohen Temperaturen; es beeinflusst das Schmelzintervall und den Wärmeausdehnungskoeffizienten. Goldsalze werden in Vergoldungsbädern eingesetzt. *Goldbasislegierungen* (Gold-Platin-Legierungen) sind sehr korrosionsfest, haben einen niedrigen Schmelzbereich, sind relativ weich, aber sehr dicht und bieten höchste Verarbeitungssicherheit bei der Bearbeitung mit normalen Schutzmaßnahmen. Die Goldbasislegierungen werden entsprechend der DIN-Normierung in der Klassifizierung von Typ I bis Typ IV als Gusslegierungen für einen sehr breiten zahntechnischen Anwendungsbereich angeboten. Die aufbrennfähigen Legierungen bieten eine hinreichende Bindefähigkeit zu keramischen Massen.

physikalische Eigenschaften	Metalle

Chrom (Chromium)

^{24}**Cr** 52

Dichte	7,15 g/cm³	Härte (HV 3/50)	350
Schmelzpunkt	1856,85 °C	Zugfestigkeit	520 N/mm²
Siedepunkt	2670,85 °C	E-Modul	$24{,}53 \cdot 10^4$ N/mm²
Farbe	silberweiß	Bruchdehnung	60 %

Wärmeausdehnungskoeffizient; WAK: α $7{,}5 \cdot 10^{-6} \cdot K^{-1}$

Kristallgitter: kubisch-raumzentriert

Vorkommen: als Chromerz, Chromeisenstein, $FeOCr_2O_3$

Eisen (Ferrum)

^{26}**Fe** 55,85

Dichte	7,874 g/cm³	Härte (HV 3/50)	55
Schmelzpunkt	1534,85 °C	Zugfestigkeit	220 N/mm²
Siedepunkt	2860,85 °C	E-Modul	$21{,}88 \cdot 10^4$ N/mm²
Farbe	bläulich-weiß	Bruchdehnung	35 %

Wärmeausdehnungskoeffizient; WAK: α $12 \cdot 10^{-6} \cdot K^{-1}$

Kristallgitter: kubisch-raumzentriert

Vorkommen: als Eisenerz, Braun-, Rot- und Magneteisenstein

Gold (Aurum)

^{79}**Au** 197,69

Dichte	19,282 g/cm³	Härte (HV 3/50)	18,5
Schmelzpunkt	1064,58 °C	Zugfestigkeit	131 N/mm²
Siedepunkt	2855,85 °C	E-Modul	$7{,}75 \cdot 10^4$ N/mm²
Farbe	gelb	Bruchdehnung	50 %

Wärmeausdehnungskoeffizient; WAK: α $14{,}3 \cdot 10^{-6} \cdot K^{-1}$

Kristallgitter: kubisch-flächenzentriert

Vorkommen: meist gediegen, als Berg- oder Seifengold in primären und sekundären Lagerstätten

allgemeine Eigenschaften	*zahntechnische Verwendung*
Gallium (lat.; gallus = Hahn) ist ein seltenes silberweißes, duktiles Metall mit einem ortho-rhombischen Raumgitter. Am Schmelzpunkt kontrahiert Gallium auf eine Dichte von 6,095 g/cm³. Galliumverbindungen verhalten sich wie die des Aluminiums. Es ist im Bauxit als Begleitmetall von Aluminium enthalten, seine Gewinnung erfolgt über elektrolytische Abscheidung. Es wird als Halbleitermaterial und zur Dotierung von anderen halbleitenden Substanzen verwendet. Wegen des niedrigen Schmelzpunktes wird es auch als Thermometerflüssigkeit für einen Temperaturbereich von etwa -15 °C bis weit über 1000 °C verwendet. Gallium	bildet mit anderen Metallen niedrigschmelzende Eutektika. Als Komponente der Dentallegierungen senkt es das Schmelzintervall und verbessert Fließfähigkeit und Formfüllungsvermögen. Beim Erstarren dehnt es sich um 3,3% aus und vergrößert die Wärmeausdehnung; es verbessert durch Gitterverzerrung die mechanischen Eigenschaften und die Vergütbarkeit. In Verbindung mit Palladium ist Gallium korrosionsfest. Gallium ist teurer als Gold; es wirkt in reiner Form nicht allergen, da aber Galliumnitrat hochgiftig wirkt, sollen Galliumverbindungen nicht mit Salpetersäure abgebeizt werden.
Germanium ist ein halbmetallisches, grau schimmerndes, sprödes Element mit amphoterem Charakter, d. h., es kann als Kation oder als Anion auftreten. Am Schmelzpunkt erfolgt beim Germanium eine Volumenkontraktion von ca. 6%, die beim Erstarren als Expansion im gleichen Ausmaß auftritt. Es ist ein relativ seltenes Element, das fast immer als Begleiter von Mineralen auftritt und auch als Verunreinigung in Zinksulfidlagerstätten und in gewissen Steinkohlenarten vorkommt.	Germanium wird aufgrund seiner Halbleitereigenschaften in den verschiedensten Halbleiterbauelementen eingesetzt. Da es für infrarote Strahlen weitgehend durchlässig ist, wird es in der Infrarotspektroskopie für Gerätelinsen aus Germanium verwendet. Als Legierungszusatz wird es v. a. mit Gold, Silber, Aluminium und Zinn eingesetzt. Mit Gold kann es eine eutektische Legierung mit einem Schmelzpunkt von 359 °C bilden. Bei Gold- und Palladiumbasislegierungen bildet es ein Haftoxid und verbessert die mechanischen Eigenschaften.
Indium (lat.; nach dem Indigo; lat.: indicum) mit dem chemischen Symbol „In" ist ein metallisches Element mit einem tetragonal-flächenzentrierten Raumgitter, das als Begleitmetall von Gallium vorkommt. Es ist ein silber glänzendes, schneidbares Metall, das weicher als Blei ist. Es gehört zu den seltensten Metallen und tritt in seinen Verbindungen vorwiegend dreiwertig auf. Da Indium einen geringen Dampfdruck hat, verflüchtigt es sich beim Gießen oder Löten aus den Legierungen nur sehr gering, so dass sich die Legierungszusammensetzung nicht ändert.	Verwendung findet das Metall v. a. als korrosionsmindernden Legierungszusatz bzw. als sehr dünnen Überzug auf metallischen Werkstücken. Bei Dentallegierungen bewirkt es durch eine Verzerrung der Raumgitter eine Verbesserung der mechanischen Eigenschaften, es erhöht die Fließfähigkeit und Wärmeausdehnung. Indium senkt als Legierungskomponente den Schmelzpunkt ab und ist daher Bestandteil von Loten. Bei Aufbrennlegierungen bildet Indium ein Haftoxid.
Iridium (gr.; iris = Regenbogen) mit dem chemischen Symbol „Ir" ist ein metallisches Element mit einem kubisch-flächenzentrierten Raumgitter. Es ist ein silber glänzendes, sehr hartes und neben Osmium das schwerste Metall. Es gehört zur Gruppe der Platinmetalle, ist chemisch widerstandsfähiger als Platin und wird nicht durch Königswasser angegriffen. Bei Rotglut bildet Iridium mit Sauerstoff das schwarze Iridiumoxid IrO_2. Iridium gehört zu den edlen, seltensten Elementen und kommt nicht in Form von Verbindungen vor, sondern nur als	Legierung mit anderen Edelmetallen, wie z. B. mit Osmium oder Platin. Es wird als Legierungskomponente zum Härten von Platin-Gold-Legierungen verwendet. Wegen des hohen Schmelzpunktes wirkt es bei Goldlegierungen kornfeinend, es verbessert die Warmfestigkeit und Vergütbarkeit und hebt den Schmelzintervall an. Platin-Iridium-Legierungen sind außergewöhnlich korrosionsfest, werden für konfektionierte Wurzelstifte und Stifte für Langstiftzähne, für korrosionsstabile Injektionsnadeln und elektrische Kontakte verwendet.

physikalische Eigenschaften				Metalle
Dichte	5,907 g/cm³	Härte (HV 3/50)	-	Gallium (31 Ga 69,72)
Schmelzpunkt	29,76 °C	Zugfestigkeit	240 N/mm²	
Siedepunkt	2203,85 °C	E-Modul	9,8·10⁴ N/mm²	
Farbe	weiß	Bruchdehnung	18 %	
Wärmeausdehnungskoeffizient;	WAK: α x ·10⁻⁶· K⁻¹			
Kristallgitter	orthorhombisch			
Vorkommen	in Aluminiummineralien			
Dichte	5,323 g/cm³	Härte (HV 3/50)	175	Germanium (32 Ge 72,59)
Schmelzpunkt	938,25 °C	Zugfestigkeit	220 N/mm²	
Siedepunkt	2832,85 °C	E-Modul	8,0·10⁴ N/mm²	
Farbe	grauweiß	Bruchdehnung	5,5 %	
Wärmeausdehnungskoeffizient;	WAK: α 6,1 ·10⁻⁶· K⁻¹			
Kristallgitter	kubisch-flächenzentriert			
Vorkommen	als Verunreinigung in Zinksulfidlagerstätten			
Dichte	7,31 g/cm³	Härte (HV 3/50)	10	Indium (49 In 114,82)
Schmelzpunkt	156,76 °C	Zugfestigkeit	60 N/mm²	
Siedepunkt	2071,85 °C	E-Modul	10,79 ·10⁴ N/mm²	
Farbe	silberweiß	Bruchdehnung	22 %	
Wärmeausdehnungskoeffizient;	WAK: α 56 ·10⁻⁶· K⁻¹			
Kristallgitter	tetragonal-flächenzentriert			
Vorkommen	im Kupferindiumsilfid, Eisenindiumsilfid			
Dichte	22,65 g/cm³	Härte (HV 3/50)	200	Iridium (irideios = regenbogenfarbig) (77 Ir 192,2)
Schmelzpunkt	2442,85 °C	Zugfestigkeit	384,6 N/mm²	
Siedepunkt	4427,85 °C	E-Modul	52,81·10⁴ N/mm²	
Farbe	hell-silberweiß	Bruchdehnung	6 %	
Wärmeausdehnungskoeffizient;	WAK: α 6,6 ·10⁻⁶· K⁻¹			
Kristallgitter	kubisch-flächenzentriert			
Vorkommen	Begleitmetall von Platin			

allgemeine Eigenschaften	*zahntechnische Verwendung*
Kobalt (Cobalt) ist ein stahlgraues, glänzendes, sehr zähes Metall mit ähnlichen physikalischen Eigenschaften wie Nickel und einem starken Ferromagnetismus wie Eisen. Chemisch ist das Metall gegen Luftsauerstoff und verdünnte Säuren beständig; konzentrierte Salpetersäure erzeugt Passivierungserscheinungen. Zweiwertige Kobaltsalze haben eine typisch rosarote Färbung, die dreiwertigen sind blau bis violett gefärbt. Kobalt kommt außer in Meteoriten nie gediegen vor. Es lässt sich gut mit Eisen, Nickel, Platin, Palladium, Mangan und Chrom legieren. Kobaltlegierungen liefern Hart- und	Schneidmetalle sowie Dauermagnetwerkstoffe. Von medizinischer Bedeutung ist das Kobaltisotop Co 60, das zur Radioisotopentherapie verwendet wird. Es kann über die Haut, die Lunge und den Darm aufgenommen werden. Es kann mit Nickel allergische Hautreaktionen erzeugen; Kobaltfeinstaub erregt Krebs. Kobalt ist Hauptbestandteil der Kobalt-Chrom-Legierungen und Bestandteil von Dentalstählen sowie von Ag-Pd-Legierungen. Als Legierungsbestandteil setzt es die Härte und Festigkeit herab und erhöht die Duktilität.
Kupfer (lat.) ist ein rötlich glänzendes, weiches und sehr dehnbares Schwermetall, das wegen des sehr guten elektrischen Leitvermögens häufig als Elektrizitätsleiter verwendet wird. Es bildet grün bis blau gefärbte, meist zweiwertige Verbindungen. Es ist sehr beständig gegen nichtoxidierende Säuren, löst sich in konzentrierter Schwefelsäure, Salpetersäure und Ammoniak unter Bildung entsprechender Salze auf. Bei starkem Erhitzen bildet sich mit Sauerstoff das schwarze Kupferoxid. An feuchter Luft bildet sich eine grüne Patina aus Kupfercarbonat.	Kupfer ist Legierungsbestandteil von Messing (Kupfer-Zink) und Bronze (Kupfer-Zinn), Phantomgold, Dentalgoldlegierungen, Silber-Palladium-Legierungen und Kupferamalgam. Kupfersalze bzw. Kupferelektroden werden zum Verkupfern in galvanischen Bädern verwendet. Kupferverbindungen dienen als Katalysatoren und Sauerstoffüberträger zum Verkupfern. Als Legierungskomponente steigert es Härte und Festigkeit, erleichtert die Vergütbarkeit, erhöht die Wärmeausdehnung, versprödet die Legierung und bildet bei Aufbrennlegierungen ein dunkles Oxid.
Magnesium (gr.) mit dem chemischen Symbol Mg, ist ein silber glänzendes, leicht verformbares Metall (Erdalkalimetall), das sehr reaktionsfähig ist und schon oberhalb von 500 °C an der Luft mit blendend weißem Licht zu Magnesiumoxid, MgO verbrennt. Magnesium reagiert auch mit zahlreichen Verbindungen, die Sauerstoff gebunden enthalten, und eignet sich zur Reduktion von Metalloxiden. An feuchter Luft überzieht es sich mit einer grauen Oxidschicht, die es vor weiterem Angriff schützt; von Säuren und Lösungen saurer Salze wird es aufgelöst.	Magnesium ist ein wichtiger Bestandteil des Chlorophylls, es gehört zu den lebenswichtigen Elementen der Pflanzen und wird den Düngemitteln zugesetzt. Magnesium ist Bestandteil zahlreicher Legierungen (Magnesiumlegierungen) und wird als Reduktionsmittel bei der Herstellung von Metallen aus ihren Oxiden oder Halogeniden verwendet. Magnesiumoxid ist in Pulverform Anteil der Phosphatzemente und Stumpfmaterialien; es ist Bindemittel in Einbettmassen und in der Magnesit-Bindung bei Schleifkörpern.
Mangan (gr., ital., frz.; Magnesia) ist ein silberweißes, sprödes Schwermetall. Es wird von nahezu allen Säuren gelöst, verbindet sich schon bei Normaltemperatur mit den meisten Nichtmetallen und wird von Wasser unter Wasserstoffentwicklung angegriffen. Manganoxide bilden Spinelle, das sind kristalline Minerale zweier Metalloxide mit gemeinsamem Kristallgitter. Manganverbindungen sind im Allgemeinen bei peroraler Zufuhr nicht sehr toxisch. Die Inhalation von Mangandioxidstaub oder von Mangandämpfen kann aber zu schweren Nervenschädigungen führen.	Mangan ist ein notwendiges Spurenelement, dessen Fehlen bei Pflanzen zu mangelndem Wachstum, bei Menschen und Tieren zu Störungen des Stoffwechsels führt. Manganhaltige Legierungen werden zur Desoxidation und zur Entschwefelung von Eisen sowie zum Legieren von Stählen verwendet; Mangan wird zur Herstellung von Kupfer-, Nickel-, Aluminium-, Magnesiumlegierungen u. a. verwendet. Bei Dentallegierungen dient es als Kornfeiner und Haftoxidbildner, es steigert die Festigkeit, Duktilität und Vergießbarkeit.

physikalische Eigenschaften				Metalle

Kobalt (Cobalt)

27 **Co** 58,93

Dichte	8,86 g/cm³	Härte (HV 3/50)	125
Schmelzpunkt	1494,85 °C	Zugfestigkeit	263 N/mm²
Siedepunkt	2926,85 °C	E-Modul	$20{,}88 \cdot 10^4$ N/mm²
Farbe	stahlgrau	Bruchdehnung	8 %

Wärmeausdehnungskoeffizient;	WAK: α $13 \cdot 10^{-6} \cdot K^{-1}$
Kristallgitter	hexagonal
Vorkommen	Begleitmetall von Nickel

Kupfer (Cuprum)

29 **Cu** 63,55

Dichte	8,96 g/cm³	Härte (HV 3/50)	45
Schmelzpunkt	1084,65 °C	Zugfestigkeit	221 N/mm²
Siedepunkt	2561,85 °C	E-Modul	$12{,}46 \cdot 10^4$ N/mm²
Farbe	rot	Bruchdehnung	42 %

Wärmeausdehnungskoeffizient;	WAK: α $16{,}8 \cdot 10^{-6} \cdot K^{-1}$
Kristallgitter	kubisch-flächenzentriert
Vorkommen	Kupfererz; Kupferglanz

Magnesium

12 **Mg** 24,312

Dichte	1,738 g/cm³	Härte (HV 3/50)	40
Schmelzpunkt	649,85 °C	Zugfestigkeit	196 N/mm²
Siedepunkt	1089,85 °C	E-Modul	$4{,}48 \cdot 10^4$ N/mm²
Farbe	silberweiß	Bruchdehnung	9 %

Wärmeausdehnungskoeffizient;	WAK: α $26 \cdot 10^{-6} \cdot K^{-1}$
Kristallgitter	hexagonal
Vorkommen	in Mineralien gebunden

Mangan

25 **Mn** 54,938

Dichte	7,44 g/cm³	Härte (HV 3/50)	100
Schmelzpunkt	1245,85 °C	Zugfestigkeit	120 N/mm²
Siedepunkt	2060,85 °C	E-Modul	$19{,}78 \cdot 10^4$ N/mm²
Farbe	weiß-grau	Bruchdehnung	4 %

Wärmeausdehnungskoeffizient;	WAK: α $23 \cdot 10^{-6} \cdot K^{-1}$
Kristallgitter	kubisch-flächenzentriert
Vorkommen	Manganknollen im Meeresboden

allgemeine Eigenschaften	*zahntechnische Verwendung*
Molybdän (gr., lat.; molybdaena = bleiähnliche Stoffe) ist ein zinnweißes bis graues, luftbeständiges, mit vielen Metallen legierbares Schwermetall. Es ist sehr hart, lässt sich aber kalt verformen. Es ist chemisch beständig, löst sich weder in nichtoxidierenden Säuren noch in Laugen; dagegen wird es von oxidierenden Säuren (Salpetersäure, konzentrierte Schwefelsäure, Königswasser) angegriffen. In der Hitze bildet es mit Kohlenstoff ein Molybdänkarbid Mo_2C. Es kommt als Erz vor.	Molybdän ist ein wichtiger Legierungsbestandteil der Co-Cr- und Ni-Cr-Legierungen und wirkt wegen des hohen Schmelzpunktes feinkornbildend, härtend und korrosionsschützend. Molybdän verhindert bei Aufbrennlegierungen eine zu starke Oxidation; außerdem lässt sich mit ihm der Ausdehnungskoeffizient der Legierungen regulieren. Beim Vergießen von Legierungen verringert Molybdän das Aufkohlen der Schmelze, indem es Kohlenstoff zu Mo_6C bindet.
Nickel (schwed.; gekürzt von Kopparnickel, Rotnickelkies; Nickel = männlicher Berggeist) ist ein silberweißes, glänzendes, gut verformbares Schwermetall, das chemisch gebunden an Co, As, Sb und S oder elementar in Eisenmeteoriten vorkommt. Das Metall ist resistent gegen Luftsauerstoff, Wasser, Alkalien und nichtoxidierende Säuren, löst sich dagegen in verdünnten, oxidierenden Mineralsäuren unter Bildung meist grün gefärbter Salze auf; durch konzentrierte Salpetersäure wird es passiviert. Der Kontakt mit metallischem Feinstaub aus Nickel kann allergische, ekzematöse Hauterkrankungen auslösen. Es wird vom Speichel und Magensaft aufgenommen und im	ganzen Körper verteilt und führt zu Entzündungen der Magen- und Darmschleimhäute, zu Störungen des Zentralnervensystems und bösartigen Tumoren, zu Lungen- und Nasennebenhöhlenkrebs. Nickel ist Legierungsbestandteil in Co-Cr-, Ag-Pd- und Aufbrennlegierungen (65-80%), wo es eine gleichmäßige Oxidschicht bildet und damit an der Metallkeramikhaftung beteiligt ist. Es bietet durch Passivierbarkeit einen guten Korrosionsschutz. Als Legierungsbestandteil erzeugt es Duktilität und gute Verarbeitbarkeit. Abformungen können elektrolytisch vernickelt werden, wodurch härtere Stumpfmodelle als beim Verkupfern und Versilbern entstehen.
Niob (gr.) ist ein silberweißes, hartes, aber duktiles Metall, das resistent gegen Säuren ist und auch nicht von Königswasser gelöst wird; nur Flusssäure greift das Metall an. Niob wird zusammen mit Titan und Tantal als sogenannte Stabilisatoren in der Korrosionsforschung verwendet, da sie Kohlenstoff in einer Legierung gut binden und ein Ausscheiden von Chromkarbiden verhindern, was ansonsten zu einer Chromverarmung und verminderten Korrosionsfestigkeit führt.	Niob wird als Legierungskomponente für Dentalstähle verwendet; reines Niob lässt sich für spezielle Nichteisenlegierungen einsetzen, für Hochtemperaturwerkstoffe, zur Ummantelung von Brennstoffelementen und in der Hochvakuumtechnik. Das Niobcarbid, NbC, wird als Hartstoff in Hartmetallen eingesetzt.
Osmium (gr.; osme = Geruch) ist ein bläulichweißes, sehr sprödes Übergangsmetall und mit der Dichte von 22,57 g/cm^3 das schwerste bekannte Element. Es gehört zu den Platinmetallen und zeigt große Verwandtschaft mit den chemischen Elementen Ruthenium, Eisen, Iridium und Platin. Es erzeugt einen schwachen Geruch wie sein Oxid OsO_4, das blassgelbe Kristalle bildet, die bei ca. 40 °C schmelzen und verdampfen und dabei einen stechend riechenden Dampf erzeugen, der die Augen und Schleimhäute reizt.	Osmium ist Bestandteil sehr harter Legierungen, z. B. für spezielle elektrische Kontakte und Schreibfederspitzen; es wird auch als Katalysator verwendet. Es ist Bestandteil der Platin-Iridium-haltigen Legierungen, bei denen es härtend wirkt, weil es selbst sehr hart ist.

physikalische Eigenschaften	*Metalle*

Molybdän

42 **Mo** 95,94

Dichte	10,22 g/cm^3	Härte (HV 3/50)	230
Schmelzpunkt	2616,85 °C	Zugfestigkeit	1100 N/mm^2
Siedepunkt	4638,85 °C	E-Modul	$33{,}06 \cdot 10^4$ N/mm^2
Farbe	silberweiß	Bruchdehnung	20 %

Wärmeausdehnungskoeffizient;	WAK: α $5 \cdot 10^{-6} \cdot K^{-1}$
Kristallgitter	kubisch-raumzentriert
Vorkommen	Molybdänerze

Nickel

28 **Ni** 58,69

Dichte	8,912 g/cm^3	Härte (HV 3/50)	100
Schmelzpunkt	1452,85 °C	Zugfestigkeit	440 N/mm^2
Siedepunkt	2912,85 °C	E-Modul	$21{,}09 \cdot 10^4$ N/mm^2
Farbe	silberweiß	Bruchdehnung	50 %

Wärmeausdehnungskoeffizient;	WAK: α $12{,}8 \cdot 10^{-6} \cdot K^{-1}$
Kristallgitter	kubisch-flächenzentriert
Vorkommen	gebunden an Co, As, Sb und S; elementar in Eisenmeteoriten

Niob

41 **Nb** 92,91

Dichte	8,57 g/cm^3	Härte (HV 3/50)	80
Schmelzpunkt	2467,85 °C	Zugfestigkeit	330 N/mm^2
Siedepunkt	4743,85 °C	E-Modul	$10{,}3 \cdot 10^4$ N/mm^2
Farbe	hellgrau	Bruchdehnung	55 %

Wärmeausdehnungskoeffizient;	WAK: α $7{,}1 \cdot 10^{-6} \cdot K^{-1}$
Kristallgitter	kubisch-raumzentriert
Vorkommen	als Erz; seltenes Metall

Osmium

76 **Os** 190,2

Dichte	22,61 g/cm^3	Härte (HV 3/50)	350
Schmelzpunkt	3126,85 °C	Zugfestigkeit	600 N/mm^2
Siedepunkt	5011,85 °C	E-Modul	$55{,}62 \cdot 10^4$ N/mm^2
Farbe	silberweiß	Bruchdehnung	2 %

Wärmeausdehnungskoeffizient;	WAK: α $6{,}6 \cdot 10^{-6} \cdot K^{-1}$
Kristallgitter	hexagonal
Vorkommen	Begleitmetall von Platin

allgemeine Eigenschaften	*zahntechnische Verwendung*
Palladium (gr.; nach Planetoiden Pallas) ist ein silberweißes, dehnbares Edelmetall, das zu den Platinmetallen gehört und relativ korrosionsbeständig ist. Es wird leicht von Königswasser und rauchender, konzentrierter Salpetersäure gelöst, aber von Schwefelsäure und anderen Mineralsäuren kaum angegriffen. Mit Sauerstoff verbindet es sich erst bei Rotglut zum PdO. Palladium kommt gediegen als Begleitmetall von Platin und Gold vor. Es dient als Katalysator bei chemischen Prozessen; wegen seines Glanzes und seiner Korrosionsbeständigkeit wird es als Legierungsbestandteil für Schmuckmetalle verwendet.	Es ist wichtigstes Legierungsmetall in dentalen Edelmetalllegierungen, für Silber-Palladium-Legierungen sowie für Aufbrennlegierungen aus NEM- und edelmetallreduzierten Legierungen; es steigert die Korrosionsfestigkeit, Anlauf- und Mundbeständigkeit, homogenisiert die Legierung, steigert die Härte und Festigkeit, erhöht die Warmfestigkeit und erleichtert das Vergüten. Es ist härter und zäher als Platin, ist schmied- und schweißbar und lässt sich mit Wasserstoff legieren; erhitztes P. reagiert sehr stark mit Schwefel, daher ist eine Schwefelschädigung bei gipsgebundenen Einbettmassen möglich.
Platin (span.; kleines Silberkörnchen) ist ein silbergrau glänzendes, zähes, in der Hitze gut verformbares Übergangsmetall und gehört zu den schwersten Edelmetallen. Platin ist der Hauptvertreter der Platinmetalle und kommt gediegen vor; es löst sich in Königswasser und in geschmolzenen Alkaliperoxiden, es widersteht starken anorganischen Säuren und aggressiven Elementen wie Chlor, Brom und Jod. Es wird mit Gold, Silber, Rhenium, Kobalt, Nickel, Wolfram und den Platinmetallen zur Herstellung von Schmuckwaren, medizinischen Geräten, Laborgeräten, elektrotechnischen Gegenständen legiert.	Reines Platin wird in Form von Folien zum Herstellen von Platinhütchen als Brennträger keramischer Massen z. B. für Jacketkronen verwendet. Es ist wichtigster Bestandteil aller Edelmetalllegierungen, wo es kornverfeinernd, härtend, festigkeits- und elastizitätssteigernd wirkt; es steigert die Mundbeständigkeit, Härte und Warmfestigkeit der Legierung und verringert die Oxidschicht. Platin ist schlecht schmiedbar oder schweißbar, absorbiert Wasser- und Sauerstoff und wirkt daher als Katalysator.
Quecksilber mit dem chemischen Symbol Hg (von lat. hydrargyrum) ist ein metallisches Element, das als einziges Metall bei Zimmertemperatur flüssig ist. Es hat zwischen 0 und 100 °C eine gleichmäßige thermische Ausdehnung und lässt sich als Thermometerfüllung verwenden. Das reine, silberglänzende, flüssige Metall überzieht sich an Luft mit einem dünnen, dunkelgrauen Oxidfilm. Mit Metallen bildet Quecksilber sehr leicht Legierungen, die sogenannten Amalgame. Bei höheren Temperaturen reagiert es mit vielen Nichtmetallen.	Quecksilber wird als Extraktionsmittel für Edelmetalle (Amalgamation) zur Herstellung von Zahnfüllmassen, als Sperrflüssigkeit und als Katalysator verwendet. Metallisches Quecksilber ist bei peroraler Einnahme relativ ungiftig. Früher wurde es als Medikament verabreicht. Gefährlich sind anorganische und organische Hg-Verbindungen. Quecksilber verdampft bereits bei Zimmertemperatur und diese Dämpfe sind sehr gesundheitsschädigend, weil sich Hg im Körper ansammelt und nur schwer wieder ausgeschieden wird.
Rhenium (lat.; Rhenus = Rhein) ist ein weiß glänzendes, sehr hartes und schwer formbares Schwermetall, das chemisch den Platinmetallen ähnelt, also chemisch sehr widerstandsfähig ist. Es kommt als Begleitmetall von Mo, Nb, Ta, W und Pt vor.	Rhenium wird als Legierungsbestandteil für Schmuckmetalle und mit Platin zusammen zur Herstellung von Thermoelementen verwendet. Als Legierungsbestandteil von NEM- und Edelmetalllegierungen wirkt Rhenium feinkornbildend, korrosionsstabilisierend und härtend. Es bildet bei Aufbrennlegierungen gelbliche Haftoxide Re_2O_7.

physikalische Eigenschaften				*Metalle*
Dichte	12,02 g/cm^3	Härte (HV 3/50)	47	*Palladium* 46 **Pd** 106,4
Schmelzpunkt	1551,85 °C	Zugfestigkeit	184 N/mm^2	
Siedepunkt	2962,85 °C	E-Modul	12,13·10^4 N/mm^2	
Farbe	silberweiß	Bruchdehnung	25 %	
Wärmeausdehnungskoeffizient;	WAK: α 11 ·10^{-6}· K^{-1}			
Kristallgitter	kubisch-flächenzentriert			
Vorkommen	Begleitmetall von Platin			
Dichte	21,46 g/cm^3	Härte (HV 3/50)	56	*Platin* 78 **Pt** 195,1
Schmelzpunkt	1771,85 °C	Zugfestigkeit	140 N/mm^2	
Siedepunkt	3824,85 °C	E-Modul	16,99·10^4 N/mm^2	
Farbe	grauweiß	Bruchdehnung	41 %	
Wärmeausdehnungskoeffizient;	WAK: α 9 ·10^{-6}· K^{-1}			
Kristallgitter	kubisch-flächenzentriert			
Vorkommen	gediegen			
Dichte	13,5336 g/cm^3	Härte (HV 3/50)	-	*Quecksilber* 80 **Hg** 200,6
Schmelzpunkt	-39,15 °C	Zugfestigkeit	-	Hydragyrum = flüssiges Silber
Siedepunkt	356,85 °C	E-Modul	-	
Farbe	silberweiß glänzend	Bruchdehnung	-	
Wärmeausdehnungskoeffizient;	WAK: α 18,2 ·10^{-6}· K^{-1}			
Kristallgitter	rhomboedrisch			
Vorkommen	gediegen als Tröpfchen im Gestein			
Dichte	21,02 g/cm^3	Härte (HV 3/50)	250	*Rhenium* 75 **Re** 186,2
Schmelzpunkt	3176,85 °C	Zugfestigkeit	1128 N/mm^2	
Siedepunkt	5626,85 °C	E-Modul	46·10^4 N/mm^2	
Farbe	grau	Bruchdehnung	3 %	
Wärmeausdehnungskoeffizient;	WAK: α 12,45 ·10^{-6}· K^{-1}			
Kristallgitter	hexagonal			
Vorkommen	Begleitmetall von Mo, Nb, Ta, W, und Pt			

allgemeine Eigenschaften	*zahntechnische Verwendung*
Rhodium (gr.; rhodon = Rose) ist ein Übergangsmetall mit einem kubisch-flächenzentrierten Raumgitter. Das silberweiße, gut verformbare Schwermetall hat ein chemischen Verhalten ähnlich dem Platin. Platin-Rhodium-Legierungen werden für die Herstellung von Spezialtiegeln, Spinndüsen und Thermoelementen für Heizöfen verwendet; es wird u.a. als Katalysator bei der Oxidation von Ammoniak zu Stickoxiden, bei der Herstellung von Salpetersäure eingesetzt.	Als Komponente macht es Dentallegierungen feinkörniger, härter und chemisch beständiger, steigert Fließfähigkeit und Vergütbarkeit. Als Legierungskomponente von Edelmetalllegierungen bewirkt es eine intensive Weißfärbung.
Ruthenium (lat.) ist das leichteste und seltenste Platinmetall; es ist ein sehr hartes, sprödes, silbergraues Übergangsmetall, das chemisch dem Osmium ähnlich ist. Ruthenium lässt sich nicht kalt verformen. Ruth-eniumdioxid dient als Katalysator für Oxyidations- und Reduktionsreaktionen.	Ruthenium wird als härtender Legierungsbestandteil von Platin- oder Palladiumlegierungen eingesetzt; es wirkt wegen des hohen Schmelzpunktes als Kornfeiner, wirkt oxidreduzierend, verbessert die Kriechfestigkeit und vermindert Spannungsrisse beim Erstarren der Schmelze.
Silber (lat.; argentum) ist ein weiß glänzendes Edelmetall mit guter Verformbarkeit und Dehnbarkeit sowie der höchsten elektrischen Leitfähigkeit und Wärmeleitfähigkeit. Silber ist wie die anderen Edelmetalle chemisch träge und wird von Luft kaum angegriffen, da es infolge der Bildung einer dünnen Oxidschicht vor weitergehendem Angriff geschützt wird. Silber wird als Münzmetall mit anderen Metallen (v. a. Kupfer und Nickel) legiert, es dient zur Herstellung von Schmuckgegenständen, Tafelbestecken, Spiegeln, chemischen Geräten und in der fotografischen Industrie zur Herstellung von Halogeniden.	Silber ist Legierungsbestandteil in Silber-Palladium-Legierungen und Goldlegierungen, von Silberamalgamen (mit Quecksilber) und Silber-Zinn-Amalgamen in einigen Loten. Silbersalz wird für elektrolytisches Versilbern von Abformungen verwendet. Silberpulver oder Silberleitlack macht beim Galvanisieren die Oberfläche von Nichtmetallen leitend. Als Legierungskomponente steigert es die Härte, verbessert das Fließverhalten und die Lötfähigkeit; bei Aufbrennlegierungen erhöht es die Wärmeausdehnung. Silber ist das meistgebrauchte Edelmetall und wird aus Altmaterialien zurückgewonnen.
Tantal ist ein stark grau glänzendes, sehr dehnbares Schwermetall (Übergangsmetall), das säureresistent ist und nur durch Flusssäure rasch gelöst wird. Es kann Wasserstoff und Stickstoff gut absorbieren. Es lässt sich zu sehr dünnen Drähten ausziehen. Es wird zur Herstellung von chirurgischen Instrumenten und chemischen Geräten, von Gleichrichtern und Kondensatoren verwendet.	Tantal wird als Legierungsbestandteil bei rostfreien Dentalstählen, Kobalt-Chrom-Legierungen und in Goldlegierungen verwendet. Es macht die Legierungen feinkörniger und härter, reduziert das Schmelzintervall und macht eine Legierung fließfähiger. Tantalcarbid ist ein Hartstoff in Hartmetallen.

physikalische Eigenschaften				Metalle
Dichte	12,41 g/cm^3	Härte (HV 3/50)	127	**Rhodium** 45 **Rh** 102,9
Schmelzpunkt	1965,85 °C	Zugfestigkeit	410 N/mm^2	
Siedepunkt	3694,85 °C	E-Modul	$37{,}91 \cdot 10^4$ N/mm^2	
Farbe	silberweiß	Bruchdehnung	9 %	
Wärmeausdehnungskoeffizient;	WAK: α $8{,}5 \cdot 10^{-6} \cdot K^{-1}$			
Kristallgitter	kubisch-flächenzentriert			
Vorkommen	Begleitmetall von Gold			
Dichte	12,37 g/cm^3	Härte (HV 3/50)	220	**Ruthenium** 44 **Ru** 101,1
Schmelzpunkt	2333,85 °C	Zugfestigkeit	490 N/mm^2	
Siedepunkt	4149,85 °C	E-Modul	$47{,}58 \cdot 10^4$ N/mm^2	
Farbe	grau-weiß	Bruchdehnung	3 %	
Wärmeausdehnungskoeffizient;	WAK: α $9{,}6 \cdot 10^{-6} \cdot K^{-1}$			
Kristallgitter	hexagonal			
Vorkommen	Begleitmetall von Platin			
Dichte	10,501 g/cm^3	Härte (HV 3/50)	26	**Silber** (Argentum) 47 **Ag** 107,9
Schmelzpunkt	960,85 °C	Zugfestigkeit	137 N/mm^2	
Siedepunkt	2161,85 °C	E-Modul	$8{,}09 \cdot 10^4$ N/mm^2	
Farbe	weiß, glänzend	Bruchdehnung	60 %	
Wärmeausdehnungskoeffizient;	WAK: α $19{,}7 \cdot 10^{-6} \cdot K^{-1}$			
Kristallgitter	kubisch-flächenzentriert			
Vorkommen	selten gediegen, meist gebunden an Schwefel			
Dichte	16,654 g/cm^3	Härte (HV 3/50)	75	**Tantal** 73 **Ta** 180,94
Schmelzpunkt	2995,85 °C	Zugfestigkeit	393 N/mm^2	
Siedepunkt	5457,85 °C	E-Modul	$18{,}46 \cdot 10^4$ N/mm^2	
Farbe	grauweiß	Bruchdehnung	12 %	
Wärmeausdehnungskoeffizient;	WAK: α $6{,}5 \cdot 10^{-6} \cdot K^{-1}$			
Kristallgitter	kubisch-raumzentriert			
Vorkommen	als Erz, Tantalit			

allgemeine Eigenschaften	*zahntechnische Verwendung*
Titan ist ein silberweißes, duktiles Übergangsmetall mit großer Härte, Festigkeit und Zähigkeit. Reintitan hat bei tiefen Temperaturen die α-Phase (hexagonal), die Hochtemperaturphase (β-Titan) kristallisiert bei 882 °C kubisch-raumzentriert. Titan ist sehr unedel und überzieht sich an der Luft schnell mit einer fest haftenden, harten und spröden Oxidschicht, die sehr korrosions- und säurefest ist. Bei Rotglut verbrennt es mit Sauerstoff unter Bildung von Titandioxid, TiO_2, mit Stickstoff vereinigt es sich zu Titannitrid, einer bronzefarbenen, sehr harten Substanz. Titan wird in reiner Form oder mit Aluminium, Mangan legiert für Gegenstände mit hoher Festigkeit und geringem Gewicht eingesetzt; wichtig ist Titan daher in der Flugzeug- und Raketentechnik. Wegen der hohen Korrosionsbeständigkeit wird es als Werkstoff für chemische Apparate und dem Seewasser ausgesetzte Gegenstände, z. B. Schiffsschrauben, verwendet. Es ist Bestandteil der EMF-Aufbrennlegierungen und Dentalstähle; es verbessert die Korrosions- und Anlaufbeständigkeit, ist ein Kornfeiner und macht die Legierung fließfähiger durch eine höhere Löslichkeit der Legierungskomponenten. Titan ist gewebsverträglich und wird als Material für Implantate benutzt. Auf Titanimplantate wird durch anodische Oxidation unter Funkenentladung eine Oxidschicht aufgebracht, in die 40% Kalziumphosphate eingebracht werden, was diese Implantate außergewöhnlich biokompatibel macht. Reintitan wird in vier Reinheitsgraden (I - IV) bezogen auf den Sauerstoffgehalt geliefert, wobei die Härte des Titans mit steigendem Sauerstoffgehalt zunimmt. Titanlegierungen weisen $\alpha+\beta$-Mischkristalle mit höherer Festigkeit und doppelter Dehngrenze gegenüber Reintitan auf.	Weil sich Titan zwischen 882 und 889 °C von der hexagonalen α-Phase in eine kubisch-raumzentrierte β-Phase umwandelt, was mit einer Volumenänderung und Steigerung der Härte und Sprödigkeit verbunden ist, wird eine niedrigschmelzende keramische Verblendmasse (Brenntemperatur unter 850 °C) benötigt. Die hohe Gießtemperatur des Titans von 1668 °C erfordert das Lichtbogenschmelzen (mit Kupfertiegel und Wolframelektrode); der Gießzeitpunkt wird elektronisch gesteuert. Beim Schmelzen und Gießen wird die Einwirkung atmosphärischer Gase durch Schutzgasspülung (Argon) im luftverdünnten Raum ausgeschlossen. Wegen der niedrigen Dichte von Titan ist der Schleuderguss ungeeignet, so dass Vakuum-Druckgussgeräte eingesetzt werden. Bei Gusstemperatur zeigt Titan heftige Grenzflächenreaktionen mit Bestandteilen der Einbettmasse (Silikate, Phosphate, Sauerstoff) und es entstehen Reaktionsschichten, die als alpha-case bezeichnet werden. Sie sind metallografisch heterogen und weisen Ausscheidungen, Poren und Risse auf, sind hart und spröde. Reaktionsträge Einbettmassen mit sogenannten Refraktäroxiden verhindern diese Grenzflächenreaktionen; Silikate und Phosphate sind nur noch in geringen Konzentrationen enthalten. Die alphacase muss durch Sandstrahlen entfernt werden. Titanlegierung (Ti-6A1-7Nb) oder Reintitan Grad II werden vorzugsweise in der CAM-Frästechnik verwendet, um die Nachteile der klassische Gusstechnik zu umgehen. Industriell gefertigte Titanrohlinge zeigen optimale mikrostrukturierte Eigenschaften für einen deutlich besseren Verblendkeramikenverbund. Titan lässt sich auch bei selektiven Lasersintern unter Schutzgas-Atmosphäre verarbeiten.
Vanadium ist ein stahlgraues, duktiles Metall, das chemisch sehr beständig ist und an der Luft nicht oxidiert wird. Es reagiert erst bei Temperaturen über 600 °C unter Bildung von Vanadiumpentoxid, V_2O_5. In oxidierenden Säuren wie Königswasser, Salpertersäure und konzentrierter Schwefelsäure löst es sich zu den entsprechenden Vanadiumsalzen auf. Mit Stickstoff und Kohlenstoff bildet es Vanadiumnitrid und Vanadiumcarbid.	Vanadium wird als Legierungszusatz für Stahl zur Erhöhung der Härte und Festigkeit verwendet (Vanadiumstähle). Es kann als Legierungskomponente in Nickel-Chrom- und Kobalt-Chrom-Legierungen vorkommen.

physikalische Eigenschaften				Metalle

Titan

22 **Ti** 47,88

Dichte	4,54 g/cm^3	Härte (HV 3/50)	120
Schmelzpunkt	1656,85 °C	Zugfestigkeit	450 N/mm^2
Siedepunkt	3286,85 °C	E-Modul	$10{,}8 \cdot 10^4$ N/mm^2
Farbe	silberweiß	Bruchdehnung	40 %

Wärmeausdehnungskoeffizient;	WAK: α $9 \cdot 10^{-6} \cdot K^{-1}$
Kristallgitter	hexagonal
Vorkommen	Begleitmetall von Fe, Al und Si

Vanadium

23 **V** 50,94

Dichte	6,11 g/cm^3	Härte (HV 3/50)	400
Schmelzpunkt	1901,85 °C	Zugfestigkeit	450 N/mm^2
Siedepunkt	3406,85 °C	E-Modul	$13{,}7 \cdot 10^4$ N/mm^2
Farbe	grau	Bruchdehnung	35 %

Wärmeausdehnungskoeffizient;	WAK: α $8{,}3 \cdot 10^{-6} \cdot K^{-1}$
Kristallgitter	kubisch-raumzentriert
Vorkommen	Bestandteil des Bauxits

allgemeine Eigenschaften	*zahntechnische Verwendung*
Wismut (Bismut) ist ein rötlichweißes, glänzendes Schwermetall mit der geringsten Leitfähigkeit für Wärme und elektrischen Strom. Es ist chemisch beständig, überzieht sich in feuchter Luft mit einer dünnen Oxidschicht und verbrennt beim Erhitzen zu Wismuttrioxid. Legierungen mit Wismut haben niedrige Schmelzpunkte, weswegen es als Legierungskomponente für Schmelzsicherungen und Weichlote dient.	In der Zahntechnik wurde Wismut als Bestandteil niedrigschmelzender Legierungen für Stanz- und Prägeformen verwendet, wie z. B. das Woodsche Metall aus Wismut, Blei, Zinn und Kadmium, das einen Schmelzpunkt von 70 °C aufweist.
Wolfram ist ein silberweißes, chemisch stabiles Schwermetall, das an der Luft beständig ist und erst bei starkem Erhitzen im Sauerstoffstrom zu Wolframtrioxid, WO_3, verbrennt. Wolfram lässt sich bei höheren Temperaturen zu sehr dünnen Drähten ausziehen; da es zudem den höchsten Schmelzpunkt aller Metalle hat, wird es zur Herstellung von Glühfäden für elektrische Glühbirnen und Elektronenröhren benutzt.	Als Legierungskomponente mit Molybdän, Niob oder Tantal sorgt es in NEM-Legierungen für große thermische und mechanische Festigkeit. Hartmetalle aus Wolframkarbid (W_2C) sind sehr verschleißfest, z. B. „Widia". Lichtbogengussgeräte besitzen Elektroden aus reinem Wolfram.
Zink ist ein reaktionsfähiges Metall, das im kalten Wasser und feuchter Luft korrosionsbeständig ist, da sich auf der Metalloberfläche eine zusammenhängende, schützende Zinkcarbonatschicht bildet. Durch heißes Wasser und Dampf wird Zink rasch angegriffen. Zink ist für Lebewesen ein Spurenelement, das Mangelerscheinungen erzeugen kann; bei Pflanzen behindert ein Zinkmangel die Chlorophyllbildung und erzeugt Zwergwuchs. Beim Säugetierorganismus werden durch Zink mehrere Enzyme aktiviert, z. B. des Insulinstoffwechsels und des Dämmerungssehens.	Die notwendige Zinkmenge beträgt ca. 6 mg/Tag; höhere Mengen führen zu Vergiftungserscheinungen mit Erbrechen und Entzündungen; Zinkoxiddämpfe verursachen das Metalldampffieber. Zink lässt sich bei Temperaturen zwischen 100 und 150 °C sehr leicht walzen und ziehen und wird zu Blechen, Drähten und Rohren verarbeitet. Als Legierungskomponente bei Dentallegierungen verbessert es mechanische Eigenschaften, setzt die Schmelztemperatur herab und macht die Schmelze dünnflüssig. Zink und Kupfer ergeben Messing und Phantomgold.
Zinn ist ein glänzendes Schwermetall, das in drei Modifikationen auftritt: Aus der Schmelze erstarrt das normale β-Zinn mit einer Dichte von 7,31 g/cm³; bei Temperaturen über 162 °C wandelt es sich in das spröde γ-Zinn mit der Dichte von 6,54 g/cm³; unterhalb von 13,2 °C wandelt es sich in das α-Zinn, ein graues Pulver mit der Dichte von 5,75 g/cm³. Bei Raumtemperatur ist es sehr weich und dehnbar und lässt sich zu sehr dünnen Folien auswalzen. Beim Biegen reiben die Zinnkristalle mit knirschendem Geräusch (Zinngeschrei) aneinander. Zinn ist reaktionsträge und bei Raumtemperatur in Wasser und Luft beständig; bei starkem Erhitzen verbrennt es zu Zinndioxid, SnO_2.	Zinn ist in reinem Zustand oder als Legierung ein wichtiges Gebrauchsmetall oder wird zum Verzinnen von Metallen zum Schutz gegen Korrosion verwendet. Reines Zinn wird für Zinnbasen zur Prothesenbeschwerung, als Zinnfolie zum Abdecken von Modellteilen verwendet. Es ist Bestandteil von Ag-Pd-Legierungen und Goldloten, früher auch für Legierungen der Präge- und Stanzformen. Als Komponente in Dentallegierungen verbessert es durch Verzerrung der Raumgitter die mechanischen Eigenschaften (Härte, Festigkeit), verringert die Kohlenstoffaufnahme und wird zur Haftoxidbildung bei Aufbrennlegierungen eingesetzt. In Loten erhöht es die Benetzungsfähigkeit.

physikalische Eigenschaften				Metalle
Dichte	9,807 g/cm^3	Härte (HV 3/50)	18,9	*Wismut* (Bismutum) 83 **Bi** 209
Schmelzpunkt	271,52 °C	Zugfestigkeit	5 N/mm^2	
Siedepunkt	1563,85 °C	E-Modul	3,42·10^4 N/mm^2	
Farbe	silberweiß	Bruchdehnung	0 %	
Wärmeausdehnungskoeffizient;	WAK: α 13,2 ·10^{-6}· K^{-1}			
Kristallgitter	rhombisch			
Vorkommen	sehr selten, chemisch gebunden			
Dichte	19,25 g/cm^3	Härte (HV 3/50)	400	*Wolfram* 74 **W** 183,85
Schmelzpunkt	3406,85 °C	Zugfestigkeit	1800 N/mm^2	
Siedepunkt	5656,85 °C	E-Modul	41·10^4 N/mm^2	
Farbe	weiß	Bruchdehnung	1 %	
Wärmeausdehnungskoeffizient;	WAK: α 4,3 ·10^{-6}· K^{-1}			
Kristallgitter	kubisch-raumzentriert			
Vorkommen	nur als Erz			
Dichte	7,134 g/cm^3	Härte (HV 3/50)	45	*Zink* (Zincum) 30 **Zn** 65,38
Schmelzpunkt	419,73 °C	Zugfestigkeit	40 N/mm^2	
Siedepunkt	906,85 °C	E-Modul	9,22·10^4 N/mm^2	
Farbe	bläulichweiß glänzend	Bruchdehnung	0,5 %	
Wärmeausdehnungskoeffizient;	WAK: α 26,3 ·10^{-6}· K^{-1}			
Kristallgitter	hexagonal			
Vorkommen	nur als Erz, Zinkblende, Zinkspat			
Dichte	7,287 g/cm^3	Härte (HV 3/50)	4,1	*Zinn* (Stannum) 50 **Sn** 118,7
Schmelzpunkt	232,06 °C	Zugfestigkeit	27 N/mm^2	
Siedepunkt	2601,85 °C	E-Modul	4,1·10^4 N/mm^2	
Farbe	silberweiß	Bruchdehnung	50 %	
Wärmeausdehnungskoeffizient;	WAK: α 27 ·10^{-6}· K^{-1}			
Kristallgitter	tetragonal			
Vorkommen	Zinnstein (SnO_2), selten gediegen			

allgemeine Eigenschaften

Zirconium, ein silbrig-graues, glänzendes Metall, ist in reiner Form relativ weich und dehnbar, wird aber durch geringe Verunreinigungen sehr hart. Es passiviert sehr schnell durch eine dünne Oxidschicht, ist dadurch auch bei höheren Temperaturen sehr korrosionsfest; nur Flusssäure und Königswasser greifen das Metall an.

Das *Metall Zirconium* ist ein relativ häufiges Element, das in elementar reiner Form in der Natur nicht vorkommt, sondern sehr häufig als mineralisches Zirkonsilikat ($ZrSiO4$); Schreibweise: Das Element wird mit „c", die Zirkonmineralien mit einem „k" geschrieben. Die klaren oder farbigen Zirkonkristalle lassen sich als Edelsteine zu Schmucksteinen verarbeiten. Zirkonsilicat wird in Australien, Südafrika, Amerika, Skandinavien, Grönland, Indien und Asien gefunden.

Martin H. Klaproth entdeckte 1789 das Element, als er eine Zirkon-Mineralprobe aus Ceylon untersuchte und daraus verunreinigtes Zirconiumdioxid (ugs. Zirkoniumdioxid, ZrO_2) herstellte.

Zirkonhaltiger Sand lässt sich mit Natriumhydroxid verschmelzen und in Zirconiumdioxid umwandeln, dann mit Lichtbogen und Kohlezusatz zu Zirconiumcarbonitrid und danach mit Chlor zu Zirconium(IV)-chlorid umwandeln. Das Chlorid wird mit Magnesium bei 800 °C unter Schutzgas abgespalten und es bleibt reines Zirconium übrig.

allgemeine Verwendung:

Das sehr *korrosionsfeste Zirconium* und seine Legierungen werden verwendet: zum Bau für chemische Anlagen (Ventile, Pumpen, Rührwerke), in der Elektronik zur Herstellung von Vakuumröhren, in der Medizin für chirurgische Instrumente, in Kernkraftwerken als Hüllmaterialien für Uran-Brennstäbe, in der Textilindustrie zum Imprägnieren von Textilien, in der Chemie zur feuerfesten Auskleidung von Tiegeln und Behältern, zur Herstellung von Schleifpapier und von Pigmenten, u.a.m. Zirconium verbrennt mit sehr heller Flamme und lässt sich zum Bau von Feuerwerkskörpern und Signallichtern verwenden; rauchloses Blitzlichtpulver enthält Zirconium zur Erzeugung eines sehr hellen Lichts.

Neben seinen physikalischen Eigenschaften ist Zirkoniumdioxid biokompatibel. Aus diesem Grunde ist es auch für die Medizin- (Endoprothesen) und Zahntechnik (Zahnkronen, Implantate etc.) geeignet.

zahntechnische Verwendung

Zirkoniumdioxidkeramik ist der Oberbegriff für Keramiken aus Zirkoniumdioxid mit Beimengungen weiterer Oxide (z.B. Yttriumoxid, u.a.). Es ist biokompatibl, sehr biegefest, hat einen geringen Wärmeausdehnungskoeffizienten (9,8). Zirkoniumdioxid (ZrO_2) wird als Rohstoff in Pulverform aufbereitet und unter Druck in einem Pressverfahren zu Grünkörpern verdichtet. Bei Raumtemperatur besitzt es eine monokline Kristallstruktur. Nach dem Vorsintern bei ca.1000 °C lässt sich der so genannte „Weißlings" mechanisch bearbeiten, und wird durch das endgültige Sintern bei ca.1700 °C auf die höchste mechanische Festigkeit gebracht, während sich die monokline Struktur in ein tetragonales Gitter umwandelt.

Aus dem Weißling lassen sich Zahnfüllungen, Kronen oder Brücken im Fräsverfahren herausarbeiten. Bei der abschließenden Sinterung schrumpft das bearbeitete Zirkoniumdioxid um ca. 20%; darum muss der gesamte Grünkörper homogen dicht sein, um exakt gleichmäßig zu schrumpfen. Durch *heißisostatisches Pressen* (hip) wird eine homogene Dichte erreicht, indem das pulverisierte Zirkoniumdioxid in einer Silikonform in einem Öl oder Wasserbad von allen Seiten unter Druck gesetzt wird. Der gleichförmige hydrostatische Druck erzeugt eine nahezu homogene Dichte im Grünkörper, mit dem große Spannweiten von bis zu 14-gliedrigen Brückengerüsten gefräst werden können.

Die *heißisostatisch gepressten Rohlinge* haben durch das Flüssigkeitsbad keine ebene Oberfläche und müssen aufwändig nachgearbeitet werden; sie sind daher teuer. Wirtschaftlicher sind axial gepresste Grünkörper. Das axiale Pressverfahren erfolgt in einer massiven Pressform, wo mit einem Ober- und Unterstempel das Pulver in eine exakte Endkontur gepresst wird, die nicht nachbearbeitet werden muss. Beim uniaxialen Pressen wird der Pressdruck nur in einer Richtung auf den Rohstoff aufgebracht. Das ist sehr wirtschaftlich zur Herstellung von dentalen Zirkoniumdioxid-Rohlingen in großen Stückzahlen. Diese Grünkörper haben aber keine so homogene Dichte wie die isostatisch gepressten Rohlinge und lassen sich für kleine Brückengerüste verwenden.

Die *Rohlinge* lassen sich in einem CAD-CNC-Frässystem zu Gerüst- oder Kronenkonstruktion aus dem massiven Werkblock herausfräsen und genauso wie Metallgerüste individuell beschichten und brennen.

physikalische Eigenschaften

Dichte	6,506 g/cm^3	Härte (HV 3/50)	120
Schmelzpunkt	1851,85 °C	Zugfestigkeit	390 N/mm^2
Siedepunkt	4408,85 °C	E-Modul	235 %
Farbe	hellgrau		

Wärmeausdehnungskoeffizient;	WAK: α	$4{,}8 \cdot 10^{-6} \cdot K^{-1}$
Kristallgitter	hexagonal	
Vorkommen	in Zirkoniummineralien	

Metalle

Zirconium

40 **Zr** 91,22

Zirconium kommt in zwei Modifikationen mit hexagonaler bzw. kubischer Kugelpackung vor. Die Umwandlung erfolgt bei 862 °C vom hexagonalen a-Zirkonium zum kubischen b-Zirkonium. Es besitzt eine geringe thermische und elektrische Leitfähigkeit; unterhalb von -272,54 °C ist es supraleitfähig.
Zirconium ist ein unedles Metall, das sich in Pulverform durch Reibung, Schlag oder Erwärmung über 100 °C entzündet und zu Zirconiumdioxid verbrennt. Mit reinem Sauerstoff verbrennt Zirconiumpulver bei 4660 °C; das ist die höchste Temperatur bei Metallbränden.
Es gibt fünf *stabile Isotope* des Zirconiums und 19 Radionuklide, deren Halbwertszeiten zwischen 1,5 Mio Jahren (Zr-93) und 1,2 Sekunden (Zr-104) liegen. Zirconium 95 mit einer Halbwertszeit von 64 Tagen hat eine hohe Radiotoxizität und bedeutet ein erhöhtes Krebsrisiko.
Zirconiumdioxid enthält als natürlicher Rohstoff Verunreinigungen von Hafniumoxid, Uran und Thorium, die im Herstellungsprozess herausgefiltert werden müssen. Die ISO-Werkstoffnormen 6872 und 13356 legen für Dentalkeramiken 1,0 Bq/g, für Implantatkeramiken 0,2 Bq/g als Grenzwert für Strahlungsemissonen fest.
Zirconium und Zirkoniumsalze sind nur gering toxisch; Zirconiumdioxid (ZrO_2) ist chemisch absolut neutral und damit völlig ungiftig; als Implantatwerkstoff zeigt es sogar bioreaktive Eigenschaften. Reines Zirconiumdioxid kann in drei temperaturabhängigen Phasen existieren:

- Raumtemperatur bis 1173 °C => stabile monokline Phase
- ab 1173 bis 2370 °C => tetragonale Phase
- von 2370 °C => stabile kubische Phase
- Schmelzpunkt von ZrO_2 => bei 2690 °C.

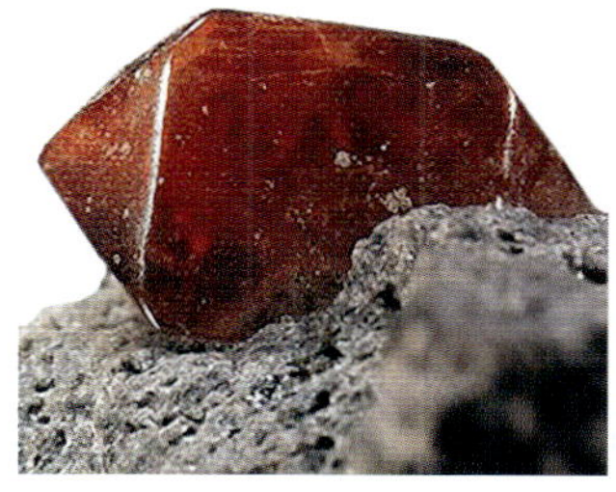

Zirkonsilikat (ZrSiO4) ist der natürliche Rohstoff zur Herstellung von Zirconiumdioxid als Grundlage der Strukturkeramik.

Dentallegierungen

Moderne Dentallegierungen haben bestimmten Anforderungen zu genügen, die die chemischen und physikalischen Bedingungen eines prothetischen Ersatzes betreffen:

Physikalisch-chemische Eigenschaften
- homogenes, feinkörniges Gefüge, für
- hinreichende Korrosionsbeständigkeit;
- lötbar, schweißbar, kaltverformbar und dabei
- wärmebehandlungsfähig zum Ausgleich von Verarbeitungsbesonderheiten (aushärtbar);
- reproduzierbare, hohe Festigkeitswerte: stabil, abrasionsfest;
- definierte Farbwerte und
- Verbindungsfähigkeit mit anderen Werkstoffen;
- elektrochemisch hochwertig;
- nicht allergen, nicht toxisch bei der Verarbeitung und für den Patienten.

Technische Verarbeitbarkeit
- material- und energiesparend verarbeitbar, für
- standardisierte Verfahrenstechniken wie:
- einfache Schmelz- und Gießtechniken,
- einfache Oberflächenbearbeitungstechniken,
- ökonomische, preisgünstige Verarbeitbarkeit,
- Möglichkeit des Recyclings von Materialresten.

Einige Begriffe müssen in Bezug auf die Dentallegierungen erläutert werden, weil sie als Beurteilungskriterien der Legierungsqualität benutzt werden:

0,2%-Dehngrenze ist ein Maß für die Belastung pro mm^2, bei der der Werkstoff sich bleibend verformt, nämlich um 0,2% dehnt. Je höher also dieser Wert ist, umso stabiler ist der Werkstoff.

E-Modul (Elastizitätsmodul) ist eine Kenngröße, die zur Beurteilung der Festigkeit und Stabilität einer Konstruktion herangezogen wird. Je höher dieser Wert (in N/mm), umso steifer ist der Werkstoff, umso mehr Kraft muss auch bei dynamischer Belastung aufgebracht werden, um den Werkstoff zu verbiegen.

WAK-Wert (Wärmeausdehnungskoeffizient) gibt an, wie stark sich der Werkstoff bei Temperaturänderungen im Volumen verändert. Im zahntechnischen Bereich genügt es, für die kleinen Bauteile den WAK-Wert α in erster Näherung als linear anzunehmen. Für sehr genaue Untersuchungen werden die WAK-Werte β und ψ nötig, die hier allerdings vernachlässigt werden.

Seit 1975 besteht für *Dentallegierungen* eine deutsche Norm, die DIN 13 906, in der speziell auf die Edelmetallsysteme nach deren Zusammensetzung und physikalischen Eigenschaften Bezug genommen wird. Die Messverfahren für die Ermittlung der geforderten Materialwerte beziehen sich auf bestehende DIN-Normen.

Man unterscheidet danach vier Gruppen mit unterschiedlicher Zusammensetzung und unterschiedlichen Härten und Festigkeiten. Die Typenbezeichnung I - IV ist der amerikanischen Spezifikation (ADA Nr5) angelehnt und variiert von weich über mittelhart und hart bis hin nach extra hart.

Typ I - Legierungen sind weich und für geringe Beanspruchungen vorgesehen wie einflächige Füllungen, als weiche Blechlegierungen oder angussfähige Retentionsdrähte.

Typ II - Legierungen sind mittelhart für Bauteile mit mittlerer Beanspruchung, wie mehrflächige Füllungen, Onlays, auch Vollgusskronen und Wurzelkappen.

Typ III - Legierungen sind hart für hohe Belastungen geeignet, wie dünnwandige Verblendkronengerüste, Teilkronen, Telekopkonstruktionen und Brückengerüste; sie lassen sich Klammern verwenden.

Typ IV - Legierungen sind extrahart für sehr hohe Beanspruchungen, wie bei weitspannigen Brücken, gefrästen Geschieben, Aufbrenngerüsten und Modellgussgerüsten.

Bei dem vielfältigen Angebot von Legierungsgruppen und Legierungstypen wird es nötig, die charakteristischen *Qualitätsmerkmale* herauszuarbeiten und die Dentallegierungen danach zu systematisieren. Weil die Eigenschaften von Legierungen (Korrosionsverhalten, Festigkeit, Verarbeitbarkeit) vorrangig von der Legierungszusammensetzung bestimmt werden, ist die Systematisierung der Legierungstypen entsprechend ihrer Hauptbestandteile sinnvoll. Die *Gruppeneinteilung* wird in der allgemeinen Metallkunde auf das Element mit dem höchsten Masseanteil in der Legierung (Legierungsbasis) bezogen; danach lassen sich für den zahntechnischen Einsatz sechs *Legierungssysteme* unterscheiden:
- hochgoldhaltige Legierungen,
- goldreduzierte Legierungen,
- Palladiumbasislegierungen,
- Nickelbasislegierungen,
- Kobaltbasislegierungen,
- Titanbasislegierungen.

In dieser *Zusammensetzungsanforderung* werden „Gewichtsprozente" (Gew.-%) angegeben, weswegen hier noch eine Erläuterung über die Unterschiede in den Angaben der Legierungskomponentenanteile nötig wird. Der Goldgehalt wurde früher und heute noch im Schmuckverarbeitungsbereich in Karat angegeben, womit die Gewichtsanteile der Legierungskomponenten gemeint sind. Nun wird eine einfache Überlegung deutlich machen, dass die Angabe der Gewichtsanteile eine Verfälschung der tatsächlichen Mengenverhältnisse bedeuten kann.

Unterschiedliche Metalle mit ihrer unterschiedlichen Dichte besitzen unterschiedliche Volumina bei gleichen Gewichtsanteilen: Zehn Gramm Aluminium hat ein Volumen von ca. 3,7 cm^3; um das Volumen mit Iridium zu füllen, müssten fast 84 Gramm aufgewendet werden. 10 Gramm Beryllium mit 90 Gramm Gold gemischt ergäbe nach den Gewichtsprozenten einen Feingehalt von 90% (900‰); wenn aber die Volumina betrachtet werden, fällt das Missverhältnis auf: 10g Beryllium hat ein zehnmal größeres Volumen (5,2 cm^3) als Gold. Man macht eine *alternative Angabe* und zwar in Atomprozenten (At %), die ein direktes Zahlenverhältnis der Atomsorten in einem Legierungssystem angibt. Ein Beispiel: Die mittlere Atommasse von Gold ist dreimal so groß wie die von Kupfer; ein Legierungssystem aus diesen Komponenten im Gewichtsverhältnis von 74 Gew.-% Au hat dann ein Atomverhältnis von 1: 1, also 50 At % Au/50 At % Cu. Mit der *Angabe At %* kann auch einsichtig werden, weswegen eine Legierung von 50 Gew.-% Gold eben so wenige Goldatome im Legierungssystem besitzt, dass dieses System auch weniger edel ist.

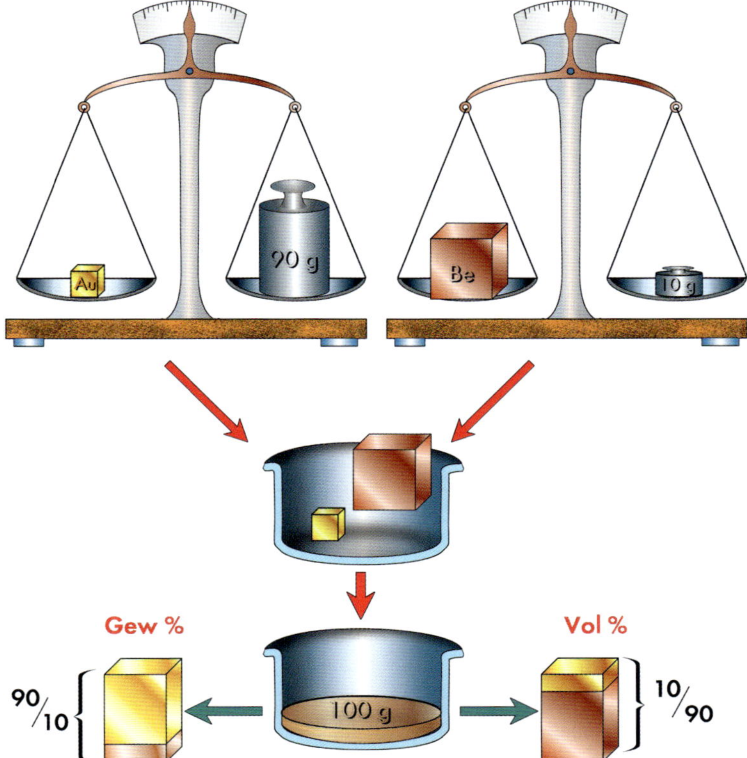

Abb. 597 Mischt man 90 g Gold mit 10 g Beryllium, so erhält man ein Legierungsgewicht von 100 g, das nominell einen Feingehalt von 900‰ (mit 90 % Gewichtsanteilen Gold) aufweist; das nennt man eine hochgoldhaltige Legierung. Nach Volumenanteilen ist das Verhältnis aber genau umgekehrt: Es sind nur 10 % Volumenanteile Gold, und das ist es eine sehr „unedle" Legierung.

Hochgoldhaltige Legierungen

Hochgoldhaltig ist eine Goldbasis-Legierung mit einem Goldgehalt von mehr als 75 Gewichtsprozent, wobei nach den Anteilen von Platin, Palladium und Silber drei Legierungstypen unterschieden werden:

- *Gold-Platin-Legierungen* ohne Palladium mit oder ohne geringe Anteile an In, Fe, Zn u. a. m., die als Haftoxidbildner für den Keramikaufbrand dienen. Nach der *Zusammensetzung* unterscheidet man:
- gelbe Gold-Platin-Systeme (Au/Pt) mit niedrigem Schmelzbereich, die sehr weich, aber sehr dicht und sehr korrosionsfest sind;
- helle bis weiße Au-/Pt-Legierungen, die als Aufbrennlegierungen sehr hart (Typ IV) sind und evtl. Farbstörungen durch helle Farbe hervorrufen.
- *Gold-Platin-Palladium-Legierungen* als typische hochgoldhaltige Aufbrennlegierungen mit Nichtedelmetallen als Haftoxidbildner.
- *Gold-Platin-Silber-(Kupfer)-Legierungen*, meist nicht aufbrennfähig (Ausnahme: Degunorm für niedrig schmelzende Keramik; Degunorm ist eine sogenannte Universallegierung mit einem Edelmetallgehalt von 82,9 %.).

Hochgoldhaltige Legierungen sind gegen elektrochemische Korrosion sehr widerstandsfähig; wobei ein extrem hoher Goldgehalt die Korrosionsbeständigkeit nicht weiter erhöht, sondern ausschlaggebend für das elektrochemische Verhalten ist der Gesamtanteil der Elemente Au, Pt, Pd. Palladiumfreie Legierungen unterscheiden sich dabei elektrochemisch nicht von den palladiumhaltigen Legierungen. Die hochgoldhaltigen Systeme lassen sich den *Legierungstypen* zuordnen:

- *Weiche Gusslegierungen* (Typ I) der hochgoldhaltigen Systeme sind feinkörnig, korrosionsfest und nicht aushärtbar. Sie eignen sich für Bauteile mit geringer Beanspruchung wie einflächige Gussfüllungen, weiche Blechlegierungen und dünne, angussfähige Retentionsdrähte;
- *mittelharte Gusslegierungen* (Typ II) bzw. Blechlegierungen sind häufig nicht aushärtbar, aber korrosionsfest und feinkörnig. Sie eignen sich für Bauteile mit mittlerer Beanspruchung wie mehrflächige Gussfüllungen, Onlays und Einzelkronen;
- *harte Gusslegierungenen* (Typ III) und Drahtlegierungen eignen sich für hohe Beanspruchungen; sie sind in der Regel aushärtbar, sehr feinkörnig und korrosionsfest. Sie eignen sich für Bauteile mit hoher Beanspruchung, wie dünnwandige Verblendkronengerüste, Teilkronen, Teleskop-Konstruktionen und mehrspannige Brücken, sowie als Drahtlegierungen für aushärtbare Klammern;
- *extraharte Guss- und Drahtlegierungen* (Typ IV) sind aushärtbar, sehr feinkörnig und korrosionsfest. Im ausgehärteten Zustand zeigen sie die geringste Bruchdehnung. Sie eignen sich für Bauteile mit sehr hoher Beanspruchung, wie stark belastete weitspannige Brücken, hoch biegebeanspruchte Gussteile (Klammern), gefräste Passteile und orthopädische Drahtgerüste.

Bei *normalen Schutzmaßnahmen* bieten die hochgoldhaltigen Legierungen höchste Verarbeitungssicherheit. Legierungen verschiedener Hersteller nicht zusammengeschmelzen, weil es zu negativen Eigenschaftsveränderungen kommt. Es müssen sogar gesonderte Schmelztiegel benutzt werden, um ein unkontrolliertes Zusammenschmelzen von Legierungskomponenten zu vermeiden.

Bei der *Aufbrenntechnik* sorgt das Metallgerüst für die mechanische Stabilität und die zahnfarbene Verblendkeramik für naturähnliches Aussehen. Die keramischen Massen werden im Temperaturbereich von 900 bis 1000 °C aufgebrannt, was an die Aufbrennlegierung hohe Anforderungen stellt.

Die *hochgoldhaltigen Legierungen* mit bis zu 99 Gewichtsprozenten an Au, Pt-Metallen und Silber für die Aufbrennkeramik sind hell bis weiß sowie hart bis extrahart. Als Haftoxidbildner werden Zn, Sn, In und Fe zulegiert. Sehr helle Legierungen werden durch die sehr hellen Haftoxide noch mehr aufgehellt, so dass dünne Verblendschichten Farbverschiebungen zeigen. Die Metallgerüste lassen sich deswegen mit Blendgold abdecken.

Die *mechanischen Eigenschaften* hochgoldhaltiger aufbrennfähiger Legierungen werden durch die Pt-Metalle bestimmt. Wird bei sehr hellen Aufbrennlegierungen zur Farbkorrektur der Palladiumgehalt herabgesetzt, sind diese Legierungen nicht mehr so warmfest, weshalb die Gerüste stärker dimensioniert werden müssen. Wandstärken von Kronen sollen dann mindestens 0,3 mm, die approximalen Verbindungsquerschnitte mindestens 4 mm^2 betragen. Die Brandführung (Temperaturen, Zeiten) ist präzise einzuhalten und die Gerüste müssen hinreichend abgestützt werden, um sich beim Brennen nicht zu verformen.

Mindestanforderungen an Zusammensetzung und physikalische Eigenschaften bei Dentallegierungen

	Gold und Metalle der Platingruppe Gew.-%	Vickers-Härte HV 5/30 abgeschreckt		Vickers-Härte HV 5/30 ausgehärtet	0,2%-Dehngrenze abgeschreckt N/mm²	0,2%-Dehngrenze ausgehärtet N/mm²	Zugfestigkeit N/mm²	Bruchdehnung abgeschreckt %	Bruchdehnung ausgehärtet %
Typ	min.	min.	max.	min.	min.	min.	min.	min.	min.
I	83	50	90	-	80	-	-	18	-
II	78	90	120	-	180	-	-	12	-
III	78	120	150	-	240	-	-	12	-
IV	75	150 -	-	220	300	450	(620)	10	2

Abb. 598 Technische Daten einiger hochgoldhaltiger Legierungen

w = weich a = ausgehärtet s = nach dem Guss	Degulor M Typ IV gelb *Degudent*	Biocclus Typ IV gelb *Degudent*	Herador EC Typ IV weiß *Heraeus*	Maingold NO Typ I gelb *Heraeus*	BioCeram Plus/Typ IV gelb *Heraeus*	Biorplid Typ IV gelb *Hafner*	PontoStar Typ IV gelb *Bego*	PontoRex Typ IV gelb *Bego*
Zusammensetzung in Massen % Au Ag Pt Pd Cu Sn Zn In	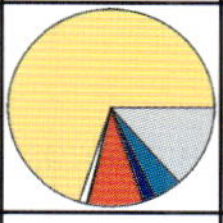	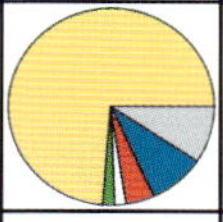	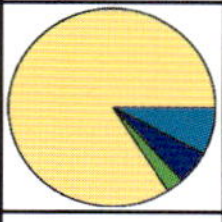	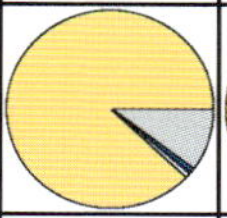	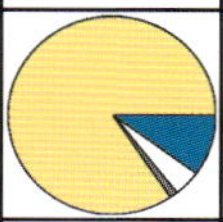	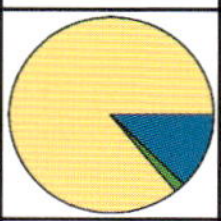	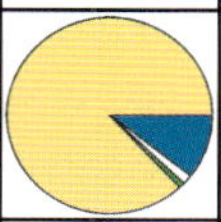	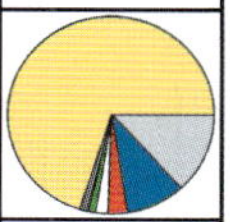
Schmelzintervall in °C	900 - 970	1050 - 1160	1015 - 1140	1100 - 1170	1040 - 1100	1075 - 1140	1040 - 1150	910 - 995
Härte HV 5/30	w = 170 a = 235 s = 235	w = 150 a = 230 s = 200	w = 195 a = 220 s = 155	w = 60 a = - s = -	w = 220 a = 220 s = 180	w = 90 a = 170 s = 150	w = 150 a = 190 s = 175	w = 155 a = 220 s = 200
0,2% Dehngrenze N/cm²	w/s = 550 a = 620	w/s = 530 a = 530	w/s = 440 a = 4900	w/s = 110 a = -	w/s = 520 a = 520	w/s = 110 a = 350	w/s = 400 a = 620	w/s = 310 a = 450
Zugfestigkeit N/cm²	w/s = 720 a = 740	w/s = 630 a = 640	w/s = - a = -	w/s = - a = -	w/s = - a = -	w/s = - a = -	w/s = - a = -	w/s = - a = -
Bruchdehnung in %	w/s = 10 a = 10	w/s = 9 a = 8	w/s = 9 a = 7	w/s = 34 a = -	w/s = 3 a = 3	w/s = 30 a = 10	w/s = 13 a = 8	w/s = 20 a = 9
Dichte in g/cm³	15,7	19,0	17,8	16,5	19,0	19,2	18,0	16,7
WAK ($10^{-6}K^{-1}$) 25 - 600 °C	–	14,4 14,2	14,8	-	-	14,2	14,6	16,3
E-Modul in N/cm²	95.000 125.000	95.000 125.000	94.000 125.000	65.000	90.000	95.000 125.000	92.000	100.000

Goldreduzierte Legierungen

Goldreduzierte Legierungen sind Goldbasis-Legierungen, deren Goldgehalt zwischen 50 bis 75 Masseprozent liegt. Der geringere Goldanteil wird mit anderen Edelmetallen ausgeglichen, z. B. Palladium oder Silber, weswegen diese Legierungen eine hellgelbe bis weiße Farbe haben.
Goldreduzierte Legierungen sind ähnlich korrosionsfest wie hochgoldhaltige Legierungen, wenn der Anteil unedler Legierungselemente gering bleibt. Mit steigendem Anteil an Silber und Kupfer lässt die Korrosionsfestigkeit nach, während sie durch hohen Palladiumanteil steigt.
Bei den *Au-Pd-Legierungen* bewirkt das Palladium eine gute Mundbeständigkeit, weil Pd bei gleicher Gewichtsmenge nahezu doppelt soviele Atome enthält wie die gleiche Gewichtsmenge Au. Die Mundbeständigkeit einer Legierung wird erhöht, wenn alle Nichtedelmetallatome von Edelmetallatomen umschlossen sind. Ein hoher Pd-Anteil erzeugt eine helle, wenig auffällige Farbe (Elfenbeingold, Dentingold oder Blassgold); farbintensivere Legierungen entstehen bei höherem Ag-Gehalt.Obgleich goldreduzierte Legierungen bei der anodischen Polarisation eine ausgeprägte Passivierung aufweisen, entspricht ihre chemische Stabilität nicht der hochgoldhaltiger Legierungen, aber sie ist noch deutlich besser als die reiner Palladiumbasis-Legierungen. Goldreduzierte Legierungen zeigen nach Wärmebehandlung u. U. 2-Phasenzustände, wodurch sie dann nicht mehr hinreichend biokompatibel sind.
Palladium kann beim Schmelzen und Gießen Kohlenstoff lösen, der sich beim Abkühlen in das Palladiumgitter einlagert oder sich im Gefüge an den Korngrenzen abscheidet. Die Kohlenstoffeinlagerung erhöht die Härte, Zugfestigkeit und 0,2%-Dehngrenze, setzt aber Dehnbarkeit und Bruchdehnung herab; es kann sich auch ein dendritisches Gefüge ausbilden.
Die *Kohlenstoffaufnahme* erfolgt bei Pd-haltigen Legierungen während des Schmelzens im Graphitschmelztiegel oder beim Schmelzen mit offener Flamme sowie beim Gießen in eine kohlenstoffhaltige Einbettmasseform. Man benutzt daher nur Keramiktiegel, eine neutral eingestellte Flamme und Einbettmasse ohne Graphitbeimengungen.
Gelöster Kohlenstoff diffundiert beim Aufbrennen der Keramik an die Metalloberfläche und oxidiert dort. Kann das CO_2 nicht aus der Keramik entweichen, bildet es an der Grenzfläche Blasen.
Ein *hoher Silbergehalt* bei goldreduzierten Legierungen erzeugt den hohen WAK über $14{,}5 \cdot 10^{-6}\,K^{-1}$, weswegen solche Legierungen nach dem Brand eine Abkühlungsregulierung benötigen bzw. langsam abkühlen müssen.
Silberhaltige Legierungen zeigen negative Farbeinflüsse bei Keramik nach gelb oder grün, weil die Opaker-Schicht sich mit Silberoxiden verbindet. Das Silber verdampft beim Brennen und schlägt sich an der Brennofenwandung nieder. Später setzt sich Silberoxid auf die Keramik und führt zu Verfärbungen und Rissen. Dem kann vorgebeugt werden, wenn sich auf der silberhaltigen Legierung durch entsprechende Beimengungen schnell eine dichte Oxidschicht bildet, so dass kein Silber abdampfen kann.
Aus *goldreduzierten Legierungen des Typs III* lassen sich Bauteile für mittlere und höhere Beanspruchung wie Vollkronen, Teile und Verblendkronengerüste herstellen.
Extraharte, goldreduzierte Gusslegierungen mit hohem Palladiumanteil sind korrosionsfest, selbst aushärtbar, feinkörnig durch Zusätze (Ir, Re), sehr dehnbar und sie lassen sich gut polieren. Die kupferfreien goldreduzierten Gusslegierungen sind zudem verfärbungssicher. Die Ersparnis an Gewicht beträgt ca. 20% und die Materialkosten lassen sich um ca. 50% senken.
Die *extraharten Legierungen des Typs IV* sind für Bauteile mit sehr hoher Beanspruchung geeignet, wie weitspannige Brücken, Modellgussgerüste mit hoch biegebeanspruchten Anteilen (Klammern, Geschiebe, Stege).
Seit 1960 werden die ersten brauchbaren Aufbrennlegierungen angeboten, bei denen der WAK auf die Keramik abgestimmt ist. Das Vita-VMK/Degudent-System war 1962 europaweit das erste erfolgreiche Aufbrennsystem.
Nichtedelmetalle werden den goldreduzierten Legierungen (ca. zehn Komponenten) zu verschiedenen Zwecken zulegiert. Bei den aufbrennfähigen Legierungen bilden einige dieser Zuschläge auf der Gerüstoberfläche geeignete Oxide (Haftoxide), die die chemische Haftung zwischen Metall und Keramik erzeugen.
Andere *Zusätze* steuern das Erstarrungsverhalten und die Korngröße, was die Korrosionsbeständigkeit dieser Vielstoff-Legierungen erzeugt. Als Kornfeiner werden Pt und Ir oder auch Ru eingesetzt.

Abb. 599 Technische Daten einiger goldreduzierter Legierungen

w = weich a = ausgehärtet s = nach dem Guss	Hera SG Typ IV gelb *Heraeus*	Heraloy G Typ III gelb *Heraeus*	Degunorm eco/Typ IV gelb *Degudent*	Econolloy Typ IV gelb *Degudent*	Wegold Norm Typ IV gelb	Wegold NF IV Typ IV gelb	BegoLloyd (PF) Typ IV sattgelb *Bego*	AuroLloyd (KF) Typ IV gelb *Bego*
Zusammensetzung in Massen% Au Ag Pt Pd Cu Sn Zn In	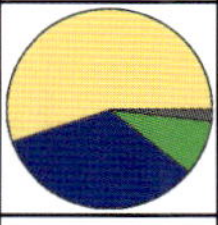	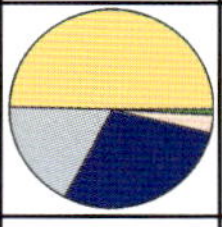	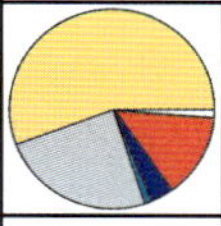	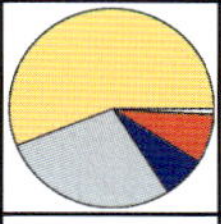	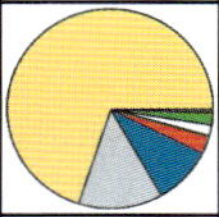	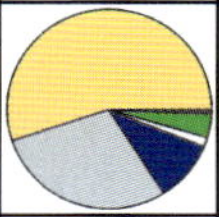	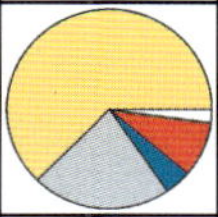	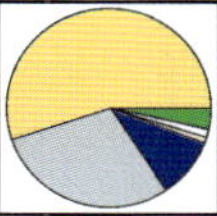
Schmelzintervall in °C	850 - 895	1130 - 1280	970 - 1030	1020 - 1075	920 - 1000	960 - 1040	870 - 915	950 - 1060
Härte HV 5/30	w = 195 a = 280 s = 280	w = 210 a = 260 s = 250	w = 200 a = 220 s = 200	w = 190 a = 240 s = 190	w = 150 a = 220 s = 190	w = 160 a = 225 s = 205	w = 175 a = 245 s = 240	w = 105 a = 220 s = 200
0,2%-Dehngrenze N/cm²	w/s = 530 a = 860	w/s = 550 a = 600	w/s = 600 a = 610	w/s = 560 a = 630	w/s = 340 a = 500	w/s = 350 a = 450	w/s = 400 a = 640	w/s = 480 a = 520
Zugfestigkeit N/cm²	w/s = - a = -	w/s = - a = -	w/s = 680 a = 690	w/s = 610 a = 640	w/s = - a = -	w/s = - a = -	w/s = - a = -	w/s = - a = -
Bruchdehnung in %	w/s = 25 a = 5	w/s = 23 a = 14	w/s = 5 a = 3	w/s = 5 a = 3	w/s = 15 a = 6	w/s = 12 a = 8	w/s = 25 a = 9	w/s = 18 a = 6
Dichte in g/cm³	13,7	14,5	14,9	13,1	16,1	13,7	14,5	13,9
WAK ($10^{-6}K^{-1}$) 25 - 600 °C	-	13,9	16,6 17,1	16,9 17,3	16,3	17,0	14,6	16,3
E-Modul in N/cm²	100.000	95.000 125.000	95.000 125.000	65.000	100.000	100.000	105.000	106.000

Palladiumbasis-Legierungen

Palladiumbasis-Legierungen enthalten mehr als 50 Gewichtsprozent Palladium. Die weiteren Legierungselemente sind sehr unterschiedlich, wobei zum Teil mehr als 20 % Nichtedelmetalle eingesetzt werden.

Legierungskomponenten wie Ga, Sn und Cu senken die Schmelztemperatur. Zusätze aus Sn und In dienen als Oxidbildner. Außerdem setzen sich ihre Ionen im kubisch-flächenzentrierten Pd-Ag-System auf Gitterplätze und führen zu Verspannungen, was die mechanischen Eigenschaften erhöht. Palladiumbasis-Legierungen bilden dunklere Oxide als die hochgoldhaltigen Legierungen, so dass zur Vermeidung von Farbfehlern die Oxide abgestrahlt oder durch Blendgold abgedeckt werden.

Der *Palladiumanteil* dieser Legierungen neigt zur Aufnahme von Kohlenstoff und Wasserstoff. Der Kohlenstoff wird wie beschrieben beim Schmelzen durch offene Flamme, Graphittiegel und durch graphithaltige Einbettmasse aufgenommen. Der Kohlenstoff erhöht zwar die Festigkeit und Härte, verringert aber die Dehnbarkeit, macht spröde und zähflüssig. Daneben besteht die Gefahr der Blasenbildung in Keramik, weil der Kohlenstoff die Haftoxide reduziert und das CO_2 Gasblasen bildet.

Palladiumbasis-Legierungen erfüllen die Mindestanforderungen, sie sind weiß und spröde und variieren von mittel (Typ II) über hart (Typ III) nach extrahart (Typ IV). Sie bilden ein grobkörnigeres Gefüge als Au-Pt-Legierungen und sind bei gleicher mechanischer Qualität weniger korrosionsfest als diese. Sie sind für Verarbeitungsfehler anfällig, z. B. neigen sie zur Gasaufnahme, Suffidbildung und Kohlenstoffaufnahme. Aber sie bieten bei einer Gewichtsersparnis von 30% eine Kostenersparnis von 80%.

Mit den *Legierungen des Typs II, III und IV* können alle Bauteile hergestellt werden. Beim Einsatz ist Materialvielfalt zu vermeiden, weil mit den Ag-/Pd-Systemen galvanische Prozesse möglich sind. Wegen ihrer Neigung zur ***Sprödbrüchigkeit*** sind Palladiumbasis-Legierungen für hoch biegebeanspruchte Teile nicht geeignet.

Das ***Abbeizen*** von Palladiumbasis-Legierungen kann nur mit verdünnter Schwefelsäure erfolgen oder die Oxide müssen mechanisch abgetragen werden.

Die ***Korrosionsfestigkeit*** der Palladiumbasis-Legierungen ist hinreichend, sie fließen gut und lassen sich gut löten. Der Silberanteil kann Keramikfarbe beeinflussen und es können innerkristalline Seigerungen auftreten, wodurch die Korrosionsfestigkeit sinkt. Im Korrosionsverhalten unterscheiden sich Palladiumbasis-Legierungen von den goldreduzierten Legierungen. Abhängig von ihrer Zusammensetzung zeigen sie ein differentes elektrochemisches Verhalten. Daher werden bei Palladiumbasis-Legierungen ***vier Gruppen*** unterschieden:

Palladium-Gold-Legierungen sind silber- und kupferfrei und mit einem sehr hohen Gehalt an Edelmetallen (87 %) und 6 % Gallium. Pd-Cu-Ga-Legierungen sind auch bei mindestens 75 % Palladiumanteil unter aggresiven Milieubedingungen (saurer pH-Wert) nicht ausreichend korrosionssicher. Hochtemperaturbehandlungen verringern die Korrosionsbeständigkeit dieser Legierungsgruppe.

Palladium-Silber-Legierungen haben mit 60 Gewichtsprozent den niedrigsten Gehalt an Palladium bei einem Anteil von 7 bis 9 % Indium. Diese Legierungen sind aufgrund ihres Polarisationsverhaltens nicht ausreichend korrosionsbeständig. Sowohl Silber als auch Palladium neigen zur Gasaufnahme, so dass die Flamme beim Schmelzen neutral eingestellt sein muss. Zur Vermeidung von Farbfehlern beim Aufbrennen der Keramik werden verfärbungssichere Massen benutzt oder es wird in einer reduzierenden Atmosphäre aufgebrannt.

Palladium-Kupfer-Gallium-Legierungen haben neben einem Palladiumanteil von bis zu 70 Gewichtsprozenten den größten Anteil an Nichtedelmetallen, mit Gewichtsanteilen an Kupfer und Gallium von 12 bis 20 Prozent. Diese Legierungen sind im sauren Milieu gegen korrosiven Angriff wenig widerstandsfähig und neigen zur Spaltkorrosion. Dabei werden Cu- und Ga-Ionen freigesetzt, was biologisch bedenklich ist. Die mechanischen Eigenschaften liegen etwas höher als bei den Pd-Ag-Legierungen, während die WAK-Werte mit denen der hochgoldhaltigen Legierungen vergleichbar sind. Sie lassen sich schlechter vergießen und löten als die Pd-Ag-Legierungen.

Palladium-Silber-Gold-Legierungen sind kupferfrei und haben einen hohen Anteil an Edelmetallen (85 bis 87 %; Goldgehalt bis 17 %). Pd-Ag-Au-Legierungen mit geringem Anteil an Nichtedelmetallen liegen in ihrem elektrochemischen Verhalten zwischen den goldreduzierten und den Palladiumbasis-Legierungen. Auch Hochtemperaturbehandlung verändert die elektrochemischen Eigenschaften nicht.

Abb. 600 Technische Daten einiger Palladium-Basis-Legierungen

w = weich a = ausgehärtet s = nach dem Guss	Degulight Typ IV weiß *Degudent*	Palliag M Typ IV weiß *Degudent*	Heralight Typ IV weiß *Heraeus*	Albabond A Typ IV weiß *Heraeus*	Degupal Typ IV weiß *Degudent*	Pangold (N2) Typ IV weiß *Hafner*
Zusammensetzung in Massen% Au Ag Pd Cu Sn Zn In Ga	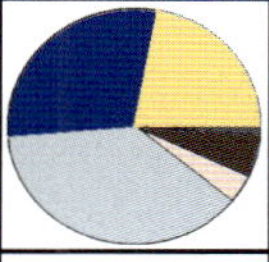	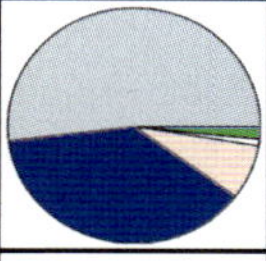	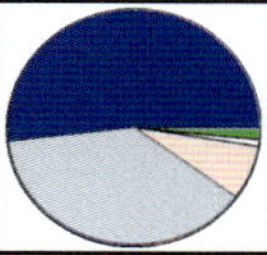	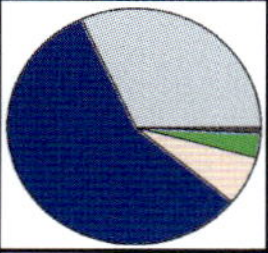	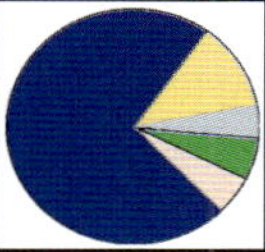	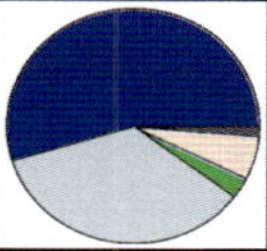
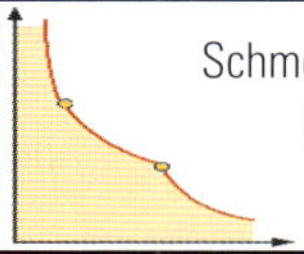 Schmelzintervall in °C	1050-1130	950 - 1040	1200 - 1280	1165 - 1285	1170 1295	1145 - 1265
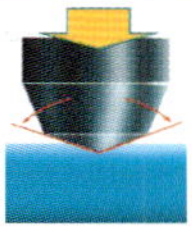 Härte HV 5/30	w = 155 a = 230 s = 170	w = 140 a = 310 s = 170	w = 255 a = 290 s = 290	w = 205 a = 235 s = 220	w = 255 a = 255 s = 255	w = 240 a = 310 s = 265
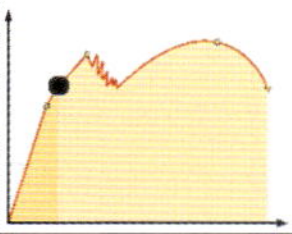 0,2%-Dehngrenze N/cm^2	w/s = 30 a = 510	w/s = 90 a = 940	w/s = 55 a = 620	w/s = 60 a = 540	w/s = 85 a = 585	w/s = 20 a = 685
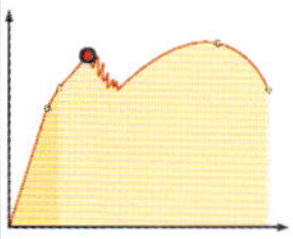 Zug-festigkeit N/cm^2	w/s = 60 a = 730	w/s = 50 a = 950	w/s = - a = -	w/s = - a = -	w/s = 55 a = 855	w/s = - a = -
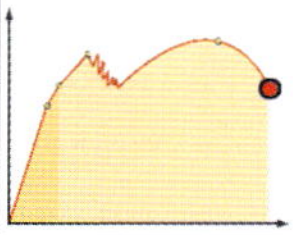 Bruch-dehnung in %	w/s = 10 a = 8	w/s = 13 a = 3	w/s = 25 a = 20	w/s = 26 a = 18	w/s = 28 a = 28	w/s = 9 a = 6
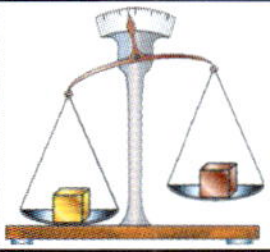 Dichte in g/cm^3	10,9	11,1	11,2	11,4	11,7	12,1
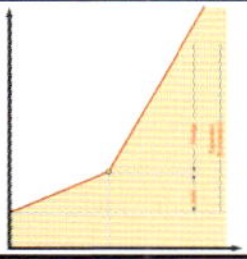 WAK ($10^{-6}K^{-1}$) 25 - 600 °C	16,5 16,9	-	14,4	14,7	14,1 14,3	14,2
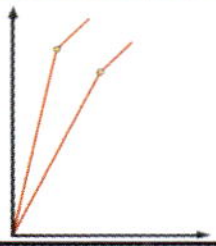 E-Modul in N/cm^2	125.000	125.000	148.000	122.000	125.000	125.000

Edelmetallfreie Legierungen

Edelmetallfreie Legierungen wurden mit dem Akronym „NEM“ belegt, was Nichtedelmetalllegierungen bedeutet. In der allgemeinen Werkstoffkunde steht diese Abkürzung aber für Nichteisenmetalle und würde auch die Edelmetalle umfassen. Daher ist das Kürzel in *EMF* für **e**del**m**etall**f**reie Legierungen eingeführt worden.

Edelmetallfreie Legierungen (EMF) sind nicht aushärtbare Legierungssysteme, die ihre physikalischen Werte gleich nach dem Gießen besitzen. Sie haben eine geringe Wärmeleitfähigkeit und wirken daher wärmedämmend, wodurch Temperaturreize auf die Pulpa gemildert werden. Die *Biokompatibilität* der Legierungsbestandteile ist hinreichend, obgleich Korrosionsprodukte der EMF-Komponenten gewebsschädigend oder giftig sein können; auch die Metallfeinstäube sind gesundheitsschädigend. Am zahntechnischen Arbeitsplatz sind daher Schutzmaßnahmen notwendig wie eine effiziente Raumventilation, das Tragen von Staubmasken und das Anbringen von geeigneten Absauganlagen beim Polieren, Schleifen und Löten. *Untersuchungen* mit Nickel-Chrom-Legierungen und über die Nickelaufnahme und -ausscheidung beim Menschen haben keine eindeutigen Hinweise auf die Gefährdung durch korrosionsresistente Legierungen aufgezeigt.

Verarbeitungsanfälligkeiten zeigen sich bei Nicht-Edelmetalllegierungen beim Gießen und Schmelzen, es besteht Oxidationsgefahr. Daher sollen immer saubere Tiegel und neues Material verwendet werden. Weil EMF-Legierungen zur Gas- und Kohlenstoffaufnahme neigen, können keine Graphittiegel benutzt und nur neutrale Flammeneinstellung gewählt werden. Sie müssen langsam erhitzt werden, weil es sonst zur Oberflächenüberhitzung kommen kann; am besten eignet sich zum Aufschmelzen eine HF-Schmelzanlage.

Für den *Metall-Keramikverbund* eignen sich viele NEM-Legierungen. Allerdings ist der Haftoxidbrand problematischer als bei edelmetallhaltigen Legierungen, weswegen Glühdauer und Glühtemperatur exakt einzuhalten sind; außerdem sind Haftvermittler angebracht. Vorteilhaft ist bei NEM Systemen der hohe Schmelzbereich, d. h., der Sicherheitsabstand zwischen Solidus- und Brenntemperatur ist größer, was eine bessere Warmfestigkeit beim Aufbrennen garantiert. Es lassen sich folgende edelmetallfreie Legierungen unterscheiden: Nickel-Chrom-, Kobalt-Chrom- und Titanbasis-Legierungen.

Nickel-Chrom-Basis-Legierungen haben eine uneinheitliche Zusammensetzung mit einer Vielzahl an Legierungskomponenten. Nickel ist ein relativ weiches Metall, das in diesen Legierungssystemen für die Duktilität, gute Verarbeitbarkeit und das günstige Wärmeausdehnungsverhalten für den Metall-Keramik-Verbund verantwortlich ist. Chrom sorgt für die Korrosionsfestigkeit und bietet mit den Chromoxiden eine gute Metall-Keramik-Bindung. Molybdän macht das Legierungssystem korrosionsfest und beeinflusst die Wärmedehnung.

Metallographisch zeigen *Nickel-Chrom-Basis-Legierungen* ein mehrphasiges, heterogenes Gefüge mit einer Matrix aus Ni und Cr, durchsetzt von unregelmäßigen eutektischen Ausscheidungen, wie lamellare Strukturen, kompakte dunkle Federn und feinverteilte Ausfällungen (Präzipität). Die ungleichmäßige Verteilung der Legierungselemente bietet Angriffsmöglichkeiten für interkristalline Korrosionen, was auf geringere elektrochemische Widerstandsfähigkeit dieser Legierungsgruppe hinweist.

Die modernen Nickelbasis-Legierungen für die Metallkeramik enthalten 22 bis 26% Cr und 9 bis 11% Mo, wodurch eine höhere Korrosionsfestigkeit bei geringerer Härte und bessere Verarbeitungseigenschaften festzustellen sind.

Nickel-Chrom-Legierungen sind sehr hart, fest und zäh mit einem doppelt so großen E-Modul wie Au-/Pt-Legierungen, was einen höheren Arbeitsaufwand beim Schleifen und Polieren bedeutet. Daher muss exakt modelliert werden, um Ausarbeitungszeit zu reduzieren. Die hohe mechanische Festigkeit macht weitspannige Brückengerüste und sehr dünnwandige Verblendgerüste möglich.

Mit *elektrochemischen Versuchen* lässt sich das Korrosionsverhalten von Legierungen und damit deren Biokompatibilität bestimmen. Die zu untersuchende Legierung wird in ein Elektrolysebad gehängt und, während die Spannung kontinuierlich erhöht wird, der fließende Strom gemessen. Überschreitet die Spannung einen bestimmten Wert (Überspannung, Durchbruchspotential), kommt es plötzlich zur erhöhten Oxidation der Anode und zum abrupten Stromfluss. Je höher das *Durchbruchspotential* ist, umso korrosionsfester ist die Legierung.

Abb. 601 Das Messprinzip der anodischen Polarisation erfolgt in einem Elektrolyten (z. B. 5%-Salzsäure oder 5% NaCl-Lösung in Natronlauge) im Vergleich zu einer Referenzelektrode. Die Probe wird zusammen mit einer Gegenelektrode in das Elektrolyt getaucht und die Spannung permanent erhöht. Der Stromfluss wird in einer Strom-Spannungs-Kurve aufgetragen, um das Durchbruchspotential festzustellen.
Daraus lassen sich Rückschlüsse auf die Biokompatibilität des Materials ziehen.

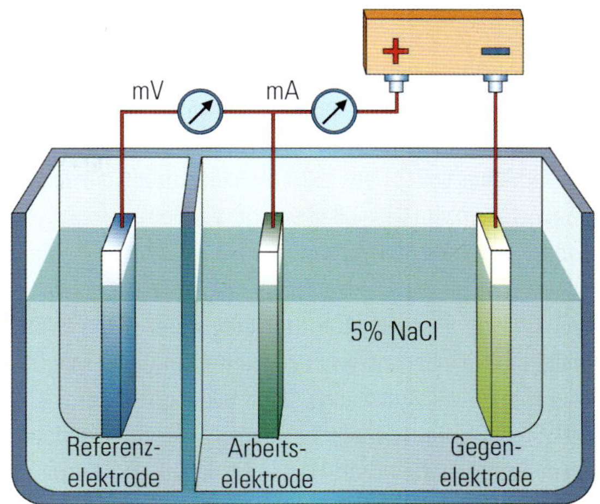

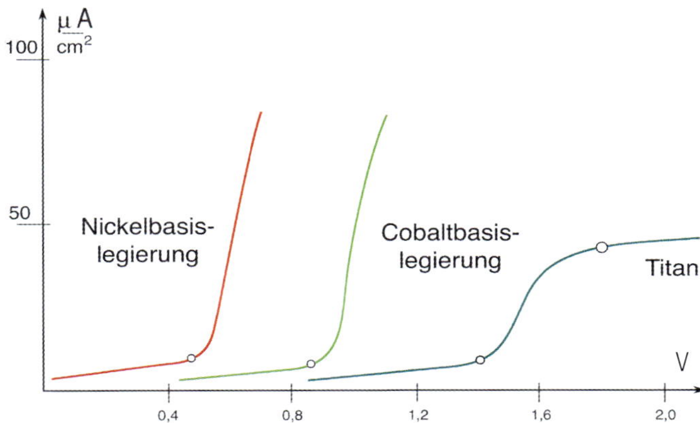

Abb. 602 Das typische Polarisationsverhalten von drei Proben bei einer anodischen Polarisation. Der horizontale Kurvenverlauf der Strom-Spannungskurve charakterisiert die Passivität des Metalls und der Punkt des steilen Kurvenanstiegs das Durchbruchspotential und damit den Beginn der Auflösung. Die Nickelbasislegierung hat bei ca. 400 mV und die Cobaltbasislegierung bei ca. 800 mV ihr Durchbruchspotential, während es bei Titan bei 1,4 V liegt und hier bei 1,8 V eine erneute Passivierung eintritt. (nach Edwin Lenz)

Legierungstyp	Zusammensetzung in Massenprozent	Durchbruchs-potential in mV
Nickel	70 Ni, 16 Cr, 5 Mo 66 Ni, l4Cr,7Mo,5Fe 65 Ni, 22 Cr, 9 Mo, 4 Nb	+60 +100 +850
Palladium	60 Pd, 28 Ag, 7 In 75 Pd, 2 Au, 9 Cu, 7 In 75 Pd, 6 Ag, 5 Au, 8 Sn	+380 +390 +500
Gold	78 Au, 9 Pd, 9 Pt, 1 Ag 51 Au, 38 Pd, 8 In	+820 +720
Cobalt	61 Co, 30 Cr, 5 Mo, 1Nb 63 Co, 31 Cr, 3 Mo	+820 +790
Titan	90 Ti	+2000

Abb. 603 Durchbruchpotentiale einiger Legierungstypen (nach Edwin Lenz)

Kobaltbasislegierungen

Co-Basis-Legierungen sind in der Praxis für den Modellguss entwickelt worden. Ihre Grundzusammensetzung ist einheitlich: Kobalt und Chrom stellen in einem annähernden Verhältnis von 2:1 etwa 90 Gewichtsprozent, die durch 5 Gewichtsprozent Molybdän ergänzt werden.

Kobalt bestimmt bei diesen nicht aushärtbaren Legierungssystemen die mechanischen Eigenschaften, während *Chrom* die chemische Stabilität bietet. *Molybdän* erhöht die Dehnbarkeit, wirkt kornverfeinernd und schützt beim Gießen vor Aufkohlung durch Bildung von Karbiden (MO_6C). Alle drei Metalle bestimmen die charakteristischen Eigenschaften, wie Härte, Festigkeit und Korrosionsbeständigkeit. Kobaltbasis-Legierungen besitzen eine ebenso ausgeprägte Korrosionsfestigkeit wie die hochgoldhaltigen Legierungen.

Mit weiteren *Legierungszusätzen*, wie Mangan, Silicium, Kohlenstoff, Stickstoff und Titan, werden die Eigenschaften und die Verarbeitbarkeit der Legierungen verbessert und auf den Verwendungszweck abgewandelt. Zur Kornverfeinerung dienen Zusätze von Platin, Vanadium oder Wolfram.

Mangan und *Silizium* wirken als Desoxidationsmittel und bilden beim Gießen eine Schutzschlackeschicht aus, die beim Schmelzen nicht zerreißen darf, d. h., die Schmelze darf nicht spiegeln.

Stickstoffanteile verbessern die Verarbeitbarkeit. Durch einen Gewichtsanteil von 0,25% Stickstoff lassen sich die Elastizität (Dehngrenze) und die Korrosionsbeständigkeit verbessern. Außerdem können sich Carbonnitride (Stickstoff-Kohlenstoffverbindungen) ausscheiden, die das Gefüge aushärten.

Kohlenstoff mit einem maximalen Gehalt von 0,6 Gewichtsprozent verbessert die Fließfähigkeit der Schmelze und senkt die Gießtemperatur. Er trägt durch die Ausscheidung von Karbiden zur Steigerung von Härte und Festigkeit bei.

Metallographische Schliffbilder von Co-Basis-Modellgusslegierungen zeigen ein mehrphasiges, dendritisches Gefüge. Beim Abkühlen der Schmelze bilden sich zunächst Mischkristalle der hochschmelzenden Kobalt- und Chromanteile. In der Schmelze nehmen diese Elementen ab und die niedriger schmelzenden Bestandteile kristallisieren als Ausscheidungen zwischen den Dendriten.

Je nach den Schmelz- und Abkühlungsbedingungen bilden sich bei den kohlenstoffhaltigen Co-Basis-Legierungen unterschiedliche Cr- und Mo-Karbidausscheidungen.

Die *Karbidausscheidungen* werden sich bei materialgerechter Verarbeitung, wie niedrige Vorwärmtemperatur der Gussform, kein Überhitzen der Schmelze und neutrale Flammeneinstellung, sehr fein ausscheiden. Fein dispergierte Ausscheidungen wirken sich günstig auf die Festigkeit aus. Bei langsamer Erstarrung oder Überhitzung der Schmelze, was Kohlenstoffaufnahme erhöht, entstehen neben der Grobkörnigkeit großflächige Karbide und die Legierung versprödet und wird weniger korrosionsfest.

Kobalt-Chrom-Legierungen für den Modellgussbereich sind sehr hart und spröde, sie lassen sich gut vergießen, sie sind lötbar und schweißbar sowie chemisch widerstandsfähig durch die Passivierung der Oberfläche mit einer dichten Chromoxidschicht (Cr_2O_3), die mit einem Spannungspotential von + 1,3 V fast so hoch ist wie Edelmetall. Mit einer Dehnbarkeit von max. 12% sind diese Legierungen nur gering kaltverformbar. Wegen der großen Härte und Festigkeit (HV 420) wird das Ausarbeiten und Polieren erschwert.

Für die *Kaltverformung*, z. B. für Klammerdrähte, gibt es Co-Cr-Ni-Legierungen mit hoher Dehnbarkeit, wie die Legierung Wiptam der Fa. Krupp (*wip*pende *Tam*mann-Legierung). Diese Legierung erfährt durch Kaltverformung eine hinreichende Härtesteigerung durch Kaltverfestigung.

Für *Aufbrenntechnik* haben Kobalt-Chrom-Legierungen einen für die Keramik reduzierten WAK-Wert von 14 bis $15 \cdot 10^{-6} K^{-1}$, und sie enthalten Zusätze von Haftoxidbildnern, die in die Keramik diffundieren. Diese Legierungssysteme weisen mechanische Werte der Modellgusslegierung auf; sie sind ebenfalls nicht aushärtbar, gut gießbar und lötbar.

Modifizierte Kobaltbasis-Legierungen mit reduziertem oder fehlendem Kohlenstoffanteil haben eine deutlich geringere Härte, was das Ausarbeiten und Polieren wesentlich erleichtert. Diese Legierungsgruppe weist eine ausgezeichnete Korrosionsbeständigkeit auf.

Für die *CAD/CAM-Anwendung* werden pulvermetallurgisch hergestellte Frässcheiben mit einer Korngröße von unter 40 µm angeboten, die wegen ihrer nahezu vollständigen Lunkerfreiheit hervorragende Fräseigenschaften aufweisen. Die gefrästen Gerüste lassen sich ohne Oxidbrand mit Aufbrennkeramiken verblenden.

Abb. 604 Technische Daten einiger Kobalt-Basis-Legierungen

w = weich a = ausgehärtet s = nach dem Guss	Biosil l Typ IV weiß *Degudent*	Biosil f Typ IV weiß *Degudent*	Heraenium P / Typ IV weiß *Heraeus*	Heraenium Pw / Typ IV weiß *Heraeus*	remanium Star weiß *Dentaurum*	Wirobond SG/Typ IV weiß *Bego*	Wirobond Typ IV weiß *Bego*
Zusammensetzung in Massen% 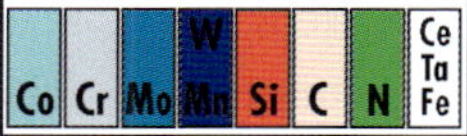 Co Cr Mo W Mn Si C N Ce Ta Fe	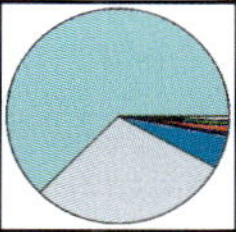	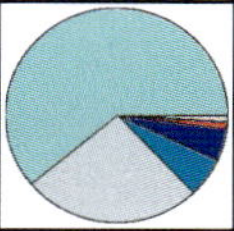	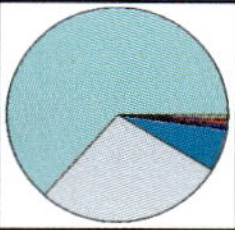	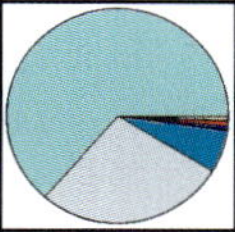	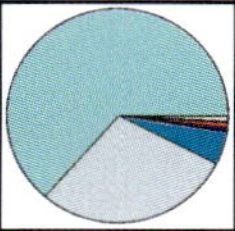	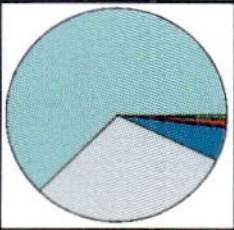	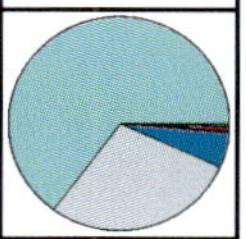
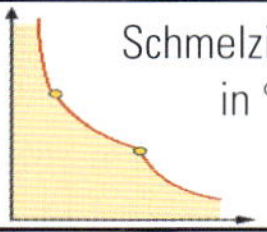 Schmelzintervall in °C	1290 - 1390	1320 - 1380	1305 - 1400	1320 - 1400	1320 - 1420	1370 - 1420	1360- 1400
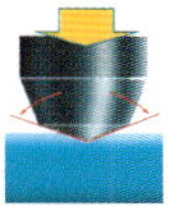 Härte HV 5/30	w/s = 375	w/s = 400	w/s = 330	w/s = 290	w/s = 280	w/s = 310	w/s = 280
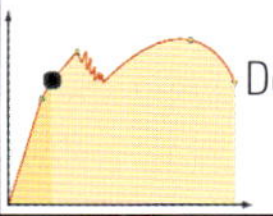 0,2%-Dehngrenze N/cm^2	a = 710	a = 700	a = 650	a = 530	a = 620	a = 470	a = 540
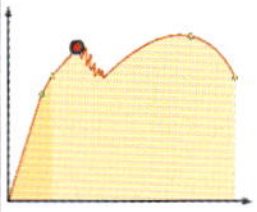 Zug-festigkeit N/cm^2	a = 900	a = 900	-	-	a = 845	a = 650	a = 680
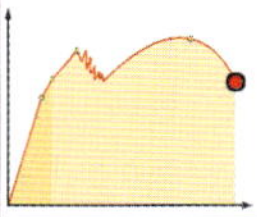 Bruch-dehnung in %	a = 6	a = 5	a = 8	a = 8	a = 10,2	a = 8	a = 14
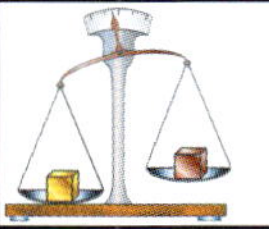 Dichte in g/cm^3	8,2	8,4	8,8	8,2	8,6	8,5	8,5
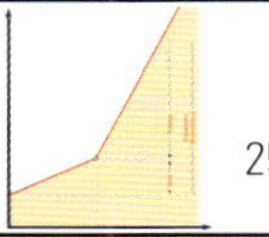 WAK ($10^{-6}K^{-1}$) 25 - 600 °C	-	-	13,8	14,3	14,1	14,1 14,3	14,0 14,2
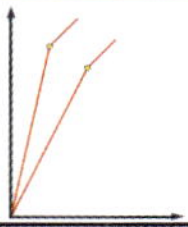 E-Modul in N/cm^2	220.000	220.000	200.000	208.000	190.000	200.000	210.000

Titanbasis-Legierungen

Titan ist ein weit verbreitetes Element (neunthäufigstes Element), das in fast allen Mineralien und Gesteinen vorkommt. Die Titan-Mineralien gehören zu den Eruptivgesteinen, von denen Rutil (TiO_2) und Ilminit ($FeTiO_3$) die wichtigsten Rohstoffe für die Titangewinnung darstellen. Aus Rutil oder einer mit TiO_2 angereicherten Schlacke des Ilminits stellt man Titantetrachlorid her, das mit flüssigem Magnesium reduziert wird. Es entsteht Titanschwamm, der im Vakuum-Lichtbogenofen aufgeschmolzen wird.

Als *technischer Werkstoff* hat Titan herausragende Eigenschaften, wie ein geringes spezifisches Gewicht und eine hohe spezifische Festigkeit. Es ist chemisch sehr aktiv und besitzt eine besondere Affinität zu Sauerstoff, Stickstoff, Wasserstoff und Kohlenstoff. Daher bilden sich auf Titanoberflächen unter atmosphärischen Bedingungen oder im wässrigen Milieu sehr schnell dichte, oxidische, elektrisch nicht leitende Passivierungsschichten, wodurch weitere elektrochemische Reaktionen unterbunden werden. Die Korrosionsfestigkeit des Titans beruht auf dieser passivierenden Oberfläche.

Die *Reaktionsbereitschaft* des Titans führt zu einer Aufnahme von Fremdelementen beim Schmelzen, Gießen und bei Wärmebehandlungen, wodurch die Reinheit des Titans eingeschränkt und seine Eigenschaften verändert werden. Titan von hoher Reinheit enthält geringste Mengen von Sauerstoff (0,02%), Stickstoff (0,003%), Kohlenstoff u. a. Für industrielle und medizinische Zwecke wird daher Titan von hoher Reinheit eingesetzt, deren zulässigen Element-Konzentrationen in Normen festgelegt sind. Das technisch reine Titan wird mit steigendem Anteil an Fremdatomen in die Grade Ti 1 - Ti 4 eingeteilt. Wegen seiner physikalisch-mechanischen Eigenschaften eignet sich technisch reines Titan (Ti 1) auch für den zahntechnischen Einsatz, seine

- Härte entspricht den Typ IV Spezifikationen,
- hohe Bruchdehnung ist gut für die Bearbeitbarkeit,
- geringe Wärmeleitfähigkeit (15mal geringer als bei Gold) verringert thermische Belastungen,
- niedrige Wärmeausdehnung ist gut für die Passgenauigkeit von Gussobjekten,
- der hohe Schmelzpunkt macht es warmfest.

Bei Titanlegierungen lassen sich die Eigenschaften durch Zusätze vielfältig variieren. Von über 100 Titanlegierungen wird die Legierung Ti 6Al 4 V am häufigsten eingesetzt (50% aller Titanwerkstoffe). Härte, Dehngrenze und Zugfestigkeit sind deutlich erhöht, die Bruchdehnung (Duktilität) ist wesentlich verringert.

Beim *Titanguss* ist die hohe chemische Aktivität des Titans problematisch. Bei höheren Temperaturen reagiert Titan mit den Gusstiegelmaterialien, der Einbettmasse und mit Sauerstoff, das Metall verzundert.

Wegen der hohen Schmelztemperatur (fast 1670 °C) wird Titan mit *Lichtbogen* in einem Kupfertiegel geschmolzen, der als Elektrode dient. Die Gegenelektrode besteht aus Wolfram. Die *Schmelzzeit* ist kurz, so dass der Gießzeitpunkt elektronisch gesteuert wird. Der Schmelz- und Gießvorgang erfolgt im luftverdünnten Raum unter Schutzgasspülung aus Argon. Bei der geringen Dichte von Titan werden beim Schleuderguss sehr hohe Anlaufbeschleunigungen (80 - 200 g) nötig. Die *Titanschmelze* reagiert beim Gießen mit der Einbettmasse, wodurch Sauerstoff, Silizium und Phosphor an der Oberfläche aufgenommen werden. Die entstehenden Reaktionsschichten werden als α-case bezeichnet und sind hart und spröde. Wird diese Schicht mechanisch abgetragen, verringert sich die Passgenauigkeit von Gussobjekten. Durch *reaktionsträge Einbettmassen* mit Zusätzen von Refraktäroxiden (Magnesiumoxid, Zirkonoxid, Aluminiumoxid) werden die Grenzflächenreaktionen in der Titanschmelze verringert. Diese Einbettmassen enthalten nur geringe Mengen an Silikaten und Phosphaten und werden auf Vorwärmtemperaturen zwischen 400 und 450 °C aufgeheizt. Auch mit *CAD/CAM-Verfahren* und Funkenerosion lässt sich Titan bearbeiten. Die beim unstetigen manuellen Fräsen bestehende Gefahr der Verschweißung von Spänen und Werkzeug tritt bei der Bearbeitung in CNC-Maschinen nicht auf. *Titanoberflächen* lassen sich gut silanisieren, so dass Kunststoffverblendungen möglich sind. Bei der keramischen Verblendung kann es bei hohen Brenntemperaturen durch intensive Einlagerung von Sauerstoff und Stickstoff zur Versprödung der Titanoberfläche (α-case) kommen. Die herkömmlichen Keramikmassen sind daher ungeeignet. Spezielle Titankeramiken versintern bei geringeren Temperaturen und weisen reduzierende Eigenschaften auf. Die Farbgebung mit titanspezifischen Keramiken ist deutlich schwieriger als mit konventioneller Keramik, da sie keine organischen Pigmente enthalten, wodurch sich das Schichten nur bedingt kontrollieren lässt.

1. Stufe: Herstellung von Titantetrachlorid

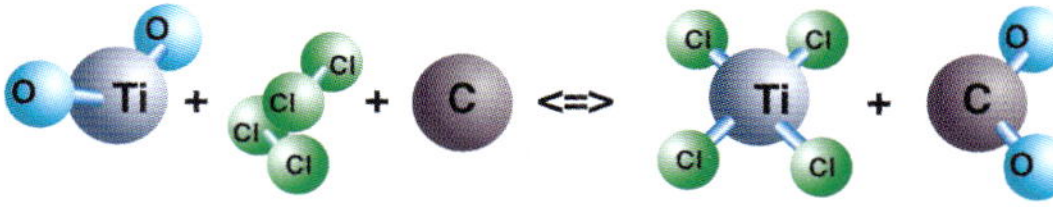

2. Stufe: Reduktion von $TiCl_4$ zu Titanschwamm

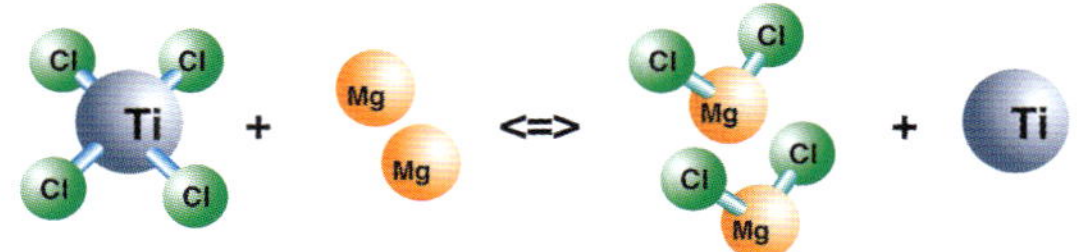

3. Stufe: Reinigung und Umschmelzen

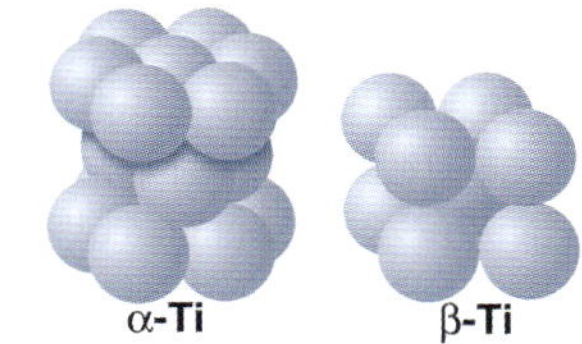

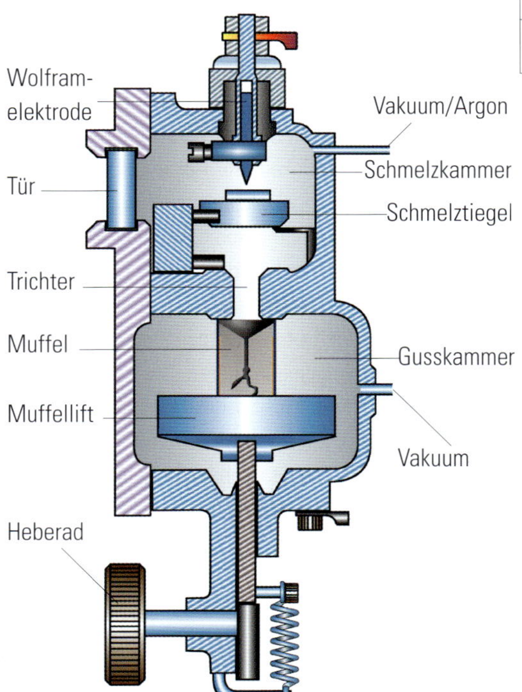

Abb. 605 Die technische Herstellung von Titan erfolgt über drei Stufen: Aus den Titan-Mineralien (Rutil, Ilminit) wird eine TiO_2-Schlacke hergestellt, die durch Überleiten von Chlor und Kohlenstoff zu einem Titantetrachlorid umgeformt wird. Eine direkte Reduktion des Titanoxids mit Kohlenstoff ist nicht möglich, weil das Titan zur Carbidbildung neigt.

Abb. 606 Das Titantetrachlorid wird mit flüssigem Magnesium (Kroll-Verfahren) oder Natrium (Degussa-Verfahren) reduziert, wodurch ein Titanschwamm entsteht.

Abb. 607 Der Titanschwamm wird gereinigt und durch Umschmelzen im Vakuum-Lichtbogenofen unter Schutzgas oder Vakuum technisch aufbereitet. Das Reinigen und Umschmelzen kann auch durch Zonenschmelzen, elektrolytische Raffination oder das Aufwachsverfahren erfolgen.

Reinheitsgrad	Fe	O	N	C	H	Ti
Ti 1	0,15	0,12	0,05	0,06	0,013	Rest
Ti 2	0,20	0,20	0,05	0,06	0,013	Rest
Ti 3	0,25	0,25	0,05	0,06	0,013	Rest
Ti 4	0,30	0,35	0,05	0,06	0,013	Rest

Abb. 608 Zusammensetzung von Reintitan nach DIN 17850 (maximale Massenprozente)

Abb. 609 Beim Castmatic-Gießsystem der Firma Dentaurum erfolgt das Vergießen von Titan vollelektronisch. Der komplette Schmelz- und Gießprozess findet in einer geschlossenen Kammer unter Einwirkung von Vakuum und Argon statt. Das Titan wird auf einer Kupferschmelzkokille mittels eines Lichtbogens geschmolzen. Ist die Titanmenge aufgeschmolzen, wird der Tiegel abgeklappt und die Schmelze fließt durch Eigengewicht sowie Duck- bzw. Vakuumunterstützung im Argonstrom in die Muffel der unteren Gusskammer.

Eigenschaften der Aufbrennlegierungen

Von den Aufbrennlegierungen werden Eigenschaften verlangt, die in Festigkeit und thermischem Verhalten den keramischen Massen angepasst sind. In der DIN 13906 sind die Eigenschaften der Gold-Platin-Gruppe festgelegt, deren wichtigste Eigenschaften im Folgenden genannt werden:

1. Ein *hoher Schmelzbereich* mit einem Soliduspunkt der Legierung, der über dem der Aufbrenntemperatur keramischer Massen liegt. Allgemein gehören die gebräuchlichen keramischen Massen zu den niedrig schmelzenden Massen, sie haben eine Brenntemperatur von 950 bis 1000 °C. Der Schmelzbereich der Legierungen darf wegen des technischen Aufwandes aber nicht zu hoch liegen (ca. 1300 °C). Die *minimale Differenz* zwischen Schmelzintervall der Legierung und der Keramik sollte 150 bis 260 °C betragen.
2. *Gute Warmfestigkeit* der Legierungen, damit sie sich beim Brand nicht durch das Eigengewicht verformen. Ein Erhitzen über ca. 980 °C kann zum Verziehen eines normalen Metallgerüstes führen.
3. *Angepasster thermischer Ausdehnungskoeffizient* bedeutet, Aufbrennlegierungen und keramische Massen müssen aufeinander abgestimmt sein. Günstig ist ein etwas größerer WAK-Wert (Wärmeausdehnungskoeffizient, 14,0 bis 15,0 $\cdot 10^{-6} \cdot K^{-1}$) der Legierung unterhalb des Transformationsbereiches der Keramik (14,0 $\cdot 10^{-6} \cdot K^{-1}$), damit beim Abkühlen nach dem Aufbrennen die keramische Masse unter Druckspannungen verbleibt; andere Spannungen führen bei den keramischen Massen zu Rissen und Brüchen. (Der Transformationsbereich ist der pseudoplastische Bereich der keramischen Massen zwischen 500 bis 600 °C.)
4. *Exaktes Schwindmaß* betrifft die Volumenveränderung der Legierungen (thermische Expansion bzw. Kontraktion) vom Solidus bis zur Raumtemperatur von exakt 1,6% kubisch. Diese Schwindung muss von den Gusseinbettmassen gezielt ausgeglichen werden. Ungenauigkeiten führen zur Passungsfehlern des Gerüstes und verursachen Spannungen, wodurch die Keramik abplatzen kann.
5. *Aushärtbarkeit* zur Härtesteigerung der Aufbrennlegierungen durch Wärmebehandlung. Die Härte soll im gebrannten Zustand über HV 220 N/mm^2 betragen. Der Brennvorgang selbst stellt für normale Legierungen eigentlich ein Lösungsglühen dar, womit ein Verlust an mechanischer Festigkeit und Härte verbunden ist. Aushärtbare Legierungen besitzen den Vorteil, durch Glühvorgänge ihre mechanischen Werte zu steigern. Bei Aufbrennlegierungen findet eine teilweise Aushärtung schon bei langsamem Abkühlen nach dem Guss und bei den einzelnen Bränden statt. Im letzten Brand wird die fertige Arbeit völlig ausgehärtet und alle mechanischen Eigenschaften beachtlich erhöht.
6. *Hohe 0,2 % Dehngrenze*, damit die Legierungen hohen Belastungen standhalten, bevor sie sich plastisch verformen, da es sonst zu Rissbildungen und zum Abplatzen der keramischen Massen kommt. Die Legierung muss so fest sein, dass sie sich bei einer Mindeststärke des Gerüstes beim Einsetzen im Mund und durch Kaukräfte nicht plastisch verformt; Kaukräfte betragen ca. 200 N im Front- bzw. ca. 600 N im Seitenzahnbereich. Für eine hohe Steifigkeit soll bei den Typ 4-Legierungen die 0,2 % Dehngrenze im gehärteten Zustand über 450 N/mm^2 liegen.
7. *Großer Elastizitätsmodul* soll die Steifigkeit des Gerüstes garantieren. Die Elastizitätsdifferenz zwischen Legierung und Keramik sollte gering sein. Grundsätzlich muss die Aufbrennlegierung eine geringe Elastizität aufweisen.
8. *Hohe Korrosionsfestigkeit* bedeutet gute Mundbeständigkeit (Biokompatibilität). Bewährt haben sich Gold-Platin-Legierungen. Werkstoffe auf Chrom-Nickel-Kobalt-Molybdän-Basis mit Schmelzbereichen um 1400 °C haben die nötige Festigkeit und Härte und sind zudem wesentlich preisgünstiger als aufbrennfähige Gold-Platin-Legierungen. Der hohe Chromoxidgehalt an der Aufbrennfläche verringert jedoch den thermischen Ausdehnungskoeffizienten der keramischen Masse gegenüber dem Metall. Die auftretenden Spannungen können zu Brüchen der Verblendungen führen. Zwar ist der hohe Chromgehalt für die Korrosionsbeständigkeit der Legierung entscheidend, jedoch macht er eine solche Legierung zum Aufbrennen aber nur bedingt geeignet.
9. *Feinkörnigkeit* der Aufbrennlegierungen ohne Inhomogenitäten garantieren eine gleichmäßige und feinere Verteilung der Legierungskomponenten sowie eine größere Härte und Festigkeit. Im feinkörnigen Gefüge sind die Verunreinigungen feiner verteilt, wodurch eine höhere Korrosionsfestigkeit, d. h. Mundbeständigkeit entsteht.

10. ***Gute Haftfähigkeit*** mit keramischen Massen: Die Verbindung Metall (Au/Pt-Basis) und Keramik bietet eine echte Haftung, wobei die Abscherfestigkeit des Verbundes bei über 40 N/mm² liegt. Ein Legierungsstift wird mit einem Keramikblock ummantelt, und im Scherspannungsversuch wird der Stift aus der Masse gezogen. Die Ummantelungsfläche und die nötige Zugkraft, um den Stift herauszuziehen, geben ein Maß für die Haftfestigkeit.

Es wird angenommen, dass drei Haftmechanismen im Metall-Keramikverbund zusammenwirken:

- ***Mechanische Oberflächenverzahnung***, die durch die Benetzung der Metalloberfläche durch die Keramik entsteht.
- ***Zwischenmolekulare Kräfte*** (Van der Waalsche), entstehen, wenn die Moleküle der Verbindungsschicht zu Dipolen werden und sich daher anziehen. In den Molekülen verlagern sich die Ladungen der Elektronenhüllen, es entstehen Dipole - kleine Magneten -, die sich gegenseitig anziehen.
- ***Chemische Bindekräfte*** zwischen den Oxiden der Nichtedelmetallatome und dem Silizium der Keramik. Beim Oxidationsglühen wandern die Nichtedelmetallatome an den Korngrenzen des Gefüges entlang an die Legierungsoberfläche, wo sie dann in höherer Konzentration vorhanden sind und oxidieren. Meist werden Indium, Zinn, Rhenium, Zink und Eisen als Haftoxidbildner benutzt.
- Während des Brennvorganges können die Oxide der Haftoxidbildner in die keramische Masse diffundieren und sich mit den Siliziumoxiden der keramischen Masse verbinden.
- Die Bindung zwischen Metall und Keramik über die Sauerstoffbrücken der Haftoxide und dem Silizium erfordert genügend Metalloxide in der Grenzschicht; diese Haftoxide können aber zu Verfärbungen in der Keramik führen oder deren Eigenschaften verändern. Deshalb sollten Haftoxide nur im mäßigen Umfang bei vorschriftsmäßigem Oxidationsglühen gebildet werden.

Ein gesondertes Oxidationsglühen entfällt bei einigen Legierungen, bei denen sich eine hinreichende Oxidschicht auch unter der Keramikschicht bildet. In einem sogenannten Washbrand oxidiert die Legierungsoberfläche während des Aufbrennens dünner Grundmasseschichten; der nötige Sauerstoff diffundiert während des Aufbrennens durch die poröse Keramikrohmasse.

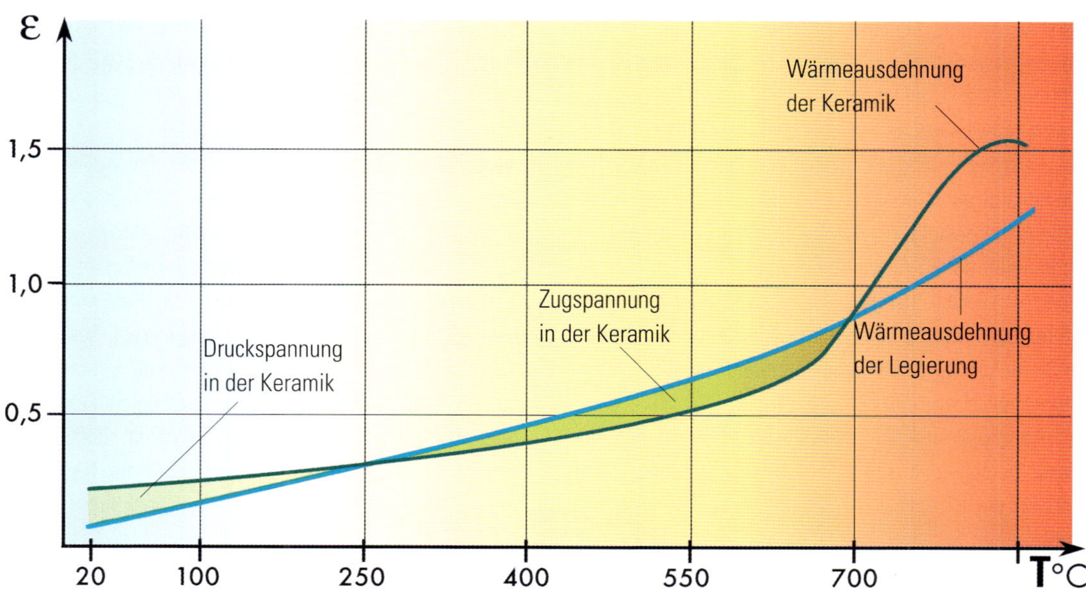

Abb. 610 Die Schematische Darstellung der Verlaufskurven der Wärmeausdehnung von Aufbrennlegierung und Keramik zeigt den Bereich der Zug- und Druckspannungen in der Keramik während des Abkühlens, wenn der WAK-Wert der Legierung auf den der Keramik aufgestimmt ist.

Keramik

Der Name Keramik ist von dem griechischen Wort „keramos" (Töpfererde, Ziegel, Tongefäß) abgeleitet und bezeichnet sowohl die Erzeugnisse aus gebrannten ton- bzw. kaolinhaltigen Massen als auch die Technik ihrer Herstellung. *Keramik* lässt sich in Grob- und Feinkeramik unterscheiden; bezogen auf die Verwendung unterscheidet man zwischen Bau-, Geschirr- (bzw. Haushalts-), Sanitär-, Kunst-, Schneid- und Dentalkeramik sowie technischer Keramik. Zur Grobkeramik gehören Grobsteinzeug, Baukeramik, feuerfeste Baustoffe.

Grobsteinzeug ist glasierter oder unglasierter, dichter, farbiger Scherben (Scherben ist die Bezeichnung für gebrannten Ton) mit hoher mechanischer Festigkeit, geringer Wasseraufnahme und Säurebeständigkeit. Neben Kanalisationssteinzeug werden Gefäße und chemisch-technische Geräte aus Grobsteinzeug hergestellt. Als Rohstoffe dienen Steinzeugtone, Quarzsand und flussmittelhaltige Feldspate oder feldspathaltige Gesteine. Nach der Formgebung erfolgt das Brennen bei 1100 bis 1400 °C.

Der *Grad der Sinterung* entscheidet zwischen Tongut (Irdengut) und Tonzeug (Sintergut). Tongut wird bei niedriger Temperatur (900 bis 1200 °C) gebrannt; es entsteht ein poröser wasserdurchlässiger, nicht durchscheinender, relativ weicher Scherben. Tonzeug wird bei Temperatur zwischen 1200 bis 1500 °C zum dichten, nicht porösen Scherben gebrannt, der wasserundurchlässig und sehr hart ist.

Baukeramiken sind alle aus Lehm, Ziegelton oder tonigen Rohstoffen unter Verwendung von Ziegelmehl, Aschen u. Sand hergestellten grobkeramischen Erzeugnisse, die als Baumaterialien verwendet werden.

Feuerfeste Baustoffe werden im Dauerbetrieb bei Temperaturen über 1000 °C verwendet. Die Herstellung feuerfester Steine erfolgt durch Formen; gebrannt wird bei Temperaturen zwischen 1300 bis 1700 °C.

Feinkeramische Erzeugnisse werden meist mit einer Glasur versehen, die teilweise in einem Brand zusammen mit der Bildung des Scherbens, zum Teil aber in einem zweiten Brand auf den vorgebrannten Scherben aufgeschmolzen wird. Die Bemalung mit keramischen Farben erfolgt entweder vor dem Auftragen der Glasur (Unterglasurmalerei) oder nach dem Einbrennen der Glasur (Aufglasurmalerei); hier ist ein zweiter oder auch dritter Brand zum Aufbrennen erforderlich.

Tonwaren sind keramische Erzeugnisse aus farbigen, porösen Scherben mit transparenter oder getrübter Glasur, die unterhalb von 1100 °C gebrannt werden. Dazu gehören Töpferwaren, Blumenvasen, Aschenbecher, kunstgewerbliche Gegenstände, Ofenkacheln u. a.

Steingut sind weiße, poröse und beim Anschlagen klingende Scherben mit durchsichtiger Glasur; dazu gehören Haushaltswaren (Geschirr), Wandfliesen, sanitärkeramische Erzeugnisse, Kunstgegenstände sowie technische Artikel (z. B. Tonzellen, Filterkörper). Gebrannt wird zwischen 1260 bis 1330 °C.

Feinsteinzeug aus Ton, Kaolin, Quarz und Feldspat sind doppelt gebrannte, dicht gesinterte, hellfarbige bis weiße, nichttransparente Scherben, wie Haushaltsgeschirr, Sanitärwaren, Ausgussbecken, Kanalisationsrohre, Bodenfliesen und säurefeste Platten.

Porzellan bezeichnet feinkeramische Erzeugnisse mit und ohne Glasurüberzug, die einen dichten, transparenten sowie im Allgemeinen weißen Scherben aufweisen. Die edlen keramischen Porzellanscherben, die erstmals 700 n. Chr. in China und in Europa 1709 am sächsischen Königshof hergestellt wurden, sind durchscheinend, weiß, sehr hart, klingend. Die dentalen Keramikmassen sind aus dem Porzellan entwickelt worden; dazu wurde 1940 das Vakuumbrennverfahren entwickelt; kurz danach gab es die ersten vakuumgebrannten Prothesenzähne.

Keramische Massen dienen in der Zahnheilkunde zur Herstellung von Keramikzähnen und für Einlagefüllungen; Glaskeramiken aus nicht rein konventionellen keramischen Massen dienen als Implantatmaterial. Dentalkeramisches Material ist kein Porzellan und auch kein Glas, weil Dentalkeramik Anteile von kristalliner Struktur zeigt. Der wesentliche Unterschied zwischen Porzellan und Dentalkeramik besteht in der thermischen Vorbehandlung der Feldspatanteile, damit eine homogene Masse entsteht, der Schmelzbereich der Massen herabgesetzt wird, die Transparenz erzeugt und der Schrumpfungsverlauf beeinflusst werden kann. Die Grundstoffe der dentalkeramischen Massen und der Industriekeramik (Porzellan) sind sehr ähnlich, nämlich Feldspat, Quarz und Kaolin. Dentalkeramik enthält nur sehr wenig oder gar kein Kaolin. Im Folgenden sollen die Grundstoffe und deren chemische Struktur zunächst untersucht werden.

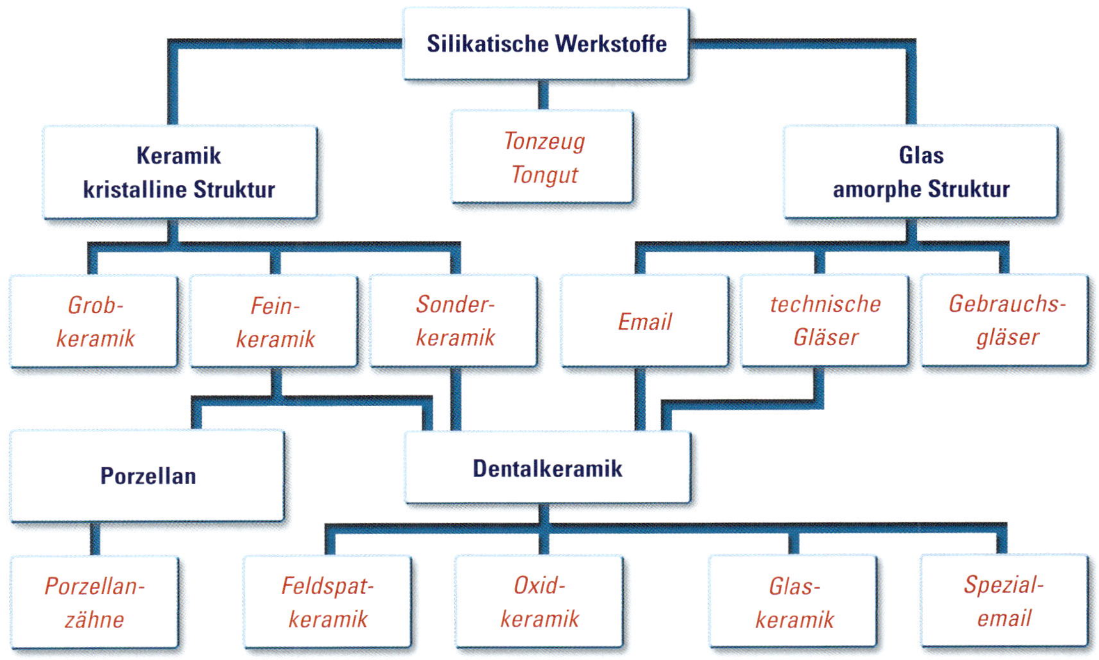

Abb. 611 Übersicht zu silikatischen Werkstoffen und die Einordnung der Dentalkeramik

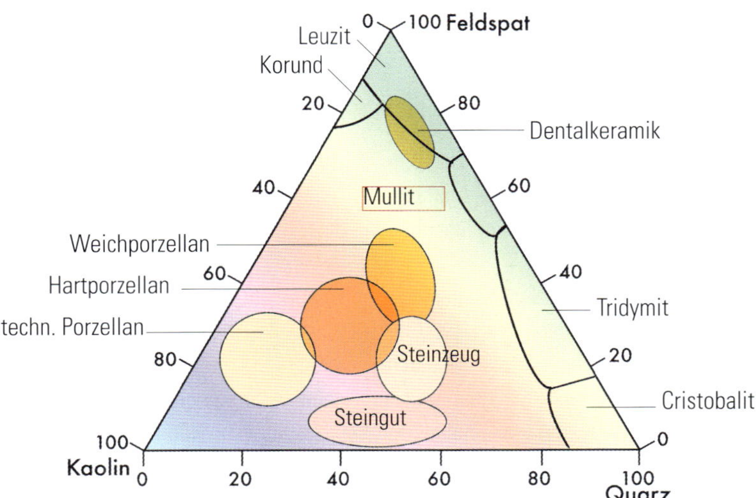

Abb. 612 Einordnung der Keramiken einschließlich der Dentalkeramik im Dreistoffsystem von Kaolin, Quarz und Feldspat. Die Unterschiede in den keramischen Massen zu den Porzellanen bestehen in der Zusammensetzung der drei Komponenten, den Brenntemperaturen und dem Sinterungsgrad. In den chemischen und physikalischen Eigenschaften sind die Massen untereinander vergleichbar (nach G. Gehre).

Ionenbindung

Die Grundstoffe der keramischen Massen weisen die chemische Struktur der Ionenbindung auf, weswegen diese Bindungsart und im Weiteren die Silikatchemie untersucht werden soll, weil die Modifikationen des Siliziumoxids die Grundstruktur fast aller Rohstoffe für keramische Massen bieten.

Atome haben das Bestreben, in ihrer Elektronenhülle eine Edelgaskonfiguration zu erreichen, d. h., ihr äußeres Hauptenergieniveau mit acht Elektronen abzusättigen. Die Edelgaskonfiguration wird von Nichtmetallatomen erreicht, indem Valenzelektronen aufgenommen werden, während Metallatome ihre Valenzelektronen abgeben. Im Gegensatz zu den Edelgasatomen tragen Atome, die Elektronen aufnehmen oder abstoßen, eine elektrische Ladung, weil immer eine Ladungsdifferenz zwischen der Elektronenhülle und dem Kern besteht. Atome, die eine elektrische Ladung tragen, werden als Ionen bezeichnet.

Ion (gr.) heißt „das Wandernde", gemeint ist damit, dass ein Ion in einem elektrischen Feld wandert. Das positive Ion wird als Kation bezeichnet, weil es zum negativen Pol, der Kathode, wandert. Das negativ geladene Ion nennt man Anion, weil es zum positiven Pol, der Anode, wandert.

Ionen tragen eine elektrische Ladung und können in Wechselwirkung miteinander treten. Gleichsinnig geladene Teilchen stoßen einander ab, während entgegengesetzt geladene Teilchen eine entsprechend anziehende Wirkung ausüben.

Die *elektrostatische Anziehung* zwischen entgegengesetzt geladenen Ionen bewirkt einen Zusammenhalt zu Molekülen (und von Molekülen) untereinander. Die Bindekräfte sind qualitativ nicht anders als bei der Atombindung. Die elektrostatisch bedingte Bindung wird Ionenbindung genannt.

Die *Ionenbindung* wird erreicht, indem der Übergang eines oder mehrerer Elektronen von Atomen des einen Elements zu Atomen des anderen Elements erfolgt. Dadurch erlangen die beteiligten Atome die stabile Edelgaskonfiguration. Eine Ionenbindung ist nur zwischen einem elektropositiven und einem elektronegativen Element möglich.

Elektropositive Elemente sind die Metalle; sie besitzen wenig Außenelektronen und gehen durch Abgabe von Elektronen in positiv geladene Ionen über. *Elektronegativ* sind die Nichtmetalle, die durch Aufnahme von Elektronen in negativ geladene Ionen übergehen.

Die *Edelgaskonfiguration* bei einer Ionenbindung wird dadurch erreicht, dass von einem Metallatom die Außenelektronen an ein Nichtmetallatom abgegeben werden, damit dessen äußeres Hauptenergieniveau aufgefüllt wird, während das Metallatom ebenfalls eine stabile Edelgasstruktur zeigen kann.

Das *Prinzip der Ionenbindung* wird an der Verbindung zwischen Natrium und Chlor deutlich gemacht: Natrium ist ein Metall der 1. Hauptgruppe und hat ein Außenelektron; Chlor ist ein Nichtmetall der 7. Hauptgruppe und hat sieben Außenelektronen.

Wenn das *Natriumatom* ein Außenelektron abgibt, erhält es die stabile Elektronenbesetzung des Edelgases Neon; wenn hingegen das Chloratom dieses abgestoßene Elektron des Natriums aufnimmt, weist es die Edelgasstruktur des Argons auf.

Aus dem *ungeladenen* Natriumatom (Na) wird ein einfach positiv geladenes Natriumion (Na+) und aus dem ungeladenen Chloratom (Cl) wird ein einfach negativ geladenes Chlorlon (Cl-); denn bei beiden Atomen stimmt jetzt die Anzahl der Protonen mit der Anzahl der Elektronen nicht mehr überein.

Während bei der *Atombindung* sich die halbbesetzten Orbitale überlappen und so eine Bindung durch gemeinsam aufgefüllte Orbitale entsteht, werden bei der Ionenbindung keine gemeinsamen Molekülorbitale gebildet, sondern durch den Elektronenübergang entsteht ein vollständiges Atomorbital beim Nichtmetallatom. Deswegen kann die Ionenbindung als Grenzfall einer *polarisierten Atombindung* betrachtet werden.

Als *polare oder heteropolare Bindung* bezeichnet man die Ionenbindung, die kennzeichnend für die anorganischen Verbindungen und deren salzartigen Charakter ist. Man kann auch sagen, die Ionenbindung sei charakteristisch für die Salze. Wenn das Chloratom zum Auffüllen seines äußeren Hauptenergieniveaus ein Elektron aufnimmt, wird dabei mehr Energie freigesetzt, als zur Abtrennung dieses Elektrons vom Natriumatom nötig war. Um das Elektron vom Chloratom wieder abzutrennen, muss größere Arbeit geleistet werden als vorher beim Natriumatom. Das Molekül Na+Cl- besitzt einen energieärmeren Zustand als das Paar Na und Cl als neutrale Atome. Wenn durch den Elektronenwechsel der energieärmere Zustand erreicht ist, tritt die elektrostatische Wechselwirkung der Ionenbindung ein.

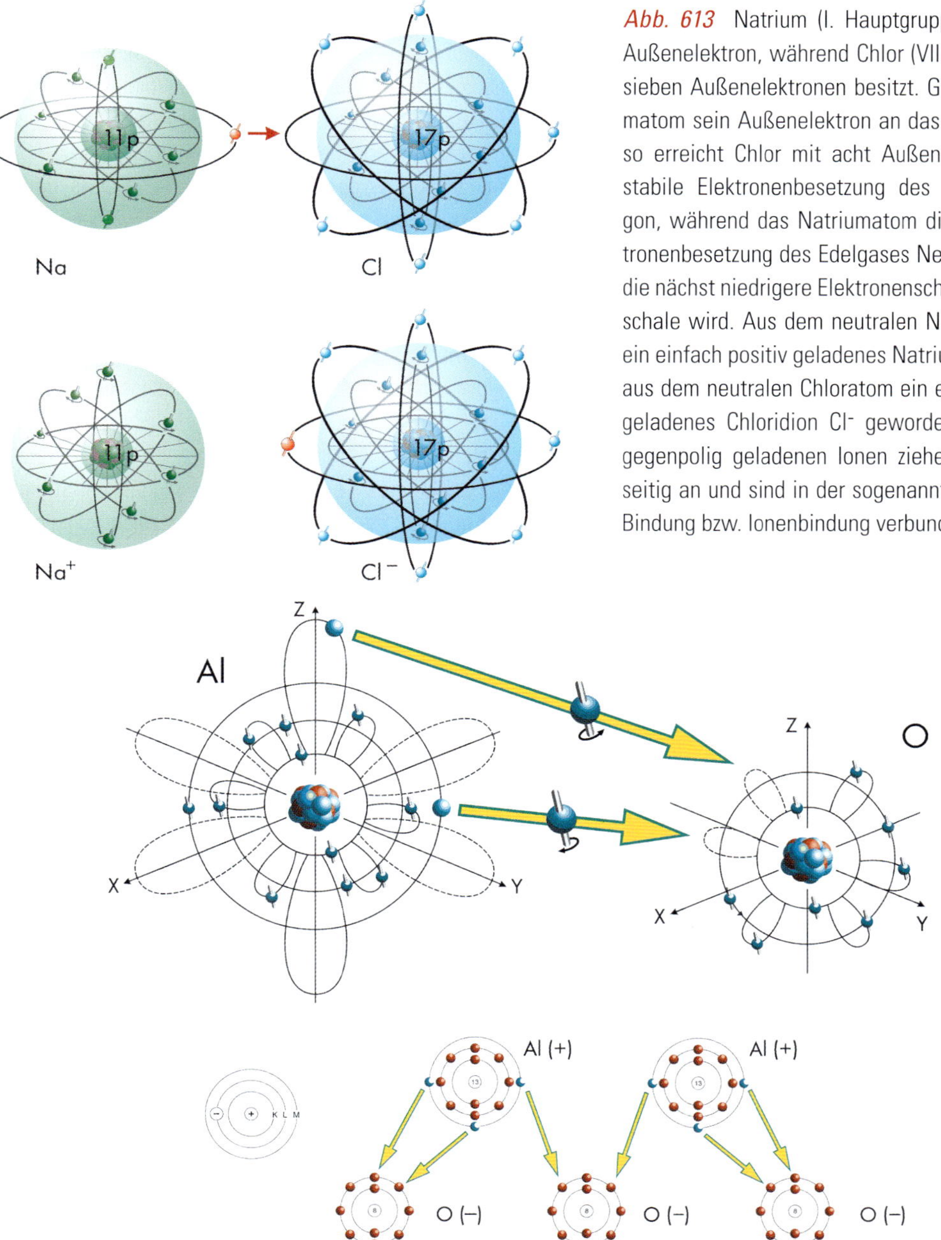

Abb. 613 Natrium (I. Hauptgruppe) besitzt ein Außenelektron, während Chlor (VII. Hauptgruppe) sieben Außenelektronen besitzt. Gibt das Natriumatom sein Außenelektron an das Chloratom ab, so erreicht Chlor mit acht Außenelektronen die stabile Elektronenbesetzung des Edelgases Argon, während das Natriumatom die stabile Elektronenbesetzung des Edelgases Neon erreicht, da die nächst niedrigere Elektronenschale zur Außenschale wird. Aus dem neutralen Natriumatom ist ein einfach positiv geladenes Natriumion Na^+ und aus dem neutralen Chloratom ein einfach negativ geladenes Chloridion Cl^- geworden. Die beiden gegenpolig geladenen Ionen ziehen sich gegenseitig an und sind in der sogenannten kovalenten Bindung bzw. Ionenbindung verbunden.

Abb. 614 - 615 Am Beispiel des Aluminiumoxids soll die Ionenbindung geklärt werden. Dem Sauerstoff fehlen zur Absättigung seiner äußeren Elektronenhülle zwei Elektronen, während das Aluminiumatom drei Valenzelektronen besitzt. Der Austausch der Elektronen erfolgt, indem drei Sauerstoffatome die sechs Valenzelektronen zweier Aluminiumatome übernehmen. Die Aluminiumatome ionisieren zu positivem und die Sauerstoffatome zu negativem Ladungsüberschuss. Es werden keine Molekülorbitale ausgebildet, sondern die Bindung erfolgt über die Anziehung der unterschiedlichen elektrischen Ladungen.

Ionengitter

Bei der Atombindung vereinigen sich ungeladene Atome zu diskreten Molekülen in festen Mengenverhältnissen, so dass eine exakte Angabe der Struktur und der Summe der Atome möglich und sinnvoll wird. Ionen vereinigen sich zwar auch miteinander in einem niedrigsten Energieniveau, sie bauen aber keine Einzelmoleküle auf, sondern bilden sehr viel größere Riesenmoleküle in Form des Ionengitters bzw. Ionenkristalls.

Die ***chemische Formel*** (Summenformel) für die Benennung der Ionenverbindung bezeichnet nur das Ver-hältnis der am Bau des Ionengitters beteiligten Ionen. Im Ionengitter des Natriumchlorids besteht das Verhältnis 1:1 zwischen Natriumionen und Chlorionen; das Verhältnis im Ionengitter des Aluminiumoxids Al_2O_3 ist 2:3 zwischen Aluminiumionen und Oxidionen.

Wie ist die ***Bildung des Ionengitters*** zu erklären?

Im Gegensatz zu räumlich orientierten Atombindungen zeigen sich bei den entgegengesetzt geladenen Ionen keine bevorzugten Richtungen der elektrostatischen Anziehung; d. h., die anziehenden Kräfte wirken in alle Richtungen gleichermaßen. Darum können sich die beteiligten Ionen nur in einer festen räumlichen Anordnung zusammenfinden.

Die ***Form des Ionengitters*** wird von der Größe der Ionen und deren Ladungen bestimmt. Das Gitter muss geometrisch so aufgebaut sein, dass die Anziehung der ungleichnamigen Ladungen größer ist als die elektrostatische Abstoßung der gleichnamigen Ladungen. Es kommen daher sehr symmetrische Gitterstrukturen zustande, deren Bauprinzip nicht nach dem Prinzip der dichtesten Packung wie bei Metallen, sondern der unbedingt gleichmäßigen geometrischen Anordnung unterschiedlicher Ladungen erfolgt.

Die ***Ionen*** befinden sich auf den ***Gitterpunkten*** in einer Gleichgewichtslage und schwingen infolge thermischer Eigenbewegung um ihre Ruhelage; die Ähnlichkeit zum Raumgitter der Metallbindung ist hier unübersehbar und sie geht noch weiter. Die Bindekräfte wirken innerhalb des Gitters auf alle Nachbarionen gleichmäßig und die Ionen sind im Gitter sehr fest gebunden; anders gesagt: Jedes Ion geht innerhalb des Gitters zu seinen gleichweit entfernten Nachbarn eine relativ große Zahl von Bindungen ein. Die salzartigen Ionenverbindungen sind bei Zimmertemperatur fest und weisen verhältnismäßig hohe Schmelzpunkte auf.

Ionenkristalle mit der ihnen eigenen hohen strukturellen Ordnung sind im Allgemeinen Isolatoren, denn die feste geometrische Anordnung der Ionen bietet keine freien Elektronen zum Transport des elektrischen Stroms.

Der ***Stromfluss*** in einem Ionenkristall ist an einen Materietransport gekoppelt. Gemeint ist damit, dass die Ionen selbst elektrischen Strom transportieren würden, wenn sie sich im Gitter, in der Schmelze oder im Elektrolyt bewegten. Anders gesagt: Wenn sich die Ionen in einem elektrischen Feld bewegen könnten, so transportierten sie auch elektrischen Strom. Damit ist das Prinzip der Leiter zweiter Klasse angedeutet, bei denen der Ladungsfluss über Ionen erfolgt, im Gegensatz zum Leiter erster Klasse, bei dem Elektronen den Stromfluss sichern.

In der ***Schmelze*** einer Ionenverbindung ist der Stromfluss am größten. Hier sind die Ionen jedoch nicht völlig beweglich, wie z.B. die Metallatome in ihrer Schmelze, sondern die immer noch wirksamen Anziehungskräfte erzwingen einen möglichst hohen Ordnungsprad (quasikristallin), die Schmelze ist zäh.

Der ***Stromfluss mittels Ionen*** kann jedoch auch erfolgen, wenn die Stoffe, die auf Ionenbindung beruhen, ein Elektrolyt bilden. Wenn die heteropolaren Moleküle des NaCl im Wasser zu Na+ und Cl- zerfallen und eine Elektrolytlösung bilden, verhalten sich beide Ionen chemisch inaktiv, aber es wird ein Stromfluss über diese Ionen möglich.

Destilliertes Wasser z. B. leitet keinen elektrischen Strom; wenn jedoch Salz eingestreut und aufgelöst wird, ist ein Stromfluss über die Ionen möglich.

Nun soll die Möglichkeit betrachtet werden, wie in einem festen Ionenkristall ein Stromfluss möglich werden kann. In den regelmäßigen, periodischen Gitterstrukturen können sich Fehleranordnungen der Ionen ergeben, sogenannte ***Kristalldefekte***. Die einfachste Fehleranordnung ist eine Gitterleerstelle, das ist ein fehlendes Ion im Gitter. Oder eine Zwischengitterstelle ist mit einem Ion aus einer Leerstelle besetzt. Leerstellen und Zwischengitterionen bilden bewegliche Zentren, mit denen Ladungen durch das Ionengitter transportiert werden können.

Dieser ***Ladungstransport*** über bewegliche Ionen setzt allerdings die Schwingungen der Ionen um die Gitterpunkte voraus; mit steigender Temperatur nehmen die Gitterschwingungen zu und im gleichen Maß steigt die elektrische Leitfähigkeit.

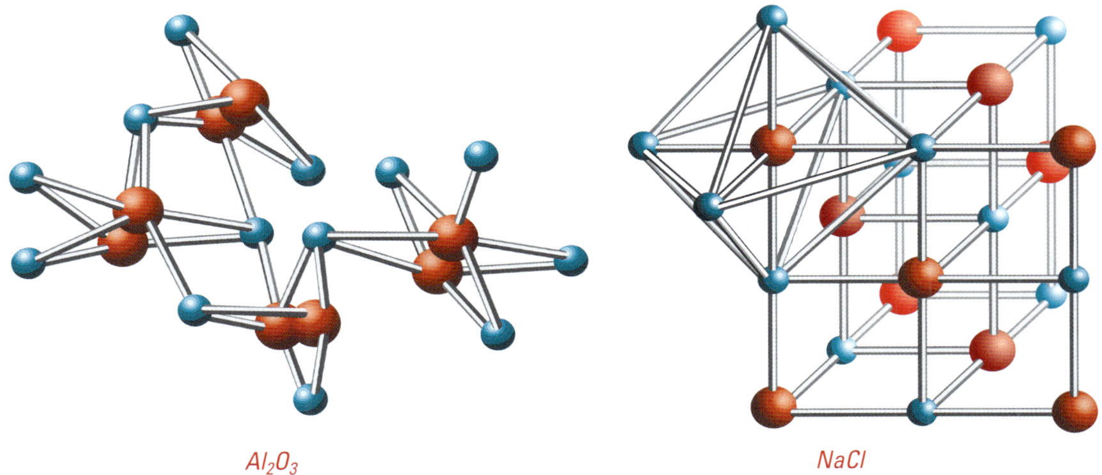

Abb. 616 Durch den Elektronenaustausch finden sich in der Ionenbindung die Atome immer in festen Verhältnissen zusammen; es lässt sich dieses Mengenverhältnis ähnlich wie bei der Atombindung mit chemischen Formeln beschreiben. Außerdem bilden die Atome der Ionenbindung ein Raumgitter, in dem sich die Atome regelmäßig zueinander anordnen. Es bilden sich ganz unterschiedliche Kristallgitter, die Ionengitter, heraus, wozu die Gitter des Al_2O_3 (Korund) und des NaCl (Kochsalz) als Beispiele dienen sollen.

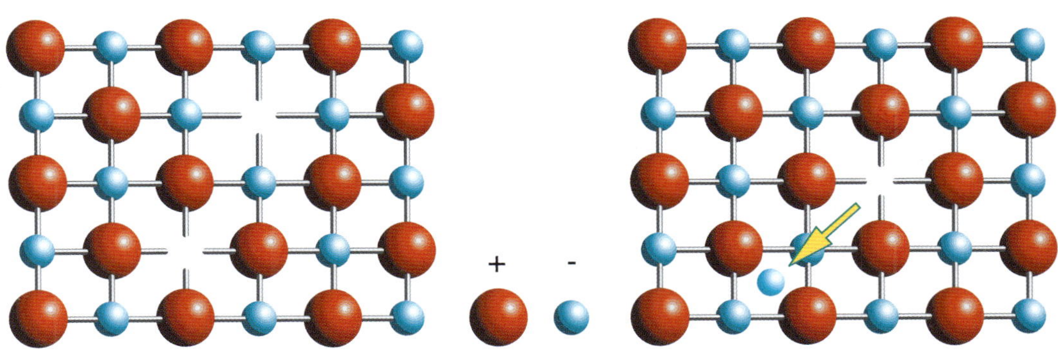

Abb. 617 Ionenkristalle sind in der Regel Isolatoren, d. h., sie leiten keinen elektrischen Strom. Ein Stromfluss ist jedoch dann möglich, wenn in dem Ionengitter ein Materiefluss einsetzen könnte. Die Ionen tragen selbst eine elektrische Ladung und könnten damit elektrischen Strom transportieren. In einem festen Ionengitter ist das nur dann möglich, wenn in dem Gitter Leerstellen vorhanden wären. Der Ladungstransport geschieht bei Ionengittern über Kristalldefekte. Mit steigender Temperatur nimmt dabei die elektrische Leitfähigkeit zu.

Silizium und Siliziumoxid

Moleküle können nach außen einen elektrischen Ladungsüberschuss aufweisen und in Wechselwirkung miteinander treten. Diese ionisierten Moleküle bilden Ionengitter, bei denen die Gitterpunkte durch die Molekülionen besetzt sind. Es entstehen umso komplexere Strukturen, je höher der Ordnungsgrad der Molekülionen ist. Die Kristallstruktur eines Ionengitters aus Molekülbausteinen soll am Beispiel der Silizium-Sauerstoffverbindungen betrachtet werden.

Silizium (lat. silex ; Genitiv: silicis; Kieselstein) ist ein Element der IV. Hauptgruppe des Periodensystems wie der Kohlenstoff und hat die gleichen Wertigkeiten, zeigt aber in vielen Fällen ein anderes chemisches Verhalten als der Kohlenstoff. Reines Silizium ist dunkel, metallglänzend und bildet ein Raumgitter aus, das der unpolaren Atombindung des Diamanten entspricht. Siliziumatome sind größer, haben einen weiteren Abstand im Raumgitter zueinander als Kohlenstoffatome und ihre Atombindung ist schwächer; daher ist Silizium nicht so hart wie Diamant.

Das ***Halbmetall Silizium*** ist in reinster Form ein elektrischer Halbleiter, seine Leitfähigkeit wird durch geringe Zusätze stark erhöht. Das chemische Symbol ist Si, die Ordnungszahl ist 14, das mittlere Atomgewicht beträgt 28,086 und die Dichte 2,33 g/cm^3. Chemisch ist Silizium nicht so reaktionsfähig wie der Kohlenstoff; es vermag zwar auch Molekülketten zu bilden, aber Doppel- oder Dreifachbindungen sind beim Silizium nicht beobachtet worden. Silizium ist in Säuren unlöslich, es kommt in der Natur nur in Form von Verbindungen vor, entweder als Siliziumoxid oder als Silikat.

Sein ***Schmelzpunkt*** liegt bei 1410 °C, der Siedepunkt bei 2355 °C. Beim Schmelzen verringert Silizium sein Volumen um 10 %; die Schmelze hat weitgehend metallische Eigenschaften und leitet Elektronen sehr viel besser als das feste Silizium. Mit Metallen verbindet oder legiert es sich zu den Siliziden. Technisch wird Silizium durch Reduktion von Quarz mit Kohle im Lichtbogenofen erzeugt. Die Gewinnung von hochreinem Silizium ist für Halbleiterbauelemente nötig; dazu muss das erhaltene Silizium durch Zonenschmelzen nachgereinigt werden.

Siliziumoxid (SiO_2) ist eine in zahlreichen Modifikationen auftretende Sauerstoffverbindung des Siliziums und gilt als Anhydrid der Kieselsäuren. SiO_2 kommt in der Natur sehr häufig vor: kristallin (z. B. Quarz), amoroh (Opal) und erdig (Kieselgur).

Kristallines Siliziumoxid liegt in sechs Modifikationen des Quarzes vor: α-Quarz, β-Quarz, α-Tridymit, β-Tridymit, α-Cristobalit und β-Cristobalit. Alle Modifikationen wandeln sich bei verschiedenen Temperaturen (120 – 1470 °C) zu solchen Kristallgittern um, die ein anderes Volumen einnehmen. Die Umwandlungen erfolgen bei steigenden Temperaturen und sind grundsätzlich nicht umkehrbar, wenn sich Quarz in Cristobalit, in Tridymit, oder Tridymit in Cristobalit wandelt. Reversible Umwandlungen treten nur zwischen artgleichen Modifikationen auf, d. h. α-Quarz in β-Quarz, α-Cristobalit in β-Cristobalit oder α-Tridymit in β-Tridymit. Bei der Umlagerung werden viele Bindungen gelöst und wieder neu geknüpft, was hohe Aktivierungsenergie erfordert. Bei diesen Umwandlungen kommt es zu massiven Volumensprüngen, die zwischen 2 und 12% kubisch liegen.

Umwandlungsexpansionen und -kontraktionen des Quarzes werden bei zahntechnischen Werkstoffen und Hilfswerkstoffen gezielt genutzt. Bei keramischen Massen wird Quarz als Füllstoff eingesetzt, weil bei den irreversiblen Umwandlungen mit den bleibenden Volumenvergrößerungen die Brennschwindung etwas kompensiert werden kann. Bei Gusseinbettmassen wird die Umwandlungsexpansion des Quarzes genutzt, um eine exakt kontrollierte Expansion der Gussform zu erreichen. Damit wird die Schwindung des Metalls beim Erstarren aus der Schmelze und dem Abkühlen auf Zimmertemperatur ausgeglichen.

Quarz als wesentlicher Bestandteil der Urgesteine (Granit) bildet den größten Anteil der Erdkruste. Die Schmelztemperatur des Quarzes liegt bei schnellem Erhitzen bei 1470 °C; bei langsamem Erhitzen entsteht das α-Tridymit, das sich über 1470 °C in α-Cristobalit wandelt und dadurch den Schmelzpunkt auf 1710 °C anhebt.

Wenn die ***Quarzschmelze*** wieder abgekühlt wird, entsteht das nicht kristalline „Quarzglas“, weil die SiO_4-Tetraederstrukturen in einem ungeordneten, amorphen Gemisch erstarren. Hierbei sind die temperaturgebundenen Volumenänderungen sehr gering und es treten keine Volumensprünge auf. Es handelt sich eigentlich um eine unterkühlte Flüssigkeit mit der Viskosität von Festkörpern. Quarzglas ist durchlässig für UV-Licht und hat einen sehr geringen Wärmeausdehnungskoeffizienten.

Abb. 618 Silizium ist ein dunkelgraues, stark glänzendes Halbmetall aus der IV. Hauptgruppe, das auf seiner äußeren (der dritten) Hülle vier Valenzelektronen aufweist. Es stellt in reinster Form einen elektrischen Halbleiter dar; hochreines Silizium wird daher für Halbleiterbauelemente verwendet. Es ist nicht sehr reaktionsfähig, wird von Säuren nicht angegriffen und reagiert bei starkem Erhitzen mit anderen Elementen, z. B. mit Sauerstoff zu Siliziumdioxid, mit Stickstoff zu Siliziumnitrid, mit Kohlenstoff zu Siliziumcarbid und mit Metallen zu den Siliziden.

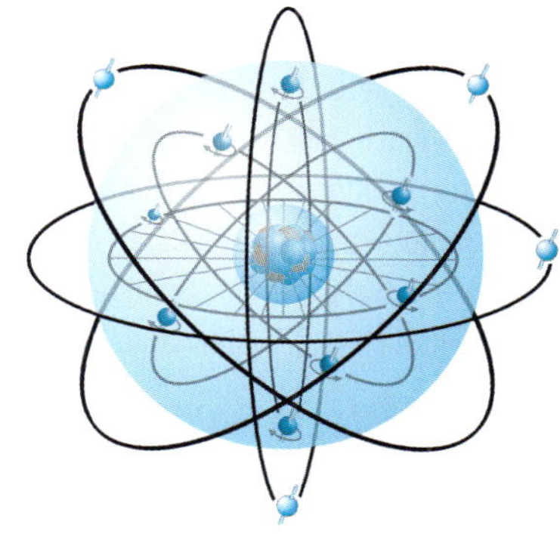

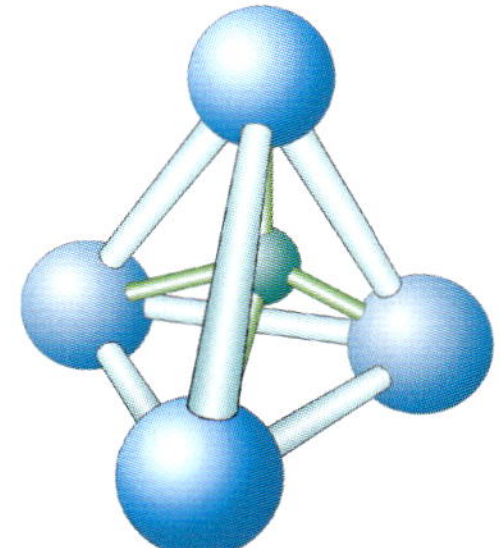

Abb. 619 Silizium ist im Ionengitter mit vier Sauerstoffatomen verbunden. Dabei bilden sich unterschiedliche, tetraederförmige Silikatstrukturen heraus. Im SiO_2 verknüpfen sich je zwei Siliziumatome mit vier Sauerstoffatomen.

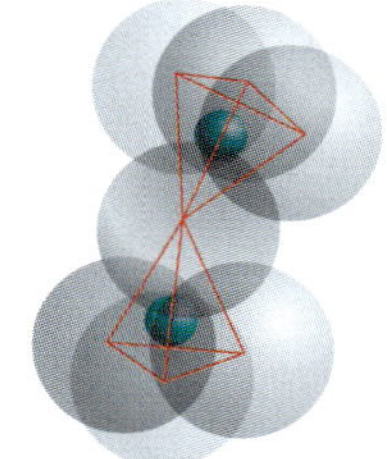

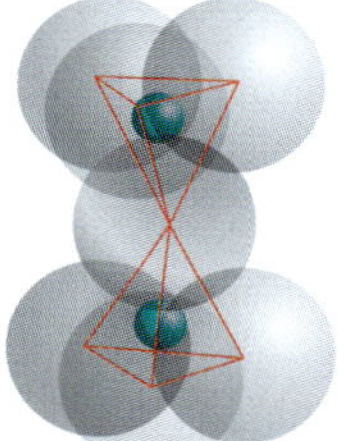

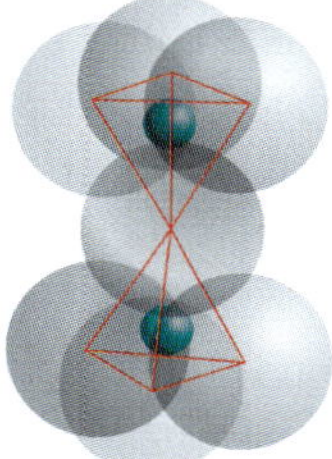

Abb. 620 Die Hauptkristallarten des Siliziumoxids sind α-Quarz, α-Tridymit und das α-Cristobalit. In allen drei Fällen sind die Tetraeder mit ihren Spitzen aufeinander gestellt. Beim α-Quarz sind die Tetraeder gegeneinander gekippt, beim α-Tridymit stehen sie senkrecht übereinander und beim α-Cristobalit sind die Deck- und Bodenfläche gegeneinander verdreht. Man erkennt, dass die großen Sauerstoffatome das kleine Siliziumatom völlig umschließen.

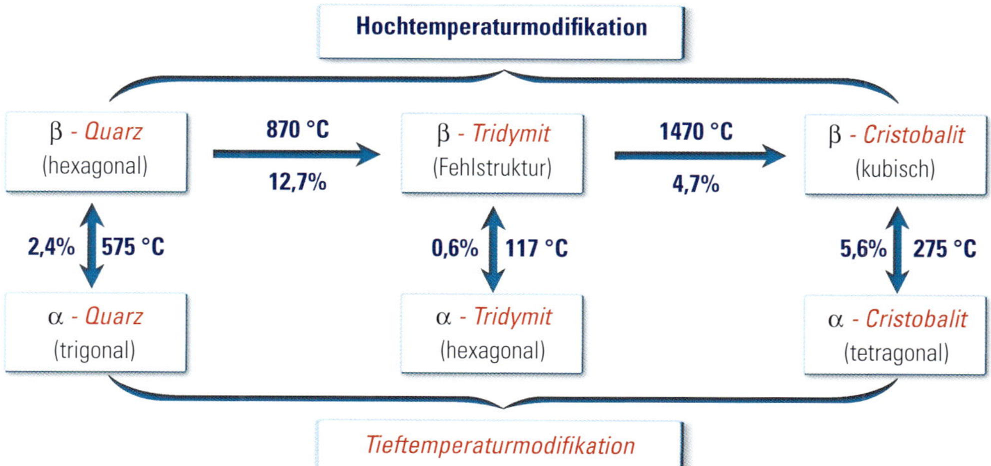

Abb. 621 Die temperaturabhängigen Strukturumwandlungen des Ionengitters der Quarzmodifikationen sind mit erheblichen Volumenänderung verbunden. Die Tieftemperaturmodifikationen des SiO_2 wandeln sich bei bestimmten Temperaturen in die Hochtemperaturmodifikationen um.

Silikate

Als ***Silikate*** bezeichnet man Ionengitter aus SiO_4-Anionen. Es handelt sich dabei um Salze und Ester der Kieselsäuren und ihrer Kondensationsprodukte. Die Orthokieselsäure, als Grundform aller Kieselsäuren, ist nicht beständig, weil sie sich durch stetige Wasserabgabe zunächst in Kieselgel und schließlich in SiO_2 umwandelt:

$$H_4SiO_4 \Rightarrow Si(OH)_4 \Rightarrow SiO_2 \cdot 2\,H_2O$$

Die ***anorganischen Silikate*** sind natürlich vorkommende Silizium-Sauerstoff-Verbindungen (Silikatminerale) der Erdkruste und des Erdmantels. Sie kommen als stabile SiO_4-Tetraederstrukturen vor, in denen ein Siliziumatom von vier Sauerstoffatomen räumlich umgeben ist: Vier Sauerstoffatome bilden eine Dreieckspyramide, in deren Mitte sich das Siliziumatom befindet. Die SiO_4-Tetraedereinheiten können getrennt oder durch gemeinsame Sauerstoffatome miteinander verknüpft sein.

Das ***SiO_4-Tetraederbauteil*** hat einen negativen elektrischen Ladungsüberschuss, weil die zweiwertigen Sauerstoffatome nur mit einer Einfachbindung je Atom am Silizium gebunden sind. Es handelt sich um ein vierfach negativ geladenes Anion, das mit anderen positiv geladenen Metallionen in Wechselwirkung treten und ein Ionengitter bilden kann.

Die ***SiO_4-Tetraeder*** können getrennt oder, durch gemeinsame Sauerstoffatome miteinander verknüpft, in komplizierten Raumstrukturen vorliegen. Die prinzipiell unbegrenzt ausgedehnten Tetraederstrukturen werden durch positive Metallionen zusammengehalten. Bei den Raumnetzstrukturen, die die äußeren makroskopischen Erscheinungsformen bestimmen, unterscheidet man:

- Insel-Silikate (Olivin; Granat);
- Ring-Silikate (Beryll; Turmalin);
- Gruppen-Silikate (Thortveitit; Zoisit);
- Ketten-Silikate (Augite; Hornblenden);
- Schicht- oder Blatt-Silikate (Apophyllit; Glimmer);
- Gerüst-Silikate (Feldspate).

Silikate mit Ketten- oder Bandstrukturen bilden leicht faserige Modifikationen (Asbest), während solche mit Blattstruktur schichtweise angeordneten Glimmer bilden; wenn sich zwischen diesen Strukturen Wasser einlagert, entstehen die Tone. Bei Raumnetzstrukturen können statt der Siliziumatome teilweise Aluminiumatome eingesetzt sein (Aluminat-Silikate).

In den ***Aluminat-Silikat-Raumnetzen*** wird eine entsprechend höhere Anrahl an positiven Metallionen nötig, weil das Aluminium nur dreiwertig ist und daher einen Tetraeder mit höherem negativen Ladungsüberschuss bildet. In diesen Raumnetzen sind die Metallionen leicht austauschbar.

Silikate bilden sich hauptsächlich mit Kalium-, Natrium-, Kalzium-, Magnesium-, Aluminium- und Eisenionen. Natürlich vorkommende Silikate sind: Quarz, Feldspate, Tone, Talkum, Asbest u. a. Künstliche Silikate sind Wasserglas (ein Gemisch verschiedener Natrium- oder Kaliumsilikate), Glas (amorphe Stoffe wie z. B. Natron-Kalk-Glas), Silikatkeramik, Zement und Beton.

Feldspate sind stark verbreitete gesteinsbildende Minerale mit der Dichte von 2,53 - 2,77 g/cm^3 und der Härte nach Mohs von 6 - 6,5. Aus den Feldspaten entstehen bei der Verwitterung die Tone, indem sie Wasser aufnehmen und lösliche Kaliumverbindungen abgeben. Die Tone werden weggeschwemmt und als Sedimente wieder abgelagert. Besonders reiner Ton ist die Porzellantonerde (Kaolin).

Feldspat besitzt von allen natürlichen Silikaten die niedrigsten Erweichungstemperaturen. Er schmilzt bei ca. 1170 °C und bildet Leuzit ($K_2O{\cdot}Al_2O_3{\cdot}4SiO_2$) aus, das bei 1540 °C auch aufgelöst wird, wobei eine glasartige Schmelze entsteht. Diese gibt den keramischen Massen die Festigkeit, auch wenn bei relativ niedrigen Temperaturen gebrannt wird. Es zeigt sich, dass in der Schmelze makromolekulare SiO_2 Ketten entstehen, die die physikalischen Eigenschaften der Masse bestimmen: Der Schmelzpunkt sinkt, der Feldspat erhält eine amorphe, glasartige Struktur. Diese Veränderung der ***Feldspateigenschaften*** durch das Schmelzen wird im Gemisch der keramischen Massen ebenfalls durchschlagen; umso mehr, wenn ein hoher Feldspatanteil enthalten ist. Nach jedem erneuten Schmelzvorgang werden sich die physikalischen Eigenschaften der Masse in dem Maße ändern, wie sich die Struktur der Masse ändert.

Feldspate sind Gerüstsilikate, man unterscheidet:

- Kalifeldspate (Orthoklas) $K_2O{\cdot}Al_2O_3{\cdot}6SiO_2$)
- Natronfeldspate (Albit) $Na_2O{\cdot}Al_2O_3{\cdot}6SiO_2$
- Kalkfeldspate (Anorthit) $Ca_2O{\cdot}Al_2O_3{\cdot}6SiO_2$

} Alkalifeldspate

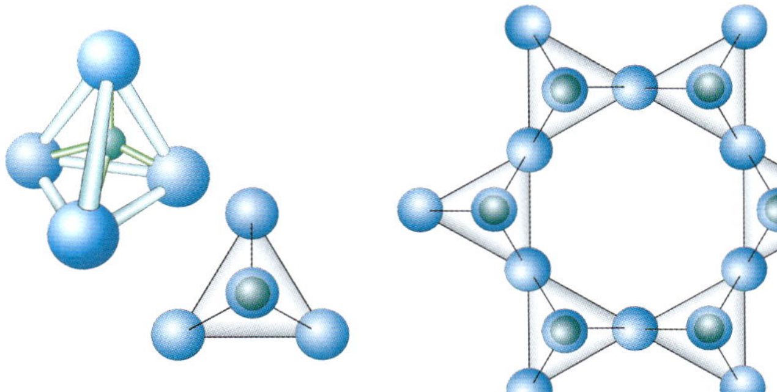

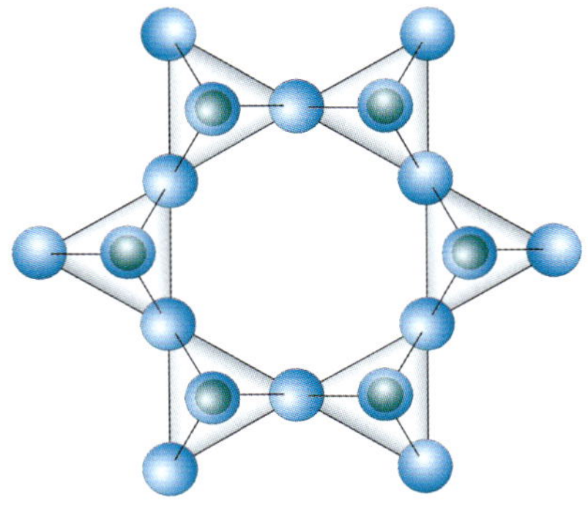

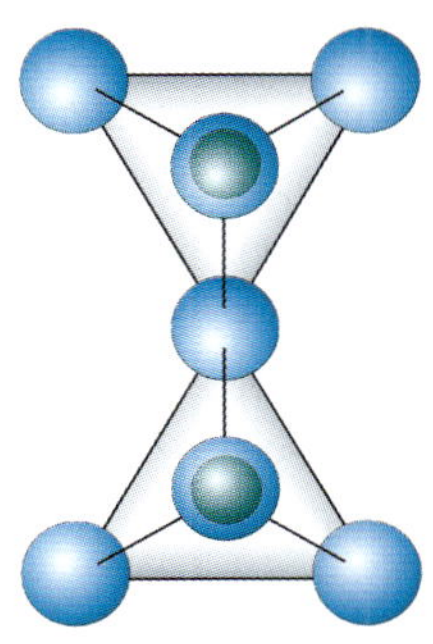

Abb. 622 Der Tetraeder des Monosilikats SiO_4 perspektivisch und von oben betrachtet zeigt das Siliziumatom zentral von 4 Sauerstoffatomen umgeben. Solche sogenannten Inselsilikate treten auf bei den Mineralen der Granatgruppe.

Abb. 623 Ringsilikate (Si_6O_{18}) aus sechs Siliziumatomen, die mit 18 Sauerstoffatomen eine flächige Struktur bilden, treten z. B. bei Beryll und Turmalin auf.

Abb. 624 Das Gruppensilikat (Si_2O_7) aus zwei Siliziumatomen und sieben Sauerstoffatomen bildet einen Doppeltetraeder, der z. B. bei Zoisit auftritt.

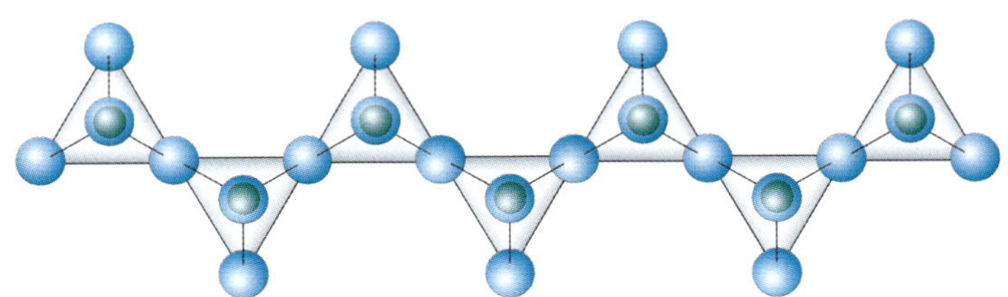

Abb. 625 Silikate in Band- oder Kettenstruktur, wie das Kettensilikat $(Si_4O_{11})_n$, bilden leicht Fasern von prinzipiell unbegrenzter Ausdehnung, wie z. B. Asbest, Augite und Hornblende.

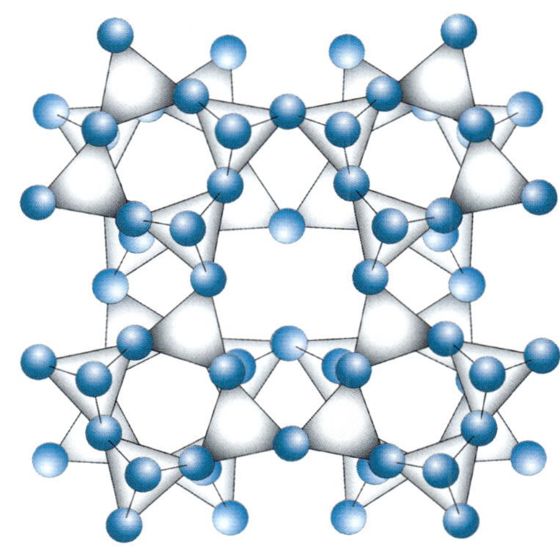

Abb. 626 Raumnetz- oder Gerüststrukturen findet man beim Siliziumdioxid und vielen Aluminat-Silikaten. Bei den Alumosilikaten (Feldspate) ist ein Teil der Si-Atome durch Al-Atome ersetzt, die gewöhnlich käfigartig eingeschlossen sind. In den tunnelartigen Raumnetzstrukturen können sich Wassermoleküle einlagern. Silikate bestehen nicht aus diskreten Einzelmolekülen, und die Formelangaben benennen nur die kleinste Einheit beteiligter Atome, welche die periodischen Bauteile des Ionengitters bilden.

Tone

Tone sind quellfähige Alumosilikate mit Schichtstruktur, die durch die Verwitterung von Feldspaten entstehen. Sie enthalten hauptsächlich Al_2O_3, SiO_2 und H_2O. Das Wasser ist nicht eingelagert, sondern in Form von Hydroxidgruppen (OH-Gruppen) chemisch gebunden. Erst wenn das Tonmolekül beim Erhitzen auf hohe Temperaturen zerfällt, bilden sich Wassermoleküle, die verdampfen, und es kommt zu einer starken Volumenverminderung (Schwindung).

Die kleinsten Teile der *Tonmineralien* sind zwischen 5 - 0,05 µm groß (1 Mikron = $^1/_{1000}$ mm = 1 µm). Die blättchenförmigen Tonmineralkristalle entstehen aus der Molekularstruktur der Alumosilikate. Die SiO_4-Tetraeder sind schichtweise angeordnet, wobei die Tetraederspitzen der darüber liegenden Schicht zugewandt sind, die aus Al_2O_3-Oktaedern bestehen. Das Aluminiumatom erzwingt die Oktaederstruktur, wobei an den Ecken OH-Gruppen gesetzt sind. Die beiden Schichten sind chemisch gebunden und bilden ein Schichtpaket.

Bei *dreischichtigen Tonkristallen* ist eine Oktaederschicht von zwei Tetraederschichten ummantelt, deren Tetraederspitzen jeweils nach innen mit der Oktaederschicht verbunden sind. Alumosilikate bestehen aus solchen Schichtpaketen, die parallel übereinander liegen und durch schwache Kräfte miteinander verbunden sind. Daher können die Schichten sehr leicht gegeneinander verschoben werden; senkrecht zu den Schichten ist eine Verformung aber nur sehr schwer möglich, weil hier chemische Bindungskräfte überwunden werden müssen.

Zwischen den *Schichtpaketen* kann sich Zwischenschichtwasser einlagern, was die Alumosilikate quellfähig macht. Die Schichtpakete umgeben sich mit einer Wasserhülle, die bei Temperaturen von ca. 300 °C ausgetrieben wird. Dadurch kommt es beim Brennen zu einer Trockenschwindung der Tone von bis zu 6%.

Beim *Brennen* von keramischen Massen aus den verschiedenen Tonen (Feldspat, Kaolinit und Quarz) tritt eine Volumenveränderung durch die Brennschwindung ein, die neben der Trockenschwindung durch die Verdunstung des eingelagerten Wassers im Ton die Gesamtschwindung bis auf fast 8% anhebt. Diese Schwindungen können durch Zuschläge von volumenbeständigen Füllstoffen (Quarzsand, gebrannter Ton), die als Magerungsmittel bezeichnet werden, teilweise aufgefangen werden.

Daneben kommt es durch einen weiteren physikalischen Vorgang beim Brennen zu einer ganz erheblichen sogenannten Sinterungsschrumpfung, die je nach dem Maß der Verdichtung bis zu 35% ausmachen kann.

Das rohe *Mineralgemisch der Keramik* besteht aus vielen kleinen Einzelkristallen (Körnern), die durch das Brennen zu größeren Kristallen verfilzen. Das Mineralgemisch aus Alumosilikaten hat keinen einheitlichen Schmelzpunkt, sondern einen Schmelzbereich. Dabei beginnt der Feldspatanteil bei etwa 1180 °C zu schmelzen und geht in die Glasphase über. In dieser Phase kann der Feldspat den Quarz und das Kaolin in sich aufnehmen. Besonders der Quarz bewirkt jetzt, dass die Feldspatschmelze länger zäh bleibt. Durch die *Schmelzerscheinungen* des Feldspats rutschen die vielen kleinen Einzelkristalle zusammen, das Mineralgemisch verdichtet sich, Hohlräume füllen sich, Poren werden geschlossen, es entsteht eine kleinere Gesamtoberfläche und in der Folge eine größere chemische Widerstandsfähigkeit. Der Vorgang des Verdichtens und Verfilzens der Einzelkristalle zu chemisch und mechanisch stabileren, großen Kristallen nennt man *Sintern*, das mit der Sinterungsschrumpfung einhergeht.

Die *Schrumpfung* stellt zunächst nur eine Verkleinerung der Form dar; denn der geformte Körper soll sich ja beim Brennen nicht deformieren. Dennoch stellt man fest, dass die Sinterungsschrumpfung zu dicken Masseteilen hin verläuft, dünne Teile scheinen stärker zu schrumpfen und sich zu verformen. Außerdem dürfen während der Sinterung bestimmte Anteile die Glasphase nicht erreichen, denn dadurch wird der Scherben zu stark deformiert.

Weil *Quarz* beim Brennen Umwandlungsvorgänge durchläuft, die mit massiven Volumensprüngen verbunden sind, ist ein hoher Quarzanteil für keramische Massen nicht problemlos. Denn die reversiblen Volumensprünge führen beim Abkühlen zu starken Wärmespannungen. Die normale Wärmedehnung der anderen keramischen Bestandteile (z. B. Feldspatglas) wird eher linear sein, was bei den Umwandlungstemperaturen der Quarzmodifikationen die Differenz erzeugt. Beim Aufbrennen der keramischen Massen auf ein Metallgerüst verstärken sich diese Spannungen noch, weil das Metallgerüst eine lineare Kontraktion vollzieht, während die Keramik in Volumensprüngen kontrahiert.

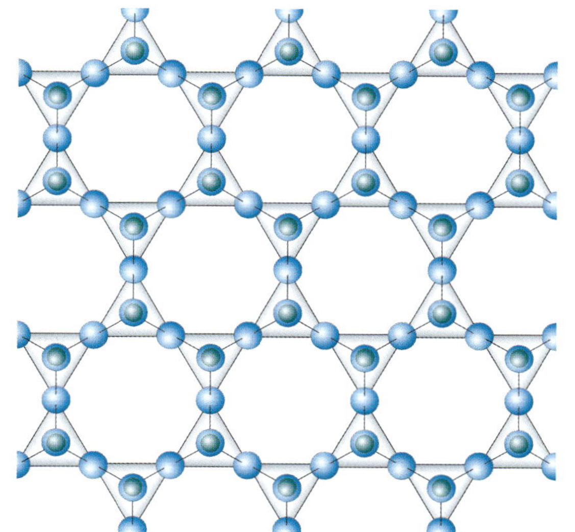

Abb. 627 Tone sind quellfähige Alumosilikate in Form von Schichtsilikaten $(Si_2O_5)_n$ mit Korngrößen von weniger als 0,002 mm. Man unterscheidet fetten Ton, mageren Ton, Lehm, Salzton und Kaolin (Porzellanerde) als hochreinen Ton. Durch tektonische Verfestigung entsteht Schieferton und Tonschiefer. Ton ist quellfähig, er nimmt durch Aufnahme von Wasser an Volumen zu, wird plastisch verformbar und wasserundurchlässig. Beim starken Erhitzen wird das zwischen den Schichten eingelagerte Wasser abgespalten und es tritt eine starke Schwindung ein. Beim Brennen sintern die Tonkristalle zusammen, wodurch es zur weiteren Schwindung kommt.

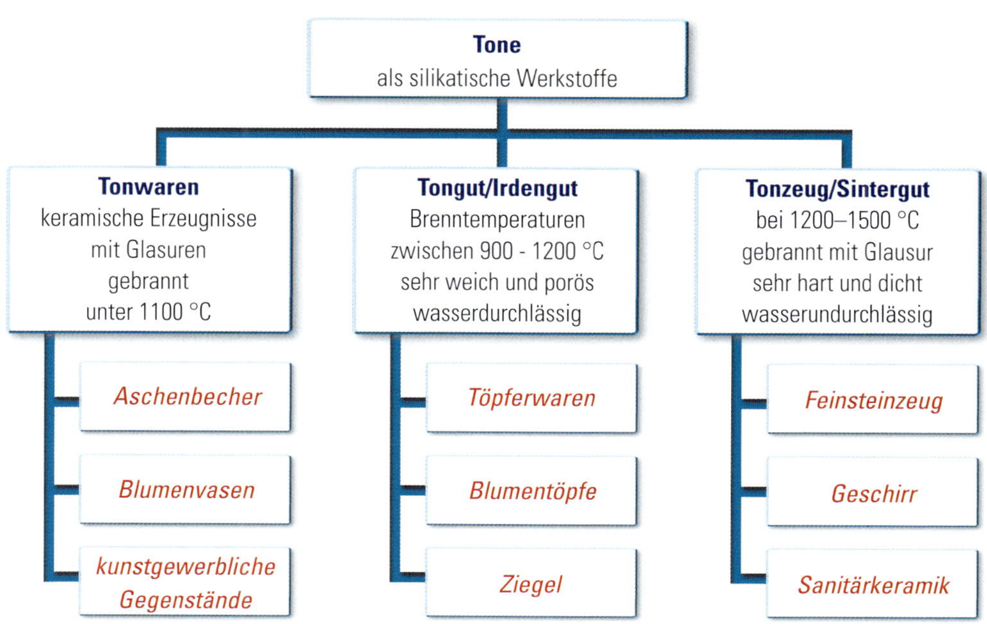

Abb. 628 Tone als silikatische Werkstoffe zur Herstellung keramischer Erzeugnisse können nach dem Grad der Sinterung und der Brenntemperatur unterschieden werden in: Tonwaren, Tongut und Tonzeug. Je höher die Brenntemperatur, umso höher ist der Sinterungsgrad, das Material wird dichter, härter und wasserfester.

Porzellan

Porzellan (ital.) ist eine feinkeramische Masse, die aus Gemischen von Kaolin, Feldspat und Quarz gebrannt wird. Die weißen, dichten, porenfreien und in dünnen Schichten transparenten Scherben werden mit Glasur versehen oder auch unglasiert in großem Umfang zur Herstellung von Gebrauchskeramik verwendet.

Durch Variation der *Rohstoffanteile* erreicht man unterschiedliche Eigenschaften des Porzellans. Die Temperaturwechselbeständigkeit und chemische Resistenz wird durch größeren Kaolingehalt, bessere Transparenz durch größeren Feldspatanteil und erhöhte mechanische Festigkeit durch größeren Quarzgehalt erreicht.

Bei hohem *Kaolinanteil* entsteht das hochschmelzende, temperaturfeste Hart-Porzellan (50 % Kaolin, 25 % Quarz und 25 % Feldspat); bei höherem Anteil an Feldspat und Quarz wird das leichter schmelzende, gegen Temperaturwechsel aber empfindlichere Weich-Porzellan (25 % Kaolin, 45 % Quarz, 30 % Feldspat) gewonnen.

Kaolin (nach einem Fundort in China, dem Berg Kaoling), auch Porzellanerde genannt, ist ein dichtes, feinerdiges Gestein, das in mächtigen Lagerstätten vorkommt. Es ist ein Gemisch der wasserhaltigen Tonerdesilikate Kaolinit, Dickit und Nakrit mit der chemischen Zusammensetzung $Al_2O_3{\cdot}2SiO_2{\cdot}2H_2O$. Kaolin bildet mit Wasser eine modellierfähige Masse, die bei 1600 °C zusammensintert und schwer schmelzbar ist.

Kaolinit ist ein monoklines Tonerdesilikat, das in reinem Zustand weiß und feinkristallin ist; es ist der Hauptbestandteil des Kaolins: $Al_2(OH)_4{\cdot}Si_2O_5$. Es ist ein Schichtsilikat, das wechselnde Mengen Wasser zwischen den Schichten aufnehmen und dabei aufquellen kann. Es zerfällt bei Temperaturen zwischen 450 bis 650 °C zu Metakaolinit und Wasser. Das Metakaolinit ($Al_2O_3{\cdot}2SiO_2$) wandelt sich oberhalb von 950 °C in Mullit ($3Al_2O_3{\cdot}2SiO_2$) und freies SiO_2 um. Diese Umwandlung ist ein exothermer Vorgang; er ist bei Temperaturen von 1200 °C völlig abgeschlossen.

Mullit besteht dann aus feinsten nadelförmigen Kristallen, die nach langer, hoher Brennzeit miteinander verfilzen und einen hochfesten Scherben bilden. Mullitkristalle sind kennzeichnend für die Porzellane und in der Regel in den dentalkeramischen Massen nicht enthalten.

Zur *Herstellung von Porzellan* nimmt man nur sorgfältig ausgewählte Stoffe, die eine weiße Brennfarbe besitzen und frei von Eisenverbindungen sind. Kaolin wird zunächst geschlämmt und mit sehr feinen Sieben von groben Teilchen befreit, Quarz und Feldspat werden unter Zusatz von Wasser auf Korngrößen unter 60 µm zerkleinert. Danach werden die Aufschlämmungen der Rohstoffe sorgfältig durchmischt und entwässert.

Eine *vergießbare Porzellanmasse* (sog. Schlicker) erhält man bei einem Gehalt von 35 % Wasser und Zusatz geringer Mengen von Elektrolyten, z. B. 0,5 % Soda, die sich in poröse Gipshohlformen eingießen lässt. Diese Formen entziehen der Masse einen Teil des Wassers, wodurch eine beschränkte Trocknung und Schwindung eintritt.

Die *Brennvorgänge* beziehen sich auf die Zusammensetzung der Porzellanmassen: Weich-Porzellan wird einmal auf 1200 bis 1300 °C erhitzt, wobei die Rohstoffteilchen zu einer einheitlichen Masse zusammensintern. Das Hart-Porzellan wird zweimal gebrannt.

Der *erste Brennvorgang* erfolgt bei etwa 1000 °C, danach wird die Glasur auf den noch porösen, gut saugenden Scherben aufgetragen; der *zweite Brennvorgang* (Garbrand) bei 1380 bis 1450 °C dauert 24 Stunden; dabei sintert der Scherben dicht, und die Glasur fließt zu einer durchsichtigen Glasschicht zusammen.

Bei *unglasiertem Porzellan* brennt man die geformte Porzellanmasse etwa 24 Stunden bei 1410 bis 1480 °C. Zur Bemalung des Porzellans trägt man keramische Farben vor oder nach dem Glasieren auf. Unterglasurdekore werden mit dem Garbrand eingebrannt, bei Aufglasurdekoren ist ein Dekorbrand nötig.

Porzellanzähne sind konfektionierte Front- und Seitenzähne aus feinkeramischen Massen mit unterschiedlichen Befestigungsvorrichtungen für den Einsatz in herausnehmbaren Prothesen, Kronen oder Brückenzahnersatz (veraltet). Man unterscheidet Langstiftzähne, Knopfzähne und Lochzähne. Bei modernen Porzellanfrontzähnen sind Goldmantelstifte (Crampons) in einer eingebrannten Hülse eingelötet; die fünf verschiedenen Farbschichten sind um einen Hartporzellankern geschichtet. Die Porzellanseitenzähne (Diatoric) besitzen einen basalen Retentionsraum für Kunststoff.

Abb. 629 Kaolin ist ein Alumosilikat mit Schichtstruktur. Die Porzellanerde ist nach dem chinesischen Fundort, dem Berg Kaoling, benannt. Es ist dichtes, feinerdiges Gemisch wasserhaltiger Tonerdesilikate, das mit Wasser eine modellierfähige Masse bildet, die bei 1600 °C zusammensintert. Die Wassermoleküle lagern sich zwischen die Silikatschichten ein, wodurch die Schichten gegeneinander verschiebbar werden, d. h., die Masse lässt sich leicht modellieren.

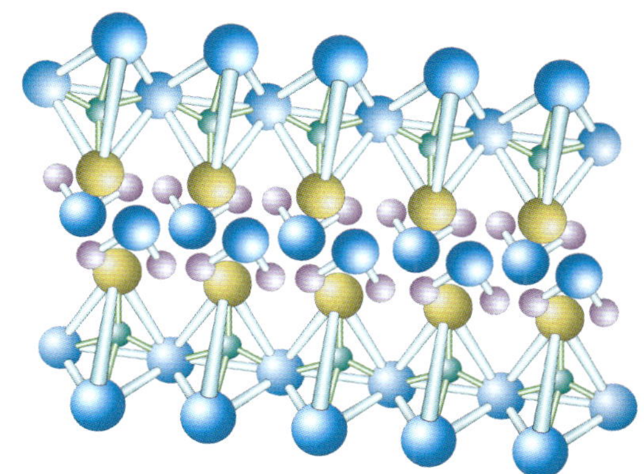

Abb. 630 Prinzip der Herstellung von Porzellanzähnen

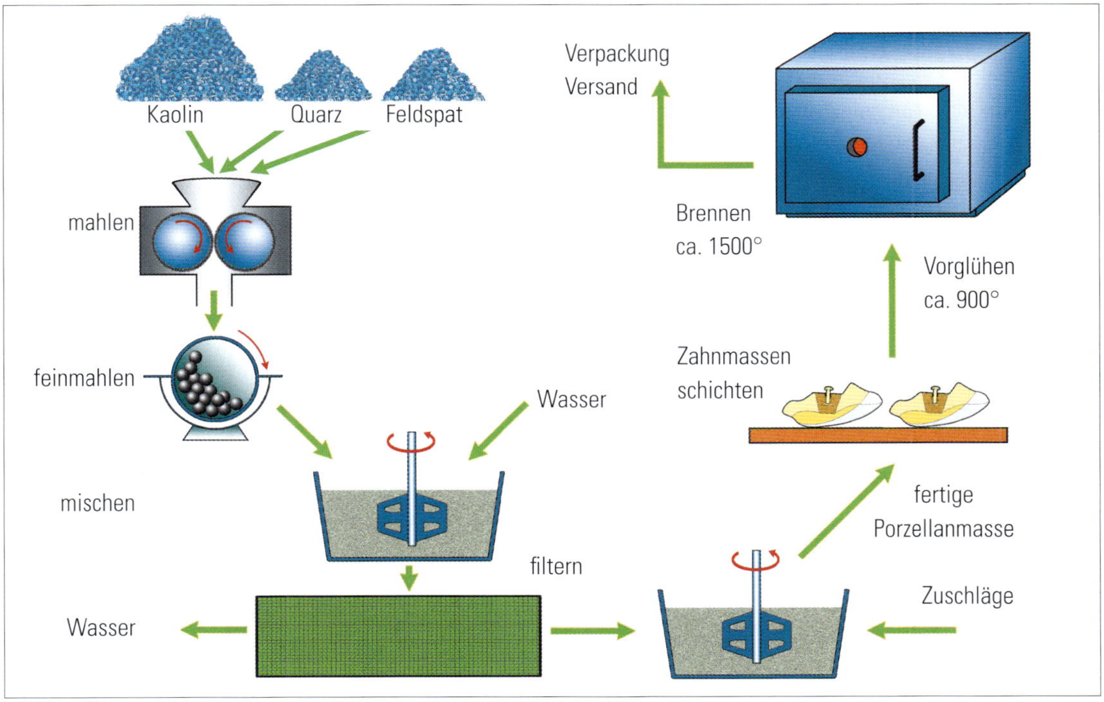

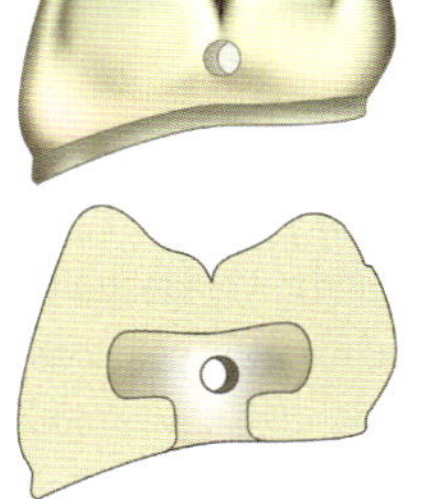

Abb. 631 Keramikzähne müssen durch mechanische Retentionsvorrichtungen im Prothesenkunststoff befestigt werden. Bei Seitenzähnen (Diatorics) ist ein pilzförmiger Retentionsraum von basal eingelassen, in den der Kunststoff eingepresst wird. Frontzähne werden durch Goldmantelstifte (Crampons) gehalten, welche in geschlitzte Edelmetallhülsen eingelötet sind.

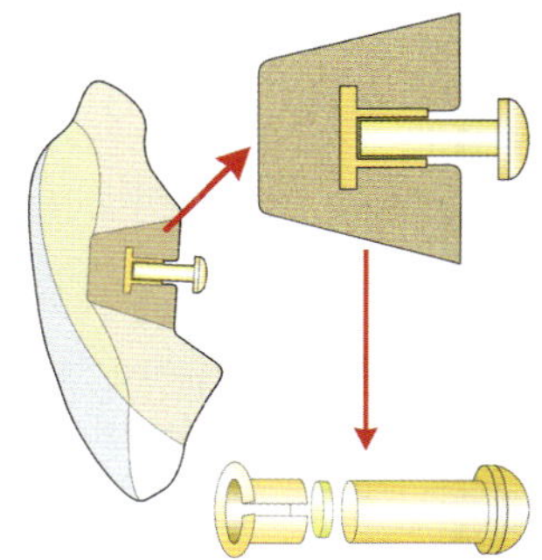

Dentalkeramische Massen

Wir wählen die Bezeichnung „dentalkeramische Massen“, weil es sich bei den Mineralsalzen für die Herstellung von zahnärztlichem Kronenersatz, ob Jacketkronen oder Metallkeramik, nicht um Porzellan und auch nicht um Glas handelt. *Dentalkeramik* ist kein Porzellan, denn es fehlen die typischen Mullitkristalle, die das Hartporzellan kennzeichnen. Als Glas kann sie nicht bezeichnet werden, denn sie zeigt eben doch Anteile einer kristallinen Struktur, Glas ist aber völlig amorph, d. h. strukturlos. Allerdings stehen die dentalkeramischen Massen der Struktur und den Eigenschaften von Glas näher als denen des Porzellans.

Nur die *Massenversätze* (Massen-%) zeigen deutliche Unterschiede: Reines Porzellan enthält zwischen 40 und 70 % Kaolin, 10 bis 30 % Feldspat und 15 bis 35 % Quarz; dentalkeramische Massen bestehen zu 70 bis 80 % aus Feldspat (Kali- oder Natronfeldspat) und zu 10 bis 20 % aus Quarz und nur geringen Mengen oder gar keinem Kaolin.

Dafür sind sogenannte *Flussmittel* (2 bis 4 %) zugesetzt, wie z. B. Kaliumphosphat, Kallumkarbonat, Natriumkarbonat, Borax, Bleioxid, Kaliumoxid und Manganoxid, die die Erweichungstemperatur der keramischen Massen erniedrigen sollen. Außerdem schlägt man den Einsatzgebieten entsprechend Farbkörper, Haftoxide, Bindemittel und expansive Zusätze zu. Die farbliche Angleichung der Dentalkeramik muss mit Farbstoffen erfolgen, die hitzebeständig sind; es haben sich daher Metalloxide und -salze bewährt:

Eisenoxid	rot/gelb	
Chromoxid	grün	
Kobalt	blau	
Iridium	schwarz	
Silber	orange	
Nickel	grau	
Gold	purpur	
Zinn	weiß	
Titan	gelblich-braun	
Mangan	violett	
Cerium	blau/weiß	Fluoreszenzbildner
Samarium	rötlich	Fluoreszenzbildner
Uran	grün/gelb	Fluoreszenzbildner

Durch die Menge einzelner Farb-Oxide kann die differenzierte Farbabstufung der Zahnfarben erzielt werden; durch varable Mengen von Eisenoxid ist es z. B. möglich, gelbbraune, rote oder grüne Farbtöne zu erzeugen.

Auch die *Bearbeitungsbedingungen* beeinflussen die richtige Farbgebung (z. B. Brenndauer, -temperatur). Ganz entscheidend für die Farbangleichung an die natürlichen Zähne ist, dass die Keramikmassen bei Kunst- oder Tageslicht die gleichen Farbeindrü-cke hinterlassen wie ein natürlicher Zahn. Dieser erscheint nämlich bei Tageslicht hell-gelblich, bei Kunstlicht jedoch rötlich; durch Zugabe der Fluoreszenzbildner wird die notwendige Angleichung erreicht.

Organische Farben werden den pulverförmigen keramischen Massen zugesetzt, um die Unterscheidung während der Modellation und Schichtung zu erleichtern. Damit die Pulverpartikel modellierfähig werden, sind ebenfalls *organische Bindemittel* zugesetzt (z. B. Stärke, Zucker, Dextrin), die in Verbindung mit Wasser miteinander verkleben. Beim Brennen verdunsten das Wasser, die organischen Bindemittel und die organischen Farbstoffe rückstandsfrei.

Nach dem *Brennen* entsteht eine keramische Masse, die eher die physikalischen Eigenschaften der Gläser als die der Porzellane aufweist. Es handelt sich um ein Feldspatglas, das durch Einschlüsse mit Leuzitkristallen versetzt ist.

Dentalkeramische Massen zeigen den isotropen glasartigen Zustand unterkühlter Flüssigkeiten, d. h., sie können kontinuierlich durch langsames Erwärmen ohne Bildung einer neuen Phase vom festspröden in den flüssigen Zustand übergehen, wobei die physikalischen und chemischen Eigenschaften ebenso kontinuierlich geändert werden. Dieses Erweichen und Erstarren der Masse erfolgt innerhalb eines mehr oder weniger breiten Temperaturintervalls.

Die *mechanischen Werte* der gebrannten Massen lassen sich durch die Verdichtung und die Brennführung (Dauer und Temperatur) beeinflussen. Sie weisen im Allgemeinen hohe Härte und Druckfestigkeit auf, sind aber völlig unelastisch und nicht zugfest.

Technische Werte der Dentalkeramik:

Druckfestigkeit	800	-	1000	N/mm^2
Härte	4000	-	5000	N/mm^2
Biegefestigkeit	100	-	180	N/mm^2
Zugfestigkeit	40	-	100	N/mm^2

Die geringe Zug- und Biegefestigkeit kann kompensiert werden, wenn keramische Massen im Verbund mit biegesteifen und zugfesten Materialien verarbeitet werden. Das geschieht bei der sogenannten Metallkeramik, bei der die keramischen Massen auf ein Metallgerüst aufgebrannt werden.

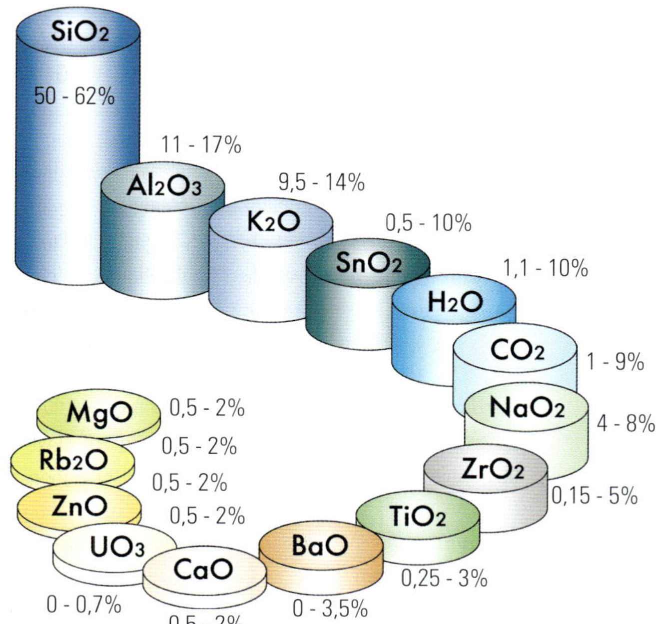

Abb. 632 Die Bestandteile der dentalkeramischen Massen nach ihren prozentualen Anteilen. Die Prozentangaben weisen die Bandbreite des möglichen Massenversatzes der aufgeführten Rohmaterialien aus.

Abb. 633 Das Sortiment von Pinseln zum Auftragen, Modellieren und Bemalen von keramischen Massen kann sowohl aus Naturhaaren als auch aus Kunsthaaren bestehen. Die Vorteile der Kunsthaare sind die hohe Lebensdauer, gleichmäßige, konische, feine Haare und die gleichmäßige spitze Pinselform

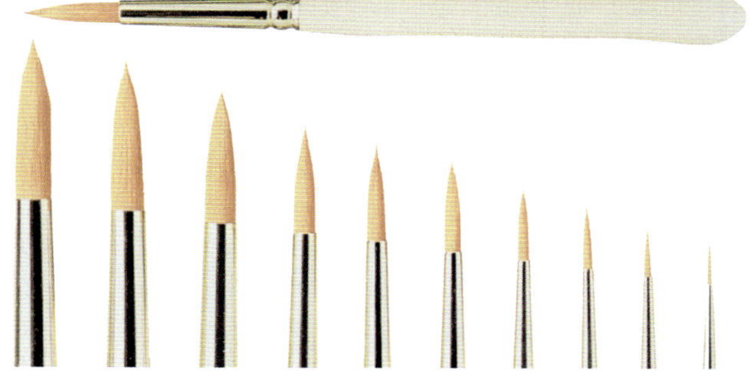

Abb. 634 Die schematische Darstellung des Normbiegeversuchs nach DIN 13 927 zeigt den Dreipunkt-Biegetest mit einem stabförmigen Prüfkörper und den biaxialen Biegetest mit einem scheibenförmigen Prüfkörper. Die Abmessungen der Prüfkörper, die Abstände der Lagerpunkte und der Kraftangriffspunkte sind genau definiert. Mit diesen Versuchen werden auch keramische Werkstoffe auf ihre Biegefestigkeit geprüft. Normale Keramiken weisen nur eine geringe Biege- und Zugfestigkeit auf; Zirkoniumoxidkeramik zeigt bei diesem Test erheblich höhere Werte.

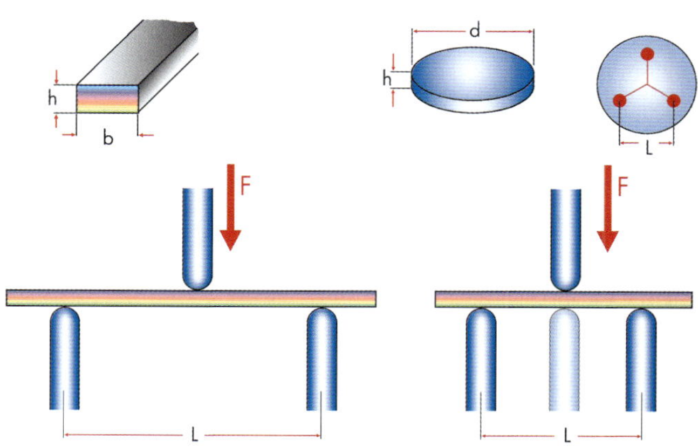

Dentalkeramische Massen - Brennen

Der wesentliche Unterschied zwischen Porzellan und dentalkeramischen Massen liegt in der industriellen Vorbehandlung der Massen. Um nämlich eine homogene Masse zu erhalten, den Schmelzbereich der Massen herabzusetzen, die Transparenz zu erzeugen und um den Abkühlungsschrumpfungsverlauf zu beeinflussen, wird vor allem der Feldspatanteil thermisch vorbehandelt.

Man nutzt die ***Eigenschaften des Feldspats***, der nach Erreichen der Glasphase in der amorphen Struktur erstarrt und dabei gleichzeitig den Erweichungsintervall senkt. Dabei wird der Feldspat transparent und steigert die mechanische Festigkeit.

Der ***Kalifeldspatanteil*** schmilzt bei 1170 °C nicht völlig, sondern zersetzt sich in Schmelze und sogenannte Leuzitkristalle. Erst bei 1540 °C zerschmilzt diese Kristallphase und es liegt homogene Schmelze vor. Die Leuzitkristalle sind ein ebenso eindeutiges Kennzeichen der dentalkeramischen Massen, wie es die Mullitkristalle beim Porzellan sind. In beiden Fällen geben die Kristalle den Massen beim Brennen eine hinreichende Standfestigkeit.

Die ***Leuzitkristalle*** sind kubisch-tetraederförmige Kristalle, die in einer Glasphase eingelagert sind. Ihre Bedeutung besteht eben darin, dass sie während des Schmelzprozesses der Keramik die Standfestigkeit sichern. Glas- oder Emailmassen weisen im geschmolzenen Zustand keine stabilisierenden Kristalle auf und zerfließen darum stark.

Der ***Feldspatanteil*** wird für die dentalkeramischen Massen gefrittet, d. h., das Feldspatgemisch wird zusammengeschmolzen, so dass ein bestimmter Anteil (Natronfeldspat) in die schmelzflüssige Glasphase übergeht, während andere Anteile (hauptsächlich Kalifeldspat) in der Kristallphase des Leuzits verbleiben. Die entstandenen Feldspatfritten (aus Glasphase und Leuzitkristallen) werden zu feinem Pulver zermahlen. In dieser Pulverform werden die keramischen Massen geliefert. Die nebenstehende Tabelle zeigt die Bestandteile der dentalkeramischen Massen nach ihrem prozentualen Massenversatz.

Der ***Brennvorgang*** wird im Wesentlichen durch die Eigenschaften des Feldspatanteils bestimmt, denn die Glasphase des Feldspats beginnt schon bei 800 bis 900 °C zu erweichen, wovon die Leuzitkristalle nicht erfasst werden. Der Schmelzvorgang beginnt an der Oberfläche der Pulverkörner, die dadurch zunächst verkleben und dann mehr und mehr zusammensintern. Der Sinterungsvorgang ist wie schon beschrieben mit einer markanten Schrumpfung verbunden.

Sinterungsschrumpfung wird begünstigt durch:

- ***Flussmitteloxide*** begünstigen bei einem Prozentsatz von 2 bis 4 % das Sintern ganz beträchtlich.
- ***Pulvergröße*** muss variieren, denn bei einer einheitlichen Korngröße bliebe ein Hohlraumvolumen von ca. 35 % des Gesamtvolumens der Masse übrig. Zwei unterschiedliche Korngrößen reduzieren die Hohlräume auf 25 %, drei Korngrößen auf mindestens 22 %.
- ***Verdichtung*** der Masse beim Modellieren erfolgt durch Riffeln oder Vibrieren und Absaugen des Wassers, um das Hohlraumvolumen entsprechend der Körnung so gering wie möglich zu machen.
- ***Vakuumbrand*** kann fast zum völligen Ausfüllen des Hohlraumvolumen führen.

Damit wird deutlich, dass die Sinterungsschrumpfung ganz unterschiedlich ausfallen wird, und zwar zwischen 25 bis 35 % kubisch schwanken kann. Im Vergleich dazu ist die Volumenänderung durch die Verdunstung des zugesetzten Wassers, der organischen Farbstoffe und Bindemittel bedeutungslos gering. Denn es handelt sich hier nicht um Trockenschwindung, wie sie beim Brennen von Tonmineralien einsetzt.

Trotz der hohen ***Standfestigkeit*** während des Brennens lässt sich bei der Sinterungsschrumpfung dennoch eine Besonderheit der dentalkeramischen Massen beobachten, die für die zahntechnische Verarbeitung von Bedeutung ist: Die Schwindung durch Sintern verläuft nicht gleichmäßig, sondern in bevorzugten Richtungen. Weil die geschmolzene Masse durch die Kohäsionskräfte zwischen den Pulveranteilen eine Oberflächenspannung entwickelt, zieht sich die Masse zur Kugelform zusammen; die Schwindung geschieht also in Richtung auf die größte Masse hin. Dadurch verändert sich die Oberflächenkontur.

Dünne Stellen scheinen viel stärker zu schrumpfen, weil die Masse zu den dicken Teilen hingezogen wird. Eine gleichmäßige Schichtstärke kann diese Schwindung kompensieren. Außerdem zeigt sich eine Schwindung in Richtung der Schwerkraft, die allerdings bedeutungslos ist, wenn Brenntemperatur und Brenndauer eingehalten werden.

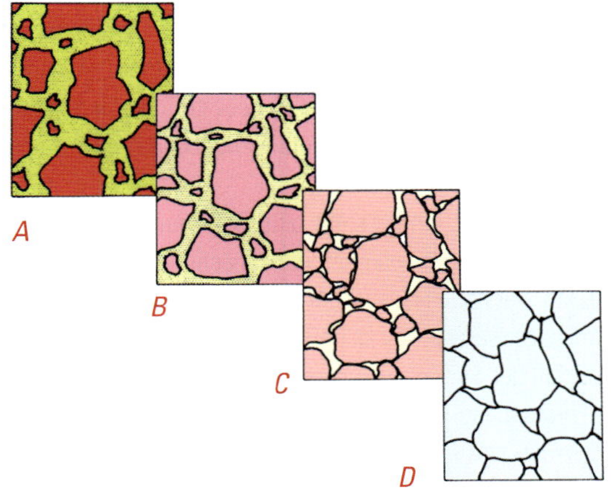

Abb. 635 Beim Sintern verfestigen und verdichten sich die zunächst adhäsiv zusammengehaltenen keramischen Partikel. Je niedriger die Sintertemperatur, desto geringer ist die Sinterschwindung. Die Sinterschwindung ist materialabhängig und liegt für Zirkoniumdioxid bei ca. 25 %, Aluminiumoxidkeramik von ca. 18 %. Der schematisch dargestellte Sinterungsprozess der keramischen Masse zeigt:

A) die weiten Zwischenräume zwischen den Pulveranteilen der Keramikmasse sind mit Modellierflüssigkeit, organischen Bindemitteln und Farbstoffen ausgefüllt;
B) durch das Verdichten der Masse (Riffeln) und Wasserabsaugen lagern sich die Partikel dichter zusammen;
C) beim Trocknen im Ofen lagern die Partikel zusammen und es kommt zur Raumfüllung von ca. 75%;
D) bei Brenntemperatur schmelzen die Partikeloberflächen und die Teile sintern zusammen.

Abb. 636 In diesem Diagramm wird der Temperaturgang einer vollständigen Brandführung über der Zeit aufgetragen. Deutlich wird die relativ lange Aufwärmphase, bei der die geschichtete Masse getrocknet wird und die organischen Farbstoffe ausdampfen.

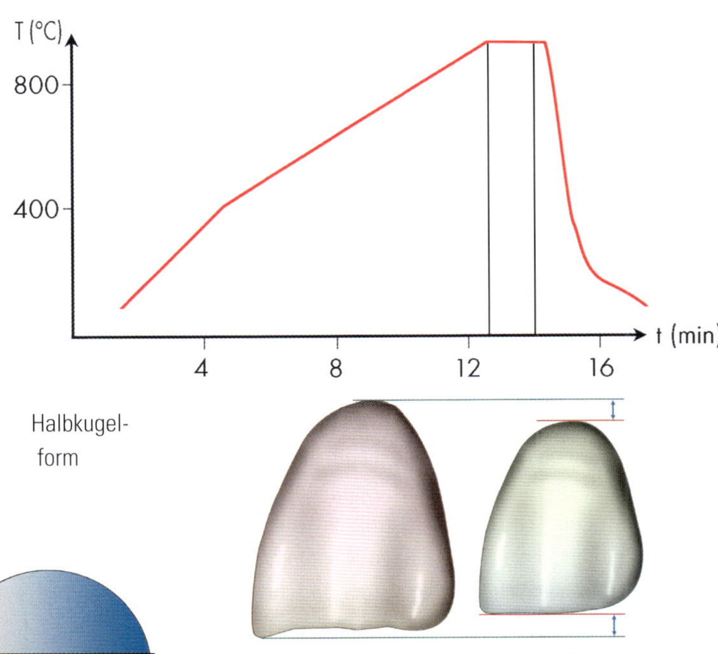

Ausgangsform
Erweichungs-verformung
Halbkugel-form

Abb. 637 Die Schrumpfung eines Formkörpers durch Trockenschwindung, Sinterungsschwindung und Formverlust durch Oberflächenspannung und Schwerkraft kann im Prinzip aus einem Zylinder eine Halbkugel hervorbringen, wenn bei genügend hoher Temperatur und lange genug gebrannt wird.

Abb. 638 Die Summe aller Schwindungsvorgänge wird beim Brennen einer Zahnform nicht nur zu einer deutlichen Gößenminderung führen, sondern auch die Form verändern. Der erfahrene Zahntechniker nutzt diesen Sachverhalt aus und schichtet die Massen so aufeinander, dass durch den Schrumpfungsvorgang die gewünschte Zahnform entsteht.

Dentale Keramiksysteme

Die Herstellung von dentalkeramischem Zahnersatz erfolgt nach unterschiedlichen Verarbeitungsweisen zur Formgebung der keramische Massen.

Man unterscheidet vier grundsätzliche Verfahren:

- Brennen und Sintern von Feldspatkeramik,
- Vergießen von Glaskeramiken,
- Pressen von pyroplastischer Glaskeramik,
- Fräsen von vorgesinterten Keramikkörpern.

Beim Brennverfahren wird das zahntechnische Werkstück aus dem keramischen Rohmaterial frei geformt und in einem Keramikofen unter Vakuum gebrannt. Die freie Formung erfordert bestimmte Verarbeitungseigenschaften der keramischen Massen und ein festes Gerüst, auf dem geformt wird. Bei den Brennverfahren wird konventionelle Feldspatkeramik verwendet.

Die *keramischen Massen* lassen sich auf ein Metallgerüst schichten und aufbrennen, wobei es zu einem chemischen und physikalischen Haftverbund zwischen Gerüst und Keramik kommt. Das Metallgerüst kann in konventioneller Weise modelliert und gegossen, galvanoplastisch hergestellt oder im CAM-Verfahren gefräst werden.

Die Herstellung einer *metallgerüstfreien Vollkeramikkrone* kann auf einem gefalteten Platinkäppchen erfolgen, oder es wird ein keramisches Hartkerngerüst auf einem feuerfesten Einbettmassemodell hergestellt.

Das *Brennen* von dentalkeramischen Massen erfolgt in einer automatischen Brandführung, um Trockenzeit, Aufheizen auf Brenntemperatur, die Brenndauer, Haltezeit und Abkühlzeit exakt einzuhalten. Beim Vortrocknen werden Anrührflüssigkeit und Farbstoffe verdampft, ohne dass die modellierte Masse reißt oder platzt. Das Brennen erfolgt grundsätzlich unter Vakuum. Beim Erhitzen beginnen die Rohkeramikkörner an der Oberfläche zu schmelzen, sie verkleben und rutschen dicht zusammen, die Zwischenräume werden kleiner.

Dieser Vorgang wird als *Sintern* bezeichnet, der mit einer starken Schwindung von bis zu 35% verbunden ist. Die Ursache des Sinterprozesses sind die Kohäsionskräfte zwischen den Pulveranteilen, welche im angeschmolzenen Zustand eine Oberflächenspannung entwickeln, so dass sich die Masse zur Kugelform zusammenzieht.

Das Gießen metallfreier Vollkeramikrestaurationen kann im Wachsausschmelzverfahren mit verlorenen Hohlformen erfolgen. Das zahntechnische Werkstück in Wachs wird wie beim Metallguss in Wachs modelliert und in phosphatgebundene Einbettmasse eingebettet und im Schleudergussverfahren gegossen; die Farbgebung erfolgt durch Bemalung.

Für das Gießverfahren steht eine Glaskeramik zur Verfügung, mit der sich Rohlinge mit zunächst amorpher Glasstruktur herstellen lassen, die anschließend getempert (keramisiert) werden. Vorteilhaft beim Gussverfahren ist der Wegfall der Sinterschwindung und die dadurch erleichterte Formgebung.

Das Pressen von erhitzten, blockartigen Rohlingen in feuer- und druckfeste Hohlformen erfolgt mit leuzitverstärkter Glaskeramik. Die Glasrohlinge werden unter Erhalt ihres strukturellen Aufbaus bei ca. 1050 bis 1180 °C erweicht und mit hohem Druck in die Hohlform gepresst.

Auch hier kommt es zu keiner Sinterschrumpfung des Materials. Die Hohlform ist ebenfalls eine verlorene Form und wird im Wachsausschmelzverfahren hergestellt. Press- als auch Gießkeramikobjekte können als Grundgerüst gestaltet und mit geeigneten Keramikmassen beschichtet und in Sintertechnik fertiggestellt werden.

Beim Fräsen im CAD/CAM-System können industrielle Rohprodukte im Kopierfräsverfahren oder nach erfassten und modifizierten Computerdaten zu Inlays, Halbschalen oder Kronen- bzw. Brückengerüsten geformt werden. Inlays und Halbschalen aus gesinterter Keramik lassen sich bemalen und mit einem Glanzbrand versiegeln.

Die *Kronen- bzw. Brückengerüste* aus einem vorgesintertem Keramikmaterial (meist Zirkonoxidkeramik) müssen in einem Sinterbrand vorbereitet werden, um als Trägergerüst für die konventionelle Aufbrennkeramik zu dienen. Mit dieser Technologie lassen sich aus keramischen Industrierohlingen zahnmedizinische Produkte mit gleichbleibender Materialqualität herstellen.

Nachfolgend werden die einzelnen Keramiksysteme dargestellt. Dabei wird das jeweils Grundsätzliche der Verfahren dargestellt; eine Vollständigkeit in der Darstellung aller Systeme wird nicht angestrebt. Die aktuellen Verfahrensentwicklungen sind so rasant, dass sie ohnehin in den einschlägigen Firmenveröffentlichungen zum momentanen Gebrauch nachgelesen werden müssen.

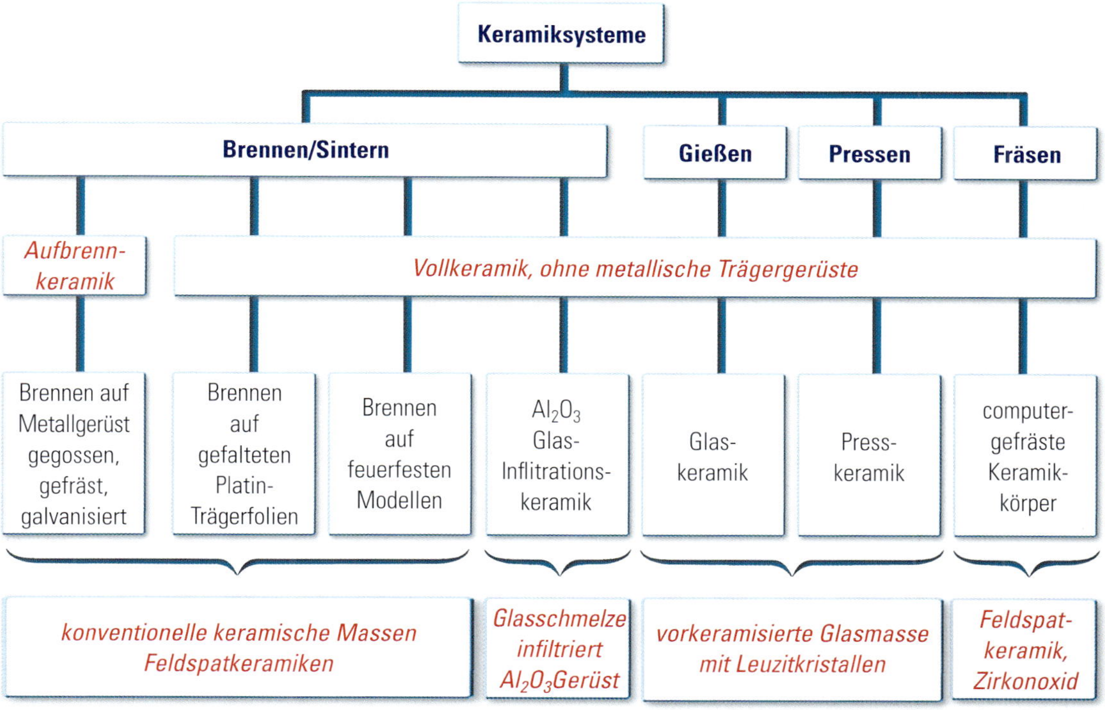

Keramiksysteme
Brennen/Sintern
Gießen
Pressen
Fräsen
Aufbrenn-keramik
Vollkeramik, ohne metallische Trägergerüste
Brennen auf Metallgerüst gegossen, gefräst, galvanisiert
Brennen auf gefalteten Platin-Trägerfolien
Brennen auf feuerfesten Modellen
Al_2O_3 Glas-Inflitrations-keramik
Glas-keramik
Press-keramik
computer-gefräste Keramik-körper
konventionelle keramische Massen Feldspatkeramiken
Glasschmelze infiltriert Al_2O_3Gerüst
vorkeramisierte Glasmasse mit Leuzitkristallen
Feldspat-keramik, Zirkonoxid

Abb. 639 Übersicht zu den dentalen Keramiksystemen

Kavität und Keramikfüllung
Keramikfüllung Randspaltbildung
galvanisierte Trägerfolie
Keramikfüllung mit Chamäleoneffekt

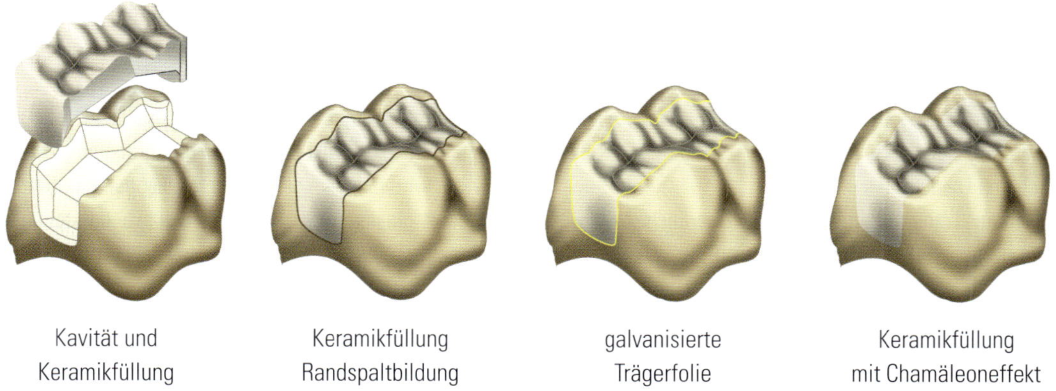

Abb. 640 Füllungen aus keramischem Material gebrannt haben aber meist einen schlechten Randschluss. Keramik lässt sich auf gefalzter Platinträgerfolie, die der Kavität angepasst wurde, oder galvanisch hergestellter Trägerfolie frei schichten und brennen; hierbei bildet die Trägerfolie einen Goldrand, der zwar anpoliert werden kann, aber sichtbar bleibt. Keramikfüllungen aus spezieller Presskeramik (Empress) haben eine bessere Passgenauigkeit und bieten den sogenannten Chamäleoneffekt, d.h., die Zahnfarbe des natürlichen Zahnes scheint in das Füllungsmaterial hinein. Eine Füllung lässt sich auch aus einem Keramikblock in einer computergesteuerten Fräsmaschine (CAM) nach mechanischer oder optischer Abtastung der Kavität fräsen.

Aufbrennkeramik

Als Aufbrennkeramik wird ein Verfahren bezeichnet, bei dem Mineralmassen aus Feldspat und Quarz als Verblendung auf Metallgerüste aufgebrannt werden. Die Verbindung zwischen Metall und der Keramik wird durch das Zusammenwirken von physikalischen und chemischen Bindungsmechanismen mit unterschiedlichen Haftwirkungen bestimmt. Das thermische Ausdehnungsverhalten der Verbundwerkstoffe (Metall und Keramik) muss aufeinander abgestimmt sein, weil beim Abkühlen nach dem Brand Spannungen auftreten können, die zu Sprüngen und Abplatzungen der Keramik führen oder das Metallgerüst deformieren.

Beim ***Aufbrennverfahren*** liefert das Metallgerüst die notwendige Stabilität sowohl für Einzelkronen als auch für Brückengerüste, während die Keramik die ästhetische Farbqualität bietet.

Die ***Keramikmassen*** sind in einem umfangreichen Farbsortiment mit abgestimmten Opakern, Haftvermittlern, Dentinmassen, Schmelz- und Schneidemassen sowie Transparentmassen lieferbar. Die Anrührflüssigkeiten für Opaker und Hauptmassen gehören ebenfalls dazu. Die Keramikpulver werden in die Anrührflüssigkeit bis zur weichsahnigen Konsistenz gemischt.

Das ***Oxidationsglühen*** gehört zur Gerüstvorbereitung, um eine Haftoxidschicht zu erzeugen. Das Gerüst wird bei 960 bis 980 °C 10 Minuten lang geglüht (Edelmetall-Aufbrennlegierungen) oder bei 1035 °C $^1/_2$ Minute (NEM-Legierung).

Durch den Oxidbrand sollen:

- nichtedle Legierungszusätze an der Oberfläche oxidieren, um Haftoxide für den Verbund Metall-Keramik zu bieten;
- Metallspannungen im Gerüst abgebaut werden;
- Verunreinigungen und Porositäten sichtbar hervortreten, um diese gezielt zu beseitigen.

Die ***keramische Masse*** schrumpft beim Brennen stark, was man beim Ansetzen der Masse, beim Schichten und Modellieren besonders berücksichtigen muss. Die Masse wird aufgetragen und durch mechanische Vibration verdichtet, wodurch das Wasser an die Oberfläche tritt und mit einem Papiertaschentuch abgesaugt wird.

Je besser verdichtet wird, umso geringer wird die Brennschwindung. Die Brennschwindung beträgt ohne Verdichtung ca. 20 %, mit einfachem Riffeln ca. 17 % und mit intensivem Vibrieren ca. 12 %. Vor dem eigentlichen Schichten der Masse muss eine spezielle Grundmasse (Opaker) auf das Gerüst gebracht werden, um die störende Grautönung der Metallschicht abzudecken. Für einzelne Materialkombinationen wird ein Haftvermittler als dünne transparente Schicht auf die saubere, fettfreie Oxidschicht des Gerüstes gebracht und bei 980 °C gebrannt. Darüber schichtet man die Opakergrundmasse, die bei 980 °C innerhalb 6 Minuten unter Vakuum gebrannt wird. Die Temperaturangaben können je nach Fabrikat variieren.

Die ***Modellation der Zahnform*** geschieht mit dem Auftragen der Dentinmasse, Verdichten und Absaugen; Massenbrand für die Dentinschichtung bei 980 °C etwa 6 bis 7 Minuten unter Vakuum, nachdem getrocknet und vorgewärmt wurde. In der Regel trägt man in einem Arbeitsgang auch die Schneidenmasse auf und modelliert mit einem Pinsel Höckergrate, Dreieckswülste, Randleisten und Wachstumsfurchen. Die Feinmodellation erzeugt die Fissuren und Nebenfissuren mit Hilfe der Modellierspitze.

Interdentalbereiche an Brückengliedern mit dem Federmesser oder der Rasierklinge separieren, denn so lässt sich die Schwindung der Masse dirigieren. Das Brennen erfolgt in einer ***automatischen Brandführung***:

- Vortrocknen wird nötig, um die Anrührflüssigkeit und die organischen Farbstoffe verdampfen zu lassen, ohne dass die modellierte Masse reißt oder platzt.
- Brennen erfolgt grundsätzlich unter Vakuum. Das Brenngut wird in die Vakuumkammer gefahren und die Temperatur wird langsam gesteigert, weil sonst die Oberfläche sofort glasiert und Blaseneinschlüsse entstehen. Die Brenntemperatur bleibt kurze Zeit (Haltezeit) konstant, um danach die Brennkammer zu öffnen.
- Abkühlen erfolgt langsam und schonend, damit nicht durch innere Spannungen Risse entstehen. Ein Temperaturschock ist zu vermeiden, weil auch Spätrisse auftreten können.

Nach dem ***Hauptmassebrand*** erfolgt die Feinmodellation: Approximalkontakte, Okklusionskontakte, Höckergrate und -kämme. Mit einer glasklaren Glasurmasse, die dünn und gleichmäßig die gesamte Keramikoberfläche bedeckt, erfolgt der Glasurbrand bei ca. 930 °C drei Minuten unter normalem Luftdruck; bei Vakuumbrand würden Blasen durch die Glasurschicht getrieben und diese zerstören.

Im Normalfall werden für eine Metallkeramikarbeit vier bzw. fünf Brände nötig. Nach dem Brennen deckt man die äußeren Metallteile und die Verblendung ab und säubert mit einem Glanzstrahler die Kroneninnenseiten. Danach poliert man die äußeren Metallränder mit Gummipolierern, Bürsten und Pasten.

Die Transparenz der keramischen Massen macht die Natürlichkeit des Aussehens der Verblendung aus. Transparenz bedeutet durchscheinend, aber nicht durchsichtig, wie z. B. Glas. Die Feldspatanteile der keramischen Massen sind an sich durchscheinend genug, eine Trübung wird durch kristalline Einschlüsse und Luftbläschen hervorgerufen. Die Einschlüsse absorbieren und zerstreuen das Licht, während an den Grenzflächen zwischen Bläschen und keramischer Masse eine diffuse Brechung eintritt. Die Trübung und damit das leblose Aussehen der keramischen Massen ist umso größer, je mehr feine Porositäten, Bläschen und kristalline Einschlüsse vorhanden sind. Der Anteil der kristallinen Einschlüsse wird gezielt vom Hersteller vermindert. Wesentlich stärker beeinflussen allerdings die Bläschen die Transparenz. Deswegen wird grundsätzlich unter Vakuum gebrannt, außer beim Glasurbrand!

Alle unter normalem Druck gebrannten Massen weisen eine von Blasen durchsetzte Struktur auf, die die Transparenz, aber auch die mechanischen Eigenschaften vermindert. Es ist also wichtigste Aufgabe, die Blasen- und Porositätenbildung in den keramischen Massen beim Brennen zu unterbinden.

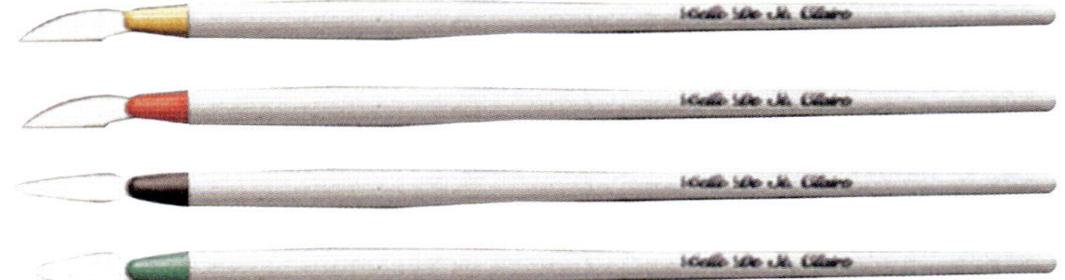

Abb. 641 Außer den Pinseln zum Auftragen und Modellieren von keramischen Massen können spezielle spachtelförmige Modellierinstrumente verwendet werden. (Foto Girrbach)

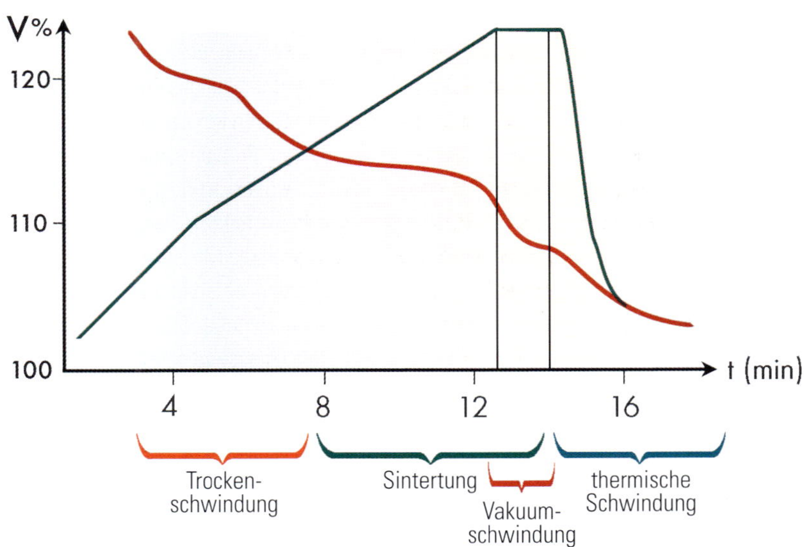

Abb. 642 Das Schrumpfungsausmaß über dem Brennverlauf aufgetragen zeigt den Einfluss der Trockenschwindung und der Sinterung. Auch der Einfluss des Vakuums ist sichtbar während der wenigen Minuten, wenn der Brennraum geschlossen ist und das Vakuum gezogen wird.

Fehleranalyse Aufbrennen

Verfahrens- und Systemfehler führen beim Aufbrennen immer zu massiven Störungen bei keramischen Arbeiten, wobei drei Störungen zu nennen sind:

- Blasenbildung,
- Abplatzungen,
- Risse und Spannungen.

Die natürlich wirkende Transparenz der Keramikverblendung wird beeinträchtigt durch kristalline Einschlüsse, Luftbläschen, Verunreinigungen und Verglasungen. Die entstehende Trübung der an sich durchscheinenden keramischen Masse erzeugt ein lebloses Aussehen und eine Farbverschiebung. Eine dermaßen mit Inhomogenitäten durchsetzte Masse weist auch eine wesentlich geringere Festigkeit auf.

Ursachen und deren Vermeidung:

1. Lunker und Poren im Guss

Bei der Brenntemperatur dehnt sich die eingeschlossene Luft aus und entweicht in die noch weiche keramische Masse. Die Luft vergrößert ihr Volumen von Raumtemperatur zur Brenntemperatur (960 °C) um das 5-fache, beim Vakuumbrand bei ca. 50 mbar sogar um das 50-fache. Lunker sind daher grundsätzlich auszuschleifen und auszulöten.

2. Verunreinigungen auf dem Gerät

Fett, Öl, Schweiß oder Säurereste vergasen normalerweise beim Oxidbrand. Wenn diese Verunreinigungen nach dem Oxidieren aufgebracht werden oder in Rauigkeiten festgesetzt sind, vergasen sie erst beim Brennen in die keramische Masse; Blasen sind die Folge.

Durch das Anfassen des Gerüstes mit fettigen Fingern, durch ungeeignete Schleifkörper, durch Abblasen mit ölhaltiger Pressluft oder durch Abstrahlen, wenn die Pressluft ölhaltig ist, durch das Verschmieren von Rauigkeiten beim Schleifen, in denen sich Verunreinigungen festgesetzt haben, durch Säurereste, die sich in den Rauigkeiten und feinen Porositäten festgesetzt haben.

3. Lufteinschlüsse im Gerüst

Durch fehlerhaftes Ausarbeiten (kreuz- und querschleifen) werden Riefen und Rillen zugeschmiert und schließen Luft ein, die beim Brennen in die keramische Masse entweicht. Deshalb sollte das Gerüst mit Hartmetallfräsern in einer Schleifrichtung arbeitend geglättet werden. Lufteinschlüsse und Entgasungsblasen treten vor allem beim Grundmassebrand auf, weswegen die Grundmasse in mehreren dünnen Schichten zu brennen ist: erst Haftvermittler, dann Opaker.

4. Fehler beim Auftragen der Masse

a) Das Verdampfen der zum Anteigen benutzten Modellierflüssigkeit kann zu Blasen führen. Zu hoher Flüssigkeitgehalt ist schädlich, daher überschüssige Flüssigkeit absaugen und die Masse vor dem Brennen ausreichend trocknen.

b) Ungenügende Verdichtung beim Auftragen und Modellieren. Die Masse muss genügend geriffelt oder gerüttelt werden, damit die Pulverteile eng zusammenfließen.

c) Luftblasen beim Anrühren und Auftragen. Also beim Anrühren keine Blasen einrühren oder solche hochsteigen lassen. Die Massen, vor allem die Grundmasse, dünn mit dem Pinsel auftragen, damit Luftblasen zwischen der Metalloberfläche und der Keramik und aus der Masse von selbst entweichen können.

d) Beim Modellieren haben die Gipszähne und das Modell die Modellierflüssigkeit ungleichmäßig und zu schnell abgesogen.

5. Fehler beim Brennen der Masse

Hohlräume an den winkligen und eckigen Pulverteilen, die sich beim Sintern zu Porositäten zusammenschließen, und auch die Abgabe von Gasen durch die schmelzenden Silikate erzeugen Blasen. Zu schnelles Erhitzen beim Brennen ist daher zu vermeiden, ebenso zu hohe Temperaturen, zu häufiges Brennen und ein zu hohes Vakuum. Zu hohe Temperatur und zu häufiges Brennen führen zur vermehrten Abgabe von Gasen bei den schmelzenden Silikaten, es ergibt also Blasen. Zu hohes Vakuum mit zu schnellem Erhitzen führt zu explosivartigem Anwachsen der Lufteinschlüsse an den Pulverteilen. Diese Blasen können nicht mehr aufsteigen, weil die Masse an der Oberfläche bereits verglast ist. Außerdem entstehen Eintrübungen durch Verglasungseffekte bei zu hoher Brenntemperatur. Glasig geschmolzene Keramikmasse zeigt völlig verschobene Farbwerte.

Vakuumgebrannte Massen weisen wesentliche Vorteile auf, weil Gefügeluft und Vergasungseinschlüsse bei anfänglich eingeschaltetem höherem Vakuum abgezogen werden können. Da aber beim Brennen zuerst die Oberfläche verglast, zerreißen durch zu hohes Vakuum später hochgezogene Blasen die Oberfläche. Daher muss ein Abschluss- oder Glanzbrand unter Normaldruck durchgeführt werden, um eine vollkommen glatte Oberfläche zu erhalten.

6. Anzahl der Brände

Die Zahl der Brände hat Einfluss auf die Ausdehnungskoeffizienten der keramischen Massen. Ursprünglich ist die Abstufung der Dehnungskoeffizienten der einzelnen Schichten auf die Legierungen abgestimmt, damit Druckspannungen entstehen. Mehrfaches Brennen verringert jedoch den Dehnungskoeffizienten des keramischen Materials, so dass unerwünschte Spannungen entstehen. Die dann zusätzlich auftretenden äußeren Spannungen führen zum Bruch.

7. Risse und Abplatzungen

In den meisten Fällen reißt oder platzt die Masse schon während des Vortrocknens ab. Wenn nicht hinreichend verdichtet (geriffelt) und die Flüssigkeit nicht abgesogen wurde, kann der explosive austretende Dampf die Masse zerreißen. Wenn die Temperatur zu schnell ansteigt, ein zu hohes Vakuum einsetzt oder ungleichmäßig abgekühlt wurde, kommt es zu Rissen und Abplatzungen. Verglasungen durch zu hohe Brenntemperaturen führen zu Spannungen, die später zu Abplatzungen und Rissen führen.

8. Fehler bei der Korrektur

Wird vor dem Auftragen der Korrekturmasse die Brennhaut nicht entfernt, kommt es zur Eintrübung unter der aufgetragenen Korrekturmasse. Allerdings treten viel häufiger Risse auf oder die Korrekturmasse platzt wieder beim Vortrocknen.

9. Verminderte Keramikhaftung auf dem Gerüst

Überhöhung der Brenntemperatur und Brenndauer verändern die thermischen Expansionswerte der keramischen Masse und vermindern den Metall-Keramik-Verbund; daher sind Brenntemperatur und Anzahl der Brände einzuhalten. Fremdstoffeinschlüsse zwischen Keramik und Metall durch unsauberes Arbeiten mindern immer die Haftung. Dünnwandige Gerüstteile verformen sich, vor allem dünner Kronenränder durch überhöhte Temperatur und geringe Warmfestigkeit. Ist das Gerüst beim Brennen nicht korrekt abgestützt, kommt es zu Rissen und Abplatzungen.

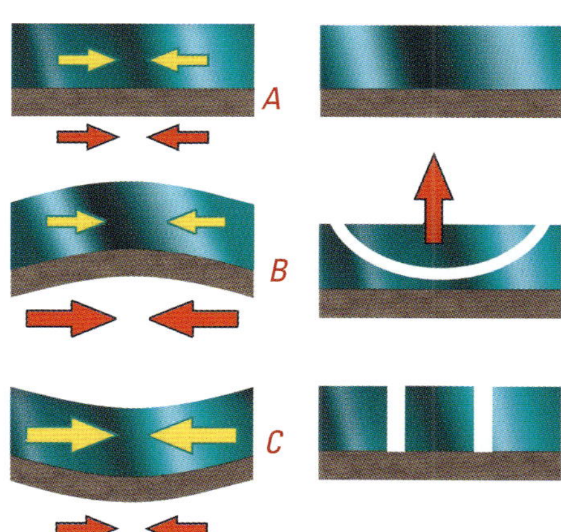

Abb. 643 Die Wärmeausdehnung bei keramischen Massen und dem Aufbrennmetall ist entscheidend für die Haftfähigkeit der Keramik auf dem Metall, denn bei unterschiedlicher Ausdehnung kommt es zu Spannungen im Verbund:

A) Spannungsfreier Zustand tritt auf, wenn der Ausdehnungskoeffizient ausgeglichen ist.
B) Druckspannung in der Keramik entsteht, wenn das Metall stärker schrumpft als die Keramik; es kommt zu schuppenförmigen Absplitterungen oder das Metall verbiegt sich.
C) Zugspannung in der Keramik entsteht, wenn das Metall weniger als die Keramik schrumpft. Entweder reißt die Keramik oder das Metallgerüst verzieht sich.

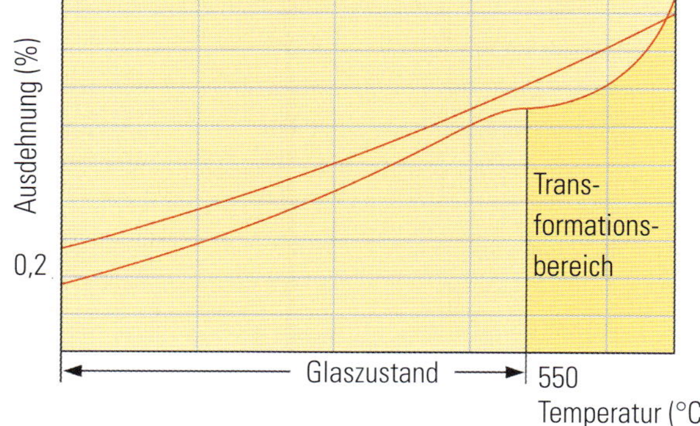

Abb. 644 Dieses Diagramm zeigt das Idealverhältnis der Wärmeausdehnungskoeffizienten von Metall und Keramik. Das Metall zeigt einen geringfügig höheren Ausdehnungskoeffizienten, wodurch die Keramik unter leichter Druckspannung steht. Ab 550 °C befindet sich der sogenannte Transformationsbereich, in dem sich die strukturellen Umwandlungen in der keramischen Masse vollziehen.

Metall-Keramik-Verbund

Die Qualität einer Keramikverblendung auf einem Metallgerüst wird gemessen an der Festigkeit des Verbundes Metall-Keramik und an der Farbe der keramischen Masse. Der metallkeramische Verbund wird durch das Zusammenwirken mehrerer physikalischer und chemischer Bindungsmechanismen bestimmt, die unterschiedliche Haftwirkungen besitzen. Drei ***Haftmechanismen*** lassen sich unterscheiden:

a) mechanische Oberflächenverzahnung durch das Aufschrumpfen der Keramik auf raue Oberflächen;

b) Überlappung von Molekülorbitalen, van der Waalsche Kräfte;

c) chemische Bindung über Haftoxide.

Die ***mechanische Oberflächenverzahnung*** der keramischen Massen mit dem Metallgerüst wird unmittelbar von der Benetzbarkeit der Metalloberfläche mit den keramischen Massen bestimmt. Besondere mechanische Retentionen in Form von zu umschließenden Retentionsperlen oder -drähten oder untersichgehenden Nischen sind unangebracht und eher schädlich, weil hier Risse und Abplatzungen der Keramik beobachtet werden.

Die ***keramischen Massen*** müssen die Metalloberfläche so dicht wie möglich benetzen. Unter Benetzen versteht man das völlige Bedecken einer festen Oberfläche mit einer Flüssigkeit, ohne dass die Flüssigkeit abperlt, abgeschlossene Tropfen bildet oder Bläschen zur Metalloberfläche hin einschließt.

Das ***Benetzen*** wird begünstigt, wenn auf einer rauen Oberfläche die Oberflächenspannung des Flüssigkeitstropfens herabgesetzt wird und die Flüssigkeit auf der festen Unterlage zerfließt. Daher wird die Aufbrennoberfläche vorher abgestrahlt und aufgeraut. Diese Rauigkeit bietet Mikroretentionen und vergrößert die Oberfläche um ein Vielfaches. Die Benetzung der Metalloberfläche erfolgt beim Brennen, wenn die dentalkeramische Masse während des Sinterns im schmelzflüssigen Zustand verläuft. Beim Abkühlen schrumpft die Keramik in und um die Mikroretentionen und es kommt zu einer intensiven Oberflächenverzahnung.

Die ***Benetzung*** wird auch durch den Vakuumbrand begünstigt und beträgt unter ungünstigen Bedingungen noch 95%; bei optimalen Bedingungen der Verarbeitung werden 98% der Metalloberfläche von der keramischen Masse benetzt. Die Benetzbarkeit von edlen und unedlen Metalllegierungen ist gleich.

Eine ausgeglichene thermische Ausdehnung beider Massen ist die bedeutendste physikalische Einflussgröße des metallkeramischen Verbundes. Mit der thermischen Ausdehnung bzw. Schrumpfung beim Abkühlen ist nicht die Sinterschrumpfung der keramischen Massen während des Brennens gemeint, sondern die temperaturabhängige Volumenänderung im festen Zustand beim Abkühlen nach dem Brand.

Das ***thermische Ausdehnungsverhalten*** beider Verbundwerkstoffe muss aufeinander abgestimmt sein, damit beim Abkühlen nach dem Brand keine Spannungen auftreten, die zu Sprüngen und Abplatzungen der Keramik führen oder das Metallgerüst deformieren. Drei Spannungszustände können im Verbund auftreten, je nach der Art der Abstimmung des thermischen Ausdehnungsverhaltens der Materialien:

1. ***Spannungsfreie Zustände*** treten auf, wenn das Metall und die keramischen Massen gleiche Ausdehnungskoeffizienten, also gleiches Ausdehnungsverhalten zeigen.
2. ***Druckspannung in der Keramik*** tritt immer dann auf, wenn das Metall sich stärker zusammenzieht. Ein dünnes Metallgerüst wird sich unter der Spannung verformen, indem es sich von der Keramik wegverbiegt. Bei einem starken Metallgerüst, bei dem die Spannungen nicht durch die Gerüstverformung ausgeglichen werden, wird die Keramik u. U. schuppenförmig abgesprengt.
3. ***Zugspannungen in der Keramik*** treten immer dann auf, wenn sich das Metall weniger zusammenzieht. Die stärker schrumpfende Keramik wird ein dünnes Metallgerüst verbiegen oder bei starken Gerüsten Haarrisse zeigen. Günstig ist ein Ausdehnungsverhalten, bei dem das Metall geringfügig stärker schrumpft als die Keramik, weil dann die keramische Masse unter leichte Druckspannung gerät, was die Masse gut aufnehmen kann. Außerdem werden dann Spannungszustände, die bei Vollverblendungen durch nahezu umschlossene Metallteile entstehen, besser aufgefangen.

Die ***Bindekräfte polarisierter Moleküle*** sind als Bindungsgröße von untergeordneter Bedeutung, denn die Oberflächenenergien der Keramik aus der Polarisation von Molekülen sind äußerst gering. Diese van-der-Waalschen Kräfte sind elektrostatische Wechselwirkungen zwischen dauernden oder zeitweiligen Dipolmolekülen; keramische Massen zeigen zeitweiligen Dipolcharakter.

Die ***chemische Bindung*** ist eine Verbindung zwischen Metall und Keramik über Sauerstoffionen. Durch einen gesonderten Oxidbrand wird die Oberfläche des Metallgerüstes mit einer Oxidschicht aus besonderen Haftoxiden belegt. Ein Oxidbrand ist sowohl für Edelmetallgerüste als auch für einige Nichtedelmetalllegierungen erforderlich. Den Aufbrennlegierungen sind für die Oxidschicht besondere Haftoxidbildner (Zinn, Indium, Eisen) zulegiert, die während des Oxidbrandes an die Metalloberfläche diffundieren und dort oxidiert werden.

In der ***schmelzenden Glasphase*** des Feldspates sind die Ketten aus Oktaedern des Al_2O_3 und Tetraedern des SiO_2 so beweglich, dass sich die Spitzen der Oktaeder bzw. Tetraeder auf die Metalloxide der Gerüstoberfläche ausrichten und es so zu einer Ionenverbindung zwischen der keramischen Masse und den Metalloxiden kommen kann. Außerdem werden durch ***Diffusionsvorgänge*** einzelne Bestandteile der Keramik in das Metallgerüst wandern und umgekehrt. In den Aluminat-Silikat-Mineralstrukturen sind die Metallionen leicht gegen andere austauschbar. Dadurch entsteht in den Ionengittern eine Ladungsverschiebung, die eine Bindung zusätzlicher Ionen ermöglicht. Wenn von der Metalloberfläche die Oxide in die Grenzschicht zur keramischen Masse wandern, um sich auf diese Weise an der Bildung von Ionengitterstrukturen zu beteiligen, entsteht je nach der Wertigkeit der Haftoxidbildner ein negativer Ladungsüberschuss, der chemische Bindungskräfte zum Metallgitter bietet. Ist die Oxidschicht zu dick, bilden sich keine Ionengitterstrukturen, sondern nur polarisierte Metalloxide, deren Bindungskräfte ganz erheblich geringer sind.

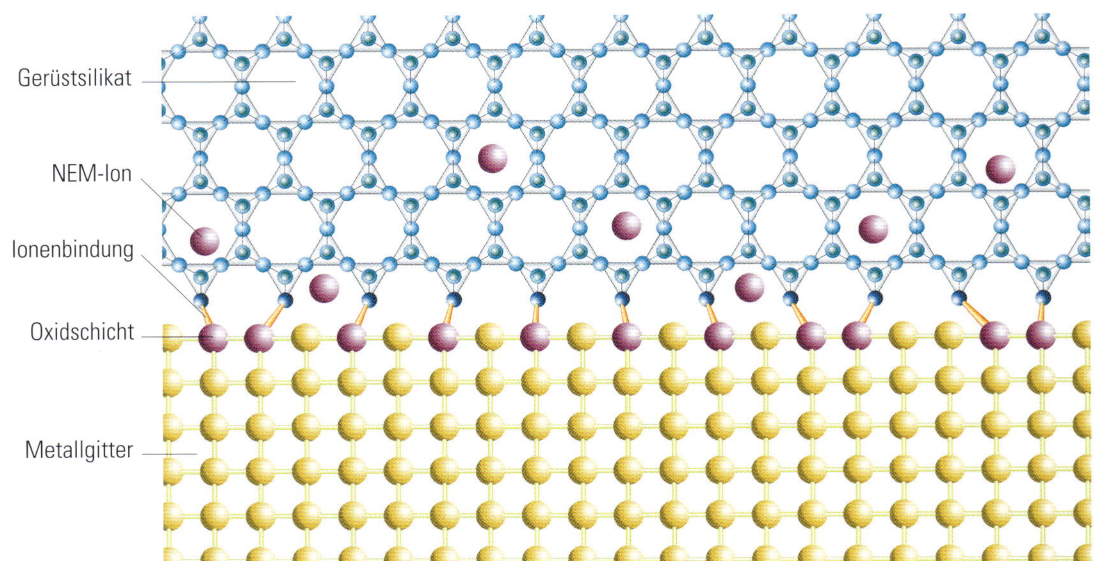

Abb. 645 Die Verbindung zwischen Metall und der Keramik wird durch das Zusammenwirken von physikalischen und chemischen Bindungsmechanismen mit unterschiedlichen Haftwirkungen bestimmt: die mechanische Oberflächenverzahnung (gering), die zwischenmolekularen Kräfte (van-der-Waalsche) und die chemische Bindung durch Haftoxide. Die chemische Bindung erfolgt, wenn in der schmelzenden Dentalkeramik Anteile des Aluminiumoxids und des Siliziumoxids auf der Gerüstoberfläche eine Ionenverbindung eingehen. Die Modellvorstellung der chemischen Bindung geht davon aus, dass es zu einem Ionenaustausch zwischen dem Metall und der keramischen Masse kommt.

Zirkoniumdioxidkeramik

Zirkoniumdioxid (ZrO_2) wird wie Aluminiumoxid als polykristalline Keramik bezeichnet. Beides sind einphasige Werkstoffe ohne nennenswerten Glasanteil, die bei sehr guter Biokompatibilität als hochbelastbare Gerüstmaterialen eingesetzt werden. (vgl. Seite 363)

Zirkoniumdioxidkeramik wird aus chemisch synthetisierten oder aufbereiteten Rohstoffen hergestellt und zu einem sogenannten Grünkörper verarbeitet. Der Grünkörper ist porös und hat eine kreideartige Konsistenz. Die mechanische Festigkeit dieses vorgesinterten Materials wird erst beim abschließenden Dichtsintern erreicht. Beim Sintern lagert sich das Material im Grünkörper um, was mit einer linearen Schwindung von 15 bis 25 % und einer Verdichtung verbunden ist, die einer Volumenschwindung von ca. 40 % entspricht.

Zirkoniumdioxidkeramik ist mit ca. 3 % Yttriumoxid versetzt, so dass ein tetragonales, polykristallines Zirkoniumoxid (Y-TZP = Yttria Tetragonal Zirconia Polycristals) entsteht. Der Zusatz an Yttriumoxid erzeugt eine hohe Risszähigkeit durch Umwandlungsverstärkung, die diese Keramik bei Spannungsrissen stabilisiert. Bei Zugspannungen wandelt sich das tetragonale Zirkoniumoxid an der Rissspitze in eine monokline Form um, was dort zu lokaler Druckspannung führt, die der äußeren Belastung entgegenwirkt.

Natürliche ***radioaktive Begleitelemente*** (Uran, Thorium) in den Ausgangsstoffen von Zirkoniumoxidkeramik werden bei der chemischen Herstellung des Zirkoniumoxid-Pulvers über einen Ionenaustauschprozess entfernt. Die radioaktiven Verunreinigungen können nach der DIN EN ISO 6872 eine maximale Radioaktivität von 1,0 Bq/g haben; die realen Werte liegen mit 0,3 Bq/g meist darunter.

Zirkoniumoxid hat als keramischer Werkstoff folgende ***technische Daten***:

Druckfestigkeit	1200 N/mm^2
Härte (HV 10)	1250
Elastizitästmodul	210.000 N/mm^2
Wärmeausdehnungskoeffizient	$9{,}8 \cdot 10^{-6} K^{-1}$.

Daneben besitzt Zirkoniumdioxid die erwähnte Risszähigkeit, das ist die Fähigkeit, dem Rissfortschritt Widerstand entgegenzusetzen. Festigkeitswerte und hohe Risszähigkeit machen eine geringe Gerüststärke von 0,5 mm möglich. Zirkoniumdioxid-Gerüste zeigen keine Transluzenz, lassen sich aber leicht einfärben, so dass die Schichtstärke der Verblendung ebenfalls gering gehalten werden kann.

Keramische Werkstoffe zeigen Inhomogenitäten und Defekte; unter Dauerbelastung kommt es dann zu Ermüdungserscheinungen, weil die Defekte größer werden und die Festigkeit absinkt. Dieses Verhalten wird bei Keramik unterkritisches Risswachstum genannt. Unterkritisches Risswachstum entsteht in der Keramik auch unter physiologischer Belastung und führt zu einer deutlichen Festigkeitsabnahme bis hin zum vollständigen Bruch. Bei glashaltigen Keramiken ist die Risswachstumsgeschwindigkeit wesentlich größer als bei glasfreier Zirkoniumoxidkeramik.

Die ***Risswachstumsgeschwindigkeit*** wird beeinflusst von der Risszähigkeit des Materials und vom umgebenden Medium. Wasser im Speichel kann bei glashaltigen Materialien die Risswachstumsgeschwindigkeit erhöhen durch Spannungsrisskorrosion, die bei keramischen Werkstoffen als Reaktion der Glasphase mit Wasser entsteht und die Keramik zersetzt. Polykristalline Keramiken wie Zirkoniumoxid und Aluminiumoxid zeigen bei annähernd glasfreier Mikrostruktur keine Neigung zur Spannungs-Risskorrosion und besitzen daher eine ausgezeichnete Langzeitstabilität.

Eine ***Oberflächenbearbeitung*** bei keramischen Werkstoffen kann die physikalischen und chemischen Eigenschaften des Materials beeinflussen. Wird gebrannte Keramik beschliffen oder gefräst, kommt es im Volumen und an der Oberfläche zu Mikrodefekten, die bei hochfesten Materialien die Festigkeit, vor allem die Biegefestigkeit erheblich herabsetzen, unterkritisches Risswachstum und Spannungsrisskorrosion erhöhen, aber die Langzeitstabilität mindern.

Zirkoniumdioxid lässt sich im vorgesintertem Grünzustand hervorragend fräsen und schleifen, ohne dass es zu Festigkeitsverlusten kommen kann; im fertiggesinterten Zustand führt eine Oberflächenbearbeitung zu Festigkeitsverlusten. Daher wird Zirkoniumdioxid als Grünkörper im CAD/CAM-Verfahren gefräst und anschließend dichtgesintert. Der weiche, vorgesinterte Grünkörper ist sehr leicht und werkzeugschonend bearbeitbar; im dichtgesinterten Zustand ist eine Oberflächenbearbeitung sehr aufwändig. Ein nachträgliches Aufrauen von Kroneninnenseiten zum Aufbringen silikatischer Zwischenschichten für die Befestigung mit Komposit darf nur durch Sandstrahlen erfolgen. Nachfolgend wir die CAD/CAM-Bearbeitung des Zirkoniumdioxids beschrieben.

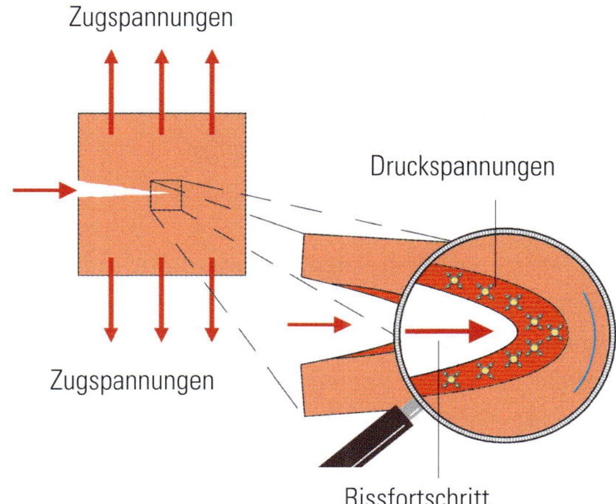

Abb. 646 Zirkoniumdioxid besitzt die Fähigkeit, Defekte im Gefüge, die unter Belastung größer werden und wodurch die Festigkeit des Formteils herabgesetzt werden könnte, abzustoppen. An einer Rissspitze z. B. wandelt sich das ursprüngliche tetragonale Zirkoniumdioxid (heller Bereich) in die monokline m-Phase um (dunkler Bereich), die ein um ca. 5% größeres Volumen einnimmt. Dadurch entstehen in diesem Bereich hohe Druckspannungen, die den an der Rissspitze angreifenden Zugbelastungen entgegenwirken. Dieser Vorgang wird Umwandlungsverstärkung genannt und bewirkt die hohe initiale Festigkeit, Zähigkeit und Langzeitstabilität des Zirkoniumoxids.

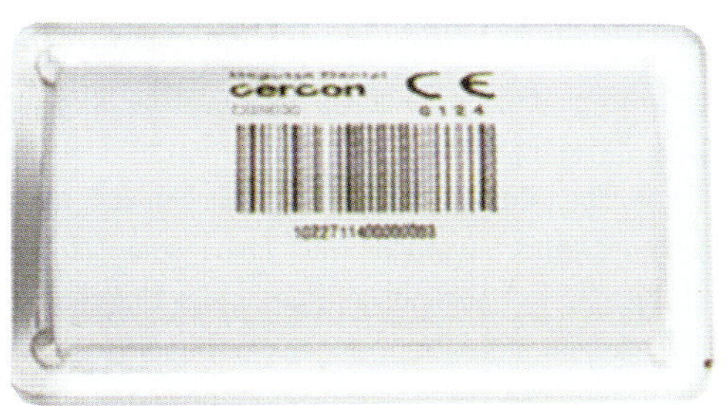

Abb. 647 Die Lieferform der Zirkoniumdioxidrohlinge erfolgt im sogenannten Grünzustand. Das vorgesinterte Material hat eine kreideartige Konsistenz und lässt sich energie- und zeitsparend sowie werkzeugschonend fräsen.

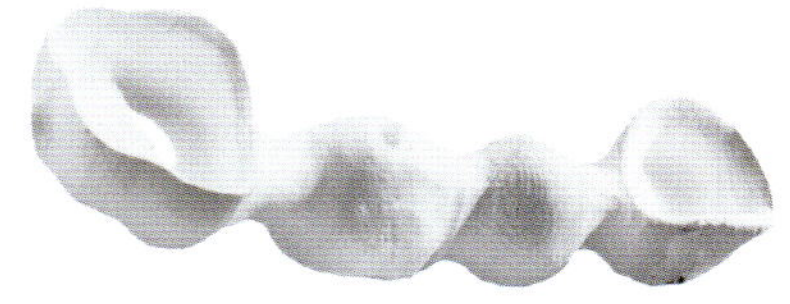

Abb. 648 Ein Zirkoniumdioxidgerüst aus einem Grünkörper-Rohling gefräst zeigt eine relativ raue Oberfläche, die durch das Dichtsintern glatt wird. Die verbleibende Rauigkeit bietet für die nachträglich aufzubrennende Keramik eine benetzbare Struktur.

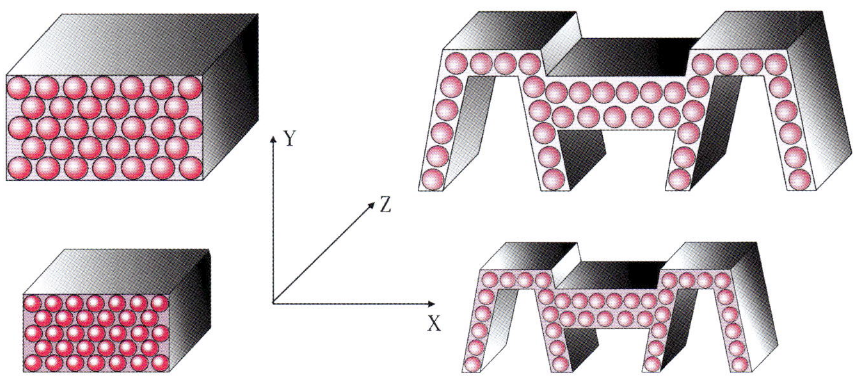

Abb. 649 Beim Brennen von Zirkoniumdioxidkeramik weisen voluminöse Bauteile keine größere Schwindung auf als dünnwandige Kronenkäppchen. Die Sinterschrumpfung ist bei dem vorgesintertem Material geometrie- und größenunabhängig und erfolgt immer prozentual. Die relative oder prozentuale Schwindung ist nur von der Porositätsverteilung im Werkstoffblock abhängig. Die Schwindungswerte sind in allen drei Raumrichtungen immer identisch, egal ob ein Quader oder ein anderes Formteil gesintert wird.

Elemente eines Computersystems

Computer sind moderne universell einsetzbare Werkzeuge, die vielseitig, flexibel und erweiterbar in allen Tätigkeitsbereichen des öffentlichen, beruflichen und privaten Lebens eingesetzt werden. Mikrochips oder Mikrocomputer werden in Haushaltsgeräten, in der Unterhaltungselektronik oder in Kraftfahrzeugen als Steuerungselemente verwendet. Die gesamte Wirtschaft bedient sich dieser elektronischen Werkzeuge, denn sowohl die anfallenden planerischen, organisatorischen, konstruktiven und betriebswirtschaftlichen Aufgaben als auch die gesamte industrielle Produktion lassen sich nur noch computergestützt bewältigen.

Der ***Umgang mit Computern*** hat sich zu einer Kulturtechnik entwickelt, die einer gelenkten Ausbildung bedarf, um als unmittelbar praktische Fertigkeit zum professionellen Einsatz zu kommen. Auch in der Zahntechnik wird der Computer universell eingesetzt. In der Abwicklung von betriebswirtschaftlichen Aufgaben, wie z. B. Kunden- und Lohnabrechnung, Archivierung und Dokumentation, ist dieses Gerät nicht mehr zu entbehren. Alle modernen zahntechnischen Arbeitsgeräte, vom Vorwärmgerät über das Gussgerät bis hin zur Staubabsaugung sind mit Mikrochips als Steuer- und Überwachungseinheiten ausgestattet. Diese Mikrochips lassen sich mit einer zentralen Computereinheit vernetzen und kontrollieren, um auf diese Weise lückenlose Arbeitsablaufdokumentationen anfertigen zu können, wie sie nach dem Medizinprodukte-Gesetz gefordert werden.

Der ***handwerklich-produktive*** Arbeitsablauf lässt sich ebenfalls mit Computern unterstützen. Mit den sogenannten CAD/CAM-Verfahren (Computer Aided Design/Manufacturing) zur Herstellung von Kronen und Brücken sind die ersten computergestützten Fertigungswege in der Zahntechnik etabliert worden. Mit diesen Verfahren lassen sich die Behandlungsobjekte scannen (digital erfassen), die Gerüste computergestützt modellieren und aus zahntechnischen Werkstoffen fräsen.

Die aktuelle ***computergestützte Fertigung*** erfolgt wie bei der konventionellen zahntechnischen Arbeitsweise in additiver und subtraktiver Arbeitsweise. Die normale zahntechnische Fertigung sieht vor, das zahntechnische Formteil aus Wachs modellierend aufzubauen und über eine verlorene Form in einen zahntechnischen Werkstoff umzusetzen, oder durch Sintertechniken additiv aufzubauen. Beim subtraktiven Arbeitsprozess wird das Formteil aus einem vollen Werkstoffblock herausgefräst.

Ein Rechner- bzw. Informatiksystem besteht aus Hardware und Software.

Als ***Hardware*** wird die gesamte apparative, physikalische Ausrüstung eines Computers einschließlich seiner Zusatzgeräte (Peripheriegeräte) bezeichnet. Ein Computersystem besteht aus ***fünf Elementen***:

- ***Zentraleinheit*** auch ***CPU*** (Central Processing Unit), der eigentliche Digitalrechner bzw. die Rechenanlage;
- ***Eingabegerät***, wie Tastatur, Lichtgriffel, Maus, Scanner, Videokamera oder Spracheingabegerät;
- ***Ausgabegerät***, wie Bildschirm, Drucker, Plotter oder Steuereinheiten für Maschinen;
- ***Speichereinheit***, wie Magnetplattenspeicher und Speicherlaufwerke für verschiedene Datenträger;
- ***Datenbus*** zur Datenübertragung zwischen den Funktionseinheiten und zu Datennetzen.

Unter ***Software*** versteht man sowohl die anpassbaren Programme, Prozeduren und Objekte, mit denen ein Computer zum Laufen gebracht wird, als auch die gespeicherten Daten und die Dokumentation. Man unterscheidet bei der Software zwischen Systemsoftware, Anwendungssoftware und Softwarewerkzeugen.

Die ***Systemsoftware*** umfasst alle Programme, die den korrekten Ablauf von Rechnern oder Rechnernetzen regeln, also Betriebssysteme (z. B. Windows oder Mac Os X), Übersetzer (Compiler) oder Netzsoftware (Ethernet) usw.

Als ***Anwendungssoftware*** gelten solche Programme, die der Benutzer des Computers für seine speziellen Arbeiten benötigt wie z. B. Schreibprogramme, Tabellenkalkulationsprogramme, Präsentationsprogramme oder Bildbearbeitungsprogramme usw.

Ein ***Programm*** (progáphein, gr.: vorschreiben) besteht aus einer Abfolge von Befehlen, mit der die Steuereinheit (Prozessor) angewiesen wird, interne Operationen durchzuführen, Daten im Speicher zu manipulieren, mit den Ein- und Ausgabegeräten zu interagiern, etc. Die Programme werden von Programmierern in unterschiedlichen Programmiersprachen verfasst, die mit einem speziellen Übersetzungsprogramm (Compiler) in die computereigene Maschinensprache übersetzt werden müssen.

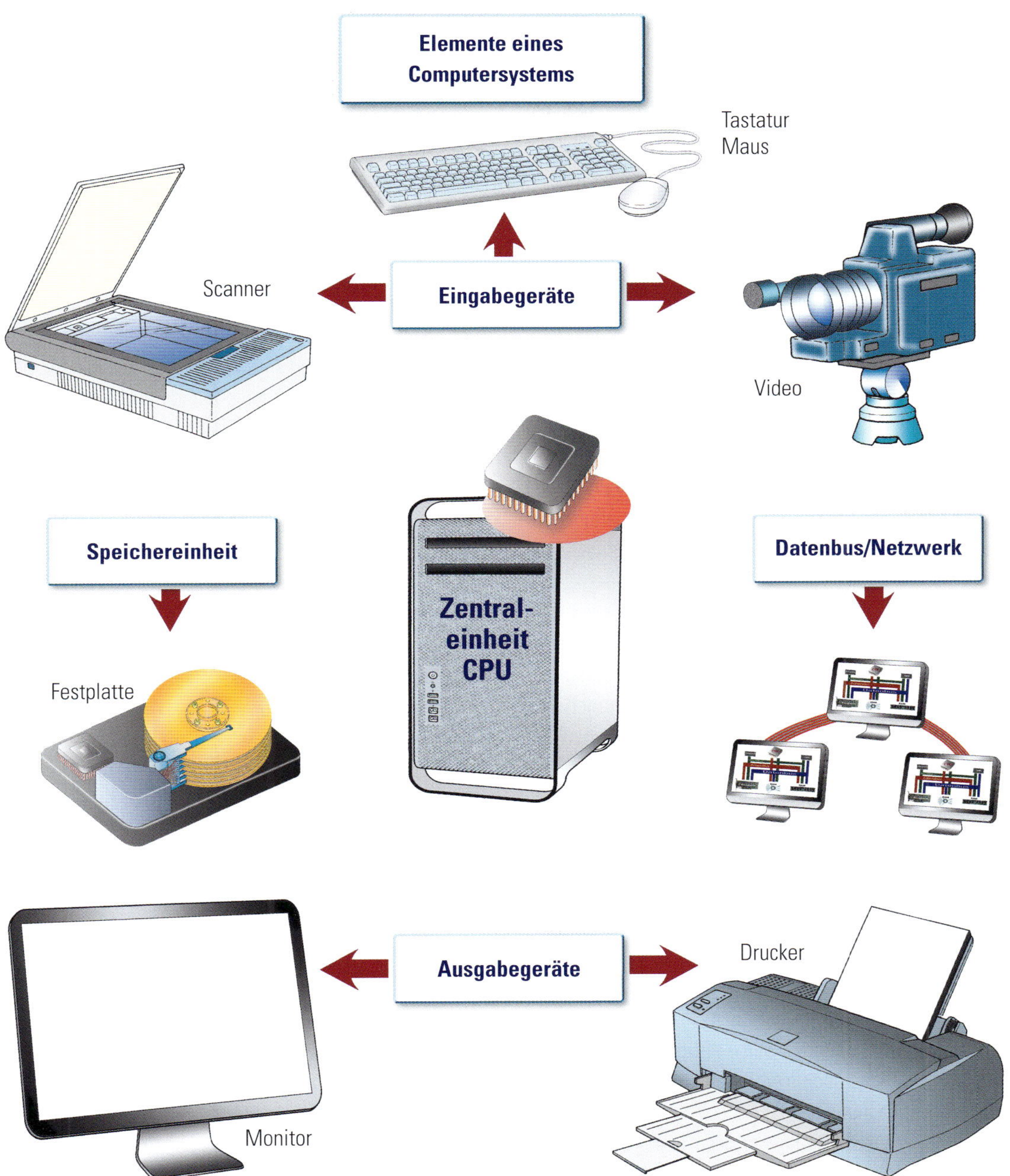

Abb. 650 Die Gerätekonfiguration eines Computerarbeitsplatzes ist immer auf den Arbeitsauftrag bezogen. Um die Zentraleinheit können sich danach ganz unterschiedliche Peripheriegeräte gruppieren. Die Minimalausstattung sieht einen Rechner vor, an dem ein Monitor und eine Tastatur mit einer Maus angeschlossen ist. Als weitere Geräte können ein Drucker (Ausgabe) und ein Scanner (Eingabe) angeschlossen sein; viele Rechner sind mit einem zentralen Speicher vernetzt oder sind im Internet, um auf diese Art einen erweiterten Datenzugriff zu haben.

Systemkomponenten des Computers

Die ***Zentraleinheit*** eines modernen Computers, auch ***CPU*** (Central Processing Unit) genannt, ist auf einem Siliziumchip untergebracht. Hier erfolgt die eigentliche Rechenarbeit mit mehreren Milliarden Operationen in der Sekunde. Weitere Komponenten sammeln und übermitteln Daten.

Zur ***Datenspeicherung*** unterscheidet man Speichergeräte zur dauerhaften Speicherung, wie Magnetbänder, Magnetplatten oder Compaktdisks, und Speicherchips für eine vorübergehende, dynamische Speicherung.

Arbeitsspeicher bzw. Direktzugriffsspeicher eines Computers mit wahlfreiem Zugriff (RAM, random access memory) bestehen aus einem oder mehreren Speicherchips. Da die Leistungsfähigkeit eines Computers stark von der Lese- und Schreibgeschwindigkeit des Speichers abhängt, bieten Arbeitsspeicher kurze Zugriffszeiten. Andererseits sind es temporäre Speicher, bei denen die enthaltenen Informationen verloren gehen, sobald die Stromzufuhr unterbrochen wird.

Die Zentraleinheit enthält weiterhin interne Speicherbereiche mit noch kürzeren Zugriffszeiten, die ***Cachespeicher*** oder Hintergrundspeicher, zur Aufnahme, Sammlung und Speicherung von Daten, die häufiger benötigt werden. Die Arbeitsgeschwindigkeit des Prozessors lässt sich durch derartige Cachespeicher enorm steigern.

Festplatten oder hard disks sind in staubdichten Gehäusen fest im Computer montiert und dienen der permanenten Speicherung von Daten durch Magnetisierung. Sie setzen sich aus Plattenstapeln mit eigenem Schreib-Lese-Mechanismus zusammen und können heutzutage eine Speicherkapazität von mehreren Terabyte besitzen. Auf Magnetplatten werden die Daten in konzentrischen Kreisen (Spuren) auf einer flachen Schicht gespeichert. Der Schreib-Lese-Kopf überträgt durch elektrische Impulse die Daten auf die Platte, indem er winzige Bereiche davon unterschiedlich magnetisiert.

Über den ***Datenbus*** (Datenweg oder -kanal) ist die Zentraleinheit mit allen Funktionsbereichen innerhalb und Geräten außerhalb des Computers verbunden. Der Datenbus verwendet wie der Computer das binäre System, um Zahlen zu übermitteln. Dazu werden, wenn mit 16-Bit-Zahlen gearbeitet wird, 33 Leitungen auf dem Datenbus benötigt. Da der Prozessor mit Geschwindigkeiten von mehreren Gigahertz arbeitet, was viel schneller ist, als die Peripheriegeräte und Speicher es können, besteht der Bus aus zwei Systemteilen für unterschiedliche Übertragungsgeschwindigkeiten. Der Bus im Inneren der Zentraleinheit arbeitet am schnellsten; der Internbus (Leiterkartenbus) ist dem Prozessor am nächsten und wird für die Speicherchips verwendet.

Peripheriegeräte sind Zusatzgeräte, um Daten einzugeben, abzufragen oder darzustellen; daher ist jeder Computer mit Eingabe- und Ausgabegeräten ausgestattet. Zu den ***Eingabegeräten*** gehören standardmäßig die Tastatur und die Maus; ein Scanner und ein Lichtgriffel gehören zum erweiterten Bereich. Die ***Tastatur*** besitzt Tasten mit dem Alphabet, Cursortasten, um die Schreibmarke auf dem Bildschirm zu dirigieren, numerische Tasten und variable Funktionstasten.

Mit der ***Maus*** lässt sich die Schreibmarke (Mauszeiger, Cursor) analog zur Mausbewegung auf dem Bildschirm bewegen. Daneben besitzt sie einige Tasten, mit denen sich Befehle „anklicken" und Bildschirmbereich scrollen, vergrößern oder verkleinern lassen.

Zu den ***Ausgabegeräten*** gehören ein Bildschirm und ein Drucker. Bei dem Bildschirm bzw. Monitor (VDU, visual display unit) wird das Bild Punkt für Punkt und Zeile für Zeile bis zu 100 mal in der Sekunde aufgebaut. Er ist über eine Grafikkarte direkt mit dem Computer verbunden.

Verbindungen mit Peripheriegeräten erfolgen ***parallel*** und ***seriell***. Bei paralleler Übermittlung wird jedes Bit auf einer eigenen Datenleitung übertragen; daher benötigt man ein paralleles Einwegkabel z.B. acht Leitungen, um einen Block von acht Bit (Byte) zu übermitteln.

Eine ***serielle Schnittstelle*** übermittelt die Bits hintereinander, so dass zwei Leitungen jeweils hin und zurück benötigt werden. Einen gesonderten Prozessor wandelt die parallelen Daten in die richtige Abfolge von Bits um.

Bei ***Telefonleitungen*** werden die Signale über lange Verbindungen analog und nicht digital übertragen. Zur Umwandlung binärer Daten in analoge Signale wird ein Modulator/Demodulator (Modem) verwendet.

Escape-Taste
vom Anwendungsprogramm abhängig
Funktionstasten
lassen sich mit Befehlen belegen
Rückschritttaste
löscht aktivierten Text
Zifferntasten
erzeugen Ziffern und mathematische Symbole
Tabulatortaste
bewegt die Einfügemarke
Feststelltaste
Umschalttaste nur für Buchstabentasten
Umschalttaste
erzeugt Großbuchstaben
Taste „ctrl"
aktiviert mit anderen Tasten Menübefehle
Wahltaste
erzeugt Sonderzeichen
Befehlstaste
bewirkt das Aktivieren von Menübefehlen
Zeilenschalter
bewegt die Einfügemarke zur nächsten Zeile
Pfeiltasten
bewegen die Einfügemarke
Einschalttaste

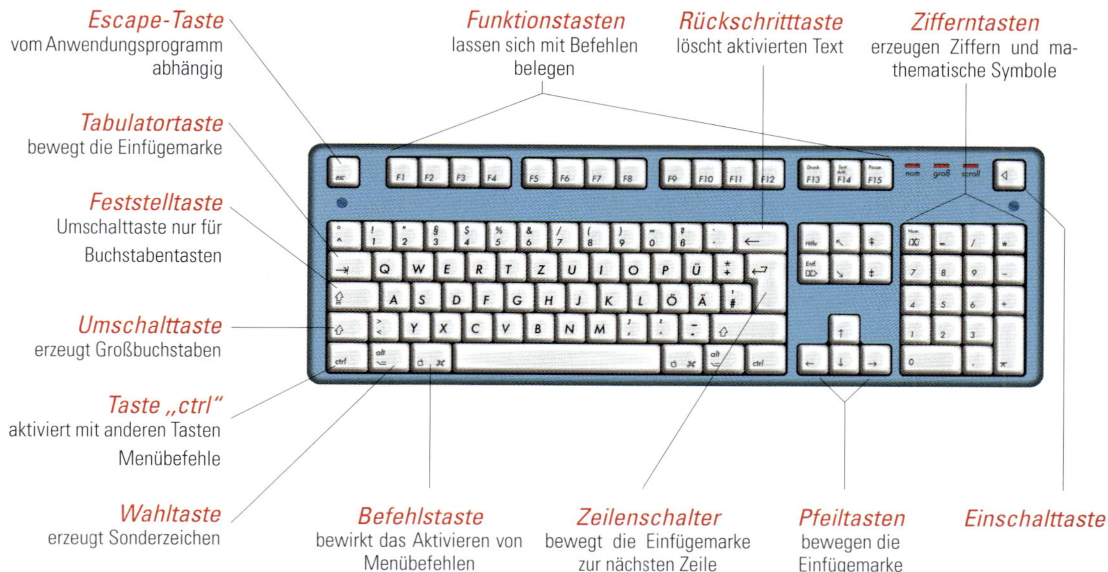

Abb. 651 Die Tastatur ist ein universelles, standardisierte Eingabegerät, das sich auf die individuelle Arbeitsweise des Benutzers einstellen lässt. Ein Großteil der Tasten entspricht dem Gebrauchsbereich einer Schreibmaschine, wobei eine grundsätzlich unbegrenzte Anzahl von softwaregestützten Schrifttypen zur Verfügung steht. Mehrere Funktionstasten lassen sich vom Benutzer mit speziellen Standardbefehlen hinterlegen, die für Anwenderprogramme wichtig sind.

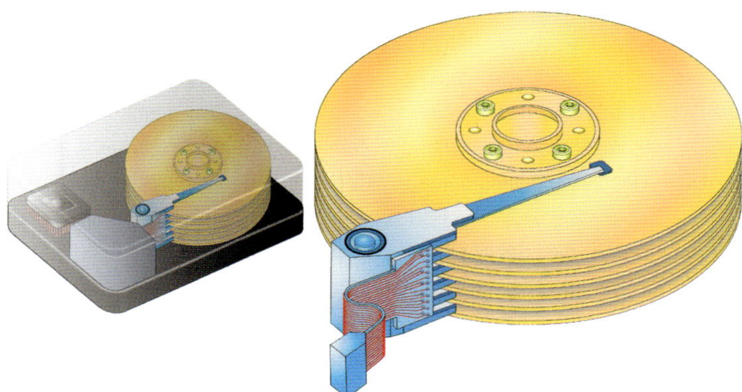

Abb. 652 Ein Magnetplattenspeicher, bestehend aus einer oder mehreren übereinander angeordneten Platten, die mit bis zu 150 U/sek rotieren, ist in einem staubdichten Gehäuse untergebracht. Die Plattenoberflächen sind mit einer 1 µm dicken magnetisierbaren Schicht belegt, auf der sich Daten dauerhaft speichern lassen. Die Vorder- und Rückseiten der Platten enthalten mehr als 10.000 Spuren, die in konzentrischen Kreisen um die gemeinsame Rotationsachse angeordnet sind. Für jede Plattenfläche ist je ein Lese-/Schreibkopf vorgesehen, der berührungsfrei in einem Abstand von Millimeterbruchteilen über der Plattenoberfläche hin- und herschwenkt. Die Lese-/Schreibköpfe sind übereinander an horizontal beweglichen Armen befestigt, sodass alle Lese-/Schreibköpfe synchron auf gleiche Spuren auf den übereinander liegenden Plattenflächen ausgerichtet sind.

Software

Computer sind ***Allzweckmaschinen***, die ganz unterschiedliche Aufgaben ausführen können, je nachdem welche Instruktionen sie bekommen. Solche Instruktionen werden in Programmen zusammengefasst, die gemeinhin als Software bezeichnet werden. Programme bestehen aus Abfolgen von Arbeitsanweisungen für den Computer, die nach bestimmten Regeln aufgestellt worden sind und die der Computer regulär abarbeitet. Man unterscheidet bei den Programmen wie schon erwähnt die System- und die Anwendersoftware sowie die Softwarewerkzeuge.

Die ***Systemsoftware*** (engl. operating system) oder das Betriebssystem umfasst alle Programmteile, mit denen der Zugriff auf die Peripheriegeräte und andere Programme möglich und organisiert wird. Das Betriebssystem enthält Gerätetreiberprogramme (device driver) für alle angeschlossenen Geräte. Weil die meisten Peripheriegeräte viel langsamer sind als die Zentraleinheit, koordiniert das Betriebssystem eine Mehrprogrammverarbeitung (multitasking), d.h., der Computer arbeitet an mehreren Aufgaben gleichzeitig. Dabei ist es ***Aufgabe des Betriebssystems***, die Ressourcen so zu verteilen, dass es nicht zu Kollosionen kommt. Das Betriebssystem verwaltet die ankommenden Aufgaben und ordnet sie nach Prioritäten. Dazu gibt es einige privilegierte Befehle, die nur ein kleiner zentraler Teil des Betriebssystems, das Kernprogramm (kernel), durchführen kann. Jedes Betriebssystem ist aus unterschiedlichen Komponenten zusammengesetzt, die jeweils eine oder mehrere Teilaufgaben übernehmen; man unterscheidet Organisationsprogramme, Übersetzungsprogramme und Dienstprogramme.

Organisationsprogramme betreffen die Speicherverwaltung und kontrollieren alle im System vorkommenden Speicher, teilen Speicher den Benutzerprogrammen zu, organisieren die Speicherhierarchien und kommunizieren mit anderen Rechenanlagen. Sie verwalten die Prozessorzuteilung und die Gerätenutzung, indem sie die Datenübertragung zwischen Programm und Gerät überwachen.

Übersetzungsprogramme (Compiler) übersetzen Programme aus anderen Programmiersprachen in für die Rechenanlage ausführbare Anweisungen. ***Dienstprogramme*** lösen Standardanwendungsprobleme, wie z. B. Sortierprogramme (Sortieren), Dateiverwaltungsprogramme wie Lader, Binder, Editor, Debugger und Browser.

Die ***Benutzeroberfläche***, die auf dem Monitor sichtbar ist, wird ebenfalls durch die Systemsoftware gesteuert. Sie bestimmt den interaktiven Umgang zwischen Bediener und Computer. Die meisten Anwenderprogramme sind ebenso wie hochentwicklete Systemsoftware interaktiv, d.h., sie reagieren bei Eingabe eines Befehls mit abgestimmten Auswahl-, System- oder auch Fehlermeldungen, die einen Dialog zwischen dem Benutzer und dem Computer ermöglichen. Die Interaktion kann so hochentwickelt sein, dass der Computer bezogen auf die Benutzergeschicklichkeit mit abgestuften Meldungen reagiert.

Das ***Bildschirmmenü*** als Bestandteil der Benutzeroberfläche bietet eine breite Befehlsauswahl für mögliche Arbeitsschritte und Aktionen. Die Befehlshierarchien werden im Menü in einer Baumstruktur mit den jeweiligen Untermenüs dargestellt. Die Vielzahl, Struktur, Übersichtlichkeit und Wirksamkeit der Befehle ist unmittelbar Ausdruck für die Bedienerfreundlichkeit eines Computers bzw. des Betriebssystems und der Anwenderprogramme.

Anwenderprogramme werden zusätzlich zur Betriebssoftware des Rechners nötig, um spezifische Arbeiten auszuführen. So stehen z.B. für die Text-, Bild- oder Musikbearbeitung ausgereifte Software zur Verfügung. Diese Anwenderprogramme werden in der Regel für ein bestimmtes Betriebssystem geschrieben und funktionieren z.B. im Betriebssystem Windows auf einem PC, aber nicht unter Mac Os X auf einem Apple Computer, etc. Anwenderprogramme bestehen meist aus einzelnen Bausteinen (Modulen), die im Bildschirmmenü in ihrer Befehlshierarchie geordnet sind. Sie besitzen Module für die Eingabe, mehrere Verarbeitungsmodule, Datenverwaltung und Ausgabeverarbeitung. Bei hochentwickelten Programmen können die Module nach den Wünschen des Anwenders zusammengestellt werden.

Anwendersoftware lässt sich einteilen in: Textverarbeitung, Datenbanken, Tabellenkalkulation, Bild- und Videobearbeitung, Multimedia sowie spezifische CAD/CAM-Software für unterschiedliche Produktionsbereiche der Industrie, des Handwerks, im Baugewerbe, in der Entwicklung und Forschung. Auch für die zahntechnische Anwendung stehen CAD/CAM-Software und die notwendigen Bearbeitungsmaschinen (CNC-Geräte) zur Verfügung.

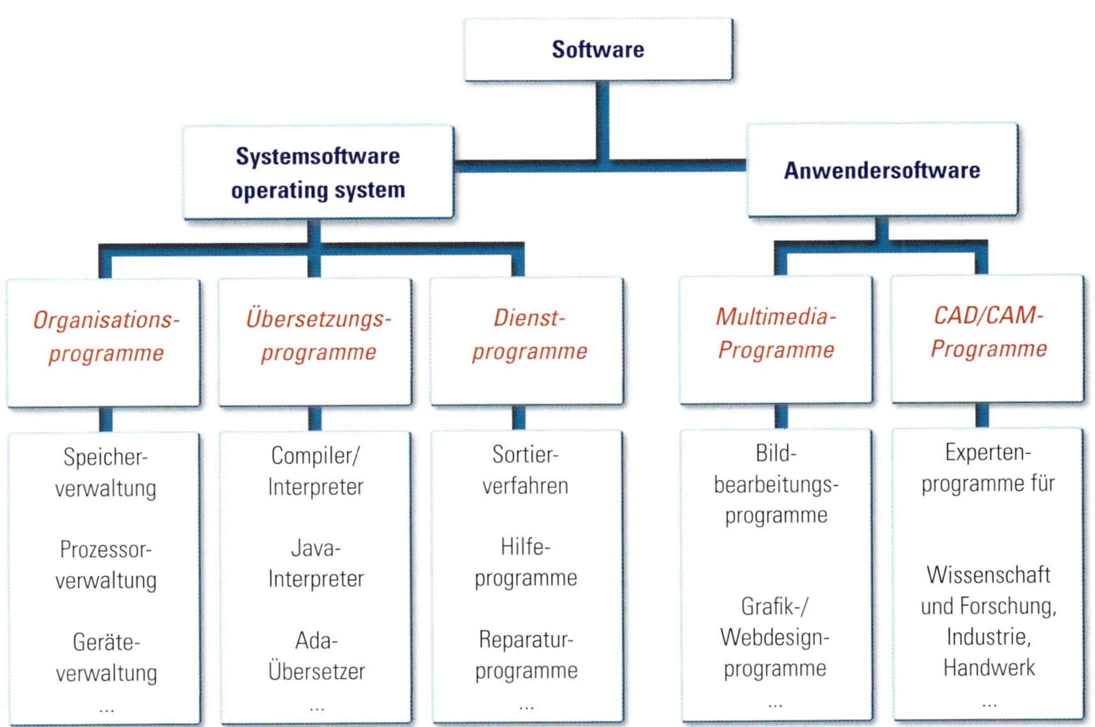

Abb. 653 Als Software wird die Gesamtheit der für eine Datenverarbeitungsanlage verfügbaren nichtapparativen Funktionsbestandteile bezeichnet. Man unterscheidet die zum Betrieb unerlässliche Systemsoftware bzw. Betriebssysteme und die problemorientierte Anwendersoftware, welche auf die speziellen Probleme eines Benutzers oder einer Benutzergruppe zugeschnitten ist.

Computergesteuerte Fertigung

Leistungsfähige Computer werden als Steuer- und Kontrollelemente zur Ansteuerung von CNC-Fräsmaschinen (Computerized Numerical Control) eingesetzt, um standardisierte Arbeitsgänge in der industriellen Fertigung in gleichbleibender Qualität durchzuführen. Diese Fertigungsweise wird als Computer Aided Manufacturing (CAM) bezeichnet. Aber neben der Fertigung wird auch die Konstruktion der herzustellenden Bauteile mit dem Computer durchgeführt; das Berechnen und Konstruieren mit dem Computer wird Computer Aided Design (CAD) genannt.

Moderne *industrielle Fertigung* bedient sich grundsätzlich der C-Techniken (C = computergestützt). Die konsequente, rechnerintegrierte Fertigung umfasst auch den Computereinsatz bei der Arbeitsvorbereitung, der Qualitätssicherung, der kaufmännischen und betriebswirtschaftlichen Organisation. Dieses Konzept des durchgehenden Einsatzes von untereinander verbunden Computern wird als Computer Integrated Manufacturing (CIM) bezeichnet. Produkte lassen sich mit computergestützten Entwicklungs- und Konstruktionsverfahren schneller mit gleichbleibender Qualität anfertigen; und es entfällt bei computergestützter Organsisation jede Verschwendung von Material und Zeit. Die handwerklichen Fertigungswege für Individualanfertigungen der Zahntechnik eignen sich nicht für eine effektive Qualitätssicherung, so dass eine gleichbleibende und vergleichbare Qualitätsgarantie nicht geliefert werden kann.

In der *Zahntechnik* sollen computergesteuerte Verfahren handwerkliche Arbeitsgänge ersetzen. Die bestehenden computergestützten Fertigungswege reichen von der elektronischen Patientendatenerfassung bis zum fertigen Produkt. Eine genaue Analyse der zahntechnischen Dienstleistung zeigt, dass es kein zahntechnisches Produkt gibt, das nicht durch CAD-CAM-Verfahren zu fertigen wäre. In einer Übergangsphase sind die Fertigungsmethoden in der Zahntechnik sowohl computergestützte und analoge Verfahren als auch rein manuelle Tätigkeitsfolgen.

Zur *analogen Fertigung* zählt das Kopierfräsverfahren oder das Erodierverfahren. Analoge Verfahren erfordern eine handwerklich hergestellte (modellierte) Vorform der Kronen- oder Brückengerüste, die in einem gesonderten Bearbeitungsvorgang abgetastet und 1:1 auf die Fräs- bzw. Erodiermaschine übertragen und aus einem vollen Materialblock herausgegefräst werden muss. Die computergestützten Verfahren umfassen in der Zahntechnik neben der CAM-Fertigung auch CAD-Techniken mit digitaler Datenaufbereitung und -weiterverarbeitung. Der vollständige, automatisierte Produktionsprozess reicht von der Datenerfassung der Präparation über die Konstruktion der Zahnform bis hin zum Fräsen der Zahnrestauration. Ein CAD/CAM-System besteht aus drei *Komponenten*:

- 3-D-Scanner zur Datenerfassung der Präparation;
- CAD-Software-Module zur Bearbeitung des Datensatzes für die vollständige Zahnrestauration;
- CNC-Fräsmaschine für die CAM-Fertigung.

Das *Kopierverfahren* ist eine Kombination aus Analog- und CAD/CAM-Verfahren und sieht vor, eine modellierte Zahnrestauration automatisch abzutasten, um danach die gespeicherten Daten umzurechnen und an das CNC-Fräsgerät, Errosions- oder Lasergerät weiterzugeben. Das Werkstück wird nicht im CAD-Verfahren am Bildschirm konstruiert oder berechnet, aber die vermessenen Daten werden vom Computer umgerechnet. Das modellierte Werkstück muss z. B. um einen definierten Betrag vergrößert aus einem Block aus sogenannter Grünkörperkeramik herausgefräst werden, um die Schrumpfung dieses Materials bei anschließender Sinterung auszugleichen.

CAD/CAM-Gerätekonfigurationen sind sowohl für die Zahnarztpraxis und das Dentallabor als auch für spezielle Fräszentren vorgesehen. Das CAD/CAM-System für den Zahnarzt soll die Versorgung mit Zahnersatz in einer Sitzung ermöglichen. Steht das CAD/CAM-System im Dentallabor, wird über Abformung und Modellherstellung die extraorale Vermessung am Modell durchgeführt. Auch die anschließende Herstellung erfolgt im Labor. Solche Gerätekonfigurationen können besser ausgelastet werden, so dass sich die Investitionskosten hochwertiger Systeme amortisieren.

In hochspezialisierten *Fräszentren* sind CAD–Verfahrensablauf und CAM–Passage getrennt. Im Dentallabor wird der Zahnstumpf vermessen und das Werkstück konstruiert; danach wird der Datensatz per Internet an das Fräszentum gesandt. Die hochwertigen Fertigungsanlagen des Fräszentrums können durch Tag- und Nachtproduktion sehr hoch ausgelastet und durch spezialisiertes Personal optimal betreut werden.

CIM => Computer Integrated Manufacturing
computerintegriertes Fertigen umfasst das
Entwickeln, Konstruieren, Fertigen und Kalkulieren
CAD
Computer Aided Design
rechnerunterstütztes Konstruieren
räumlich-grafische Simulation
von Bewegungsabläufen
CAO
Computer Aided Organization
rechnerunterstützte
kaufmännische Verwaltung
Betriebswirtschaft
CAP
Computer Aided Planning
Arbeitsvorbereitung
Erstellung von Stücklisten
Arbeitspläne; Überwachung
CAQ
Computer Aided Quality
Assurance
Qualitätssicherung
Qualitätskontrollen
CAM
Computer Aided Manufacturing
Auftragsabwicklung
Durchführung der Fertigung
mit CNC-Fräsmaschinen
CAE Computer Aided Engeneering
Summe aus CAD, CAM, CAP, CAQ, CAO
rechnergestützter Unternehmensbereich

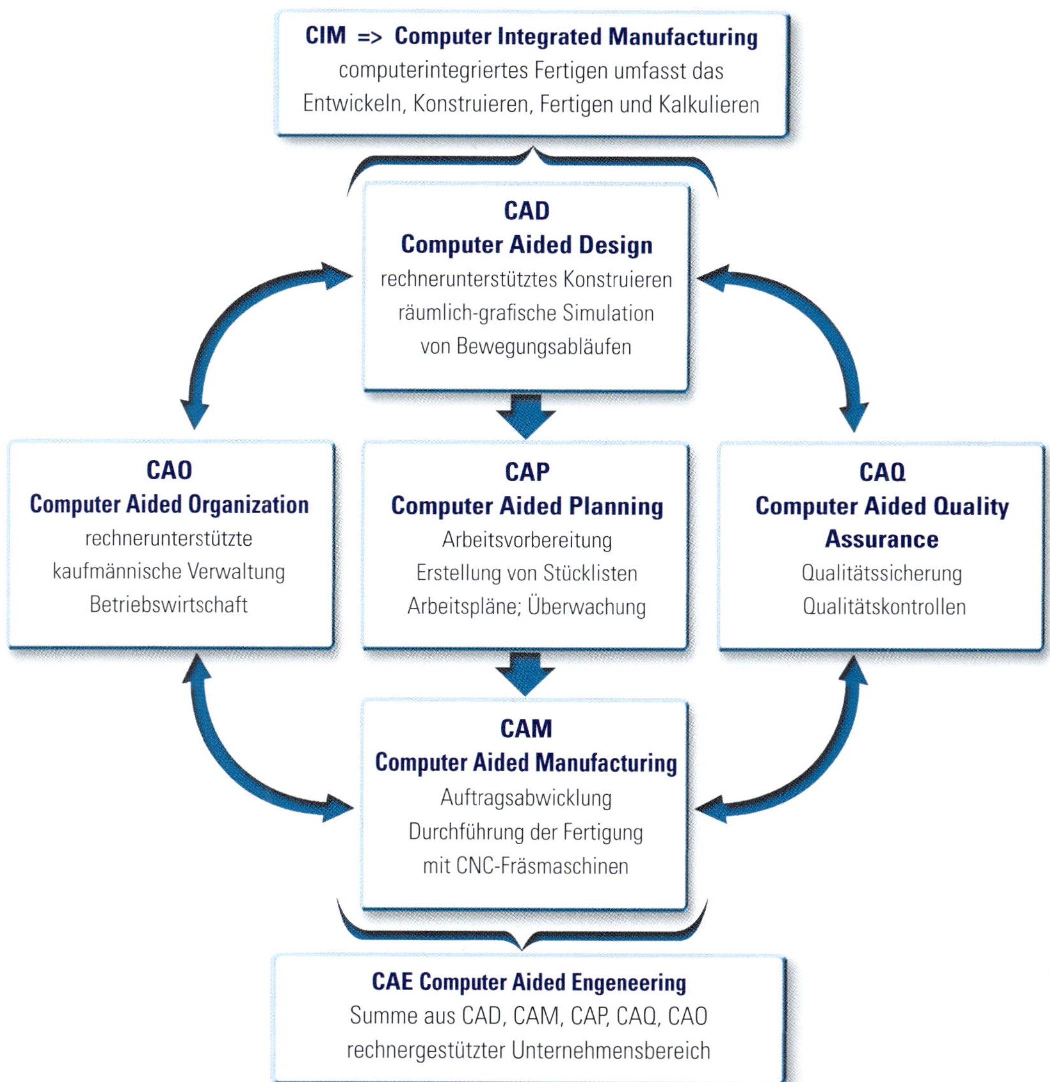

Abb. 654 Die sogenannten C-Techniken (C = computerunterstützt) können als CAE (Computer Aided Engeneering) zusammengefasst werden und betreffen den rechnergestützten technischen Bereich eines Unternehmens. In weiten Bereichen der industriellen Produktion wird eine rechnerintegrierte Fertigung im Verbund mit einer rechnergestützten Verwaltung angestrebt, um die Produktion schneller und effektiver zu machen und die Marktchancen zu verbessern. Produkte lassen sich durch computerunterstützte Entwicklungs- und Konstruktionsverfahren schneller planen, qualitativ besser fertigen und sparen Material und Zeit ein.
Die einzelnen Bereiche CAD, CAM, CAP, CAQ, CAO greifen ineinander. Der Konstrukteur legt mit der CAD-Technik die Form, Abmessungen, Werkstoffe, Oberflächenqualität fest und übergibt die Daten an die Fertigungsplanung über Datenleitungen, wo sie in CNC-Programme für Werkzeugmaschinen umgesetzt werden. Die Fertigungsplanung stimmt Norm- und Lagerteile mit der Konstruktion ab; Fachleute des CAP und CAM-Bereichs legen den Einsatz von Fertigungsmaschinen fest.

Konventionelle und computergestützte Fertigung

Am *Anfang der prothetischen Behandlung* steht die Abformung der Kiefer und der angrenzenden Schleimhautbereiche. Mit dem Abformnegativ erhält der Zahntechniker den ersten "Datensatz" über den Patienten. Er stellt ein Modell her, das ein dreidimensionales maßgetreues Abbild der Mundsituation des Patienten zeigt. Im Arbeitsgang der Bissregistrierung erfasst und sichert der Zahnarzt die biologischen Patientendaten zum Justieren der Arbeitsmodelle in Gelenkgeräten. Hier erfolgt die Aufbereitung der biologischen Daten mit dem Ziel, physiologische Bewegungsabläufe beim Kauen nachzuahmen.

Bei der *systematischen Rekonstruktion* funktioneller Zahnformen, regulärer Zahnstellungen sowie der Konstuktion von Verankerungs- und Stützvorrichtungen für den Zahnersatz muss der Zahntechniker die funktionellen Ansprüche des biologischen Systems mit den technischen Lösungswegen verbinden. Das zahntechnische Produkt, ob Einzelzahn, Brücke, Modellguss oder totale Prothese, wird zunächst in Wachs oder anderen geeigneten Hilfswerkstoffen zur späterer Form des prothetischen Teils modelliert. Davon wird eine ein- oder mehrteilige (verlorene) Hohlform nach dem Wachsausschmelzverfahren angefertigt, in die der endgültige Werkstoff eingefügt wird. Bevor der Zahnarzt den fertigen Ersatz eingliedert, vollzieht er eine Funktionsprüfung und nimmt evtl. notwendige Korrekturen vor.

Die *technische Anfertigung* der Prothese ist ein langer, arbeitsteiliger Prozess, in dem sich unterschiedliche Umformvorgänge von dentalen Werkstoffen bis zum endgültigen Produkt aneinanderreihen. Der gesamte Arbeitsablauf weist dabei eine Reihe von System- und Verfahrensfehlern auf, die u. U. ein kalkulierbares, reprodzierbares Ergebnis verhindern. Durch ständige Kontrollen und Korrekturen ist nur eine Annährerung an das angestrebte Fertigungsziel möglich, die den Ansprüchen des Medizinproduktegesetzes meist nicht entspricht.

Schon der *erste Datensatz*, die Abformung der Kiefer, als die gängige Technik der Datenaufnahme, ist ein sehr fehleranfälliges Verfahren mit teils mangelhaften Werkstoffen, und mutet, wie die mechanische Kieferrelationsbestimmung und Aufzeichnung von Kiefergelenkwerten, archaisch an. Sie sind in gleichem Maße fehlerbehaftet wie auch die Geräte zur Verwendung der registrierten Daten. Die *Fehleranalysen* zur Nachahmung der Unterkieferbewegung in Gelenkgeräten belegen das Ausmaß der Unzulänglichkeit auch der modernsten zahnmedizinisch-technischen Verfahren. Gleiche Mängel lassen sich für alle nachfolgenden Arbeitsschritte darstellen, wie Verfahrens- und Systemfehler des Gussprozesses und der Kunststoff- und Keramikverarbeitung.

Mit *computergestützten Prozessketten*, die sich in jeder Phase steuernd korrigieren lassen, sollen Verfahrens- und Systemfehler kompensiert werden. Es sollen in definierten Toleranzbereichen jederzeit reproduzierbare Konstruktionsteile hergestellt werden, die den Ansprüchen des Medizinproduktegesetzes genügen. Bei diesen Verfahren tastet der Zahnarzt mit elektro-optischen Scannern die Präparation sowie Antagonistensituation und Schleimhautoberflächen ab, registriert die statische und dynamische Okklusion und erhält einen digitalen Datensatz, nach dem am Computer das prothetische Element rekonstruiert und in weiteren Schritten der Steuerungsumfang für eine computergesteuerte Fräsmaschine errechnet wird. Danach kann aus einem Werkstoffblank (Metall, Keramik Kunststoff) das Konstruktionsteil gefräst werden.

Der *computergestützte Arbeitsprozess* stellt eine verarbeitungstechnische Rationalisierung dar, die Bearbeitungsgenauigkeit wird gesteigert und die werkstofflichen Eigenschaften sind vorteilhafter. Denn die bearbeiteten Werkstoffe sind homogen und spannungsfrei, die Passgenauigkeit ist hoch und die Randspaltbildung zum präparierten Zahn ist minimiert. Der computergesetuerte Arbeitsablauf ist nicht fehlerfrei, aber seine Fehler lassen sich genauer bestimmen und konkret beseitigen.

Die *Fehler der CAD-CAM-Schritte* betreffen den Digitalisierungsprozess (Scanfehler), die Datenmanipulation durch unterschiedliche Software und die Maschinen und Werkzeuge. Das Auflösungsvermögen des Scanners sowie die anschließende Digitalisierung der Daten weisen Abweichungen zum Scanobjekt auf; dabei sind das Scanverfahren als auch die Datendichte entscheidend. Die anschließende Datenreduktion und der Einsatz der Rechenalgorithmen erzeugen Rundungsfehler. Die Maschinenfehler beziehen sich z. B. auf die Anzahl der Fräsachsen, die Fräserformen und deren Abnutzung; die Prozessparameter, wie Drehzahl oder Vorschub, bestimmen den Fehlerumfang genauso wie die Rohmaterialabweichungen.

Konventionelle Fertigung	Fehlerquellen	CAI/CAD/CAM-Fertigung
arbeitsteiliger Produktionsprozess Folge von Umformvorgängen dentaler Werkstoffe	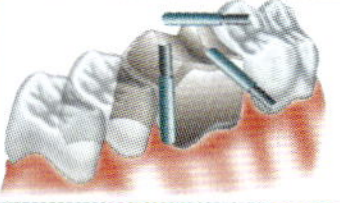 *Klinische Vorbereitung Präparation*	CAI = Computer Aided Impressioning CAD = Computer Aided Design CAM = Computer Aided Manufacturing
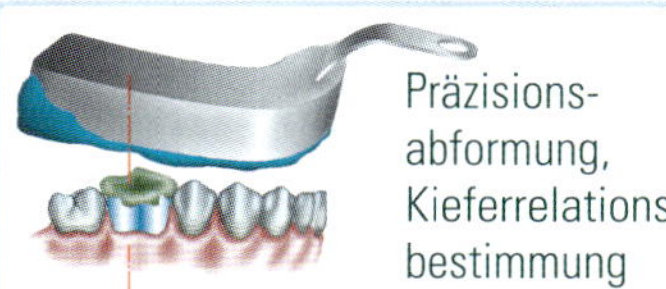 Präzisionsabformung, Kieferrelationsbestimmung	***Datenerfassung*** Abformfehler - Verziehen der Abformung - Materialschrumpfung - Porositäten Scannfehler - Art des Scannens - Auflösung - Reflexionsfehler - Fortpflanzungsfehler	Intraorales Scannen mit Mundscanner CAI 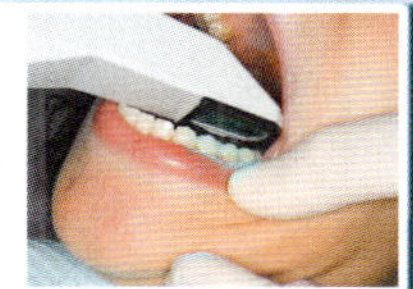
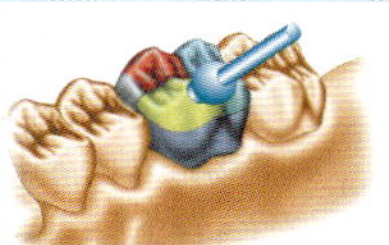 Modellherstellung: Sägeschnittmodell	***Datenaufbereitung*** Modellfehler - Porositäten - Expansionsfehler - falsches Freilegen der Präp.-grenze Softwarefehler - Rundungsfehler - falsche Algorithmen - Digitalisierungsfehler	Stereolithographie virtuelles Modell 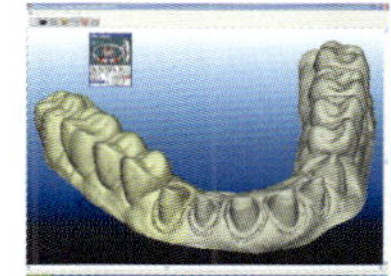
Modellation: - Wachs - Flexetten - Kunststoff	***Prothesendesign*** Wachsverarbeitungsfehler - Randfehler - Verziehen der Modellation Softwarefehler - Eingriffsfehler - Bedienungsfehler - Interaktionsfehler	Gerüstdesign, Okklusionsmuster im virtuellen Artikulator 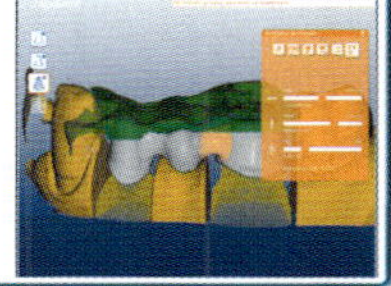

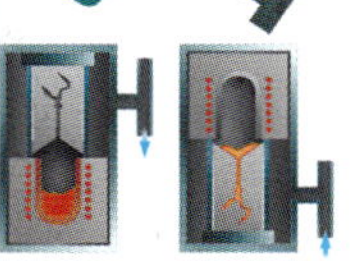 Einbetten der Wachsmodellation
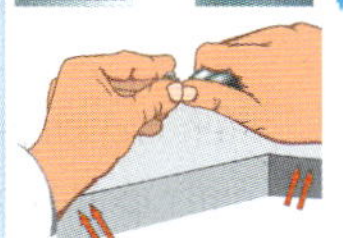 Gießen des Formteils
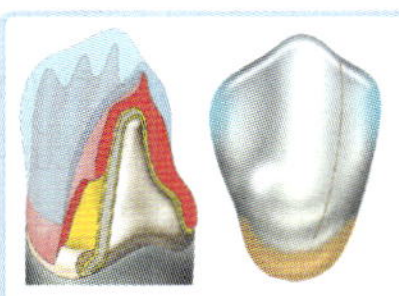 spanabhebendes Umformen
	Technische Umsetzung
	Einbettfehler
	- falsches Mischungsverhältnis
	- keine Vakuumeinbettung
	Gussfehler
	- Lunker
	- Verbiegen des Gussobjektes
	- Passungsfehler
	- unvollständiger Guss
	Ausarbeitungsfehler
	- Verletzen der Ränder
	- Form verschleifen
	Produktionsfehler
	- Maschinenfehler
	  - Anzahl der Fräsachsen
	  - abgenutze Fräser
	- Konstruktionsfehler
	- Prozessfehler
	  - Vorschub, Drehzahl
	  - Rohmaterialfehler
	  - ungleichmäßige Sinterschrumpfung
		Subtraktive CAM-Fertigung Additive CAM-Fertigung 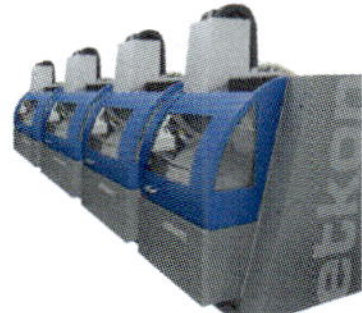
		Sinterung des Rohmaterials 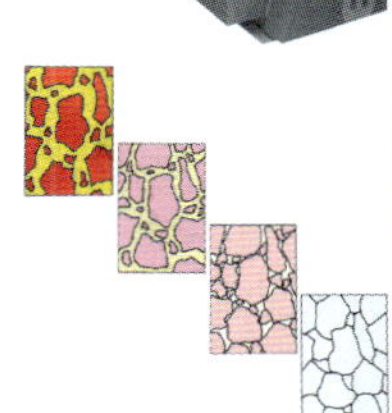

Keramikverblendung	***Verblendungsdesign*** - Farbfehler - ungleichmäßige Schichstärken - Brennfehler - Rissbildung - Abplatzung	Verblendung -Keramikbrand digitale Verblendung 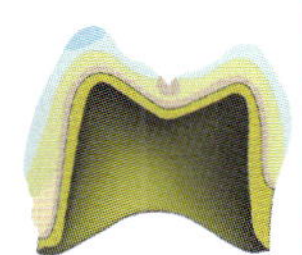
	Eingliedern des fertigen Ersatzes Nachsorge	

Abb. 655 Vergleich von konventioneller und computergestützter Prozesskette mit schematischer Darstellung der Fehlerquellen

Abbildungsanteile mit freundlicher Genehmigung der Institut Straumann AG und der Degudent GmbH.

Digitale Datenerfassung

Die digitale Datenerfassung unterschiedet sich nach dem Ort der Abtastung (direkt-intraoral und indirekt-extraoral) und nach der Art (taktil-mechanisch oder berührungslos optisch). Mit der direkt-intraoralen Abtastung lassen sich Fehler konventioneller Abformung umgehen. Die Auflösung muss im Mikrometerbereich liegen und der Messvorgang sehr kurz sein, vor allem bei optischen Verfahren, um Verwacklungsunschärfen zu verhindern. Die mechanische Abtastung mit Kontaktsensor erbringt eine gute Auflösung, dauert jedoch lange und die Abtastsonde muss exakt fixiert werden, das schließt den intraoralen Einsatz aus. *Optische Abtastverfahren* bieten gute Auflösungen, ermöglichen es, Kieferbewegungen zu registrieren und sie sind zeitsparend. Die *Stereophotogrammetrie* mit mehreren Fotoaufnahmen der Präparation aus verschiedenen Blickwinkeln liefert gute Auflösungen, erfolgt innerhalb von 0,2 Sekunden und kann verwacklungsfrei durchgeführt werden und es lassen sich Kieferbewegungen registrieren. Subgingivale Bereiche des Zahnstumpfs lassen sich mit den direkten optischen Verfahren jedoch nur schwer erfassen.

Indirekte extraorale Abtastung erfolgt an Modellen, die nach einer konventionellen Abformung hergestellt wurden und alle Fehler dieses Verfahrens aufweisen. Diese Abtastung kann vom Zahntechniker sowohl berührungslos-optisch als auch mechanisch-taktil durchgeführt werden. Bei der optischen extraoralen Abtastung mit einem Streifenlicht-Scanner beleuchtet ein optischer Messkopf die Oberfläche des Modells mit einem Streifenmuster, eine Kamera beobachtet das beleuchtete Objekt im definierten Winkel. Das Modell wird auf einer Positionierungseinheit fixiert und kann so während des automatischen Scans in verschiedene Betrachtungsstellungen gedreht werden. Es lassen sich definierte Bereiche oder der komplette Zahnbogen scannen.

Mechanisch-taktile Digitalisierung geschieht durch die zeilenweise oder umrissgeführte Abtastung der Objektoberfläche mit Hilfe einer Messsonde. Das Objekt ist fixiert und wird nach einem speziellen Muster abgefahren und die Koordinaten für jeden Tasterpunkt bestimmt. Form und Größe des Tasters sowie die Geschwindigkeit der Abtastung sind für die Messgenauigkeit entscheidend. Weil manuell geführte Systeme eine große Messabweichung zeigen, sind die Messabläufe automatisiert.

Bei der *mechanischen Digitalisierung* unterscheidet man die tastenden Verfahren, bei denen jeder Punkt einzeln angefahren wird, von den scannenden Verfahren, bei denen die Messung unter ständigem Kontakt erfolgt. Beim *tastenden Verfahren* wird jeder Koordinatenpunkt (X, Y, Z) als Winkeländerung des Hebelarms gegenüber seiner Lagerung erfasst. Bei *scannenden Verfahren* wird der Messpunkt durch die gemessene Auslenkung des Tasters und der augenblicklichen Stellung der Maschinenachse berechnet. Die Stellungsaufnehmer sind spezielle Magnetfelddetektoren, zur elektronischen Erfassung der magnetischen Feldstärkeänderung, die in elektrische Signale umgesetzt werden. Mit mechanisch-taktilen Abtastverfahren lässt sich eine große und genaue Datendichte erzeugen. Es können subgingivale Bereiche erfasst werden, aber das Verfahren ist zeitaufwendig.

Form und Größe der Tasterspitze bestimmt die Messgenauigkeit bei komplexen Oberflächen und differenzierten Formen. Die Tasterspitze ist eine Kugel aus hartem Material und sehr kleinem Durchmesser. Damit die Oberfläche nicht beschädigt wird, darf die Tasterspitze nicht zu klein sein. Ist die *Tasterspitze* jedoch zu groß, lassen sich sehr feine Strukturen nicht exakt abtasten; dieser Zusammenhang wird als Filterwirkung bezeichnet. Weil die Auslenkung der Mittelpunktkoordinatoren der Tasterkugel während der mechanischen Abtastsung erfasst wird, bezieht sich der entstandene Datensatz auf die Mittelpunktkoordinaten des Tasters. Die tatsächliche Oberflächegröße und Objektform muss aus dem Datensatz zurückgerechnet werden, indem jeweils der Tasterspitzenradius abzuziehen ist. Die Größe des Kugeldurchmessers lässt im eng definierten Umfang die Abtastung von untersichgehenden Bereichen zu.

Abtastfehler können auch auftreten, wenn die Sonde zu fest auf weiche Oberflächen oder verformbare Objekte gesetzt wird und diese eindrückt, oder wenn sie sich selbst durch den Abtastdruck verbiegt. Der Abtastdruck ist daher eine doppelte Fehlerquelle, weil zu großer Abtastdruck die Oberfläche des Objektes beschädigen kann. Taktile Digitalisierungssysteme haben eine geringere Auflösung als optische Systeme, d. h., die Anzahl der Messpunkte ist geringer. Allerdings zeigt die mechanische Digitalisierung eine geringere Messunsicherheit, Ausreißer oder messbedingtes Rauschen wie bei optischen Sytemen tritt nicht auf.

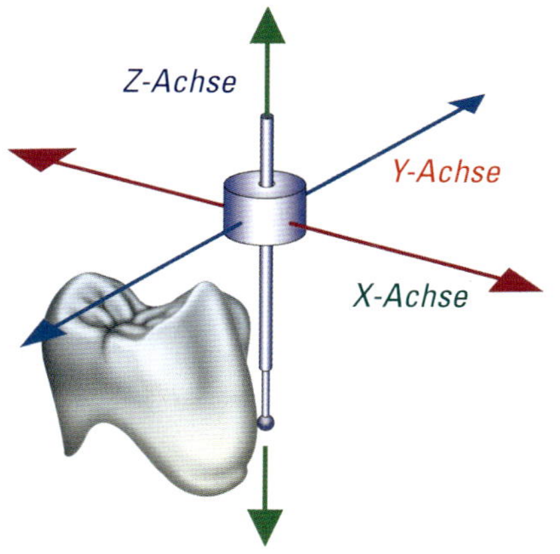

Abb. 656 Die mechanische Abtastung eines dreidimensionalen Objektes erfolgt Punkt für Punkt auf der Formoberfläche. Jedem Punkt ist eine Koordinate jeweils auf der X, Y und Z - Achse zugeordnet, die als Punktewolke auf dem Monitor dargestellt wird. Aus diesem Datensatz lässt sich ein virtuelles Bild des abgescannten Objektes generieren.

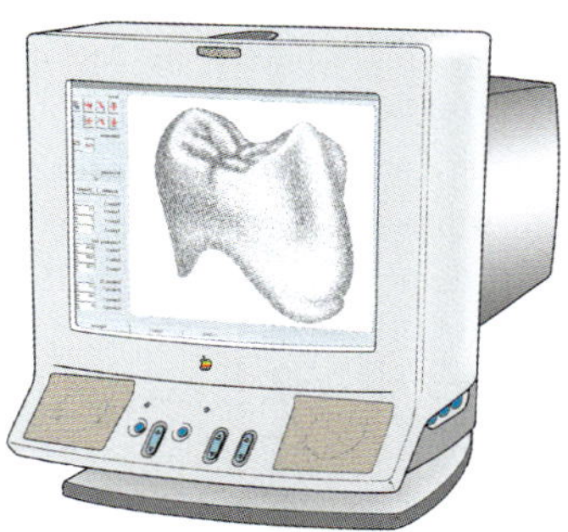

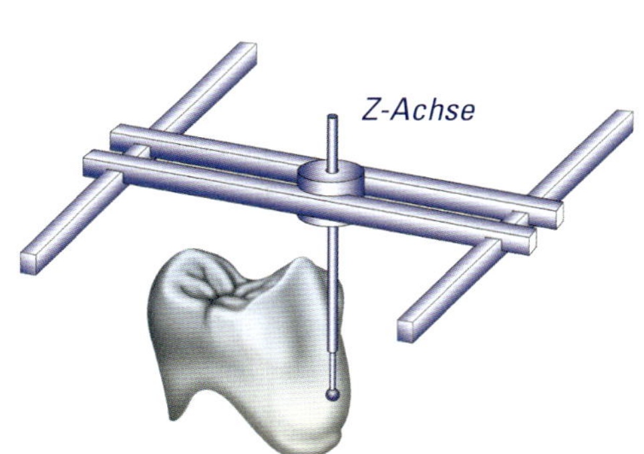

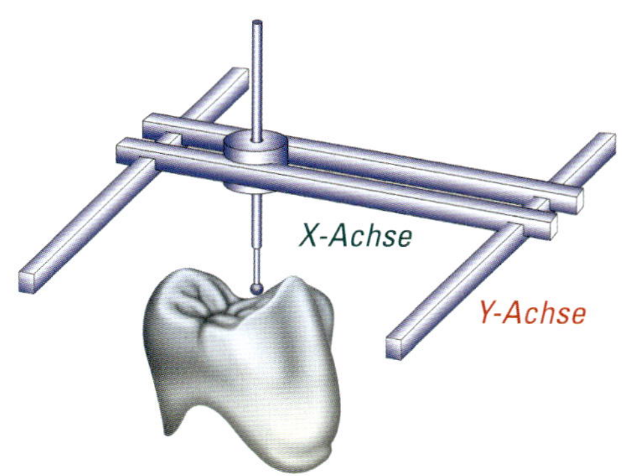

Abb. 657 Die mechanische Abtastung in den drei Dimensionen setzt voraus, dass die Tasterspitze an jeden Punkt des Raumes bewegt werden kann. Im Führungselement des Tasters, ist die Tasterspitze in der senkrechten X-Achse verschiebbar. Das Führungselement des Tasters bewegt sich in der waagerechten Führungsschiene auf der Y-Achse, währenddessen diese Führungsschiene wiederum auf zwei Führungen in Z-Achsenrichtung bewegt wird.

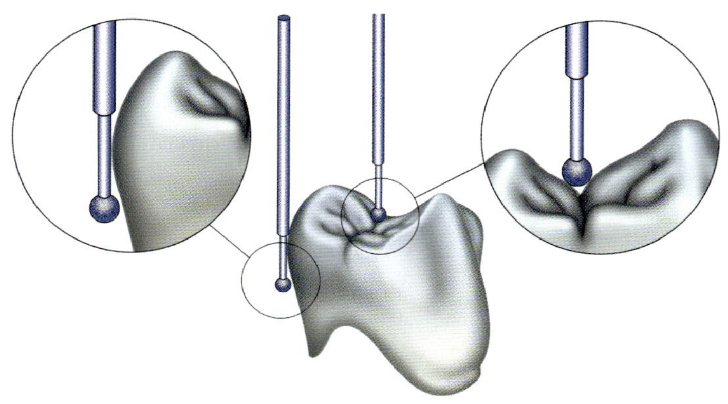

Abb. 658 Abtastfehler entstehen durch die Größe der Tasterspitze, die sich an sehr engen Oberflächendetails nicht nachführen lässt, z. B. in Fissuren. Ist die Spitze zu klein, kann es durch den Abtastdruck zur Beschädigung der Oberflächen kommen. Untersichgehende Bereiche lassen sich ebenfalls nur in Abhängigkeit von der Größe der Tasterspitze scannen; große Unterschnitte sind nicht abtastbar.

Datenerfassung, optische Verfahren

Die ***optische Datenerfassung*** kann mit Laserlicht oder normalem Licht mittels einer digitalen Kamera erfolgen. Der Lichtprojektor (Lichtquelle) erzeugt strukturiertes Weißlicht in Form einer Streifenprojektion auf dem Objekt, der Laserprojektor erzeugt Laserpunkte oder -linien. Die Detektoreinheit (Kamera) ist bestückt mit ***CCD-Chips*** (CCD: Charge-Coupled-Device) für die Digitalisierung mit Laser oder mit ***CMOS-Chips*** (CMOS: Complementary Metal Oxide Semiconductor) für die Digitalisierung mit Licht. CCD-Chips sind ladungsgekoppelte Halbleiterbauelemente bzw. die CMOS komplementäre Metall-Oxid-Halbleiter mit lichtempfindlichen Bildpunkten, den Pixeln (Pixel: picture element). Eine ***Bildprojektion*** setzt in den Bildpunkten (Pixel) des Sensors in Abhängigkeit von der Helligkeit eine Anzahl Ladungsträger frei, deren Auswertung das digitale, gerasterte Abbild des Objekts ergibt. Je größer die Anzahl der Pixel in einer Zeile oder Spalte des Sensor-Chips, umso größer ist die Auflösung des Abbildes; hochauflösende CCD-Chips ergeben die größte Genauigkeiten.

Die ***optische Datenerfassung*** mit nichtkohärentem Weißlicht kann auf CCD-Chips oder CMOS-Chips erfolgen. Die Bildsensoren liefern zunächst zweidimensionale digitale Aufnahmen. Die dritte Dimension/Tiefeninformation lässt sich durch Überlagerung zweier, aus unterschiedlichen Winkeln aufgenommenen Bildern bestimmen (Stereophotogrammetrie). Mit dieser Technik wird die Fähigkeit des Menschen, räumliche Tiefe zu sehen, nachgeahmt.

Beim ***Triangulationsverfahren*** stehen Lichtquelle bzw. Licht- oder Laserprokjektor und optischer Sensor in einem bestimmten Winkel zueinander, damit die dreidimensionale Struktur durch Triangualtion bestimmt werden kann. Mit dem Wert des Triangulationswinkels lässt sich aus der Phasenverschiebung zwischen einfallendem und reflektiertem Strahl die Tiefeninformationen des Gegenstands berechnen.

Beim ***Lasertriangulationsverfahren*** wird der kohärente Laserstrahl mit einem oszillierenden Spiegel abgelenkt und schrittweise über den abzutastenden Bereich geführt. Dabei müssen das zu scannenden Objekt und der Bildsensor fixiert sein. Darum kann die Lasertriangulation nicht intraoral, sondern nur indirekt an Modellen mit diffus streuender Oberfläche angewandt werden. Laserstrahlen erzeugen einen höheren Kontrast als normale Lichtquellen, so dass eine dichtere Messpunktlage zur hohen Genauigkeit der Datenerfassung führt, die durch die hochauflösenden CCD-Bildaufnehmer ergänzt werden.

Die ***Moiré-Topographie*** oder ***Streifenprojektion*** benutzt ebenfalls die Triangulation zur Bestimmung der vertikalen Dimension. Dazu wird jedoch ein Muster mit gleichbleibendem, definiertem Lichtstreifen erzeugt, deren entfernungsabhängige Verzerrung auf der Objektgeometrie die Berechnung der Tiefenwerte möglich macht. Bei diesem Streifenprojektionsverfahren wird das Streifenmuster um einen definierten Triangulationswinkel über dem Objekt verschoben und es werden jeweils Aufnahmen gemacht. Die projizierten Streifen der verschiedenen Aufnahmen werden über ein Gray-Code-Muster zugeordnet (nach dem Physiker Frank Gray benannt), d.h., die Kodierung der projizierten Lichtstreifen erfolgt nach Helligkeitsstufen.

Die Auswertung nach dem ***Gray-Code-Muster*** ergibt eine hochaufgelöse dreidimensionale Oberflächenreproduktion. Die Oberfläche wird mit Messpunkten in einem dreidimensionalen Koordinatensystem (x, y, z) beschrieben. Jeder Messpunkt hat drei unabhängige metrische Raumkoordinaten (x, y, z). Um präparierte Zahnstümpfe in ausreichender Qualität darzustellen, wird die Präparation aus verschiedenen Richtungen aufgezeichnet. Für jede Teilansicht werden für das einheitliche Koordinatensystem die Messpunkte berechnet und mit den anderen zu einem Datensatz zusammengefügt.

Die ***Scanergebnisse*** lassen sich im Standardformat als STL-Datei (STL = Standard Tesselation Language) zusammensetzen und zum Datensatz für das rechnergestützte Design und zur automatisierten Fertigung von Zahnersatz umwandeln.

Konoskopische Holografie zur berührungslosen optischen Datenaufnahme nutzt die Interferenz zweier Lichtwellen um die Tiefendimension zu erfassen. Das notwendige Interferenzmuster lässt sich nur mit kohärentem Laserlicht erzeugen. Ein Laserstrahl erzeugt auf der Objektoberfläche einen Lichtpunkt, dessen Licht diffus zurückstrahlt wird. Es wird durch eine Linse gebündelt und durch einen doppelbrechenden Kristall geleitet. Hier erfolgt die Aufspaltung eines jeden Strahls in zwei Teilstrahlen, die auf der Fokusebene des CCD-Sensors das Interferenzmuster in Form einer Fresnelschen Zonenplatte erzeugen. Aus der Größe der Lichtringe des Interferenzmusters lässt sich der Abstand des Lichtpunktes vom Sensor berechnen. Die höhere Genauigkeit dieses Verfahrens gegenüber der normalen Lasertriangulation besteht darin, dass nicht nur die Winkel einzelner Strahlen gemessen werden, sondern die Winkel aller diffus reflektierten Strahlen. Das ist rechenaufwändiger, aber die Winkelfehler minimieren sich durch Mittelung.

Konfokale Datenaufnahme ist ein weiteres optisches Messverfahren nach dem Konfokalprinzip, bei dem zwei optische Systeme einen gemeinsamen Brennpunkt hinter sehr kleinen Leucht- und Gesichtsfeldblenden (Pinholes) benutzen. Dadurch wird der beleuchtete Bereich auf dem Objekt sowie der Beobachtungsauschnitt auf einen Fleck reduziert. Die Größe des Blendenfeldes liegt an der beugungsbedingten Auflösungsgrenze der Abbildung. Beleuchtungs- und Beobachtungsstrahlengang haben einen gleichen Brennpunkt (Fokus), sie sind also konfokal. Mit der Konfokaltechnik lassen sich opake (nichtdurchscheinende) Gegenstände Punkt für Punkt in allen drei Raumdimensionen abtasten und zu einer dreidimensionalen hochauflösenden Darstellung der Oberfläche abbilden.

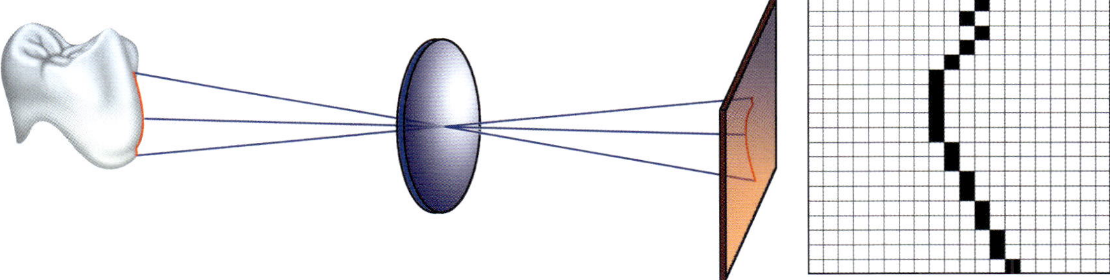

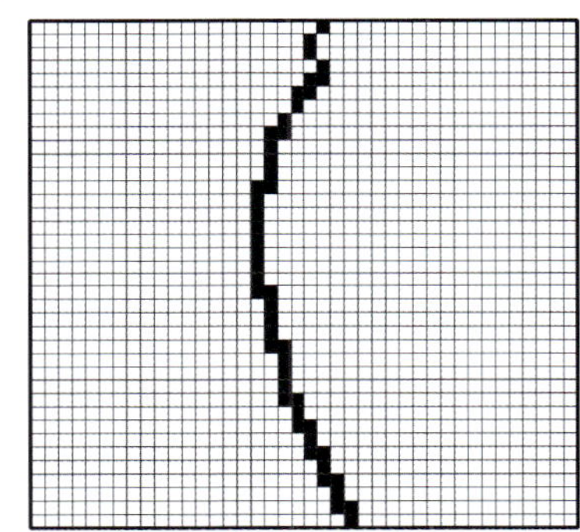

Abb. 659 Die Digitalisierung der Oberflächen bzw. Konturen erfolgt Punkt für Punkt, d. h., die Darstellungen sind gerastert. Die Abbildungsgenauigkeit ist abhängig von der Anzahl der Bildpunkte (Pixel) pro Flächenanteil. Die vom Sensor aufgezeichneten Bildpunkte geben zunächst eine zweidimensionale Darstellung. Die Tiefeninformation (dritte Dimension) kann über unterschiedliche Verfahren erfolgen. Eine Möglichkeit besteht in der Überlagerung zweier Bilder vom gleichen Objekt, die von zwei Sensoren im unterschiedlichen Winkel aufgenommen wurden; eine weitere Möglichkeit ist die punktförmige Triangulation.

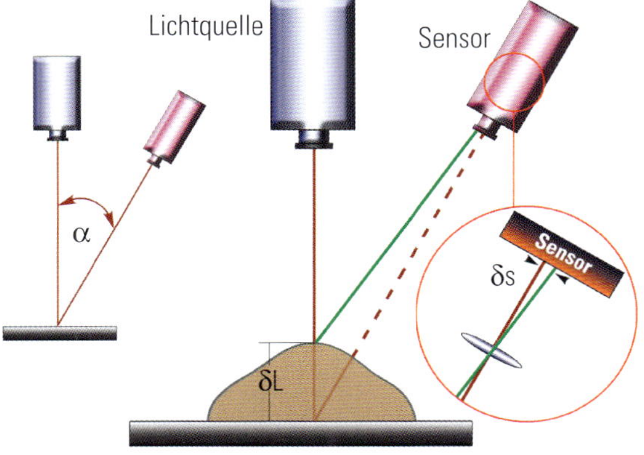

Abb. 660 Die Abstastung nach dem Prinzip der punktförmigen Triangulationstechnik erfolgt mit einem Laserprojektor und einem Sensor, die in einem Gerät untergebracht sind. Sensor und Lichtzquelle sind in einem festen Winkel zueinander angeordnet. Mit dem definierten Triangulationswinkel (α) kann die Tiefendimension erfasst werden, indem der Abstand (δs) auf der Sensorebene umgerechnet wird in den Höhenversatz (δL) von der Projektionsebene zur Scanoberfläche: $\delta L = \delta s/\tan\alpha$.

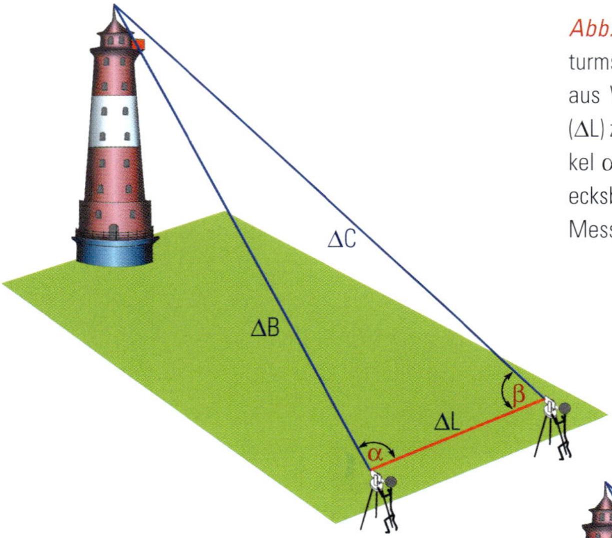

Abb. 661 Will man die Entfernung zur Spitze des Leuchtturms bestimmen, werden von zwei definierten Positionen aus Winkelmessungen durchgeführt. Wenn der Abstand (ΔL) zwischen den beiden Messpositionen sowie die Winkel α und β bekannt sind, lassen sich über einfache Dreiecksberechnung jeweils die Strecken ($\Delta C + \Delta B$) von den Messpositionen zur Leuchtturmspitze berechnen.

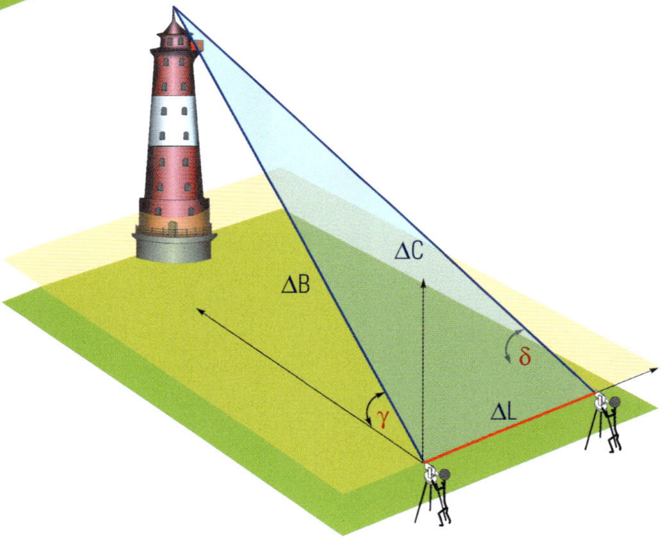

Abb. 662 Die Höhe der Leuchtturmspitze lässt sich über die gleichen mathematischen Prinzipien berechnen. Dazu müssen die Neigungswinkel ($\gamma + \delta$) der Strecken ΔB und ΔC zur Horizontalen gemessen werden. So lässt sich jeder Oberflächenpunkt des Turms erfassen, um mit diesem Koordinatensatz eine dreidimensionale Oberflächendarstellung des Leuchtturms zu rekonstruieren.

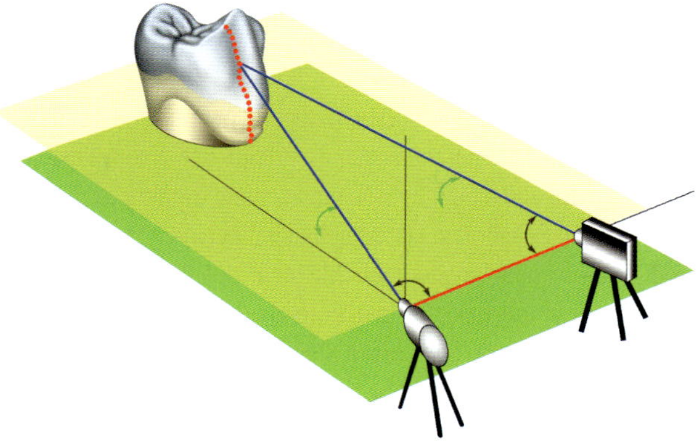

Abb. 663 Die Triangulation eines Zahnes kann nach diesem Prinzip erfolgen. Die Zahnoberfläche wird Punkt für Punkt abgetastet, indem ein Laserstrahl systematisch über das Objekt geführt und der reflektierte Strahl von einer Kamera aufgezeichnet wird. Das Verfahren erfordert die Fixierung des Objektes und der Kamera, während der Laserstrahl über das Objekt geführt wird. Der Vorgang dauert lange, ist unwirtschaftlich und kann im Mund nicht angewendet werden.

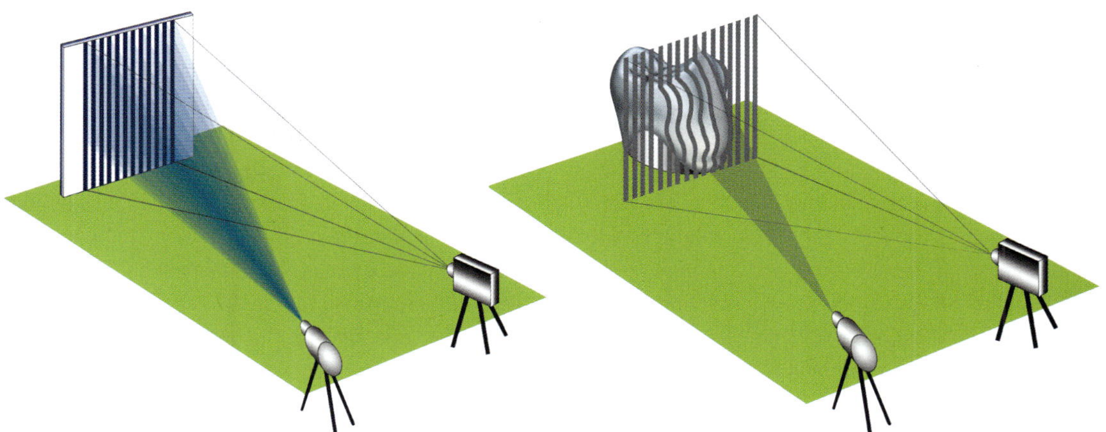

Abb. 664 Zur Bestimmung der Vertikaldimension lässt sich auch die Moire-Topographie verwenden. Dazu wird ein Streifenmuster auf eine Fläche projiziert und von einem Sensor (CCD, CMOS) aufgezeichnet. Die Triangulationswinkel zwischen Projektionsstrahlen und Strahlen zum Sensor werden gespeichert. Auf diese Weise kann eine größere Fläche in einem Arbeitsgang vermessen werden.

Abb. 665 Wenn sich in der Projektionsebene das Scanobjekt befindet, kommt es auf der Oberfläche des Scanobjektes zu Verschiebungen und Verzerrungen des Projektionsmusters. Das wird vom Sensor aufgezeichnet und digitalisiert. Das Objekt wird im definierten Winkel gedreht und die aufgezeichneten Daten zu einem Datensatz für eine 3-D-Darstellung zusammengesetzt (matching).

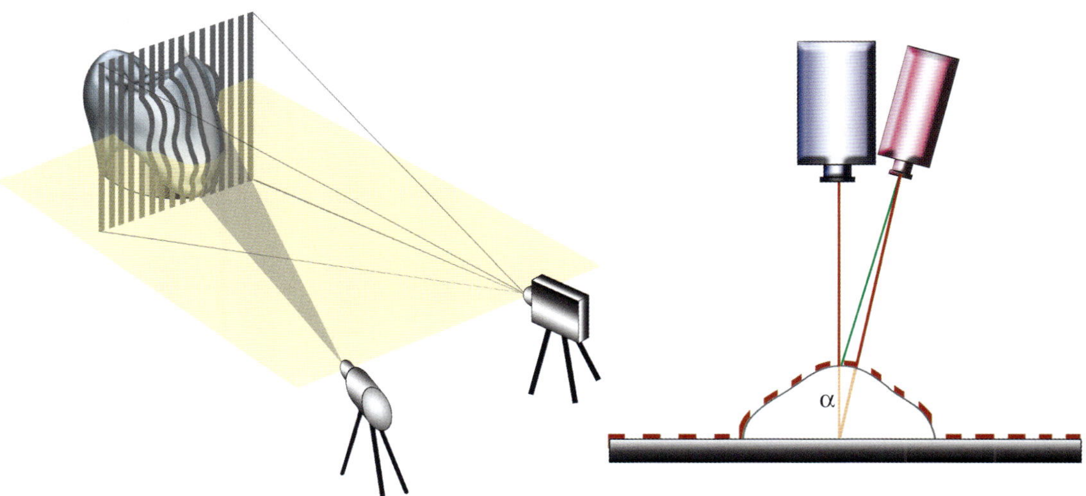

Abb. 666 Mit der Darstellung des Triangulationsprinzips lässt sich das Scanverfahren über Streifenprojektion verdeutlichen: Auch bei der Streifenprojektion ist der Winkel zwischen Projektionsstrahl und Dedektionsstrahl definiert und dient als Triangulationswinkel. Die Differenz zwischen dem planen Streifenmuster und den Verzerrungen auf der Objektoberfläche wird Punkt für Punkt erfasst und in die Vertikaldimension umgerechnet. Auch hier dient der Abstand zwischen Projektions- und Dedektionsstrahl, der auf dem Sensor erfasst wird, als Berechnungsgröße. Die mathematische Auswertung ist sehr komplex und lässt sich über unterschiedliche Verfahren (z. B. Gray-Code) durchführen. Die Messgenauigkeit ist abhängig von der Empfindlichkeit und der Auflösung des Sensors.

Intraorale Datenerfassung

Mit der *computergestützten Abformung* (CAI = Computer Aided Impressioning) beginnt der computergestützte Arbeitsablauf (digital workflow). Die taktilen Digitalisierverfahren lassen sich nicht intraoral übertragen, hier werden berührungslosen optischen Verfahren mit den Intraoralscannern eingesetzt. Es stehen unterschiedliche Geräte mit unterschiedlicher Funktionsweise zur Wahl; als Beispiel sollen der Lava-C.O.S.-Scanner, das Aufnahmegerät CEREC AC und das Cadent iTero von Straumann dienen, jeweils bestehend aus dem Handstück und der Rechnereinheit mit Bildschirm.

Das *Lava-C.O.S.-Datenaufnahmegerät* ist das Handstück mit einem optischen System, bestehend aus drei Kameras und 192 blauen LEDs, das nach der *Stereophotogrammetrie* funktioniert. Es werden keine Einzelbilder, sondern kontinuierliche Videoaufnahmen von den Kameras gemacht, die die Mundsituation mehrfach aufnehmen und die Daten verrechnen. Der Kamerakopf ist nur 13,2 mm groß und wiegt ca. 400 g, er lässt sich leicht im Mund des Patienten bewegen. In einer Sekunde werden von dem *Intraoralscanner* 20 dreidimensionale Aufnahmen gemacht, jede Aufnahme mit 10.000 Datenpunkten/Pixeln. Bei der Aufnahmedauer von zwei Minuten bzw. 120 Sekunden wird eine Datenmenge von 24.000.000 Pixeln generiert:

120 sek x 20 Bilder x 10.000 Pixel = 24.000.000 Pixel

Diese hohe Datendichte erfasst die Oberfläche vollständig ohne Lücken füllen zu müssen.

Das *Sirona CEREC ConnectPortal* ist ein intraorales, lichtoptisches 3-D-Erfassungssystem, das als Inoffice oder Outoffice-System konzpiert ist. Es besteht aus den drei Elementen Handstück, Monitor und Rechner mit Tastatur. Der *Intraoralscanner* arbeitet mit *Streifenlichtprojektion* für das Triangulationsverfahren. Es werden Daten beider Kiefer erfasst und eine vestibuläre Aufnahme der Schlussbissposition zur Relationsbestimmung gemacht. Über den Vestibulärscan werden die Datensätze von Ober- und Unterkiefer zusammengefasst (matching). In der Schlussbissposition lassen sich die Okklusalkontakte virtuell optimieren.

Die Merkmale der Cerec AC-Aufnahmeeinheit sind:

- Aktive Triangulationstechnik, d. h. automatisches Auslösen der Aufnahme,
- Streifenlichtprojektion,
- Genauigkeit: 19 mm Einzelscan, 34 mm Quadrantenscan,
- Inoffice- und Outoffice-System,
- Zahntechniker ist aktiv eingebunden.

Das *Cadent itero System* der Firma Straumann ist ein offenes System, bei dem die gewonnenen Daten online an einen Zentralrechner geschickt werden, dort wird der Datensatz überprüft und nach Rücksprache korrigiert. Über einen Download gelangen die Daten auf den Rechner im Labor zur Verwendung für die CAD-Konstruktion. Offene digitate Systeme erlauben die Vernetzung verschiedener Intraoralscanner mit den Konstruktions- und Fertigungsmöglichkeiten anderer Anbieter. Die Schnittstellen müssen aufeinander abgestimmt sein, um den Datentransfer zu ermöglichen.

Der *Introralscanner Cadent itero* der Firma Straumann ermöglicht die Datenaufnahme von Einzelstümpfen oder des gesamten Kiefers mit der Gegenbezahnung, die über einen Vestibulärscan zugeordnet werden. Der Scannerkopf wird mit Einwegscanhülsen hygienisch abgedichtet.

Der iTero-Scanner arbeitet nach dem Prinzip der parallelen *konfokalen Laserstrahlen*, bei dem auf 300 Messebenen 100.000 fokussierte Laserpunkte erfasst werden. Die Laserstrahlen werden durch eine Lochblende auf die Fokusebenen in Abständen von 50 µm gelenkt.

Die Kennzeichen des Intraoralscanners Cadent itero:

- Konfokales Bildgebungsprinzip
- 100.000 parallele Laserstrahlen
- 300 Messebenen mit 50 µm Abstand der Fokusebenen
- Messfeld von 14 x 18 mm
- Kein Scanpuder oder Scanspray erforderlich
- Einwegscanhülsen
- Echtzeitdarstellung am Bildschirm/Touchscreen

Das System besitzt eine kabellose Internetverbindung zum Zentralrechner bei Cadent (Carlstadt, NJ, USA).

Die *digitale Abformung* beginnt beim Unterkiefer des Patienten und wird auf dem Monitor des Geräts verfolgt. Der optimale Scanabstand (Tiefenschärfebereich) zum Zahn wird auf dem Monitor kenntlich gemacht; der optimale Abstand für das Linsensystem (nicht zu nah, nicht zu weit) liefert die maximale Datenmenge. Auf dem Monitor werden Bereiche, zu denen noch keine bzw. zu wenig Daten erfasst worden sind, schwarz bzw. rot kenntlich gemacht.

Der Oberkiefer wird danach in gleicher Weise gescannt. Im dritten Schritt wird die Interkuspidationsposition gescannt,

d. h., es werden einige antagonistische seitliche Zahnpaare von bukkal aufgenommen.

Für einen *optimalen Scan* müssen Zungenbewegungen unterbleiben, die Zähnen sollen trocken sein und zur Darstellung der Präparation muss eine Retraktion des Gingivalbereichs erfolgen. Das Scanergebnis kann sofort am Monitor überprüft werden. Die virtuelle Darstellung lässt sich drehen, kippen oder vergrößern. Muss die Präparation korrigiert werden, lässt sich der relevante Bereich selektiv nachscannen. Die Daten werden gesichert und lassen sich online an das zahntechnische Labor übermitteln.

Fehlerabweichungen bei der intraoralen Digitalisierung können bis zu 80 µm betragen, wobei die Abweichungen als Fortpflanzungsfehler beim Zusammensetzen der Datensätze entstehen. Aufzeichnungsfehler können wie auch bei der konventionellen Abformtechnik durch Speichel oder Blut auftreten.

Aufgrund der Transluzenz reflektiert das Licht in unterschiedlichen Schichten der Zahnsubstanzen, was Messfehler erzeugt; durch Bepuderung mit opaken Pudern wird die Transluzenz behoben, dafür entsteht ein Messfehler durch die Puderschicht.

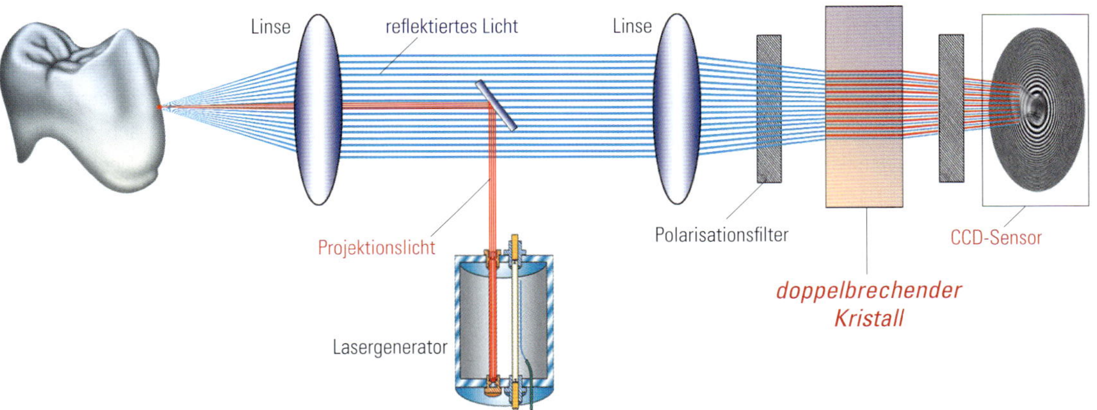

Abb. 667 Bei der *konoskopischen Holografie* wird ein Lichtstrahl aus kohärentem Laserlicht vom Scanobjekt diffus reflektiert. Das reflektierte Licht wird durch ein Linsensystem zunächst parallelisiert und dann auf einen doppelbrechenden Kristall hin gebündelt. Am Eintritt in den Kristall wird der Strahl in zwei Teilstrahlen gebrochen. Die Teilstrahlen verlaufen im Kristall nicht parallel, werden beim Austreten aus dem Kristall wieder gebrochen und treffen versetzt auf dem Sensor auf. Sie erzeugen eine sogenannte Fresnelsche Zonenplatte; ein Betrachter würde ein Doppelbild erkennen.

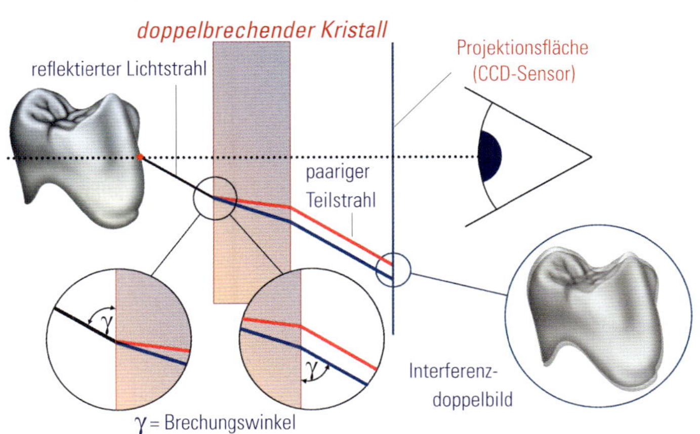

Abb. 668 Bei einem doppelbrechenden Kristall wird der vom Objekt reflektierte Strahl beim Eintritt in den Kristall in zwei Teilstrahlen aufgespalten und in unterschiedliche Verlaufrichtungen gebracht. Beim Austritt werden die Teilstrahlen wiederum unterschiedlich stark gebrochen und verlaufen nun parallel aber versetzt auf die Projektionsebene. Dort erzeugen sie ein Doppelbild, das durch Triangulation zu einem dreidimensionalen Bild berechnet werden kann.

Datenaufbereitung

Die ***CAD/CAM-Software*** besteht im Allgemeinen aus mehreren Software-Paketen, wie:

- Scanner-Software zum Betreiben des Scanners, zur Digitalisierung und Aufarbeitung der Messdaten;
- CAD-Software oder Modellationssoftware zur virtuellen Modellation des Zahnersatzes;
- CAM-Software als Maschinensteuerung bzw. Fräsbahnberechnung zur Herstellung des Zahnersatzes.

Mit der ***Scanner-Software*** wird nicht nur der Abtastvorgang gesteuert, sondern sie liefert die Datensätze der dreidimensionalen Objektstruktur als eine Ansammlung von Punkten, die durch einen X-, Y- und Z-Wert definiert sind. Damit aus den ***Scandaten*** ein Modelldatensatz (CAD-Modell) entsteht, der sich ***visualisieren*** lässt, müssen die Datensätze von unterschiedlichen Ansichten des Objektes zusammengesetzt, gefiltert und die Punktewolken zu Flächen zusammengefügt werden. Die Qualität der dreidimensionalen Datensätze in Form der Punktewolken ist abhängig von dem verwendeten Abtastsystem, von der Größe des Scanfeldes, ob einzelne Scans zusammengefügt wurden (matching) und von dem optischen System (Laser oder Weißlicht). Die Daten sind im ASCII-Format (*A*merican *S*tandard *C*ode for *I*nformation *I*nterchange = Amerikanischer Standardcode für Informationsaustausch) als Klartext in sehr großen Datensätzen gespeichert, bei denen Formatierungsfehler auftreten können.

Digitalisierdatensätze müssen daher durch Software-Filter nachbearbeitet werden, indem Streupunkte und messbedingtes Rauschen entfernt wird. Die Filtersoftware entfernt die Fehlerpunkte abhängig von der Dichte der Punktewolke. Dieser Vorgang kann automatisch erfolgen oder die Anzahl der zu entfernenden Streupunkte lässt sich interaktiv variieren, bis maximal 50 % der Messpunkte aussortiert sind. Dadurch kann sich das Digitalierungsergebnis auch verschlechtern, vor allem wenn 3D-Daten durch Überlagerung ausgerichtet bzw. zusammengesetzt werden. Hier potenziert sich der Fehler, je mehr die Datensätze voneinander abweichen bzw. je kleiner die Überlappungen der gescannten Flächen sind.

Für die ***dreidimensionale Darstellung*** und für den Datensatz zur CAD-Konstruktion müssen die ungeordneten, aber schon gefilterten Punktewolken in eine Flächenstruktur umgerechnet werden. Hierzu werden Dreiecksflächen entweder mit jeweils drei zusammenstehenden Punkten aufgespannt, d. h., die Punktewolke wird trianguliert. Zusammenstehende Punkte können auch mit kubischen Kurven zu Polynomen verbunden werden. Diese harmonisch gekrümmten Verbindungskurven erzeugen eine Netzgrafik, die sich als stetige und glatte Objektoberfläche sowohl virtuell abbilden, als auch als Modelldatensatz im Rapid-Prototyping materiell umsetzen lässt.

Dazu wird die ***resultierende Netzgrafik*** in ein geeignetes Dateiformat überführt, das als Grundlage auch der CAD- und CAM-Software dient. Dieses Verfahren wird Flächenrückführung genannt. Das Datenformat kann so angelegt sein, das es systemübergreifend für CAD/CAM–Systeme unterschiedlicher Anbieter (offenes System) eingesetzt werden kann oder systemimmanent für nur einen Anbieter (geschlossenes System) gilt.

Geschlossene Systeme benutzen Datensätze der Verfahrenskette von Digitalisierung, Konstruktion und Fertigung, die nicht in andere Systeme exportiert werden können. Dieses Verfahren erleichtert die Abstimmung der einzelnen Systemkomponenten zu Lasten der Flexibilität.

Offene Systeme ermöglichen den Export erfasster Daten oder den Import bzw. die Verwendung fremder Datensätze (Modelldaten-, Fertigungsdatensatz, Archivierung), die mit anderen Systemen vorbereitet wurden.

Schnittstellen für offene Systeme zum Export oder Import der Digitalisierdatensätze müssen normiert sein, um den Datentransfer zu ermöglichen. Diese Normung betrifft die Parameter der Softwarealgorithmen und die Abstimmung der Hardwarekomponenten, damit sich Digitalisierfehler und Fertigungsfehler nicht addieren. Eine vollständige Standardisierung liegt noch nicht vor, doch sind die meisten CAD/CAM-Programme hinreichend flexibel für den Datenimport und -export.

Die Schnittstellen betreffen den ***Datentransfer*** zwischen Datenaufnahme, Datenaufbereitung und Modelldatensatz zur Weiterverarbeitung in die CAD-Konstruktionssoftware (primäre Schnittstelle), sowie die zweite Schnittstelle zwischen den CAD-Programmen und einem CAM-Fertigungsverfahren. Als Datenformate dienen das STL-(Surface Tesselation Language, Stereolithography Language), das DXF- (Drawing Interchange Format) oder das IGES-Format (Initial Graphics Exchange Specification).

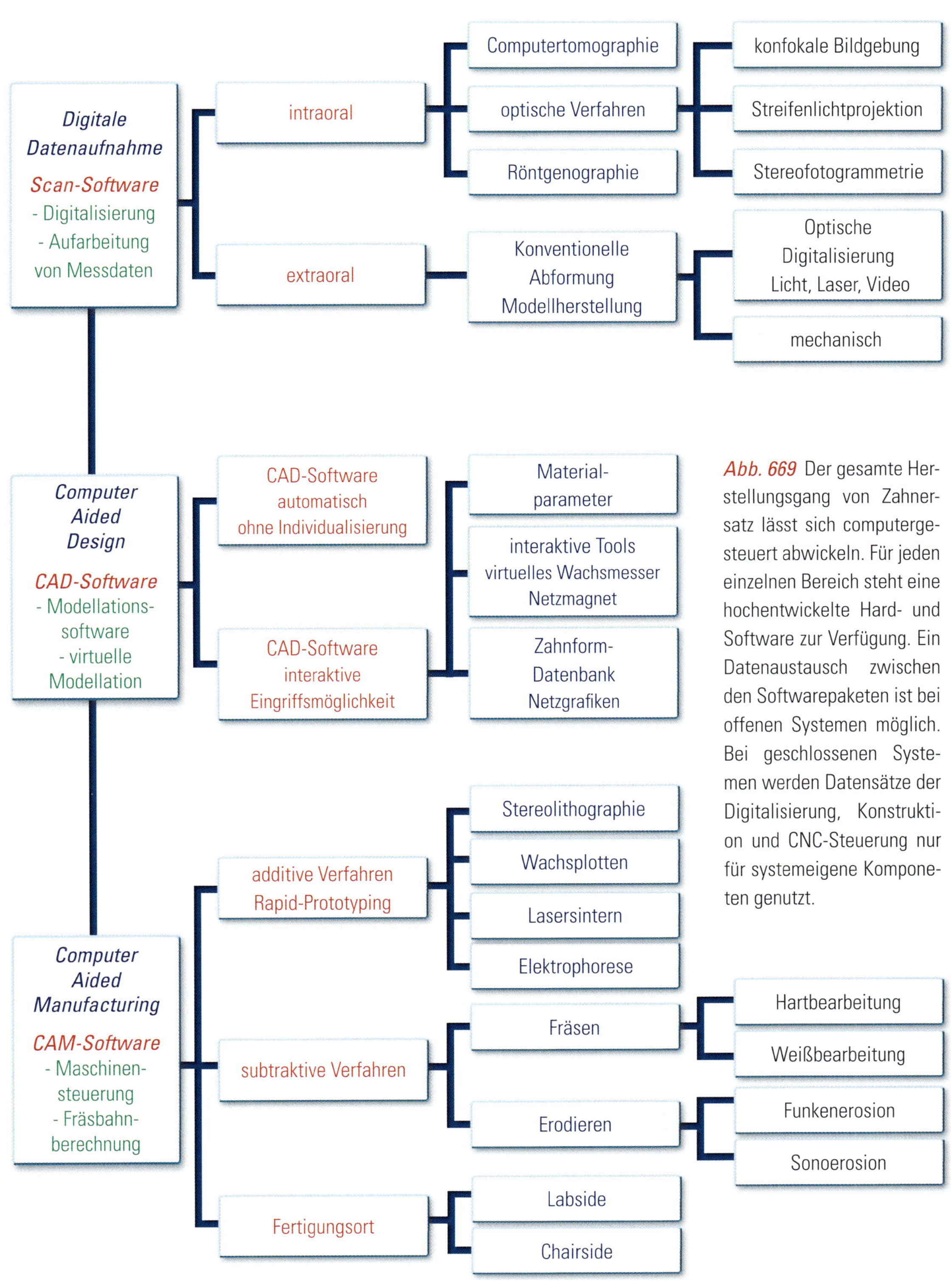

Abb. 669 Der gesamte Herstellungsgang von Zahnersatz lässt sich computergesteuert abwickeln. Für jeden einzelnen Bereich steht eine hochentwickelte Hard- und Software zur Verfügung. Ein Datenaustausch zwischen den Softwarepaketen ist bei offenen Systemen möglich. Bei geschlossenen Systemen werden Datensätze der Digitalisierung, Konstruktion und CNC-Steuerung nur für systemeigene Komponenten genutzt.

CAD-Software

Mit der rasanten Entwicklung von Prozessoren und Grafikkarten wurde die dreidimensionale Darstellung und interaktive Bearbeitung von zahntechnischen Konstruktionsteilen möglich. Die Interaktion mit Freiformelementen, im Gegensatz zu geometrisch bestimmten Formen (Kubus, Kugel, Zylinder) erfordert nämlich eine enorme Speicherkapazität, hohe Prozessorgeschwindigkeit zur Darstellung in Echtzeit und schnelle Grafikkarten mit hoher Integrationsdichte.

Durch die ***Entwicklung der Software*** mit ihrer ausgereiften Benutzerführung, zusätzlichen Werkzeugen zur differenzierten Interaktion wurden Expertensysteme geschaffen, mit denen ein Laie nicht mehr sinnvoll arbeiten kann. Die heutigen CAD-Programme für den zahnmedizinischen Bereich ermöglichen eine differenzierte, individuelle Gestaltung von Konstruktionsteilen durch ausgereifte Werkzeuge (Tools), optimierte Benutzeroberflächen, stringente Menüführung und Übersichtlichkeit, sowie automatisierte Funktionen, die sich variabel interaktiv kontrollieren und korrigieren lassen. Die Programme ermöglichen darüber hinaus eine gültige Dokumentation nach dem Medizinproduktegesetz (MPG).

Diese ***komplexen, interaktiven CAD-Programme*** erfordern für die erfolgreiche Nutzung sowohl fachliche Kompetenzen und Kenntnisse bezogen auf Materialeigenschaften, prothetisch-konstruktive Bezüge und physiologische Implikationen von zahnmedizinischen Therapiemitteln als auch computertechnische Fertigkeiten als Software-User. In ihrer Gesamtheit überbieten die zu fordernden Kenntnisse und Fertigkeiten das momentan gültige Berufsbild (2012) des Zahntechnikers.

Das ***computergestützte Gestalten***, das eigentliche computer aided design von Zahnersatzteilen, erfolgt virtuell auf Modelldatensatzes, der durch die CAD-Software dargestellt wird. Zunächst wird das Modell in der Einschubrichtung des Zahnersatzes oder in einem virtuellen Artikulator ausgerichtet. Das lässt sich automatisch oder interaktiv durchführen. Dann können, bezogen auf die Einschubrichtung, Unterschnitte ausgeblockt werden, so wie es an einem realen Modell auch geschehen würde.

Danach wird der ***Verlauf der Präparationsgrenze*** festgelegt unter Verwendung so genannter Kantensuchalgorithmen, die eine automatische Erkennung gewährleisten, aber auch eine manuelle Festlegung ermöglichen. Die Anzeichnung erfolgt virtuell mit einem Eingabegerät (Maus). Wie präzisie der Grenzverlauf erfasst wird hängt von der Auflösung, von den Suchalgorithmen der Software und der Sorgfalt des Bedieners ab. Zur Korrektur des Präparationsgrenzverlaufs können tangentiale Teilstücke verschoben werden. Mit dem CAD-Programm können auf beschliffenen Stümpfen und zahnlosen Kieferabschnitten Kronen- bzw. Brückengerüste, komplette Zahnformen und auch Modellgussgerüste konstruiert werden.

Moderne CAD-Systeme ermöglichen die Konstruktion des Zahnersatzes unter Berücksichtigung der Okklusionsprinzipien. Die Kauflächengestaltung ist entweder eine exakte Reproduktion der Zähne aus einem Scan vor der Präparation oder es wird die ideale Zahnform aus einer Datenbank entnommen und mit Hilfe der CAD-Software individuallisiert. Diese digitalen Netzgrafiken idealer Zahnformen lassen sich dreidimensional verformen, verzerren, drehen und vergrößern sowie an die Präparationsgrenze, die Zahnstumpfform, Kieferkammkonturen, die okklusalen und approximalen Verhältnisse anpassen.

Die ***mathematischen Algorithmen*** sind den zahntechnischen Arbeitstechniken des Auftragens oder Wegschnitzens von Wachs eng angelehnt. Damit binden die CAD-Programme den Zahntechniker zentral in den Konstruktions- und Herstellungsprozess ein, und benötigen seine interaktiven Eingriffe in den CAD-Konstruktionsprozess. Die Interaktionen mit den angebotenen Tools (virtuelles Wachsmesser, Netzmagnet, Glätten, usw.) kann intuitiv erfolgen, weil es den zahntechnischen Handlungssabläufen entspricht .

Durch diesen ***manuellen interaktiven Eingriff*** wird das Design qualitativ verbessert, es kann aber auch verschlechtert werden. Denn nicht jede mit der Software konstruierbare Form lässt sich auch mit jedem CAM-Verfahren verwirklichen. Zu spitze, tiefe Fissuren oder enge Radien auf Höcker- oder Vestibulärflächen lassen sich bei subtraktiven Herstellungsverfahren aufgrund der Durchmesser der rotierenden Instrumente nicht fräsen. Hier bietet die Software Tools an, die bezogen auf die technische Umsetzung (fräsen oder errodieren) den Konstruktionsdatensatz überprüfen und soweit modifizieren, das ein nutzbarer Fertigungsdatensatz entsteht.

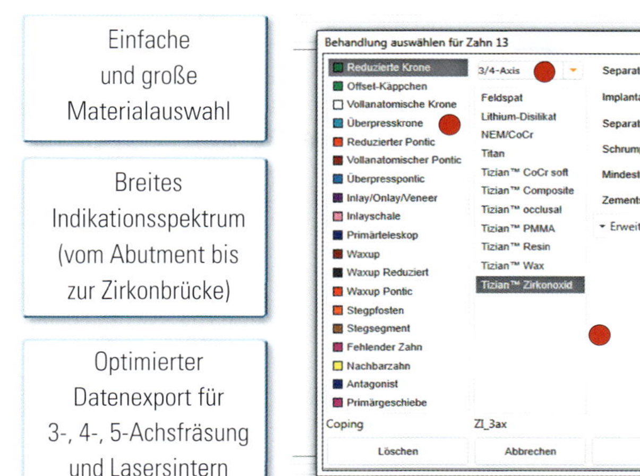

Abb. 670 Die CAD-CAM Software des Digital-Workflows hat die Qualität von Expertensystemen mit einer komplexen Menüführung, die ohne grundlegende Computerkenntnisse nicht zu bewältigen ist. Ganz unabhängig davon, dass natürlich die umfassenden Kenntnisse über die Konstruktion von zahnärztlichen Therapiemitteln und Prothesen abverlangt werden, ist auch das Wissen und Können zur manuellen Weiterverarbeitung von prothetischem Ersatz unerlässlich. Mit der Software (wie hier mit der Tizian™ Creativ RT von Schütz-Dental) lassen sich alle wesentlichen Parameter automatisch anwählen oder mit verschiedenen virtuellen Werkzeugen interaktiv individualisieren.

Abb. 671 Die Software weist offene Schnittstellen für den Import und Export von STL-Daten auf, wie z. B. intraorale Kameras oder CNC-Frästmaschinen. Daneben sind Datenbanken der gängiger Implantatsysteme und aller Zahnformen hinterlegt, die die fotorealistische Darstellung von Zähnen erlaubt. Konstruktion und Modellation erfolgen in Echtzeit.

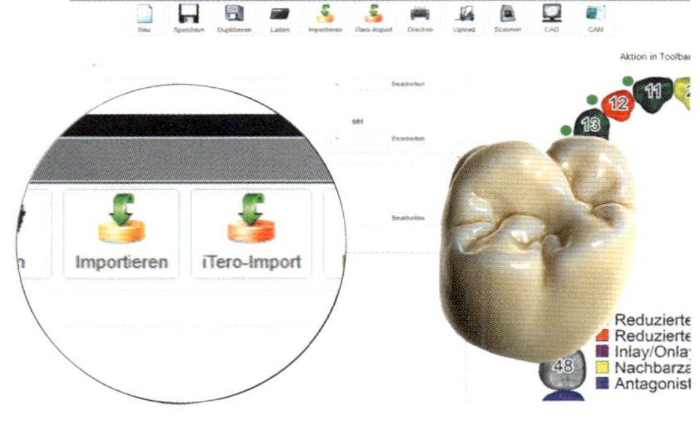

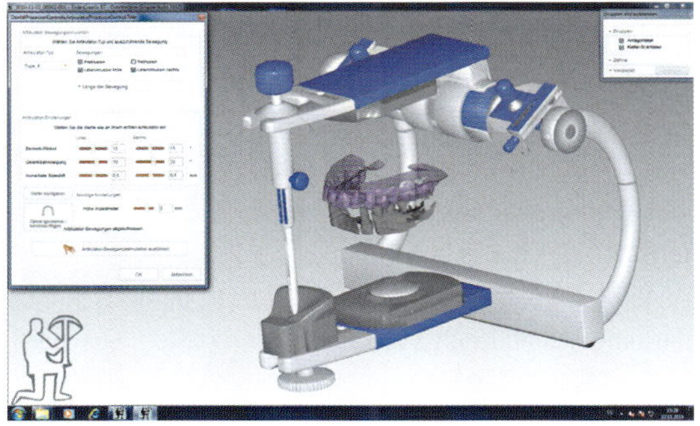

Abb. 672 Der virtuelle Artikulator ist Zusatzmodul mit sechs verschiedenen Artikulatoren (hier Artex® Amann Girrbach AG), das exakt auf die CAD-Software abgestimmt ist, so dass Kontrollarbeiten, wie das Beseitigen von Störkontakten, mit diesem Tool möglich sind.

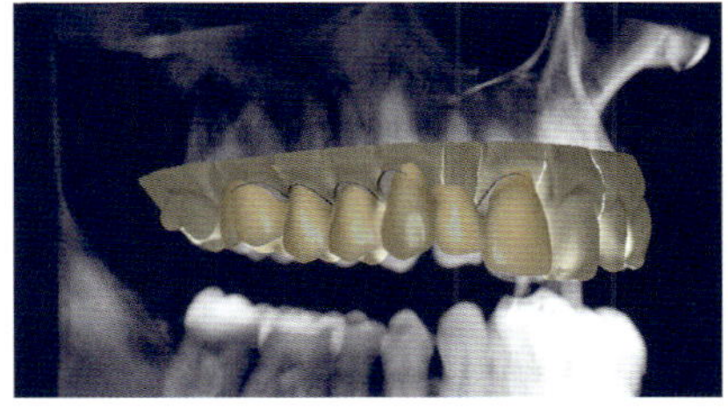

Abb. 673 Ein weiteres Softwaremodul ermöglicht den Abgleich der Modellation mit den DICOM-Daten des Patienten, so dass die gesamte Konstruktion in Bezug auf Weichgewebe bzw. Lippenvolumen ästhetisch überprüft werden kann. Dieses Modul schafft auch die Basis für die Gestaltung von Bohrschablonen und Provisorien.

Abbildungen mit freundlicher Genehmigung der Schütz Dental GmbH, Rosbach; www.schuetz-dental.de

Prinzip der CAM-Fertigung

Zahntechnische Formteile sind individuelle Einzelstücke, die im Gegensatz zur industriellen Serienproduktion als geometrisch unbestimmte Freiformen angepasste Fertigungsverfahren erfordern. Diese Verfahren sind nicht nur auf die besonderen Werkstoffe auszulegen, sondern stellen auch besondere technologische Ansprüche an die Formgenauigkeit z. B. bei der Anpassung der Objektränder auf Präpartionsgrenzverläufe. Die computergestützten Verfahren (CAM) werden dadurch bis an die Grenze des momentan technologisch Machbaren gebracht.

Die *CAM-Fertigung* (Computer Assisted/Aided Manufacturing) ist das computergestützte Herstellen des Zahnersatzes mit numerisch gesteuerten Maschinen, den CNC-Einheiten, für die der Datensatz von der Modellationssoftware auf ein lesbares Datenformat umgeformt werden muss. Es müssen z. B. Fräsbahnen für Fräsgeräte oder verschiedene Schichten für Rapid-Prototyping-Verfahren berechnet werden; denn es kommen in der Zahntechnik abtragende und aufbauenden CNC-Verfahren zur Anwendung.

Bei *abtragenden bzw. subtraktiven Verfahren* werden die Formkörper aus Rohlingen unterschiedlichen Materials (Werkstoffblank) herausgearbeitet. Die Wirtschaftlichkeit dieser Verfahren ist abhängig von den Werkstoffkosten, weil bis zu 80 % des Werkstoffrohlings beim Schleifen verloren geht. Für Edelmetalle sind subtraktive Fertigungswege daher nicht praktikabel, sondern diese gelten eher für kostengünstige Keramiken aus vorgefertigten Blanks im teil- oder dichtgesinterten Zustand.

Die *aufbauenden bzw. additiven Verfahren* sind direkte Herstellungsweisen wie das Urformen (vgl. Fertigungsverfahren Seite 175), bei denen die Formteile schichtweise mit unterschiedlichen Werkstoffen aufgebaut werden. Diese Verfahren sind sehr wirtschaftlich, weil das Material annähernd verlustfrei verarbeitet wird. Das additive Verfahren setzt die virtuelle Form direkt in ein materielles Objekt (z. B. Wachsplotten) um, das allerdings u. U. in nachfolgenden konventionellen Arbeitsgängen (Gießen, Pressen) in die endgültige Gebrauchsform gebracht werden muss.

Nach dem *Ort der Fertigung* kann bei den Gerätekonfigurationen unterschieden werden, ob die Herstellung des Formteils in der Zahnarztpraxis, im zahntechnischen Labor oder dezentral in einem industriellem Fertigungszentrum stattfindet. Welchem der Produktionsorte der Vorzug gegeben wird, ist im Grundsatz eine Kosten-Nutzen-Abwägung. Beim sogenannten *Chairside-Verfahren* in der Zahnarztpraxis wird die Datenaufnahme direkt intraoral durchgeführt, die Restauration vom Zahnarzt am Monitor gestaltet und das Formteil unmittelbar im CNC-Verfahren hergestellt. Die Softwareprogramme sind bedienerfreundlich und der maschinelle Bearbeitungsprozess läuft zeitsparend ab und ist für die Füllungstherapie und Schalentechnik (Veneers) erfolgreich anwendbar.

CAD/CAM-Einheiten für das *zahntechnische Labor* ermöglichen umfangreichere Konstruktionen von den Kronen-, Brücken-und Modellgussgerüsten bis hin zu den indiduellen Abutments für die Implantologie.

Bei dezentralen, *industriellen Produktionsstätten* sind Datenaufnahme und maschinelle Herstellung getrennt und können vom Zahnarzt direkt oder vom Dentallabor in Anspruch genommen werden. Hier lassen sich unterschiedliche Formteile anfordern, wie z. B.: Arbeitsmodelle und Bohrschablonen aus Kunststoff nach dem Stereolithographie-Verfahren hergestellt, oder Kronenkäppchen und Brückengerüste aus Sinterkeramik oder Metall, die anschließend verblendet werden müssen.

Als *CNC-Einheiten* kommen modifizierte Werkzeugmaschinen aus der Industrie zum Einsatz. Bei den subtraktiven Verfahren sind dies meist spanabhebende Fräsmaschinen im mittleren Drehzahlbereich für die Titanbearbeitung und mit hohen Drehzahlen für die Keramikbearbeitung. Moderne 5-Achs-Fräsmaschinen ermöglichen die Bearbeitung der Werkstoffblanks aus allen Richtungen, wobei drei der Achsen sich auf die Bewegungsmöglichkeit des Werkzeugs in den Raumkoordinaten und zwei auf die Wendemöglichkeiten des Werkstücks beziehen.

Andere *CNC-Bearbeitungsmethoden* berücksichtigen die unterschiedlichen Werkstoffeigenschaften. Die Bearbeitung von präfabrizierten, gesinterten oder ungesinterten Keramikblanks kann durch abtragendes Schleifen oder durch Ultraschallerosion erfolgen. Metall lässt sich durch Funkenerosion subtraktiv bearbeiten oder additiv durch selektives Lasersintern formen, während Kunststoffe additiv mit dem Rapid-Prototyping-Verfahren aufgetragen werden.

additive Verfahren
- direkte Herstellung/Urformen
- schichtweises Aufbauen aus
  - Kunststoff, Wachs, Metall
- Rapid-Prototyping
  - Stereolithographie
  - Wachsplotten
- Lasersintern

CNC-Maschinen für
- spanabhebende Formgebung
- 5-Achs-Fräsmaschinen
  - mittlere Drehzahlen für Metallverarbeitung
  - hohe Drehzahlen für hochgesinterte Keramik
- Erodiergeräte
  - Funkenerosion, Sonoerosion

Prinzip der CAM-Fertigung von zahntechnischen Formteilen

subtraktive Verfahren
- spanabhebendes Fräsen von Werkstoffrohlingen aus
  - gepresstem Keramikpulver (Weißbearbeitung)
  - hochfest gesinterter Keramik (Hartbearbeitung)
  - Metallblanks

Ort der Herstellung
- Chairside
  - in der Zahnarztpraxis
- Labside
  - im Dentallabor mit zentraler Einbindung der Zahntechnik
- Instustrielle Fertigung
  - dezentrale Datenaufnahme und Herstellung

Abb. 674 - 677 Für den Complete Digital Workflow eignen sich kompakte Fräsmaschinen zum Einsatz im Dentallabor, bei denen bis zu 75 Einheiten pro Tag mit höchster Genauigkeit gefräst werden können. Mit 200 frei wählbaren, auf die Objekte zugeschnittenen Frässtrategien lassen sich über 20 verschiedene Werkstoffe bearbeiten, u. a. Zirkonoxid, PMMA, EMF, Titan und Lithiumdisilikat. Die 5-Achs-Fräsanlagen fräsen unterschnittige Bauteile, wie Kronen- und Brückengerüste, Stege, Modelle, Chirurgie- und Therapieschienen. Die mit einer Hoch-Frequenz-Spindel ausgestatteten Geräte ermöglichen bis zu 60.000 U/Minute und sind mit einem 12-fach Werkzeugwechsler zur Werkzeugaufnahme mit 3 oder 6 mm Schäften ausgestattet. Die Software ermöglicht aus STL-Daten, Sägeschnittmodelle zu generieren.

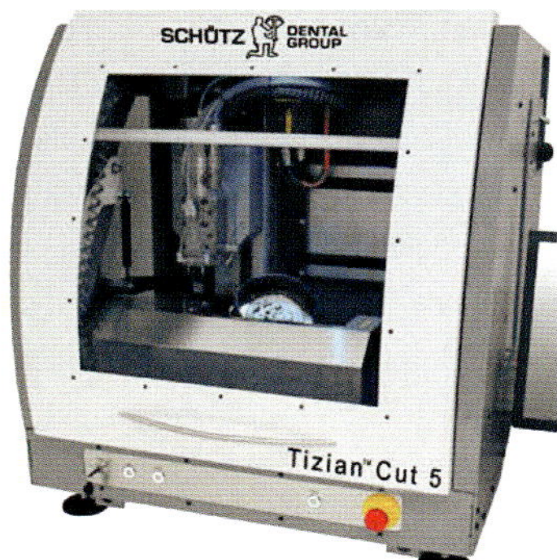

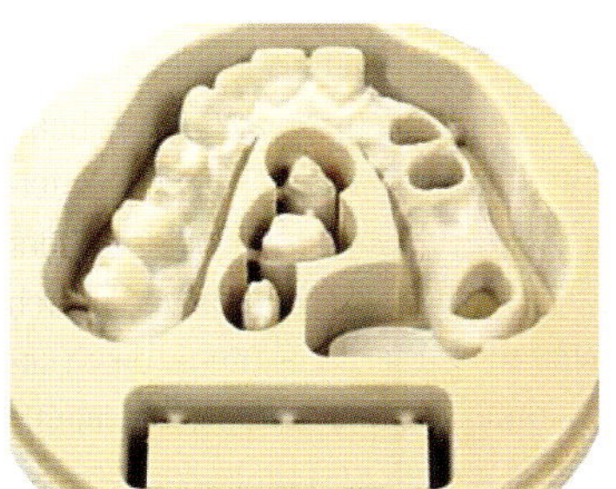

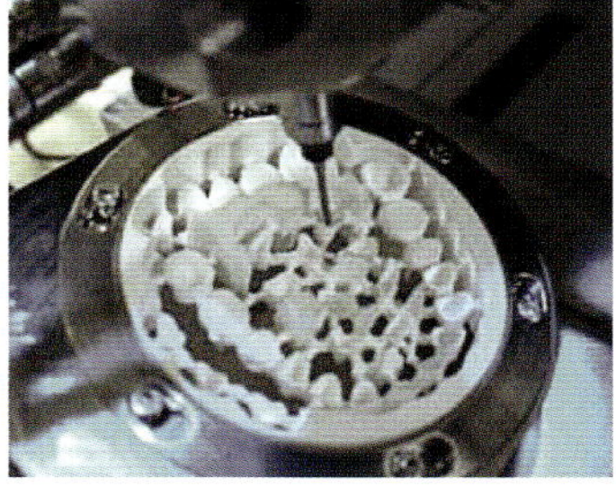

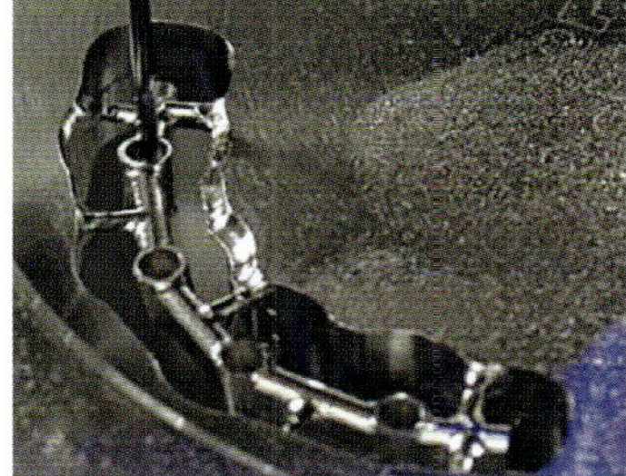

Abbildungen mit freundlicher Genehmigung der Firma Schütz Dental GmbH, Rosbach; www.schuetz-dental.de

Additive CAM-Verfahren

Computergestützte ***additive Verfahren*** bauen das Formteil (Zahnersatzteil, Schiene, Bohrschablone) schichtweise nach dem virtuellen CAD-Modell auf. Diese Verfahren ermöglichen die Umsetzung komplexer Geometrien, wozu nur wenig Material benötigt wird, im Gegensatz zum subtraktiven Verfahren. Es lassen sich mehrere Objekte parallel in einem rationellen, wirtschaftlichen Ablauf herstellen. Zu diesen ***Formgebungsverfahren*** gehören:

- Stereolithographie
- Lasersintern
- Fused Deposition Modeling
- 3D-Drucken (Wachsplotten)
- Elektrophoretische Abscheidung

Abhängig von der ***Schichtdicke*** ist die Qualität des CAM-Objekte; je feiner die Schicht, umso besser die Oberflächendetails. Bei groben Schichten entsteht eine raue sichtbare Stufenbildung, aber die Fertigungsgeschwindigkeit ist höher: Je präziser das Formstück werden soll, umso länger dauert die technische Umsetzung, was bei automatisierten Arbeitsgängen aber nicht problematisch ist, weil die Maschinen permanent im Betrieb gehalten werden können. Als ***Rohmaterialien*** werden Keramikpulver oder Keramikschlicker, Metallpulver, flüssiges Photopolymer und Thermoplaste verwendet, um virtuelle CAD-Modelle in konkrete zahntechnische Objekte umzusetzen. Die Volumenschwindung des Rohmaterials - Photopolymere schrumpfen um ca. 3 bis 4 %, Aluminiumoxid um ca. 18 % und Zirkoniumdioxid um ca. 27 % (wird bei der Datenaufbereitung CAD-Datensätze berücksichtigt).

In der ***Stereolithografie*** bzw. Rapid Prototyping wird das Werkstück nach den aufbereiteten CAD-Daten aufgebaut. Stereolithographiegeräte funktionieren wie 3-D-Drucker. Eine Trägerplattform lässt sich der senkrechten z-Achse in Schichtstärkenabständen absenken; der flüssige, UV-härtende Kunststoff (Photopolymer) wird durch eine Düse aufgebracht und durch einen punktförmig gebündelten UV-Lichtstrahl lokal verfestigt. Düse und Lichtstrahl werden in der x-y-Ebene programmgesteuert geführt. Durch das punktförmige Auftragen des Kunststoffes entstehen in der x-y-Ebene aneinandergereihte Volumenelemente, die schichtweise von unten nach oben aufgebaut werden. Mit der Stereolithografie lassen sich präzise Arbeitsmodelle nach optischer Digitalisierung anfertigen, chirurgische Führungsschablonen (Bohrschablonen) für die Implantatinsertion, Epithesen und kieferorthopädische Geräte herstellen.

Beim ***Lasersintern*** werden Gerüste aus Metall schichtweise aufgebaut. Dazu werden die CAD-Daten der virtuellen Modellation in Scheiben ("Slicen"; von engl.: slice = Scheibe) zerlegt und in quasi-zweidimensionale Datensätze umgerechnet. Mit diesen Datensätzen wird eine Metallpulverschicht auf die Arbeitsplattform aufgetragen und mit einem Laserstrahl selektiv, punktuell aufgeschmolzen und durch Sintern verdichtet (Selektives Lasersintern = SLS bzw. Selective Laser Melting = SLM). Dann wird die Arbeitsplattform abgesenkt, eine neue Pulverschicht aufgetragen und erneut mit dem Laser selektiv verfestigt.

Das ***Fused Deposition Modeling*** (FDM, Schmelzschichtung) ist ein Verfahren des Rapid Prototyping, bei dem das Objekt schichtweise aus einem schmelzfähigem Kunststoff aufgebaut wird. Bei diesem thermoplastischen Verfahren erfolgt der Materialauftrag mit einem erwärmten Kunststoffdraht, der in der Fertigungsebene über eine CNC-geführte Heizdüse (Extrudierdüse) herausgeschoben wird. Die Schichten zwischen 0,025 bis 1,25 mm Stärke verbinden sich zu einem komplexen Bauteil.

Das ***Wachsplotten***, ***3D-Drucken*** oder Wachsdrucken wird zum Anfertigen von Wachsobjekten in großen Stückzahlen verwendet. Das Wachs wird durch eine Druckdüse auf der x-y-Ebene schichtweise schmelzflüssig aufgetragen, während die Arbeitsplattform in der z-Achse kontinuierlich in Schichtstärke abgesenkt wird. Je feinstufiger die Abstenkung auf der z-Achse, umso glatter ist die Objektoberfläche. Die Wachsobjekte werden mit Gusskanälen versehen, eingebettet und konventionell gegossen.

Die ***elektrophoretische Abscheidung*** von Keramikschlicker und das Aufpressen von Aluminiumoxid- oder Zirkondioxidkeramik auf vergrößerte Duplikatstümpfe mit anschließender maschineller Außenkonturierung und Sinterung gehören auch zu den additiven Verfahren. Die Abscheidung von Ionen oder Teilchen mit Oberflächenladung erfolgt im elektrischen Feld an der entgegengesetzt geladenen Elektrode in Form eines mit Leitsilberlack beschichteten Dublikatstumpfes. Um die Sinterschwindung auszugleichen, ist der Duplikatstumpf leicht vergrößert. Anschließend muss ein Sinterung und Glasinfiltration erfolgen und die Außenkontur nachgearbeitet werden.

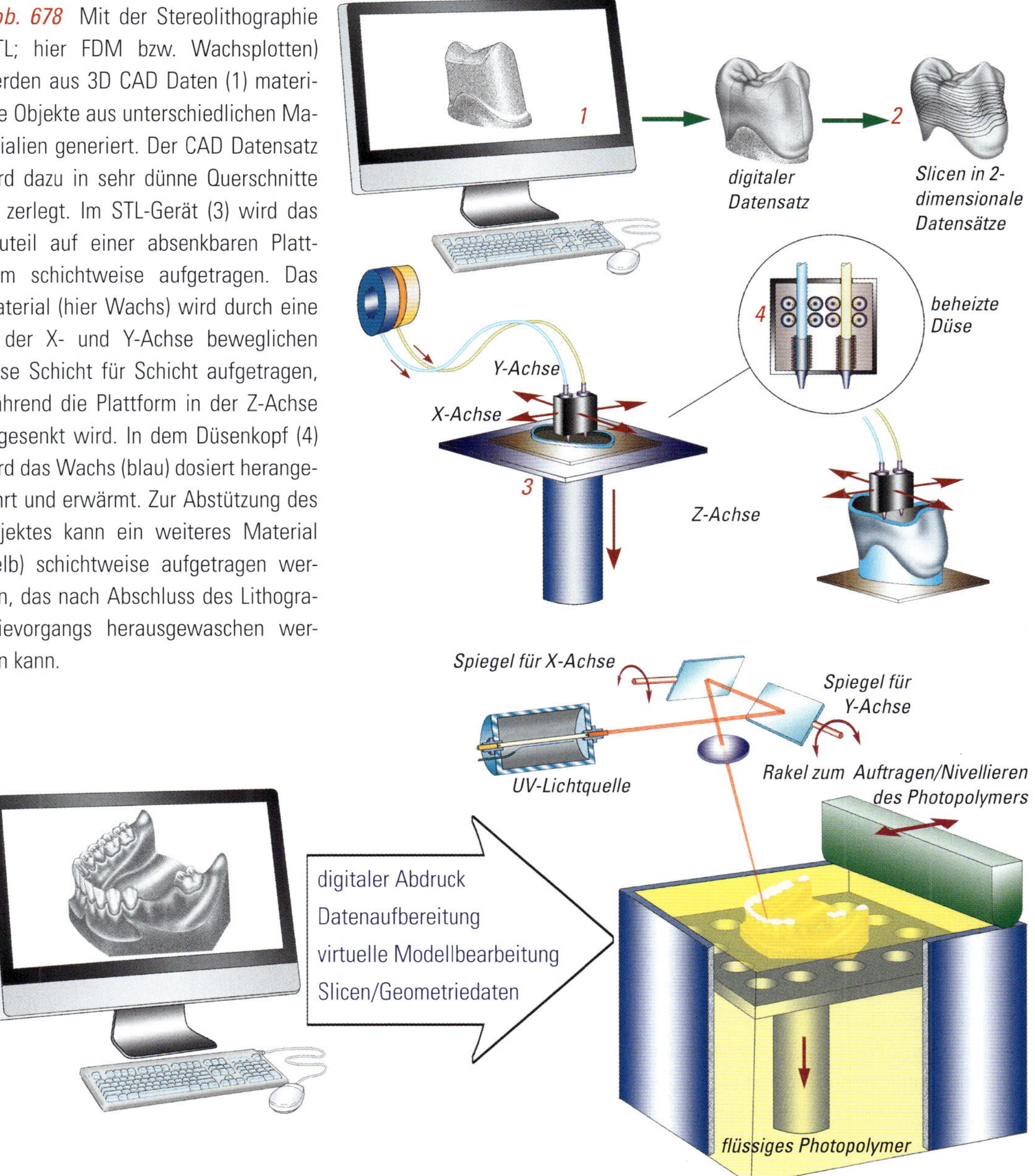

Abb. 678 Mit der Stereolithographie (STL; hier FDM bzw. Wachsplotten) werden aus 3D CAD Daten (1) materielle Objekte aus unterschiedlichen Materialien generiert. Der CAD Datensatz wird dazu in sehr dünne Querschnitte (2) zerlegt. Im STL-Gerät (3) wird das Bauteil auf einer absenkbaren Plattform schichtweise aufgetragen. Das Material (hier Wachs) wird durch eine in der X- und Y-Achse beweglichen Düse Schicht für Schicht aufgetragen, während die Plattform in der Z-Achse abgesenkt wird. In dem Düsenkopf (4) wird das Wachs (blau) dosiert herangeführt und erwärmt. Zur Abstützung des Objektes kann ein weiteres Material (gelb) schichtweise aufgetragen werden, das nach Abschluss des Lithographievorgangs herausgewaschen werden kann.

Abb. 679 Stereolithographie (STL) ist aus dem Griechischen abgeleitet und bedeutet räumliches Schichtzeichnen. Das Formobjekt wird digital aufbereitet und in zweidimensionale Querschnitte zerlegt (Slicen). Das Bauteil wird schichtweise aus einem flüssigen Akrylharzphotopolymer aufgebaut, indem ein UV-Licht- oder Laserstrahl in der X- und Y-Achse über den Bauteilquerschnitt geführt wird und ihn aushärtet. Nach jeder Schicht wird die Plattform nach unten gefahren (Z-Achse) und mit frischem Photopolymer bestrichen. Jetzt wird die neue Schicht ausgehärtet, usw. Beim selektiven Lasersintern (SLS) wird statt des Photopolymers ein Metallpulver verschmolzen.

Subtraktive CAM-Verfahren

Bei den ***subtraktiven CAM-Verfahren*** werden die computer-konstruierten Formteile mit spanabhebenden Instrumenten aus einem Werkstoffrohling, meist aus gepresstem keramischen Pulver oder hochfest gesinterter Keramik, gefräst bzw. geschliffen. Werkstoffrohlinge aus gepresstem Keramikpulver müssen nach der subtraktiven Formung noch durch Sintern oder Glasinfiltrieren nachbearbeitet werden. Rohlinge aus hochfest gesinterter Keramik brauchen nicht nachbearbeitet werden.

Für die ***computergestützte Fertigung*** muss der Datensatz des CAD-Flächenmodells in mathematische Funktionen für die Fräsbahnen einer CNC-Maschine (Computer Numeric Control, computergestützte numerische Steuerung) umgerechnet werden. Die Fräsdatei besteht aus der dreidimensionalen Bahnkurve des Schleifkörpermittelpunktes; wobei die Bahnkurve um den Radius des Schleifköpers versetzt ist. Die Genauigkeit der Objekte ist damit abhängig von der Geometrie der Fräser. Daneben werden alle technologischen ***Parameter*** für die Bearbeitung mit ***der CNC-Maschine*** festgelegt, wie

- Frässtrategie
  - Höhenlinienfräsen, Pendelschleifen u.a.m.
- Auswahl und Einsatz der rotierenden Instrumente
  - Härte und Schleif- bzw. Fräsbarkeit des Werkstoffs,
  - Größe, Form und Anstellwinkel des Schleif- bzw. Fräskopfes bezogen auf die Oberflächengeometrie,
  - Schneidengeometrie bezogen auf angestrebte Oberflächenqualität,
  - Drehzahl, Vorschub, Schnitttiefe.

Diese Parameter berücksichtigen die Eigenschaften des zu bearbeitenden Werkstoffs und sollen eine materialschonende Bearbeitung sicherstellen.

Die modernen ***CNC-Maschinen*** bewegen das Werkzeug in einem Koordinatensystem mit drei aufeinander stehenden Achsen. Man unterscheidet die CNC-Maschinen nach Zahl der Bewegungsachsen in Bezug auf Translation und Rotation von Werkzeug und Werkstück. Je komplexer die Werkstückgeometrie wie z. B. bei Freiformteilen, umso mehr Bewegungsachsen sind notwendig, um zu passgenauen Formteilen zu kommen.

Die ***5-achsigen CNC-Fräsmaschinen*** besitzen drei translatorische Achsen und zwei rotatorische Achsen. Das Werkzeug kann in den translatorischen Achsen vor und zurück bewegt und parallel nach oben und unten sowie nach links und rechts versetzt werden; in diesen drei Bewegungsachsen erfolgt das Formschleifen. Mit den zwei rotatorischen Achsen kann entweder das Formteil oder die Rotationsachse des Werkzeugs angestellt werden, d. h., das Formteil (oder Werkzeug) kann in einem Winkel gegen die Grundkoordinaten verdreht werden, damit untersichgehende Bereiche bzw. komplexe Freiformflächen ausgeschliffen werden können.

Die ***Datensätze*** für die 5-achsigen-Fräsmaschinen sind aufwändiger, damit schon geschliffene Konturen und Flächen beim Abfahren des Werkzeugs in einer versetzten Position nicht beschädigt werden. Dieser Programmteil wird als Kollisionsprüfung bezeichnet.

Die ***Schleifleistung*** des CNC-Arbeitsgangs ist abhängig von der Schnittgeschwindigkeit, resultierend aus Durchmesser und Drehzahl des Werkzeugs, sowie von der Vorschubgeschwindigkeit. Als Hochgeschwindigkeitsbearbeitung (HSC-Fräsen = High Speed Cutting, Hochgeschwindigkeitszerspanung) wird die Erhöhung der Schnittgeschwindigkeit um den Faktor 5 bis 10 gegenüber der normalen Bearbeitung bezeichnet.

Bei der ***spanabhebenden Formgebung*** werden das Schruppen und Schlichten als zwei Bearbeitunsgstrategien unterschieden. Das ***Schruppen*** ist ein schneller, effizienter Materialabtrag; es ist die vorbereitetende grobe, konturbegrenzende Bearbeitung, um für die Feinbearbeitung eine hinreichende Form zu erzeugen. Das ***Schlichten*** dient der genauen Oberflächenbearbeitung in die endgültige Form; feinere Strukturen und Oberflächen werden durch das Feinschleifen erreicht.

Zu den subtraktiven CAM-Verfahren können sowohl die Funken- als auch die Sonoerosion gezählt werden. Bei der Funkenerosion wird ein elektrisch leitfähiger Rohling mit Graphitelektroden erodiert. In der Erodier-Maschine wird im elektrolytischen Bad die Graphitelektrode in den Rohling abgesenkt (vgl. Seite 341). Die Sonoerosion geschieht mit Ultraschall, um hochfeste Keramik zu erodieren. Sogenannte Sonotroden sind mit einem Ultraschallgenerator verbunden und werden zusammen mit dem Keramikrohling in ein Flüssigkeitsbad mit festen Partikeln, z. B. Borkarbid getaucht. Der Ultraschall beschleunigt die Partikel, wodurch Material abgetragen wird.

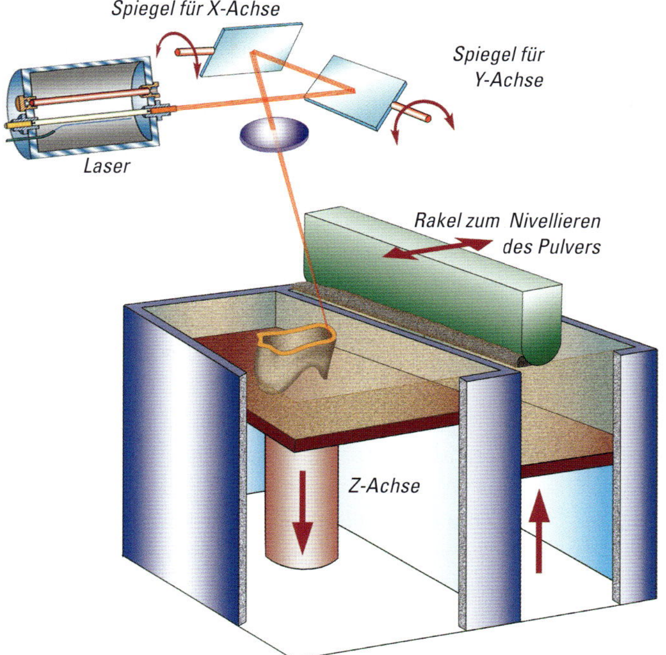

Abb. 680 Das Lasersintern ähnelt der Stereolithographie, nur dass hier kein flüssiges Photopolymer, sondern Pulverkugeln durch den Laserstrahl angeschmolzen und zusammengesintert werden. Hierzu wurde der CAD-Datesatz in einzelne Objektscheiben zerlegt (slicen), die jetzt schichtweise in Z-Achsrichtung aufgebaut werden. Das Pulver wird aus dem Vorratsbehälter durch einen Rakel über die Bauplattform gezogen und dann durch den Laserstrahl verschmolzen. Der Laserstrahl wird durch ein Spiegellinsensystem exakt in X-Y-Achsrichtung über das Formteil geführt. Das Restpulver kann für einen weiteren Sintervorgang in der Regel wiederverwendet werden.

Abb. 681 Für das subtraktive CAM-Verfahren werden mehrachsige Fräsmaschinen benötigt. In diesen CNC-Maschinen werden die Werkzeuge im Koordinatensystem aus drei aufeinanderstehenden Achsen (X, Y und Z-Achse) bewegt. Bei einem 5-Achs-Frässgerät lässt sich das Werkstück und das Werkzeug zusätzlich um die X- und Y-Achse drehen. Damit lässt sich jedes Freiformteil spanabhebend fräsen; auch Unterschnittsbereiche lassen sich ausformen.

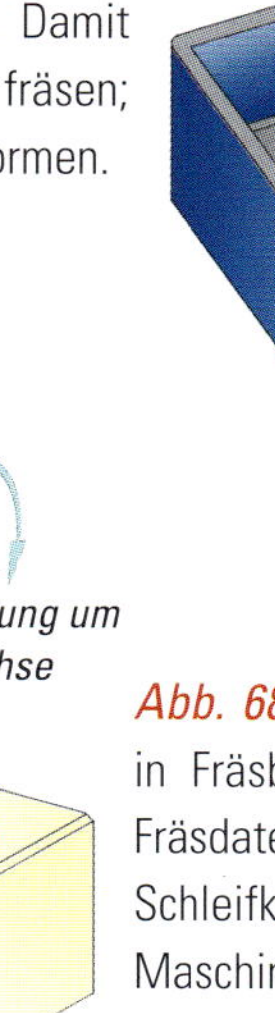

Abb. 682 Der Datensatz muss für die computergestützte Fertigung in Fräsbahnen einer CNC-Maschine umgerechnet werden. Diese Frädatei besteht aus dreidimensionalen Bahnkurven (rot) für den Schleifkörper. Sie enthält alle technologischen Parameter für CNC-Maschinen, wie die Frässtrategie, die Auswahl und den Einsatz der rotierenden Instrumente, die Werkstoffeigenschaften, die Drehzahl, den Vorschub und die Schnitttiefe. Diese Parameter sollen eine materialschonende Bearbeitung sicherstellen.

Werkstoffe der CAM-Fertigung

Verfahrenstechnologien beziehen sich immer auf bestimmte Werkstoffe, wie auch zahntechnische Materialien bestimmte Fertigungsverfahren erfordern. Die computergestützte Fertigung ist noch enger an bestimmte Werkstoffe gebunden, wie die Beispiele der Photopolymere für die Stereolithographie oder die Bearbeitung der Zirkonoxidkeramiken mit CAM-Technologien zeigen. Aber auch die Bearbeitung von Metalllegierungen und Kunststoffen erfordern spezielle CAM-Verfahren.

Im gleichen Maße wurden **CAM-Technologien** entwickelt, um bewährte keramische Werkstoffe der Zahnmedizin computergestützt bearbeiten zu können. Die Entwicklung der 5-achsigen-Fräsmaschinen für das Hochgeschwindigkeitsfräsen (HSC-Fräsen) ermöglicht unterschiedlichste Werkstoffbearbeitung, vom präzisen Schleifen dichtgesinterter Hochleistungskeramik über die Bearbeitung von teilgesinterter Oxidkeramik und Silikatkeramik hin zum Präzisionsfräsen von Metalllegierungen, während Kunststoffe thermoplastische bzw. chemoplastische Verfahren benötigen.

Zahntechnisch nutzbare Legierungen werden im konventionellen Bereich gusstechnisch, im computergestützten Verfahrensbereich spanabhebend verarbeitet. Für diese Verfahrenstechnik sind Edelmetalllegierungen aus ökonomischen Gründen ausgenommen; das selektive Lasersintern ist für die Edelmetallverarbeitung noch nicht ausgereift. Daher sind edelmetallfreie (EMF) Legierungen, vor allem Titanlegierungen, im Einsatz.

Titanlegierungen zeichnen sich durch ihre hervorragende Biokompatibilität und Korrosionsfestigkeit aus, die auf die passivierende Oxidschicht zurückzuführen ist (vgl. Seite 358 und 376). Vorteilhaft ist die CAD/CAM-Fertigung von Titan, weil die fehleranfällige Gusstechnik entfällt und ein besserer Keramikverbund möglich ist. Unter Schutzgas-Atmosphäre kann Titan auch im selektiven Lasersinter-Verfahren bearbeitet werden.

Für **Kunststoffe** gibt es zwei Anwendungsbereiche in der CAM-Technologie. Das sind zum einen die lichthärtenden Photopolymere für die Stereolithographie zur Herstellung von Schienen, Bohrschablonen und Gussgerüsten und zum anderen die fräsbaren Kunststoffe zur Herstellung von Provisorien. Fräsbare Polymethylmethacrylate (PMMA), faserverstärkte Polyamide und Komposit-Kunststoffe müssen warmfest und gut spanbar sein, ohne zu verschmieren. Sie werden als industrielle Halbfertigteile geliefert, lassen sich bei geringem Werkzeugverschleiß in kurzen Verarbeitungszyklen trocken fräsen und sind kostengünstig.

Keramiken werden in Silikatkeramik und Oxidkeramik unterschieden. Mehrphasige **Silikatkeramiken** bestehen hauptsächlich aus Siliziumoxid (SiO_2), wobei Feldspat zur Festigkeitssteigerung mit Zusätzen (z. B. Leuzit u. a.) versehen ist; Silikatkeramiken werden (wie Lithiumdisilikatkeramik) im Fließpressverfahren verwendet. Sie sind hochfest (hart, aber nicht biegefest), transluzent und lassen sich gut bearbeiten. Spezielle Presskeramiken werden als Verblendkeramik zum Überpressen von Yttrium-teilstabilisierten Zirkoniumdioxidgerüsten verwendet.

Oxidkeramiken aus einphasigen, einkomponentigen Metalloxiden (Aluminium, Magnesium, Zirkonium) zeigen höhere Festigkeitswerte als Silikatkeramiken. Es sind poröse Infiltrationskeramiken die gesintert und dann glasinfiltriert werden, um die endgültige Festigkeit zu erreichen.

Hochleistungskeramiken sind Aluminiumoxidkeramiken und Yttrium-teilstabilisierte Zirkoniumdioxidkeramiken, die vollständig durchgesintert sind. Die Keramikrohlinge werden für die Hartbearbeitung "gehipt" um Restporositäten zu beseitigen und die größtmögliche Festigkeit zu erreichen. **Hipen** bedeutet "hot isostatic pressed" und ist ein heißisostatischen Pressen bei hoher Temperatur und hohem Druck. Damit soll die Restporosität von Block- oder Stangenrohlingen aus Zirkoniumdioxid beseitigt werden.

Hochleistungskeramik sollte nur wassergekühlt mit sehr feinkörnigen Diamantschleifkörpern nachbearbeitet werden, um oberflächliche Schäden zu vermeiden. Denn dort kann es schon bei Belastung erheblich unterhalb der Druckfestigkeit der Hochleistungskeramik zur Rissbildung und -ausbreitung kommen. Das Risse gehen von kleinsten Fehlstellen im Keramikgefüge aus. Yttrium-teilstabilisierte Zirkoniumdioxidkeramik weist allerdings eine volumensteigernde Phasenumwandlung vom tetragonalen zum monoklinen Gitteraufbau, wodurch durch mechanische Spannungen entstehen, welche wiederum das Risswachstum verhindern. Der Riss wird an seiner Spitze zusammengedrückt und breitet sich nicht weiter aus (vgl. Seite 407).

Abb. 683 Werkstoffe der CAM-Fertigung

Kunststoffe

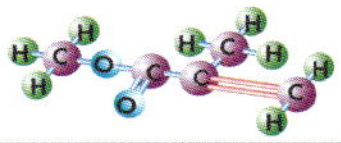

Einsatz in subtraktiven Verfahren
- fräsbare industrielle Halbfertigteile Blockmaterialien
- Polymethylmethacrylat (PMMA)
- faserverstärkte Polyamide
- mikrogefüllte Komposite

Einsatz in additiven Verfahren
- lichthärtende Photopolymere in Stereolithographie und Rapid-Prototyping

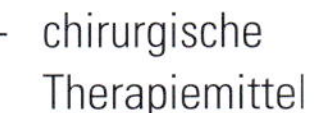

Anwendung
- für Provisorien, Schienen, Modelle, Bohrschablonen
- chirurgische Therapiemittel

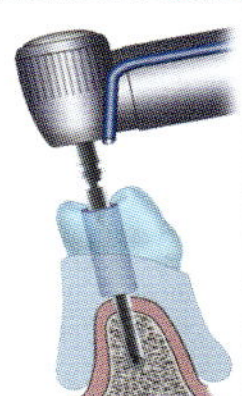

Keramik

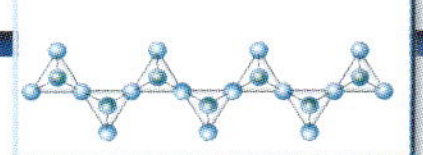

Silikatkeramiken (SiO_2)
- Feldspat mit Zusätzen zur Steigerung der Festigkeit, z. B. Leuzitkristalle
- Lithiumsilikatkeramik
- lassen sich mit Yttrium-teilstabilisierter Zirkoniumdioxidkeramik verblenden

Einsatz in
- subtraktiven Verfahren
- Fließpressverfahren
- auch zum Überpressen von Zirkongerüsten

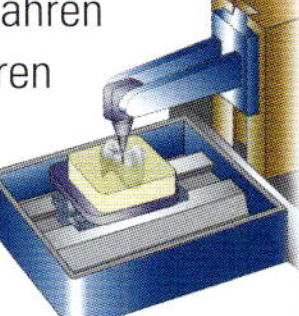

Oxidkeramiken aus
- Metalloxiden (Aluminium, Magnesium, Zirkonium)
- porös als Glasinfiltrationskeramik bei niedriger Temperatur gesintert
- oder hochfest gesintert (gehipt)

Neigung zu Rissbildungen
- bei Zirkoniumdioxidkeramiken wird durch Zusätze aus Yttriumoxid unterdrückt
- Y_2O_3 stabilisiert tetragonales Raumgitter des Zirkoniumdioxids

Hochleistungskeramiken
- gehipt und vollständig durchgesinterte
  - Aluminiumoxidkeramiken
  - Yttrium-teilstabilisierte Zirkoniumdioxidkeramiken
- höchste Biegebruchfestigkeitswerte

Hipen => "hot isostatic pressed"
- Pressen bei hoher Temperatur und hohem Druck
- beseitigt Restporosität bei Block- oder Stangenrohlingen aus Zirkoniumdioxid

Metalle

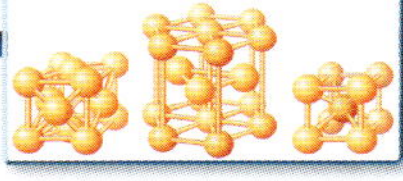

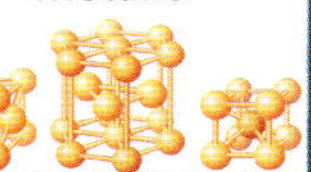

Zahntechnische Legierungen
- edelmetallfreie (EMF) Legierungen

Titanbasis-Legierungen
- biokompatibel, korrosionsfest durch passivierende Oxidschicht
- bietet guten Keramikverbund

Einsatz in
- subtraktiven Verfahren
- Titan auch im selektiven Lasersintern

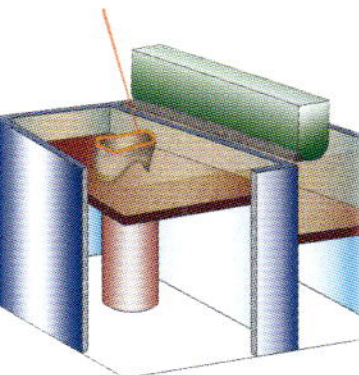

CAD-CAM-Prozesskette

Die ***computergestützte Fertigung*** von Zahnersatz als rein digitaler Arbeitsablauf reicht von der digitalen, intraoralen Datenerfassung am Patienten (Computer Aided Impressioning, CAI) über die digitale Bearbeitung eines virtuellen Modells und dessen technische Umsetzung durch das Rapid Prototyping, bis zur computergestützten Konstruktion von Prothesen-, Kronen- und Brückengerüsten (CAD) und deren digitaler Umsetzung in Kunstoff, Metall oder Keramik (CAM). Diese vollständige computergestützte Fertigungskette, die mit dem Schlagwort ***digital workflow*** (digitaler Arbeitsablauf) bezeichnet wird, endet mit der computergestützten Herstellung von Verblendungen.

Die ***digitale Patienten-Datenerfassung*** mit einem sogenannten Intraoral-Scanner macht die konventionelle Abformung mit gummielastischen Materialien überflüssig. Es wird kein nach einer Präszisionsabformung angefertigtes Meistermodell hergestellt, das anschließend digital zu erfassen ist. Bei der Datenaufnahme wird unterschieden zwischen ***Inoffice*** - und ***Outoffice***-Systemen. Die Inoffice-Systeme erfassen und verarbeiten die Daten zur Herstellung von Zahnersatzteilen in der zahnärztlichen Praxis, die Outoffice-Systeme stellen die intraoral erfassten Daten einem Dentallabor oder industriellem Betrieb zur Verfügung. Die vom Zahnarzt intraoral erfassten Daten lassen sich mit einer speziellen Software in ein ***virtuelles 3D-Modell*** des Kiefers umwandeln (Modelldatensatz) und auf dem Monitor darstellen. Wird ein materielles Abbild benötigt, lässt sich das Modell digital bearbeiten (Sägeschnitte setzen, Präparationsgrenzen definieren, Auskehlung unter der Präparationsgrenze) und im stereolithografischen Verfahren zu einem hochpräzisen Kunststoffmodell umsetzen. Es lassen sich in gleicher Weise die Gegenbissmodelle anfertigen und in einen realen Artikulator setzen.

Das ***virtuelle Modell*** ist Arbeitgrundlage zur digitalen Konstruktion von Gerüsten, Kronen oder Brücken, wozu die Daten virtuell weiterbearbeitet werden, indem der Zahntechniker die Okklusionsebene und die Präparationsgrenze festlegt. Präparationsgrenzen können ein- bzw. zweidimensional oder in 3D-Darstellung festgelegt werden.

Computergestützte Konstruktion (Computer Aided Design, CAD) von zanhntechnischen Bauteilen umfasst sowohl Modellgussgerüste, Kronenkappen, Brückengerüste und Abutments für Implantate als auch digital verblendete Kronen. Die digital konstruierten Bauteile (Konstruktionsdatensätze) werden durch computergestützte Verfahren (CAM = Computer Aided Manufacturing) aus vorgesinterten Zirkoniumdioxidrohlingen, vorgesinterter Glaskeramik, Metall- oder Kunststoffblanks im abtragenden Verfahren in 5-Achs-CNC-Fräsmaschinen hergestellt. Meist handelt es sich um Gerüste, die noch mit zahnfarbenem Material in einem handwerklich dominierten Arbeitsgang verblendet werden müssen.

Verblendungen von Gerüsten aus Zirkoniumdioxid lassen sich sowohl manuell aufschichten als auch digital verblenden. Für die ***digitale Verblendung*** wird eine anatomische Außengeometrie konstruiert; anatomische Kauflächen werden exakt auf den Antagonisten bezogen, um okklusale Korrekturen zu minimieren. Der Datensatz des anatomischen Objekts wird um die notwendige Verblendschichtstärke reduziert und der Datensatz von Gerüst und Verblendung durch das sogenannte File-Splitting aufgeteilt. Die beiden Kronenkomponenten werden im CAM-Verfahren gefräst und mit Fusionskeramik bei 770 °C zusammengefügt. Formkorrekturen erfolgen mit Korrekturmassen und Farbpräzisierungen mit Malfarben; ein Glasurmassebrand schließt den Herstellungsprozess ab.

Kombinierter Zahnersatz wird nach gleichen Prinzipien wie festsitzende Restaurationen gefertigt. Die klinische Situation kann entweder intraoral digitalisiert oder konventionell abgeformt werden. Mit der Abformung lässt sich ein Meistermodell hergestellen, das dann optisch oder mechanisch digitalisiert wird. Auch hier werden Primärteile (z. B. Teleskope) zunächst hergestellt und eingesetzt, um dann wieder digital erfasst zu werden. Gerüste, Verbindungselemente, wie Geschiebe, Stege und Modellgussgerüste lassen sich sowohl konventionell als im CAD/CAM-Verfahren herstellen. Modellgussgerüste werden mit dem Stereolithographieverfahren aus Kunststoff gefertigt, eingebettet und dann gegossen.

Computergestützte Fertigung wird auch in der Implantologie angewendet, um eine prothetisch orientierte Implantationsplanung durchzuführen, Bohrschablonen anzufertigen, die Implantatinsertion zu navigieren und individuelle Abutments anzufertigen. Dazu werden computerunterstützte bildgebende Verfahren (DVT-digitale Volumentomographie, CT-Computertomographie) zur Datenerfassung genutzt.

Abb. 684- 694 Digitaler Arbeitsablauf (Digital Workflow)

Digital Impression

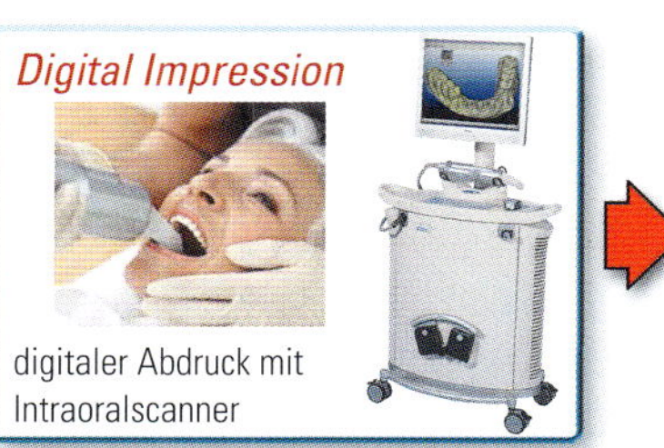

digitaler Abdruck mit Intraoralscanner

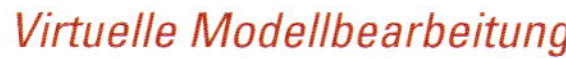

Virtuelle Modellbearbeitung

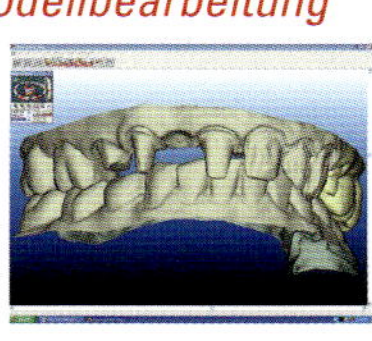

Festlegen der Präparationsgrenzen, Festlegen der Sägeschnitte

Digitale Modellherstellung

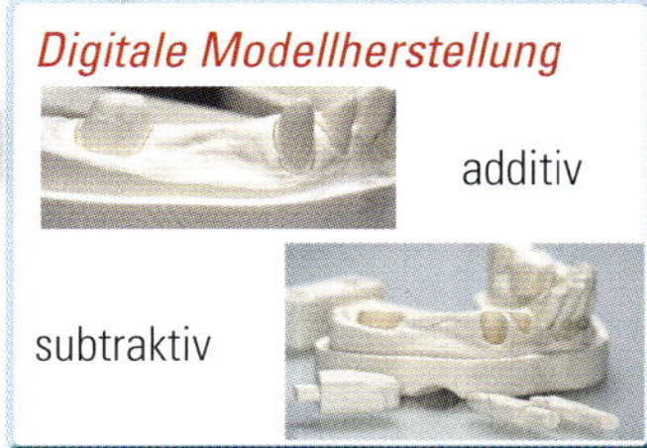

additiv

subtraktiv

CAD-Konstruktion

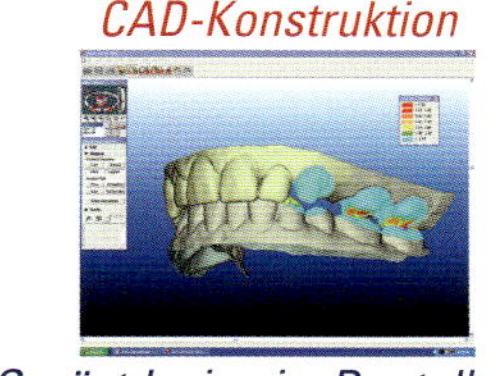

Gerüstdesign im Dentallabor

CAM-Fertigung

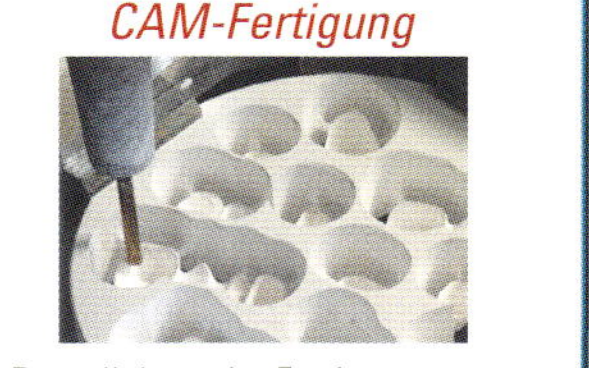

Im Dentallabor oder Fertigungszentrum

Verblendung

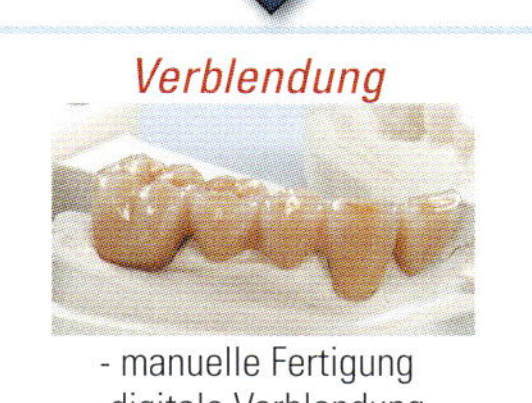

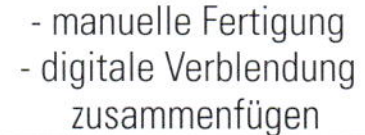

- manuelle Fertigung
- digitale Verblendung zusammenfügen

Digitale Verblendung

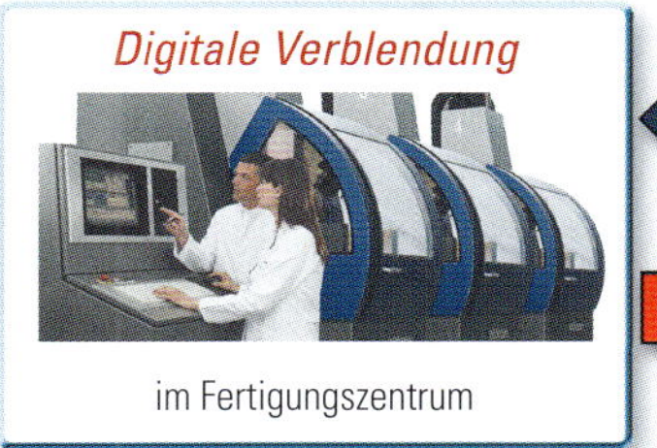

im Fertigungszentrum

Eingliedern der fertigen Versorgung

Abb. 695 - 696 Dentale Volumentomographie (DVT; auch Digitale Volumentomographie) ist eine Röntgentechnik zur dreidimensionalen Darstellung der knöchernen Ausgangslage vor allem bei der Implantationsplanung. Mit diesem Tomographieverfahren werden Schnittbilder erzeugt, indem eine um den Kopf des Patienten rotierende Röntgenröhre auf dem gegenüberliegenden zweidimensionalen Flachpanel-Detektor (Flatpane-Detector-CTs; FDCT) ein kegel- bzw. pyramidenförmiges Strahlenbündel wirft. Es werden mehrere hundert bis tausend Grauwerte-Röntgenaufnahmen (Schnittbilder) gemacht, die über die Software zu einem Volumendatensatz zusammengefasst werden. Der vollständige Volumendatensatz kann zu einem Grauwert-Koordinatenbild verrechnet und dreidimensional in den Körperhauptebenen (axial, sagittal und koronal) dargestellt werden. Im Vergleich zu 2D Panoramaschichtaufnahmen ist die DVT-Technik deutlich dosisintensiver (0,1 mSv und 0,6 mSv; Millisievert), was bei Kindern und Jugendlichen ein erhebliches Strahlenrisiko darstellt.

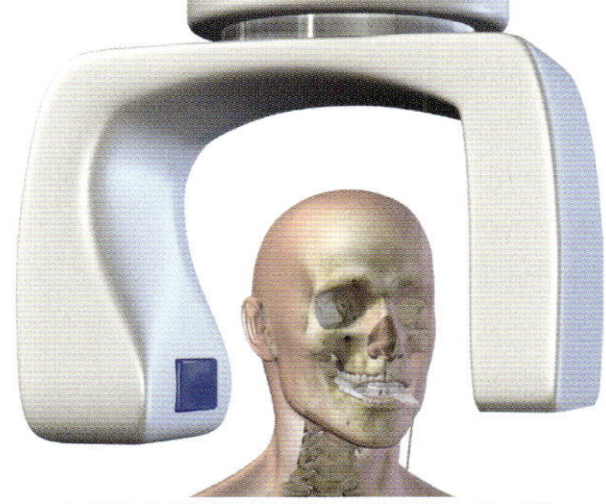

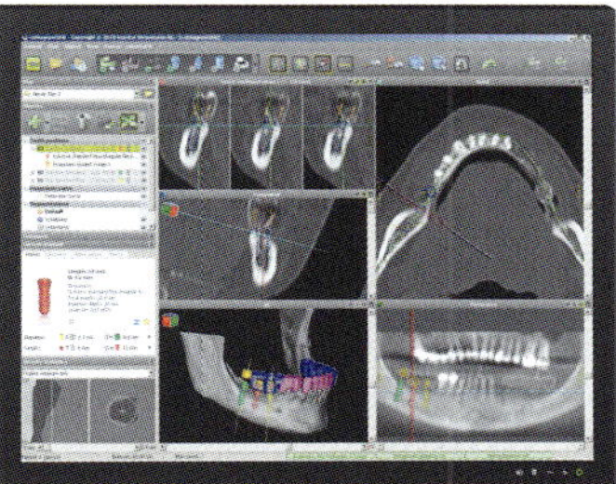

Abbildunganteile mit freundlicher Genehmigung der Institut Straumann AG.

CAD/ CAM System by DeguDent

(Von Zahntechnikermeister Ansger Volke)

Mit diesem Beitrag möchte ich einen kleinen Teil dazu beitragen, wie einfach, sicher und effizient der Einzug der CAD/CAM Systeme sich in der Zahntechnik darstellen kann. Zurzeit bietet Degudent zwei CAD/CAM Systeme an: Zum einen das Cercon System aus dem eigenen Haus, wo die Entwicklung der Soft- und Hardware stattfindet; zum anderen besteht eine Kooperation mit dem CAD/CAM System von 3 shape.

Vorteile der CAD/CAM Technologie

- Erzielen immer gleichbleibender, reproduzierbarer Ergebnisse durch CNC Generatoren in der Industrie und berührungslose Linearmotoren (Magnetfeld -Technologie) im Labor;
- keine Verzüge der Objekte/Gerüste dadurch immer gleichbleibende Qualität;
- Kostenersparnis durch Reduzierung von Einbettmasse, Vorwärmofen, Gießgeräte, usw.;
- keine Neuanfertigung durch Fehlgüsse.

Vom Scan bis zum fertigen Gerüst - exemplarisch an einer dreigliedrigen Brücke:

Mögliche Indikationen

- Einzelkronen (Käppchen, anatomisch reduziert oder vollanatomisch);
- Brücken (anatomisch reduziert, vestibulär/bukkal reduziert, vollanatomisch oder eine Kombination aus allem);
- Primärteleskope;
- Individuelle Abutments, einteilig oder zweiteilig.

Mögliche Materialien

ZrO^2, NEM, EM, PMMA, PU, Ti.

Begrifflichkeiten

Cercon art: Bezeichnung für die Design Software;

Cercon Tools: Bezeichnung für den Einstellmodus;

Cercon base: Bezeichnung für das ZrO^2 by Degudent;

Cercon brain Expert: Bezeichnung für die lokale Inhouse-Fertigungsanlage im Labor;

Compartis: Bezeichnung für das Fräszentrum in Hanau;

Scanwolke: Bezeichnung der Punkte nach dem Scan welche dreiecksförmig verbunden werden, um ein Dreidimensionales Bild zu berechnen (Triangulationsscanner);

Artefakte: Fehlberechnung der Oberfläche durch Reflektionen oder Transparenzen in Form von pyramidalen oder dreiecksförmigen Auswüchsen.

Vorbereitung der Modelle

Eine Arbeit kann nur so gut werden, wie es die Modellvorbereitung zulässt und wie gut der Scan der Modelle erfolgte. Es gibt zwei Voraussetzungen, auf denen sich alles aufbaut. Alles andere ist Training. Dieses trifft auf alle CAD/CAM Systeme zu und man sieht auch schon die Parallelen zur klassischen Methode des Wachsmodellierens.

- Es sollte keine zu starke Unterkehlung der Präperationsgrenzen erfolgen.
  - Gründe: Zu starke untersichgehende Stellen (Undercuts) verursachen Fehlstellen in der Scanwolke;
  - sehr dünn auslaufende Präparationsränder aus Gips werden transparent und somit gibt es Irritationen, da ggf. der Laserstrahl durch den Gips strahlt und so Artefakte produziert.
- Es sollten keine scharfen Kanten an den zu scannenden Stümpfen, Abutments oder Stiftaufbauten vorliegen.
- Kavitäten werden mittels Scanwachs ausgeblockt.
- Reflektionen von Wachs oder metallenen Anteilen sollten verhindert werden, was man durch ein Abdecken mittels eines feinen weißen Scansprays erzielen kann.

Einrichten der Modelle

Das Einrichten der Modelle erfolgt auf einem Scantisch, ähnlich einem Schwenkteller vom Parallelometer.

- Jeder Stumpf wird einzeln gescannt;
- die Referenzmarken sollten keine Abschattungen verursachen (z.B. an der Präpgrenze);
- alle drei Referenzmarken müssen sich im Vorschaufenster (Videobild) befinden;
- der höchste zu scannende Stumpf sollte die Scanschablone berühren, um den Scanbereich auch bei großen Speekurven ausnutzen zu können.

Ansger Volke arbeitete nach seiner Lehre in Bielefeld in unterschiedlichen gewerblichen Laboren. Er legte 2003 in Münster die Meisterprüfung im Zahntechnikerhandwerk ab, arbeitete anschließend im gewerblichen Labor und einer Implantologischen Privatklinik. Er ist seit mehreren Jahren technischer Berater bei der Firma DeguDent GmbH mit dem Aufgabengebiet der technischen Einweisungen in aktuelle Produkte, wie CAD/CAM, Keramik-Verarbeitung, Demonstrationen an Universitäten sowie Troubleshooting in Dentallaboren.

Abb. 697

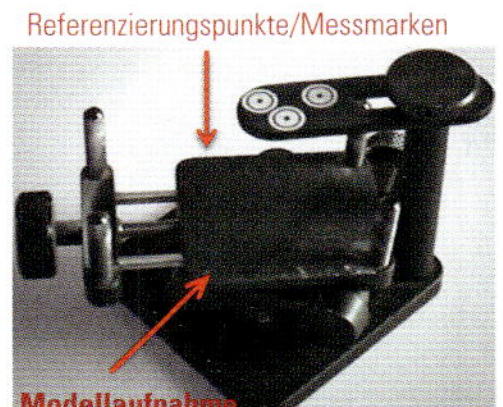

Vorbereitung/Modelltisch

Für die Modelle wird beim Einscannen ein Modelltisch benötigt. Das Pin Modell wird in und auf die Modellaufnahme eingespannt. Die Software referenziert dann, im Zuge der Nachberechnung die einzelnen Scans, über die Referenzierungspunkte/Messmarken zusammen.

Abb. 698

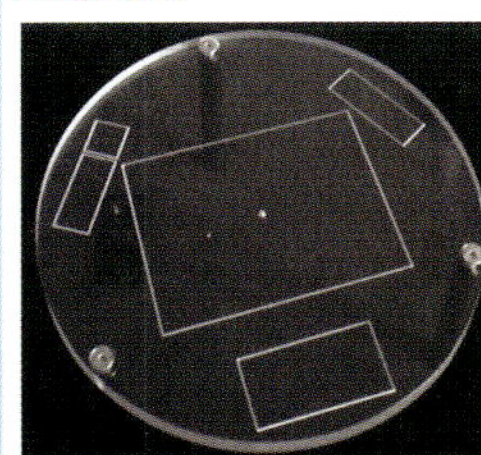

Vorbereitung / Scanschablone

Die Scanschablone dient zur Überprüfung der Höhe der zu scannenden Situation und der des Quetschbisses.

Der mittlere Rahmen beschreibt die Größe des Videobildes, indem die drei Referenzmarken komplett innerhalb des Rahmens positioniert werden müssen. Die Kleineren die unterschiedliche Auswahl der Rugel.

Abb. 699

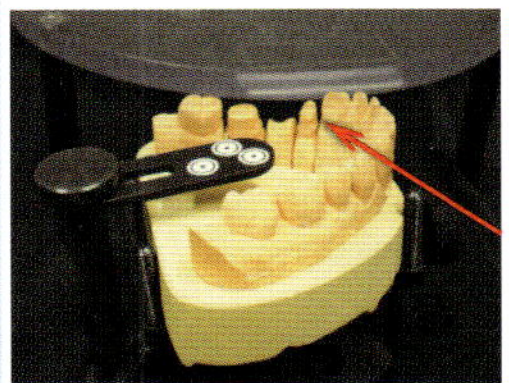

Vorbereitung

Fertig eingerichtetes Modell.

Zur Orientierung folgender Fingerzeig: Der höchste zu scannende Stumpf sollte die Scanschablone an der Unterseite berühren.

Abb. 700

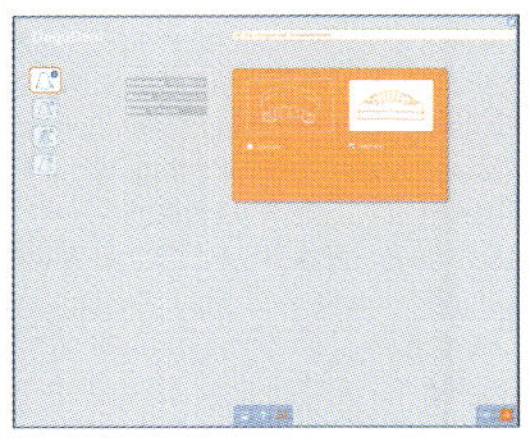

Neuer Fall/Job/Dokumentation

Um einen neuen Fall anzulegen, wird das Auswahlfenster „NEUER FALL" markiert, geöffnet und nachfolgendes Fenster ausgefüllt:

Patient,
Behandler,
Kontaktperson, wenn gewünscht

Freitextfeld für allgemeine Infos.

Abb. 701

OK oder UK

Um die Zahnbibliothek korrekt nutzen zu können muss hier die Angabe erfolgen, ob im Unterkiefer oder im Oberkiefer die Konstruktion erfolgen soll.

(Zahnform und Richtung)

Abb. 702

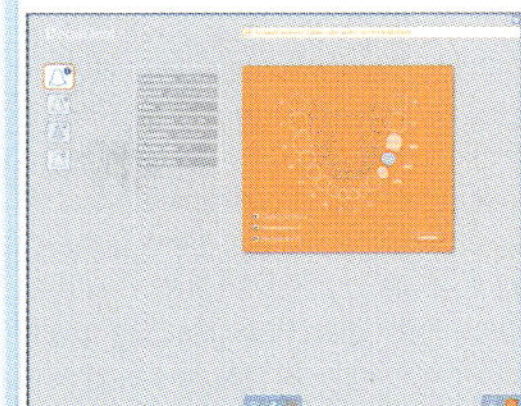

Statuseingabe

Damit die Software einzelne Scans richtig zuordnen kann, muss hier der korrekte Status eingegeben werden.
Wahlweise mit Gegenbiss oder auch optional die Nachbarzähne oder Nachbarelemente.

Abb. 703

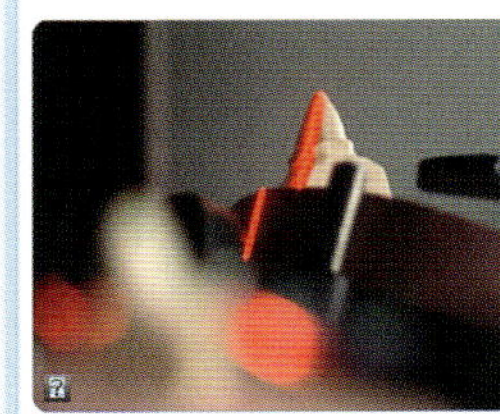

Scanvorgang

Nach Angabe der Software, werden nun die einzelnen Scans durchgeführt.
Diese werden dann automatisch über die Referenzpunkte zusammengeführt und in der Scanwolke komplett angezeigt.

Abb. 704

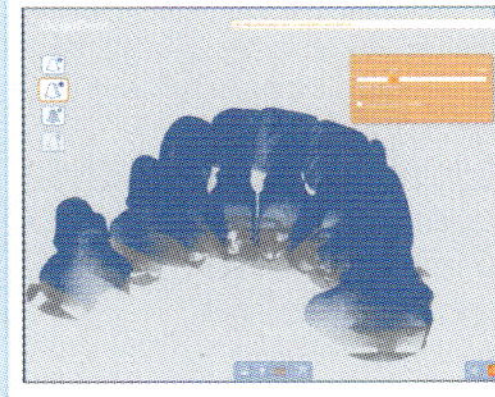

Scan/Punktewolke

In dieser Wolke sind Fehlscans oder Fehler sofort erkennbar, um zu reagieren und ggf. den ein oder anderen Scan zu wiederholen.
Der graue Anteil zeigt Bereiche, die man individuell markieren kann, um diese Daten zu verwerfen und das Datenvolumen zu reduzieren.

Abb. 705

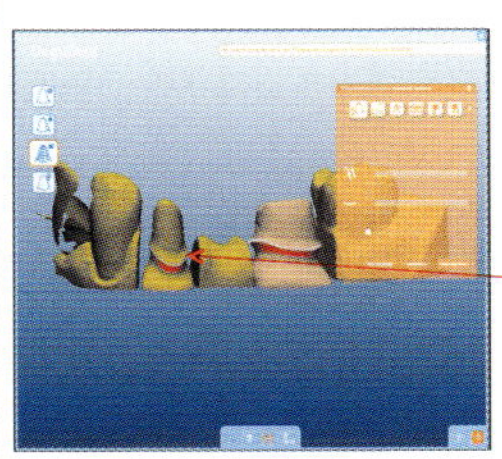

Undercuts und Splineline

Diese triangulierte Scanwolke als dreidimensionales Bild zeigt die roten untersichgehenden Bereiche, die aus- und eingeblendet werden können.
Die Punktelinie (Splineline) auf der Präparationsgrenze wird automatisch gefunden, kann aber auch bleibend manipuliert werden.

Abb. 706

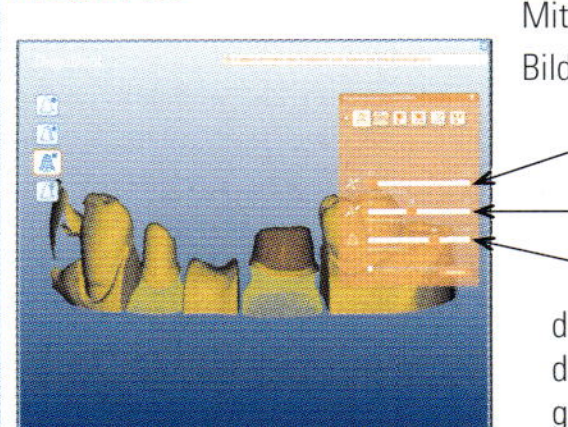

Spacer, Zementspalt und Kappendicke. Mit den Schiebereglern auf der rechten Bildseite können

Wandstärke,
Zementspalt
Spacer

der jeweiligen Kappe individuell und die Stumpfgeometrie beachtend, eingestellt werden.

Abb. 707

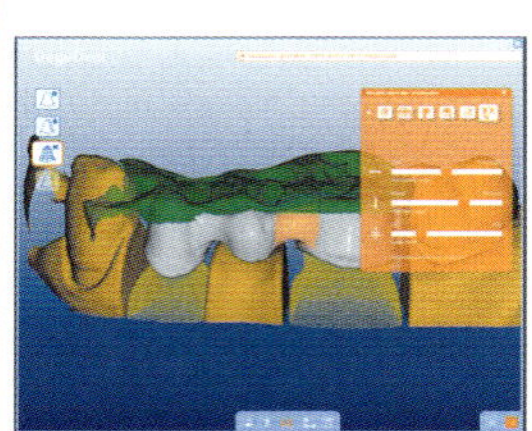

Konstruktionsvorschlag

Mit nur einem weiteren Klick vorwärts gibt die Software einen Konstruktionsvorschlag. Dieser Vorschlag ist beliebig veränderbar. Bei geringen Platzverhältnissen reicht es meist aus nur punktuell etwas virtuell aufzubauen. Wenn nichts verändert werden muss kann direkt die Konstruktion in ein Fräszentrum geschickt werden oder auf eine Inhousefertigungsanlage im Labor übertragen und gefräst werden

Abb. 708

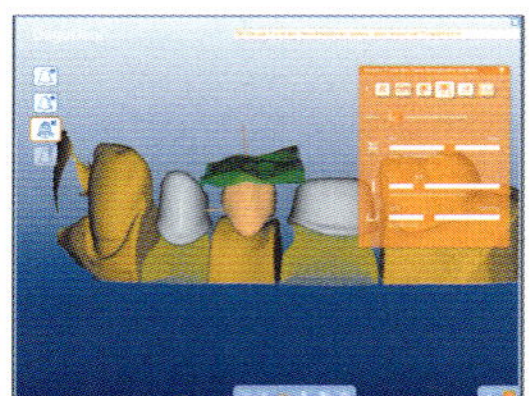

Achsen

Veränderungen des Brückengliedes können ebenfalls frei vorgenommen werden. Eine schnelle Ausrichtung kann und sollte über die Achsen erfolgen. Durch Anklicken dieser jeweiligen Achse kann die Konstruktion verändert werden. Änderungen werden dann über die bekannten Schieberegler in diesem Fall verschoben, rotiert, vergrößert und verkleinert.

Abb. 709

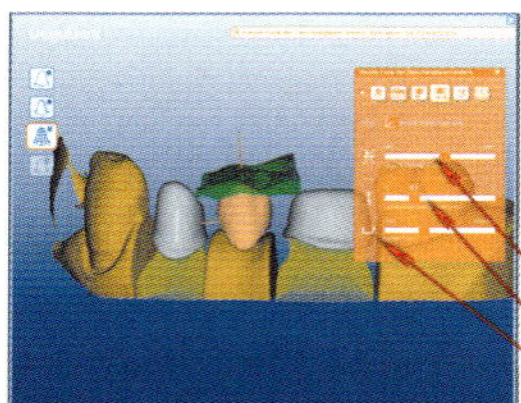

Ausrichtung über die Achsen

Der basale Anteil kann separat abgearbeitet und verändert werden, ohne die vorherigen Manipulationen wieder zu verändern.
Auch hier werden die jeweiligen Achsen angeklickt und über die Schieberegler verändert.
Lage des basalen Punkt
Abstand zur Gingiva
Form des basalen Anteils

Abb. 710

Freiformwerkzeuge oder Morphing - Tool

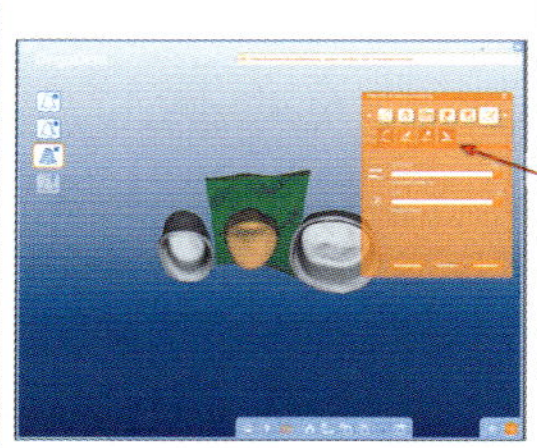

Mit den Werkzeugen, welche allgemein bekannt sind, kann nun die Präparationsgrenze individuell aufgetragen, abgetragen oder geglättet werden.
Durchmesser und Intensität können wiederrum mittels den Schiebereglern eingestellt werden. Es empfiehlt sich, als letzten Schritt überzuglätten.

Abb. 711

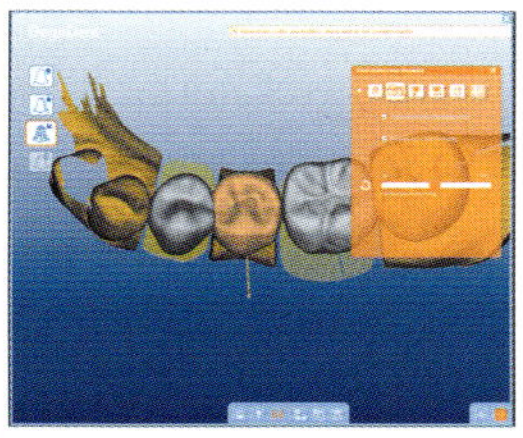

Zahnbibliothek

Mit der Zahnbibliothek ist es möglich, z.B. Kauflächen oder vollanatomische Zahnformen im Frontzahngebiet automatisch auf das Stumpfmaß aufzurechnen. Dieses kann komplett geschehen oder nur für den jeweiligen, ausgewählten Zahn. Ob voll anatomisch oder vestibulär reduziert oder eine Kombination aus beidem gewählt wird, ist individuell anwählbar.

Abb. 712

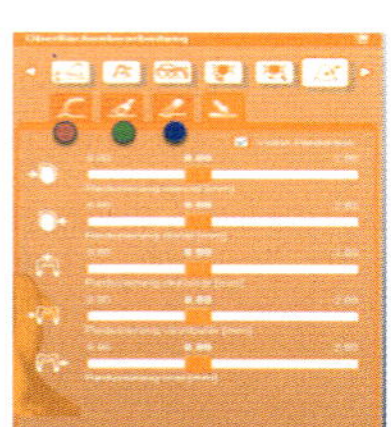

Individuelles Reduktionstool

Hier in groß noch einmal die individuellen Einstellmöglichkeiten sowie die Auswahlfenster für :

Reduzieren

- Auftragen
- Glätten
- Abtragen

Abb. 713

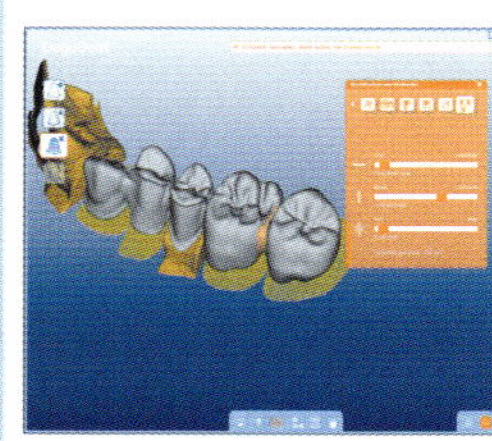

Fertige Beispielbrücke

Eine Beispielbrücke aus einer Kombination aller zuvor beschriebenen Indikationen.

13 = anatomisch voll reduziert
14 & 15 = jeweils vestibuläre Reduzierung
16 & 17 = Vollgussanteile

Abb. 714

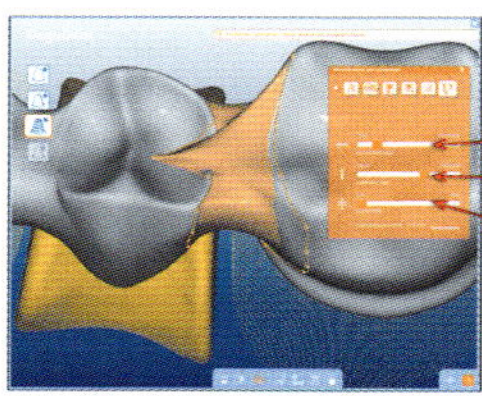

Verbinder

Auch die Verbinder können individualisiert werden, in dem über die Schieberegler nach:

oral/vestibulär
okklusal/basal oder den
Durchmesser betreffend

verschoben werden.

Abb. 715

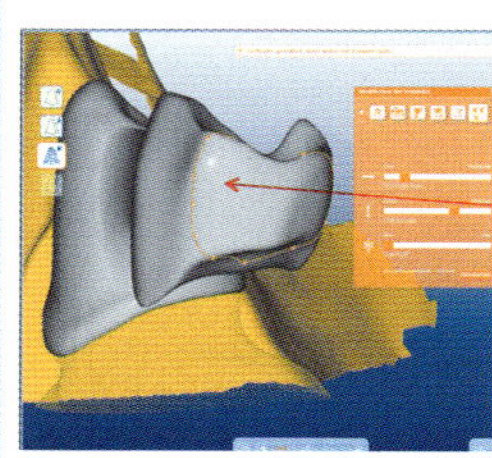

Verbinder

Eine weitere Möglichkeit besteht darin, den Verbinder selber festzulegen. Dieses geschieht durch wahlweise automatisches Ausblenden des Nachbarelementes, umso den Querschnitt des Verbinders durch Punkte zu setzen. Dieses erfolgt durch Anklicken und Verschieben mit festgehaltener linker Maustaste.

Abb. 716

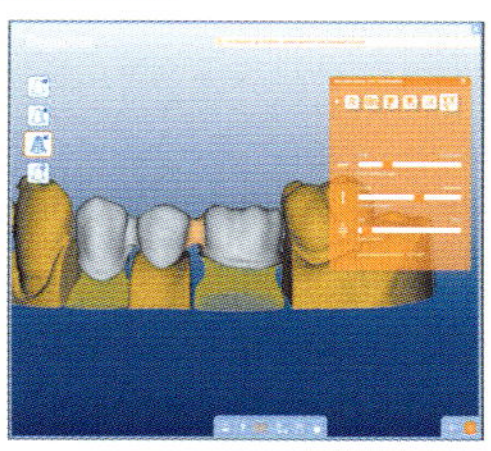

Fertigstellung - Erkenntnis

Man kann erkennen, dass viele Wege zum Ergebnis führen. Daher ist es wichtig, sich einen Leitfaden der einzelnen Konstruktionsschritte anzueignen, analog der Aufwachstechnik.
Das bedeutet auch, nur über ein ständiges Training und Übung kann eine kontinuierliche Verbesserung stattfinden.

Abb. 717 Teleskope und individuelle Einzelkronen

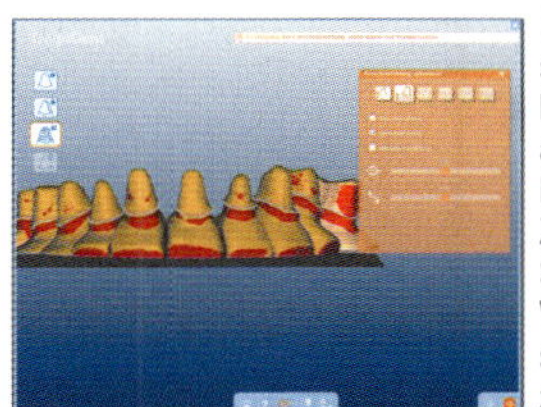

In dem Programm ist es möglich, Teleskope bzw. Konuskronen in den Winkeln von 1 bis 6° herzustellen oder auch Einzelkronen aus verschiedenen Materialien, z. B. 6 Einzelkronen aus ZrO^2 in der Front und 4 Teleskopen im Seitenzahnbereich
Wir erkennen an jedem Stumpf untersichgehende Bereiche und Divergenzen zueinander.

Abb. 718 Initialpassung

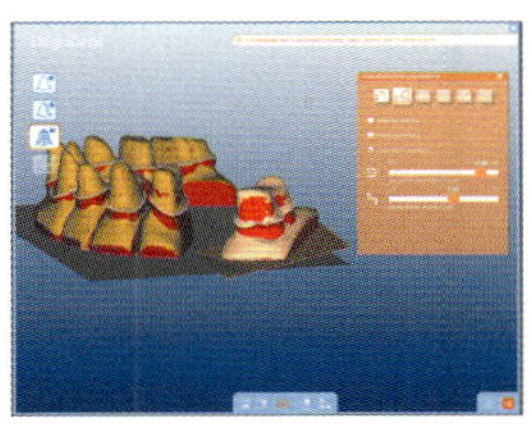

In diesem Status werden einzelne Zähne so ausgerichtet, dass sich keine oder nur sehr geringe Fehlstellen abzeichnen. Damit wird eine sehr gute Initialpassung gewährleistet.
Würde das nicht beachtet, müssten die roten Stellen im Nachgang aus dem Gerüst herausgefräst werden.
Ausrichten wie gewohnt durch Anklicken des Zahnes und Bewegen der Schieberegler im virtuellen Raum.

Abb. 719 Passungsparameter

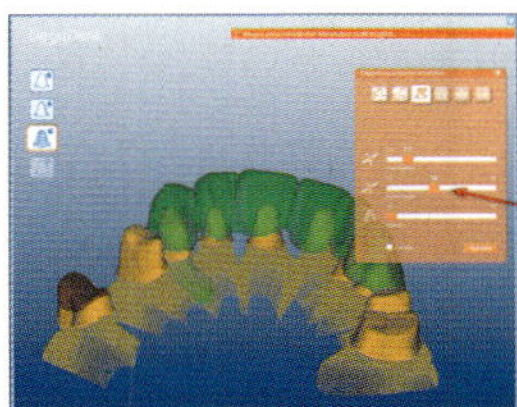

Für jedes Material ist eine Voreinstellung für eine gute Passung im Programm hinterlegt, trotzdem ist es wichtig auf die Geometrie der einzelnen Stümpfe die Parameter für Dicke Zementspalt und Spacer anzupassen.
z.B. ein kurzer konischer Stumpf braucht eine friktive Passungseinstellung als ein großer Molar oder ein langer parallelwandiger Stumpf.

Abb. 720 Ästhetischer oder individueller Einschub

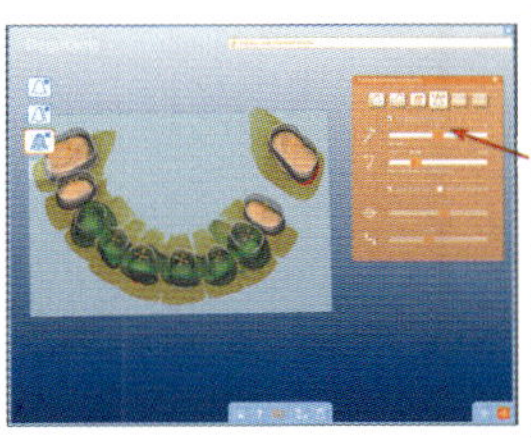

Der ästhetische Einschub wird von der Software ermittelt und die Teleskop-/Konuskronen auf das Stumpfaufmaß berechnet. Durch Lenken des Fadenkreuzes über die Käppchen kann ein individueller Einschub für alle gewählt werden. Auch ein Konuswinkel kann eingestellt werden, sowie die Anlage einer Stufe (zirkuläres Band).
Stufen/Bänder können individuell vergrößert oder verkleinert werden.

Abb. 721 Geschützte Flächen

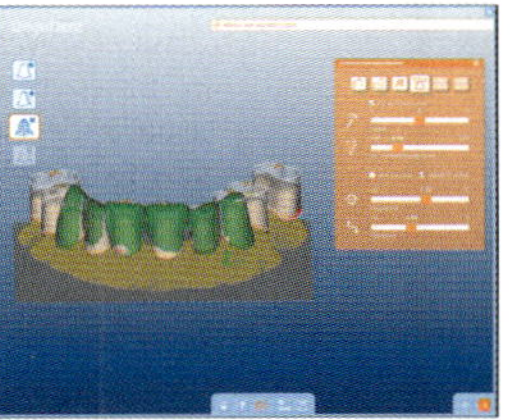

Da die Bereiche der Teleskop-/Konuskronen für das Auftragen geschützt sind, müssen diese Bereiche für die Einzelkronen in der Front einfach über die Schieberegler auf 0 gesetzt werden.
Jetzt kann individuell aufgebaut werden um wieder eine ausreichende Unterstützung der späteren Keramik zu gewährleisten.

Abb. 722 Stufe oder sublinguales Band

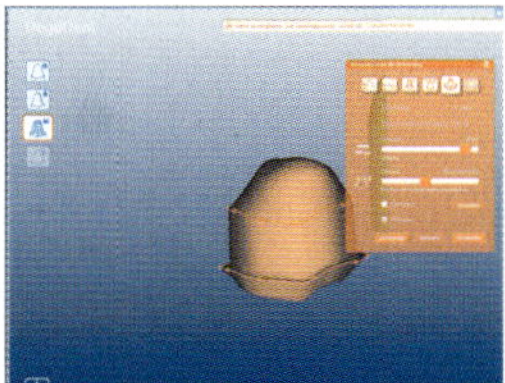

Zirkuläre Stufen/Bänder können individuell über die Schieberegler oder auch schneller über die einzelnen Punkte vergrößert, verkleinert bzw. verändert werden.
Auch Punkte hinzuzufügen oder zu entfernen gestaltet sich als einfach durch Linksklick mit der Maus auf die entsprechende Linie (Spline).

Abb. 723 Individualisierung der Einzelelemente

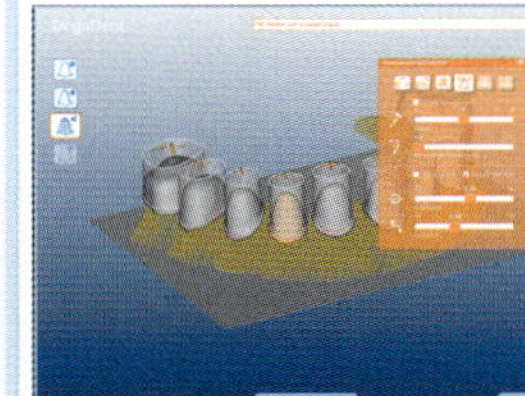

Durch Herausnehmen des Hakens bei „Für alle Elemente"
Kann die parallele Fläche auf 0 gesetzt werden, für die Kronen, welche individuell aufgebaut werden sollen.

In diesem Fall die 6 Frontzähne.

Vorgang: Haken herausnehmen, Krone/Käppchen markieren und über Schieberegler auf 0 setzten

Abb. 724 Optionale Änderung im Sublingualbereich

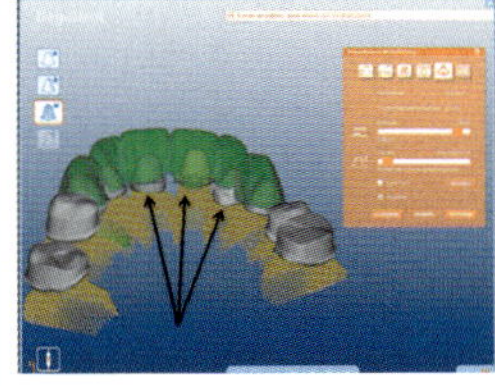

Auch jetzt besteht immer noch die Möglichkeit ein z. B. sublinguales Band anzulegen und in Höhe, Breite und Form zu verändern.

Abb. 725 Aufgebaute Krone

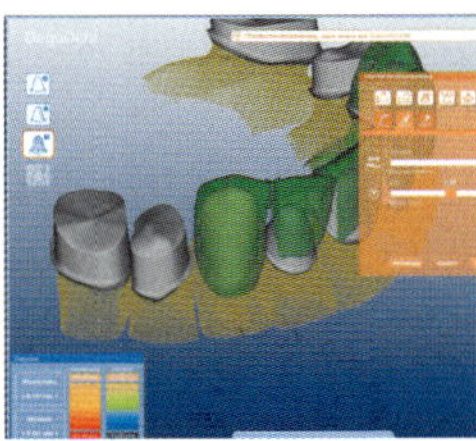

Die so aufgebaute Krone kann zusammen mit den anderen Elementen wieder eingeblendet werden und somit gut in den Verlauf eingepasst werden.
Auch das Messtool/Diagnose kann hier gute Dienste leisten.

Abb. 726 Fertige Konstruktion

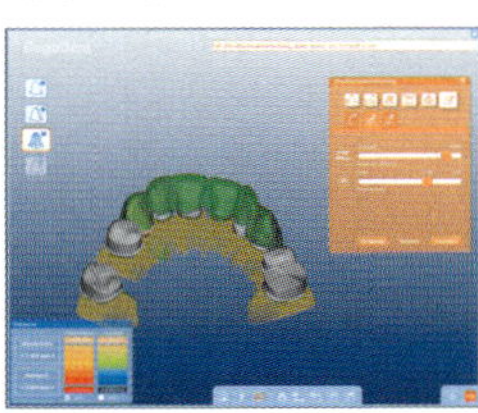

Fertige Konstruktion von oral.

Ceramill CAD-CAM-System

Das *Ceramill CAD/CAM-System* der Firma Amann Girrbach umfasst modulare Komponenten, die den Einstieg in die CAD/CAM-Technik ermöglichen. Die Systemkomponenten bestehen aus dem Scanner (Ceramill Map) mit der abgestimmten CAD-Software (Ceramill Mind), dem virtuellen Artikulator (Ceramill Artex) und der CAM-Fräseinheit (Ceramill Motion 2) für den Nass- und Trockenmodus. Sie ermöglichen die volldigitale Inhouse-Fertigung von Zirkongerüsten. Das CAD/CAM-System ist in der Präzisionskette der „Digitalen Funktionsprothetik" (DFP) ganzheitlich zusammengefasst, an deren Anfang die Giroform®-Präzisionsmodelle stehen, die in den Vollwertartikulator (Ceramill Artex) justiert werden.

Für die *Funktionalität* des virtuellen Artikulators muss die Realsituation des Artikulators in die CAD-Software transferiert werden. Mit dem Ceramill Fixator, einer Kombination aus Transferstand und Modellhalter, lässt sich das Scanmodell unter Beibehaltung der Achsrelation des realen Artikulators in den Scanner übertragen und präzise digitalisieren. Der virtuelle Artikulator besitzt eine individuelle virtuelle Frontzahnführung für die 1:1 Umsetzung des volljustierbaren Artikulators. Sämtliche Bewegungsabläufe und Funktionen des realen Artikulators sind am Bildschirm virtuell darstellbar und ermöglichen die exakte visuelle Okklusionsgestaltung.

Im Folgenden wird die *Prozesskette* eines sechsgliedrigen Frontzahngerüstes dargestellt, wobei der Einsatz der individuellen Frontzahnführung und die Konstruktionsstrategie für die Führungsflächen am Gerüst im Vordergrund stehen. Am Gerüst wird ausreichender Platz für die spätere Verblendung geschaffen, um Störspannungen zu vermeiden und das Chipping-Risiko zu reduzieren.

Vorteile des virtuellen Artikulators:

- exakte, störungsfreie Okklusionsgestaltung unter Berücksichtigung der Ästhetik- und Funktionsparameter;
- geringes Einschleifen, weniger Nacharbeit;
- Frakturen und Keramik-Chipping werden vermindert.

Abb. 727 Ceramill Fixator

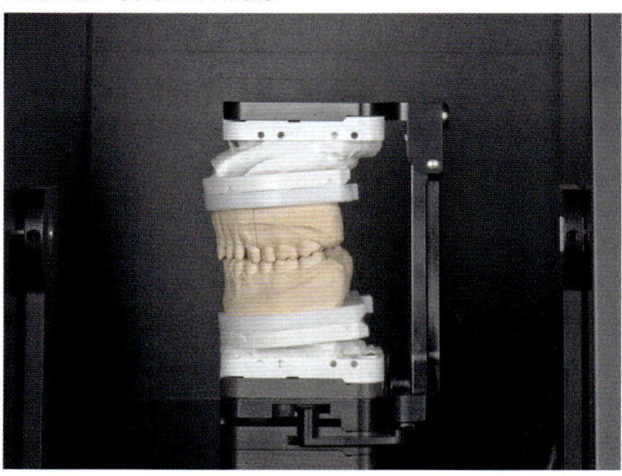

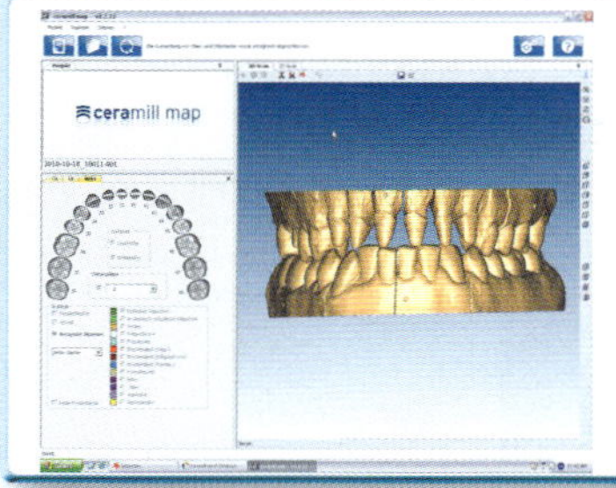

Abb. 728 Ergebnis nach dem Scan des artikulierten Modellpaares

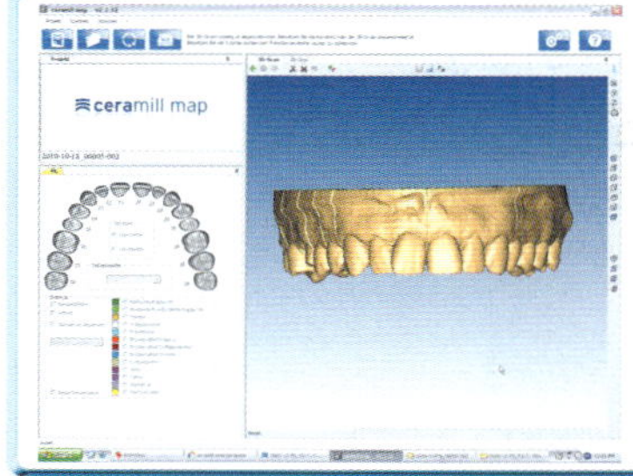

Abb. 729 Scanergebnis des Situationsmodells

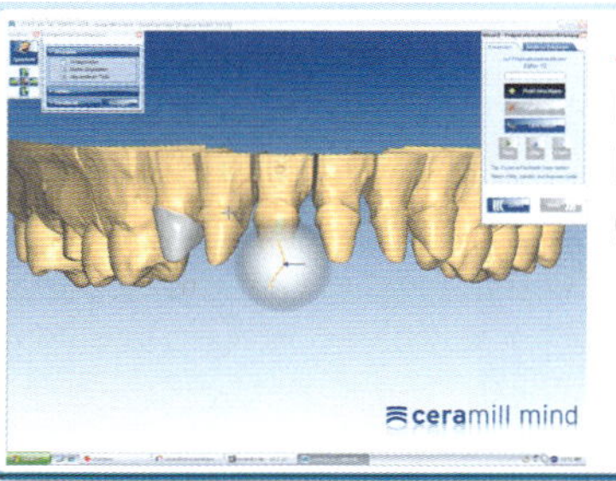

Abb. 730 Festlegen der Präparationsgrenzen

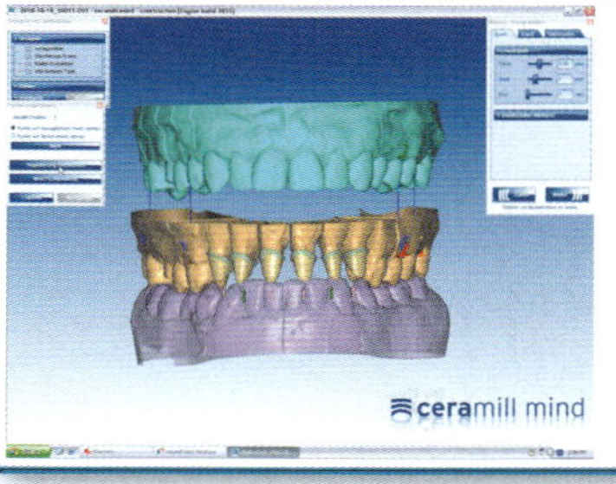

Abb. 731 Ausrichtung des Situ-Modells zum Arbeitsmodell

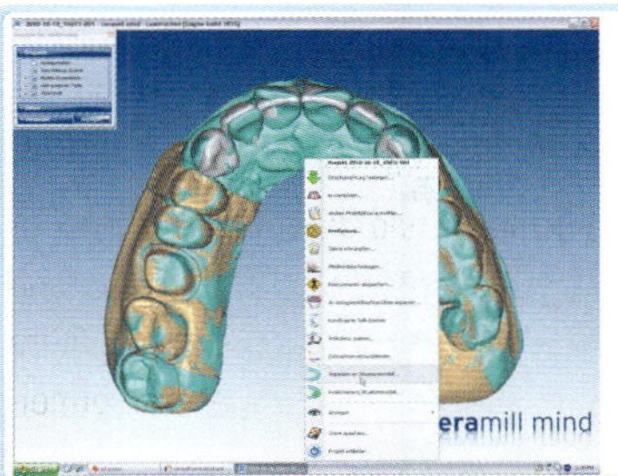

Abb. 732
Die Konstruktionssoftware (Ceramill Mind) optimiert die Position des Situationsmodells eigenständig am Restzahnbestand.

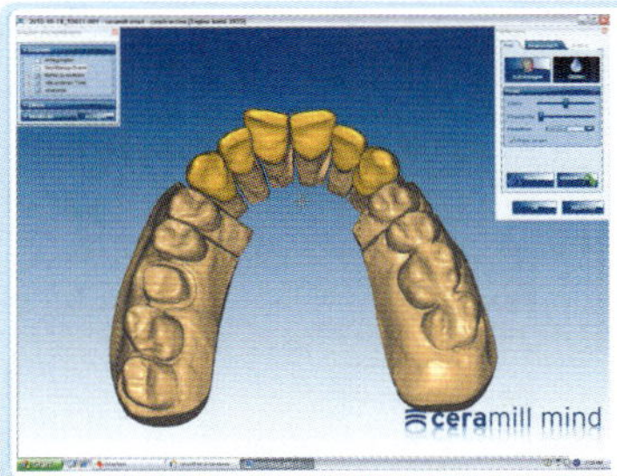

Abb. 733
Konstruktion der Zähne

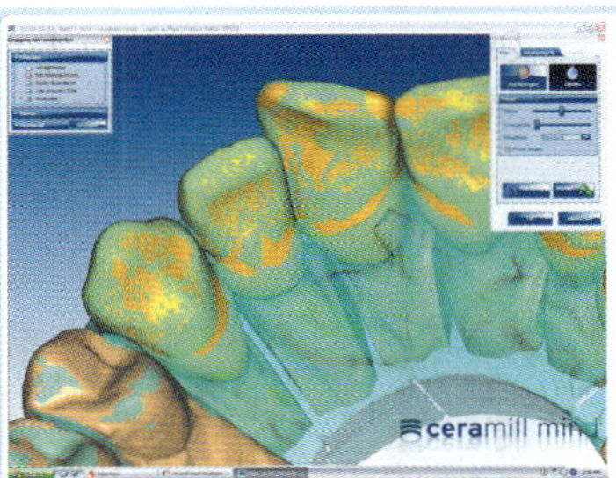

Abb. 734
Geglättete Konstruktion mit eingeblendetem Stumpfmodell

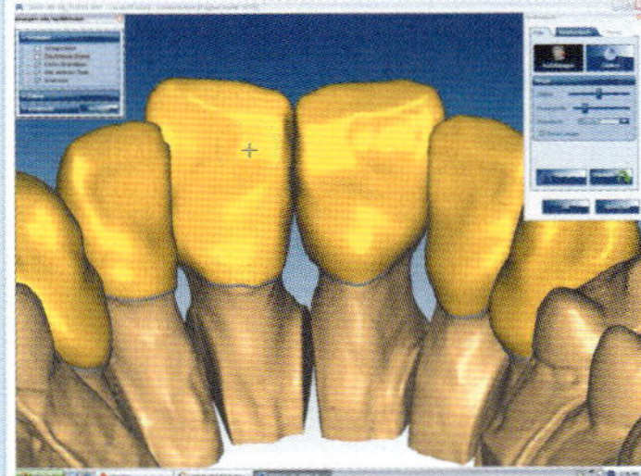

Abb. 735
Nach der Adaption werden die Zahnformen mittels Freiform-Werkzeug individualisiert.

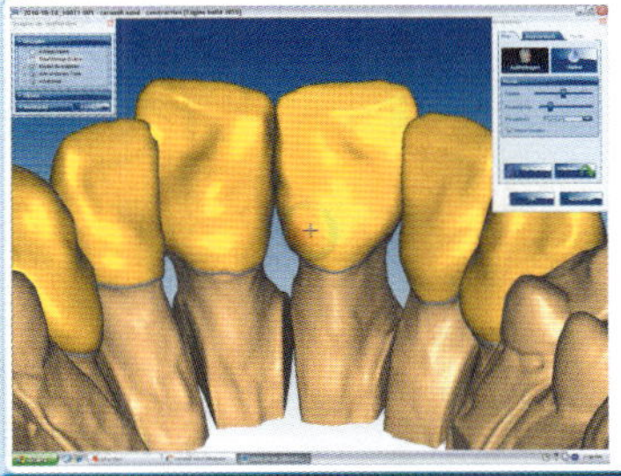

Abb. 736
Bereiche für eine gerüstgestützte Frontzahnführung werden bewusst durch das Freiformen aufgebaut.

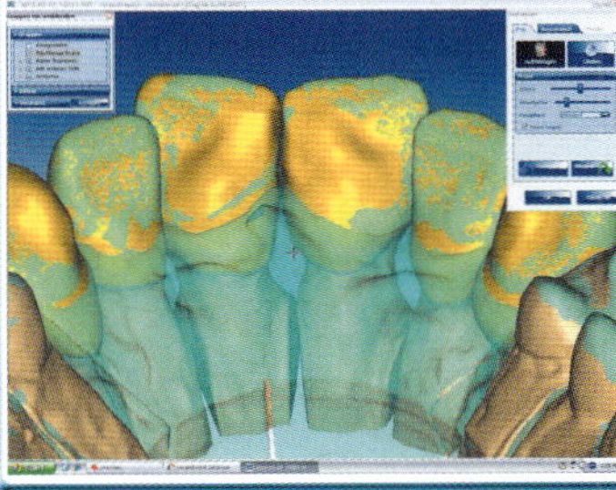

Abb. 737
Die Unterschiede zwischen dem Situationsmodell und den individualisierten Zähnen wird überprüft.

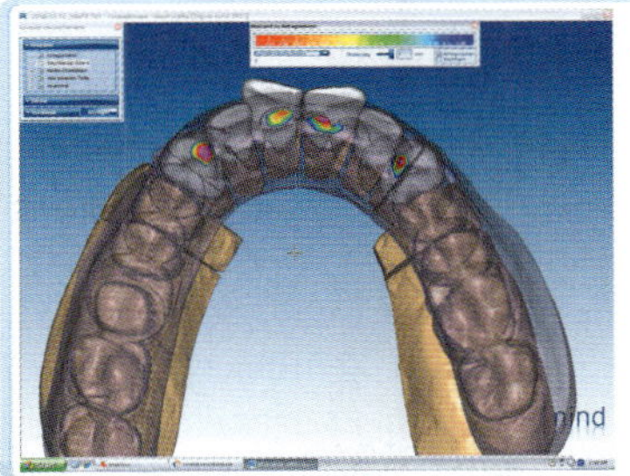

Abb. 738
Die Stärke & Lage der Zahnbereiche, die zu Kontaktstellen und Durchdringungen führen, sind erkennbar.

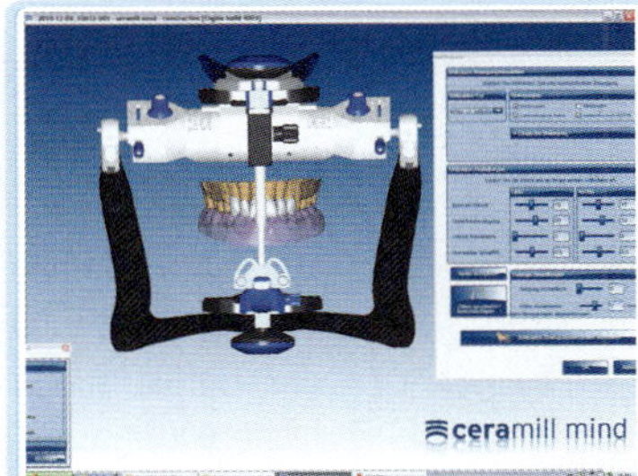

Abb. 739
Starten des virtuellen Artikualtors mit der individuellen Frontzahnführungseinheit

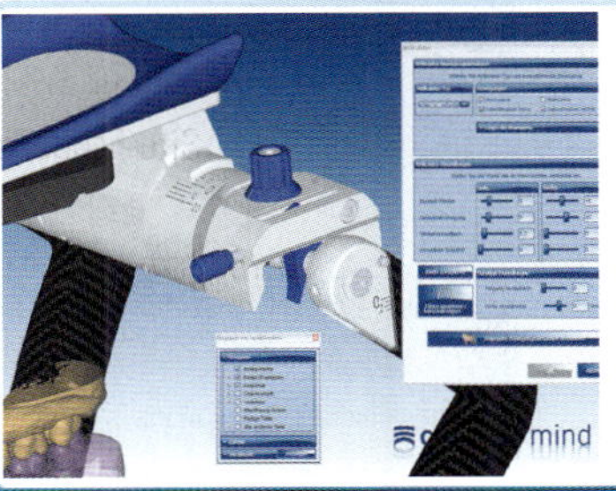

Abb. 740
Einstellen der patientenspezifischen Gelenkbahnneigung

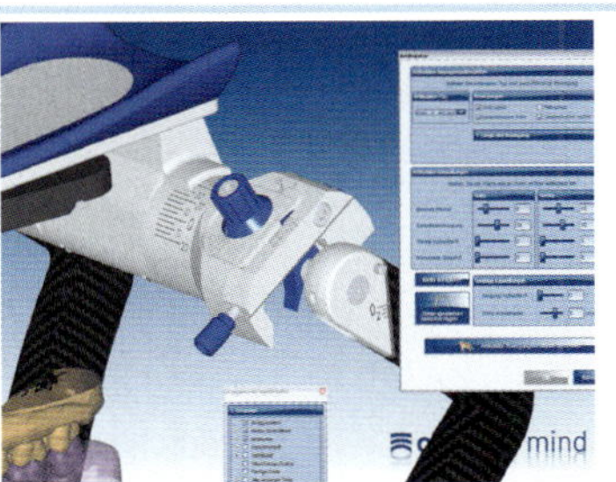

Abb. 741
Die Einstellungen werden grafisch animiert in Echtzeit am Ceramill Artex nachvollzogen und entsprechen denen des realen Artikulators.

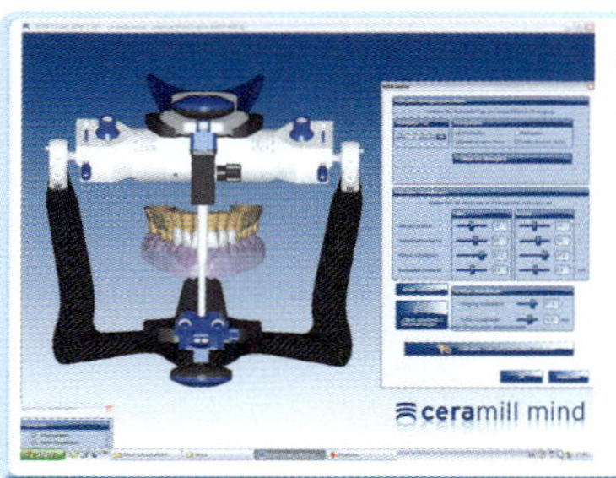

Abb. 742
Einstellen der individuellen Frontzahnführungswerte

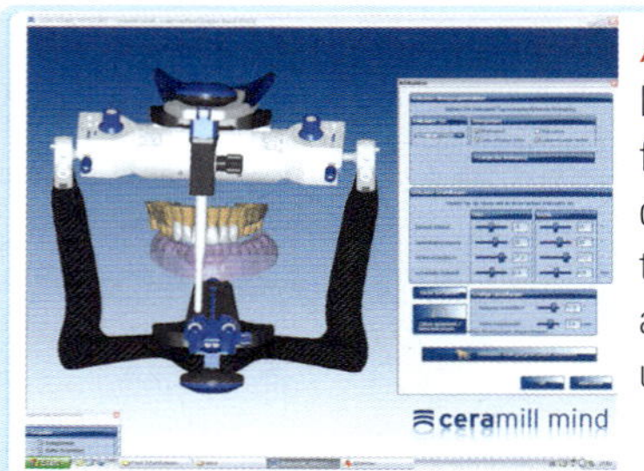

Abb. 744
Die Bewegung erfolgt sowohl für die linke und rechte Laterotrusion als auch der Pro- und Retrusion.

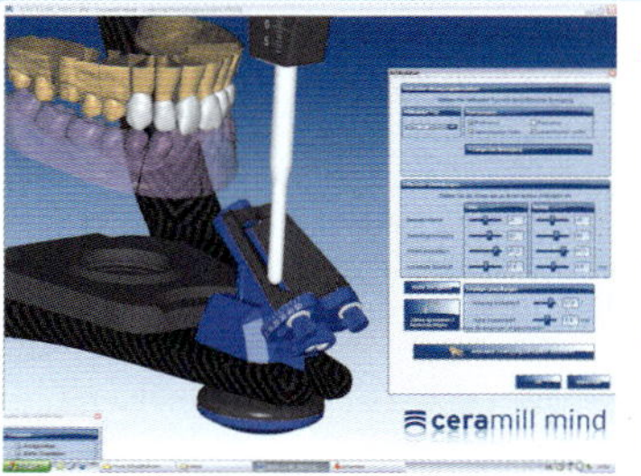

Abb. 745
Bewegungsabläufe erfolgen unter Berücksichtigung der eingegebenen Werte der individuellen Frontzahnführung.

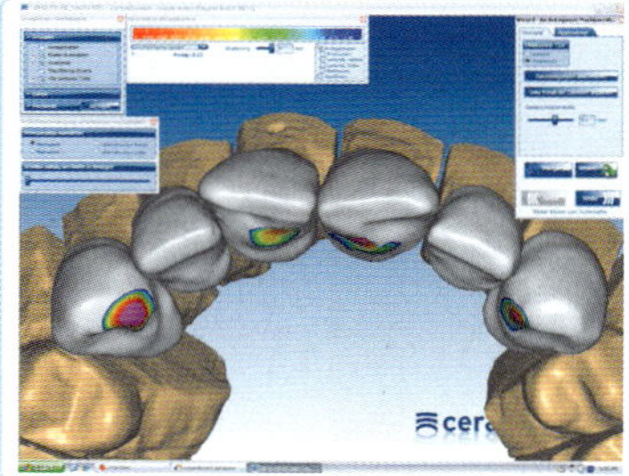

Abb. 746
Okklusale Stör- bzw. Kontaktstellen der Modellation werden farblich gekennzeichnet zum Nachbearbeiten.

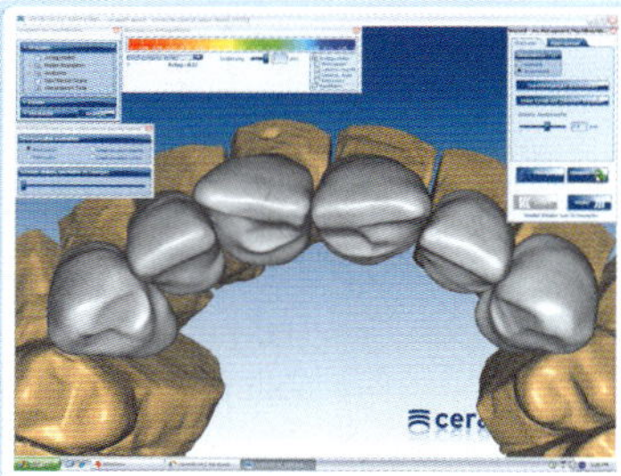

Abb. 747
Die bei der dynamischen Anpassung an den Antagonisten vorliegenden Stör- bzw. Kontaktstellen werden automatisch entfernt.

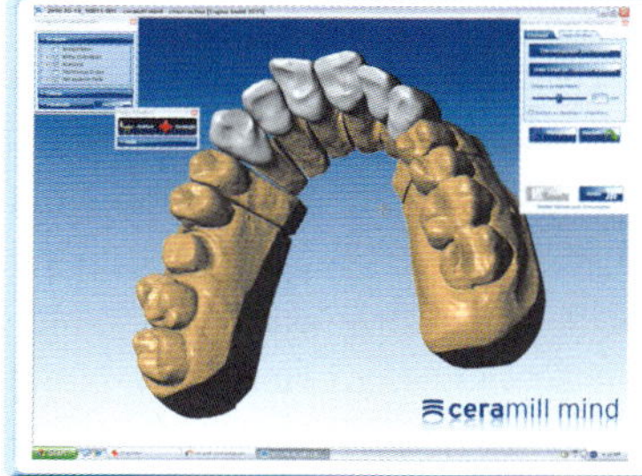

Abb. 748
Die entstanden Führungsflächen sind deutlich zu erkennen.

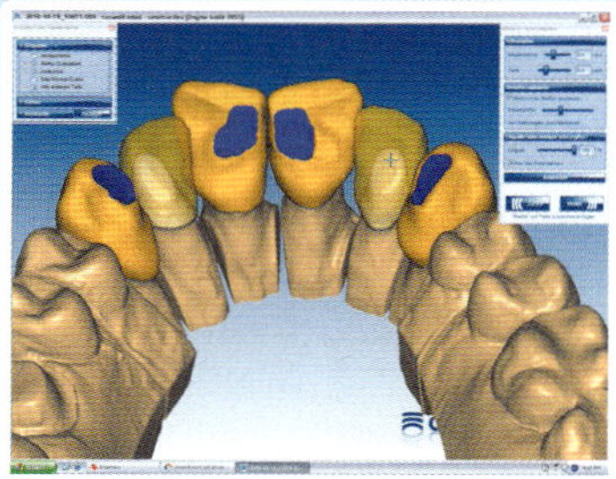

Abb. 749
Die Zahnanteile, die als Führungsflächen erhalten bleiben sollen, werden markiert. Hier wird das Gerüst später nicht reduziert.

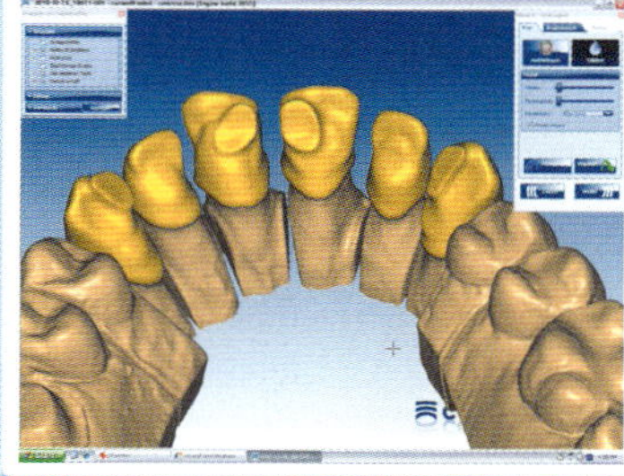

Abb. 750
Das Gerüst wird um die Verblendungsstärke automatisch reduziert. Ausgewählte Führungsflächen bleiben erhalten.

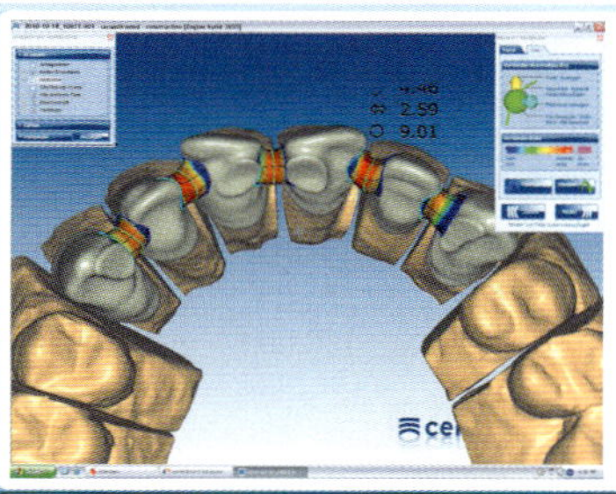

Abb. 751
Die Verbindergestaltung für die verblockten Kronen erfolgt individuell unter Berücksichtigung der materialspezifischen Mindestdurchmesser.

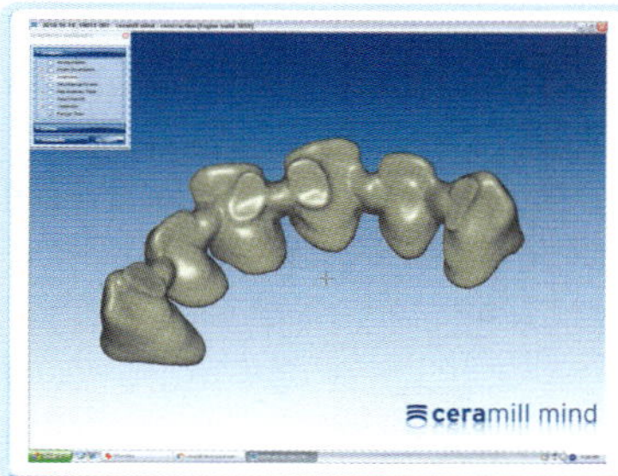

Abb. 752
Datensatz der fertigen Brückenkonstruktion.
Abbildungen mit freundlicher Genehmigung der Firma Amann Girrbach AG

Sachregister

Literaturverzeichnis

Batzer, H.: Polymere Werkstoffe. Band I. Chemie und Physik. Thieme, Stuttgart 1985

Beitz, W, Küttner, K.-H., Hrsg.: Dubbel - Taschenbuch für den Maschinenbau. 17. Aufl. Springer, Berlin 1990

Beitz, W, Grote, K.-H., Hrsg.: Dubbel - Taschenbuch für den Maschinenbau. 19. neuüberarbeitete Aufl. Springer, Berlin 1997

Beldner, W., Marx, R.: Silikatisieren als Oberflächenkonditionierung von Metallen für den hydrolysebeständigen Verbund mit Kunststoffen; Quintessenz 43, 1992

Biffar, R.; Klinke, Th.; Mattmüller, A.: Longitudinale Studie zum Frakturrisiko von hydrothermaler Verblendkeramik Duceragold über mehr als 36 Monate; Deut. Zahnärztl. Z. 4, 1997

Borchers, L., Limmroth, E., Jung, T.: Der Einfluß oberflächenaktiver und desinfizierender Substanzen auf Silikon- und Gipsmodelloberfläche. Dtsch Zahnärztl Z 47, 1992

Bourrelly, G., Tzovaz, T.: Conquest C/B- Ein neues und funktionsfähiges Material für die Zahntechnik auf der Basis von Polykarbonat-Dimethacrylaten. Quintessenz Zahntech 20, 1994

Brämer, W.; Schuster, M.; Schusser, U.: Abbeizen der Kronenränder - Gold und Platin an die Oberfläche. Dent Labor 42, 1994

Brasseler, Gebr.: Formgebung mit rotierenden Werkzeugen, Fachberichte für das zahntechnische Labor, ausgewählt von Gebr. Brasseler, Lemgo 1987

Brasseler, Gebr.: Werkzeugkunde, Rotierende Werkzeuge für die Zahntechnik. Gebr. Brasseler, Lemgo 1987

Bredent, A. Sabath: Der Dentalguss passgenau; Bredent GmbH, 2007

Breustedt, A., Lenz, E.: Stomatologische Werkstoffkunde. 2. überarb. u. erw. Aufl., J.A. Barth Leipzig 1985

Brune/Beltesbrekke: Staub in Dental-Labors. Dental Labor 12/80; 1/81; München

Christen, H. R.: Grundlagen der allgemeinen und anorganischen Chemie. 6. Auflage, Salle & Sauerländer, Frankfurt/M. 1980

Claus, D.: Werkstoffkundliche Grundlagen der Dentalkeramik. Dental Labor 10/80, München

Claus, H.: Vita In-Ceram, ein neues Verfahren zur Herstellung oxidkeramischer Gerüste für Kronenund Brücken. Quintessenz Zahntech 16, 1990

Claus, H.: Werkstoffkundliche Grundlagen der Dentalkeramik. Dent Lab 28, 1980

Combe, E. C.: Zahnärztliche Werkstoffe - Zusammensetzung, Verarbeitung, Anwendung. Teil IV: Dentalkeramik und Gußlegierungen. Carl Hanser, München Wien, 1984

Cramer, S.: Zirkon und Zirkonium. Dental-Labor Heft 7, Verlag Neuer Merkur GmbH, München 2003

Danger, K-H.: Anwendungsempfehlungen zum wirtschaftlichen Zerspanen - Teil 2, Zerspanende Formgebung mit rotierenden Werkzeugen. dentallabor 11, München 1993

Dermann, K.: Modellwerkstoffe. In: Eichner, K., Hrsg. Zahnärztliche Werkstoffe und ihre Verarbeitung. 5. Aufl., Bd. 1, Hüthig, Heidelberg 1988

Deutsches Institut für Normung e. V, Hrsg.: DIN 4762 - Oberflächenraueit. Beuth Verlag, Berlin (1989)

Deutsches Institut für Normung e. V., Hrsg.: DIN 4760 - Gestaltabweichungen. Beuth Verlag. Berlin (1982)

Deutsches Institut für Normung e. V., Hrsg.: DIN EN 26873 - Dentalgipse. Beuth, Berlin 1992

Devlin, H.: Kunststoffmonomer - Freund oder Feind. Quintessenz Zahntechnik 2/85, Berlin 1985

DIN Taschenbuch 19. Materialprüfnormen für metallische Werkstoffe, 10. Aufl. Beuth Verlag, Berlin Köln 1985

DIN-Taschenbuch 267: Zahnheilkunde; Werkstoffe. Beuth, Berlin 1996

Domke, W.: Werkstoffkunde und Werkstoffprüfung 7. Auflage. Verlag W. Girardet, Essen 1977

Donath, K., Roth, K.: Histologisch-morphologische Studie zur Bestimmung des cervikalen Randschlusses von Einzel- und Pfeilerkronen; Zahnärztl. Stomatol. 84, 1987

Dorsch, P.: Harmonie von Keramik und Legierung - Thermisches Verhalten im Vergleich. Dent Labor 34, 1986

Dorsch, P.: Thermische Verträglichkeit von Werkstoffen für metallkeramischen Zahnersatz. Ber DKG 59, 1982

Dreyer-Jörgensen, K.D.: Präzisionsmäßig verbesserte Technik zur Herstellung von Inlays und Kronen. Quintessenz Zahntech, 1984

Eicher, K. u. a.: Frankfurter Symposium: Dentallegierung heute. Fachvereinigung Edelmetalle eV., 1984

Eichner K.: Untersuchungen an Lötverbindungen von Edelmetall-, edelmetallreduzierten und Nichtedelmetall-Dentallegierungen. Dtsch Zahnärztl Z 39, 1984

Eichner, K.; Kappert, H.F.: Zahnärztliche Werkstoffe und ihre Verarbeitung, 6. Auflage, Hüthig Verlag Heidelberg 1996

Eichner, K.: Klinische Beurteilung dentaler Legierungen. Dtsch Zahnärztl Z 40, 1985

Eichner, K.: Metall-Legierungen für keramische Verblendungen und deren spezifische Verarbeitung. Edelmetall-, Palladium- und Nichtedelmetall-Legierungen. Dtsch Stomatol 40, 1990

Eichner, K.: Zahnärztliche Werkstoffe und ihre Verarbeitung. Bd.2: Werkstoffe unter klinischen Aspekten. Dr. A. Hüthig Heidelberg, 1981

Elias, H.-G.: Makromoleküle, Struktur, Synthese, Eigenschaften. 5. Auflage. Hüthig & Wepf, Basel 1990

Endlich, W.: Kleb- und Dichtstoffe in der modernen Technik. Girardet, Essen 1981

Engelmann, L., Hsg.: Duden Informatik, Lehrbuch. Duden Paetec Schulbuchverlag GmbH Berlin 2006

Fischer, H.; Weinzierl, P.; Weber, M.; Marx, R.: Bearbeitungsinduzierte Schädigung von Dentalkeramik; DZZ 54, 8, 1999,

Fischer, J.: Die Bedeutung von Palladium für die technischen Eigenschaften dentaler Edelmetall-Gußlegierungen. Quintessenz Zahntech 21, 1995

Fischer, J.; Fleetwood, P. W.; Baltzer, N.: Eine Methode zur relativen Bestimmung der Hochtemperatur-Kriechfestigkeit metallkeramischer Legierungen. Dtsch Zahnärztl Z 49, 1994

Fischer, J.; Guo-Huang, K.; Salk, M.: Die Bedeutung des ternären Systems Au-Pt-In für die Entwicklung aufbrennfähiger EdelmetallLegierungen. Dtsch Zahnärztl Z 49, 1994

Fischer, P., Hofer, P.: Lexikon der Informatik. Springer Verlag, Heidelberg 2011

Franz, G./Schulze, G.: Staubmeßtechnische Untersuchung in zahntechnischen Laboratorien. Dental Labor 4/83, München 1983

Franz, G.: Dentalgipse. Hanser, München 1981

Franz, G.: Über den günstigen Zeitpunkt zur Weiterverarbeitung auf einem Hartgipsmodell. Dental Labor 8/80, München 1980

Franz, G.: Vom Abdruck zum Modell. Quintessenz der Zahntechnik 8/80, Berlin 1980

Franz, G.: Untersuchungen zum Dimensionsverhalten phosphatgebundener Einbettmassen. Quintessenz Zahntech 10, Berlin 1984

Franz, G.: Untersuchungen zum Dimensionsverhalten phosphatgebundener Einbettmassen. Quintessenz Zahntechnik 3/84; 4/84, Berlin 1984

Franz, G.: Zahnärztliche Werkstoffkunde, Bd. 3, N. Schwenzer, G. Thieme Verlag, Stuttg. 1982

Freesmeyer, B.: Expansion einer Modellguß-Einbettmasse in Abhängigkeit von der Verarbeitung. Dental Labor 5/80, München 1980

Freesmeyer, W.B.: Dimensionsänderungen von Kronen und Brücken durch das Aufbrennen keramischer Massen. Dental-Labor 28, 1980

Frieling, H.: Farbe am Arbeitsplatz. Bayerisches Staatsministerium München, Broschüre 13, München 1984

Frieling, H.: Gesetz der Farbe. Muster-Schmidt-Verlag, Göttingen 1986

Futterknecht, N.: Renaissance in der Vollkeramik? Quintessenz Zahntech 16, 1990

Gächter, R.; Müller, H.: Taschenbuch der Kunststoff-Additive. Carl Hanser, München 1983

Gasser/Künzi/Henning: Metalle im Mund. Quintessenz Verlag Berlin, 1984

Gehre, G.: Modellierwerkstoffe in Breustedt, A., Lenz, E. Stomatologische Werkstoffkunde: Johann Ambrosius Barth Leipzig 1985

Geis-Gerstorfer, J. et. al.: Der Titanguß mit dem Titanium-er. dental-labor 27, 1989

Geis-Gerstorfer, J.: Untersuchung des Verbundes silanisierter Kunststoff-Verblendungen. Silicoater-Symposium, Hüthig, Heidelberg 1990

Gierer, A.: Die Physik, das Leben und die Seele. Pieper-Verlag, München 1985

Giezendanner, P.: Galvanoforming für Brückenkonstruktionen. Quinessenz Zahntechnik 12, Berlin 1996

Giezendanner, P.: Ist Galvanoforming alltagstauglich?. Quinessenz Zahntechnik 4, Berlin 1996

Göbel, R.; Welker, D.: Metall-Kunststoff-Verbundverfahren in der Zahnmedizin. dent. lab. 12, München 1996

Griby, H. K: Moderne Elastomere. Quintessenz Zahntech 18, 1261-1274, 1992

Guggenberger, R.: Das Rocatec-System - Haftung durch tribochemische Beschichtung. Dtsch Zahnärztl Z 44, 1989

Haft, H.: Synthetischer Gips oder Naturgips? Ein Unterschied liegt im Ursprung. dent. lab. 37, München 1989

Hahn, R.; Wolf, M.: Hochleistungskeramik und sonoerosive Fertigungstechnik. dent. lab. 2, München 1994

Hausselt, J.; Clasing, M.: Beitrag zu Haftungs- und Spannungsverhältnissen bei metallkeramischen Verbundwerkstoffen in der Zahntechnik. Metall 36, 1982

Haußelt, J.; Schiwiora, H.; Groll, W.: Anwendung und Wirkung von Deckgold. dent. lab. 30, 1982

Heimrath, S.: Biokompatibilitätsuntersuchungen an Edelmetall- und Vergleichslegierungen. Zahnärztl Welt 104, 1995

Heinenberg, B.J.: IPS-Empress mit neuer Keramiktechnologie. Quintessenz Zahntech 17, Berlin 1991

Hemminger, W.; Cammenga, H.: Methoden der thermischen Analyse. SpringerVerlag, Berlin, Heidelberg, 1989

Henning, O.; Kühl, A.; Oelschläger, A.; Philipp, O.: Technologie der Bindebaustoffe - Eigenschaften, Rohstoffe, Anwendung. 2. Aufl., Bd. 1, VEB Verlag für Bauwesen, Berlin 1989

Herber, R. (Hrsg.): Medizinische und technologische Aspekte dentaler Alternativlegierungen. Quintessenz-Verlag, Berlin 1983

Herbst, W.: Methoden und Neuerungen auf dem Gebiete der Zahnheilkunde. Odontologische Verlagsanstalt, Berlin 1895

Höfling, G.: Beleuchtung am Arbeitsplatz: Tageslicht oder Kunstlicht. Deutsche Bauzeichnung 10/80

Hofmann, M.: Klinische Bewährung von Verblendkunststoffen - Anspruch und Wirklichkeit. In: Hofmann, M. (Hrsg.), Silicoater-Symposium, Hüthig, Heidelberg 1990

Hohmann, A.; Hielscher, W.: Lehrbuch der Zahntechnik. Bd. 3, Quintessenz, Berlin Chicago London São Paulo 1987

Hohmann, A.; Hielscher, W.: Konstruktionen für den partiellen Zahnersatz. ZL-MikrodentAttachment, Breckerfeld 1984

Hohmann, A; Hielscher, W.: Lehrbuch der Zahntechnik Bd. 1 und 2, Quintessenz-Verlag, Berlin 2001

Hohmann, W.: Dentalkeramik auf der Basis hydrothermaler Gläser. Quintessenz, Berlin 1993

Hohmann, W.: Der höhere Elastizitätsmodul edelmetallfreier Dentalguß-Werkstoffe. Quintessenz der Zahntechnik 6/84, Berlin 1984

Hohmann, W.: Edelmetallgußwerkstoffe in der Zahnheilkunde. Welche Vorteile bringt der Silbergehalt? Dent Labor 33, 1985

Hohmann, W.: Gasblasenbildung bei goldreduzierten aufbrennfähigen Edelmetall-Gußwerkstoffen. Dent Labor 31, 1983

Hohmann, W.: Qualitätsmerkmale von edelmetallfreien Dentalgußwerkstoffen. Quintessenz der Zahntechnik 1/84, Berlin

Hohmann, W.: Werkstoffkunde. In: Hilger, R., Jung, T., Spranger, H., Hrsg. Die Zahnärztliche Versorgung. Bd. 1, Hüthig, Heidelberg 1984

Holzner, S.: Perfektion schaffen; in: CAD/CAM in der Zahnheilkunde, ZWP-Spezial, Verlag Oemus Media AG, Leipzig, 2001

Hopp, M.: Probleme mit Zahnersatz - Defekte und Materialunverträglichkeiten unter klinischen Gesichtspunkten. Quintessenz Zahntechnik 2, 2002.

Hopp, M.; Jepp, R.; Hoffmann, A.; Lange, K-P.: Fehleranalyse in der Galvanoforming-Technik. Quintessenz Zahntechnik 2, 2001

Hopp, M: Defekte am Zahnersatz, Methoden der Untersuchung. Quintessenz Zahntechnik 2, Berlin 2002

Hüls, A.: Vollkeramischer Zahnersatz aus In-Ceram; Firmen-Veröffentlichung, Firma Vita, 1995

International Organization for Standardization, Hrsg.: International Standard ISO 4823 - Dental Elastomeric Impression Materials. International Organization for Standardization, Genf 1992

Janda, R.: Kleben und Klebetechniken. dent.-lab. 3, München 1992

Janda, R.: Kunststoffverbundsysteme. Grundlagen, Anwendung, Verarbeitung, Prüfung. VCH, Weinheim, 1990

Janda, R.: Kunststoffverbundsysteme. VCH, Weinheim 1990

Jung, T.: Konventionelle Zahnersatzformen für Betagte und Behinderte. Quintessenz Zahntechn 20, 1994

Kantzow, H.: Gute Ergebnisse setzen eine spezielle Schneidengeometrie voraus. Zur Zerspanung von Titan. Nur Hartmetallfräser sind geeignet. dent. lab. 4, München 1997

Kappert, H. F.: Keramik als zahnärztlicher Werkstoff. - In: Strub JR. et a!.: Curriculum Prothetik. Bd. 2. Quintessenz Berlin, 1994

Kappert, H. F.: Materialtechnische Aspekte des Aluminiumoxids; in: VITA In-Ceram Aluminia, Heft B, 1998

Kappert, H. F.: Sinn und Unsinn von Farbmeßgeräten für die Zahnfarbbestimmung im Mund des Patienten. VITA Laborinfo 2, 1998

Kappert, H. F.: Verarbeitungsprobleme bei Palladium- und NEM-Legierungen. In: Siebert G. (Hrsg.): Dentallegierungen in der zahnärztlichen Prothetik. Carl Hanser, München 1989

Kappert, H. F.: Metallegierungen in der Zahnheilkunde. Zahnärztl Mitt 82/7, 1992

Kappert, H. F., Becker, R., Pollocek, W.: Prüfung der Biegefestigkeit von Metall-Keramik-Verbundsystemen bei Verwendung verschiedener Dentallegierungen. Dtsch Zahnärztl Z 43, 1988

Kappert, H. F.; Knode, H.: In-Ceram auf dem Prüfstand. Quintessenz Zahntech 16, 1990

Kayo EWL: Absaugung von Feinstäuben am zahntechnischen Arbeitsplatz. Quintessenz der Zahntechnik 11/83, Berlin

Kellerer, Ch.: Der Sprungs ins Leere. Du Mont-Buchverlag, Köln 1982

Kern, M., Thompson, van P.: Beständigkeit des Kunststoff-Keramik-Verbundes. Dtsch Zahnärztl Z 49, 1994

Kerschbaum, Th., Porschen, C.: Kronenrandschluss und -konturqualität in fünf Dentallaboratorien, DZZ 53, 9, 1998

Kerschbaum, Th.: Adhäsivprothetik. Urban & Schwarzenberg, München 1995

Kerschbaum, Th.: Das Silicoater-Verfahren - Daten aus dem Adhäsivbrückenregister. In: Hofmann, M.(Hrsg): Silicoater-Symposium, Hüthig, Heidelberg 1990

Kerschbaum, Th.: Überlebenszeiten von Kronen- und Brückenzahnersatz heute. Zahnärztl Mitt 76, 1986

Klötzer, W.: Biologische Aspekte der Korrosion. Dtsch Zahnärztl. Z. 40, 1985

Knosp, H.: Stand der Verbindungstechnik mit Edelmetallegierungen. Quintessenz der Zahntechnik 1/80, Berlin 1980

Kocjancic, B.: Meßverfahren zur Verbesserung der Paßgenauigkeit zahntechnischer Gußobjekte. dentallabor 30, 1992

Komma, O.: Hydrothermale Keramik – ein erstaunlicher Dentalwerkstoff. dent. lab. 2, München 1997

Koppe, Kurt: Fertigungstechnik, Studienbrief 2-070-1104, Hochschulverbund Distance Learning FH Brandenburg 2006

Körber, E.; Lindemann, W., Pielsticker, W.: Herstellung einer Metallhülsenkrone aus Vollmaterial mit Hilfe der Funkenerosion. Dtsch Zahnärztl Z 41, 1986

Körber, K. H.; Ludwig, K.: Bruchfestigkeit metallkeramischer Brücken Inzoma-Technik. Dental Labor 5/82

Körber, K. H.; Ludwig, K.: Mechanische Festigkeit kunststoffverblendeter Leichtbaugerüste, dent. lab. 12/1985

Körber, K. H.; Ludwig, K.: Zahnärztliche Werkstoffkunde und Technologie. Thieme , Stuttgart 1982

Körber, K.: Konuskronen-Teleskope; 6. Auflage, Hüthig, Heidelberg 1988

Körber, K.; Ludwig. K.; Huber. K.: Bruchfestigkeit metallkeramischer Brücken. dent. lab. 30, 1982

Körber, K.H.: Dorsale Randspaltbildung an Gaumenplatten nach Polymerisation im SR-Ivocap-Verfahren; Zahnärztl. Welt 100. 377 (1991)

Körber, K.-H.; Ludwig K.: Das SR-Ivocap Polymerisationsverfahren Untersuchungen zur Okklusionsgenauigkeit. dent. lab. 35, 1987

Körber, K.H.; Ludwig, K.; Dümmer, P.: Experimentelle Untersuchungen zur Abrasionswirkung zwischen Zahnschmelz und Dentalkeramik. Dtsch Zahnarztl. Z 39, 1984

Körber, K.-H.: Werkstoffkundliche Analyse zur Indikation des SR-Ivocap-Polymerisationsverfahrens. Dental Lab 38, 1990

Körber, K.-H.; Ludwig, K.: Zahnärztliche Werkstoffkunde und Technologie. Thieme, Stuttgart, 1993

Kracht, W.: Grundüberlegungen zur richtigen Auswahl der rotierenden Werkzeuge im Dental Labor. Gebr. Brasseler GmbH, Lemgo 1986

Kracht/Danger: Die Qualität rotierender Instrumente. . Hüthig-Verlag, Heidelberg 1986

Krumbholz, K.: Entwicklung und Eigenschaften der Aufbrennkeramik. dent. lab. 2, München 1998

Krumbholz, K.: Hydrothermale Keramik - weit mehr als ein Marketingbegriff. dent. lab. 4, 1998

Krumbholz, K.: Stand und Entwicklung von Dentalkeramiken. Zahnärztl Welt 101, 1992

Krysko, W. W.: Werkstoffwissenschaft erklärt. Festigkeit - Das Verhalten metallischer Werkstoffe unter Spannungen. Dr. Riederer-Verlag, Stuttgart 1982

Kuchling, H.: Physik, 15. Auflage. VEB Fachbuchverlag Leipzig,1980

LAVA-Vollkeramiksystem, 3M EspeTM: Technisches Produkt Profil; Scientfic Affairs 1/2002

Lehmann, KM.; Himmer de Lede, B.; Stoffel, S.: Dimensionsverhalten von Modellwerkstoffen für festsitzenden Zahnersatz. dent. lab. 37, 1989

Lehmann/Nolte.: Der Einfluß der Basisform auf die Paßgenauigkeit und Stabilität von Modellgußgerüsten. Quintessenz Zahntechnik 9/80, Berlin

Lensing, M.; Riquier, R.: Neue Lernfelder - Neue Technologien; Quintessenz Zahntechnik 9, Berlin 2000

Lensing, M.:Digital… ist die Welt…wird die Zahntechnik! Zahntechnik Magazin 4, S 168; Spitta-Verlag, 2012

Lenz, E. und Klinzel, W: Die zahnärztlich-prothetische Betreuung der Seniorengeneration - Ergebnisse und Konsequenzen epidemiologischer Studien. Quintessenz Zahntechnik 20, 1994

Lenz, E.: Untersuchung über den Einfluß von Gußbedingungen und Wärmebehandlung auf Mikrostruktur und Härte einer Silber-Palladium-Gußlegierung. Dtsch Zahn Mund Kieferheilk 70, 1982

Lenz, E.; Mann, E.: Metallographische und elektrochem. Untersuchungen zur werkstoffgerechten Verarbeitung von Silber-Palladium-Gußleg. Stomatol DDR 33, 1983

Lenz, J.: Der Einfluß geometrischer Parameter auf die Größenordnung und räuml. Verteilung von Wärmespannungen in metallkeramischen Kronen. DZZ 38: 28-31,1983

Lenz, J.: Die Mechanik als Bindeglied zwischen zahnärztlicher Prothetik und Werkstoffkunde. Quintessenz 4/ 85; 5/85, Berlin, 1985

Lenz, J.: Eine Bemerkung zur Bewertung von edelmetallfreien Legierungen als Gerüstwerkstoff aus der Sicht der Mechanik. Quintessenz Zahntechnik 6 Berlin, 1984

Lindemann, W.: Computerunterstütztes dreidimensionales Digitier-Fräs-System. Dental Magazin 4, 1991

Lindigkeit, J.: Werkstoffkunde und Technologie. In: Siebert, G. (Hrsg.): Dentallegierungen in der zahnärztlichen Prothetik. Carl Hanser, München 1989

Lindigkeit, J.: Der Werkstoff als Medizinprodukt; Dentallabor 6, S. 736, Verlag Neuer Merkur, München 2012

Loos, R.: Vergleichende Untersuchung von intraoraler und extraoraler Digitalisierung; Dissertationsschrift,Technischen Universität Dresden 2008

Ludwig, K.; Joseph, K.: Untersuchungen zur Bruchfestigkeit von IPS-Empress-Kronen in Abhängigkeit von den Zementiermodalitäten. Quintessenz Zahntechnik 20, 1994

Ludwig, K.; Joseph, K.: Untersuchungen zur Festigkeit des Adhäsivverbundes zwischen IPS-Empress und Dualcement. Quintessenz Zahntech 20, 1994

Ludwig, K.: Das Ivoclar-SR-Isosit-Spectra-Verbundsystem. Eine vergleichende Untersuchung. dent. lab. 37, 1989

Ludwig, K.: Wirkungsmechanismus und Verbundfestigkeit moderner Kunststoff/Metall-Verbundsysteme. In: Heinenberg, B.J. (Hrsg.), Innovation für die Zahnheilkunde. Spitta, Balingen 1990

Luthardt, R.: Stand und Perspektiven der Bearbeitung von Zirkondioxid-Keramik, dent.-lab. 12, 1997

Luthardt, R.; . Rudolph, H.; Sandkuhl, O.; Walter, M.: Der richtige Werkstoff; in: CAD/CAM in der Zahnheilkunde, ZWP-Spezial, Verlag Oemus Media AG, Leipzig, 2001

Machr H. G.: Technisches Vorgehen bei der Erstellung einer Lötung zwischen einer Co-Cr-Mo-Legierung und Edelmetall. Quintess Zahntech 12, 1986

Mainer, H.: Formgebung mit rotierenden Hartmetall-Fräswerkzeugen im zahntechnischen Labor. Quintessenz Zahntechnik 12, Berlin 2001

Mainer; H.: Rotierende Werkzeuge für die rationelle Bearbeitung im zahntechnischen Labor: Titan professionell zerspanen - Hartmetallwerkzeuge sind der Schlüssel zum Erfolg. DZW-ZahnTechnik 8-9, 2001

Mainer; H.: Rotierende Werkzeuge für die rationelle Bearbeitung im zahntechnischen Labor. DZW-ZT 11, 2001

Marx, H. Das Dimensionsverhalten von Modellierwachsen. Dental Labor 8/80, München

Marx, R., Bieniek, K.: Vollkeramische Materialien für ästhetische und biokompatible Restaurationen; Innovationen für die Zahnheilkunde, Band 3, 1996

Marx, R.: Das Silicoater-Verfahren im Vergleich zu anderen Verfahren der Metall-Konditionierung; In: Hofmann, M. (Hrsg.), Silicoater-Symposium, Hüthig, Heidelberg 1990

Marxkors, R., Meiners, H.: Taschenbuch der zahnärztlichen Werkstoffkunde. 3.Aufl. Carl Hanser, München 1988

Marxkors, R.: Lehrbuch der Zahnärztlichen Prothetik. 2. Aufl. Hanser, München Wien 1993

Medizinproduktegesetz: Gesetzestext mit amtlicher Begründung und einer Einf. von Gert H. Schorn. Wiss. Verl.-Ges., Stuttgart 1994

Mehl, A.: Neue CAD/CAM-Systeme versprechen eine Revolution; DZW-Spezial 5/2000.

Mehl, A.: Technologische Grundlagen und Klassifizierung; in: CAD/CAM in der Zahnheilkunde, ZWP-Spezial, Verlag Oemus Media AG, Leipzig, 2001

Mehl, A.: Von den Anfänge bis heute; in: CAD/CAM in der Zahnheilkunde, ZWP-Spezial, Verlag Oemus Media AG, Leipzig, 2001

Mehl, A.: Zukunftsperspektiven; in: CAD/CAM in der Zahnheilkunde, ZWP-Spezial, Verlag Oemus Media AG, Leipzig, 2001

Meier, B.; Komma, O.; Kempf B.; Weppier, M.: Ein neues Metall-Keramik-System. Einige werkstoffkundliche Aspekte. dent. lab. 41, 1993

Meiners, H.; Lehmann, K.M.: Klinische Materialkunde für Zahnärzte, Carl Hanser Verlag München, 1998

Meiners, H.: Dentalkeramik. - In: Voß, R., Meiners, H.: Fortschritte der Zahnärztlichen Prothetik und Werkstoffkunde. Hanser, München 1987

Meyer, L.: Synthetische Dentalkeramik - eine Alternative. Quintessenz Zahntech 18, 1992

Miescher/Richter/ Valberg.: Farbe und Farbsehen. Sonderdruck aus Farbe und Design 23/24/1982

MPG: Gesetz über Medizinprodukte (Medizinproduktegesetz - MPG) vom 2.8.94. Bundesgesetzblatt Nr. 52, 1994

Musil, R., Tiller, H.-J.: Der Kunststoff/Metall-Verbund. Hüthig, Heidelberg 1989

Neumann, M.: Lichthärtende Kunststoffe. Quintessenz Zahntechn 17, 1991

Newesely, H.: Chemie der Kunststoffe in Eichner, K.: Zahnärztliche Werkstoffe und ihre Verarbeitung. Band 1: Grundlagen und Verarbeitung. 5. Auflage. S. 101/123, Hüthig, Heidelberg 1988

Newesely, H.; Rabe, H.: Die Metallographische Gefügeanalyse von Dentallegierungen mit dem Auflicht Polarisationsmikroskop. Dtsch Zahnärztl Z 38, 1983

Normenausschuß Dental im DIN Deutsches Institut für Normung e. V.: DIN 13 925 - Zahnheilkunde - Dentalkeramische Massen. Anforderungen, Prüfung. Beuth, Berlin 1988

Normenausschuß Dental im DIN Deutsches Institut für Normung e. V.: DIN 13 927 - Zahnheilkunde - Metall-KeramikSysteme. Anforderungen, Prüfung. Beuth, Berlin 1990

Ott, D.: Das Gießen von Titan im Dentallabor. Zahnärztl Welt Ref 100, 1991

Perez, I.; Manke, P.; Böning, E.: Polymerisationsschrumpfung von Prothesenkunststoffen, Verschiedene Herstellungsverfahren im Vergleich; Zahnärztl. Welt 101, 1992

Perez, I., Manke, P., Zimmermann, E.: Polymerisationsschrumpfung von Prothesenkunststoffen bei verschiedenen Herstellungsverfahren; Zahnärztl. Welt 99, 1990

Pfeffer, P.: Haftung von Kunststoff an Legierungen abhängig von der Korngröße bei tribochemischer Beschichtung. Dtsch Zahnärztl Z 48, 1993

Pfeiffer, P.; Schwickerath, H.: Vergleich der Löslichkeiten von NEM- und Palladiumlegierungen. Dtsch Zahnärztl Z 50, 1995

Pospiech, P.: Erste klinische Erfahrungen; in: CAD/CAM in der Zahnheilkunde, ZWP-Spezial, Verlag Oemus Media AG, Leipzig, 2001

Pospiech, P.; Schweiger, J.; Meinen, J.: Vom Zirkonoxidgerüst zur Lava-Vollkeramik; dent.-lab. 1, München 2002

Pschyrembel; Klinisches Wörterbuch, 257. Auflage, Walter de Gruyter, Berlin 1994

Rehberg, H.J.: Zahnärztliche Wachse. In Eichner: Zahnärztliche Werkstoffe und ihre Verarbeitung. Bd. 1, 5. Auflage, Hüthig, Heidelberg 1988

Reppel, P.-D.: Gefügeveränderungen nach dem Brand bei einer hochgoldhaltigen Aufbrennlegierung. dent. lab. 34, 1986

Reuling, N.: Biokompatibilität dentaler Legierungen. Hanser, München 1992

Rieder, E.: Haftsilan. Quintessenz Zahntech 17, 1991

Rübeling, G., Kreylos, H.: Grundausstattung und Hilfsstoffe für die Funkenerosion. Dental-Labor 34, 1986

Rübeling, G./Kreylos.: Anwendungsbereiche der Funkenerosion für Präzisionsverankerungen und -verbindungen. Quintessenz der Zahntechnik 8/84, Berlin 1984

Rübeling, G.: Funkenerosion in der Zahntechnik - Möglichkeiten und Grenzen. dent. lab. 30, 1982

Rudolph, H., Quaas, S.: CAD/CAM-gefertigte Restaurationen; Spitta Verlag Balingen 2009

Sabath, A./Bredent GmbH: Der Dentalguss passgenau; Bredent GmbH, 2007

Salmang, H., Scholze, H.; Keramik, Teil 1: Allgemeine Grundlagen und wichtige Eigenschaften. Springer Verlag, Berlin 1982

Schaefer, F.: Technologie der galvanoplastischen Herstellung von Zahnstumpfmodellen - Stand und Weiterentwicklung. Stomatol DDR 39, 1989

Schäffer, H., Dumfahrt, H.: Vergleichende Untersuchung des Dimensionsverhaltens neuer Modellmaterialien. Z Stomatol 85, 1988

Scheutzel, P.: Der Einfluß lichthärtender Oberflächenversiegelungslacke auf Verfärbung und Plaque-Akkumulation an herausnehmbarem Zahnersatz. Zahnärztl Welt/ Ref 98, 1989

Schmidt, M.: Anorganische Chemie Band 1 + 2. B. I. Hochschultaschenbücher, Mannheim 1984

Schmidt, R.: Werkstoffverhalten in biologischen Systemen Grundlagen - Anwendungen - Schädigungsmechanismen - Werkstoffprüfung. VDI - Verlag, Düsseldorf 1994

Schmitz, Kh.: Dental-Keramik. - In: Eichner, K.: Zahnärztliche Werkstoffe und ihre Verarbeitung. Bd.2: Werkstoffe unter klinischen Aspekten. 4.überarb. u. erw. Aufl. Hüthig, Heidelberg, 1981

Schröter, W.; Lautenschläger, K.-H.; Bibrack, H.: Tachenbuch der Chemie. 11. Aufl., Thun; Frankfurt/M, 1984

Schütze, M.: Die Korrosionsschutzwirkung oxidischer Deckschichten unter thermisch-chemischmechanischer Werkstoffbeanspruchung. Gebrüder Borntraeger, Berlin, Stuttgart 1991

Schulze, R.: DVT-Diagnostik in der Implantologie: Grundlagen – Fallstricke; www.zmk-aktuell.de/zahnheilkunde/implantologie 2012

Schweiger, J., Beuer, F., Edelhoff, D.: Digital Workflow, Teil 1 + 2. Quintessenz der Zahntechnik 9/10 Berlin 2010

Schweiger, J., Beuer, F., Eichberger, M., Edelhoff, D.: Digital Workflow, Teil 3 + 4. Quintessenz der Zahntechnik 1/2, Berlin 2011

Schwenzer N.: Zahn-Mund-Kiefer-Heilkunde. Bd. 3: Prothetik und Werkstoffkunde. Georg Thieme, Stuttgart 1982

Schwickerath, H., Balling, W.: Über die Spannungsverteilung im Verbund Metall-Keramik. Dtsch Zahnärztl Z 36, 1980

Schwickerath, H.; Mosleh, J.: Verbundfestigkeit und Korrosionslösungen. Dtsch Zahnärztl Z 40, 1985

Schwickerath, H.: Die Bedeutung der mechanischen Eigenschaften von Dentallegierungen. QZ 19, 1993

Schwickerath, H.: Farbänderungen an keramischen Verblendungen. Quintessenz Zahntechnik 9, 1983

Schwickerath, H.: Haftung und Verbundfestigkeit. Quintessenz Zahntechnik 20, 1994

Schwickerath, H.: Verbundfestigkeit nach Dauerbeanspruchung in Korrosionslösungen. Zahnärztl Welt 95, 1986

Schwickerath, H.: Zum Festigkeitsverhalten von Metallkeramik. Quintessenz der Zahntechnik 4/80

Schwickerath, H.: Zur Bearbeitbarkeit von Dentallegierungen. Zahnärztl Welt 95, 1986

Schwickerath, H.: Zur Finierbarkeit. Zahnärztl Welt 94, 1985

Siebert, G.; Queisser, A.: Elementverteilung des Verbundes Metall-Keramik im Bereich der Grenzschicht bei NEM und EM-Legierungen. Dtsch Zahnärztl Z 40, 1985

Siebert, G.: Dentallegierungen in der zahnärztlichen Prothetik. Carl Hanser, München 1989

Sondermann, U.; Zimmermann, A.; Lehmann, K. M.: Neues Verfahren zur Bestimmung der Härte an der Oberfläche von dentalen Werkstoffen. Dent Lab 34, 1991

Sperner, F.; Brämer, W.: Der paßgenaue Dentalguß 1 -3. Quintessenz der Zahntechnik 10/81; 11/81; 12/81, Berlin

Sperner, F.; Brämer, W.: Über das Schmelzen und Gießen edelmetallreduzierter Aufbrennkeramik-Legierungen. Quintessenz der Zahntechnik 3/83, Berlin

Sperner, F.: Pd-Basislegierungen als Alternative? Dental-Labor 7/86, München

Sperner, F.: Toxikologie von Nichtedelmetall-Dentallegierungen. Sonderdruck Heraeus, Hanau

Stawarczyk, Bogna.: Expertenfokus: Zirkoniumdioxid, Quintessenz der Zahntechnik 3, Berlin 2011;

Steinemann, S.: Werkstoff Titan. In: Schröder, A.; Sutter, F.; Krekeler, G. (Hrsg.): Orale Implantologie. Thieme, Stuttgart 1988

Stephan, M.; Corten, A.: Der Spinell. Quintessenz Zahntechnik 8, Berlin 2001

Stoll, R., Schulte, A., Stahl, H., Stachniss, V.: Zur Differenzierung von Dimensions- und Formstabilität bei verschiedenartigen Modellmaterialien. Dtsch Zahnärztl Z 49, 1994

Strandmann, E.; Landt, H.: Der Oxydationswiderstand dentaler Co-Cr-Legierungen. Quintessenz der Zahntechnik 9/81, Berlin

Strietzel, R.: FutureDent- Preisgünstiger zahnersatz mit Hilfe eines CAD/CAM-Systems; QZ 9, 2001

Strietzel, R., Lahl, C.: CAD/CAM-Systeme in Labor und Praxis. Verlag Neuer Merkur München 2007

Strub, JR.; Türp, J. C.; Witkowski, S.; Hürzeler, MB.; Kern, M.: Curriculum Prothetik Bd. 2: Artikulatoren, Ästhetik, Werkstoffkunde, Festsitzende Prothetik. Quintessenz Berlin, 1994

Strupowsky, M.: Das Precident-DCS-System - Numerisch gesteuerte Zahntechnik. dent. lab. 42, 1994

Stümke, M.: Edelmetall-Legierungen. Legierungen der Wahl, aber Qual der Auswahl. ZMK 10, 1994

Stümke, M.: Palladium - ein Werkstoff in der Diskus-sion. DZW-Spezial 3, 1994

Süttgen, U.: Zur Frage der Glättung von Edelmetalloberflächen durch Strahl- und Glänzgeräte. Quintessenz der Zahntechnik 6/82, Berlin

Suttor, D.: Ob grün, gesintert oder gehippt - ein Vergleich lohnt sich - CAD/CAM-Technologie; DZW-Zahntechnik 4, 2002

Suttor, D.; Hauptmann, H.; Höscheler, S.; Hertlein, G.; Bunke, K.: Das LAVA-System von 3M ESPE für vollkeramische ZrO_2Kronen- und Brückengerüste; Q Z. 9, 2001

Suttor. D.: Blick in die Werkstoffkunde; in: CAD/CAM in der Zahnheilkunde, ZWP-Spezial, Verlag Oemus Media AG, Leipzig, 2001

Thonemann, B.; Schmalz, G.; Brandenstein, S.; Hiller, K.-A.: Randspaltenverhalten von Keramikinlays mit Dentinadhäsiven in vitro. Dtsch Zahnärztl. Z. 49, 1994

Tiller, H.-J.; Eichler, D., Musil, R.: Prüftests für Kunststoff-Metall-Verbunde. Bedeutung und Probleme der Anwendung. dent. lab. 11, 1988

Tiller, H.-J.: Experimente und Erfahrungen bei der Oberflächenkonditionierung von Metallen für das Silicoater-Verfahren. In: Hofmann, M. (Hrsg.), Silicoater-Symposium, Hüthig, Heidelberg 1990

Tinschert, J., Schimmang, A., Fischer, H., Marx, R.: Belastbarkeit von zirkonoxidverstärkter In-Ceram Alumina-Keramik; DZZ 54, 11, 1999

Tinschert, J.; Marx, R.; Natt, G.; Spiekermann, H.: Metallfreie Frontzahnbrücken aus Hochleistungskeramik; dent. lab. 6, München 1999

Tinschert, J./Natt, G. Oxidkeramiken und CAD/CAM-Technologien, Deutscher Zahnärzte Verlag, Köln, 2007

Treitz, N.: Farben. Studienbücher Physik. Ernst Klett-Verlag, 1985

van der Veen, J.H.: Klinischer und experimenteller Vergleich des Silicoater-Verfahrens mit anderen Verbundsystemen. In: Hofmann, M. (Hrsg.), Silicoater-Symposium, Hüthig, Heidelberg 1990

Viohl, J.: Abformwerkstoffe. S. 49-75 in Eichner, K.: Zahnärztliche Werkstoffe und ihre Verarbeitung. Bd. 1: Grundlagen und Verarbeitung, 5. Aufl. Hüthig, Heidelberg 1988

Vollmann, M.: Vitapan 3D-Master Theorie und Praxis. dent. lab. 8, München 1998

Voß, R.; Meiners, H. (Hrsg.): Fortschritte der Zahnärztlichen Prothetik und Werkstoffkunde. Bd. 1 bis 4, Hanser, München Wien 1989

Wagner, E.: Werkstoffkunde der Dental-Edelmetall-Legierungen. Verlag Neuer Merkur, München 1980

Wagner, R.; Helmling, S.: AGC-Galvanotechnik - ein Verfahren mit Zukunft. Quinessenz Zahntechnik 5, Berlin 1998

Wagner, R.; Schiwiora, H.; Nawaz, M. H. A.: Das Löten nach dem Brand von silberfreien Au-Pd- und Pd-Basis-Aufbrennlegierungen. dent. lab. 36, 1988

Wall, G., Lutzmann, M.: Die Präzisions-Aufgußtechnik (PAT). Quintessenz, Berlin 1993

Walther, M.: Porenbildung bei der keramischen Verblendung von Palladiumlegierungen. Dtsch Zahnärztl Z 43, 1988

Weber H.; Backhaus, E.; Seta, G.: Betrachtungen und Hinweise zur Lötung edelmetallfreier Legierungen vor und nach dem Keramikbrand. Quintessenz der Zahntechnik 11/83, Berlin

Weber, H.,; Backhaus, E.; Seta, G.: Betrachtungen und Hinweise zum Guß edelmetallfreier Legierungen. Quintessenz der Zahntechnik 10/83, Berlin

Weber, H.; Pröbster, L.; Geis-Gerstorfer, J.: Titan als prothetischer Werkstoff. Dtsch Zahnärztl Z 47, 1992

Weber, H.; Sauer, K.-H.: Zur möglichen Kohlenstoffaufnahme edelmetallfreier Legierungen beim Guß. Dtsch Zahnärztl Z 38, 1983

Weber, H.: Die metallkeramische Grenzfläche bei Ni-Cr-Keramiksystemen aus neuer Sicht betracht. DZZ 7/82

Weber, H.: Edelmetallfreie (NEM) Kronen-, Brücken- und Geschiebeprothetik, Quintessenz Verlag, Berlin 1985

Weber, H.: Experimentelle Untersuchungen und theoretische Überlegungen zum Vergießen von aufbrennfähigen Nickel-Chrom-Legierungen. Dtsch Zahnärztl Z 36, 1981

Weber, H.; Sauer, K.-H.: Zur Kohlenstoffaufnahme keramisch verblendbarer, palladiumhaltiger Legierungen beim Schmelzen im Graphit-Tiegel. DZ 39, 1984

Welker, D.: Biologische Prüfung von zahnärztlichen Werkstoffen - Ziele, Möglichkeiten und Aussagewert. Quintessenz Zahntechnik 17, 1991

Welker, D.: Infektionsgefährdung des Zahntechnikers und Abdruckdesinfektion. Quintessenz Zahntechnik 19, 1993

Wichmann, M., Borchers, L.: Bestimmung der Abformgenauigkeit verschiedener Elastomere mit Hilfe einer 3D-Koordinatenmeßmaschine (Teil 2). Dtsch Zahnärztl Z 47, 1992

Widmann, G.; Riesen, R.: Thermoanalyse: Anwendungen, Begriffe, Methoden. 2. Aufl., Hüthig Verlag, Heidelberg 1984

Winzen, O.; Christiansen, G.: Elektronische Funktionsanalyse – elektronische Funktionstherapie. dent. lab. 12, München 1996

Wirz, J.; Schmidli, F.; Jäger, K.: Neue lichthärtende Löffelkunststoffe. Quintessenz 42, 1991

Wirz, J.; Schmidli, F.; Jäger, K.: Silanhaftung von Verblendkunststoffen auf verschiedenen Metalloberflächen. Qiuntessenz Zahntechnik 15, 1989

Wirz, J.. Die Qalität von Lötverbindungen. Teil 1: Lötverfahren, Prüfmethoden und Zugfestigkeit. Quintessenz 41, 1990

Wirz, J.: Klinische Material- und Werkstoffkunde. Quintessenz, Berlin, 1993

Wirz, J.: Sind die neuen Legierungen biokompatibel? Hochgoldhaltig ist weiter Trumpf. dent. lab. 34, 1986

Wirz, J.; Schmidli, F.; Steinemann, S.; Wall, R.: Aufbrennlegierungen im Spaltkorrosionstest. Schweiz Mschr Zahnmed 97, 1987

Wirz. J.: Klinische Material- und Werkstoffkunde. Quintessenz, Berlin 1993

Wohlwend, A.; Schärer, P.. Metallkeramik- und Vollkeramikrestaurationen. Quintessenz 6, 1990

Wohlwend, A.; Schärer, P.: Die Empress-Technik - ein neues Verfahren zur Herstellung von vollkeramischen Kronen. Quintessenz Zahntechnik 16, 1990

Wolters, J.: Der Gold- und Silberschmied, Band 1. 2. Auflage. Rühle-Diebener-Verlag, Stuttgart 1984

Wöstmann, B.: Das Silicoater-Verfahren im Vergleich mit herkömmlichen Verblendmethoden In: Hofmann, M. (Hrsg): Silicoater-Symposium, Hüthig, Heide!berg 1990

Yontchew, E.; Landt, H.; Hedegard, B.: Korrosionspotentiale von Legierungen für die Metallkeramik. ZW 95, 1986

Zeiser, M.P.: Das Artex-Ortho-System. Quintessenz Zahntechnik 17, 1991

Zinke, A.; Eichner; K.: Untersuchungen zur Mikrostruktur der Diffusionsschicht zwischen Lot und EdelmetallAufbrennlegierungen nach Ofenlötung. Dtsch Zahnärztl Z 41, 1986